Henning Dralle

Endokrine Chirurgie
Evidenz und Erfahrung

Unter Mitarbeit von

Ayman Agha
Aycan Akca
Detlef K. Bartsch
Ulrich Beutner
Michael Brauckhoff
Claudia Bures
Thomas Clerici
Thierry Defechereux
Cornelia Dotzenrath
Panagiotis Drymousis
Andreja Frilling
Peter E. Goretzki
Michael Hermann
Dag Hoem
Matthias Hornung
Friedrich Kober
Peter A. Kopp
Anita Kurmann
Bernhard J. Lammers
Robert H. Lienenlüke
Kerstin Lorenz
Andreas Machens

Petra B. Musholt
Thomas J. Musholt
Bruno Niederle
Martin B. Niederle
Christoph Nies
Daniel Oertli
Rupert Prommegger
Rudolf Roka
Christian Scheuba
Hans Jürgen Schlitt
Katharina Schwarz
Christian A. Seiler
Dietmar Simon
Achim Starke
Katayoun Tonninger-Bahadori
Frédéric Triponez
Arnold Trupka
Christian Vorländer
Peter K. Wagner
Martin K. Walz
Corinna Wicke

Endokrine Chirurgie
Evidenz und Erfahrung

Individualisierte Medizin in der klinischen Praxis

Herausgegeben von Henning Dralle

Mit 182 Abbildungen und 88 Tabellen

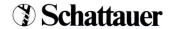

Bibliografische Information der Deutschen Nationalbibliothek
Die Deutsche Nationalbibliothek verzeichnet diese Publikation in der Deutschen Nationalbibliografie; detaillierte bibliografische Daten sind im Internet über http://dnb.d-nb.de abrufbar.

Besonderer Hinweis:
Die Medizin unterliegt einem fortwährenden Entwicklungsprozess, sodass alle Angaben, insbesondere zu diagnostischen und therapeutischen Verfahren, immer nur dem Wissensstand zum Zeitpunkt der Drucklegung des Buches entsprechen können. Hinsichtlich der angegebenen Empfehlungen zur Therapie und der Auswahl sowie Dosierung von Medikamenten wurde die größtmögliche Sorgfalt beachtet. Gleichwohl werden die Benutzer aufgefordert, die Beipackzettel und Fachinformationen der Hersteller zur Kontrolle heranzuziehen und im Zweifelsfall einen Spezialisten zu konsultieren. Fragliche Unstimmigkeiten sollten bitte im allgemeinen Interesse dem Verlag mitgeteilt werden. Der Benutzer selbst bleibt verantwortlich für jede diagnostische oder therapeutische Applikation, Medikation und Dosierung.

In diesem Buch sind eingetragene Warenzeichen (geschützte Warennamen) nicht besonders kenntlich gemacht. Es kann also aus dem Fehlen eines entsprechenden Hinweises nicht geschlossen werden, dass es sich um einen freien Warennamen handelt.

Das Werk mit allen seinen Teilen ist urheberrechtlich geschützt. Jede Verwertung außerhalb der Bestimmungen des Urheberrechtsgesetzes ist ohne schriftliche Zustimmung des Verlages unzulässig und strafbar. Kein Teil des Werkes darf in irgendeiner Form ohne schriftliche Genehmigung des Verlages reproduziert werden.

© 2014 by Schattauer GmbH, Hölderlinstraße 3, 70174 Stuttgart, Germany
E-Mail: info@schattauer.de
Internet: www.schattauer.de
Printed in Germany

Projektleitung: Sabine Poppe
Lektorat: Redaktionsbüro Frauke Bahle, Merzhausen
Satz: Fotosatz Buck, Zweikirchener Straße 7, 84036 Kumhausen/Hachelstuhl
Druck und Einband: Mayr Miesbach GmbH, Druck · Medien · Verlag, Am Windfeld 15, 83714 Miesbach

Auch als E-Book erhältlich:
ISBN 978-3-7945-6750-8

ISBN 978-3-7945-2920-9

Geleitwort

Ohne Zweifel liegen bereits eine Reihe von Lehrbüchern und Operationsatlanten zur endokrinen Chirurgie vor. Daher sei die Frage erlaubt: Brauchen wir wirklich ein weiteres Lehrbuch?

Wer das vorliegende Buch in den Händen hält, wird schnell feststellen, dass es eine bestehende Lücke füllt. Das Buch schafft eine Brücke zwischen evidenzbasierter Medizin auf der einen und – für die individuelle Patientenbehandlung möglicherweise entscheidender – der erlebten klinischen Erfahrung auf der anderen Seite. Die chirurgische Expertise bei der Anamnese, der Diagnostik und der Therapie, am ehesten mit dem Begriff der ärztlichen Heilkunst umschrieben, ist im Arzt-Patientenverhältnis wahrscheinlich viel bedeutsamer als alle objektiven Daten der Evidenz-basierten Medizin, da sich erst in der konkreten Situation entscheidet, welche Diagnostik und welche chirurgische Therapie für den betroffenen Patienten die optimale Behandlungsstrategie darstellt. Hinzu kommt, dass die endokrine Chirurgie ein äußerst dynamisches Teilgebiet der Visceralchirurgie darstellt, in dem jährlich signifikante Weiterentwicklungen zu verzeichnen sind. Aus diesen Gründen ist die eingangs gestellte Frage mit einem eindeutigen „Ja" zu beantworten.

Herausgegeben von einem gleichermaßen national wie international ausgewiesenem Chirurgen, werden in vier Themenblöcken die Diagnostik und chirurgische Therapie von Erkrankungen der Schilddrüse, der Nebenschilddrüsen, der Nebennieren sowie des gastroenteropankreatischen Systems durch hochkompetente Autoren, die sämtlich als Experten auf ihrem Gebiet zu bezeichnen sind, dargestellt. Nahezu jedes Kapitel beginnt mit der Darstellung der historischen Entwicklungen, gefolgt von der differenzierten Darstellung des Aktuellen unter Einbeziehung der persönlichen Expertise. Das Buch zeichnet sich durch seine große Übersichtlichkeit aus, und die farblich unterlegten Infoboxen geben eine gute Zusammenfassung des Beschriebenen. Die gute Übersichtlichkeit der Darstellung und die präzisen Formulierungen helfen jedem Chirurgen bei der Verbesserung seiner Kenntnisse auf dem Gebiet der endokrinen Chirurgie. Und besonders hier liegt der Wert dieses Lehrbuches: Abseits von Zertifizierungen und einer zunehmenden Zentralisierung operativer Leistungen stellt die endokrine Chirurgie ein Paradebeispiel für die flächendeckende Versorgung in Deutschland dar. Eine Fülle von endokrinen Operationen gerade bei Schilddrüsenerkrankungen werden in Krankenhäusern der Grund- und Regelversorgung durchgeführt, die keinerlei Spezialisierung oder Zertifizierung aufweisen. Auch wenn davon auszugehen ist, dass auch in diesen Krankenhäusern die endokrine Chirurgie besonders der Schilddrüse und der Nebenschilddrüsen mit einer großen Expertise durchgeführt wird, so können vielleicht gerade die nicht-spezialisierten Chirurginnen und Chirurgen ihre Kenntnisse durch dieses Lehrbuch erweitern.

Das Buch stellt für jeden auf dem Gebiet der endokrinen Chirurgie tätigen Operateur und jede allgemeinchirurgische Abteilung einen unverzichtbaren Bestandteil der klinikeigenen Bibliothek dar. Nicht nur der Anfänger, sondern auch der erfahrene Chirurg erhält mit diesem Lehrbuch bedeutsame Hinweise für eine optimierte und am Patienten orientierte Behandlung. Und selbst Experten gerade auf dem Gebiet der selteneren endokrinen Erkrankungen der Nebenniere und des gastroenteropankreatischen Systems erhalten wichtige Informationen für ihre tägliche klinische Arbeit. Es ist zu hoffen – und nach der Lektüre des Buches ist davon auszugehen –, dass dieses Lehrbuch eine breite Akzeptanz finden wird.

Hannover, im Frühjahr 2014

Prof. Dr. Joachim Jähne
Präsident der Deutschen Gesellschaft
für Chirurgie

Vorwort

„Evidenz-basierte Medizin" ist zu Recht zu einem paradigmatischen Qualitätssiegel in der klinischen Medizin geworden, weil es ärztlichen Entscheidungen durch Messbarkeit Transparenz, Nachvollziehbarkeit und qualitative Differenzierung zugrundelegt. Die Evidenz-basierte Medizin ist daher zu einem beherrschenden Gerüst von Leitlinien und Therapieempfehlungen geworden, sie hat insoweit die früher als Goldstandard geltende Erfahrung des einzelnen Arztes abgelöst, ohne auf sie verzichten zu können. Dies zeigen die zahlreichen Untersuchungen zur Bedeutung der Volume-Outcome-Relation in nahezu allen Gebieten der Chirurgie. Inwieweit Evidenz-basierte Leitlinien und Behandlungsalgorithmen das Outcome der Patienten signifikant verbessert haben, ist für die meisten Bereiche der klinischen Medizin bis heute unklar. „Ja, aber …" ist vielfach das Argument, in einer konkreten klinischen Situation aufgrund der ärztlichen Erfahrungen, d. h. einer nur schwer messbaren Größe, unter Berücksichtigung individueller Bedingungen und Wünsche des Patienten anders zu entscheiden, als es Behandlungsempfehlungen vorgeben.

Ziel des vorliegenden Buches war daher die spannende Frage, wie diese beiden Erkenntnisquellen, Evidenz und Erfahrung, heute von in der klinischen Praxis und zugleich wissenschaftlich ausgewiesenen Chirurgen für den Bereich der endokrinen Chirurgie bewertet werden. Die endokrine Chirurgie ist im Gegensatz zu den meisten organbezogenen Gebieten der Chirurgie ein Systemorientierter Bereich der Viszeralmedizin, der alle viszeralen Organe und Tumoren mit potenzieller Hormonfunktion umfasst. Häufige Erkrankungen, wie z. B. die benige Knotenstruma, sind ebenso wie auch seltene Erkrankungen der Nebenschilddrüsen, Nebennieren und des Gastroenteropankreatischen Systems gleichermaßen Ziele operativer Therapieverfahren in der endokrinen Chirurgie. Die Besonderheiten des hormonellen Systems sind der Grund, warum nicht nur strukturelle (z. B. Tumoren), sondern darüber hinaus funktionelle Störungen (z. B. Immun-Hyperthyreose, Nesidoblastase) oder Kombinationen von beidem chirurgische Behandlungsziele sind, alle Altersgruppen betroffen sein können, genetisch bedingte Tumorerkrankungen eine besondere Rolle spielen, und stets zwischen einer funktionell orientierten nicht-operativen gegenüber einer strukturell orientierten operativen Therapie abzuwägen ist. Die genannten Besonderheiten sind auch der wesentliche Grund dafür, dass es für den Bereich der endokrinen Chirurgie nur wenige prospektiv-randomisierte Studien gibt, somit der chirurgischen Erfahrung neben der klinischen Evidenz eine anhaltend gleichwertige Bedeutung zukommt. Mit der Konzeption des vorliegenden Buches war daher weniger das Ziel verbunden, mit allen Kapiteln eine einheitliche, allein Evidenz-basierte Therapiestrategie zu verdeutlichen, sondern unterschiedliche, d. h. erfahrungsbasierte, an der individuellen Behandlungssituation orientierte chirurgische Alternativen zur Sprache zu bringen.

Die Idee zu dem Projekt, Evidenz und Erfahrung in der endokrinen Chirurgie in Buchform herauszubringen, entstand aus gemeinsamen Gesprächen mit dem Geschäftsführer des Schattauer Verlages, Herrn Dr. med. Wulf

Bertram. Für die Aufgeschlossenheit und tatkräftige Unterstützung, diese Idee in die Tat umzusetzen, bin ich daher Herrn Dr. med. Bertram und dem Schattauer Verlag ebenso wie den Autoren der einzelnen Kapitel zu großem Dank verpflichtet. Besonderer Dank des Herausgebers geht auch an Frau Sabine Poppe und Frau Frauke Bahle, die verlagsseitig den Herausgeber und die Autoren mit großem Engagement nachhaltig unterstützt haben. Des Weiteren möchte ich dem gegenwärtigen Präsidenten der Deutschen Gesellschaft für Chirurgie, Herrn Professor Dr. Joachim Jähne, für sein motivierendes Geleitwort danken. In seinem Sinne hoffe ich, dass dieses Buch bei Chirurgen, Internisten, Nuklearmedizinern, Radiologen und Allgemeinärzten ein breites Interesse findet. Am Ende dient dieses Buch unseren Patienten, denen wir mit unserem Wissen und unserer Erfahrung eine ihren Zielen und Wünschen bestmöglich gerecht werdende Behandlung zuteil werden lassen möchten.

Halle, im Frühjahr 2014   **Henning Dralle**

Anschriften

Herausgeber

Prof. Dr. med. Dr. h.c. Henning Dralle
Klinik für Allgemein-, Viszeral- und
Gefäßchirurgie
Universitätsklinikum Halle
Ernst-Grube-Straße 40
06120 Halle
henning.dralle@uk-halle.de

Autoren

Prof. Dr. med. Ayman Agha
Klinik und Poliklinik für Chirurgie
Universitätsklinikum Regensburg
Franz-Josef-Strauß-Allee 11
93053 Regensburg
ayman.agha@klinik.uni-regensburg.de

Dr. med. Aycan Akca
Chirurgische Klinik I
Städtische Kliniken Neuss
Lukaskrankenhaus
Preußenstraße 84
41464 Neuss

Prof. Dr. med. Detlef K. Bartsch
Klinik für Viszeral- Thorax- und
Gefäßchirurgie
Universitätsklinikum Gießen und
Marburg GmbH
Standort Marburg
Baldingerstraße
35043 Marburg
bartsch@med.uni-marburg.de

Ulrich Beutner, PD
Klinik für Chirurgie
Kantonsspital St. Gallen
Rorschacher Strasse 95
9007 St. Gallen
Schweiz
ulrich.beutner@kssg.ch

Prof. Dr. med. Michael Brauckhoff
Haukeland University Hospital
Department of Surgery
Jonas Lies vei 65
5021 Bergen
Norway
Michael.Brauckhoff@helse-bergen.no

Dr. med. Claudia Bures
2. Chirurgische Abteilung „Kaiserin Elisabeth"
Krankenanstalt Rudolfstiftung
Juchgasse 25
1030 Wien
Österreich
claudia.bures@wienkav.at

Dr. med. Thomas Clerici
Klinik für Chirurgie
Kantonsspital St. Gallen
Rorschacher Strasse 95
9007 St. Gallen
Schweiz
thomas.clerici@kssg.ch

Thierry Defechereux, MD
11 Sukhumvit Soi 41
10110 Bangkok
Thailand
thierry@Defechereux-MD.com

Anschriften

Prof. Dr. med. Cornelia Dotzenrath
Klinik für Endokrine Chirurgie
Helios Klinikum Wuppertal
Heusnerstraße 40
42283 Wuppertal
cornelia.dotzenrath@helios-kliniken.de

Prof. Dr. med. Dr. h.c. Henning Dralle
Klinik für Allgemein-, Viszeral- und
Gefäßchirurgie
Universitätsklinikum Halle
Ernst-Grube-Straße 40
06120 Halle
henning.dralle@uk-halle.de

Panagiotis Drymousis
Department of Surgery and Cancer
Imperial College London
Hammersmith Hospital
Du Cane Road
London W12 0HS
UK
a.frilling@imperial.ac.uk

Prof. Dr. med. Andreja Frilling
Department of Surgery and Cancer
Imperial College London
Hammersmith Hospital
Du Cane Road
London W12 0HS
UK
a.frilling@imperial.ac.uk

Prof. Dr. med. Peter E. Goretzki
Chirurgische Klinik I
Städtische Kliniken Neuss
Lukaskrankenhaus
Preußenstraße 84
41464 Neuss
pgoretzki@lukasneuss.de

Prof. Dr. med. Michael Hermann
2. Chirurgische Abteilung „Kaiserin Elisabeth"
Krankenanstalt Rudolfstiftung
Juchgasse 25
1030 Wien
Österreich
michael.hermann@wienkav.at

Dag Hoem, MD PD
Haukeland University Hospital
Department of Surgery
Jonas Lies vei 65
5021 Bergen
Norway
dag.hoem@helse-bergen.no

PD Dr. med. Matthias Hornung
Klinik und Poliklinik für Chirurgie
Universitätsklinikum Regensburg
Franz-Josef-Strauß-Allee 11
93053 Regensburg
matthias.hornung@klinik.uni-regensburg.de

Dr. med. Friedrich Kober
2. Chirurgische Abteilung „Kaiserin Elisabeth"
Krankenanstalt Rudolfstiftung
Juchgasse 25
1030 Wien
Österreich
friedrich.kober@wienkav.at

Prof. Dr. med. Peter A. Kopp
Division of Endocrinology, Metabolism and
Molecular Medicine
Feinberg School of Medicine Northwestern
University
Chicago, IL 60611
USA
p-kopp@northwestern.edu

Dr. med. Anita Kurmann
Universitätsklinik für Viszerale Chirurgie
und Medizin
Inselspital Universitätsspital Bern
Freiburgstrasse 10
3010 Bern
Schweiz
anita.kurmann@insel.ch

Dr. med. Bernhard J. Lammers
Chirurgischen Klinik I
Städtische Kliniken Neuss
Lukaskrankenhaus
Preußenstraße 84
41464 Neuss
Bernhard_Lammers@lukasneuss.de

Dr. med. Robert H. Lienenlüke
Klinik für Endokrine Chirurgie
Bürgerhospital Frankfurt am Main
Nibelungenallee 37–41
60318 Frankfurt
r.lienenlüke@buergerhospital-ffm.de

PD Dr. med. Kerstin Lorenz
Klinik für Allgemein-, Viszeral- und
Gefäßchirurgie
Universitätsklinikum Halle
Ernst-Grube-Straße 40
06120 Halle
kerstin.lorenz@uk-halle.de

Prof. Dr. med. Andreas Machens
Beatestraße 3c
13505 Berlin

Dr. med. Petra B. Musholt
Sektion Endokrine Chirurgie
Klinik für Allgemein-, Viszeral- und
Transplantationschirurgie
Universitätsmedizin Mainz
Langenbeckstraße 1
55101 Mainz
petra@musholt.com

Prof. Dr. med. Thomas J. Musholt
Sektion Endokrine Chirurgie
Klinik für Allgemein-, Viszeral- und
Transplantationschirurgie
Universitätsmedizin Mainz
Langenbeckstraße 1
55101 Mainz
musholt@uni-mainz.de

Prof. Dr. med. Bruno Niederle
Chirurgische Endokrinologie
Klinische Abteilung für Allgemeinchirurgie
Universitätsklinik für Chirurgie
Währinger Gürtel 18–20
1090 Wien
Österreich
bruno.niederle@meduniwien.ac.at

Dr. med. Martin B. Niederle D.Med.Sc.
Spezielle Chirurgie - Chirurgische
Endokrinologie
Klinische Abteilung für Allgemeinchirurgie
Universität Wien
Währinger Gürtel 18–20
1090 Wien
Österreich
martin.niederle@meduniwien.ac.at

Prof. Dr. med. Christoph Nies
Klinik für Allgemein- und Viszeralchirurgie
Niels-Stensen-Kliniken
Marienhospital Osnabrück
Bischofsstraße 1
49074 Osnabrück
christoph.nies@mho.de

Prof. Dr. med. Daniel Oertli
Klinik für Allgemeine und Viszerale
Chirurgie
Universitätsspital Basel
Spitalstrasse 21
4031 Basel
Schweiz
daniel.oertli@usb.ch

Prof. Dr. med. Rupert Prommegger
Sanatorium Kettenbrücke der
Barmherzigen Schwestern GmbH
Sennstraße 1
6020 Innsbruck
Österreich
ordination.prommegger@sanatorium-kettenbruecke.at

Prof. Dr. med. Rudolf Roka
1. Chirurgische Abteilung
Krankenanstalt Rudolfstiftung
Juchgasse 25
1030 Wien
Österreich
rudolf.roka@wienkav.at

Prof. Dr. med. Christian Scheuba
Universitätsklinik für Chirurgie
Medizinische Universität Wien
Währinger Gürtel 18–20
1090 Wien
Österreich
christian.scheuba@meduniwien.ac.at

Prof. Dr. med. Hans Jürgen Schlitt
Klinik und Poliklinik für Chirurgie
Universitätsklinikum Regensburg
Franz-Josef-Strauß-Allee 11
93053 Regensburg
hans.schlitt@klinik.uni-regensburg.de

Dr. med. Katharina Schwarz
Chirurgische Klinik I
Städtische Kliniken Neuss
Lukaskrankenhaus
Preußenstraße 84
41464 Neuss
kschwarz@lukasneuss.de

Prof. Dr. med. Christian A. Seiler
Universitätsklinik für Viszerale Chirurgie
und Medizin
Inselspital Universitätsspital Bern
Freiburgstrasse 10
3010 Bern
Schweiz
christian.a.seiler@insel.ch

Prof. Dr. med. Dietmar Simon
Klinik für Allgemein- und Viszeralchirurgie
Evangelisches Krankenhaus Bethesda
Heerstraße 219
47053 Duisburg
d.simon@bethesda.de

Prof. Dr. med. Achim Starke
Zentrum für Innere Medizin & Neurologie
Klinik für Endokrinologie & Diabetologie
Universitätsklinikum Düsseldorf
Universitätsstraße 1
40225 Düsseldorf
starkea@uni-duesseldorf.de

Dr. med. Katayoun Tonninger-Bahadori
2. Chirurgische Abteilung „Kaiserin Elisabeth"
Krankenanstalt Rudolfstiftung
Juchgasse 25
1030 Wien
Österreich
katayoun.tonninger-bahadori@wienkav.at

PD Dr. med. Frédéric Triponez
Chirurgie thoracique et endocrinienne
Hôpitaux Universitaires de Genève
Rue Gabrielle Perret-Gentil 4
1211 Genève 14
Schweiz
frederic.triponez@hcuge.ch

Prof. Dr. med. Arnold Trupka
Chirurgische Klinik
Referenzzentrum für Schilddrüsen- und Nebenschilddrüsenchirurgie
Klinikum Starnberg
Oßwaldstraße 1
82319 Starnberg
a.trupka@klinikum-starnberg.de

Dr. med. Christian Vorländer
Klinik für Endokrine Chirurgie
Bürgerhospital Frankfurt am Main
Nibelungenallee 37–41
60318 Frankfurt am Main
c.vorlaender@buergerhospital-ffm.de

Prof. Dr. med. Peter K. Wagner
Klinik für Allgemein-, Gefäß- und Thoraxchirurgie
Pettenkoferstraße 10
83022 Rosenheim
chirurgie@ro-med.de

Prof. Dr. med. Dr. h.c. Martin K. Walz
Klinik für Chirurgie und Zentrum für Minimal Invasive Chirurgie
Kliniken Essen-Mitte
Henricistraße 92
45136 Essen
mkwalz@kliniken-essen-mitte.de

PD Dr. med. Corinna Wicke
Chirurgische Klinik
Referenzzentrum für Schilddrüsen- und Nebenschilddrüsenchirurgie
Klinikum Starnberg
Oßwaldstraße 1
82319 Starnberg
c.wicke@klinikum-starnberg.de

Inhalt

Einleitung		1	1.2	Informationsquellen	6
Henning Dralle			1.2.1	Kongresse	6
Endokrine Chirurgie: Evidenz und Erfahrung		1	1.2.2	Fachzeitschriften	7
			1.2.3	Datenbanken und Internet	7
1	**Literatur und Evidenz in der endokrinen Chirurgie**	**4**	1.2.4	Qualität der Evidenz in wissenschaftlichen Publikationen	7
	Ulrich Beutner, Frédéric Triponez, Thierry Defechereux und Thomas Clerici		1.3	Literatursammlung der European Society of Endocrine Surgeons	9
1.1	Was ist Evidenz?	4	1.3.1	Statistik der ESES-Literatursammlung 2011	12
1.1.1	Yin und Yang von Evidenz und Erfahrung	4	1.4	Wertigkeit fachspezifischer Literaturzusammenstellungen	16
1.1.2	Evidenzbasierte Medizin	4	1.5	Zusammenfassung	17

I Chirurgie der Schilddrüse

Einleitung		21	2.6.1	Hyperthyreoserezidiv und -persistenz	32
Henning Dralle			2.6.2	Endokrine Orbitopathie	33
2	**Die Schilddrüse – ein überflüssiges Organ?**	**23**	2.6.3	Permanente Rekurrensparese und pHoPT	33
	Peter K. Wagner		2.6.4	Postoperative Lebensqualität	34
2.1	Historische Entwicklung	23	2.7	Zusammenfassung	35
2.2	Rezidivstrumen	25			
2.3	Operationstypische Komplikationslast	27	**3**	**Goitrogenese und ihre Konsequenz für die Schilddrüsenchirurgie**	**38**
2.3.1	Permanente Rekurrensparese	27		Anita Kurmann, Peter A. Kopp und Christian A. Seiler	
2.3.2	Permanenter postoperativer Hypoparathyreoidismus	29	3.1	Einleitung	38
2.4	Postoperative Lebensqualität	30	3.1.1	Historische Entwicklung	38
2.5	Inzidentelle Schilddrüsenkarzinome	31	3.2	Pathogenese der Knotenstruma	40
2.6	Morbus Basedow	31	3.2.1	Jodmangel	40

3.2.2	Klonales Knotenwachstum	41	4.6.2	Postoperativer Hypoparathyreoidismus	63
3.2.3	Genetische Faktoren	41	4.6.3	Nachblutung	64
3.3	Konsequenzen der molekularbiologischen Erkenntnisse	42	4.6.4	*Continuous quality improvement –* Impact des Operateurs	65
3.3.1	Vergleich der Morbidität bei subtotaler und radikaler Thyreoidektomie	43	4.7	Zusammenfassung	68
3.3.2	Vergleich der Morbidität bei primärer Operation und Rezidiveingriff	45	**5**	**Chirurgie der Hyperthyreose** Daniel Oertli	**71**
3.3.3	Einfluss des Resektionsausmaßes auf die Reoperationsrate	45	5.1	Einleitung	71
3.4	Zusammenfassung	46	5.2	Diagnostik und präoperative Vorbereitung	71
			5.3	Therapieoptionen und Verfahrenswahl	73
4	**Eingriffstypische Komplikationen in der Strumachirurgie** Michael Hermann, Claudia Bures, Katayoun Tonninger und Friedrich Kober	**50**	5.3.1	Autoimmunthyreoiditis Morbus Basedow	73
			5.3.2	Toxisches Adenom	74
			5.3.3	Hyperthyreote multinoduläre Struma	75
4.1	Historische Entwicklung	50	5.4	Resektionsausmaß bei Morbus Basedow	76
4.2	Datendokumentation, Datenanalyse und Ergebnisqualität	51	5.4.1	Resektionen	76
4.2.1	Qualitätsindikatoren	52	5.4.2	Thyreoidektomie	78
4.2.2	Das Krankengut aus 33 Jahren	53	5.4.3	Endokrine Orbitopathie	79
4.3	Geschlechtsverhältnis und Altersverteilung	54	5.5	Morbus Basedow bei Kindern	80
4.4	Gestaltenwandel der Diagnosen im chirurgischen Krankengut	54	5.6	Amiodaroninduzierte Hyperthyreose	80
4.5	Paradigmenwechsel in der Operationsstrategie	57	5.7	Koinzidentelles Schilddrüsenkarzinom	81
4.5.1	Das Resektionsausmaß im Zeitverlauf	58	5.8	Zusammenfassung	82
4.5.2	Inzidenz der gutartigen Rezidivstruma	59	**6**	**Intraoperatives Neuromonitoring in der Schilddrüsenchirurgie** Kerstin Lorenz und Henning Dralle	**88**
4.6	Komplikationen im 33-jährigen Beobachtungszeitraum	60			
4.6.1	Rekurrensparese	60	6.1	Historische Entwicklung	88
			6.2	Voraussetzungen	90

6.2.1	Patientenaufklärung	90	7.2	Anatomie der Nebenschilddrüse	118
6.2.2	Präoperative Laryngoskopie	90	7.3	Definition und Diagnostik	120
6.3	Gerätetechnik	91	7.4	Häufigkeit und Risikofaktoren	121
6.3.1	IONM-Gerät, Ableitungselektroden und Stimulationssonden	91	7.4.1	Resektionsausmaß	121
6.3.2	Intermittierendes Neuromonitoring	92	7.4.2	Intraoperative Identifizierung der Nebenschilddrüsen	122
6.3.3	Kontinuierliches Neuromonitoring	92	7.4.3	Morbus Basedow	123
6.4	Anästhesie	93	7.4.4	Erfahrung des Operateurs und des Zentrums	123
6.5	Chirurgisches Vorgehen	94	7.4.5	Vorbestehender Vitamin-D-Mangel	123
6.5.1	Stimulation des N. recurrens und des N. vagus	94	7.4.6	Sonstige Risikofaktoren	123
6.5.2	Intermittierendes intraoperatives Neuromonitoring	96	7.5	Strategien zur Vermeidung des postoperativen Hypoparathyreoidismus	124
6.5.3	Kontinuierliches intraoperatives Neuromonitoring	99	7.5.1	Chirurgische Technik zur Protektion der Nebenschilddrüsen	124
6.5.4	N. recurrens laryngeus inferior	103	7.5.2	Ausdehnung der Resektion bei Eingriffen an der Schilddrüse	127
6.5.5	N. laryngeus inferior non-recurrens	104	7.5.3	Operationsstrategie bei Rezidiveingriffen	127
6.5.6	N. laryngeus superior	105	7.5.4	Zentrale Lymphadenektomie	128
6.5.7	Fehlersuche und Fehlermanagement	105	7.5.5	Simultane Autotransplantation von Nebenschilddrüsen	128
6.5.8	Intraoperativer Signalausfall	107	7.5.6	Perioperatives PTH-Monitoring	130
6.5.9	Strategiewechsel	108	7.6	Früh-postoperative Diagnostik, Symptomatik und Therapie des postoperativen Hypoparathyreoidismus	131
6.6	Postoperative Laryngoskopie	109			
6.7	Nachsorge bei eingetretenem Nervenschaden	110			
6.8	Komplikationen	111	7.7	Zusammenfassung	133
6.9	Zusammenfassung	111			
7	**Nebenschilddrüsenprotektion zur Vermeidung des postoperativen Hypoparathyreoidismus**	117	8	**Stellenwert der minimalinvasiven Schilddrüsenchirurgie** Dietmar Simon	137
	Arnold Trupka und Corinna Wicke		8.1	Historische Entwicklung	137
7.1	Einleitung	117	8.2	Definition	138
			8.3	MIVAT	139

8.3.1	Indikation	139
8.3.2	Operative Technik	140
8.3.3	Konversion	141
8.3.4	Vor- und Nachteile	142
8.4	Minimal-invasive offene Operation	143
8.5	Endoskopische Thyreoidektomie	144
8.6	Endoskopische extrazervikale transmammilläre und transaxilläre Thyreoidektomie	144
8.6.1	Indikation	145
8.6.2	Operative Technik	145
8.7	Roboterassistierte Thyreoidektomie	145
8.8	Retroaurikulärer Zugang	146
8.9	Transorale Operationsverfahren	147
8.10	Minimal-invasive Operation bei Karzinom	147
8.11	Komplikationen	148
8.12	Konventionelle versus minimal-invasive Operation	149
8.12.1	MIVAT	149
8.12.2	Extrazervikale Zugänge	150
8.13	Zusammenfassung	151

9	**Präoperative Molekularzytologie zur Stratifizierung des chirurgischen Vorgehens bei suspekten Schilddrüsenknoten**	**154**
	Thomas J. Musholt und Petra B. Musholt	
9.1	Feinnadelpunktion der Schilddrüse	154
9.2	Epidemiologie und Tumorklassifizierung	155
9.3	Molekulargenetik des papillären Schilddrüsenkarzinoms	156
9.3.1	BRAF	156
9.3.2	RET	157
9.3.3	NTRK1	157
9.3.4	Genotyp-Phänotyp-Korrelation	158
9.4	BRAF-Analyse in Feinnadelpunktaten	158
9.4.1	Grenzen der der BRAF-Analyse und Auswertung der Ergebnisse	160
9.4.2	Literaturübersicht	161
9.4.3	Konsequenzen des BRAF-Mutationsnachweises	163
9.4.4	Wert des BRAF-Mutationsnachweises zur Diagnose des Karzinomrezidivs	166
9.4.5	Prognostische Bedeutung von BRAF-V600E-Mutationen	166
9.5	Zusammenfassung	166

10	**Kalzitoninscreening**	**174**
	Christian Scheuba	
10.1	Historische Entwicklung	174
10.2	Bestimmungsmethoden	175
10.3	Stimulationstests	175
10.3.1	Pentagastrintest	175
10.3.2	Kalziumstimulationstest	176
10.4	Grenzwerte	176
10.5	Kalzitonin und Operationsplanung	177
10.6	Auswirkungen des Screenings auf die Prognose	178
10.7	Zusammenfassung	178

11	**Vorgehen bei Genträgern eines hereditären medullären Schilddrüsenkarzinoms** 182		**12**	**Chirurgische Therapie des organüberschreitenden Schilddrüsenkarzinoms** 205	

Henning Dralle, Andreas Machens und Kerstin Lorenz

Rudolf Roka

- 11.1 Historische Entwicklung 182
- 11.2 Diagnostik und Genetik 183
- 11.2.1 Kalzitonin und CEA 183
- 11.2.2 Keimbahnmutationen des RET-Protoonkogen 184
- 11.2.3 Genotyp-Phänotyp-Korrelation ... 185
- 11.2.4 Geographische Verbreitung der RET-Keimbahnmutationen 187
- 11.2.5 RET-Polymorphismen und Varianten unklarer Bedeutung 189
- 11.3 Prophylaktische Thyreoidektomie 190
- 11.3.1 Definition 190
- 11.3.2 Indikation, Zeitpunkt und Ausmaß 190
- 11.3.3 Beratung 193
- 11.3.4 Operationstechnik, Komplikationen und Heilungsraten 194
- 11.3.5 Nachsorge 197
- 11.4 Zusammenfassung 199

- 12.1 Einleitung 205
- 12.2 Pathologie und Prognose 205
- 12.3 Lokalisation 206
- 12.4 Symptome 206
- 12.5 Diagnose 206
- 12.6 Grundsätzliche Überlegungen zum chirurgischen Vorgehen 207
- 12.7 Indikation und operative Technik .. 208
- 12.7.1 Infiltration der Muskulatur 208
- 12.7.2 Infiltration des Nervus laryngeus recurrens 208
- 12.7.3 Laryngotracheale Invasion 209
- 12.7.4 Infiltration von Ösophagus und Pharynx 214
- 12.7.5 Zervikomediastinale Ausbreitung .. 214
- 12.7.6 Gefäßinfiltration 216
- 12.8 Komplikationsmanagement 217
- 12.9 Palliative Maßnahmen 218
- 12.10 Nachbehandlung 219
- 12.11 Zusammenfassung 219

II Chirurgie der Nebenschilddrüsen

Einleitung 225

Henning Dralle

13 Präoperative Sonographie beim primären Hyperparathyreoidismus 227

Christian Vorländer und Robert H. Lienenlüke

- 13.1 Historische Entwicklung der Sonographie 227
- 13.2 Technische Grundlagen 227
- 13.2.1 B-Mode-Sonographie 227
- 13.2.2 Power-Doppler- und Kontrastmittelsonographie 228
- 13.2.3 Realtime-Elastographie 229

13.3	Identifikation und Lokalisationen von Nebenschilddrüsen 231		15	**Chirurgische Therapie des renalen Hyperpara-thyreoidismus** 249	
13.4	Operationsverfahren und präoperativer Ultraschall durch den Chirurgen................... 234			Cornelia Dotzenrath	
13.5	Operationstaktik 236		15.1	Einleitung 249	
13.6	Zusammenfassung............. 237		15.2	Medikamentöse Therapie 249
			15.3	Indikation zur operativen Therapie..................... 250
14	**Parathyreoidektomie mittels virtueller Halsexploration** ... 240		15.4	Therapieverfahren 252
	Rupert Prommegger		15.4.1	Subtotale Parathyreoidektomie ... 253
			15.4.2	Totale Parathyreoidektomie und Autotransplantation 255
14.1	Historische Entwicklung 240		15.4.3	Totale Parathyreoidektomie ohne Autotransplantation 256
14.2	Operationsstrategie 240		15.4.4	Bedeutung der transzervikalen Thymektomie................. 257
14.3	Technik der virtuellen Halsexploration 241		15.4.5	Bedeutung der intraoperativen Parathormonbestimmung beim renalen HPT 257
14.3.1	Computertomographie 241				
14.3.2	MIBI SPECT 243		15.4.6	Bedeutung der Kryokonservierung.............. 257
14.4	Ergebnisse 243				
14.4.1	Eindrüsenerkrankung........... 243		15.4.7	Therapie des renalen HPT nach Nierentransplantation 258
14.4.2	Mehrdrüsenerkrankung 244				
14.4.3	Virtuelle Halsexploration bei Patienten mit zervikalen Voroperationen 244		15.4.8	Persistenz und Rezidiv des renalen HPT 258
14.5	Zusammenfassung............. 244		15.5	Zusammenfassung............. 261

III Chirurgie der Nebennieren

Einleitung 269			16.1	Indikationsstellung 271	
Henning Dralle			16.2	Minimal-invasive Verfahren 271	
			16.2.1	Laparoskopische transperitoneale Zugänge 272	
16	**Laparoskopische Adrenalektomie: Tipps und Tricks** ... 271		16.2.2	Laparoskopische transperitoneale Adrenalektomie links........... 273
	Ayman Agha, Matthias Hornung und Hans Jürgen Schlitt				

16.2.3	Laparoskopische transperitoneale Adrenalektomie rechts	276	18	**Primärer Hyperaldosteronismus (Conn-Syndrom)**	299
16.3	Laparoskopische Adrenalektomie für Tumoren größer als 6 cm	278		Christoph Nies	
16.3.1	Indikationsstellung	278	18.1	Historische Entwicklung	299
16.3.2	Intraoperative Komplikationen	278	18.2	Epidemiologie	300
16.3.3	Persönliche Erfahrung und eigenes Vorgehen bei großen Nebennierentumoren	279	18.3	Pathogenese	301
			18.3.1	Sporadische Formen	301
			18.3.2	Familiäre Formen	301
16.3.4	Operationszeit und Konversion bei großen Nebennierentumoren	279	18.4	Regulation der Aldosteronsekretion	302
			18.5	Pathophysiologie	303
16.4	Vorgehen bei postoperativem Nachweis von malignen Nebennierentumoren	281	18.6	Symptomatik	304
			18.7	Diagnostik	304
			18.7.1	Screening	305
16.5	Zusammenfassung	282	18.7.2	Bestätigungsdiagnostik	305
			18.7.3	Differenzierung zwischen den Formen des PHA	306
17	**Posteriore retroperitoneoskopische Adrenalektomie**	286	18.8	Therapie	310
	Martin K. Walz		18.8.1	Medikamentöse Therapie	310
17.1	Einleitung	286	18.8.2	Operative Therapie	311
17.2	Entwicklung der Operationstechnik	287	18.8.3	Ergebnisse der operativen Therapie	313
17.3	Aktuelle Operationsmethode	293	18.9	Zusammenfassung	313
17.4	Zusammenfassung	296			

IV Chirurgie des Gastroenteropankreatischen Systems

	Einleitung	321	19.2	Charakterisierung der neuroendokrinen Zelle und der neuroendokrinen Neoplasie	325
	Henning Dralle				
			19.3	Klassifikation und Inzidenz	325
19	**Neuroendokrine Neoplasie des Gastrointestinaltrakts**	323	19.3.1	Klassifikation	325
	Bruno Niederle und Martin B. Niederle		19.3.2	Inzidenz	330
19.1	Historische Entwicklung	323	19.3.3	Differenzierung (Grading) – Proliferation und TNM-Stadien nach ENETS	331

19.4	Tumormarker	332	20.6	Operative Therapie des Insulinoms	366
19.5	Klinik und Diagnostik	332	20.6.1	Biochemisch und bildgebend nachgewiesenes Insulinom	366
19.6	Therapie	335			
19.6.1	Therapieempfehlungen nach Stadium	335	20.6.2	Persistierende oder rezidivierende pankreatogene Hypoglykämie	367
19.6.2	NEN des Magens	337	20.6.3	Intraoperativer Beweis der Operationseffektivität und postoperative Qualitätskontrolle	369
19.6.3	NEN des Rektums	338			
19.6.4	NEN des Kolons	338			
19.6.5	NEN des Dünndarms	338	20.7	Nicht operative Therapie der Nesidioblastose und des metastasierten malignen Insulinoms	370
19.6.6	NEN des Pankreas	340			
19.6.7	Lebermetastasen: NEN in Generalisation	342	20.8	Zusammenfassung	371
19.7	Postoperativer Verlauf	344			
19.8	Zusammenfassung	344	**21**	**Chirurgische Strategien und Erfolgskontrolle beim Gastrinom**	**377**

Michael Brauckhoff, Dag Hoem und Henning Dralle

20	**Chirurgie der pankreatisch bedingten Hypoglykämie**	**351**			
	Peter E. Goretzki, Achim Starke, Aycan Akca, Bernhard J. Lammers und Katharina Schwarz		21.1	Einleitung	377
			21.2	Historischer Überblick	378
20.1	Historische Entwicklung	351	21.3	Pathologie und Pathophysiologie	378
20.2	Klinik und Ursachen	352	21.4	Genetik	380
20.2.1	Genetische Ursachen	354	21.5	Diagnose und Differenzialdiagnose	380
20.3	Differenzialdiagnostische Abklärung bei spontaner Hypoglykämie	356	21.5.1	Bestätigung der Diagnose Gastrinom	381
			21.5.2	Lokalisationsdiagnostik	381
20.4	Diagnostik	357	21.6	Operative Therapie	385
20.4.1	Biochemische Diagnostik	357	21.6.1	Sporadische Gastrinome	385
20.4.2	Bildgebende Verfahren	359	21.6.2	MEN-1-Gastrinome	386
20.5	Verteilung verschiedener Erkrankungen bei pankreatogener Hypoglykämie	362	21.6.3	Palliative Chirurgie	387
			21.7	Intraoperative Erfolgskontrolle und Nachuntersuchung	388
20.5.1	Insulinome	363	21.8	Prognose	389
20.5.2	Maligne Insulinome	364	21.9	Zusammenfassung	389
20.5.3	Insulinome bei MEN 1 und sporadische Neoplasien/Nesidioblastosen (NSIPHS)	365			

22	**Operative Therapie duodeno-pankreatischer neuroendokriner Tumoren bei MEN 1** ... 392		22.9	Indikation zur Reoperation beim pNEN-Rezidiv	404
	Detlef K. Bartsch		22.10	Diffus metastasierte MEN-1-pNEN	405
22.1	Epidemiologie 392		22.11	Zusammenfassung	406
22.2	Genetik und Früherkennung 393				
22.3	Klinisches Management bei MEN-1-pNEN 395		23	**Multimodale Therapiekonzepte bei fortgeschrittenen neuroendokrinen Tumoren** ..	411
22.4	MEN-1-assoziiertes Zollinger-Ellison-Syndrom 396			Andrea Frilling und Panagiotis Drymousis	
22.4.1	Operationsindikation 397		23.1	Einleitung	411
22.4.2	Verfahrenswahl bei Primär-operation 398		23.2	Chirurgische Verfahren	412
22.5	MEN-1-Insulinom 400		23.2.1	Leberresektion	412
22.5.1	Diagnose und Operations-indikation 400		23.2.2	Lebertransplantation	416
			23.3	Lebergerichtete Verfahren	417
22.5.2	Operationsverfahren 401		23.3.1	Lebergerichtete thermale Verfahren	417
22.6	Seltene funktionelle MEN-1-pNEN 402		23.3.2	Lebergerichtete angiographische Verfahren	417
22.7	Nicht funktionelle pNEN bei MEN 1 402		23.4	Systemische Therapien	419
22.7.1	Operationsindikation und Operationsverfahren 403		23.4.1	Peptid-Rezeptor-Radionuklid-Therapie	419
22.8	Laparoskopische Chirurgie bei MEN-1-pNEN 404		23.4.2	Medikamentöse Therapie	420
			23.5	Zusammenfassung	421

Anhang

Sachverzeichnis 429

Abkürzungen

ACTH	adrenokortikotropes Hormon	NET	neuroendokriner Tumor
AIT	Amiodaron-induzierte Thyreotoxikose	NSD	Nebenschilddrüsen
		NSIPHS	*non single insulinoma pancreatogenic hypoglycemia syndrome*
CCH	C-Zell-Hyperplasien		
CEA	karzinoembryonales Antigen		
CIONM	kontinuierliches intraoperatives Neuromonitoring	OGTT	oraler Glukosetoleranztest
		PET	Positronenemissionstomographie
ECL	*enterochromaffine-like cells*	PHA	primärer Hyperaldosteronismus
EGF	*epidermal growth factor*	pHoPT	postoperativer Hypoparathyreoidismus
EMG	Elektromyogramm		
EO	endokrine Orbitopathie	pHPT	primärer Hyperparathyreoidismus
EUS	endoskopischer Ultraschall	PPD	partielle Pankreatikoduodenektomie
		PPPD	pyloruserhaltende partielle Pankreatikoduodenektomie
FDG	Fluordesoxyglukose		
FGF	*fibroblast growth factor*	PTC	*papillary thyroid carcinoma*
FNAB	Feinnadelaspirationsbiopsie	PTH	Parathormon
fT$_3$/fT$_4$	freies Tri-/Tetrajodthyronin		
		rHPT	renaler Hyperparathyreoidismus
HoPT	Hypoparathyreoidismus	RET	*rearranged during transfection*
IGF-1	*insulin-like growth factor 1*	SACI	*selective arterial calcium injection*
IONM	intraoperatives Neuromonitoring	SASI	*selective arterial secretin injection*
		SIRT	selektive interne Radiotherapie
LOS	*loss of signal*		
		T$_3$/T$_4$	Tri-/Tetrajodthyronin
MEN	multiple endokrine Neoplasie	TACE	transarterielle Chemoembolisation
MIBI	Methoxy-isobutyl-isonitril-Szintigraphie	TAE	transarterielle Embolisation
		TGF	*transforming growth factor*
MIT	minimal-invasive Thyreoidektomie	TPO-AK	Thyroidea-Peroxydase-Antikörper
MIVAT	minimal-invasive videoassistierte Thyreoidektomie	TRAK	TSH-Rezeptor-Antikörper
		TSH	thyreoideastimulierendes Hormon
MTC	*medullary thyroid carcinoma*	TSH-R	TSH-Rezeptor
		TT	Thyreoidektomie
NEC	neuroendokrines Karzinom		
NEN	neuroendokrine Neoplasie	ZES	Zollinger-Ellison-Syndrom

Einleitung

Henning Dralle

Endokrine Chirurgie: Evidenz und Erfahrung

Ein weiteres Lehrbuch in der endokrinen Chirurgie? Nein, dem vorliegenden Buchprojekt lag vielmehr der Gedanke zugrunde, die Viszeralchirurgie des endokrinen Systems nicht mit der detailkorrekten Vollständigkeit eines Lehrbuchs abzubilden, sondern aus dem Blickwinkel des langjährig erfahrenen Chirurgen zu betrachten, der mit dem gewählten Thema exemplarisch die für eine personalisierte Medizin stets so bedeutende Gleichberechtigung von wissenschaftlicher Evidenz und klinischer Erfahrung herausheben möchte. „Leitlinien und mehr", Evidenz auf dem Prüfstand täglicher chirurgischer Praxis, ist daher das Ziel des Buches.

Dass ein solches Buchkonzept die subjektive Sichtweise des einzelnen Chirurgen reflektiert, ist beabsichtigt. Evidenz ist studienbedingt immer auf diejenigen Teilaspekte beschränkt, die das jeweilige Studiendesign zulässt. Erfahrung spiegelt dagegen die Vielzahl der zu überbrückenden Schnittstellen zwischen den einzelnen Evidenzen wider, sie ist stets eine synergistische Conclusio dieses Prozesses.

Am Kapitel zum Thema Evidenz in der endokrinen Chirurgie wird wie auch in früheren Arbeiten (Delbridge 2008; Dralle 2007; Thomusch u. Dralle 2000; Welsch et al. 2010) deutlich, dass die endokrine Chirurgie zwar ein klassisches Gebiet und fester Bestandteil des klinisch tätigen Viszeralchirurgen ist, d. h. der Anteil an Erfahrung ist unbestritten beträchtlich. Die Evidenz gemessen an Studien höhergradiger Evidenzlevel ist jedoch sehr begrenzt. Das ist einerseits bedauerlich, andererseits verständlich, weil ein wesentlicher Anteil der endokrinen Chirurgie die Behandlung seltener Erkrankungen zum Ziel hat (Schilddrüsenkarzinom, Hyperparathyreoidismus, Tumoren der Nebenniere, der Paraganglien und des neuroendokrinen Systems), bei denen prospektiv randomisierte Studien kaum möglich sind (Carling et al. 2012). Oder es betrifft häufige benigne Erkrankungen wie die Knotenstrumen, hier sind aber wegen der bislang nicht gelungenen Klassifizierung des Schwierigkeitsgrads und des Morbiditätsrisikos aussagekräftige multizentrische Studien, Vergleichsstudien und Metaanalysen schwierig (Agarwal et al. 2008; Barczynski et al. 2009; Bergenfelz et al. 2008; Dralle et al. 2004, 2008; Higgins et al. 2011; Machens et al. 2003; Rayes et al. 2013; Thomusch et al. 2003). Die endokrine Chirurgie ist daher bedingt durch die gebietsbezogenen Besonderheiten des Erkrankungsspektrums ein lebendiges Beispiel für die gleiche Augenhöhe von wissenschaftlicher Evidenz und analytischer klinischer Erfahrung.

Der Versuch, klinische Erfahrung in der endokrinen Chirurgie anhand quantitativer Korrelationen zwischen chirurgenbezogener Operationsfrequenz, Komplikationsdichte und Langzeitverlauf (*volume outcome*) wissenschaftlich zu definieren, hat deutliche Hinweise dafür geliefert, dass – nicht überraschend – Fallzahlen auch auf diesem Gebiet für den Operationserfolg überaus wichtig sind (Chen et al. 2002, 2010; Dralle et al. 2004; Dralle u. Sekulla 2005; Duclos et al. 2012; Gonzales-Sanchez et al. 2013; Lifante et al. 2009; Sosa et al. 1998, 2007; Stavrakis et al. 2007; Yeh et al. 2011). Zwar ergibt sich daraus noch kein schlüssiges, evidenzbasiertes

Konzept für Mindestzahlen in der endokrinen Chirurgie. Jedoch wird deutlich, dass bei insgesamt begrenzten Fallzahlen umso mehr ein gewisses Maß an Spezialisierung notwendig ist. Auch machen nur wenig quantifizierbare Werte wie Ausbildung, chirurgische Schule, Geschicklichkeit und fundierte Kenntnis der zu behandelnden Erkrankungen den operativen Erfolg aus.

Die mit diesem Buch beabsichtigte Sichtbarmachung der Bedeutung von Evidenz und Erfahrung in der endokrinen Chirurgie soll nicht zuletzt auch dem praktisch tätigen Viszeralchirurgen, den an der Diagnostik und Therapie beteiligten nicht operativen Disziplinen und vor allem dem chirurgischen Nachwuchs einen aktuellen Eindruck von der klinischen endokrin-chirurgischen Forschung, ihren Kontroversen und ihren noch nicht hinreichend gelösten Fragen vermitteln. Die ausgewählten Themenschwerpunkte zeigen schlaglichtartig, dass Behandlungsziele bei bestimmten Erkrankungen durchaus unterschiedlich sein können – etwas, dass Leitlinien oft nicht zum Ausdruck zu bringen vermögen.

Leitlinien müssen soweit als möglich evidenzbasiert sein. Erfahrung ist nicht der Ersatz für fehlende Evidenz, sondern in diesem Sinne ein Begriff für das Verständnis von Behandlungskorridoren. Individualisierte Therapie bedarf definierter Eckpfeiler gesicherter guter klinischer Praxis, sie erfordert aber gleichzeitig die Erfahrung mit Alternativen, die innerhalb des möglichen Behandlungskorridors den Behandlungszielen des einzelnen Patienten möglichst nahe kommen. Dies gilt für viele Bereiche der klinischen Medizin. Die endokrine Chirurgie ist dafür ein gutes Beispiel.

Literatur

Agarwal G, Aggarwal V. Is total thyroidectomy the surgical procedure of choice for benign multinodular goiter? An evidence-based review. World J Surg 2008; 32: 1313–1324.

Barczynski M, Konturek A, Cichon S. Randomized clinical trial of visualization versus neuromonitoring of recurrent laryngeal nerves during thyroidectomy. Br J Surg 2009; 96: 240–246.

Bergenfelz A, Jansson S, Kristoffersson A, Martensson H, Reihner E, Wallin G, Lausen I. Complications to thyroid surgery: results as reported in a database from a multicenter audit comprising 3660 patients. Langenbecks Arch Surg 2008; 393: 667–673.

Carling T, Carty SE, Ciarleglio MM, Cooper DS, Doherty GM, Kim LT, Kloos RT, Mazzaferri EL, Peduzzi PN, Roman SA, Sippel RS, Sosa JA, Stack BC, Steward DL, Tufano RP, Tuttle M, Udelsman R. American Thyroid Association design and feasibility of a prospective randomized controlled trial of prophylactic central lymph node dissection for papillary thyroid carcinoma. Thyroid 2012; 22: 237–244.

Chen H, Hardacre JM, Martin C. Do future general surgery residents have adequate exposure to endocrine surgery during medical school? World J Surg 2002; 26: 17–21.

Chen H, Wang TS, Yen TWF, Doffek KBS, Krzywda ENP, Schaefer SNP, Sippel RS, Wilson SD. Operative failures parathyroidectomy for hyperparathyroidism. Ann Surg 2010; 252: 691–695.

Delbridge L. Symposium on evidence-based endocrine surgery (2): Benign thyroid disease. World J Surg 2008; 32: 1235–1236.

Dralle H, Sekulla C, Haerting J, Timmermann W, Neumann H J, Kruse E, Grond S, Mühlig H P, Richter C, Voß J, Thomusch O, Lippert H, Gastinger I, Brauckhoff M, Gimm O. Risk factors of paralysis and functional outcome after recurrent laryngeal nerve monitoring in thyroid surgery. Surgery 2004; 136: 1310–1322.

Dralle H, Sekulla C. Schilddrüsenchirurgie: Generalist oder Spezialist? Zentralbl Chir 2005; 130: 428–433.

Dralle H. Evidence-Based endocrine surgery: Thyroid cancer. World J Surg 2007; 31: 877–878.

Dralle H, Sekulla C, Lorenz K, Brauckhoff M, Machens A. Intraoperative monitoring of the recurrent laryngeal nerve in thyroid surgery. World J Surg 2008; 32: 1358–1366.

Duclos A, Peix JL, Colin C, Kraimps JL, Menegaux F, Pattou F, Sebag F, Touzet S, Bourdy S, Voirin N, Lifante JC; CATHY Study Group. Influence of experience on performance of individual surgeons in thyroid surgery: prospective cross sectional multicenter study. BMJ 2012; 344:d8041. doi: 10.1136/bmj.d8041.

Gonzalez-Sanches C, Franch-Areas G, Gomez-Alonso A. Morbiditiy following thyroid surgery: does surgeon volume matter? Langenbecks Arch Surg 2013; 398: 419–422

Higgins TS, Gupte R, Ketcham AS, Sataloff RT, Wadsworth JT, Sinacori JT. Recurrent laryngeal nerve monitoring versus identification alone on post-thyroidectomy true vocal fold palsy: A meta-analysis. Laryngoscope 2011; 121: 1009–1017

Lifante JC, Duclos A, Couray-Targe S, Colin C, Peix JL, Schott AM. Hospital volume influence the choice of operation for thyroid cancer. Br J Surg 2009; 96: 1284–1288

Machens A, Niccoli-Sire P, Hoegel J, Frank-Raue K, Vroonhoven v T J, Roeher HD, Wahl RA, Lamesch P, Raue F, Conte-Devolx B, Dralle H, for the European Multiple Endocrine Neoplasia (EUROMEN) Study Group. Early malignant progression of hereditary medullary thyroid cancer. N Engl J Med 2003; 349: 1517–1525

Rayes N, Steinmüller T, Schröder S, Klötzler A, Bertram H, Denecke T, Neuhaus P, Seehofer D. Bilateral subtotal thyroidectomy versus hemithyroidectomy plus subtotal resection (Dunhill procedure) for benign goiter: long-term results of a prospective, randomized study. World J Surg 2013; 37: 84–90

Sosa JA, Bowman HM, Tielsch JM, Powe NR, Gordon TA, Udelsman RA. The importance of surgeon experience for clinical and economic outcome from thyroidectomy. Ann Surg 1998; 228: 320–330

Sosa JA, Wang TS, Yeo HL, Mehta PJ, Boudourakis L, Udelsman R, Roman SA. The maturation of a specialty: Workforce projections for endocrine surgery. Surgery 2007; 142: 876–883

Stavrakis AI, Ituarte PHG, Ko CY, Yeh MW. Surgeon volume as a predictor of outcome in inpatient and outpatient endocrine surgery. Surgery 2007; 142: 887–899

Thomusch O, Dralle H. Endokrine Chirurgie und Evidenz-basierte Medizin. Chirurg 2000; 71; 635–645

Thomusch O, Machens A, Sekulla C, Ukkat J, Brauckhoff M, Dralle H. The impact of surgical technique on postoperative hypoparathyroidism in bilateral thyroid surgery: A multivariate analysis of 5846 consecutive patients. Surgery 2003; 133: 180–185

Welsch T, Wente MN, Dralle H, Neuhaus P, Schumpelick V, Siewert JR, Büchler MW. Deutsche Allgemein- und Viszeralchirurgie. Positionierung im internationalen wissenschaftlichen Vergleich. Chirurg 2010; 81: 365–372

Yeh MW, Wiseman JE, Chu SD, Ituarte PHG, Liu ILA, Young KL, Kang SJ, Harari A, Haigh PI, Population-level predictors of persistent hyperparathyroidism. Surgery 2011; 150: 1113–1119

1 Literatur und Evidenz in der endokrinen Chirurgie

Ulrich Beutner, Frédéric Triponez, Thierry Defechereux und Thomas Clerici

1.1 Was ist Evidenz?

1.1.1 Yin und Yang von Evidenz und Erfahrung

In unserer dialektisch geprägten westlichen Welt werden Evidenz und Erfahrung oft als Gegensätze empfunden. Dabei sind beide eigentlich nicht voneinander zu trennen. Zu Beginn steht immer die Erfahrung. Wir lernen – also erfahren – neues Wissen zuerst von unseren Lehrern, Professoren oder Mentoren. In diesem Stadium der Erfahrung wird nur selten von den Lernenden hinterfragt, ob dieses Wissen auf Evidenz oder Erfahrung basiert. Später wird das Wissen durch eigene berufliche Erfahrung erweitert. Aus dieser Erfahrung resultieren früher oder später bestimmte Beobachtungen.

Nehmen wir als Beispiel Ärzte im 19. Jahrhundert, die das gehäufte Auftreten von Strumen in Jodmangelgebieten feststellten. Dies ist zuerst nur eine Beobachtung, ohne kausalen Zusammenhang. Die Koinzidenz kann rein zufällig oder nur indirekter Natur sein (etwa könnten die Strumen durch einen Mangel eines anderen Spurenelements verursacht sein, das immer zusammen mit Jod auftritt). Erst durch ein Experiment kann die Kausalität der Beobachtung bestätigt werden. In diesem Fall würde die Gabe von Jodverbindungen zu einem Rückgang der Strumen führen. Der anfänglich nur auf einer Beobachtung (Erfahrung) basierende Zusammenhang wäre nun evidenzbasiert. Evidenz und Erfahrung bedingen sich gegenseitig, sind also kein Gegensatz, sondern eher zwei Seiten einer Medaille oder eben im Sinne der östlichen Philosophie Yin und Yang.

1.1.2 Evidenzbasierte Medizin

Evidenzstufen

Das Experiment ist also der Schlüssel, um Erfahrung in Evidenz zu überführen. In der klinischen Medizin sind klassische Laborexperimente mit genau festgelegten Parametern, wie etwa definierten Zelllinien oder genetisch identischen Versuchstieren, nur selten möglich. Das „Experiment" der Kliniker ist die klinische Studie. Wie auch bei Experimenten gibt es Studien, die „überzeugender" sind als andere. Auch hat jeder wohl schon erfahren, dass Studien zur gleichen Fragestellung zu vollständig verschiedenen Ergebnissen kommen. Wie kann man nun unterscheiden, welche Studie die „bessere" Evidenz generiert?

Man könnte dies aufgrund einer individuellen Beurteilung machen, dies wäre aber sehr aufwendig, subjektiv und kaum reproduzierbar. Daher wurden 1979 erstmals Evidenzstufen (*levels of evidence*) eingeführt, nach der Studien gemäß ihrer Durchführung eingeteilt werden können (Canadian Task Force on the Periodic Health Examination 1979). Eine Weiterentwicklung dieser Evidenzstufen vom Oxford Centre for Evidence Based Medicine ist in ▶Tabelle 1-1 zusammengefasst (Phillips et al. 2009). Die höchste Evidenzstufe haben randomisierte, kontrollierte

Tab. 1-1   Evidenzstufen (*levels of evidence*) von Behandlungsstudien (nach Phillips et al. 2009)

Evidenzstufe	Studientyp
1a	Systematischer Übersichtsartikel (Metaanalyse) über randomisierte, kontrollierte Studien hoher Qualität
1b	Randomisierte, kontrollierte Studie von hoher Qualität
1c	Alles-oder-nichts-Studie[a]
2a	Systematischer Übersichtsartikel über Kohortenstudien
2b	Kohortenstudie (oder randomisierte, kontrollierte Studie geringer Qualität)
2c	Outcome-Studie
3a	Systematischer Übersichtsartikel über Fall-Kontroll-Studien
3b	Fall-Kontroll-Studie
4	Fallserie (bzw. Kohorten- oder Fall-Kontroll-Studie geringer Qualität)
5	Expertenmeinung

[a] Durch die Behandlung kann eine bisher 100%-ige Mortalität gesenkt werden respektive eine bisher klinisch relevante Mortalität auf praktisch 0 gesenkt werden.

Studien – Studien, in denen die Zuteilung zu den Behandlungsarmen rein zufällig und für den Patienten wie auch den Arzt unvorhersehbar erfolgen. Zudem muss mindestens ein Behandlungsarm eine Kontrollbehandlung enthalten, also Placebo oder – heute üblicher – die aktuell bestmögliche Behandlung. Nur systematische Übersichtsartikel (*systematic review*) über solche randomisierte, kontrollierte Studien zur gleichen Fragestellung haben eine bessere Evidenzstufe. Den meisten sind solche Studien als Metaanalysen bekannt, die jedoch genau genommen nur einen Spezialfall eines systematischen Übersichtsartikels mit quantitativer Auswertung darstellen.

Mit abnehmender Evidenzstufe folgen Kohortenstudie, Fall-Kontroll-Studien und Fallserien. Selbst der Expertenmeinung wird noch eine Evidenzstufe zugesprochen, obwohl diese formal eigentlich keinerlei Evidenz im oben ausgeführten Sinne besitzt.

Das Format einer randomisierten, kontrollierten Studie sichert aber nicht automatisch eine Evidenzstufe 1b. Ist die Studie von mangelnder Qualität, zum Beispiel weil viel zu wenige Patienten eingeschlossen wurden oder das Ergebnis im Behandlungsarm nur wenig besser als in der Kontrolle ist, kann auch eine niedrigere Evidenzstufe vergeben werden, womit auch eine subjektive Komponente in die Beurteilung einfließt.

Empfehlungsgrad

Da sich selbst randomisierte, kontrollierte Studien hoher Qualität im Ergebnis widersprechen können, sollte aufgrund einer einzelnen Studie keine Empfehlung für eine neue Behandlungsmethode ausgesprochen werden. Daher wird bei vielen Behandlungsrichtlinien der Empfehlungsgrad (*grade of recommendation*) einer Behandlung angegeben. Er beruht auf den Evidenzstufen der relevanten Studien. In ▶ Tabelle 1-2 ist eine Definition dieser Empfehlungsgrade aufgeführt. Es fällt auf, dass keine Mindestanzahl an Studien definiert ist, die für einen Grad benötigt werden.

Die hier dargestellten Evidenzstufen und Empfehlungsgrade basieren auf den Vorgaben des Oxford Centre for Evidence-based

Tab. 1-2 Empfehlungsgrade (*grades of recommendation*) (nach Phillips et al. 2009)

Grad	
A	Im Einklang mit Studien der Evidenzstufe 1
B	Im Einklang mit Studien der Evidenzstufen 2 und 3 *oder* Übertragbarkeit von Stufe 1 Studien mit vergleichbarer Fragestellung
C	Studien der Evidenzstufe 4 *oder* Übertragbarkeit von Studien der Stufe 2 oder 3 mit vergleichbarer Fragestellung
D	Publikationen der Evidenzstufe 5 *oder* beunruhigend widersprüchliche oder wenig beweiskräftige Studien jeder Stufe

Medicine (Phillips et al. 2009). Diese sind jedoch keineswegs verbindlich oder als allgemeiner Standard akzeptiert. In einer kürzlich erschienen Studie wurden die Evidenzstufen und Empfehlungsgrade zehn amerikanischer Fachgesellschaften für chirurgische Onkologie verglichen (In u. Greenberg 2012). Dabei stellte sich heraus, dass jede Gesellschaft ein eigenes System verwendet. Diese Systeme basieren zwar alle auf dem Studiendesign, bewerten es aber unterschiedlich. Vor einigen Jahren wurde das GRADE-System (*Grades of Recommendation Assessment, Development and Evaluation*) vorgestellt (Atkins et al. 2004), das heute von einer Vielzahl von Fachgesellschaften eingesetzt wird, unter anderem auch von der *Cochrane Collaboration*. Aber auch dieses System ist nicht ganz unumstritten und kann zu fehlerhaften Empfehlungen führen (Kavanagh 2009). Eine einheitliche und verbindliche Bewertung von Evidenz ist heute eher eine Vision als Realität.

Die Evidenz von Studien oder systematischen Übersichtsartikeln kann mit Evidenzstufen (*levels of evidence*) bewertet werden. Die höchste Evidenzstufe haben randomisierte, kontrollierte Studien und systematische Übersichtsartikel über solche Studien. Die Evidenz von Behandlungsempfehlungen kann mit einem Empfehlungsgrad (*grade of recommendation*) bewertet werden. Es existiert eine Vielzahl

meist sehr ähnlicher Systeme zur Bestimmung der Evidenzstufe und des Empfehlungsgrads. Ein Standardsystem hat sich bisher nicht etabliert.

1.2 Informationsquellen

Jeder Arzt ist heute verpflichtet, sich ständig weiterzubilden. Er sieht sich aber mit einer Vielzahl von Informationsquellen konfrontiert, von denen die wenigsten auf Qualität oder gar auf klinische Relevanz überprüft wurden.

1.2.1 Kongresse

Eine der wichtigsten und wohl die bequemste Informationsquelle sind Kongresse oder Weiterbildungsveranstaltungen. Allerdings ist oft schwer zu unterscheiden, ob hier evidenzbasierte Inhalte oder die Erfahrungen einer Eminenz vermittelt werden. Entspricht der Übersichtsvortrag wirklich den Kriterien eines systematischen Übersichtsartikels oder werden nur Studien angeführt, die die persönliche Meinung des Vortragenden untermauern? Wurden die Ergebnisse einer vorgestellten Studie schon von Gutachtern und Studienmonitoren überprüft oder handelt es sich nur um vorläufige Ergebnisse, die vielleicht auch noch etwas für den Kongress geschönt wurden? Zwar besteht die Möglichkeit, mit den Autoren die Ergebnisse direkt zu diskutieren, die Evidenz der Daten wird aber nur selten infrage gestellt.

1.2.2 Fachzeitschriften

Deutlich beschwerlicher ist die Beschaffung von aktuellen Informationen aus Fachzeitschriften. Allein für das Gebiet der endokrinen Chirurgie müsste man in etwa 30 Fachzeitschriften mit über 10.000 Artikeln im Jahr nach relevanter Literatur suchen (▶ Tab. 1-3) – eine kaum zu bewältigende Aufgabe. Zudem müsste man auch noch die Zeit finden, die gefundenen relevanten Artikel zu lesen. Von daher ist die Zahl der regelmäßig gelesenen Zeitschriften deutlich geringer, wobei sich „lesen" hier eher auf das Überfliegen des Inhaltsverzeichnisses und der Abstracts bezieht.

1.2.3 Datenbanken und Internet

Die Suche nach Literatur ist heute weniger das Durchsuchen der aktuell publizierten Literatur als vielmehr die Suche der bereits publizierten Studien zu einem akuten medizinischen Problem. Dazu werden Datenbanken abgefragt, die mit hoher Geschwindigkeit auch sehr komplexe Anfragen beantworten können. Die mit Abstand wichtigste Datenbank in dieser Hinsicht ist Medline, die meist über die Webseite www.pubmed.org kostenlos abgefragt wird. Mehr als 22 Millionen Artikel aus 5640 Fachzeitschriften von 1950 bis heute sind in Medline hinterlegt.

Ebenfalls kostenlos kann die noch in den Kinderschuhen steckende Datenbank Google Scholar abgefragt werden. Da die Suchergebnisse in Google Scholar aber nicht sinnvoll exportiert werden können, ist der Nutzen dieser Datenbank noch recht eingeschränkt.

Ähnlich aufgebaut wie Medline sind diverse kostenpflichtige Datenbanken wie Embase, Scopus oder Web of Science. Diese Datenbanken enthalten deutlich mehr Einträge als Medline, werden jedoch aufgrund der Kosten außerhalb universitärer Einrichtungen kaum genutzt.

All diesen Datenbanken ist gemein, dass die Einträge keinerlei Bewertung im Sinne von Evidenz oder klinischer Relevanz erfahren. Eine Suche nach relevanter Literatur ist daher nur indirekt möglich, etwa durch die Suche nach systematischen Übersichtsartikeln (Metaanalysen) oder randomisierten, kontrollierten Studien. Zwar gibt es Datenbanken, die bewertete Literatur enthalten (z. B. ACP Journal Club, www.acpjc.acponline.org), diese sind jedoch meist auf bestimmte Fachgebiete beschränkt. Schließlich gibt es noch Sammlungen von systematischen Übersichtsartikeln, die wohl bekannteste ist die Sammlung der Cochrane Reviews.

1.2.4 Qualität der Evidenz in wissenschaftlichen Publikationen

Eine hohe Evidenzstufe sagt noch nichts über die Qualität der Evidenz einer Studie aus. Bei einer randomisierten, kontrollierten Studie können etwa folgende Punkte auf mindere Qualität hinweisen: Es wurden viel zu wenige Patienten eingeschlossen, die Randomisierung erfolgte nicht wirklich zufällig, die Verblindung war mangelhaft oder der primäre Endpunkt war nur von geringer Relevanz für die untersuchte Behandlung. Zwar kann in solchen Fällen der Studie eine geringere Evidenzstufe zugewiesen werden; in extremen Fällen (z. B. viel zu wenige Patienten in der Studie) liegt aber genau genommen keinerlei Evidenz vor.

Leider gibt es keine formalen Kriterien, um die Qualität der Evidenz einer Studie zu bestimmen. Letztendlich muss dies der Leser aufgrund seiner Erfahrung selber entscheiden. Eine Hilfe dabei können diverse Bewertungssysteme für die „Qualität der Darstellung" (*quality of reporting*) sein. Diese Systeme überprüfen, ob bestimmte Kriteri-

Tab. 1-3   Liste der wichtigsten Fachzeitschriften der Literatursammlung der ESES (European Society of Endocrine Surgeons)[a]

		Artikel in ESES	Artikel in Pubmed	Anteil in ESES	Rang gemäß Anteil	Impact 2011	Rang nach Impact
Innere Medizin	Lancet	2	1545	0,1 %	28	38,278	2
	New Engl J Med	4	1417	0,3 %	27	53,298	1
Allgemein- und Viszeralchirurgie	Am J Surg	16	413	3,9 %	12	2,776	16
	Am Surg	14	544	2,6 %	17	1,285	26
	Ann Surg	13	405	3,2 %	16	7,492	5
	Arch Surg	7	381	1,8 %	18	4,239	11
	Br J Surg	3	361	0,8 %	24	4,606	8
	Chirurg	11	158	7,0 %	5	0,703	28
	J Am Coll Surg	10	303	3,3 %	15	4,549	9
	Langenbeck Arch Surg	7	198	3,5 %	13	1,807	23
	Surg Endosc	15	880	1,7 %	19	4,013	13
	Surg Laparosc Endosc Percutan Tech	7	199	3,5 %	14	1,227	27
	Surgery	33	427	7,7 %	4	3,103	15
	World J Surg	40	441	9,1 %	3	2,362	21
Otorhinolaryngologie	Head Neck	24	524	4,6 %	10	2,403	19
	Laryngoscope	2	529	0,4 %	26	1,752	24
	Otolaryng Head Neck	5	516	1,0 %	23	1,718	25
Endokrinologie	Endocr Relat Cancer	14	92	15,2 %	2	4,364	10
	Endocr Rev	2	30	6,7 %	6	19,929	3
	Eur J Endocrinol	2	319	0,6 %	25	3,423	14
	J Clin Endocr Metab	47	915	5,1 %	8	5,967	6
	Nat Rev Endocrinol	12	236	5,1 %	9	9,971	4
	Neuroendocrinology	3	75	4,0 %	11	2,376	20
	Thyroid	42	260	16,2 %	1	4,792	7
Onkologie	Ann Surg Oncol	50	901	5,5 %	7	4,166	12
	Eur J Surg Oncol	3	192	1,6 %	20	2,499	17
	J Surg Oncol	5	433	1,2 %	22	2,100	22
	Surg Oncol	1	84	1,2 %	21	2,444	18

[a] Angegeben ist die Anzahl der Artikel in der Literatursammlung 2011 sowie die Gesamtzahl der 2011 in der Zeitschrift publizierten Artikel gemäß Pubmed. Der Impact-Faktor bezieht sich auf die jeweilige Zeitschrift. Die Ränge 1–5 sind hervorgehoben.

en, etwa Art der Randomisierung oder der Verblindung, korrekt in der Studie dargestellt werden. Es wird also bewertet, was in der Publikation beschrieben wird, nicht das, was wirklich gemacht wurde. Die beiden bekanntesten Systeme sind die Bewertung nach Jadad et al. (1996) für randomisierte, kontrollierte Studien und nach Newcastle-Ottawa (Wells et al.) für Kohortenstudien. Beide Systeme basieren auf nur wenigen Kriterien. Dies macht die Anwendung recht einfach, verhindert jedoch eine differenzierte Bewertung. Differenziertere Bewertungssysteme stehen zwar zur Verfügung; sie werden allerdings recht selten eingesetzt (Chalmers et al. 1981; Huwiler-Muntener et al. 2002; van Tulder et al. 2003).

Da es ein weit verbreiteter Irrglaube ist, dass der *Impact Factor* (Garfield 1999) etwas über die Qualität oder gar die Evidenz einer Studie aussagt, auch ein paar Worte zu diesem Thema. Um den *Impact Factor* einer Fachzeitschrift zum Beispiel für das Jahr 2012 zu berechnen, bestimmt man die Anzahl aller Literaturzitate im Jahr 2012, die sich auf Artikel in dieser Zeitschrift den beiden Vorjahren (also 2010 und 2011) beziehen. Diese Zahl teilt man durch die Anzahl der Artikel in dieser Zeitschrift, die in diesen beiden Jahren erschienen sind.

Der *Impact Factor* ist also ein Maß dafür, wie häufig Artikel durchschnittlich in einer bestimmten Zeitschrift zitiert werden. Es ist damit ein bibliographisches Maß, das primär die Zeitschrift, nicht aber einen einzelnen Artikel bewertet. Zudem ist es ein reines Zählmaß. So können auch schlechte Arbeiten häufig zitiert werden, etwa weil die Ergebnisse von späteren, besser durchgeführten Studien abweichen. Zwar findet man in Zeitschriften mit hohem *Impact Factor* häufiger gute und evidenzbasierte Studien. Dies ist aber keine Garantie, dass alle Artikel in dieser Zeitschrift höchsten Ansprüchen gerecht werden. Umgekehrt kann man Studien mit sehr guter Evidenz in Zeitschriften mit niedrigem *Impact Factor* finden.

> Zwar gibt es eine Vielzahl von medizinischen Informationsquellen wie Kongresse, Fachzeitschriften und Online-Datenbanken, aber nur in Ausnahmefällen wird der Evidenzgrad der Information angegeben. Der *Impact Factor* ist nicht notwendigerweise ein Anzeichen für gute Evidenz.

1.3 Literatursammlung der European Society of Endocrine Surgeons

Im Jahr 2005 begannen zwei Chirurgen, die sich verstärkt mit endokriner Chirurgie beschäftigten, die aktuelle Literatur nach interessanten Artikeln zu durchsuchen. Quartalsweise stellten sie ihre Suchergebnisse den Mitgliedern der Schweizer Arbeitsgruppe für endokrine Chirurgie zur Verfügung. Diese Zusammenstellung enthielt neben den bibliographischen Angaben auch das Abstract und die Pubmed-ID. Die Zusammenstellung sollte einen schnellen und effizienten Überblick über die aktuellen Entwicklungen in der endokrinen Chirurgie ermöglichen, speziell auch für diejenigen Mitglieder, die sich nicht ausschließlich mit endokriner Chirurgie beschäftigten.

Ab 2008 wurde die Suche systematischer durchgeführt und auf eine Liste definierter chirurgischer, endokrinologischer und onkologischer Fachzeitschriften eingeschränkt (▶ Tab. 1-3). Das Reviewer-Team wurde auf drei endokrine Chirurgen erweitert. Von diesem Zeitpunkt an wurde die Literatursammlung auch den Mitgliedern der Association Francophone de Chirurgie Endocrinienne

(AFCE), der Chirurgischen Arbeitsgemeinschaft Endokrinologie (CAEK) und der European Society of Endocrine Surgeons (ESES) zur Verfügung gestellt. Bei der Auswahl der Artikel waren die drei Reviewer nach wie vor darauf bedacht, klinisch relevante Artikel auszuwählen, die für die Verfolgung der fachlichen Entwicklungen in der endokrinen Chirurgie von Belang sind.

Für die Literatursammlung werden die gefundenen Artikel nach Organ bzw. Organsystem (*thyroid, parathyroids, adrenals, neuroendocrine tumors [NET], gastrointestinal [GI] and general*) unterteilt und Arbeiten mit einer hohen Evidenzstufe (*systematic review, meta-analysis, randomized controlled trial, guidelines*) vor den anderen Arbeiten aufgeführt. Diese ESES-Literatursammlung wird alle vier Monate erstellt (▶Abb. 1-1 u. ▶Abb. 1-2).

Primär wird die Literatursammlung als RTF- oder PDF-Datei zur Verfügung gestellt. Wie bereits erwähnt, enthält die Sammlung die Abstrakte der Artikel sowie die Pubmed-ID und die DOI-Nummer. Beide sind als Hy-

Abb. 1-1 Titelblatt der ESES-Literatursammlung

Thyroid

Meta-Analyses

The Bethesda System for Reporting Thyroid Cytopathology: a Meta-Analysis.
Acta Cytol, 56(4):333-9.
Bongiovanni M, Spitale A, Faquin WC, Mazzucchelli L, Baloch ZW. 2012.
OBJECTIVE: We aimed to investigate the validity of the Bethesda System for Reporting Thyroid Cytopathology (TBSRTC) through meta-analysis. STUDY DESIGN: All publications between January 1, 2008 and September 1, 2011 that studied TBSRTC and had available histological follow-up data were retrieved. To calculate the sensitivity, specificity and diagnostic accuracy, the cases diagnosed as follicular neoplasm, suspicious for malignancy and malignant which were histopathologically confirmed as malignant were defined as true-positive. True-negative included benign cases confirmed as benign on histopathology. The nondiagnostic category was excluded from the statistical calculation. The correlations between the 6 diagnostic categories were investigated. RESULTS: The publications review resulted in a case cohort of 25,445 thyroid fine-needle aspirations, 6,362 (25%) of which underwent surgical excision; this group constituted the basis of the study. The sensitivity, specificity and diagnostic accuracy were 97, 50.7 and 68.8%, respectively. The positive predictive value and negative predictive value were 55.9 and 96.3%, respectively. The rates of false negatives and false positives were low: 3 and 0.5%, respectively. CONCLUSIONS: The results of meta-analysis showed high overall accuracy, indicating that TBSRTC represents a reliable and valid reporting system for thyroid cytology.
PubMed-ID: 22846422
http://dx.doi.org/10.1159/000339959

Risk of Hypothyroidism Following Hemithyroidectomy: Systematic Review and Meta-Analysis of Prognostic Studies.
J Clin Endocrinol Metab, 97(7):2243-55.
Verloop H, Louwerens M, Schoones JW, Kievit J, Smit JW, Dekkers OM. 2012.
CONTEXT: The reported risk of hypothyroidism after hemithyroidectomy shows considerable heterogeneity in literature. OBJECTIVE: The aim of this systematic review and meta-analysis was to determine the overall risk of hypothyroidism, both clinical and subclinical, after hemithyroidectomy. Furthermore, we aimed to identify risk factors for postoperative hypothyroidism. DATA SOURCES: A systematic literature search was performed using several databases, including PubMed. STUDY SELECTION: Original articles in which an incidence or prevalence of hypothyroidism after primary hemithyroidectomy could be extracted were included. DATA EXTRACTION: Study identification and data extraction were performed independently by two reviewers. In case of disagreement, a third reviewer was consulted. DATA SYNTHESIS: A total of 32 studies were included in this meta-analysis. Meta-analysis was performed using logistic regression with random effect at study level. The overall risk of hypothyroidism after hemithyroidectomy was 22% (95% confidence interval, 19-27). A clear distinction between clinical (supranormal TSH levels and subnormal thyroid hormone levels) and subclinical (supranormal TSH levels and thyroid hormone levels within the normal range) hypothyroidism was provided in four studies. These studies reported on an estimated risk of 12% for subclinical hypothyroidism and 4% for clinical hypothyroidism. Positive anti-thyroid peroxidase status is a relevant preoperative indicator of hypothyroidism after surgery. Effect estimates did not differ substantially between studies with lower risk of bias and studies with higher risk of bias. CONCLUSIONS: This meta-analysis showed that approximately one in five patients will develop hypothyroidism after hemithyroidectomy, with clinical hypothyroidism in one of 25 operated patients.
PubMed-ID: 22511795
http://dx.doi.org/10.1210/jc.2012-1063

The Utility of Serum Thyroglobulin Measurement at the Time of Remnant Ablation for Predicting Disease-Free Status in Patients With Differentiated Thyroid Cancer: a Meta-Analysis Involving 3947 Patients.
J Clin Endocrinol Metab, 97(8):2754-63.
Webb RC, Howard RS, Stojadinovic A, Gaitonde DY, Wallace MK, Ahmed J, Burch HB. 2012.
CONTEXT: Decisions regarding initial therapy and subsequent surveillance in patients with differentiated thyroid cancer (DTC) depend upon an accurate assessment of the risk of persistent or recurrent disease. OBJECTIVE: The objective of this study was to examine the predictive value of a single measurement of serum thyroglobulin (Tg) just before radioiodine remnant ablation (preablation Tg) on subsequent disease-free status. DATA SOURCES: Sources included MEDLINE and BIOSYS databases between January 1996 and June 2011 as well

Abb. 1-2   Beispielseite aus der ESES-Literatursammlung

perlink angelegt, sodass man mit einem einfachen Mausklick zum Pubmed-Eintrag oder zu dem Artikel auf der Verlagsseite gelangen kann. Zusätzlich wird die Literatursammlung im Dateiformat der Literaturverwaltungsprogramme Endnote® und Reference Manager® bereitgestellt. So ist es möglich, dass Nutzer dieser Programme die Artikel der Literatursammlung problemlos in ihre eigenen Literatursammlungen integrieren können. Die Dateien der Literatursammlung können aus einem passwortgeschützten Bereich auf den Webseiten der erwähnten Fachgesellschaften heruntergeladen werden.

Um den zeitlichen Aufwand der Literatursuche in einem überschaubaren Rahmen zu halten, entschied man sich, die Suche auf eine beschränkte Anzahl für die endokrine Chirurgie relevanter Fachzeitschriften zu beschränken. Dies heißt jedoch nicht, dass Arbeiten in anderen Zeitschriften prinzipiell ausgeschlossen werden. Findet sich gewissermaßen zufällig eine entsprechende interessante Arbeit, kann diese sehr wohl in die Sammlung aufgenommen werden. Da aber Zeitschriften außerhalb der definierten Review-Liste nicht systematisch durchsucht werden, ist davon auszugehen, dass einige interessante Artikel nicht in die Sammlung aufgenommen werden. Die Auswahl über die Aufnahme in die Sammlung unterliegt keinerlei festgelegten Regeln. Es liegt im freien Ermessen der Suchenden zu entscheiden, welche Artikel sie für den praktizierenden Chirurgen für interessant und relevant genug erachten.

Von daher erfolgt die Auswahl der Literatur für die ESES-Literatursammlung allein aufgrund einer subjektiven Einschätzung der Reviewer. Evidenzbasierte Kriterien werden bei der primären Auswahl nicht angewandt. Erst sekundär werden die Arbeiten mit einer Evidenzstufe von 1 aus der Auswahl herausgesucht und gesondert in der Literaturzusammenstellung aufgeführt.

> Die ESES-Literatursammlung ist eine regelmäßig durchgeführte Zusammenstellung der aktuellen Literatur in der endokrinen Chirurgie aus einer definierten Liste chirurgischer, endokrinologischer und onkologischer Zeitschriften. Die Auswahl erfolgt nach subjektiven, praxisrelevanten Kriterien und ist nicht notwendigerweise evidenzbasiert.

1.3.1 Statistik der ESES-Literatursammlung 2011

Jeder Artikel wurde einem der 5 in ▶Tabelle 1-4 aufgeführten Organe oder Organsysteme zugeordnet. Mit wenigen Ausnahmen wurde jeder Artikel nur einer dieser Gruppen zugewiesen. Die Mehrheit der Artikel bezog sich auf die Schilddrüse (58%), gefolgt von etwas mehr als 20% der Artikel zur Thematik der Nebenschilddrüsen (Artikel, die sich auf beide Organe bezogen, wurden in der Regel der Schilddrüse zugeordnet).

Vergleicht man die Anzahl der in der Literatursammlung aufgeführten Artikel zu jeder Subentität mit dem Mengenresultat einer Pubmed-Suche mit den relevanten MeSH-Begriffen – eingeschränkt auf den Unterbegriff *surgery* –, stellt man fest, dass aufgrund der beschränkten Liste gesichteter Zeitschriften sowie der Auswahl der Reviewer etwa 30% der auf Medline zu findenden Artikel zur Schilddrüsen- und Nebenschilddrüsenchirurgie in die ESES-Literatursammlung aufgenommen werden, während Artikel zur Nebenniere und zu neuroendokrinen Tumoren mit 11% bzw. 3% der in Medline zu findenden Artikel vertreten sind. (MeSH: Medical Subject Heading: hierarchisch aufgebautes Schlagwortregister von Medline)

Etwa 5% aller Artikel hatten eine Evidenzstufe von 1 (▶Tab. 1-4). 2011 fanden sich 11 randomisierte, kontrollierte Studien und 10 Metaanalysen in der ESES-Literatursammlung (einschließlich Metaanalysen über nicht randomisierte, kontrollierte Studien). Medline weist den Artikeln sogenannte *publication types* zu, die Rückschlüsse auf die Art der Publikation zulassen. Untersucht man die ESES-Literaturliste anhand dieser Eintragungen (▶Tab. 1-5), stellt man fest, dass nur etwa

Tab. 1-4 Anzahl der Artikel in der ESES-Literatursammlung nach Gebiet/Organ und Anzahl der randomisierten, kontrollierten Studien und Metaanalysen

Gebiet	Alle Artikel		RCT		Metaanalysen		Andere	
	n	Anteil[a]	n	Anteil	n	Anteil	n	Anteil
Schilddrüse	249	58 %	8	3,2 %	3	1,2 %	238	95,6 %
Nebenschilddrüse	95	22 %	1	1,1 %	3	3,2 %	91	95,8 %
Nebenniere	40	9 %	0	0,0 %	2	5,0 %	38	95,0 %
NET	32	7 %	0	0,0 %	2	6,3 %	30	93,8 %
GI und sonstiges	13	3 %	2	15,4 %	0	0,0 %	11	84,6 %
Alle	428	100 %	11	2,6 %	10	2,3 %	408	95,3 %

[a] Die hervorgehobenen Prozentangaben beziehen sich auf die Gesamtzahl der Publikationen (n = 428), die restlichen Prozentangaben auf die Anzahl der Publikationen im jeweiligen Gebiet.
GI = gastrointestinaler Bereich; NET = neuroendokrine Tumoren; RCT = randomisierte kontrollierte Studien

Tab. 1-5 Anzahl der Publikationen in der ESES-Literatursammlung gemäß der Publikationsart (*publication type* in Pubmed). Mehrfachnennungen sind möglich, die Anteile beziehen sich aber auf die Gesamtzahl der Arbeiten in der Literatursammlung

Publikationsart	Gesamt	Anteil	Schilddrüse	Nebenschilddrüse	Nebenniere	NET	GI und sonstiges
Meta-Analysis	7	1,6 %	3	2	0	2	0
Randomized Controlled Trial	15	3,5 %	10	2	1	0	2
Clinical trial	16	3,7 %	10	3	0	1	2
Phase II	1	0,2 %	0	0	0	1	2
Phase III	2	0,5 %	0	0	0	0	2
Comparative Study	60	14,0 %	34	14	6	6	0
Evaluation Studies	16	3,7 %	10	3	3	1	0
Multicenter Study	23	5,4 %	12	2	5	2	2
Practice Guideline	3	0,7 %	3	0	0	0	0
Review	68	15,9 %	29	11	8	14	6
Comment/Editorial	30	7,0 %	22	3	1	2	2
Case Reports	30	7,0 %	17	7	5	1	0
Sonstiges	63	14,7 %	36	17	4	5	2
Keine Angaben	136	31,8 %	80	42	9	4	1

GI = gastrointestinaler Bereich; NET = neuroendokrine Tumoren

ein Viertel aller Publikationen auf klinischen Studien beruhen. Bei etwa der Hälfte der Artikel fehlt ein *publication type* oder der *publication type* hat keine nennenswerte Evidenz im Sinne der genannten Evidenzstufen (z. B. Kommentare oder Briefe).

Relevante Fachzeitschriften mit dem ausschließlichen Fokus auf endokriner Chirurgie gibt es bedauerlicherweise nicht. Daher muss man Artikel zur endokrinen Chirurgie in den Fachzeitschriften zahlreicher verschiedener Fachgebiete suchen. Die wichtigsten sind Chirurgie, Endokrinologie, Otorhinolaryngologie, Onkologie und innere Medizin (▶Tab. 1-3). Fast die Hälfte aller Artikel der ESES-Literatursammlung stammen aus chirurgischen Fachzeitschriften, gefolgt von endokrinologischen Zeitschriften, aus denen etwa ein Drittel der Arbeiten stammten. Bezogen auf die Anzahl der 2011 in den untersuchten Zeitschriften publizierten Artikel wurden durchschnittlich 3 % der Artikel in die ESES-Literatursammlung übernommen. Die meisten Artikel kamen aus *Thyroid*, *Endocrine-related Cancer* und *World Journal of Surgery*.

Tab. 1-6 Herkunft der Artikel in der ESES-Literatursammlung 2011 sortiert nach Anzahl gemäß den Angaben im Pubmed-Feld *address*.

	Land	Publikationen	Publikationen/ 10 Mio. Einwohner	Rang[a]
1	USA	158	5,03	6
2	Deutschland	37	4,52	8
3	Korea	28	5,73	4
4	Italien	27	4,43	9
5	China	19	0,14	21
6	Großbritannien	14	2,22	14
7	Niederlande	14	8,38	1
8	Frankreich	14	2,20	15
9	Japan	13	1,02	17
10	Australien	9	4,09	10
11	Taiwan	7	3,00	13
12	Schweden	7	7,37	2
13	Kanada	7	2,01	16
14	Türkei	6	0,80	18
15	Israel	5	6,33	3
16	Schweiz	4	5,00	7
17	Griechenland	4	3,70	11
18	Brasilien	4	0,21	20
19	Spanien	3	0,65	19
20	Indien	3	0,02	22
21	Dänemark	3	5,45	5
22	Österreich	3	3,53	12

[a] Rang gemäß Publikationen je 10 Millionen Einwohner

1.3 Literatursammlung der European Society of Endocrine Surgeons

Tab. 1-7 Verteilung aller Schilddrüsenartikel in der ESES-Literatursammlung (*thyroid* in ESES) nach Publikationsart (*publications type* in Pubmed) sowie aller Artikel zu Schilddrüsenerkrankungen in Pubmed.

Publikationsart	ESES	Anteil	Pubmed	Anteil	Anteil in ESES[a]
Meta-Analysis	3	1 %	19	1 %	16 %
Randomized Controlled Trial	10	4 %	51	1 %	20 %
Clinical trial	10	4 %	78	2 %	13 %
Phase II	0	0 %	2	0 %	0 %
Phase III	0	0 %	2	0 %	0 %
Comparative Study	34	14 %	248	7 %	14 %
Evaluation Studies	10	4 %	77	2 %	13 %
Multicenter Study	12	5 %	50	1 %	24 %
Practice Guideline	3	1 %	11	0,3 %	27 %
Review	29	12 %	514	14 %	6 %
Comment/Editorial	22	9 %	208	6 %	11 %
Case Reports	17	7 %	819	22 %	2 %
Keine Angaben	80	32 %	844	23 %	9 %
Gesamt	**249**	**100 %**	**3677**	**100 %**	**7 %**

[a] Anteil der Artikel in der ESES-Sammlung bezogen auf die Zahl der Artikel in Pubmed

Mit deutlichem Abstand stammen die meisten Arbeiten in der ESES-Literaturliste aus den Vereinigten Staaten von Amerika, gefolgt von Deutschland und Südkorea (▶Tab. 1-6). Bezieht man die Anzahl der Publikationen auf die Einwohnerzahl eines Landes, dann sind allerdings die Niederlande, Schweden und Israel die „produktivsten" Länder auf dem Gebiet der endokrinen Chirurgie.

Um die Selektivität der Literaturauswahl der ESES-Literatursammlung zu untersuchen, führten wir eine Pubmed-Suche mit allen für die Schilddrüse relevanten MeSH-Begriffen durch (ohne Einschränkung auf den Unterbegriff *surgery*). Für 2011 wurden dabei 3.677 Artikel gefunden, von denen sich 249 (7 %) in der ESES-Literatursammlung unter dem Begriff *thyroid* befanden (▶Tab. 1-7). Das heißt, die ESES-Literatursammlung reduziert die gesamte, nicht selektierte Fachliteratur zum Thema Schilddrüse auf etwas weniger als ein Zehntel, bei einer zusätzlichen Vorauswahl der Pubmed-Suche auf Chirurgie (s. oben) auf etwa ein Drittel.

Bei Metaanalysen und randomisierten, kontrollierten Studien sind 16 % bzw. 20 % aller Artikel aus der nicht selektiven Pubmed-Suche in der ESES-Literatursammlung. Das heißt, Artikel mit einer Evidenzstufe 1 waren bis zu 3-mal häufiger in der Literatursammlung vertreten als der Durchschnitt mit 7 %. Auch sonstige Studien und Richtlinienartikel waren deutlich besser vertreten. Dagegen lag der Anteil an Fallberichten (maximal Evidenzstufe 4) mit 2 % deutlich unter dem Durchschnitt. Daraus lässt sich ableiten, dass Artikel mit guter Evidenz bevorzugt in die Literatursammlung aufgenommen wurden, obwohl die Literaturauswahl nicht auf evidenzbasierten Kriterien beruhte.

1.4 Wertigkeit fachspezifischer Literaturzusammenstellungen

Die standespolitischen Regeln chirurgischer Fachgesellschaften in Deutschland, Österreich und der Schweiz verpflichten Mitglieder zu einer nachzuweisenden, kontinuierlichen fachspezifischen Weiterbildung. Neben Kurs- und Tagungsbesuchen stellt das Literaturstudium einen relevanten Pfeiler der Weiterbildung dar. Die Anzahl der jährlich publizierten Fachartikel, die für Chirurgen jeglicher Spezialität interessant sein könnten, geht jedoch in die Tausende und macht für ein effizientes Selbststudium eine Auswahl der Literatur notwendig.

Das unglaubliche Volumen an publizierten Fachartikeln wird kontrastiert durch einen minimalen Anteil an Publikationen, die höhere Evidenzstufen (gemäß Oxford Centre for Evidence Based Medicine, Phillips et al. 2009) als Qualitätskriterium aufweisen. In der ESES-Literatursammlung des Jahres 2011 entsprachen nur 4,9 % der Artikel einem Evidenzgrad 1. Zweifelsohne besteht ein Missverhältnis zwischen der publizierten Quantität und ihrer Qualität, was wiederum zumindest teilweise auch eine Folge von Anforderungen an akademische Ausbildungsgänge und Karrieren (Stichwort *publish or perish*) darstellt. Eine Verbesserung dieser Situation ist nicht zu erwarten, da zur Korrektur eingreifende, global umzusetzende Maßnahmen und Standards notwendig wären.

In Anbetracht der Fülle an Literatur beschränken sich die meisten Mediziner auf wenige, auf ihre Fachdisziplin spezialisierte Zeitschriften. Gerade aber in fächerübergreifenden Disziplinen wie der endokrinen Chirurgie ist dies auf individueller Basis kaum zu bewerkstelligen. Einfacher wäre es, sich auf die Erfahrung von Kollegen und Spezialisten zu verlassen, die eine aktuelle, selektierte Literaturauswahl zur Verfügung stellen. Eine solche Vorauswahl stellt die ESES-Literatursammlung dar, die mit über 400 Artikeln im Jahr immer noch sehr umfangreich ist. Da sie jedoch nach endokrinen Organen bzw. Organsystemen unterteilt ist und zumindest die Literatur der Evidenzstufe 1 hervorhebt, erleichtert sie die Literaturdurchsicht doch erheblich.

Allerdings ist bei Literaturzusammenstellungen darauf zu achten, nach welchen Kriterien die Artikel ausgewählt werden. Für die ESES-Literatursammlung ist dies zum einen eine Beschränkung auf etwa 30 Fachzeitschriften, zum anderen erfolgt die Auswahl zusätzlich nach praxisrelevanten, aber letztlich subjektiven Kriterien. Diese Auswahl erfolgt aufgrund der Erfahrung dreier Experten, die damit ihre Einschätzungen bezogen auf die Relevanz der Artikel an Kollegen weitergeben.

Aus der Sicht einer evidenzbasierten Medizin mag die relevanzbasierte Auswahl der Artikel für die ESES-Literatursammlung als Nachteil erscheinen. Es gilt jedoch zu bedenken, dass neue Entwicklungen, wie z. B. die Einführung des Parathormonmonitorings und der fokussierten Parathyreoidektomie Ende der 1990er-Jahre, zuerst nur als Einzelberichte und kleine Fallserien publiziert werden, die formal eine geringe Evidenz aufweisen. Bei einer rein evidenzbasierten Auswahl würden Artikel zu solchen Entwicklungen nicht in die Literatursammlung aufgenommen.

Wenn aber neue Entwicklungen in die klinische Praxis übernommen werden sollen, benötigt der Kliniker vergleichende Studien hoher Evidenz, die idealerweise noch von unabhängiger Stelle auf Evidenz und Qualität überprüft wurden. Eine solche Bewertung einzelner Studien für eine Literatursammlung kann aufgrund des Umfangs und der Komplexität nur von professionellen Gutachtern erbracht werden, die dies im Auftrag eines Literaturdienstes oder einer Fachgesellschaft durchführen. Eine solche hochwertige, evidenzannotierte Literatursammlung wäre natürlich mit Kosten verbunden, und es ist fraglich, wie viele Ärzte und Fachgesellschaften bereit wären, den Preis für eine solche Dienstleistung zu bezahlen.

1.5 Zusammenfassung

Gerade in einem fächer- und organübergreifenden Fach wie der endokrinen Chirurgie ist es als Einzelperson angesichts der unzähligen Artikel in verschiedensten Fachzeitschriften kaum mehr möglich, über neuere Entwicklungen auf dem Stand der Dinge zu bleiben und dem Anspruch auf eine kontinuierliche Weiterbildung gerecht zu werden. Nur ein geringer Anteil der publizierten Studien weist wirklich gute Evidenz auf. Eine ausschließlich evidenzbasierte Literaturauswahl würde aber wiederum den Blick auf Innovationen verstellen.

Einen Mittelweg begeht die hier vorgestellte ESES-Literatursammlung, bei der die Artikel sowohl aufgrund der subjektiven Experteneinschätzung der Relevanz (*eminence-based*) als auch aufgrund der Evidenz (*evidence-based*) ausgewählt werden. So zusammengestellte, fachspezifische Literaturübersichten können eine ausgewogene Zusammenstellung von Artikeln vermitteln, mit der sich die Leser mit vertretbarem Aufwand über die Entwicklungen auf ihrem Fachgebiet auf dem Laufenden halten können.

Literatur

Atkins D, Best D, Briss PA, Eccles M, Falck-Ytter Y, Flottorp S, Guyatt GH, Harbour RT, Haugh MC, Henry D, Hill S, Jaeschke R, Leng G, Liberati A, Magrini N, Mason J, Middleton P, Mrukowicz J, O'Connell D, Oxman AD, Phillips B, Schunemann HJ, Edejer TT, Varonen H, Vist GE, Williams JW, Jr, Zaza S. Grading quality of evidence and strength of recommendations. BMJ 2004; 328: 1490–4.

Canadian Task Force on the Periodic Health Examination. The periodic health examination. Can Med Assoc J 1979; 121: 1193–254.

Chalmers TC, Smith H, Jr, Blackburn B, Silverman B, Schroeder B, Reitman D, Ambroz A. A method for assessing the quality of a randomized control trial. Control Clin Trials 1981; 2: 31–49.

Garfield E. Journal impact factor: a brief review. CMAJ 1999; 161: 979–80.

Grethen E, McClintock R, Gupta CE, Jones R, Cacucci BM, Diaz D, Fulford AD, Perkins SM, Considine RV, Peacock M. Vitamin D and hyperparathyroidism in obesity. J Clin Endocrinol Metab 2011; 96: 1320–6.

Huwiler-Muntener K, Juni P, Junker C, Egger M. Quality of reporting of randomized trials as a measure of methodologic quality. JAMA 2002; 287: 2801–4.

In H, Greenberg CC. Lack of uniformity in levels of evidence and recommendation grades in surgical oncology guidelines. World J Surg 2012; 36: 2273–5.

Jadad AR, Moore RA, Carroll D, Jenkinson C, Reynolds DJ, Gavaghan DJ, McQuay HJ. Assessing the quality of reports of randomized clinical trials: is blinding necessary? Control Clin Trials 1996; 17: 1–12.

Kavanagh BP. The GRADE system for rating clinical guidelines. PLoS Med 2009; 6: e1000094.

Nizamoglu A, Salihoglu Z, Bolayrl M. Effects of epidural-and-general anesthesia combined versus general anesthesia during laparoscopic adrenalectomy. Surg Laparosc Endosc Percutan Tech 2011; 21: 372–9.

Phillips B, Ball C, Sackett D, Badenoch D, Straus S, Haynes B, Dawes M, Howick J. The Oxford Levels of Evidence (March 2009). OCEBM Levels of Evidence Working Group March 2009. www.cebm.net/index.aspx?o=1025 (6 December 2012).

van Tulder M, Furlan A, Bombardier C, Bouter L. Updated method guidelines for systematic reviews in the Cochrane Collaboration Back Review Group. Spine 2003; 28: 1290–9.

Vigario PS, Chachamovitz DS, Cordeiro MF, Teixeira PF, de Castro CL, de Oliveira FP, Vaisman M. Effects of physical activity on body composition and fatigue perception in patients on thyrotropin-suppressive therapy for differentiated thyroid carcinoma. Thyroid 2011; 21: 695–700.

Wells GA, Shea B, O'Connell D, Peterson J, Welch V, Losos M, Tugwell P. The Newcastle-Ottawa Scale (NOS) for assessing the quality of non-randomised studies in meta-analyses. Ottawa Hospital Research Institute: www.ohri.ca/programs/clinical_epidemiology/oxford.asp (6 December 2012).

I Chirurgie der Schilddrüse

2 **Die Schilddrüse – ein überflüssiges Organ?** 23
Peter K. Wagner

3 **Goitrogenese und ihre Konsequenz für die Schilddrüsenchirurgie** 38
Anita Kurmann, Peter A. Kopp und Christian A. Seiler

4 **Eingriffstypische Komplikationen in der Strumachirurgie** 50
Michael Hermann, Claudia Bures, Katayoun Tonninger und Friedrich Kober

5 **Chirurgie der Hyperthyreose** 71
Daniel Oertli

6 **Intraoperatives Neuromonitoring in der Schilddrüsenchirurgie** 88
Kerstin Lorenz und Henning Dralle

7 **Nebenschilddrüsenprotektion zur Vermeidung des postoperativen Hypoparathyreoidismus** ... 117
Arnold Trupka und Corinna Wicke

8 **Stellenwert der minimal-invasiven Schilddrüsenchirurgie** 137
Dietmar Simon

9 **Präoperative Molekularzytologie zur Stratifizierung des chirurgischen Vorgehens bei suspekten Schilddrüsenknoten** 154
Thomas J. Musholt und Petra B. Musholt

10 **Kalzitoninscreening** 174
Christian Scheuba

11 **Vorgehen bei Genträgern eines hereditären medullären Schilddrüsenkarzinoms** 182
Henning Dralle, Andreas Machens und Kerstin Lorenz

12 **Chirurgische Therapie des organüberschreitenden Schilddrüsenkarzinoms** 205
Rudolf Roka

Einleitung

Henning Dralle

Die folgenden Kapitel zur Schilddrüsenchirurgie umfassen sowohl benigne (Kap. 2–8) als auch ausgewählte Aspekte maligner Schilddrüsenerkrankungen (Kap. 10–12) einschließlich neuer molekularzytologischer Diagnoseverfahren (BRAF-Immunzytologie) zur Früherkennung papillärer Karzinome (Kap. 9). Entsprechend der Häufigkeit von Schilddrüsenoperationen wegen benigner Knotenstrumen steht diese Thematik im Vordergrund. Aus unterschiedlichen Perspektiven werden vor allem das für die chirurgisch-bedingte Morbidität so entscheidende Resektionsausmaß bei euthyreoter und hyperthyreoter Knotenstruma und Morbus Basedow diskutiert, 2 Kapitel widmen sich daher eingehend den operationstechnischen und neuen apparativen Techniken (intraoperatives Neuromonitoring) zur Vermeidung der beiden Hauptkomplikationen der Schilddrüsenchirurgie, Hypoparathyreoidismus und Recurrensparese. Ein weiterer Beitrag stellt die aktuellen pathologischen Erkenntnisse der Goitrogenese in den Mittelpunkt des chirurgischen Resektionskonzepts bei der Primär- und Rezidivoperation.

Die Erkenntnisse über die Entstehungsursachen der Rezidivstruma und die chirurgischen Vorbedingungen des erhöhten Morbiditätsrisikos der Rezidivoperation führten in den zurückliegenden 2 Jahrzehnten bei der benignen Knotenstruma zu einem Wandel des Resektionskonzepts beim Ersteingriff. Wie weitgehend das heute zunehmend favorisierte Vorgehen der totalen Thyreoidektomie bei bilateraler multinodulärer Struma umzusetzen ist, ohne gleichzeitig das Komplikationsrisiko gegenüber der früher geübten subtotalen Standardresektion zu steigern, wird in mehreren Beiträgen durchaus kontrovers und mit unterschiedlichem Resümee diskutiert.

Der gewinnbringende Vorteil derart unterschiedlicher Schlussfolgerungen ist, dass der chirurgische Leser angesichts des Fehlens prospektiver Langzeitstudien hierdurch anders als oft bei Leitlinien in die Lage versetzt wird, anhand eines Pro und Kontra für sich selbst eine seinem Krankengut am ehesten entsprechende Konzeption zu entwickeln und zu entscheiden, wann eine Individualisierung des Resektionsausmaßes angebracht erscheint.

Individualisierung des operativen Vorgehens schließt heute auch die operative Zugangswahl ein. Der Beitrag, der diesem für nicht wenige Patienten zunehmend wichtiger werdende Aspekt der Schilddrüsenoperation gewidmet ist, stellt die Vorzüge, aber auch potenziellen Risiken der unterschiedlichen zervikalen und extrazervikalen Zugänge zur Schilddrüse unter Berücksichtigung der wesentlichen hierzu publizierten Daten sehr deutlich heraus. Minimal-invasive Techniken sollten keinesfalls dazu verleiten, das Indikationsspektrum zur Operation von Schilddrüsenerkrankungen zu erweitern: Das Risiko für die beiden genannten Hauptkomplikationen der Schilddrüsenchirurgie unterscheidet sich vom konventionellen offenen Vorgehen nicht. Insbesondere die roboterassistierte Schilddrüsenchirurgie (RATS) bedarf weiterer, hinsichtlich ihrer typischen und untypischen Risiken (Brachialplexuslähmung, Trachealverletzung) sorgfältig durchgeführter Studien, bevor sie als alternatives Standardverfahren betrachtet werden kann.

Maligne Schilddrüsentumoren sind absolut betrachtet zwar weiterhin selten, die Inzidenz insbesondere der kleinen papillären Karzinome ist jedoch signifikant angestiegen. In den USA sind papilläre Mikrokarzinome mittlerweile bei Frauen der zweithäufigste Tumor. Umso mehr stellt sich die Frage nach der Bedeutung der präoperativen BRAF-Immunzytologie für die operative Strategie beim Ersteingriff und hinsichtlich der postoperativen Nachsorge. BRAF-Mutationen kommen in der Schilddrüse fast nur bei papillären, nicht jedoch bei follikulären Karzinomen vor, ihr Nachweis ist mit einer schlechteren Prognose verbunden.

Der präoperative zytologische Nachweis einer BRAF-Mutation bedeutet daher nicht nur die Sicherung der Diagnose eines papillären Karzinoms, sondern impliziert, dass der potenziell schlechteren Prognose aus Sicht des Primäreingriffs in jedem Fall Rechnung zu tragen ist. Zukünftige Untersuchungen werden zeigen müssen, ob durch den präoperativen Nachweis einer BRAF-Mutation insbesondere das Resektionsausmaß an den Lymphknoten betroffen ist.

In den 2 Kapiteln zum sporadischen und hereditären medullären Schilddrüsenkarzinom wird vor allem auf die operations- und resektionsausmaßbestimmende Rolle des Kalzitonins eingegangen. Im Gegensatz zu den USA hat sich in Europa bei der Abklärung von Schilddrüsenknoten das Kalzitoninscreening zur Frühdiagnostik sporadischer medullärer Schilddrüsenkarzinome weitgehend durchgesetzt und dadurch ganz wesentlich zu einer verbesserten Prognose dieser Karzinome beigetragen. Kontrovers diskutiert wird vor allem, bei welchen Kalzitoninwerten die Indikation zur Thyreoidektomie, und wenn diese besteht, zur Lymphknotendissektion gegeben ist.

Bei asymptomatischen Genträgern einer zum medullären Karzinom führenden Mutation des RET-Protoonkogens konnte gezeigt werden, dass das basal im Normbereich befindliche Serumkalzitonin den besten Zeitpunkt für eine prophylaktische Thyreoidektomie signalisiert. Für die beratenden Ärzte und gleichermaßen für die betroffenen Eltern von Genträgerkindern ergibt sich daraus der Vorteil, den Zeitpunkt der Schilddrüsenentfernung ohne onkologischen Nachteil individuell mitzuentscheiden.

Lokal fortgeschrittene Schilddrüsenkarzinome stellen nicht nur eine Bedrohung für den Patienten dar, sondern sie bedeuten auch eine besondere Herausforderung für den Chirurgen. Die Seltenheit insbesondere der Aerodigestivtraktinvasion schließt prospektive Studien zu unterschiedlichen operativen Vorgehensweisen nahezu aus, profunde Erfahrungen mit der Indikationsstellung und chirurgischen Strategien konzentrieren sich auf wenige Zentren. Das diesem Thema gewidmete Kapitel diskutiert in differenzierter Weise, wann funktionserhaltende Shavingsektionen, wann radikale Segmentresektionen am Aerodigestivtrakt indiziert sein können und welche chirurgisch-technischen Verfahren dabei zum Einsatz kommen.

2 Die Schilddrüse – ein überflüssiges Organ?

Peter K. Wagner

2.1 Historische Entwicklung

Erfahrungen mit der Schilddrüsenchirurgie reichen bis ins Jahr 1791 zurück. Damals resezierte der französische Chirurg Pierre Joseph Desault als Erster einen vergrößerten Schilddrüsenlappen. Bis 1850 wurden insgesamt 70 Kropfoperationen bekannt, die Sterblichkeitsrate betrug 41 % (Kocher 1883). Eine Ursache für diesen – nach heutiger Erfahrung erschreckenden Wert – ist, neben den damals noch ungelösten Hygieneproblemen, sicherlich auch in der ungenügenden Standardisierung des Eingriffs zu suchen.

Die Situation besserte sich in den darauffolgenden Jahrzehnten. Im Jahr 1883 gab Theodor Kocher erste operationstechnische Regeln an und konnte damit die Letalität deutlich senken. Bei 43 persönlich durchgeführten „Kropfexstirpationen" waren „bloß 3 Todesfälle" aufgetreten. Eine Vorgabe Kochers war dabei, die arteriellen und venösen „Hauptgefäße" vor der Parenchymresektion zunächst zu unterbinden. Hierdurch seien Blutungen sicher zu beherrschen bzw. zu vermeiden. Kocher forderte des Weiteren die gesamte Entfernung des knotigen Gewebes. Einen weiteren Fokus legte er auf die Schonung des Nervus recurrens. Dieser könne „aufs Schönste präparirt, indes auch ohne directe Präparation sicher geschont werden. Seit wir uns strenge an das geschilderte Verfahren halten, ist die früher häufige Heiserkeit nach den Operationen zu einer Ausnahme geworden" (Kocher 1883).

Das Resektionsausmaß bei euthyreoter Knotenstruma war im weiteren zeitlichen Verlauf mehrfachen Änderungen unterworfen. Enderlen und Hotz propagierten im Jahr 1918 die ausgedehnte Resektion beider Lappen „bis auf einen daumenendgliedgroßen Rest" (Enderlen u. Hotz 1918). Dieses Konzept konnte sich über Jahrzehnte behaupten. Bei vielen Patienten wurde dabei, neben den Knoten, auch reichlich gesundes Schilddrüsengewebe „automatisch" mit reseziert. Diesen Nachteil egalisierte die sogenannte befund- und morphologiegerechte Resektion, ein Verfahren, das sich bis etwa 1990 etablierte.

Das Prinzip besteht in einer selektiven Knotenentfernung, unter Belassen von möglichst viel gesundem Gewebe (Wagner 1999). Es wurde in der Leitlinienempfehlung von 1998 als Verfahren der Wahl vorgestellt. Gut enkapsulierte benigne Knoten (unifokale Autonomie, isolierter regressiv veränderter Knoten, Zyste) werden durch lokale Exzision mit einem Randsaum von gesundem Gewebe behandelt (▶ Abb. 2-1). Liegt der zu resezierende Befund im Bereich des Ober- bzw. Unterpols, so besteht der befundgerechte Eingriff in einer alleinigen Polresektion (▶ Abb. 2-2).

Falls ein Schilddrüsenlappen von mehreren Knoten durchsetzt ist, ergibt sich die Indikation zur subtotalen Lobektomie (▶ Abb. 2-3). Der knotenfreie Rest ist dabei nicht zwangsläufig „daumenendgliedgroß" und ebenfalls nicht grundsätzlich dorsal, sondern häufig am Oberpol lokalisiert. Bei nahezu kompletter oder völliger nodöser Umwandlung kann eine sehr ausgedehnte Resek-

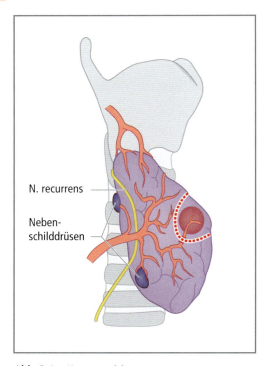

Abb. 2-1 Knotenexzision

tion bis hin zur totalen Thyreoidektomie (TT) erforderlich werden (Wagner 1999).

Grundsätzlich ist beim Ausmaß der Resektion auch das Alter des Patienten zu berücksichtigen. Die meisten Rezidivstrumen entwickeln sich später als 10 Jahre postoperativ. Somit ist es bei betagten Patienten durchaus zulässig, auch kleinere Knoten zu belassen, wenn ein operationspflichtiges Strumarezidiv aller Voraussicht nach nicht mehr erlebt wird und ansonsten die Funktion des N. recurrens oder der Nebenschilddrüsen kompromittiert werden könnten (Dralle et al. 2011; Wagner 1999).

Diese heute immer noch gebräuchliche Technik musste sehr bald mit der TT als primärem Therapiekonzept konkurrieren, einer eigentlich onkologischen Resektion bei benigner Grunderkrankung. Letztere gewinnt seither, auch international, zunehmend an Bedeutung (Dralle 2009; Musholt 2010; Thomusch et al. 2003b).

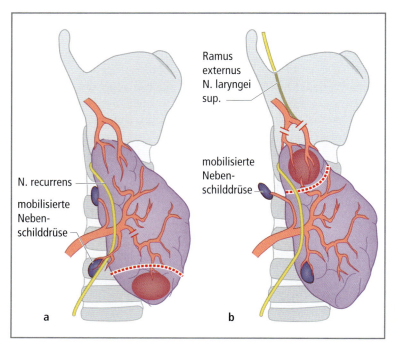

Abb. 2-2 Untere (**a**) und obere (**b**) Polresektion

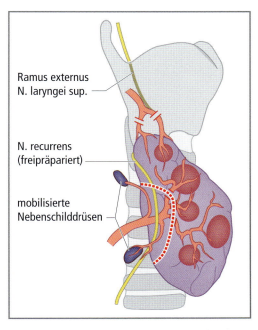

Abb. 2-3 Subtotale Strumaresektion mit dorsalem Rest

Im Folgenden wird dieser Paradigmenwechsel vor dem Hintergrund der jeweiligen eingriffstypischen Komplikationsraten (permanenter postoperativer Hypoparathyreoidismus [pHoPT], permanente Rekurrensparese) diskutiert. Unabhängig davon stellt sich aber auch die Frage nach der funktionellen Bedeutung eines Schilddrüsenrests nach nicht totaler Thyreoidektomie für die weitere postoperative Lebensqualität. Restgewebe garantiert zweifelsohne, in Relation zu seinem Volumen, eine Hormon(rest)sekretion unter Erhalt von Rhythmik und Regelkreisen. Der aktuelle Trend bei endemischer Struma hin zur kompletten Organentfernung vermittelt zunehmend den Eindruck, die Schilddrüse sei eigentlich ein überflüssiges Organ, das man – auch ohne onkologische Not – möglichst vollständig entfernen sollte und das medikamentös problemlos ersetzt werden kann. Unbestritten ist dabei die gute Absicht, hierdurch das bestmögliche Langzeitergebnis erreichen zu wollen.

> Die TT entwickelt sich immer mehr zum Standardverfahren bei der operativen Behandlung der euthyreoten Knotenstruma. Es stellt sich die Frage, ob mit diesem eigentlich onkologischen Verfahren vergleichbare Ergebnisse wie bei der befund- und morphologiegerechten Resektion erzielt werden können. Als Parameter für diese Überprüfung dienen sowohl die operationstypischen Komplikationen als auch die postoperative Lebensqualität.

2.2 Rezidivstrumen

Ein häufig geäußertes Argument für die TT im Ersteingriff ist die hohe Strumarezidivrate nach subtotaler Resektion. Rezidivstrumen werden allgemein definiert als erneut auftretende Schilddrüsenvergrößerungen nach vorausgegangener Teilentfernung. Der Begriff sagt per se jedoch nichts über die klinische Relevanz aus. Diese ist nämlich nicht zwangsläufig, sondern nur bei Therapiebedarf gegeben. Zur Behandlung kann man – befundabhängig – auf 2 Optionen zurückgreifen: Radiojodtherapie oder Operation.

Die Radiojodtherapie sollte vor allem bei zumindest partiell speichernden Knoten und fehlendem Malignitätsverdacht in Erwägung gezogen werden. Hierdurch lassen sich zuverlässig eine Funktionsnormalisierung, aber auch eine Volumenreduktion erreichen. Eine Operationsindikation ist wegen der erhöhten Komplikationslast deutlich strenger zu stellen als für den Ersteingriff. Asymptomatische Knotenbildungen alleine genügen nicht. Folgende Faktoren müssen hinzutreten:
- Verdacht auf Malignität
- Wachstum unter Beobachtung, trotz adäquater Substitutionstherapie

- Deutliche Symptome
- Ästhetische Gesichtspunkte (Dralle u. Pichlmayr 1991)

Zur Häufigkeit von Rezidivstrumen nach subtotaler Resektion liegen 2 größere Metaanalysen vor (Agarwal u. Aggarwal 2008; Maolem et al. 2008). Auf der Basis von 11 Studien gab Agarwal einen Wert zwischen 1,2 % und 70 % an, Maolem berichtete über 2,5–42 % anhand von insgesamt 15 Publikationen. Gemeinsam ist allen Untersuchungen ein reduziertes Evidenzniveau und damit eine gewisse Irrtumswahrscheinlichkeit.

Kritisch ist des Weiteren anzumerken, dass insbesondere die hohen Prozentzahlen in diesen Metaanalysen jeglicher Erfahrung widersprechen. Sie sind kaum nachvollziehbar und haben sicherlich nichts mit klinisch relevanten Schilddrüsenvergrößerungen zu tun (Hüfner 2012). Möglicherweise sind sie auch Ausdruck eines hochselektierten Patienguts einzelner Kliniken, deren Ergebnisse man nicht verallgemeinern darf. Dennoch gelten diese Zahlen unverändert als Hauptargument für den Paradigmenwechsel, weg von der befund- und morphologiegerechten Resektion und hin zur TT.

Verlässlicheres Zahlenmaterial liefert das Statistische Bundesamt. Bei seit Jahren konstanter Häufigkeit von Schilddrüsenoperationen in Deutschland entfallen insgesamt ca. 90.000 Ersteingriffe auf die Diagnose euthyreote Knotenstruma, hinzukommen ca. 2.500 Operationen bei Rezidivstruma (Hehrmann 2010; Steinmüller 2010). Somit liegt die Rate von Reeingriffen hierzulande bei ca. 3 %. Dieser Wert bezieht sich auf alle Formen des Ersteingriffs, gesondertes Zahlenmaterial für die befund- und morphologiegerechte Resektion liegt kaum vor.

Das klassische Modell zur Entstehung einer Rezidivstruma, beruht – wie bei der endemischen Knotenstruma allgemein – auf Jodmangel und regulativ vermehrter Sekretion von TSH (thyroideastimulierendes Hormon). Hierdurch und begleitend durch verschiedene Wachstumsfaktoren wird eine Hyperplasie von normalen Schilddrüsenzellen induziert, das Endresultat ist eine Knotenbildung (Musholt 2010). Als weitere Faktoren gelten genetischer Hintergrund, Alter, Geschlecht, Körpergewicht, Rauchen und verschiedene Medikamente (Dralle et al. 2011). Dieser Pathomechanismus erfasst somit prinzipiell das ganze Restorgan, er ließe sich demnach theoretisch nur durch eine TT im Ersteingriff durchbrechen.

Ob dieses Modell für die Entwicklung jeder Rezidivstruma von entscheidender Bedeutung ist, erscheint fraglich. Das Hauptaugenmerk ist offensichtlich vielmehr auf die Beschaffenheit, allerdings nicht auf das Volumen des beim Ersteingriff zurückgelassenen Gewebes zu richten (Moalem et al. 2008; Musholt 2010). Aufgrund unzureichender Gewebeselektion verbliebene Knoten gelten als wichtige Ursache jeder Rezidivstrumaentwicklung (Moalem et al. 2008). Demnach kommt der Qualität des Ersteingriffs offensichtlich eine Schlüsselrolle für den weiteren Verlauf zu.

Wertvolle Hinweise hierzu liefert der Operationssitus bei jedem Reeingriff. Häufig finden sich ventral sehr starke, aber in den dorsalen Abschnitten des Operationsgebiets, dort wo N. recurrens und Nebenschilddrüsen liegen, dagegen kaum Verwachsungen. Ein solcher Befund lässt ohne Zweifel auf eine inkomplette Schilddrüsenexploration beim Ersteingriff schließen. Gerade die dorsalen Anteile eines Schilddrüsenlappens sind, embryologisch bedingt, aber eine Prädilektionsstelle für knotige Veränderungen. Diese finden sich hier häufiger als z. B. im Bereich der Oberpole (Delbridge 2003).

Eine so geartete inkomplette Explorations- und Resektionstechnik zielt weniger auf die Selektion gesunden Gewebes als vielmehr auf eine Komplikationsvermeidung an den unmittelbar benachbart liegenden Nebenschilddrüsen und dem N. recurrens ab. Demzufolge ist sie mit einer erhöhten Rezidivrate verbunden (Musholt 2010).

Aus dieser klinischen Beobachtung lässt sich herleiten, dass eine häufige Ursache für die Rezidivstrumabildung offensichtlich im Belassen von Knoten, vor allem in den dorsalen Lappenabschnitten, während des Ersteingriffs zu suchen ist. Bei konsequenter Anwendung der befund- und morphologiegerechten Resektion, also dem Belassen von ausschließlich gesundem Gewebe, kann demzufolge mit einer sehr niedrigen Rezidivrate gerechnet werden. Der Wert dürfte deutlich unter dem aktuellen summarischen Bereich von 3 % liegen, da dieser auch die weniger radikalen Voroperationen beinhaltet.

Wissenschaftlich lässt sich diese Hypothese derzeit weder be- noch widerlegen, da entsprechende größere Studien fehlen. Daher wird als Argumentationshilfe auf die persönliche Erfahrung am eigenen Patientengut verwiesen. Bei 4.000 Strumaresektionen in über 19 Jahren kam es lediglich zu 3 „selbstverursachten" Reeingriffen wegen Rezidivstruma, einer davon wegen Karzinophobie bei einem kleinen, letztlich benignen Knoten in einem 4 ml großen Restlappen. Einschränkend ist diesbezüglich allerdings anzumerken, dass diese Aussage lediglich auf langjähriger Erfahrung, nicht auf einer systematischen Nachuntersuchung beruht.

Fikatas et al. (2010) fanden nach befundadaptierter Resektion eine Rezidivrate von 0,9 % bei 111 Patienten, 12 Jahre postoperativ. Es handelte sich ausnahmslos um kleine Knoten, ohne jeglichen Therapiebedarf. Diese Überlegungen lassen also berechtigte Zweifel an der These aufkommen, man müsse die Schilddrüse bereits im Ersteingriff möglichst komplett entfernen, um häufige Nachoperationen und die damit verbundene Komplikationslast zu reduzieren.

> Die angeblich sehr hohe Strumarezidivrate nach subtotaler Thyreoidektomie in Verbindung mit der Komplikationslast von Reoperationen gilt derzeit als Hauptargument für die TT im Ersteingriff. Sie beträgt hierzulande aber nur etwa 3 % und ist damit wesentlich niedriger, als in der internationalen Literatur berichtet. Offensichtliche Hauptursache für eine Rezidivbildung sind beim Ersteingriff zurückgelassene Parenchymknoten, vor allem in den dorsalen Lappenabschnitten. Bei konsequenter Anwendung der befundgerechten Resektion, also dem Belassen von ausschließlich gesundem Gewebe, ist eine Rezidivstrumarate deutlich unter dem bisherigen Wert von 3 % zu erwarten. Somit kann die Anzahl der Strumarezidive nach subtotaler Resektion nicht als überzeugende Begründung für den Paradigmenwechsel hin zur TT herangezogen werden.

2.3 Operationstypische Komplikationslast

Ein weiterer Aspekt zur Wahl des am besten geeigneten Resektionsverfahrens bei euthyreoter Struma bezieht sich auf die operationstypischen Komplikationen, insbesondere auf die Rate an permanenten Rekurrensparesen und auf Fälle von bleibendem Hypoparathyreoidismus. Die von Dralle initiierte, bisher weltweit größte Qualitätssicherungsstudie an insgesamt 5.195 Patienten, gibt hierzu Auskunft (Thomusch et al. 2003a).

2.3.1 Permanente Rekurrensparese

Eine Stimmbandlähmung wird als bleibend definiert, sofern sie sich 6 Monate postoperativ nicht zurückgebildet hat (Bergenfelz et al. 2008; Thomusch et al. 2003a). Das Resektionsausmaß ist der wichtigste unabhängige Risikofaktor für diese Komplikation. Weitere unabhängige, aber in einer multivariaten Analyse statistisch weniger relevante Risikofaktoren sind die Erfahrung des Operateurs (> 50 bzw. < 50 Schilddrüseneingriffe) sowie die intraoperative Nervendarstellung (Thomusch et al. 2003a). Diese ist gemäß den Leitlinienempfehlungen von 1998 und 2010 grundsätzlich vorzunehmen, falls in der Nähe des Nervenverlaufs reseziert wird. Sie soll ferner im Operationsbericht dokumentiert sein. Eine unterlassene Sichtschonung lässt sich nämlich gutachterlich als Behandlungsfehler werten (Dralle 2010).

Nach morphologiegerechter subtotaler Resektion liegt die Wahrscheinlichkeit einer permanenten Rekurrensparese bei 0,8 %, nach Hemithyreoidektomie und kontralateraler subtotaler Resektion bei 1,4 % und nach TT bei 2,3 % (Thomusch et al. 2003a). Diese Werte unterscheiden sich signifikant voneinander (p = 0,01 bzw. 0,02). Die Anzahl der permanenten Paresen erhöht sich bei einer Rezidivstrumaoperation auf 3,6 % (Dralle et al. 2011). Diese 3,6 % gelten häufig als Argument dafür, bereits im Ersteingriff eine Thyreoidektomie vorzunehmen. Dieser Gedankengang wird von Dralle in einem Rechenexempel allerdings deutlich widerlegt (Dralle et al. 2011). Er geht dabei von einer Strumarezidivrate von 5 % aus, laut Statistischem Bundesamt wären es etwa 3 % (Hehrmann 2010; Steinmüller 2010).

Auf der Basis dieser Daten ist somit im Rahmen von 1.000 subtotalen Thyreoidektomien zunächst mit 8 Rekurrensparesen und 50 Reoperationen zu rechnen, vorausgesetzt man legt die Rate von operationspflichtigen Strumarezidiven auf 5 % fest. 50 Reeingriffe sind zudem bei einer Rekurrensparesewahrscheinlichkeit von 3,6 %, mit 1,8 zusätzlichen Nervenlähmungen belastet (50 × 3,6 % = 1,8).

Addiert man diesen Wert zu den ursprünglichen 8 Paresen aus den Ersteingriffen, so erhält man als Gesamtwert 9,8 Paresen, bezogen auf 1.000 operierte Strumen inklusive der 50 Reeingriffe. Unterstellt man dagegen eine Rezidivrate von lediglich 3 %, so reduziert sich der Gesamtwert von 9,8 auf 9,08 Paresen bei 1.000 subtotalen Resektionen und 30 zusätzlichen Reeingriffen (30 × 3,6 % = 1,08; ▶Tab. 2-1). Diesen 9,8 bzw. 9,08 permanenten Rekurrensparesen stehen signifikant mehr Fälle, nämlich 23, nach initialer TT gegenüber (▶Tab. 2-1). Das sparsamere Resektionsverfahren ist somit der kompletten Organentfernung hinsichtlich dieser Komplikation eindeutig überlegen.

Bergenfelz et al. (2008) berichteten summarisch über 1,7 % Rekurrensparesen, alle Operationsverfahren bei Ersteingriffen an 3.660 Patienten betreffend. Dieser Wert er-

Tab. 2-1   Rekurrensparesen und permanenter postoperativer Hypoparathyreoidismus nach verschiedenen Resektionsverfahren bei 1.000 Patienten (nach Dralle et al. 2011, Thomusch et al. 2003a)

Eingriff	Rekurrensparesen permanent[a]	Hypoparathyreoidismus permanent[a]
Subtotale Resektion	8	9
+ 50 Reoperationen	+ 1,8	+ 1,7
+ 30 Reoperationen	+ 1,08	+ 1,02
Summe	9,8 bzw. 9,08	10,7 bzw. 10,02
Dunhill-Operation	14	21
Totale Thyreoidektomie	23	105

[a] Anzahl der Patienten

klärt sich über den hohen Anteil von Thyreoidektomien (38,1 %) und unilateralen Lobektomien (56,4 %).

> Die Rekurrenspareserate nach initialer TT ist signifikant höher als nach morphologiegerechter Resektion, auch unter Einkalkulation der Nervenschäden aufgrund von Reoperationen. Die sparsamere Resektion stellt demnach das komplikationsärmere Verfahren dar.

2.3.2 Permanenter postoperativer Hypoparathyreoidismus

Beim permanenten postoperativen Hypoparathyreoidismus (pHoPT) handelt es sich um die häufigste Komplikation in der Schilddrüsenchirurgie. Sie liegt vor, wenn nach 6 Monaten immer noch eine tägliche Vitamin-D- und/oder Kalziumsubstitution wegen klinischer Beschwerden einer Hypokalzämie benötigt wird oder im Serum kein Parathormon nachweisbar ist (Thomusch et al. 2003a, b). Die Auswirkungen auf die Lebensqualität sind diesbezüglich bei vielen Patienten gravierender als bei einer Rekurrensparese.

Die Ergebnisse der von Dralle initiierten Multicenterstudie weisen hierzu, bezogen auf die 3 verschiedenen Operationsverfahren, noch deutlichere Differenzen auf, als dies für die Anzahl der Stimmbandlähmungen der Fall ist. Dabei wurde nach morphologiegerechter subtotaler Resektion beidseits ein pHoPT lediglich bei 0,9 %, nach Hemithyreoidektomie und kontralateraler subtotaler Resektion bei 2,1 % und nach TT bei 10,5 % aller Patienten diagnostiziert (▶Tab. 2-1). Die Differenz war jeweils hochsignifikant (p< 0,001). Auch hier ist wiederum das Resektionsausmaß der entscheidende unabhängige Risikofaktor. Zusätzlicher Einfluss kommt der Präparationstechnik zu: Die Identifikation von mindestens 2 Nebenschilddrüsen – in situ oder autotransplantiert – führt zu einer signifikanten Erniedrigung der Rate postoperativer Hypokalzämien (Thomusch et al. 2003a, b).

Auf die Notwendigkeit der Nebenschilddrüsenpräparation und Schonung ihrer Blutversorgung verweisen die einschlägigen Leitlinienempfehlungen aus den Jahren 1998 und 2010. Devaskularisierte oder akzidentell entfernte Drüsen werden in kleine Partikel geteilt und in die Halsmuskulatur reimplantiert. Der jeweilige Nebenschilddrüsenbefund ist außerdem Teil des Operationsberichts. Findet sich bei einem pHoPT hierzu keine nachvollziehbare Dokumentation, so kann gutachterlich ebenfalls von einem Behandlungsfehler ausgegangen werden (Dralle 2010).

Bei Reeingriffen ist mit einer pHoPT-Rate von 3,4 % zu rechnen (Bergenfelz et al. 2008; Thomusch et al. 2003a). Unterstellt man wiederum eine Strumarezidivrate von 5 %, so ergeben sich zunächst 50 Reoperationen auf 1.000 Eingriffe.

Zu den initial 9 Fällen mit dieser Komplikation, nach subtotaler Resektion beidseits, addieren sich dann 1,7 Patienten (50 × 3,4 % = 1,7). Bei einer Rezidivstrumahäufigkeit von 3 % würde ein pHoPT einen zusätzlichen Fall generieren (30 × 3,4 % = 1,02). Somit wären insgesamt 10 von 1.000 Patienten betroffen. Diese Zahlen sind hochsignifikant um den Faktor 10 niedriger als nach totaler Thyreoidektomie im Ersteingriff mit 105 Fällen (▶Tab. 2-1).

Bergenfelz et al. (2008) fanden bei 3.660 Patienten, von denen 38,1 % total thyreoidektomiert wurden, nach Ersteingriff eine diesbezügliche Komplikationsrate von 4,4 %. Die Autoren interpretierten dieses Ergebnis als alarmierend und bedenklich.

> Die Häufigkeit des pHoPT liegt nach totaler Thyreoidektomie hochsignifikant über den Werten der morphologiegerechten Resektion, auch

> unter Einschluss der Reoperationsergebnisse. Demnach ist die morphologiegerechte Resektion auch in Bezug auf diese Komplikation das schonendere Verfahren.

2.4 Postoperative Lebensqualität

Unabhängig von den operationstypischen Komplikationen (Rekurrensparese, pHoPT) stellt sich die Frage, ob dem Ausmaß der Strumaresektion per se ein Einfluss auf die Lebensqualität zukommt. Die postoperativen Nachuntersuchungen erschöpfen sich üblicherweise in einer sonographischen und biochemischen Befundkontrolle, ohne jegliches Erfassen von differenzierten Parametern zur Lebensqualität. Demnach ist die diesbezügliche Studienlage nach Operation einer benignen Struma spärlich.

Die bisher einzige prospektive Studie zu dieser Fragestellung zeigte keine Beeinflussung der Lebensqualität durch das Ausmaß der Schilddrüsenresektion. Dabei wurden 33 Patienten nach Hemithyreoidektomie, 65 Patienten nach einer Dunhill-Operation und weitere 17 Patienten mit TT befragt (Schmitz-Winnenthal et al. 2011). Dieses Kollektiv erscheint für eine definitive Beantwortung der Problemstellung allerdings viel zu klein. Demgegenüber fanden sich aber auch Hinweise auf ein vermindertes postoperatives Wohlbefinden oder eine Gewichtszunahme unter Thyroxingabe (Knudsen et al. 2005; Saravanan et al. 2006; Walsh 2002). Röher (1999) verwies darauf, dass die vollständige Thyroxinersatzmedikation mit Blick auf subjektives Wohlbefinden, Bioverfügbarkeits- und Anpassungsreaktion keineswegs unproblematisch ist.

Vaillant-Rieder und Grußendorf (1997) berichteten, viele strumektomierte Patienten einer retrospektiven Untersuchung seien mit dem Operationsergebnis unzufrieden. Sie konnten dies mit der Größe des Restvolumens korrelieren. Die Unzufriedenheit bezog sich auf Globusgefühl, Leistungsminderung, Depressivität und Gewichtsverlauf. Patienten mit einem Restvolumen > 8 ml klagten signifikant seltener über diese Beschwerden.

Argumentativ ist es sicher nicht zulässig, diese wenigen Hinweise bereits als wissenschaftlich gesichert anzusehen, zudem es offensichtlich nur einen kleinen Patientenkreis betrifft. Es wäre aber auch falsch, die Angaben einfach zu ignorieren. Klären ließe sich diese wichtige Fragestellung nur über eine größere klinische Studie, die bisher nicht vorliegt, zur Entscheidungsfindung aber einen bedeutenden Beitrag leisten könnte.

Theoretisch ließe sich eine postoperative Einschränkung der Lebensqualität gut erklären: Die TSH-Sekretion unterliegt einer zirkadianen und zusätzlich einer pulsatilen Rhythmik. Letztere ist ein wichtiger Regelmechanismus für einen situativ angepassten Hormonmehrbedarf (Brabant 1998). Eine vollständige Hormonersatztherapie nach TT oder sehr ausgedehnter Resektion, kann pharmakokinetisch bedingt vor allem die zur aktuellen Bedarfsanpassung notwendige pulsatile Rhythmik nicht imitieren. Eine solche Anpassung gelingt umso besser, je mehr Schilddrüsengewebe vorhanden ist. Ohne Schilddrüse fehlt dieses Regulativ vollständig, bei größeren Restvolumina ist es dagegen noch teilweise oder komplett erhalten. Vor diesem Hintergrund erscheinen die zitierten Erfahrungen verständlich.

Somit ist es auch aufgrund dieser theoretischen Überlegungen offensichtlich wünschenswert, möglichst viel gesundes Schilddrüsengewebe zu belassen. Bereits ab einem Restvolumen von mindestens 6 ml ist meistens eine alleinige postoperative Jodsubstitution ausreichend (Schäffler 2010).

Die Regelkreise der TSH-Sekretion bleiben dabei intakt, negative Auswirkungen auf die Lebensqualität, bedingt durch das Fehlen von Schilddrüsengewebe, sind in der Folge nicht mehr zu erwarten. Bei kleineren oder fehlenden Restvolumina wird allerdings eine vollständige Hormonersatztherapie erforderlich, was erfahrungsgemäß per se wiederum nicht unproblematisch ist. So zeigt sich allgemein ein Großteil dieser Patienten auch ohne Voroperation medikamentös nicht ausreichend therapiert bzw. schlecht eingestellt (Schumm-Draeger et al. 2006).

> Das Ausmaß der Schilddrüsenresektion kann die postoperative Lebensqualität möglicherweise beeinflussen. Diese erscheint aufgrund der wenigen bisherigen Studienergebnisse umso besser, je größer das Restvolumen ist. Als Erklärung dient die Pharmakokinetik einer vollständigen Thyroxinersatzmedikation. Sie kann die zirkadiane und pulsatile Rhythmik der TSH-Sekretion nicht imitieren.

2.5 Inzidentelle Schilddrüsenkarzinome

Als weiteres Argument für die TT im Ersteingriff wird auch angeführt, dass erst postoperativ diagnostizierte, inzidentelle Karzinome nach nicht totaler Thyreoidektomie Anlass für eine Komplettierungsoperation sein können (Musholt 2010). Agarwal und Aggarwal (2008) gaben eine diesbezügliche Karzinomfrequenz mit Werten zwischen 3 % und 16,6 % an, die Reoperationsrate betrug 3,5 %. Errechnet man mit diesem Wert das kumulative Risiko für Rekurrensparesen und pHoPT, addiert aus den Ergebnissen des Erst- und Reeingriffs, so ergeben sich ähnliche Werte wie für Rezidivstrumen, da deren Häufung sich zahlenmäßig in einem identischen Niveau bewegt (▶ Tab. 2-1).

Demnach ist die Wahrscheinlichkeit für diese operationstypischen Komplikationen auch hier signifikant niedriger als bei einer routinemäßigen TT im Ersteingriff. Zu bedenken ist auch, dass es sich bei diesen inzidentellen Tumoren meist um papilläre Mikrokarzinome handelt, die üblicherweise keine Komplettierungsoperation erfordern. Außerdem sollte vor jedem Reeingriff kritisch geprüft werden, ob – kleine Schilddrüsenreste vorausgesetzt – alternativ eine Radiojodtherapie durchgeführt werden kann. Bei konsequenter Anwendung einer morphologiegerechten Resektion und damit knotenfreien Restschilddrüse ergibt sich des Weiteren wohl kaum ein Risiko für ein belassenes Mikrokarzinom. Die Inzidenz von Schilddrüsenkarzinomen in Rezidivstrumen ist statistisch nicht höher als in nicht voroperierten euthyreoten Knotenstrumen.

> Inzidentelle Schilddrüsenkarzinome sind ein seltener Anlass für Komplettierungsoperationen. Das kumulative Risiko für eine Rekurrensparese oder einen pHoPT ist signifikant niedriger als bei einer TT im Ersteingriff. Somit ergeben sich auch hier Vorteile für die morphologiegerechte Resektion.

2.6 Morbus Basedow

Auch bei der Autoimmunthyreopathie vom Typ Basedow stellt sich wie bei der euthyreoten Knotenstruma die Frage nach dem optimalen Resektionsausmaß. Die Leitlinienempfehlung aus dem Jahr 1998 sieht eine ausgedehnte subtotale Thyreoidektomie (Near-total-Resektion) mit einem Restvolumen von < 5 ml als Verfahren der Wahl vor. Es werden 2 Varianten angeführt: ein bilateraler kleiner

Rest oder eine Dunhill-Operation, eine Hemithyreoidektomie mit kontralateralem größerem Lappenrest.

Hier ist zwischenzeitlich ebenfalls ein Paradigmenwechsel eingetreten. Die aktuelle Leitlinienempfehlung von 2010 sieht nämlich eine TT vor, zunächst zur Vermeidung eines Hyperthyreoserezidivs bzw. einer -persistenz. Als weitere Begründung wird ein günstiger Effekt auf eine eventuell gleichzeitig vorhandene endokrine Orbitopathie (EO) angegeben.

Wissenschaftlicher Beleg für diesen Sinneswandel ist im Wesentlichen eine Metaanalyse mit 7.241 Patienten: 538-mal wurde eine TT vorgenommen, alle Übrigen wurden subtotal thyreoidektomiert (Palit et al. 2000; Stalberg et al. 2008). Diese subtotale Entfernung der Schilddrüse entsprach aber bei dem überwiegenden Teil der Patienten keinesfalls dem Ausmaß einer Near-total-Resektion. Die verbliebenen Reste waren meistens wesentlich größer als 5 ml, manchmal erreichten sie 10–14 ml, teilweise war die Größe nicht angegeben. Gelegentlich wurden auch die Ergebnisse einer Schilddrüsenautonomie mit denen einer Basedow-Operation tabellarisch subsumiert. Dralle wies in einer eigenen Metaanalyse auf diese Problematik hin (Dralle u. Sekulla 2004).

> Auch in der Basedow-Chirurgie entwickelt sich die TT immer mehr als Standardverfahren, zum Nachteil der Near-total-Resektion. Hier stellt sich ebenfalls die Frage, ob dieser Paradigmenwechsel in Anbetracht der individuellen Krankheitsdynamik hinsichtlich seiner therapeutischen Effektivität sowie dem Ziel einer möglichst niedrigen Komplikationsrate berechtigt ist. Die bisherigen wissenschaftlichen Begründungen für diesen Wechsel überzeugen nicht, da der Großteil der argumentativ angeführten Studienpatienten subtotal reseziert wurde, mit Resten deutlich >5 ml. Die dabei erzielten Ergebnisse lassen sich korrekterweise nicht ohne Weiteres auf die einer Near-total-Resektion übertragen.

2.6.1 Hyperthyreoserezidiv und -persistenz

Es kann nicht überraschen, dass es bei 7,9 % aller Patienten nach subtotaler Thyreoidektomie mit zum Teil großen Lappenresten zu einem Hyperthyreoserezidiv bzw. einer -persistenz kam (Palit et al. 2000; Stalberg et al. 2008). Insgesamt erscheint es somit nicht zulässig, diese Ergebnisse als stichhaltiges Argument für eine TT und gegen eine Near-total-Resektion als Standardverfahren heranzuziehen, da der größte Teil dieser Patienten einer weniger ausgedehnten Resektion unterzogen wurde. Man kann lediglich feststellen, dass mit einer subtotalen Resektion, wie in diesen Studien berichtet, der Zielwert der Rezidivhyperthyreoserate von unter 5 %, angegeben in der ersten Leitlinienempfehlung (1998), deutlich überschritten wird. Diese Ergebnisse belegen des Weiteren, dass die subtotale Resektion mit Restvolumina von deutlich >5 ml als Regelverfahren in der Basedow-Chirurgie nicht infrage kommen kann.

Einschränkend ist allerdings anzumerken, dass die Intensität des Autoimmunprozesses individuell unterschiedlich stark ausgeprägt ist. Es besteht nämlich keine direkte Korrelation zwischen den Restvolumina und der Frequenz von Hyperthyreoserezidiven. Das Risiko eines Rückfalls ist also selbst anhand definierter Restvolumina kaum kalkulierbar (Dralle u. Sekulla 2004).

Erfahrungsgemäß scheint die Hyperthyreoserezidivhäufigkeit bei Restvolumina <5 ml aber sehr gering zu sein, die diesbezügliche Datenlage ist allerdings spärlich. Zwei monozentrische Studien mit einer limitierten Patientenzahl geben 3 % bzw. 2 % an (Röher et al. 1991; Witte et al. 2000). Bei dieser kleinen Patientengruppe ist eine Radiojodtherapie und nicht eine Nachoperation das Verfahren der Wahl zur definitiven Sanierung der Schilddrüsenüberfunktion.

> Die Wahrscheinlichkeit eines Hyperthyreoserezidivs bzw. einer -persistenz liegt nach subtotaler Resektion (Restvolumen deutlich > 5 ml) bei etwa 8 %, nach Near-total-Resektion bei spärlicher Datenlage dagegen im Bereich von 2–3 % und nach TT bei 0 %. In Anbetracht der höheren Morbiditätsrate bei TT (Rekurrenspareserate, pHoPT) erscheint der Wert von 2–3 % vertretbar. Therapie der Wahl einer neuerlichen oder fortdauernden Schilddrüsenüberfunktion ist eine Radiojodbehandlung.

2.6.2 Endokrine Orbitopathie

Auch die Studienlage hinsichtlich des postoperativen Verlaufs einer endokrinen Orbitopathie (EO) ist schlecht und keineswegs eindeutig (Dralle u. Sekulla 2004). Die oben zitierten Metaanalysen gingen nicht auf die Frage einer eventuellen Beeinflussung dieses Krankheitsbilds durch das Ausmaß der Schilddrüsenresektion ein (Palit et al. 2000; Stalberg et al. 2008). Demgegenüber fanden Dralle und Sekulla (2004) in einer Literaturübersicht häufigere EO-Besserungen nach TT als nach subtotaler Resektion, verwiesen aber gleichzeitig auf die eingeschränkte Beurteilbarkeit der zugrunde gelegten Untersuchungen, unter anderem wegen der erheblichen Größenvarianz der Schilddrüsenreste.

Eine andere, monozentrische randomisierte Studie mit 150 Patienten zeigte dagegen keine Überlegenheit der TT im Vergleich zur Near-total-Resektion (Witte et al. 2000). Die EUGOGO (European Group of Graves' Orbitopathy) kam in einem Konsensusstatement zu dem Ergebnis, dass das Ausmaß der Schilddrüsenresektion – subtotal oder total – keinen Einfluss auf den Verlauf einer EO hat (Bartalena et al. 2008). Diese Aussage beruht nicht auf einer groß angelegten klinischen Studie, sondern auf der langjährigen Erfahrung vieler Experten. Bei bisher sehr lückenhafter Datenlage sollte dieser Erklärung dahingehend besonderes Gewicht zukommen. Demnach hat eine EO per se keinen entscheidenden Einfluss auf die Wahl des Operationsverfahrens bei einem Morbus Basedow. Gegenteiliges ist jedenfalls nicht zu beweisen.

Ergänzend hierzu empfahlen Dralle und Sekulla (2004) die TT für ein sicherlich sehr kleines Patientenkollektiv mit ausgeprägter bzw. progredienter EO und trotz Thyreostase hohen, nicht sinkenden TRAK-Werten (TSH-Rezeptor-Antikörper). Dieser Gedankengang ist, trotz fehlender wissenschaftlicher Belege, gut nachvollziehbar unter dem Aspekt, diesen bedauernswerten Patienten unter Ausschöpfung aller chirurgischen Mittel möglichst effektiv helfen zu wollen.

> Trotz nicht eindeutiger Studienlage hat das Ausmaß der Schilddrüsenresektion offensichtlich keinen Einfluss auf den Verlauf der EO. Diese Begleiterkrankung des Morbus Basedow sollte daher das Ausmaß der Schilddrüsenresektion nicht entscheidend beeinflussen. Die Empfehlung einer TT bei kompliziertem Krankheitsverlauf ist trotzdem nachvollziehbar, wissenschaftlich aber nicht abgesichert. Bei unkompliziertem Verlauf, der für die weitaus meisten Patienten zutrifft, finden sich diesbezüglich keine Argumente gegen eine Near-total-Resektion.

2.6.3 Permanente Rekurrensparese und pHoPT

Bei der Wahl des optimalen Operationsverfahrens ist neben der Beeinflussbarkeit der individuellen Krankheitsdynamik durch das

Ausmaß der Resektion auch auf eine möglichst niedrige Morbiditätsrate zu achten (Dralle u. Sekulla 2004). Im Wesentlichen konkurriert hier die Near-total-Resektion mit der TT. Die subtotale Thyreoidektomie mit Resten über 5 ml sollte, falls überhaupt, gut begründbaren Einzelfällen mit geringer Krankheitsdynamik vorbehalten bleiben (niedrige TRAK-Werte unter thyreostatischer Therapie, keine oder gering aktive EO).

Hinsichtlich der Rate von Rekurrensparesen und Fällen mit pHoPT liegen für die Near-total-Resektion keine Ergebnisse aus größeren multizentrischen Studien vor. Röher et al. (1991) berichteten über 2 permanente Nervenlähmungen und eine bleibende Hypokalzämie bei insgesamt 295 Patienten. Witte et al. (2000) beschrieben nach 50 Near-total-Resektionen keine Rekurrensparese und eine pHoPT-Rate von 6 %, nach TT betrugen die Werte bei ebenfalls 50 Operationen 2 % bzw. 10 %.

Die Zunahme dieser operationstypischen Komplikationen mit dem Ausmaß der Schilddrüsenresektion zieht sich wie ein roter Faden durch die gesamte chirurgische Schilddrüsenliteratur. Trotz dürftiger Datenlage für die Near-total-Resektion ist daher zu erwarten, dass mit diesem Operationsverfahren im Vergleich zur TT die niedrigste Morbidität erzielt werden kann.

In Analogie zu den Ergebnissen der von Dralle initiierten Multicenterstudie sind bei der Dunhill-Operation dagegen höhere Werte als bei einer Near-total-Resektion mit bilateralen kleinen Resten, aber eine geringere Komplikationsrate als bei einer TT möglich (Thomusch et al. 2003b). Eine Dunhill-Operation sollte nur dann gewählt werden, falls sich Nebenschilddrüsen und N. recurrens auf der gewählten Hemithyreoidektomieseite sicher schonen lassen.

> Hinsichtlich der Komplikationsraten Rekurrensparese und pHoPT liegt für die Near-total-Resektion kein verlässliches Datenmaterial aus großen Studien vor. Das Ausmaß der Schilddrüsenresektion gilt jedoch als wichtigster unabhängiger Parameter für diese Komplikation. Somit ist für die Near-total-Resektion bei kleinen bilateralen Resten mit der diesbezüglich geringsten Morbiditätsrate zu rechnen, niedriger als bei einer Dunhill-Operation und deutlich kleiner als nach einer TT.

2.6.4 Postoperative Lebensqualität

Bezüglich der postoperativen Lebensqualität liegen in der Literatur keine Angaben vor. Wichtigstes Ziel in der Basedow-Chirurgie ist es, das Ausmaß der Resektion so zu wählen, dass eine Rezidivhyperthyreose als Komplikation weitgehend vermieden wird. Dabei wird eine bleibende Hypothyreose mit der Notwendigkeit einer Hormontherapie billigend in Kauf genommen. Dies betrifft etwa 70 % aller Patienten nach Near-total-Resektion und ist der Tribut an die manchmal auch postoperativ nicht kalkulierbare individuelle Krankheitsdynamik.

Röher et al. (1991) berichteten, dass 6 Monate nach Near-total-Resektion jeder Vierte von insgesamt 295 Patienten eine Euthyreose aufwies, ohne eine gleichzeitige Schilddrüsenmedikation. Unklar bleibt bei dieser kurzen Nachbeobachtungszeit allerdings, ob dieses Ergebnis von Dauer ist. Auf jeden Fall scheint es möglich zu sein, mit einer Near-total-Resektion einen euthyreoten Zustand ohne begleitende Hormongaben erreichen zu können, bei intakter zirkadianer und pulsatiler Rhythmik der TSH-Sekretion und positivem Einfluss auf die Lebensqualität. Bei den übrigen Patienten dürfte diese Rhythmik zumindest partiell intakt sein, nach TT ist sie aufgehoben.

> Zur Lebensqualität nach Basedow-Chirurgie finden sich keine Literaturangaben. Nach Near-total-Resektion scheint es aber möglich, dass ein kleiner Prozentsatz der Patienten einen euthyreoten Zustand ohne Begleitmedikation erreichen kann, dies bei Erhalt der Regelkreise der TSH-Sekretion und zu erwartendem positivem Einfluss auf die Lebensqualität. Nach TT ist diese Rhythmik aufgehoben.

2.7 Zusammenfassung

Zur operativen Behandlung der endemischen Struma wird immer mehr die komplette Organentfernung propagiert. Dabei kommt es zwangsläufig auch zur Mitresektion von gesunden Schilddrüsenanteilen in unterschiedlichem Ausmaß, ohne Vorliegen eines onkologisch bedingten Zwangs. Ziel der ebenfalls bei diesem Krankheitsbild noch gebräuchlichen befund- und funktionsgerechten Resektion ist dagegen der Erhalt von möglichst viel gesundem Schilddrüsengewebe. Die aktuelle Entwicklung hin zur TT vermittelt den Eindruck, die Schilddrüse sei eigentlich ein überflüssiges Organ, das man problemlos medikamentös ersetzen kann.

Als wesentliches Argument für diesen Paradigmenwechsel gilt die vermeintlich hohe Zahl von Zweiteingriffen wegen Rezidivstruma und die damit verbundene gesteigerte Morbidität bezüglich einer permanenten Rekurrensparese bzw. eines pHoPT. Die in der internationalen Literatur angegebenen, zum Teil exorbitanten Reoperationsraten von bis zu 70 % wegen eines Strumarezidivs treffen für Deutschland nicht zu, der Wert liegt hier zwischen 3 und 5 %. Ganz offensichtlich stellt die wohl bedeutendste Ursache für die Entwicklung eines Strumarezidivs das Zurücklassen von hauptsächlich in den dorsalen Lappenabschnitten lokalisierten Knoten dar. Bei knotenfreiem Restgewebe im Ersteingriff, also bei exakter Anwendung der funktions- und befundgerechten Resektion, dürfte die 3 %-Marke deutlich unterschritten werden. Das begründende Argument der hohen Strumarezidivrate überzeugt demnach in keinster Weise.

Hinzu kommt bei der TT eine im Vergleich zur subtotalen Resektion signifikant erhöhte Zahl an permanenten Rekurrensparesen, aber noch viel mehr von Fällen mit pHoPT. Die statistische Wahrscheinlichkeit beider Komplikationen korreliert vor allem mit dem Ausmaß der Resektion und zudem, aber weniger deutlich, mit der persönlichen Erfahrung des Operateurs. Unabhängig davon ist festzustellen, dass es nach TT zumindest bei einer offensichtlich kleinen Patientengruppe zu Einbußen der Lebensqualität kommt. Begründen lässt sich diese Beobachtung mit der aufgehobenen zirkadianen und pulsatilen Rhythmik der TSH-Sekretion, da jegliches Schilddrüsengewebe fehlt. Diese Rhythmik kann aus pharmakokinetischen Gründen durch eine vollständige Hormonersatzmedikation nicht imitiert werden.

Insgesamt ist daher bei endemischer Struma die befund- und funktionsgerechte Resektion als Standardoperationstechnik zu empfehlen. Die TT sollte nur bei weitgehendem oder komplettem knotigem Umbau der Schilddrüse zur Anwendung kommen.

Bei Morbus Basedow wird zwischenzeitlich ebenfalls die TT als Verfahren der Wahl empfohlen. Auch dieser Paradigmenwechsel weg von der Near-total-Resektion überzeugt nicht: Dem Resektionsausmaß, das eine häufig geäußerte Begründung darstellt, kommt offensichtlich keine entscheidende Bedeutung für den Verlauf einer EO zu. Die im Vergleich zur TT niedrigere Morbiditätsrate nach Near-total-Resektion ist ein weiteres gewichtiges Argument, das für den Erhalt von Restgewebe spricht. Zumindest einzelne Patienten bleiben bei diesem Operationsverfahren auf Dauer euthyreot, auch ohne begleitende Hormonersatzmedikation. Die Near-total-Resektion kann daher weiterhin als gültiges Standardverfahren in der Chirurgie des Morbus Basedow betrachtet werden.

Insgesamt ergibt sich somit, sowohl für die endemische Struma, aber auch für die Autoimmunthyreopathie vom Typ Basedow die Schlussfolgerung:

Die Schilddrüse ist kein überflüssiges Organ, das man ohne Not komplett entfernen sollte.

Literatur

Agarwal G, Aggarwal V. Is total thyroidectomy the surgical procedure of choice for benign multinodular goiter? An evidence-based review. World J Surg 2008; 32: 313–1324.

Bartalena L, Baldeschi L, Dickinson A, Eckstein A, Kendall-Taylor P, Marocci C, Mourits M, Perros P, Boboridis K, Boschi A, Curro N, Daumerie C, Kahaly GJ, Krassas GE, Lane CM, Lazarus JH, Marino M, Nardi M, Neoh C, Orgiazzi J, Pearce S, Pinchera A, Pitz S, Salvi M, Sivelli P, Stahl M, von Arx G, Wiersinga WM. Consensus statement of the European group on graves orbitopathy (EUGOGO) on management of GO. Eur J Endocrinol 2008; 158: 273–285.

Bergenfelz A, Jansson S, Kristoffersson A, Martensson H, Reihner E, Wallin G, Lausen I. Complications to thyroid surgery: results as reported in a database from a multicenter audit comprising 3,660 patients. Langenbecks Arch Surg 2008; 393: 667–673.

Brabant G. Pulsatile und zirkadiane TSH-Sekretion. Internist 1998; 39: 619–622.

Delbridge L. Total thyroidectomy: the evolution of surgical technique. ANZ J Surg 2003; 73: 761–768.

Deutsche Gesellschaft für Allgemein- und Viszeralchirurgie – Chirurgische Arbeitsgemeinschaft Endokrinologie. Operative Therapie benigner Schilddrüsenerkrankungen. AWMF-Leitlinien-Register Nr. 003/002; 2k-Leitlinie 2010.

Deutsche Gesellschaft für Chirurgie. Leitlinien zur Therapie der benignen Struma. Stuttgart: Demeter 1998.

Dralle H. Rekurrens- und Nebenschilddrüsenpräparation in der Schilddrüsenchirurgie. Chirurg 2009; 80: 352–363.

Dralle H. Schilddrüsen- und Nebenschilddrüsenchirurgie. In: Bauch J, Bruch HP, Heberer J, Jähne J (Hrsg.) Behandlungsfehler und Haftpflicht in der Viszeralchirurgie. Heidelberg: Springer 2010; S. 195–206.

Dralle H, Pichlmayr R. Risikominderung bei Rezidiveingriffen wegen benigner Struma. Chirurg 1991; 62: 169–175.

Dralle H, Sekulla C. Morbidität nach subtotaler und totaler Thyreoidektomie beim Morbus Basedow: Entscheidungsgrundlage für Operationsindikation und Resektionsausmaß. Z ärztl Fortbild Qual Gesundhwes 2004; 98 Suppl V: 45–53.

Dralle H, Lorenz K, Machens A. State of the art: surgery for endemic goiter – a plea for individualizing the extent of resection instead of heading for routine total thyroidectomy. Langenbecks Arch Surg 2011; 396: 1137–1143.

Enderlen E, Hotz G. Beiträge zur Anatomie der Struma und der Kropfoperation. Z Angew Anat 1918; 3: 57–79.

Fikatas P, Lienenlüke RH, Koch B, Vorländer C, Wahl RA. Regeleingriffe bei Knotenstruma. Für eine befundadaptierte (morphologiegerechte funktionskritische und selektive) Operationsstrategie. In: Dralle H (Hrsg.) Schilddrüse 2009. Qualitätsstandards in der Schilddrüsenmedizin. Berlin: Lehmanns Media 2010; S. 89–91.

Franzke T, Frömke C, Jähne J. Postoperativer Hypoparathyreoidismus. Risikofaktoren und ambulante Nachsorge nach Schilddrüsenresektionen. Chirurg 2010; 81: 909–914.

Hehrmann R. Werden in Deutschland zu viele Schilddrüsenoperationen durchgeführt? 8. Münchener Schilddrüsen-Symposium. Schilddrüsenerkrankungen im Wandel der Zeit – Wie therapieren wir 2010? München, Symposiumsband: S. 7–15.

Hüfner M. Komplikationen von Schilddrüsenoperationen: Internistische Sicht. In: Grußendorf

M (Hrsg.) Schilddrüse 2011. Therapie der diffusen und nodösen Struma im Wandel der Zeiten. Berlin: Lehmanns Media 2012: S. 155–161.

Kienzle HF, Weltrich H. Gutachterliche Beurteilung. Lähmung der Stimmbandnerven nach Schilddrüsenresektion. Dtsch Ärztebl 2001; 98: A 43–A46.

Kocher T. Ueber Kropfexstirpation und ihre Folgen. Arch Klin Chir 1883; 29: 254–337.

Knudsen N, Kaurberg P, Rasmussen LB, Bülow I, Perrild H, Ovesen L, Jörgensen T. Small differences in thyroid function may be important for body mass index and the occurrence of obesity in the population. J Clin Endocrinol Metab 2005; 90: 4019–4024.

Moalem J, Suh I, Duh QY. Treatment and prevention of recurrence of multinodular goiter: an evidence-based review of the literature. World J Surg 2008; 32: 1301–1312.

Musholt TJ. Totale Thyreoidektomie bei Knotenstruma. Chirurg 2010; 81: 603–611.

Palit T K, Miller CC, Miltenburg DM. The efficacy of thyroidectomy for graves disease: a meta-analysis. J Surg Res 2000; 90: 161–165.

Röher HD. Ansprüche zeitgemäß problemorientierter Schilddrüsenchirurgie. Editorial. Chirurg 1999; 70: 969–970.

Röher HD, Horster FA, Frilling A, Goretzki PE. Morphologie und funktionsgerechte Chirurgie verschiedener Hyperthyreoseformen. Chirurg 1991; 62: 176–181.

Saravanan P, Visser TJ, Dayan CM. Psychological well-being correlates with free thyroxine but not free 3,5,3-triiodothyronine levels in patients on thyroid hormone replacement. J Clin Endocrinol Metab 2006; 91: 3389–3393.

Schäffler A. Substitutionstherapie nach Operationen an Schilddrüse und Nebenschilddrüsen. Dtsch Ärztebl 2010; 107: 827–834.

Schmitz-Winnenthal FH, Schimmack S, Lawrence B, Maier U, Heidmann M, Büchler MW, von Frankenberg M. Quality of life is not influenced by the extent of surgery in patients with benign goiter. Langenbecks Arch Surg 2011; 396: 1157–1163.

Schumm-Draeger PM, Vaupel R, Wegscheider K. Screeninguntersuchung in niedergelassenen Arztpraxen zur Überprüfung der Therapiequalität bei Patienten mit Struma diffusa und Struma nodosa. In: Hehrmann R, Ploner O (Hrsg.) Hypothyreose. 17. Konferenz über die menschliche Schilddrüse. Berlin: Walter de Gruyter 2006; S. 42–46.

Stalberg P, Svensson A. Hessman O, Akerström G, Hellman P. Surgical treatment of graves disease: evidence-based approach. World J Surg 2008; 32: 1269–1277.

Steinmüller T. Werden in Deutschland zu viele Schilddrüsenoperationen durchgeführt? In: Dralle H (Hrsg.) Schilddrüse 2009. Qualitätsstandards in der Schilddrüsenmedizin. Berlin: Lehmanns Media 2010; S. 45–47.

Thomusch O, Machens A, Sekulla C, Ukkat J, Brauckhoff M, Dralle H. The impact of surgical technique on postoperative hypoparathyroidism in bilateral thyroid surgery: a multivariate analysis of 5846 consecutive patients. Surgery 2003a; 133: 180–185.

Thomusch O, Sekulla C, Dralle H. Rolle der totalen Thyreoidektomie im primären Therapiekonzept der benignen Knotenstruma. Chirurg 2003b; 74: 437–443.

Vaillant-Rieder D, Grußendorf M. Postoperative Befindlichkeit nach Strumektomie in Abhängigkeit von der Größe der belassenen Schilddrüsenreste. In: Reiners C, Weinheimer B (Hrsg.) Iod und Schilddrüse. 13. Konferenz über die menschliche Schilddrüse. Berlin: Walter de Gruyter 1998; S. 130–136.

Wagner PK. Taktik und Technik der partiellen Schilddrüsenresektion. Chirurg 1999; 70: 980–986.

Walsh JP. Dissatisfaction with thyroxine therapy – could the patients be right? Currt Op Pharmacol 2002; 2: 717–722.

Witte J, Goretzki P E, Dotzenrath C, Simon D, Felis P, Neubauer M, Röher HD. Surgery for graves disease: total versus subtotal thyroidectomy – results of a prospective randomized trial. World J Surg 2000; 24: 1303–1311.

3 Goitrogenese und ihre Konsequenz für die Schilddrüsenchirurgie

Anita Kurmann, Peter A. Kopp und Christian A. Seiler

3.1 Einleitung

Die Goitrogenese beschreibt den Prozess der Schilddrüsenknoten- bzw. der Strumaentwicklung. Die häufigste Ursache für die Entwicklung einer (knotigen) Struma ist Jodmangel, zusätzlich spielen jedoch andere goitrogene Substanzen und eine genetische Prädisposition kausal eine wichtige Rolle (Derwahl et al. 2001; Graf 2013). Das Verständnis der Goitrogenese und folglich auch deren chirurgischen Konsequenzen beschäftigt Wissenschaftler seit über 2.000 Jahren.

Bereits 25 Jahre v. Chr. wurde die Struma erstmals von Vitruvius Pollio schriftlich festgehalten. Eine erste Beschreibung der Anatomie der Schilddrüse erfolgte erst 1543 durch Andreas Vesalius (Merke 1984).

Die Schilddrüsenchirurgie in früheren Zeiten war geprägt durch eine hohe Mortalitätsrate – nicht zuletzt aufgrund des großen Blutverlusts. Theodor Kochers (1841–1917) Erkenntnisse und seine 1883 vorgeschlagene Resektionstechnik verhalfen der chirurgischen Therapie der Struma im späten 19. Jahrhundert zum Durchbruch (Kocher 1883). Erst 100 Jahre später kam es aufgrund eines besseren Verständnisses der Pathogenese der benignen Knotenstruma (auch Kropf genannt) sowie der verbesserten chirurgischen Möglichkeiten zu einem weiteren radikalen Umdenken und einem grundlegenden Wandel in der Schilddrüsenchirurgie mit deutlich verbesserten Gesamtresultaten.

3.1.1 Historische Entwicklung

Die Schweiz war ein Land mit schwerem Jodmangel und entsprechend weitverbreitetem endemischem Kropf und Kretinismus (Burgi et al. 1990). Die Kropfkrankheit hat sich auch in der Kunst niedergeschlagen. So ist zum Beispiel der Erker eines Hauses an der Münstergasse in Bern mit einem kropfigen Narren geschmückt (▶ Abb. 3-1). 1470 hielt Tschachtlan in einer Illustration einer Schlacht zwischen Bernern und Wallisern eine Szene fest, in der ein Soldat in den großen Kropf des Gegners sticht.

Theodor Kocher, Leiter der chirurgischen Abteilung der Universität Bern von 1873–1917, modifizierte die Technik der Strumaresektion, was zu einem signifikanten Abfall der Mortalitätsrate führte. Kocher war an 7.052 Strumaoperationen beteiligt, 5.314 führte er persönlich durch (Tröhler 1984). In einer ersten Serie von 101 Thyreoidektomien, welche 1883 vorgestellt wurde, betrug die Mortali-

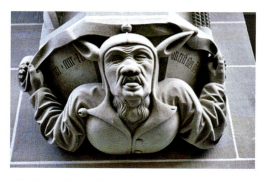

Abb. 3-1 Figur mit Kropf an einem Hauserker in der Berner Münstergasse

tätsrate 12,8 %. In einer 1898 veröffentlichten Synopse von 600 Strumaoperationen wurde nur über einen einzigen Todesfall berichtet.

Durch die chirurgische Technik von Kocher mit **primärer vaskulärer Kontrolle** wurde die Blutungsgefahr weitgehend gebannt. Kocher empfahl deswegen anfänglich die vollständige Entfernung der (Knoten-)Struma unter Schonung des N. recurrens und der Nebenschilddrüsen, deren lebenswichtige Funktion damals noch nicht bekannt waren.

Es muss hier betont werden, dass die physiologische Bedeutung der Schilddrüse zu diesem Zeitpunkt ebenfalls unbekannt war. 1882 stellten Jacques und Auguste Reverdin, zwei Chirurgen aus Genf, eine Arbeit vor, in der eine schwere Hypothyreose als Konsequenz der totalen Schilddrüsenexstirpation beschrieben wurde; ein Bild, das sie als „myxoedème opératoire" (operatives Myxödem) bezeichneten (Reverdin 1882). Kurz darauf präsentierte Kocher seine Befunde, die er als „cachexia strumipriva" bezeichnete, auf dem Kongress der Deutschen Gesellschaft für Chirurgie in Berlin vor (Kocher 1883). Diese Beobachtungen führten zur Erkenntnis, dass das Vorhandensein der Schilddrüse für eine normale Entwicklung, Wachstum und Stoffwechsel essenziell ist.

Aufgrund dieser Befunde wurde die totale Thyreoidektomie (von Kocher als „radikale Chirurgie" bezeichnet) verlassen und durch eine subtotale bzw. **partielle Entfernung** der Schilddrüse („physiologische Chirurgie") ersetzt, wobei der posteriore Teil der Drüse belassen wurde. Kocher realisierte aber rasch, dass diese „subtotale" Thyreoidektomie mit häufigen Strumarezidiven assoziiert war.

Die subtotale Resektion oder die Enukleation der knotigen Veränderungen galten während den nächsten 100 Jahren weltweit als Goldstandard in der Schilddrüsenchirurgie. Die totale Thyreoidektomie mit Dissektion der Kapsel wurde erst rund 100 Jahre später in den 1980er-Jahren wieder aufgenommen.

> Um die Hauptgefahren der radikalen Schilddrüsenresektion wie die folgenschwere postoperative Hypothyreose, die Gefahr der Nervenläsion sowie der postoperative Hypoparathyreoidismus zu vermeiden, galt früher die gewebeerhaltende Chirurgie wie die Knotenenukleation oder die subtotale Resektion als Goldstandard.

Im frühen 20. Jahrhundert litten gemäß Reihenuntersuchungen des Berner Schularztamtes bereits 35 % der Schüler, welche die erste Klasse besuchten, und 79 % der Schüler der achten Klasse, an einer Struma (Launener 1939). Wie David Marine in den USA konnten mehrere Schweizer Ärzte, insbesondere H. Hunziker, O. Bayard und H. Eggenberger, nachweisen, dass die Gabe von Kaliumjodid die Entwicklung von Strumen bei Schulkindern verhindern kann (Merke 1984). Marine und Kocher vertraten die Ansicht, dass Kröpfe nicht aufgrund von Jodmangel entstehen, und dass die Gabe von Jod ein unbekanntes Goitrogen inaktiviert. 1922 wurde die Schweizerische Kropfkommission ins Leben gerufen, worauf in den kommenden Jahren eine **strukturierte Jodprophylaxe** eingeführt wurde (Burgi et al. 1990; Merke 1984).

Diese Maßnahme führte zu einem konsekutiven Rückgang der Strumaentwicklung in der Schweiz. Trotz kontrollierter suffizienter Kochsalzjodierung und einem eindrücklichen Rückgang der Jodmangelstruma blieb die Inzidenz der Strumaerkrankung in der Schweiz trotzdem relativ hoch (Burgi et al. 1990; Vitti et al. 2003). Auch das seit den 1930er-Jahren erhältliche Thyroxin verminderte die Rezidive, konnte sie jedoch nicht gänzlich eliminieren. Dies suggeriert, dass weitere Faktoren für die Entstehung einer Struma verantwortlich sind. Die einzigartige Situation des nun seit 1922 verminderten oder behobenen Jodmangels bot ideale Bedingungen zur Erforschung der Goitrogenese. Dies war die Basis einer tiefgründigen klinischen und epidemiologischer Forschung am Berner Inselspital, bei der auch molekulargenetische Aspekte der Goitrogenese evaluiert wurden.

Kocher erhielt 1909 den Nobelpreis für Physiologie und Medizin für seine breit gefächerten Beiträge zur Chirurgie und Physiologie der Schilddrüse sowie der Pathogenese des endemischen Kropfs und des Kretinismus. Sein Nobelpreisreferat ist eine eindrückliche Zusammenfassung der Anstrengung von Kocher und seinen Zeitgenossen, um die chirurgischen Resultate der Kropfoperation zu verbessern und die Physiologie der Schilddrüse zu verstehen.

> Die Einführung der Kochsalzjodierung führte zwar zu einem Rückgang der Knotenstruma, dennoch blieb die Inzidenz der Strumaentwicklung relativ hoch. Dies suggeriert, dass weitere Faktoren für die Strumaentwicklung verantwortlich sind.

3.2 Pathogenese der Knotenstruma

Die Pathogenese der Knotenstruma ist durch ein Wachstum der Schilddrüse mit häufig progressiver Knotenentwicklung charakterisiert (Graf 2013; Studer u. Derwahl 1995). Jüngere Patienten weisen meist kleinere Strumen mit einer kleineren Anzahl von Knoten auf. Die nicht toxische multinoduläre Struma ist mit einer euthyreoten Stoffwechsellage assoziiert. Mit der Zeit können die Knoten jedoch eine **funktionelle Autonomie** entwickeln und erst zu einer subklinischen, später zu einer klinisch manifesten Hyperthyreose führen (Studer u. Ramelli 1982). Epidemiologische Studien suggerieren, dass dies bei ungefähr 22 % der Patienten auftritt (Rieu et al. 1993).

Somatische Mutationen im TSH-Rezeptor (TSH-R) sowie im GNAS1-Gen, welches die stimulierende $G_s\alpha$-Untereinheit kodiert, führen zu autonomen Adenomen („heiße Knoten") (Parma et al. 1993, 1997; Trulzsch et al. 2001). Die konstitutive Aktivität des TSH-R oder der $G_s\alpha$-Untereinheit resultiert in einem Anstieg des zyklischen Adenosinmonophosphats, was eine Zellproliferation und eine exzessive Hormonproduktion (Autonomie) zur Folge hat (Parma et al. 1993; Parma et al. 1997; Trulzsch et al. 2001). Die Pathogenese kalter benigner Knoten wird hingegen nur bruchstückhaft verstanden (Paschke 2011).

Abgesehen vom gut charakterisierten Jodmangel hat die euthyreote (Knoten-) Struma eine multifaktorielle Ätiologie, in der eine komplexe Interaktion von genetischer Prädisposition und Umweltfaktoren eine Rolle spielt (Krohn et al. 2005; Paschke 2011).

3.2.1 Jodmangel

Der geographisch unterschiedlich ausgeprägte Jodmangel ist der wichtigste exogene Faktor in der Goitrogenese und die Hauptursache der endemischen Strumaentwicklung (Knudsen et al. 2002; Zimmermann u. Andersson 2011). Der Jodmangel führt zu einer erhöhten Sekretion von TSH und in der Schilddrüse zu Veränderungen in der Expression von Wachstumsfaktoren wie *insulin-like growth factor 1* (IGF-1), *epidermal growth factor* (EGF), *transforming growth factor* (TGF) und *fibroblast growth factor* (FGF) (Eggo u. Sheppard 1994). Dies führt zu einer Follikelhyperplasie (Eggo u. Sheppard 1994). Zudem kann der Jodmangel mit einer Zunahme der H_2O_2-Produktion und der Bildung von freien Radikalen gekoppelt sein (Song et al. 2007). Die vermehrte Hyperplasie sowie die erhöhte Produktion freier Radikale können wiederum zu DNA-Schäden und vermehrten Genmutationen führen (Krohn et al. 2007).

Die Kochsalzjodierung senkt die Inzidenz benigner Knotenstrumen (Burgi et al. 1990). Gemäß einer epidemiologischen Studie kann eine Korrektur selbst von geringem Joddefizit auch einen Rückgang der toxischen Knotenstruma um 73 % bewirken (Baltisberger et al. 1995).

> Der Jodmangel ist der wichtigste exogene Faktor in der Goitrogenese.

3.2.2 Klonales Knotenwachstum

Die Knoten einer Struma multinodosa können sowohl monoklonalen als auch polyklonalen Ursprungs sein (Kopp et al. 1994; Studer u. Derwahl 1995). **Monoklonale Knoten** gehen von einer Zelle aus, die durch eine somatische Mutation eine verstärkte Wachstumstendenz hat. **Polyklonale Knoten** sind das Resultat der Proliferation multipler Zellen, die letztlich einen Knoten bilden (Kopp et al. 1994). Sie entstehen durch Stimulation durch extrinsische Wachstumsfaktoren (Kopp et al. 1994). Monoklonale Knoten finden sich vorwiegend in einer Struma uninodosa, während in der Struma multinodosa monoklonale und polyklonale Knoten nebeneinander erscheinen können (Kopp et al. 1994).

Epithelzellen mit einem alterierten Phänotyp können in ein klonales Wachstum übergehen und somit zu einem **funktionellen und morphologischen Polymorphismus** innerhalb der Schilddrüse führen. Abnormale Expression von Wachstumsfaktoren (u. a. IGF-1, EGF, TGF, FGF, p21 RAS) spielt auch hier eine wichtige Rolle für das Knotenwachstum (Asmis et al. 1996; Eggo u. Sheppard 1994; Kimura et al. 1999; Studer et al. 1992).

Knoten in Rezidivstrumen sind vornehmlich polyklonalen Ursprungs, deren Wachstum durch stimulierende Wachstumsfaktoren beeinflusst wird (Harrer et al. 1998). Zudem können klonale Knoten ein polymorphes Erscheinungsbild erhalten, sodass sie sich morphologisch nicht mehr von polyklonalen Knoten unterscheiden (Aeschimann et al. 1993).

> Durch die Stimulation von extrinsischen Wachstumsfaktoren entstehen Knoten polyklonalen Ursprungs. Monoklonale Knoten entstehen durch die Proliferation von Zellen, die Mutation(en) in Genen aufweisen, welche die Zellproliferation kontrollieren; die Stimulation durch Wachstumsfaktoren kann auch hier Einfluss auf das Knotenwachstum nehmen.

3.2.3 Genetische Faktoren

Da wie beschrieben nicht alle Strumen mit einem Jodmangel einhergehen und durch eine genügende Jodzufuhr die Inzidenz gesenkt, jedoch die Entwicklung von (Knoten-)Strumen nicht vollständig beseitigt werden kann, wurden genetische Ursachen für die Strumaentwicklung gesucht (Bottcher et al. 2005).

Die höhere Prävalenz benigner Knotenstrumen bei homozygoten weiblichen Zwillingen im Vergleich zu heterozygoten Zwillingsschwestern unterstreicht die Vermutung einer genetischen Komponente in der Strumaentwicklung (Brix et al. 1999). Kinder mit einer positiven Familienanamnese für Strumen haben ein signifikant höheres Risiko für eine Strumaentwicklung, im Gegensatz zu Kindern von Eltern ohne Struma (Brix u. Hegedus 2000).

Kopplungsanalysen identifizierten mehrere Loci (z. B. MNG1-Locus auf Chromosom 14q31, MNG2-Locus auf Chromosom Xp22), die an der Pathogenese der benignen Knotenstruma beteiligt sind (Capon et al. 2000; Neumann et al. 1999). Diese Loci konnten allerdings nicht in allen untersuchten Familien bestätigt werden, und es liegt ohne Zweifel eine bedeutende **genetische Heterogenität** vor (Neumann et al. 2003). In genomweiten Kopplungsanalysen konnten weitere Loci identifiziert werden (auf den Chromosomen 3p, 2q, 7q und 8p; Bayer et al. 2004). Diese Befunde wurden allerdings nicht repliziert, und die beteiligten Gene konnten nicht identifiziert werden.

Mutationen in Onkogenen und **Genfusionen**, die in der Pathogenese des Schilddrüsenkarzinoms eine Rolle spielen, konnten vereinzelt auch in benignen Knoten nachgewiesen werden. RAS-Mutationen und das PAX8-PPARγ-Fusionsgen wurden zum Beispiel vereinzelt auch in follikulären Adenomen vorgefunden (Cheung et al. 2003; Ezzat et al. 1996). Das Expressionsmuster verschiedener Ribonukleinsäuren und Proteine ist in kalten und heißen Knoten verändert (Eszlinger et al. 2007; Krause et al. 2006; Krohn et al. 2003); die verursachenden Faktoren sind allerdings für kalte Knoten nach wie vor unbekannt. In kalten Knoten ist insbesondere das Expressionsmuster von Genen, die den Zellzyklus regulieren, nachhaltig verändert (Eszlinger et al. 2005).

> Eine bedeutende genetische Heterogenität liegt der Pathogenese der benignen Knotenstruma zugrunde. Die Expression von Genen und Proteinen, die den Zellzyklus regulieren, sind im Vergleich zu normalem Gewebe verändert.

3.3 Konsequenzen der molekularbiologischen Erkenntnisse

Der alte Goldstandard in der Schilddrüsenchirurgie im Sinne einer gewebeerhaltenden Chirurgie, wie zum Beispiel eine Knotenenukleation oder eine subtotale Resektion, wurde über 100 Jahre lang verfolgt. Die subtotale Resektion gilt aufgrund der geringen Komplikationsrate als sichere Operation. Hierbei wird meist im dorsalen Bereich Restschilddrüsengewebe belassen. Dadurch muss im Bereich des Nerveneintrittspunktes des N. laryngeus recurrens in den Kehlkopf keine Präparation erfolgen, und somit ist die Gefahr einer Nervenverletzung deutlich geringer. Auch die Nebenschilddrüsen werden bei der subtotalen Resektion geschont, da die dorsalen Areale der Schilddrüse sowie die Vaskularisation der Nebenschilddrüsen unangetastet bleiben.

Aufgrund der genetischen und molekularbiologischen Erkenntnisse sowie der Tatsache, dass Rezidive auch bei adäquater Jodeinnahme häufig sind, ist es wahrscheinlich, dass das Potenzial zu abnormalem Wachstum und Knotenbildung ubiquitär in der gesamten Schilddrüse vorhanden ist. Die hohe Rezidivrate von 14–42 % (Pappalardo et al. 1998; Rojdmark u. Jarhult 1995) und die damit verbundene hohe Morbidität bei Rezidiveingriffen sind somit das Hauptproblem mit direkten Konsequenzen für die Planung des Ersteingriffs (Kurmann et al. 2012).

Folglich ist das Ziel einer modernen Operationstechnik das Vermeiden von Rezidiven. Im Gegensatz zur Knotenenukleation und subtotalen Resektion sollte bei einer auf diesen Erkenntnissen basierenden Operationstechnik bei der benignen Struma eine ausgedehnte bzw. radikale Resektion erfolgen. Dies bedeutet immer mindestens eine **Hemithyreoidektomie** inklusive Resektion des Isthmus und des Lobus pyramidalis. Damit sind die potenziellen Klone, die ipsilateral rezidivieren können, eliminiert. Sind beide Schilddrüsenhälften betroffen, sollte, analog zur Hemihtyroidektomie bei einseitigem Befall, die **totale Thyreoidektomie** erfolgen (▶ Abb. 3-2). Diese radikale Operationstechnik ist nicht nur gleichbedeutend mit einem Rezidivschutz, sondern sie ist auch mit einer geringeren Gesamtmorbidität assoziiert.

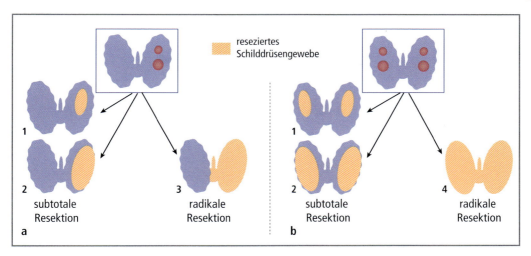

Abb. 3-2 Subtotale und radikale Resektionstechnik bei benigner Struma. a unilateral, b bilateral.
Die subtotale Resektion beinhaltet: **1** Knotenenukleation, **2** subtotale Resektion.
Die radikale Resektion beinhaltet: **3** Hemithyreoidektomie, **4** totale Thyreoidektomie.

Diese konsequenten auf den neueren Erkenntnissen der Goitrogenese basierenden und folglich logischen Operationsverfahren der Hemithyreoidektomie bzw. der totalen Thyreoidektomie können aber im klinischen Alltag nicht immer umgesetzt werden, da sie den klinischen Umständen, der Patientensituation, der Erfahrung des Chirurgen und den Möglichkeiten der medizinischen Institution angepasst werden müssen.

> Die klinischen Beobachtungen führten, unterstützt durch das Verständnis der Goitrogenese in den frühen 1990er-Jahren, zu einem Paradigmenwechsel: weg von der subtotalen, hin zur radikalen Resektion. Dies beinhaltet bei benigner Struma mindestens eine Hemithyreoidektomie bei einseitiger Schilddrüsenpathologie und eine totale Thyreoidektomie bei bilateralem Befall.

3.3.1 Vergleich der Morbidität bei subtotaler und radikaler Thyreoidektomie

Hauptargument für eine subtotale Resektion und gegen eine radikale Operationstechnik war lange Zeit die oben erwähnte erhöhte Morbiditätsrate, die mit einer radikalen Operation vergesellschaftet war. Die dauerhafte Heiserkeit durch eine permanente Läsion des N. laryngeus recurrens sowie der persistierende Hypoparathyreoidismus durch Verletzung der Vaskularisation oder akzidentelle Entfernung der Nebenschilddrüsen können die Lebensqualität nach Schilddrüsenoperation wesentlich einschränken.

In 2 Metaanalysen konnte jedoch gezeigt werden, dass es in den Händen erfahrener Chirurgen keinen Unterschied bezüglich der persistierenden Rekurrensparese zwischen subtotaler (0–2,1 %) und totaler Resektion (0–2,0 %) gibt (Agarwal u. Aggarwal 2008; Moalem et al. 2008). Moalem et al. (2008) beschreiben eine signifikant höhere Inzidenz des transienten Hypoparathyreoidismus bei

Tab. 3-1 Vergleich der Morbiditätsraten nach totaler und subtotaler Resektion

Autor/Jahr	Anzahl Patienten	Studiendesign	Resektion	Permanente Rekurrrensparese [%]	Permanenter Hypoparathyreoidismus [%]
Moalem 2008		Metaanalyse	TT	0–1,4	0,4
			ST	0–1,4	1,4
Agarwal 2008		Metaanalyse	TT	0–2	0–10
			ST	0–2,1	0–7
Pappalardo 1998	141	RCT	TT	0	3
			ST	1	1
Kurmann 2012	5277	Retrospektiv	TT	0,9	0,8
			ST	3,6	3,2

RCT = *randomized controlled trial*; ST = subtotale Resektion; TT = totale Resektion

totaler Resektion (9–35 %) im Vergleich zur subtotalen Resektion (0–18 %). Im Langzeitverlauf erholt sich der transiente Hypoparathyreoidismus jedoch meistens, sodass das Auftreten eines permanenten Hypoparathyreoidismus bei beiden Operationstechniken vergleichbar (0–1,4 %) ist (Moalem et al. 2008). ▶Tabelle 3-1 zeigt die vergleichbaren Resultate bezüglich persistierender Parese des N. laryngeus recurrens und persistierendem Hypoparathyreoidismus in 2 Metaanalysen, einer randomisierten kontrollierten Studie sowie einer großen retrospektiven Kohortenstudie.

Die Erklärung für die **vergleichbare Morbiditätsrate** zwischen subtotaler und radikaler Operation liegt in der heute deutlich verbesserten chirurgischen Technik. Bei der radikalen Operationstechnik wird in der Regel der N. laryngeus recurrens dargestellt und die Nervenfunktion mittels intraoperativem Rekurrensmonitoring (Nervenstimulation) kontrolliert. Ebenso werden die Nebenschilddrüsen obligatorisch dargestellt und geschont.

Einschränkend muss aber festgehalten werden, dass in Europa noch immer viele Schilddrüsenoperationen an nicht spezialisierten Zentren durchgeführt werden, was die Aussagekraft der obengenannten klinischen Studien etwas relativiert. Kritiker der radikalen Schilddrüsenchirurgie bemängeln die obligat notwendige Schilddrüsenhormonsubstitution, um die postoperative Hypothyreose und deren negativen Folgen zu vermeiden. Diesen Einwand entkräfteten Shah et al. (2006) mit dem Nachweis, dass die Lebensqualität nach totaler Thyreoidektomie nicht eingeschränkt ist und auch die Compliance für die Einnahme der Hormonsubstitution kein Problem ist. Zudem ist eine Substitution vielfach auch bei einer subtotalen Resektion notwendig.

In den Händen erfahrener Chirurgen ist somit die Sicherheit bei totaler Thyreoidektomie gewährleistet; diese Beurteilung basiert auf der Meinung und klinischen Erfahrung von Experten (Evidenzgrad C, Evidenzkategorie IV; Agarwal u. Aggarwal 2008; Moalem et al. 2008).

> Durch die Darstellung und Schonung des N. laryngeus recurrens sowie der Nebenschilddrüsen bei der radikalen Resektion ist die Morbidität zwischen subtotaler und totaler Thyreoidektomie vergleichbar.

3.3.2 Vergleich der Morbidität bei primärer Operation und Rezidiveingriff

Die Inzidenz der permanenten Rekurrensparese und des permanenten Hypoparathyreoidismus nach subtotaler und radikaler Resektionen sind, wie oben dargestellt, vergleichbar. Demgegenüber ist aber die Reoperation nach subtotaler Resektion im Vergleich zur Primäroperation mit einer signifikant höheren Morbiditätsrate verbunden. Bei Reoperationen steigt die Inzidenz der permanenten Rekurrensparese im Vergleich zur Primäroperation signifikant an (0–13 % versus 0–4 %; Moalem et al. 2008). Auch die Inzidenz des persistierenden Hypoparathyreoidismus ist erwartungsgemäß bei Reoperationen höher als bei Primäroperation (0–22 % versus 0–4 %; Moalem et al. 2008). Diese höhere Morbiditätsrate bei Rezidiveingriffen kann durch Vernarbungen oder Adhäsionen erklärt werden, die nach der primären Operation auftreten und dadurch sowohl die Präparation erschweren und als auch die chirurgische Übersicht vermindern.

Die zitierte Metaanalyse von Moalem et al. (2008) beinhaltet jedoch Studien, welche Reoperationen auf der ipsi- und kontralateralen Seite einschließen. Um die reale Morbiditätsrate bei Rezidiveingriffen beurteilen zu können, ist es wichtig, bei Rezidivoperationen die **Seite der Primäroperation und der Reoperation** genau zu definieren. Bei einer Reoperation auf der bereits voroperierten (ipsilateralen) Seite ist die Inzidenz der persistierenden Rekurrensparese signifikant höher im Vergleich zur Primäroperation (3,8 % versus 1,1 %; p = 0,03; Kurmann et al. 2012). Im Gegensatz dazu ist die Inzidenz der Rekurrensparese bei einer Reoperation auf der nicht voroperierten (kontralateralen) Seite mit der Primäroperation vergleichbar (p = 1,00; Kurmann et al. 2012).

Zudem treten Rezidive auf der ipsilateralen Seite im Vergleich zu sogenannten „Pseudorezidiven" auf der kontralateralen Seite signifikant früher auf (Kurmann et al. 2012). Erklärung hierfür können übersehene Knoten bei der Primäroperation oder das intrinsische Wachstumspotenzial der Struma nodosa sein. Deshalb ist es ratsam eine potenzielle Reoperation auf der ipsilateralen voroperierten Seite zu verhindern, indem das Prinzip der radikalen Resektion auf der befallen Seite soweit als möglich verfolgt wird. Dieses Prinzip beinhaltet eine Hemithyreoidektomie bei unilateraler Struma und eine totale Thyreoidektomie bei beidseitiger Struma.

> Durch Vernarbungen als Folge der Primäroperation resultiert eine signifikant höhere Morbiditätsrate bei Rezidiveingriffen auf der ipsilateralen Seite, wobei die Morbiditätsrate bei kontralateralen Reoperationen mit der Primäroperation vergleichbar ist.

3.3.3 Einfluss des Resektionsausmaßes auf die Reoperationsrate

Wie bereits beschrieben erklärt das molekulargenetische Verständnis der Pathogenese der benignen Knotenstruma die hohe Rezidivrate im Langzeitverlauf nach subtotaler Resektion von bis zu 42 % (Rojdmark u. Jarhult 1995). Wird bei der primären Operation radikal operiert, ist ein ipsilaterales Rezidiv unwahrscheinlich. In einer großen retrospektiven Studie mit 5.277 Patienten konnte durch die Änderung des Resektionsausmaßes über die Zeit ein signifikanter Rückgang der Reoperationsrate nach Einführung der radikalen Resektion (8,1 %) im Vergleich zur früheren subtotalen Resektionstechnik (11,1 %; p < 0,001) nachgewiesen werden (Kurmann et al. 2012). ▶ Abbildung 3-3 zeigt den signi-

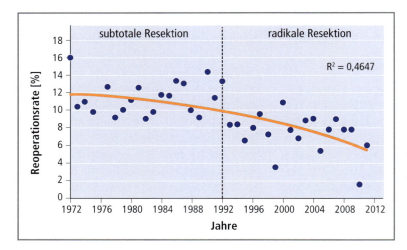

Abb. 3-3 Signifikanter Rückgang der Reoperationsrate im Verlauf der Zeit nach Einführung der radikalen Resektionstechnik. (n = 5.407 Patienten; p < 0,001)

fikanten Rückgang der Rezidiveingriffe über die Jahre am Inselspital Bern (1992–2011). Diese Erkenntnis konnte in einer randomisierten kontrollierten Studie bestätigt werden (Pappalardo et al. 1998).

Um eine Reoperation bei benigner Knotenstruma zu verhindern, sollte folglich eine ausgedehnte (radikale) primäre Operation im Sinne einer Hemi- oder totalen Thyreoidektomie erfolgen. Bei Rezidiveingriffen nach repetitiven bilateralen subtotalen Resektionen traten nicht selten doppelseitige Rekurrensparesen auf, die eine hohe Morbidität durch die lebensnotwendige Tracheotomie zur Folge hatten. Diese doppelseitigen Rekurrensparesen sind mit dem Prinzip der primären radikalen Operationstechnik fast verschwunden (Seiler et al. 2007). Somit kann durch die Reduktion von Reoperationen die Gesamtmorbidität der kumulierten Eingriffe reduziert werden.

Gut durchgeführte klinische Studien belegen, dass die subtotale Resektion im Vergleich zur totalen Resektion mit einer signifikant höheren Rezidivrate assoziiert ist (Evidenzgrad B) (Agarwal u. Aggarwal 2008; Moalem et al. 2008).

> Aus der Einführung der radikalen Operationstechnik resultiert ein signifikanter Rückgang der Reoperationsrate und somit der Gesamtmorbidität im Verlauf der Zeit.

3.4 Zusammenfassung

Das bessere Verständnis der Pathogenese der benignen Struma, basierend auf den Erkenntnissen des Jodmangels und der molekulargenetischen Aspekte der Goitrogenese, prägt die moderne Chirurgie der benignen Struma. Die Prävention des Jodmangels in vielen europäischen Ländern ist noch heute ein Problem, sie ist jedoch die beste und schonendste Therapie der Jodmangelstruma.

Das postulierte Potenzial der Schilddrüse zu (Knoten-) Wachstum führt dazu, dass bei der benignen Knotenstruma typischerweise das gesamte Organ betroffen ist. Die daraus resultierende Konsequenz ist, dass **ausgedehntere Resektionsverfahren** wie die Hemithyreoidektomie bei unilateralem und die totale Thyreoidektomie bei bilateralem Befall der Schilddrüse durchgeführt werden sollen.

Diese aus der Erforschung der Goitrogenese zunächst hypothetisch angenommenen Konsequenzen für die Schilddüsenchirurgie werden heute zunehmend auch durch die klinische Realität bestätigt.

Die Morbiditätsraten der subtotalen und der radikalen Resektion sind vergleichbar. Zudem hat die radikale Resektion zu einer signifikanten Reduktion der morbiditätslastigen Rezidiveingriffe geführt und somit die **Gesamtmorbidität** eindeutig gesenkt.

Der auf dem Verständnis der Goitrogenese postulierte Paradigmenwechsel in der Chirurgie der benignen Struma unterstreicht die Notwendigkeit des Verständnisses der pathogenetischen Krankheitsabläufe und der resultierenden therapeutischen Konsequenzen. Der ursprüngliche Plan von Theodor Kocher, welcher die gesamte Resektion des knotig veränderten Gewebes forderte, ist ein Jahrhundert später aufgrund des besseren Verständnisses pathophysiologischer Mechanismen sowie der besseren chirurgischen und medikamentösen therapeutischen Möglichkeiten Realität geworden. So vermag die Therapie der benignen Schilddrüsenvergrößerung über die Zeit eine auf wissenschaftlichen Daten beruhende Entwicklung zeigen und entspricht dem Anspruch und dem Titel dieses Buches: Evidenz und Erfahrung.

> Das ubiquitäre Potenzial des klonalen Wachstums erfordert ein ausgedehntes Resektionsverfahren wie die Hemithyreoidektomie bei unilateralem und die totale Thyreoidektomie bei bilateralem Befall der Schilddrüse.

Literatur

Aeschimann S, Kopp PA, Kimura ET, Zbaeren J, Tobler A, Fey MF, Studer H. Morphological and functional polymorphism within clonal thyroid nodules. J Clin Endocrinol Metab 1993; 77: 846–51.

Agarwal G, Aggarwal V. Is total thyroidectomy the surgical procedure of choice for benign multinodular goiter? An evidence-based review. World J Surg 2008; 32: 1313–24.

Asmis LM, Kaempf J, Von Gruenigen C, Kimura ET, Wagner HE, Studer H. Acquired and naturally occurring resistance of thyroid follicular cells to the growth inhibitory action of transforming growth factor-beta 1 (TGF-beta 1). J Endocrinol 1996; 149: 485–96.

Baltisberger BL, Minder CE, Burgi H. Decrease of incidence of toxic nodular goitre in a region of Switzerland after full correction of mild iodine deficiency. Eur J Endocrinol 1995; 132: 546–9.

Bayer Y, Neumann S, Meyer B, Ruschendorf F, Reske A, Brix T, Hegedus L, Langer P, Nurnberg P, Paschke R. Genome-wide linkage analysis reveals evidence for four new susceptibility loci for familial euthyroid goiter. J Clin Endocrinol Metab 2004; 89: 4044–52.

Bottcher Y, Eszlinger M, Tonjes A, Paschke R. The genetics of euthyroid familial goiter. Trends Endocrinol Metab 2005; 16: 314–9.

Brix TH, Hegedus L. Genetic and environmental factors in the aetiology of simple goitre. Ann Med 2000; 32: 153–6.

Brix TH, Kyvik KO, Hegedus L. Major role of genes in the etiology of simple goiter in females: a population-based twin study. J Clin Endocrinol Metab 1999; 84: 3071–5.

Burgi H, Supersaxo Z, Selz B. Iodine deficiency diseases in Switzerland one hundred years after Theodor Kocher's survey: a historical review with some new goitre prevalence data. Acta Endocrinol (Copenh) 1990; 123: 577–90.

Capon F, Tacconelli A, Giardina E, Sciacchitano S, Bruno R, Tassi V, Trischitta V, Filetti S, Dallapiccola B, Novelli G. Mapping a dominant form of multinodular goiter to chromosome Xp22. Am J Hum Genet 2000; 67: 1004–7.

Cheung L, Messina M, Gill A, Clarkson A, Learoyd D, Delbridge L, Wentworth J, Philips J, Clifton-Bligh R, Robinson BG. Detection of the PAX8-PPAR gamma fusion oncogene in both follicular thyroid carcinomas and adenomas. J Clin Endocrinol Metab 2003; 88: 354–7.

Derwahl M, Studer H. Nodular goiter and goiter nodules: Where iodine deficiency falls short of explaining the facts. Exp clin endocrinol diabetes 2001; 109: 250–60.

Eggo M C, Sheppard MC. Autocrine growth factors produced in the thyroid. Mol Cell Endocrinol 1994; 100: 97–102.

Eszlinger M, Krohn K, Berger K, Lauter J, Kropf S, Beck M, Fuhrer D, Paschke R. Gene expression analysis reveals evidence for increased expression of cell cycle-associated genes and Gq-protein-protein kinase C signaling in cold thyroid nodules. J Clin Endocrinol Metab 2005; 90: 1163–70.

Eszlinger M, Krohn K, Kukulska A, Jarzab B, Paschke R. Perspectives and limitations of microarray-based gene expression profiling of thyroid tumors. Endocr Rev 2007; 28: 322–38.

Ezzat S, Zheng L, Kolenda J, Safarian A, Freeman JL, Asa SL. Prevalence of activating ras mutations in morphologically characterized thyroid nodules. Thyroid 1996; 6: 409–16.

Graf H. Multinodular goiter: pathogenesis and management. In: Braverman L, Cooper D (eds.) Werner and Ingbar's the thyroid: a fundamental and clinical text, 10 ed. Philadelphia: Lippincott, Williams & Wilkins 2013; 635–49.

Harrer P, Broecker M, Zint A, Schatz H, Zumtobel V, Derwahl M. Thyroid nodules in recurrent multinodular goiters are predominantly polyclonal. J Endocrinol Invest 1998; 21: 380–5.

Kimura ET, Kopp P, Zbaeren J, Asmis LM, Ruchti C, Maciel R, Studer H. Expression of transforming growth factor beta1, beta2, and beta3 in multinodular goiters and differentiated thyroid carcinomas: a comparative study. Thyroid 1999; 9: 119–25.

Knudsen N, Laurberg P, Perrild H, Bulow I, Ovesen L, Jorgensen T. Risk factors for goiter and thyroid nodules. Thyroid 2002; 12: 879–88.

Kocher T. Ueber Kropfexstirpation und ihre Folgen. Arch Klin Chir 1883; 29: 254–335.

Kopp P, Kimura ET, Aeschimann S, Oestreicher M, Tobler A, Fey MF, Studer H. Polyclonal and monoclonal thyroid nodules coexist within human multinodular goiters. J Clin Endocrinol Metab 1994; 79: 134–9.

Krause K, Schierhorn A, Sinz A, Wissmann JD, Beck-Sickinger AG, Paschke R, Fuhrer D. Toward the application of proteomics to human thyroid tissue. Thyroid 2006; 16: 1131–43.

Krohn K, Fuhrer D, Bayer Y, Eszlinger M, Brauer V, Neumann S, Paschke R. Molecular pathogenesis of euthyroid and toxic multinodular goiter. Endocr Rev 2005; 26: 504–24.

Krohn K, Maier J, Paschke R. Mechanisms of disease: hydrogen peroxide, DNA damage and mutagenesis in the development of thyroid tumors. Nat Clin Pract Endocrinol Metab 2007; 3: 713–20.

Krohn K, Stricker I, Emmrich P, Paschke R. Cold thyroid nodules show a marked increase in proliferation markers. Thyroid 2003; 13: 569–75.

Kurmann A, Herden U, Schmid SW, Candinas D, Seiler CA. Morbidity rate of reoperation in thyroid surgery: a different point of view. Swiss Med Wkly 2012; 142: w13643.

Kurmann A, Martens F, Inglin R, Schmid SW, Candinas D, Seiler CA. Impact of surgical technique on operative morbidity and its socioeconomic benefit in thyroid surgery. Langenbecks Arch Surg 2012; 397: 1127–31.

Launener P. Statistische Erhebungen über den Kropf bei den Schulkindern im Kanton Bern vor und nach Einführung des jodierten Kochsalzes. Schweiz Med Wochenschr 1939; 455–65.

Merke F. History and iconography of endemic goitre and cretinism. Bern: Hans Huber 1984.

Moalem J, Suh I, Duh QY. Treatment and prevention of recurrence of multinodular goiter: an evidence-based review of the literature. World J Surg 2008; 32: 1301–12.

Neumann S, Bayer Y, Reske A, Tajtakova M, Langer P, Paschke R. Further indications for genetic heterogeneity of euthyroid familial goiter. J Mol Med (Berl) 2003; 81: 736–45.

Neumann S, Willgerodt H, Ackermann F, Reske A, Jung M, Reis A, Paschke R. Linkage of familial euthyroid goiter to the multinodular goiter-1 locus and exclusion of the candidate genes thyroglobulin, thyroperoxidase, and Na+/I-symporter. J Clin Endocrinol Metab 1999; 84: 3750–6.

Pappalardo G, Guadalaxara A, Frattaroli F M, Illomei G, Falaschi P. Total compared with subtotal thyroidectomy in benign nodular disease: personal series and review of published reports. Eur J Surg 1998; 164: 501–6.

Parma J, Duprez L, Van Sande J, Cochaux P, Gervy C, Mockel J, Dumont J, Vassart G. Somatic mutations in the thyrotropin receptor gene cause hyperfunctioning thyroid adenomas. Nature 1993; 365: 649–51.

Parma J, Duprez L, Van Sande J, Hermans J, Rocmans P, Van Vliet G, Costagliola S, Rodien P, Dumont J E, Vassart G. Diversity and prevalence of somatic mutations in the thyrotropin receptor and Gs alpha genes as a cause of toxic thyroid adenomas. J Clin Endocrinol Metab 1997; 82: 2695–701.

Paschke R. Molecular pathogenesis of nodular goiter. Langenbecks Arch Surg 2011; 396: 1127–36.

Reverdin J. Accidents consécutifs à l›ablation totale du goitre. Rev Méd Suisse Romande 1882; 2: 539.

Rieu M, Bekka S, Sambor B, Berrod J L, Fombeur J P. Prevalence of subclinical hyperthyroidism and relationship between thyroid hormonal status and thyroid ultrasonographic parameters in patients with non-toxic nodular goitre. Clin Endocrinol (Oxf) 1993; 39: 67–71.

Rojdmark J, Jarhult J. High long term recurrence rate after subtotal thyroidectomy for nodular goitre. Eur J Surg 1995; 161: 725–7.

Seiler CA, Vorburger SA, Burgi U, Candinas D, Schmid SW. Extended resection for thyroid disease has less operative morbidity than limited resection. World J Surg 2007; 31: 1005–13.

Shah MD, Witterick IJ, Eski SJ, Pinto R, Freeman JL. Quality of life in patients undergoing thyroid surgery. J Otolaryngol 2006; 35: 209–15.

Song Y, Driessens N, Costa M, De Deken X, Detours V, Corvilain B, Maenhaut C, Miot F, Van Sande J, Many MC, Dumont JE. Roles of hydrogen peroxide in thyroid physiology and disease. J Clin Endocrinol Metab 2007; 92: 3764–73.

Studer H, Derwahl M. Mechanisms of nonneoplastic endocrine hyperplasia – a changing concept: a review focused on the thyroid gland. Endocr Rev 1995; 16: 411–26.

Studer H, Gerber H, Zbaeren J, Peter HJ. Histomorphological and immunohistochemical evidence that human nodular goiters grow by episodic replication of multiple clusters of thyroid follicular cells. J Clin Endocrinol Metab 1992; 75: 1151–8.

Studer H, Ramelli F. Simple goiter and its variants: euthyroid and hyperthyroid multinodular goiters. Endocr Rev 1982; 3: 40–61.

Tröhler U. Der Nobelpreisträger Theodor Kocher 1841–1917. Basel: Birkhäuser 1984.

Trulzsch B, Krohn K, Wonerow P, Chey S, Holzapfel HP, Ackermann F, Fuhrer D, Paschke R. Detection of thyroid-stimulating hormone receptor and Gsalpha mutations: in 75 toxic thyroid nodules by denaturing gradient gel electrophoresis. J Mol Med (Berl) 2001; 78: 684–91.

Vitti P, Delange F, Pinchera A, Zimmermann M, Dunn JT. Europe is iodine deficient. Lancet 2003; 361: 1226.

Zimmermann M B, Andersson M. Prevalence of iodine deficiency in Europe in 2010. Ann Endocrinol (Paris) 2011; 72: 164–6.

4 Eingriffstypische Komplikationen in der Strumachirurgie

Michael Hermann, Claudia Bures, Katayoun Tonninger und Friedrich Kober

4.1 Historische Entwicklung

Das Kaiserin Elisabeth Spital in Wien wurde am 25. November 1890 eröffnet. Auf einer „Correspondenz-Karte" des Jahres 1898, die ein Patient von seinem Krankenbett aus an einen Freund versendete, sind einige Pavillons dargestellt, die der Architekt Eugen Sehnal im Stil des Frühhistorismus erbaut hatte (▶ Abb. 4-1).

Im Jahr 1918 wurden die ersten Schilddrüsenoperationen im Kaiserin Elisabeth Spital durchgeführt. Seinen Ruf als „Kropfspital in Rudolfsheim" erlangte das Krankenhaus im Jahr 1929, als Fritz Kaspar, ein Schüler Hocheneggs, die Abteilung als Primararzt übernahm und als erster die Allgemeinnarkose in der Strumachirurgie einführte. Zuvor wurden alle Patienten in Lokalanästhesie operiert und mussten während der Operation sprechen, um dem Operateur zu signalisieren, dass die Stimme noch intakt war.

„Zahlreiche Patienten sprachen mit Entsetzen und in drastischen Ausdrücken von ihrem Kropfoperationserlebnis. Furchtbare Schmerzen, die sie durchgemacht hatten, und

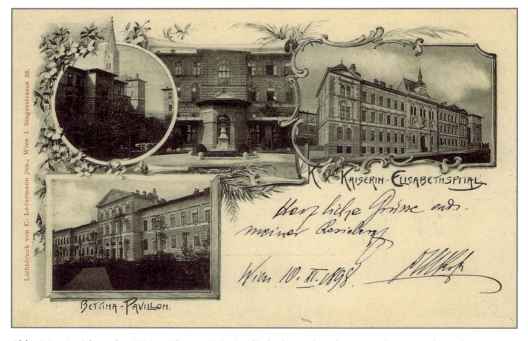

Abb. 4-1 Ansichten des 1890 errichteten Kaiserin Elisabeth Spitals auf einer Postkarte aus dem Jahr 1898

das unerträgliche Druck- und Erstickungsgefühl während einiger Phasen der Operation bezeichneten sie als unerträgliches Erlebnis, dass sie sich lieber umbringen würden, als nochmals derartige Qualen zu erleiden." So zitiert Kaspar Klagen von Patienten, die in Lokalanästhesie operiert wurden (Kaspar 1941).

In der Folge führte er die Allgemeinnarkose auf Avertin-Basis ein, über die Schimmelbusch-Maske wurde der Äthertropf verabreicht, wodurch die Operation ihren Schrecken verlor. Das Operationsverfahren bestand in den klassischen subtotalen Klemmenresektionen unter Belassen eines 4–5 ml großen Schilddrüsenrests – einerseits zur Schonung des fernab gelegenen N. laryngeus recurrens und der Nebenschilddrüsen, die damals grundsätzlich nicht präpariert wurden, andererseits zur Erhaltung von ausreichend funktionstüchtigem Restgewebe in Ermangelung eines synthetischen Ersatzhormons. Ab diesem Zeitpunkt suchten die Patienten in großer Zahl das Kaiserin Elisabeth Spital zur „Kropfoperation" auf. Im Jahr 1941 konnte Kaspar bereits über 12.000 Operationen berichten (Kaspar 1941). So wurde das Krankenhaus zum bis heute größten Zentrum für Schilddrüsenchirurgie in Österreich.

Kurt Keminger (von 1979–1990 Vorstand der Abteilung) beschrieb zur 100-Jahrfeier die Geschichte des Hauses in seinem Werk „Das Kropfspital in Rudolfsheim" chronologisch, auch er selbst machte sich sehr um die Strumachirurgie verdient (Keminger 1990). Bis zum Jahr 2011 wurden 79.988 Schilddrüsenoperationen durchgeführt. Im Jahr 2012 wurde dann das Kaiserin Elisabeth Spital in Rudolfsheim-Fünfhaus (15. Wiener Gemeindebezirk) geschlossen und die gesamte chirurgische Abteilung unter Beibehaltung des Schwerpunkts „Schilddrüse" und Fortsetzung der Tradition in die Krankenanstalt Rudolfstiftung in den dritten Bezirk übersiedelt. In den letzten Jahren wurden durchschnittlich etwa 1.300 Schilddrüsenoperationen jährlich durchgeführt.

4.2 Datendokumentation, Datenanalyse und Ergebnisqualität

Als ich 1985 als junger Assistent in die Chirurgische Abteilung des Kaiserin Elisabeth Spitals eintrat, bestand mein erstes wissenschaftliches Projekt im Aufbau eines chirurgischen Dokumentationssystems (ChiDos). Eine spezielle Schilddrüsendokumentation wurde entwickelt, die Patientendaten rückwirkend bis zum Jahr 1979 erfasst und die Dateneingabe konsequent bis zum heutigen Tag fortgesetzt. Detaillierte Diagnose- und Therapieschlüssel, der ausführende Operator, eingriffstypische Komplikationen und Nachsorgedaten werden seither minutiös dokumentiert. Dieses erste Dokumentationssystem „ChiDos" wurde schließlich von „ChirDoc" (Fa. Micom Medicare) abgelöst und die Datenbank in das neue System übernommen.

Über ein Auswertungsprogramm können diese Daten nach beliebigen Fragestellungen und Zeiträumen abgerufen werden. Das bildet die Basis für Wissenschaft und klinische Forschung und stellt zudem die Voraussetzung für ein Qualitätssicherung mit Analyse der Ergebnisqualität dar. Die interne Qualitätssicherung dient dem Vergleich der individuellen Einzelleistung des Operateurs in Gegenüberstellung zum Gesamtergebnis der Abteilung und ist somit ein Instrument für gezielte Verbesserungsmaßnahmen (*continuous quality improvement*; Hermann 2010; Kritchevsky et al. 1991). Demgegenüber ermöglicht die externe Qualitätssicherung den Vergleich mit anderen Abteilungen bzw. den wissenschaftlich publizierten Daten aus internationalen Zentren (Rosato et al. 2004) und somit ein Benchmarking.

Damit wäre auch die Basis eines landesweiten Qualitätsregisters gegeben (Bergenfelz et al. 2008; Godballe et al. 2009; Thomusch et al. 2000, 2003), was allerdings eine Abstimmung und Standardisierung der klinikspezifischen und regional unterschiedlichen Dokumentationssysteme oder ein eigenes internetbasiertes Qualitätsnetzwerk mit konsequenter oder gesetzlich verpflichtender Dateneingabe erfordern würde.

Anhand der vorliegenden Daten lässt sich nun der Paradigmenwechsel in der Operationsstrategie und die Zunahme radikaler Resektionsverfahren darstellen und gleichzeitig die damit verbundene Ergebnisqualität analysieren. Die Änderung der Operationsstrategie, weg von subtotalen Resektionsverfahren und hin zu komplikationsarm durchzuführenden fast-totalen, totalen Lappen- oder kompletten Schilddrüsenentfernungen, hat zweifellos seinen Ursprung in der Weiterentwicklung der Präparationstechnik mit dem schrittweisen Erlernen der Darstellung des N. laryngeus recurrens. Sie konnte das Risiko dauerhafter Stimmbandnervenlähmungen, speziell aber der für den Patienten schicksalhaften beidseitigen Rekurrensparese, minimieren.

> Dass die radikalen Resektionsverfahren ein „neues", zuvor wenig relevantes Komplikationsrisiko mit sich brachten, stellte sich allerdings erst im Verlauf der weiteren Jahre und durch konsequente wissenschaftliche Nachuntersuchungen heraus: der Hypoparathyreoidismus – eine unterschätzte Komplikation (Hermann 2005).

4.2.1 Qualitätsindikatoren

Somit gibt es in der Schilddrüsenchirurgie 2 übergeordnete Behandlungsziele:
- Langfristige Heilung der Erkrankung durch befundadaptierte, individualisierte Resektionsverfahren
- Vermeidung schwerwiegender postoperativer bzw. jeglicher dauerhafter Komplikationen (▶Tab. 4-1)

Die Analyse der Ergebnisqualität über den Zeitraum von 33 Jahren soll einerseits darstellen, wie sich die Schilddrüsenchirurgie entwickelt hat, und andererseits, wie die Mitarbeiter einer spezialisierten Abteilung schrittweise neue Standards und Operationsverfahren umsetzen und den aufwendigen Weg zum *continuous quality improvement* beschreiten. Qualitätssicherung wird durch die folgenden Fragen einfacher verständlich:

Tab. 4-1 Qualitätsindikatoren in der Schilddrüsenchirurgie

Komplikationen des Eingriffs	Langzeitfolgen
- Stimmbandnervenlähmung (Rekurrensparese) – transient oder permanent - Kalziummangel durch Nebenschilddrüsenunterfunktion (Hypokalzämie durch Hypoparathyreoidismus) – transient oder permanent - Nachblutung - Wundinfektion - Perioperative Letalität	- Rezidivrate (durch inadäquate Radikalität) - Sterblichkeit (Mortalität) an der Grunderkrankung

- Machen wir das Richtige?
- Machen wir das Richtige gut?
- Wie können wir das Richtige besser machen?

Dabei ist es leichter, die eingriffstypischen Komplikationen zu analysieren und bei Erkennung nachteiliger Operationsfolgen kurz bis mittelfristig Verbesserungsmaßnamen zu ergreifen. Schwieriger hingegen ist es zu klären, ob etwa ein gewähltes Resektionsausmaß bei der endemischen Knotenstruma geeignet ist, Rezidive zu vermeiden, oder – um eine anderes Beispiel zu erwähnen – ob eine zentrale Kompartmentlymphadenektomie bei bifokalem Mikrokarzinom langfristig und im großen Kollektiv betrachtet hilfreich oder durch die Erweiterung des Eingriffs und das potenziell erhöhte Komplikationsrisiko nachteilig für ein Patientenkollektiv ist.

4.2.2 Das Krankengut aus 33 Jahren

Im 33-jährigen Beobachtungszeitraum wurden durchschnittlich 11 % der Patienten wegen bösartiger Schilddrüsenerkrankung, 82 % wegen gutartiger Ersterkrankung und 7 % wegen gutartigem Rezidiv an der Schilddrüse operiert. Im Verlauf des Beobachtungszeitraums sind diese Durchschnittswerte allerdings nicht repräsentativ, da sich im Lauf der 33 Jahre ein wesentlicher Gestaltenwandel der Diagnosen, aber auch des chirurgischen Krankenguts ergeben hat.

▶Tabelle 4-2 gibt eine Übersicht über die erfolgten Operationen. Die Einteilung der Schilddrüsenerkrankungen folgte dabei klinischen und pathologischen Kriterien. Wies ein Patient 2 oder mehrere unterschiedliche Krankheitsbilder in seiner Schilddrüse auf (z. B. M. Basedow und papilläres Karzinom), so wurde die Zuordnung zu Diagnosegruppen

Tab. 4-2 Klinisch-pathologische Einteilung der Schilddrüsenoperationen im Zeitraum 1979–2011 nach benigner und maligner Diagnose, Erst- und Reeingriff und Stoffwechsellage (n = 34.161)

		Anzahl	%
Schilddrüsenkarzinom (= 3.655)			
Ersteingriff		3.026	8,9
Komplettierungseingriff		384	1,1
Karzinom in Rezidivstruma (1. OP: benigne, 2. OP: maligne)		159	0,5
Karzinomrezidiv (1. OP: maligne, 2. OP: maligne)		86	0,3
Gesamt		**3.655**	**10,7**
Gutartige Struma (n = 30.506)			
Ersteingriff (n = 28.167)	Euthyreot[a]	20.618	60,4
	Autonomie	6.266	18,3
	M. Basedow	1.283	3,8
	Gesamt	**28.167**	**82,5**
Rezidiv (n = 2.339)		2.339	6,8
Gesamt		**34.161**	

[a] Die seltene primäre Operationsindikation bei Thyreoiditis wurde unter „euthyreote gutartige Schilddrüsenerkrankung" gereiht.

einer Priorisierung unterzogen: 1. Schilddrüsenkarzinom, 2. Rezidivstruma und 3. Erstmanifestationen einer gutartigen Struma. Die verschiedenen Formen der Thyreoiditis, die überwiegend eine Begleitdiagnose darstellen, wurden den Hauptdiagnosen zugeteilt.

4.3 Geschlechtsverhältnis und Altersverteilung

Im Zeitalter der Gendermedizin ist eine Differenzierung nach **Geschlechtern** obligat. Die Auswertung zeigt, dass zwar immer noch überwiegend Frauen an Schilddrüsenerkrankungen leiden und demnach auch wesentlich häufiger operiert werden, das Verhältnis Frauen zu Männern im chirurgischen Krankengut hat sich jedoch im Lauf der 33 Jahre von 5,5:1 auf 3:1 verändert (▶Abb. 4-2). Es ist somit zu einer relativen Zunahme der operationspflichtigen Schilddrüsenbefunde bei Männern gekommen. Frauen werden aber immer noch 3-mal häufiger operiert, die Mortalität an Schilddrüsenkarzinomen ist allerdings bei beiden Geschlechtern gleich. Die Krebsstatistik 2012 der Statistik Austria zeigt eine identische Sterblichkeitsrate bei Männern und Frauen von 0,4 Patienten pro 100.000 Personen (Hermann 2010; www.statistik.at).

Das **Durchschnittsalter** der Patienten ist um nahezu 5 Jahre angestiegen (▶Abb. 4-3). Ein Effekt der Jodsalzprophylaxe, d. h. ein längeres Hinauszögern des Strumawachstums (Lind et al. 2002), aber auch die Bereitschaft zur Operation immer älterer Menschen könnte ursächlich eine Rolle spielen. Die evidenzbasierte Interpretation dieser Entwicklung erfordert die Analyse von Subgruppen und weitere wissenschaftliche Auswertungen.

4.4 Gestaltenwandel der Diagnosen im chirurgischen Krankengut

Der Gestaltenwandel im chirurgischen Krankengut ist evident. Es stellt sich jedoch die Frage, ob es tatsächlich zu Veränderungen der Krankheitsbilder gekommen ist, ob der Gestaltenwandel spontan vor sich ging oder ob er beispielsweise durch Jodsalzprophylaxe,

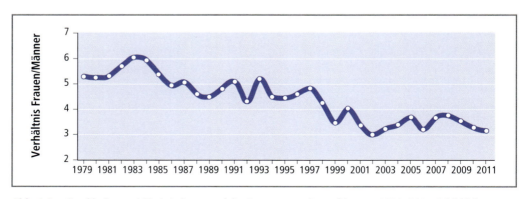

Abb. 4-2 Geschlechterverhältnis in Bezug auf die Gesamtoperationszahlen von 1979–2011. Schilddrüsenerkrankungen traten vorwiegend bei Frauen auf; allerdings hat sich das Verhältnis zu Männern im operativen Krankengut von 5,5:1 auf 3:1 deutlich gewandelt.

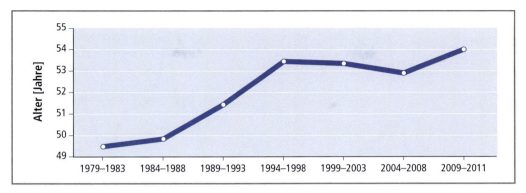

Abb. 4-3 Durchschnittsalter im Beobachtungszeitraum 1979–2011. Das Alter zum Zeitpunkt der Operation ist von 49,5 Jahre im Zeitraum 1979–1983 auf 54,0 Jahre im Zeitraum 2009–2011 angestiegen.

Umweltbedingungen, soziale Lebensumstände oder andere Faktoren beeinflusst ist.

Bestimmende Parameter sind zweifellos auch die verfeinerte Diagnostik durch hochauflösende Ultraschallgeräte und ultrasensitive Laborparameter, wodurch die Erkennung und folglich auch die Behandlung von Schilddrüsenerkrankungen zunehmen. Auch Vorsorgeuntersuchungen, die flächendeckende Bereitstellung medizinischer Leistungen, das größere Vertrauen der Menschen in die Medizin, das bessere therapeutische Potenzial und vielfach auch die „Absicherungsstrategie" der Ärzte führen dazu, dass mehr Befunde erhoben und therapiert werden.

Exemplarisch angeführt sei der Anstieg der **papillären Schilddrüsenkarzinome** am Gesamtkrankengut, der zu einem großen Teil durch die Zunahme der Mikrokarzinome bedingt ist (▶ Abb. 4-4). Die Ursache dafür dürfte überwiegend in der verfeinerten histopathologischen Diagnostik, der subtilen Aufarbeitung des Schilddrüsenresektats sowie der dadurch bedingt höheren Trefferquote liegen.

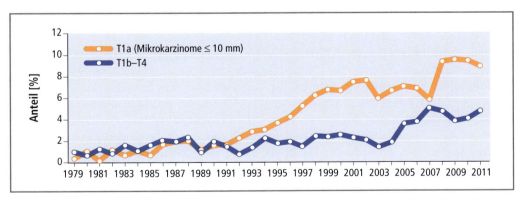

Abb. 4-4 Anteil der papillären Schilddrüsenkarzinome am Gesamtkrankengut im 33-Jahresverlauf differenziert nach Tumorstadium T1a (UICC 2010, Mikrokarzinome ≤ 10 mm) und T1b–T4. Der Anstieg der papillären Karzinome wird dominiert durch die Frühstadien (T1a-Mikrokarzinome), aber auch bei den über 1 cm großen Tumoren ist eine Zunahme zu verzeichnen.

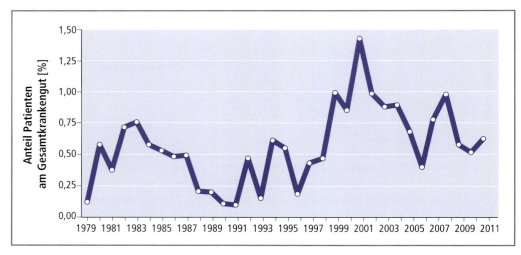

Abb. 4-5 Inzidenz des medullären Karzinoms. Die Einführung des Kalzitoninscreenings im Jahr 1999 führte zu einem Peak im Jahr 2001 mit 18 medullären Karzinomen (1,4 % des Gesamtkrankenguts), die durchschnittliche Anzahl diagnostizierter medullärer Schilddrüsenkarzinome hat sich seither nahezu verdoppelt.

Neuhold et al. (2011) beschreiben anhand des pathologischen Krankenguts eine eindeutige positive Korrelation zwischen der Anzahl der histologischen Schnitte pro Resektat und der Anzahl aufgefundener Mikrokarzinome. Die Zunahme der über 10 mm großen papillären Karzinome ist allerdings evident, teilweise bedingt durch die Diagnosestellung bzw. Zuordnung der follikulären Variante der papillären Karzinome bzw. der Mischformen zum papillären Tumortyp – und nicht wie in den Vorzeiten zum follikulären Typus. Eine generelle Zunahme der papillären Karzinome ist aber anzunehmen.

Follikuläre Karzinome nehmen 2 % der malignen Schilddrüsentumoren gemessen am Gesamtkrankengut ein, die Tendenz ist – trotz der ebenfalls verfeinerten Diagnostik mittels Serienschnitten bei follikulären Tumoren (MIFTC, *minimal-invasive follicular thyroid carcinoma*) – leicht rückläufig (von 2,2 auf 1,7 %; Hermann 2010).

Medulläre Karzinome haben im Beobachtungszeitraum zugenommen, der Anstieg ist mit dem Beginn des Kalzitoninscreenings im Jahr 1999 zu beobachten, zuvor lag die durchschnittliche Rate bei 0,4 % des Gesamtkrankenguts, danach bei 0,8 %. Der Anteil diagnostizierter medullärer Schilddrüsenkarzinome hat sich demnach seither verdoppelt (▶Abb. 4-5).

Die **anaplastischen Tumoren** sind deutlich rückläufig von 1 % auf 0,2 % (Hermann 2010).

Auffällig zugenommen hat die Operation der **Basedow-Struma** im chirurgischen Krankengut (▶Abb. 4-6). Wurden in früheren Jahren Basedow-Patienten nur in Ausnahmefällen zum Chirurgen weitergeleitet, so ist heute die Operation die Therapie der Wahl zur definitiven Sanierung der Erkrankung und macht ca. 6–8 % der Schilddrüsenoperationen aus. Der Eingriff ist technisch anspruchsvoll, hat sich aber durch die moderne komplikationsarme Operationstechnik mittlerweile gegenüber anderen Therapieverfahren (medikamentös, Radiojodtherapie) als effektivste und sicherste Methode etabliert. Er muss daher als Erfolgsgeschichte in der Behandlungsqualität dieser autoimmunen Überfunktionsform bezeichnet werden.

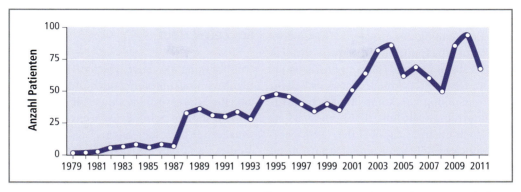

Abb. 4-6 M. Basedow: Die Operation wegen schwerer Überfunktion vom Basedow-Typ hat im Zeitverlauf beträchtlich zugenommen. Derzeit werden zwischen 70 und 90 Patienten jährlich operiert.

Voraussetzung für die nachhaltige Heilung ist ein radikales Resektionsausmaß im Sinne einer Totalentfernung oder Near-total-Thyreoidektomie mit maximal 2 ml Restgewebe, um Rezidive zu vermeiden, die chirurgisch schwer sanierbar sind (Hermann et al. 1998, 1999). Speziell bei großer Struma, endokriner Orbitopathie, Nebenwirkung der Thyreostatika oder therapierefraktärer Hyperthyreose ist die Operation die Therapie der ersten Wahl, bei drohender thyreotoxischer Krise kann die Thyreoidektomie eine Akutmaßnahme darstellen. (Hermann et al. 1994)

Vergleichsweise ist die Operationsindikation wegen **thyreoidaler Autonomie** im gesamten Beobachtungszeitraum von 30 % auf unter 10 % rückläufig.

4.5 Paradigmenwechsel in der Operationsstrategie

Innerhalb des 33-jährigen Beobachtungszeitraums hat sich die Operationsstrategie einer nachhaltigen Veränderung unterzogen. Dies war zum einen bedingt durch die Weiterentwicklung der chirurgischen Technik, speziell der Präparation des N. laryngeus recurrens, und im weiteren Zeitverlauf der vermehrten Beachtung der Nebenschilddrüsen. Zum anderen entwickelte sich ein neues endokrinchirurgisches Verständnis für verschiedene Krankheitsbilder, wobei sich speziell bei gutartigen Schilddrüsenerkrankungen wie der durchgehend knotig veränderten Struma, der Basedow-Hyperthyreose oder der multifokalen Autonomie das Postulat einer Totaloperation ergab (Dralle et al. 2009). Ebenso etablierte sich durch Optimierung der prä- und intraoperativen Ultraschalldiagnostik in geeigneten Fällen ein funktionskritisches Verfahren mit selektiver Knotenresektion (Wahl et al. 1998).

Insofern ist die klassische subtotale Resektion, die primär als Routineeingriff bei der endemischen Struma galt, weitgehend radikaleren Operationsverfahren wie der fast totalen oder der totalen Thyreoidektomie gewichen. Neben der komplikationsarmen Operationstechnik wurde auch die Erkenntnis über hohe Rezidivraten nach subtotalen Resektionen ein schlagendes Argument für die Thyreoidektomie (Lo et al. 2007, Agarwal u. Aggarwal 2008).

Daten einer großen Multicenterstudie in Deutschland (Thomusch et al. 2003) legen nahe, dass bei multinodulärer Knotenstruma eine Empfehlung zur (totalen) Thyreoidektomie nur in expertiser Hand auch wirklich komplikationsarm und somit empfehlenswert ist. Der Diskurs ist aktuell: Einerseits besteht die Empfehlung zur kompletten Schilddrüsenentfernung (Musholt 2010), andererseits wird doch erkannt, dass bei der Totaloperation mit einer höheren Komplikationsrate zu rechnen ist, weshalb ein individualisiertes Resektionsausmaß empfohlen wird (Dralle et al. 2011).

Um die Daten des 33-jährigen Beobachtungszeitraums mit 34.161 Operationen repräsentativ darzustellen, wurden die Auswertungsergebnisse in 6 Fünfjahresperioden unterteilt, für den siebten Zeitabschnitt verblieben die 3 Jahre 2009–2011, die die aktuellste Ergebnisqualität widerspiegeln.

4.5.1 Das Resektionsausmaß im Zeitverlauf

▶Abbildung 4-7 zeigt, dass zu Beginn des Beobachtungszeitraums noch in 93 % subtotale Resektionsverfahren unter Belassen eines 3–4 ml großen Schilddrüsenrests ausgeführt wurden. In den folgenden 20 Jahren wurde dieses Verfahren schrittweise verlassen, um während der letzten Periode zwischen 2009 und 2011 nur noch im Ausnahmefall (1,3 %) angewandt zu werden.

Diese letztlich zögerliche Entwicklung zeigt die langsame Entstehung und Verbreitung evidenzbasierter Grundlagen und Empfehlungen für einen Paradigmenwechsel in der Operationsstrategie. Es dauert Jahre, bis diese in Leitlinien ihren Niederschlag findet (Bareck et al. 2010; Musholt et al. 2011; Dralle et al. 2013). Anschließend muss sich eine flächendeckende Überzeugungskraft entwickeln, die gegen traditionellen Widerstand neue Methoden entste-

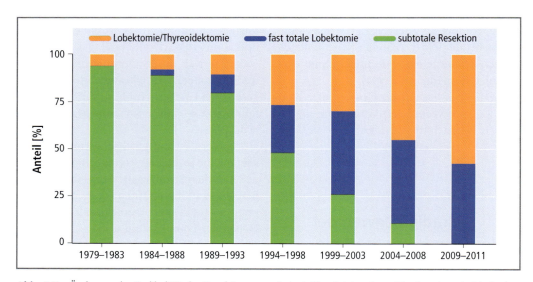

Abb. 4-7 Änderung der Radikalität des Resektionsverfahrens: Vor 33 Jahren wurden nahezu ausschließlich subtotale Resektionen durchgeführt. Mit der schrittweisen Einführung der Rekurrenspräparation ab 1985 wurde zunehmend radikaler operiert, es dauerte jedoch über 2 Jahrzehnte, bis die subtotale Methode weitgehend verlassen wurde. Im letzten Beobachtungszeitraum wurden in 58 % der Fälle totale und in 41 % fast totale Lappen-/Schilddrüsenentfernungen durchgeführt.

4.5 Paradigmenwechsel in der Operationsstrategie

hen lässt. Vielleicht sind zögerlich einsetzende Veränderungen auch hilfreich zur Vermeidung schwerwiegender Komplikationen als Folge erzwungener Strategieänderungen gegen die chirurgischen Gewohnheiten und ohne professionelle Unterstützung und Anleitung für Chirurgen, die Schilddrüsenchirurgie nicht als Schwerpunkt haben, auf der Versorgungsebene jedoch auch durchführen (müssen).

Der Qualitätsauswertung ist zu entnehmen, dass diese Umstellung von den individuellen Operateuren unterschiedlich schnell angenommen bzw. realisiert wird. Um 1985 begann sich die Rekurrenspräparation zu etablieren, das Near-total-Verfahren und die Totalentfernung setzten sich schrittweise durch. Derzeit werden über 41 % fast totale und 58 % totale Lappenresektionen durchgeführt (▶ Abb. 4-7).

> Das zunehmend radikale Operationsverfahren hat die definitive Heilung bzw. die Vermeidung von Rezidivoperationen zum Ziel: So sollte die Abnahme der Reeingriffe ein langfristiger Qualitätsindikator für das Resektionsausmaß beim Ersteingriff sein.

4.5.2 Inzidenz der gutartigen Rezidivstruma

Bei Betrachtung der Rezidiventwicklung ist im besonderen Maße wegen des prinzipiell langsamen Knotenwachstums ein langer Beobachtungszeitraum notwendig, denn erst langfristig lässt sich der Benefit der radikalen Operationsverfahren darstellen. ▶ Abbildung 4-8 zeigt die rückläufige Inzidenz der Rezidivstruma am Gesamtkrankengut von 8 % auf 4 %. Dieser Trend ist umso klarer und bemerkenswerter, als die zunehmend subtile Nachsorge nach Schilddrüsenoperationen auch kleine Rezidivstrumen erkennen lässt. Sie entgingen in früheren Zeiten einer Diagnostik, werden jedoch heute vermehrt auch in Hinblick auf eine komplikationsarme Operationstechnik einer chirurgischen Therapie zugeführt.

Grundsätzlich ist bei dem Begriff „Rezidivstruma" zu differenzieren, ob es die Folge inadäquater Radikalität beim Ersteingriff durch übersehene Residualknoten bzw. hyperfunktionell belassene Schilddrüsenreste

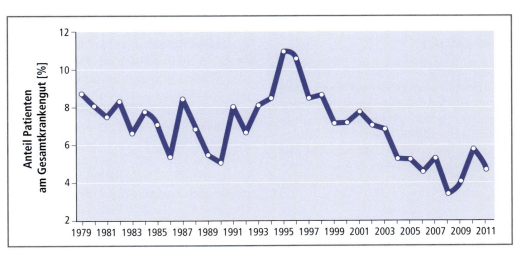

Abb. 4-8 Inzidenz des gutartigen Rezidivstrumas (2.339 von 34.161 Eingriffen). Der Verlauf über 33 Jahre zeigt die kontinuierliche Abnahme der komplikationsträchtigen Wiederholungseingriffe, bedingt durch zunehmend radikalere Operationsverfahren beim Ersteingriff.

ist, oder ob sich auf dem Boden eines regulären Restgewebes oder auch des kontralateralen Schilddrüsenlappens über Jahre oder Jahrzehnte ein neuerliches Knotenwachstum entwickelt. Diese Differenzierung ist in der Retrospektive aber kaum möglich.

4.6 Komplikationen im 33-jährigen Beobachtungszeitraum

4.6.1 Rekurrensparese

Die früh-postoperative Rekurrensparese stellt bis heute eine unvermeidbare und eingriffstypische Komplikation in der Schilddrüsenchirurgie dar und ist somit nur ein eingeschränkter Qualitätsindikator für das postoperative Ergebnis. Die beidseitige Nervenlähmung bedeutet jedoch für den Patienten ein dramatisches Ereignis, sodass alles zu unternehmen ist, den beidseitigen Nervenausfall zu vermeiden (Goretzki 2010), beispielsweise durch Abbruch der Operation nach einseitiger Resektion bei durch Neuromonitoring gesichertem Funktionsausfall.

> Zur lückenlosen und ehrlichen Dokumentation ist es erforderlich, bei jedem Patienten postoperativ eine Kehlkopfspiegelung durch einen unabhängigen HNO-Facharzt durchführen zu lassen, selbst wenn die Stimmqualität eine reguläre Stimmbandbeweglichkeit vermuten lässt.

Es ist bekannt, dass Stimmbandnervenlähmungen nicht selten klinisch unbemerkt bleiben und Symptome fehlen könnten. Das Qualitätsdefizit der chirurgischen Leistung ist jedoch nicht durch die früh-postoperative Einschränkung der Stimmbandfunktion, sondern durch die Dauerhaftigkeit der Parese gegeben. Letztere ist anzunehmen, wenn sich nach über 6 Monaten keine Beweglichkeit des gelähmten Stimmbands eingestellt hat. Zur Qualitätsanalyse muss demnach jede postoperativ eingetretene Stimmbandnervenlähmung (außer es handelt sich um eine onkologisch erforderliche oder akzidentell bedingte Durchtrennung) über einen mindestens halbjährigen Zeitraum nachuntersucht und dokumentiert werden.

Die Rekurrensparese stellt jene Komplikation in der Strumachirurgie dar, die bisher am umfassendsten klinisch erforscht ist und für die seit jeher intensiv Methoden zur Vermeidung entwickelt wurden. Dennoch liegen für ein Benchmarking, also ein Setzen von Maßstäben, welche Qualitätsziele – im konkreten Fall passagere bzw. permanente Pareseraten – angestrebt werden sollten, nur vorsichtige Empfehlungen vor. Rothmund gibt in der aktuellen Auflage des Lehrbuchs der endokrinen Chirurgie 1–3 % permanente Stimmbandnervenlähmungen bei Ersteingriffen, bis 5 % bei Karzinomen und 3,5–10 % bei Rezidiven an (Rothmund 2012).

Betrachtet man die Rekurrenspareserate des gesamten Strumakrankenguts der 33 Jahre (▶ Abb. 4-9), so hat sich die Rate postoperativer Paresen offensichtlich nicht wesentlich geändert. Das ist wenig verwunderlich, dominierten in den ersten Perioden doch die subtotalen Resektionen, die per se auch ein geringes Pareserisiko aufweisen. Die totalen Lappenentfernungen waren damals selten, sie wurden nur durchgeführt, wenn sie unumgänglich waren. So fiel der ungünstige Outcome bei Hemithyreoidektomie, Thyreoidektomie (▶ Abb. 4-10) und der Operation von Karzinomen oder Rezidivstrumen im Gesamtkrankengut nicht auffällig ins Gewicht. Sie waren anteilmäßig nur wenig vertreten.

4.6 Komplikationen im 33-jährigen Beobachtungszeitraum

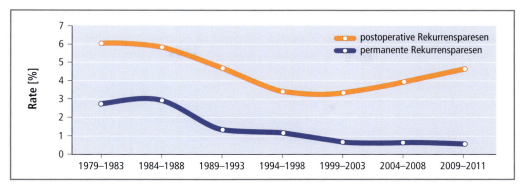

Abb. 4-9 Rate an postoperativen und permanenten Rekurrensparesen im Gesamtkrankengut (Ersteingriff, Reeingriff, gutartig, bösartig), bezogen auf exponierte Stimmbandnerven (*nerves at risk*). Die Rekurrenspräparation ermöglichte eine Senkung der Rate dauerhafter Paresen auf ein Fünftel, obwohl nahezu ausschließlich fast totale oder totale Operationsverfahren angewendet wurden.

Anders stellt sich der Verlauf bei den permanenten Paresen dar: Hier kommt es im Zeitverlauf zu einer kontinuierlichen Reduktion der dauerhaften Stimmbandlähmung von ca. 3 % auf 0,62 %, demnach auf ein Fünftel. Dies ist ein Zeichen der geringen Rückbildungsrate der Paresen innerhalb der ersten Beobachtungszeiträume (um 50 %), als Nerven nicht präpariert wurden, im Vergleich zum letzten Zeitraum (um 90 % Restitutio).

Die Senkung der Rate permanenter Rekurrensparesen kommt allerdings noch wesentlich deutlicher bei den operationstechnisch anspruchsvollen Eingriffen zur Darstellung. Das höchste Risiko für permanente Stimmbandnervenlähmungen ist nach wie vor bei der Operation der **Rezidivstruma** gegeben. Die Rate dauerhafter Paresen konnte hier von 13 auf unter 2 % gesenkt werden (▶Abb. 4-10). Gut zu erkennen ist der erste

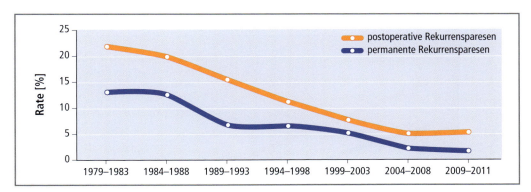

Abb. 4-10 Rezidivstruma: Rate an postoperativen und permanenten Rekurrensparesen bezogen auf exponierte Stimmbandnerven (*nerves at risk*). Die Reoperationen tragen das höchste Risiko für permanente Stimmbandnervenlähmungen, die Rate konnte jedoch von 13 % auf unter 2 % gesenkt werden:

Der erste Qualitätssprung fand von der zweiten auf die dritte Beobachtungsperiode statt (Einführung der konsequenten Rekurrenspräparation), der zweite Qualitätssprung von der fünften auf die sechste Periode (Einführung des Neuromonitoring).

Qualitätssprung von der zweiten auf die dritte Beobachtungsperiode (Senkung der Komplikationsrate von 12 auf 6 %) im Zuge der Einführung der Rekurrenspräparation. Die zweite Phase der Verbesserung der Ergebnisqualität fand von der fünften auf die sechste Zeitperiode statt (von 6 auf 2 %), als das Neuromonitoring eingeführt und – vor allem beim Rezidiv – konsequent angewendet wurde.

Besonders eindrucksvoll kommt die operationstechnische Verbesserung bei der Chirurgie des **Schilddrüsenkarzinoms** zur Darstellung. Die Rate postoperativer Paresen konnte von 24 % auf 7 %, die der dauerhaften Paresen von 13 % auf deutlich unter 1 % gesenkt werden (▶ Abb. 4-11). Die Verbesserung der Ergebnisqualität erfolgte schrittweise und erstreckte sich weitgehend kontinuierlich über den gesamten Zeitraum. Es muss jedoch einschränkend erwähnt werden, dass hier sämtliche Tumortypen und Stadien gemeinsam ausgewertet wurden und in dieser Übersicht keine Differenzierung bezüglich klassisch radikalem operativem Vorgehen und eingeschränkter Radikalität erfolgte. Die bedarfsadaptierten Radikalitätsprinzipien (papilläres Mikrokarzinom, minimal-invasives folliküläres Karzinom) sind mittlerweile derart individualisiert, dass hier die Auswertung der Untergruppen den Rahmen sprengen würde.

Betrachtet man die Rate permanenter Rekurrensparesen in Abhängigkeit vom **Resektionsverfahren** (subtotal, near total und total) und bezogen auf *nerves at risk*, so zeigen sich folgende Ergebnisse: Die totale Entfernung eines Schilddrüsenlappens (Lobektomie/Hemithyreoidektomie) oder der gesamten Schilddrüse (Thyreoidektomie) bedeutete zu Beginn des Beobachtungszeitraums noch ein großes Risiko für den N. recurrens, da die Präparationstechnik noch nicht beherrscht wurde. Die Totalentfernung wurde auch nur im unvermeidbaren Fall durchgeführt, d. h. bei der Struma maligna. Die Rate permanenter Paresen betrug anfangs 16 %.

▶ Abbildung 4-12 zeigt die schrittweise Verbesserung der Ergebnisqualität über den 33-jährigen Zeitraum. So wurde die Thyreoidektomie bezüglich der Komplikation der Rekurrensparese zum risikoarmen Routineeingriff. Die Grafik zeigt zudem die signifikante Verbesserung der Komplikationsrate über die Zeit bei der Thyreoidektomie. Dies

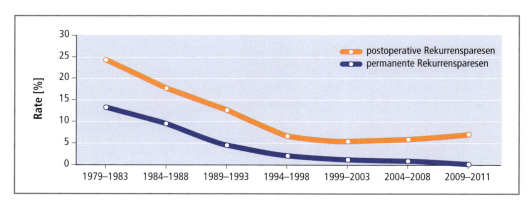

Abb. 4-11 Schilddrüsenkarzinom: Rate an postoperativen und permanenten Rekurrensparesen bezogen auf exponierte Stimmbandnerven (*nerves at risk*). Die Operation des Schilddrüsenkarzinoms ist das beste Beispiel für eine schrittweise Qualitätsverbesserung (*continuous quality improvement*). Einbezogen sind alle Tumorstadien und Tumortypen, klassisch radikale und eingeschränkt radikale Operationsverfahren.

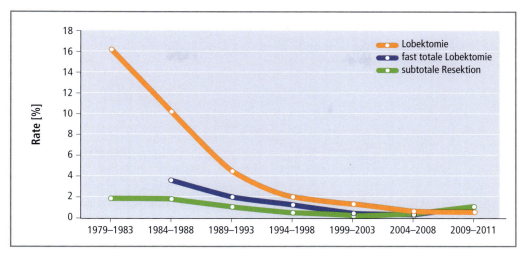

Abb. 4-12 Rate an permanenten Rekurrenspareseen im Gesamtkrankengut (Ersteingriff, Reeingriff, gutartig, bösartig), analysiert nach Resektionsverfahren und bezogen auf exponierte Stimmbandnerven (nerves at risk). Bei der Totalentfernung der Schilddrüsenlappen (Lobektomie/Thyreoidektomie) stellte die permanente Stimmbandnervenlähmung vor 3 Jahrzehnten mit über 16 % eine häufige Komplikation dar. Sie ist heute mit 0,5 % eine Ausnahme geworden. Subtotale Verfahren wiesen seit jeher geringe Pareseraten auf, wurden aufgrund des hohen Rezidivrisikos jedoch mittlerweile verlassen, die geringe Fallzahl ist nunmehr statistisch nicht aussagekräftig.

ist bedingt durch das schrittweise Erlernen der Rekurrenspräparation, die hilfreiche Unterstützung von elektrophysiologischer Stimmbandnervenstimulation (Neuromonitoring) und mikrochirurgischer Präparationstechnik mit der Lupenbrille. Schließlich wurde in den letzten Jahren eine Rate permanenter Paresen von 0,5 % (Hemithyreoidektomie) bzw. 0,6 % (Near-total-Lobektomie) bezogen auf *nerves at risk* erreicht.

> Die Daten zeigen, dass mit der heutigen Operationstechnik der Nervenpräparation (im Bedarfsfall unter Zuhilfenahme von Lupenbrille und Neuromonitoring) die totale Lappenentfernung gefahrlos möglich ist. Bei subtotalen Resektionen war die Komplikationsrate seit jeher gering, das Verfahren ist aufgrund des Rezidivrisikos mittlerweile schon nahezu verlassen.

4.6.2 Postoperativer Hypoparathyreoidismus

An unserer Abteilung wurde die Komplikation der Rekurrensparese innerhalb der letzten Jahrzehnte intensiv bearbeitet und auch eine wesentliche Verbesserung der Behandlungsqualität erzielt. Die zweite Komplikation, die durch die zunehmende Radikalität ansteigende Nebenschilddrüsenunterfunktion, wurde jedoch erst mit einiger Verzögerung erkannt. Wohl hatten wir die symptomatische Hypokalzämie seit Beginn des Beobachtungszeitraums als Komplikation dokumentiert, ihr aber wenig Bedeutung zugemessen, da sie durch die eingeschränkten Operationsverfahren sehr selten vorkamen (▶Abb. 4-13).

Eine regelmäßige Bestimmung von Kalzium wurde erst ab dem Jahr 2000 begonnen, und die Liegedauer von 5–6 Tagen führte zunächst dazu, dass Patienten mit einer unmit-

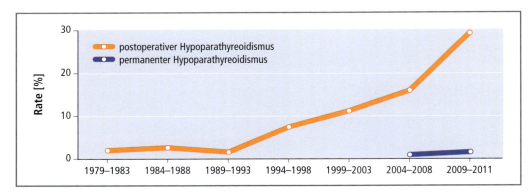

Abb. 4-13 Rate an postoperativem und permanentem Hypoparathyreoidismus pro Patient. Während der ersten 3 Perioden dominierten subtotale Resektionsverfahren, die Nebenschilddrüsenunterfunktion wurde nur klinisch beurteilt und daher selten registriert (1–2,5 %). Mit zunehmender Radikalität kam es zum Anstieg der Hypokalzämierate und einer Sensibilisierung der Chirurgen für dieses Problem. Bei akribischer Prüfung von Kalzium und PTH am ersten postoperativen Tag muss man mit bis zu 30 % postoperativer Hypokalzämie (letzte Beobachtungsperiode) rechnen. Der permanente Hypoparathyreoidismus lag bei 1,6 %.

telbar postoperativen milden Hypokalzämie am Entlassungstag bereits Normwerte aufwiesen. Sie wurden nicht als Komplikation dokumentiert. Seit 2004 werden Kalzium und Parathormon (PTH) am ersten postoperativen Tag standardisiert und konsequent bei jedem Patienten bestimmt und ein Abweichen in den pathologischen Bereich als „Hypoparathyreoidismus" dokumentiert.

Viele Patienten verlassen die Klinik am ersten bzw. zweiten postoperativen Tag, wodurch eine frühe Restitution der Nebenschilddrüsenfunktion während des stationären Aufenthalts noch nicht gegeben ist. Allerdings weisen über 90 % der Patienten bei der obligaten 14-tägigen Kalziumkontrolle bereits wieder normale Kalzium- und PTH-Spiegel auf (Hermann et al. 2008). Außerdem wird der sehr verbreitete Vitamin-D-Mangel nicht in die Beurteilung einer postoperativen Hypokalzämie mit einbezogen und somit die besondere Anfälligkeit der Vitaminmangelpatienten für diese Operationsfolge nicht berücksichtigt.

▶ Abbildung 4-13 zeigt, dass im Zeitalter subtotaler Resektionsverfahren und rein klinischer Beurteilung eine postoperative Hypoparathyreoidismusrate von 1–2,5 % zu verzeichnen war und in fast keinem Fall ein Langzeitproblem bestand. Hingegen war im rezenten Beobachtungszeitraum bei akribischer Dokumentation aller Patienten, deren Kalzium- oder PTH-Werte am ersten postoperativen Tag unter dem Normbereich lagen, eine Rate von 29 % an postoperativem Kalziummangel zu verzeichnen. Freilich reduziert sich diese Problematik im Langzeitverlauf auf 1–2,5 %, wobei zu unterscheiden ist, ob es sich um eine latente Nebenschilddrüseninsuffizienz (Hypokalzämie bei niedrig-normalen PTH-Werten, Promberger et al. 2011) oder eine manifeste handelt (Kalzium und PTH pathologisch).

4.6.3 Nachblutung

Die Nachblutung nach einer Schilddrüsenoperation kann nach wie vor eine lebensbedrohliche Komplikation darstellen. Immer wieder werden Fälle mit letalem Ausgang bekannt, wenn auch nicht durch wissenschaftliche Quellen, sondern vielmehr durch informelle Gespräche in der Kollegenschaft oder

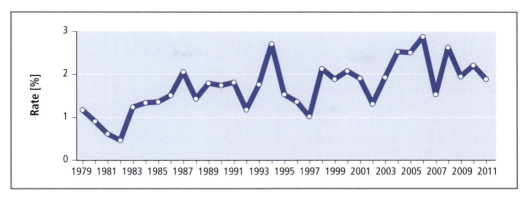

Abb. 4-14 Inzidenz der Nachblutung im Beobachtungszeitraum 1979–2011. Die Nachblutungsrate geht trotz Weiterentwicklung der Präparationstechnik nicht zurück. ▶Abbildung 15 zeigt, dass es deutliche individuelle Unterschiede zwischen den Operateuren gibt.

Gutachtertätigkeit. Im frühen Beobachtungszeitraum des Krankenguts haben auch wir 3 Patienten an den Folgen einer Nachblutung, akut durch Myokardinfarkt bzw. verzögert durch hypoxischen Hirnschaden, verloren. Wie aus ▶Abbildung 4-14 hervorgeht, ist die Nachblutung auch in Bezug auf die Häufigkeit ein ernst zu nehmendes Thema: Im Durchschnitt der 33 Jahre trat diese Komplikation bei 1,75 % der Patienten auf.

Es verwundert, dass trotz stetig weiterentwickelter, sorgfältigerer Technik der Rekurrens- und Nebenschilddrüsenpräparation sowie der selektiven Gefäßversorgung die Nachblutungsrate nicht zurückging, sondern eher anstieg. In einer multivariaten Analyse (Promberger et al. 2012) konnten wir anhand von 30.142 Schilddrüsenoperationen der Jahre 1979–2008 drei signifikante Risikofaktoren erheben: Alter, Geschlecht (Männer signifikant häufiger) und Operateur. Die Variabilität der auf den Operateur bezogenen Komplikationsrate lag zwischen 0,4 und 2,8 %. In der Qualitätsanalyse der letzten 3 Jahre (2009–2011) liegen 2 Operateure über 3 % (▶Abb. 4-15, Operateure C und G), 3 Chirurgen deutlich unter 1 %. Dies ist insofern überraschend, als dass die Ergebnisse der abteilungsinternen Qualitätskontrollen in regelmäßigen Morbiditätskonferenzen allen Mitarbeitern vorgestellt werden. So hat jeder Operateur die Möglichkeit, sich mit dem Abteilungsdurchschnitt und den (anonymisierten) Daten der Kollegenschaft zu vergleichen und Verbesserungsmaßnahmen zu treffen, um die eigenen Ergebnisse zu optimieren. Die neuerliche Auswertung und Überprüfung der Folgeperiode zeigte aber, dass eine solche Optimierung dem Chirurgen alleine offensichtlich nicht gelingt.

> Es ist eine externe Prozessanalyse der Operation erforderlich, um Fehlerquellen zu erkennen und die kontinuierliche Qualitätsverbesserung für den Einzelnen und somit auch für das Abteilungsergebnis zu erreichen.

4.6.4 Continuous quality improvement – Impact des Operateurs

Ein Kompetenzzentrum zeichnet sich nicht nur durch eine hohe Fallzahl, sondern vielmehr durch das ständige Streben nach Optimierung seiner Ergebnisse im Sinne eines kontinuierlichen Verbesserungsprozesses aus. In der Chirurgie versteht man darunter einerseits das Minimieren eingriffstypischer Komplikationen durch konsequente Fehleranalyse und Entwicklung von Vermeidungsstrategien, andererseits die Optimierung der primären Heilungsrate durch befundadaptierte Operationsverfahren. Das Monitoring der Ergebnisqualität betrifft sowohl die chirurgische Abteilung insgesamt als auch die individuelle Einzelleistung des Operateurs mit dem Ziel einer Homogenisierung der operativen Leistung auf höchstmöglichem Niveau (Bures et al. 2014).

Leistungsvergleiche müssen deshalb sowohl innerhalb der Abteilung (interne Qualitätssicherung), zwischen mehreren Abteilungen (externe Qualitätssicherung), national und international stattfinden und sich an jenen Qualitätszielen orientieren, die der Goldstandard der chirurgischen Technik im Optimalfall ermöglicht (Kritchevsky et al. 1991; Weber et al. 2010; You et al. 2006). Das Messen der Ergebnisqualität und die anhand des kontinuierlichen Verbesserungsprozesses nachvollziehbare Qualitätssteigerung mit Qualitätszielen, die dem letzten Stand des Wissens entsprechen und einem definierten Benchmark standhalten müssen, ebnen den Weg zum *center of excellence*.

Geht man diesen Weg in der Schilddrüsenchirurgie konsequent, muss man die eingriffstypischen Komplikationen operateurbezogen auswerten und mit dem Abteilungsdurchschnitt vergleichen. Wir gehen davon aus, dass Rekurrensparese (permanent pro Patient), Hypoparathyreoidismus (permanent) und Nachblutung gleichermaßen als Qualitätsindikatoren und somit repräsentativ für eine sorgfältige Präparationstechnik zu sehen sind und haben alle 3 Komplikationen operateurbezogen ausgewertet und summiert:

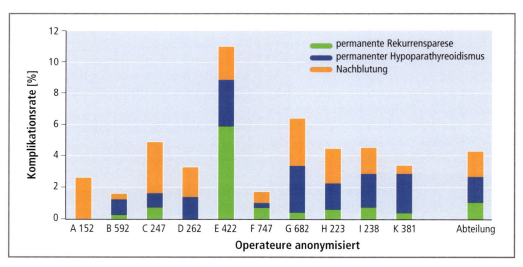

Abb. 4-15 Individuelle summarische Komplikationsrate der Operateure im Beobachtungszeitraum 2009–2011. Die Anzahl der Operationen im Beobachtungszeitraum ist bei jedem Operateur angegeben. Die Summe der Komplikationen ist ein Indikator für die chirurgische Präzision des einzelnen Akteurs: Der Abteilungsdurchschnitt liegt bei 4 %, Operateur E (11 %) und Operateur G liegen über dem Abteilungsschnitt, es besteht Bedarf an individueller Fehleranalyse und Verbesserung, bei Operateur E primär bei der Rekurrenspräparation, bei Operateur G mehr bei Nebenschilddrüsenpräparation und Gefäßversorgung. Optimale Ergebnisse zeigen die Operateure B und F mit summarischen Komplikationsraten < 2 %. Es wurden durchschnittlich 395 (152–747) Eingriffe durchgeführt.

▶ Abbildung 4-15 zeigt, dass die Summe der dauerhaften Komplikationen im aktuellen Zeitraum operateurabhängig zwischen 1,6 % und 11 % schwanken.

Auffallend ist, dass insbesondere 2 Operateure auffällig hohe Komplikationsraten aufweisen: Chirurg E mit 11 % und Operateur G mit über 6 %. Eine Gruppe von Chirurgen liegt bei 4 % und entspricht somit dem Abteilungsdurchschnitt, eine weitere bei unter 2 %. Eine höhere Komplikationsrate spricht allerdings nicht zwingend für eine schlechtere operative Qualität, denn sie kann auch dadurch bedingt sein, dass komplizierte Eingriffe (Rezidive, Karzinome) von ausgesuchten Operateuren durchgeführt werden.

Im gegenständlichen Fall trifft das jedoch nicht zu, der Chirurg (E) mit den unvorteilhaften Ergebnissen wurde schon mehrfach mit seinen Daten konfrontiert. Weder war er selbst imstande, eine erfolgreiche Fehleranalyse durchzuführen, noch war er einer externen Hilfestellung zugänglich. Da eine operationstechnische Verbesserung nicht eingetrat, hat er die Abteilung verlassen. Blendet man seine Ergebnisse aus, so reduziert sich die Rate permanenter Rekurrensparesen der gesamten Abteilung von 1,0 % auf 0,4 % (aus auswertungstechnischen Gründen pro Patient und nicht pro *nerv at risk*). Diese Analyse zeigt, dass das Qualitätsergebnis einer ganzen Abteilung durch ein veritables operationstechnisches Problem einer Einzelperson im Team nachhaltig beeinträchtigt werden kann.

Bei der operateurspezifischen summarischen Gegenüberstellung fällt außerdem auf, dass einzelne Akteure lediglich in Teilbereichen unvorteilhafte Ergebnisse aufweisen, also beispielsweise eine niedrige Rate an Rekurrensparesen, aber eine hohe an Nachblutungen (Operateur G) oder eine niedrige Rate an Nachblutungen und Rekurrensparesen, dafür eine hohe an permanentem Hypoparathyreoidismus (K). So muss im ersten Fall an der Analyse der Blutungsquelle und der Technik der Gefäßversorgung gearbeitet werden, im zweiten an der Erkennung bzw. Funktionserhaltung der Nebenschilddrüsen.

Die alleinige Darstellung der operateurbezogene Komplikationsraten genügt also nicht, da diese Vorgangsweise der anonymisierten, nur für den Akteur ersichtlichen eigenen Ergebnisqualität, die er mit dem Abteilungsdurchschnitt vergleichen kann, in den jährlichen Morbiditäts- und Mortalitätskonferenzen bereits seit Jahren praktiziert wurde. Es zeigt sich bei späteren Datenauswertungen zur Überprüfung der Qualitätsverbesserung, dass das Managementprinzip *Plan – Do – Check – Act* ohne Anleitung häufig, aber nicht immer funktioniert. Das konnten wir bereits vor Jahren nachweisen (Hermann et al. 2002). Das Problem liegt in der Umsetzung.

> Der vom Problem betroffene Operateur kann seine eigene Fehlerquelle offensichtlich nicht immer selbst identifizieren. Daher ist zunächst eine Prozessanalyse der Operation selbst durch eine systematische interne oder externe Beobachtung erforderlich, gefolgt von begleitenden Maßnahmen wie die Assistenz von Kollegen mit besonders guten Ergebnissen.

Das erfordert einen Reifegrad, der auch für kollegiale Teams an die Grenze der Zumutbarkeit geht. Bei wiederholter Erfolglosigkeit der angestrebten Verbesserungsmaßnahmen bestünde die ultimative Maßnahme darin, die Schilddrüsenchirurgie aus dem Spektrum des Operateurs auszuklammern, diesen auf anderen Gebieten einzusetzen oder ihm ein Ausscheiden nahezulegen. Auf dem Weg zu einem *center of excellence* führt daran kein Weg vorbei.

4.7 Zusammenfassung

Das Kaiserin Elisabeth Spital der Stadt Wien wurde im Jahr 1890 errichtet, das Haus ist seit den 1930er-Jahren die größte Schilddrüsenklinik Österreichs: Zwischen 1917 und 2011 wurden 79.988 Strumaoperationen durchgeführt, seit 1979 sind 34.161 Operationen in einer Datenbank qualitätsgesichert erfasst. Die Daten aus dem 33-jährigen Beobachtungszeitraum erlauben Schlüsse aus Evidenz und Erfahrung:

Im chirurgischen Krankengut hat sich das Verhältnis Frauen zu Männern von 5,5:1 auf 3:1 deutlich gewandelt, somit kam es zur relativen Zunahme der Schilddrüsenoperationen bei Männern auf das Doppelte. Das Durchschnittsalter der operierten Patienten stieg an – von 49 auf 54 Jahre. Der Gestaltenwandel der Diagnosen ist gekennzeichnet durch einen beträchtlichen Anstieg der papillären Karzinome, vorwiegend bedingt durch die stark zunehmende Rate an Mikrokarzinomen. Die deutliche Zunahme der medullären Karzinome ist auffällig vergesellschaftet mit der Einführung des Kalzitoninscreenings. Die Chirurgie der Basedow-Struma wurde eine Erfolgsgeschichte.

Der Paradigmenwechsel in der Operationsstrategie ist dominiert von einem Verschwinden der subtotalen Resektionsverfahren hin zu fast totalen oder totalen Lappen- oder Schilddrüsenentfernungen, die bezüglich der Rekurrensparese komplikationsarm auszuführen sind. Ein erster Effekt zeigt sich im Rückgang der Rezidivstrumen.

Die Rate an eingriffstypischen Komplikationen hat ebenfalls einen Wandel vollzogen: Durch standardisierte Rekurrenspräparation und das Neuromonitoring gehören dauerhafte Paresen mittlerweile zur Ausnahme und sind sogar bei Rezidivstrumen selten. Die „neue" Komplikation – wohl bedingt durch die radikalen Resektionsverfahren – ist der Hypoparathyreoidismus. Ein nach wie vor ernst zu nehmendes Problem stellt auch die Nachblutung dar, die Rate hat trotz verbesserter chirurgischer Technik im Zeitverlauf nicht abgenommen.

Die Analyse der Ergebnisqualität der einzelnen Operateure zeigt große Schwankungsbreiten, sodass eine systematische akteurbezogene Prozessanalyse und Fehlerquellensuche gefolgt von selektiven und anhaltenden Verbesserungsmaßnahmen (*continuous quality improvement*) notwendig ist, um die Ergebnisqualität zu homogenisieren und ein Zentrum auf höchstem Niveau zu halten.

Literatur

Agarwal G, Aggarwal V. Is total thyroidectomy the surgical procedures of choice for benign multinodular goiter? An evidence-based review. World J Surg 2008; 32: 1313–24.

Bareck E, Hermann M, Neuhold N et al. Maligne Tumore der Schilddrüse – Manual der ACO-ASSO (Arbeitsgemeinschaft Chirurgische Onkologie der Österreichischen Gesellschaft für Chirurgie) 2010 http://www.aco-asso.at

Bergenfelz A, Jansson S, Kristoffersson A, Mårtensson H, Reihnér E, Wallin G, Lausen I. Complications to thyroid surgery: results as reported in a database from a multicenter audit comprising 3,660 patients. Langenbecks Arch Surg 2008; 393: 667–73.

Bures C, Klatte T, Friedrich G, Hermann M. Guidelines for complications after thyroid surgery: pitfalls in diagnosis and advice for continuous quality improvement. Eur Surg 2014; 46: 38–47.

Dralle H. Rekurrens- und Nebenschilddrüsenpräparation in der Schilddrüsenchirurgie. Chirurg 2009; 80: 352–63.

Dralle H, Lorenz K, Machens A. State of the art: surgery for endemic goiter – a plea for individualizing the extent of resection instead of heading for routine total thyroidectomy Langenbecks Arch Surg 2011; 396: 1137–1143.

Dralle H, Musholt TJ., Schabram J, Steinmüller T, Frilling A, Simon D, Goretzki PE., Niederle B,

Scheuba C, Clerici T, Hermann M, Kußmann J, Lorenz K, Nies C, Schabram P, Trupka A, Zielke A, Karges W, Luster M, Schmid KW, Vordermark D, Schmoll HJ, Mühlenberg R, Schober O, Rimmele H, Machens A. German Association of Endocrine Surgeons practice guideline for the Surgical Management of Malignant Thyroid Tumors. Langenbecks Arch Surg 2013; 398: 347–75.

Godballe C, Madsen AR, Pedersen HB, Sørensen CH, Pedersen U, Frisch T, Helweg-Larsen J, Barfoed L, Illum P, Mønsted JE, Becker B, Nielsen T. Post-thyroidectomy hemorrhage: a national study of patients treated at the Danish departments of ENT Head and Neck Surgery. Eur Arch Otorhinolaryngol 2009; 266: 1945–52.

Goretzki PE, Schwarz K, Brinkmann J, Wirowski D, Lammers BJ. The impact of intraoperative neuromonitoring (IONM) on surgical strategy in bilateral thyroid diseases: is it worth the effort? World J Surg 2010; 34: 1274–84.

Hermann M. Der postoperative Hypoparathyreoidismus nach Schilddrüsenoperation – eine unterschätzte Komplikation. Viszeralchirurgie 2005; 40: 185–94.

Hermann M. Schilddrüsenchirurgie. Heidelberg: Springer 2010.

Hermann M, Roka R, Richter B, Freissmuth M. Thyroid surgery in untreated severe hyperthyroidism: Perioperative kinetics of free thyroid hormones in the glandular venous effluent and peripheral blood. Surgery 1994; 115: 240–5.

Hermann M, Roka R, Richter B, Freissmuth M. Early relapse after surgery for Grave´s disease: Postoperative hormone kinetics and outcome after subtotal, near total and total thyroidectomy. Surgery 1998; 124: 894–900.

Hermann M, Roka R, Richter B, Koriska K, Göbl S, Freissmuth M. Reoperation as treatment of relapse after subtotal thyroidectomy in Graves´disease. Surgery 1999; 125: 522–8.

Hermann M, Alk G, Roka R, Glaser K, Freissmuth M. Laryngeal Recurrent Nerve Injury in Surgery for Benign Thyroid Diseases: Effect of Nerve dissection and Impact of Individual Surgeon in more than 27,000 Nerves at Risk. Ann Surg 2002; 235: 261–8.

Hermann M, Ott J, Promberger R, Kober F, Karik M, Freissmuth M. Kinetics of serum parathyroid hormone during and after thyroid surgery. Br J Surg 2008; 95: 1480–7.

Kaspar F. Zur Technik der Kropfoperation nach Erfahrungen bei 12.000 Strumaoperationen. Dtsch Zschr Chir 1941; 1: 256.

Keminger K. Das Kropfspital in Rudolfsheim – 100 Jahre Kaiserin Elisabeth-Spital in Wien. Wien: Wilhelm Maudrich, 1990.

Kritchevsky Stephen B, Simmons BP. Continuous Quality Improvement: Concepts and Applications for Physician Care. JAMA 1991; 266: 1817–1823.

Lind P, Kumnig G, Heinisch M, Igerc I, Mikosch P, Gallowitsch HJ, Kresnik E, Gomez I, Unterweger O, Aigner H. Iodine Supplementation in Austria: Methods and Results. Tyroid 2002; 12 (10): 903–7.

Lo CY. Recurrence after total thyroidectomy for benign multinodular goiter. World J Surg 2007; 31: 599–600.

Musholt TJ. Totale Thyreoidektomie bei Knotenstruma. Chirurg 2010; 81: 603–611.

Musholt TJ, Clerici T, Dralle H, Frilling, Goretzki PE, Hermann M, Kußmann J, Lorenz K, Nies C, Schabram J, Schabram P, Scheuba C, Simon D, Steinmüller T, Trupka A, Wahl RA, Zielke A, Bockisch A, Karges W, Luster M, Schmid KW. Guidelines for the surgical treatment of benign thyroid disease. Langenbecks Arch Surg (2011) 396: 639–649.

Neuhold N, Schultheis A, Hermann M, Krotla G, Koperek O, Birner P. Incidental papillary microcarcinoma of the thyroid – further evidence of a very low malignant potential: a retrospective clinicopathological study with up to 30 years of follow-up. Ann Surg Oncol 2011; 18: 3528.

Promberger R, Ott J, Kober F, Karik M, Freissmuth M, Hermann M. Normal parathyroid hormone levels do not exclude permanent hypoparathyroidism after thyroidectomy. Thyroid 2011; 21: 145–50.

Promberger R, Ott J, Kober F, Koppitsch C, Seemann R, Freissmuth M, Hermann M. Risk factors for postoperative bleeding after thyroid surgery. Br J Surg 2012; 99: 373–9.

Rothmund M. Endokrine Chirurgie – Praxis der Viszeralchirurgie, 3. Aufl. Heidelberg: Springer 2012, S. 89.

Rosato L, Avenia N, Bernante P. Complications of thyroid surgery: analysis of a multicentric study on 14,934 patients operated on in Italy over 5 years. World J Surg 2004; 28: 271–6.

Thomusch O, Machens A, Sekulla C, Ukkat J, Lippert H, Gastinger I, Dralle H. Multivariate analysis of risk factors for postoperative complications in benign goiter surgery: prospective multicenter study in Germany. World J Surg 2000; 24: 1335–41.

Thomusch O, Sekulla C, Dralle H. Is primary total thyroidectomy justified in benign multinodular goiter? Results of a prospective quality assurance study of 45 hospitals offering different levels of care. Chirurg 2003; 74: 437–43.

Wahl RA, Rimpl I. Selective (= morphology and function dependent) surgery of nodular struma: relationship to risk of recurrent laryngeal nerve paralysis by dissection and manipulation of the nerve. Langenbecks Arch Chir Suppl Kongressbd 1998; 115: 1051–1054.

Weber RS, Lewis CM, Eastman SD, Hanna EY, Akiwumi O, Hessel AC, Lai SY, Kian L, Kupferman ME, Roberts DB. Quality and performance indicators in an academic department of head and neck surgery. Arch Otolaryngol Head Neck Surg 2010; 136: 1212–8.

You YN, Jacobs L, Martinez ED, Budinger SC, Wittlief EJ, Myles SK, Ota DM; American College of Surgeons Oncology Group. Improved surgeon performance in clinical trials: an analysis of quality assurance audits from the American College of Surgeons Oncology Group. J Am Coll Surg 2006; 203: 269–76.

5 Chirurgie der Hyperthyreose

Daniel Oertli

5.1 Einleitung

Die primäre Hyperthyreose ist ein Zustand mit erhöhtem Stoffwechsel, vermehrter Thermogenese und gesteigertem Sympathikotonus, bedingt durch eine pathologisch hohe Ausschüttung von Trijodthyronin (T_3) und Tetrajodthyronin (T_4) durch die Schilddrüse. Etwa 2 % der Frauen und 0,2 % der Männer entwickeln eine Hyperthyreose (Cooper 2003; Gurgul u. Sowinski 2011), der verschiedene Schilddrüsenerkrankungen zugrunde liegen können. Bei etwa 14 % der Patienten, bei denen die Indikation zu einer Strumektomie gestellt wurde, finden sich die verschiedenen Hyperthyreoseformen (Oertli et al. 1998).

Die Hyperthyreose bei jüngeren Patienten zwischen dem 20. und 40. Lebensjahr ist am häufigsten durch den Morbus Basedow bedingt, während autonome (toxische) Adenome und die hyperthyreote, multinodöse Knotenstruma bei älteren Individuen und vor allem in Gebieten mit alimentärem Joddefizit vorkommen (Gurgul u. Sowinski 2011; Gurleyik et al. 2005).

Der **Morbus Basedow** ist eine bedeutende Ursache für eine primäre Hyperthyreose mit einer Prävalenz von 0,5 % in der westlichen Bevölkerung (Brent 2008). Es handelt sich dabei um eine Autoimmunerkrankung, bei der sich Antikörper gegen die TSH-Rezeptoren der Schilddrüse (TRAK) bilden und in den Thyreozyten zur pathologisch erhöhten Bildung von zyklischem Adenosinmonophosphat (cAMP) führen. Dies führt zur übermäßigen Produktion und Ausschüttung von Schilddrüsenhormon (Hegedus 2009). Die Thyreoidearezeptorantikörper kreuzreagieren auch mit dem periokulären Weichgewebe der Orbita, was eine unterschiedliche Ausprägung der endokrinen Orbitopathie erklärt (Dolman 2012).

Abgesehen von der Autoimmunthyreoiditis (M. Basedow) können auch andere Thyreoiditiden – meist passager – eine hyperthyreote Phase durchlaufen (Strakosch 1986). Selten wird die Hyperthyreose iatrogen und medikamentös durch das stark jodhaltige Antiarrhythmikum Amiodaron induziert (Bogazzi et al. 2012; Franklyn u. Boelaert 2012). Eine unbehandelte Hyperthyreose kann zu einer **thyreotoxischen Krise** mit kardialen und metabolischen Komplikation führen, die in bis zu 10 % der Fälle letal verlaufen (Scholz et al. 2003).

5.2 Diagnostik und präoperative Vorbereitung

Die Messung eines erniedrigten Serum-TSH (Hypophysen-Thyreoidea-Achse) ist die Maßnahme der Wahl zum initialen Beweis einer Hyperthyreose. Die meisten Patienten mit dem klinischen Vollbild der Hyperthyreose zeigen unmessbar tiefe TSH-Werte (Surks et al. 2004). Einzig im seltenen Fall eines TSH-produzierenden Hypophasenadenoms (0,6 %) finden sich erhöhte Werte (Diez 2003). Hier ist primär die hypophysäre Erkrankung zu behandeln und nicht die Schilddrüse. Andere Ursachen für die Thyreotoxikose, die differenzialdiagnostisch infrage kommen und von der primären Hyperthyreose abzugrenzen sind,

Tab. 5-1 Nicht durch Hyperthyreose bedingte Thyreotoxikose

Thyreoiditis
Thyreotoxicosis factitia
Erhöhtes Thyroxin bindendes Globulin oder T_4-bindendes Präalbumin
Medikamentös-toxisch
Abnormale Bildung von Thyroxin an Albumin
Periphere Resistenz gegenüber Schilddrüsenhormon
Endogene Antikörper gegen T_4
Familiäre Dysalbuminämie

müssen ebenfalls präoperativ ausgeschlossen werden (▶ Tab. 5-1; Shindo 2008).

Zusätzlich zum TSH werden in der Regel erhöhte Serumwerte von T_4 und T_3 gefunden. Beide sind im zirkulierenden Blut normalerweise an Transportglobuline gebunden, die allerdings im Rahmen der Hyperthyreose und der damit verbundenen Proteindepletion verändert sein können. Aus diesem Grund ist die Bestimmung des in der Zirkulation freien T_4 und T_3 präziser.

Zur Diagnostik der Autoimmunthyreoiditis Morbus Basedow eignet sich zusätzlich die Bestimmung der TRAK, die in über 95 % der Fälle erhöht sind. Die TRAK sind vor allem wichtig bei der Abgrenzung zu anderen Formen der Thyreoiditis mit Hyperthyreose, besonders wenn die für den Morbus Basedow typischen Augenveränderungen im Sinne der endokrinen Orbitopathie fehlen.

Selten kann es im Rahmen einer Hashimoto-Thyreoiditis zu einer akuten Überfunktion als sogenannte Hashitoxikose kommen. In dieser Situation ist die Bestimmung der Thyroidea-Peroxidase-Antikörper (TPO-AK) hilfreich. Erhöhte Werte sind für die Hashimoto-Thyreoiditis diagnostisch (Wasniewska et al. 2012).

Im zervikalen Ultraschall sind singuläre oder multiple Knoten im Falle eines toxischen Adenoms oder der hyperthyreoten Knotenstruma zu erkennen. Beim Morbus Basedow zeigt die Sonographie eine diffuse Schwellung der Drüse mit erhöhtem Blutdurchfluss. Die Reduktion der dopplersonographisch dokumentierten Hypervaskularisierung kann auch sehr gut als Verlaufsparameter bei der konservativen Behandlung des Morbus Basedow herangezogen werden (Morosini et al. 1998).

Nach unserer Auffassung stellt die Jodszintigraphie keine obligate präoperative Untersuchung dar, wenn schon genügend Informationen aufgrund von Anamnese, Klinik, Laborbefunden und zervikalem Ultraschall vorliegen. Sie wird allerdings dann eingesetzt, wenn mehrere Knoten vorhanden sind und man die funktionelle Autonomie anatomisch klar orten möchte. Ist beim Vorliegen multipler bilateraler Knoten ohnehin eine Thyreoidektomie vorgesehen, beeinflusst eine Szintigraphie die Therapieplanung nicht. Sinnvoll hingegen ist der Einsatz der Szintigraphie bei einem allfälligen Rezidiveingriff mit Hyperthyreose (Woeber 1995).

> Nach Möglichkeit sollte bei den Patienten mit Hyperthyreose präoperativ ein euthyreoter Zustand erzielt werden, um perioperativ kardiale und metabole Komplikationen zu vermeiden. Dies wird in der Regel mit Thionamiden, also Methimazol oder Carbimazol, alternativ – bei Unverträglichkeit – mit Propylthiouracil erreicht.

Glukokortikoide sind präoperativ angezeigt, wenn eine ausgeprägte, progrediente Orbitopathie vorhanden ist, um zu verhindern, dass sich die Augensymptome postoperativ weiter verschlechtern (Stemberger et al. 2006).

Die früher übliche zusätzliche Gabe von Kaliumjodid im Sinne der „Plummerung" haben wir aufgrund der Beobachtung verlassen, dass sich die Vaskularisierung des Schilddrüsengewebes beim Morbus Basedow genügend normalisieren lässt, sofern präoperativ ein euthyreoter Zustand erreicht wurde. Die unappetitliche Lugol-Lösung verabreichen wir daher nur vor dringlich indizierten Eingriffen im Fall schwerster Hyperthyreosen.

Betreffend der weiteren, präoperativ durchzuführenden Vorsichtsmaßnahmen und der sorgfältigen Patientenaufklärung sei an dieser Stelle auf die kürzlich publizierte Leitlinie der Chirurgischen Arbeitsgemeinschaft für Endokrinologie (CAEK) über benigne Schilddrüsenerkankungen verwiesen (Musholt et al. 2011).

5.3 Therapieoptionen und Verfahrenswahl

5.3.1 Autoimmunthyreoiditis Morbus Basedow

Die 3 konkurrierenden Verfahren – Thyreostatika, Radiojod und die Chirurgie – werden weltweit unterschiedlich und bei verschiedenen klinischen Konstellationen des Morbus Basedow angewendet (Torring et al. 1996). Die First-line-Therapie in den USA ist die **radioaktive Ablation** (in der Regel mit ^{131}Jod), während in Europa und Asien meist Thyreostatika und die Operation gewählt werden. Thyreostatika haben den Nachteil, dass sie nach einer 1- bis 2-jährigen Behandlung in 50–60% der Fälle zum Rezidiv (Benker et al. 1998; Hedley et al. 1989) und zu potenziell lebensgefährlichen Nebenwirkungen (0,2–0,5%) wie der Agranulozytose oder der Hepatotoxizität führen können (Otsuka et al. 2012; Ozlem et al. 2011). Das Rezidivrisiko nach medikamentöser Therapie ist am höchsten bei jüngeren Individuen, großer Struma, initial schwerer Hyperthyreose, einem hohen fT_3/fT_4-Quotienten und bei hohen TRAK-Titern (Gurgul u. Sowinski 2011; Torring et al. 1996).

> Auf dem eurasischen Kontinent stellt die Thyreostatikatherapie in der Regel die First-line-Behandlung dar. Im Rezidivfall oder bei Komplikationen der medikamentösen Therapie erfolgt danach entweder die chirurgische Behandlung oder die Radiojodablation.

In Japan beispielsweise besteht eine größte Zurückhaltung vor radioaktiven Substanzen, weswegen beim Versagen der thyreostatischen Therapie praktisch immer die Chirurgie gewählt wird. Auf der anderen Seite sind die Ärzte in den USA verleitet, aufgrund des stets drohenden Haftpflichtprozesses die Schilddrüsenchirurgie zu meiden und dem Radiojod den Vorrang zu geben, sofern keine Kontraindikationen vorliegen (▶ Tab. 5-2; Bahn Chair et al. 2011).

Bei der Radiojodbehandlung ist anzuführen, dass diese Behandlung unter Umständen mehrfach appliziert werden muss, um die Hyperthyreose zu beheben. Die Thyreoidektomie besitzt im Vergleich zur initialen Radiojoddosis statistisch eine 3,44-fach erhöhte Wahrscheinlichkeit des Therapieerfolgs (Genovese et al. 2013).

Die **Operationsindikationen** beim Morbus Basedow können entweder absolut oder relativ gelten; sie geben dem beratenden Endokrinologen und Chirurgen eine Grundlage, um mit ihren Patienten die Verfahrenswahl zu diskutieren (Stalberg et al. 2008). Eine absolute Indikation für die Chirurgie ist der Karzinomverdacht (ggf. ein bewiesenes koinzidentelles Schilddrüsenkarzinom) sowie Schwangerschaft und Stillzeit (Gurgul u. Sowinski 2011). Bei großen hyperthyreoten Strumen braucht es tendenziell hohe Radiojoddosen. Hier ist die Chirurgie mit guten Resultaten und auch mit einer hohen Pati-

Tab. 5-2 Verfahrenswahl beim Morbus Basedow (mod. nach Schicha u. Scheidhauer 1994)

Kriterien	Operation	Radiojod-therapie
Große Struma	+	–
Multiple Knoten	+	–
Kindes- und Jugendalter	+	–
Progrediente Orbitopathie	+	–
Nebenwirkungen der Thyreostatika	+	–
Strahlenangst	+	–
Karzinom oder Karzinomverdacht	+	Kontraindiziert
Schwangerschaft und Laktation	+	Kontraindiziert
Kleine Struma bei Erwachsenen	–	+
Schwere Komorbidität	–	+
Operationsangst	–	+
Rezidivhyperthyreose nach Operation	–	+

entenzufriedenheit zu bevorzugen (Grodski et al. 2007). Viele Endokrinologen scheuen die Durchführung der Radiojodtherapie bei Patientinnen unter 20 Jahren und geben hier der Chirurgie den Vorzug (Kaplan et al. 1998).

In ▶ Tabelle 5-2 sind die relativen Indikationen und Kontraindikationen für die Chirurgie aufgelistet und der alternativen Ablationsmethode, d.h. der Radiojodtherapie, gegenübergestellt.

5.3.2 Toxisches Adenom

Ein toxisches Adenom ist bei 11,8 % der über 55-jährigen Patienten mit Hyperthyreose zu finden (Diez 2003). Neben der chirurgischen Sanierung in der Regel durch Hemithyreoidektomie der befallenen Seite stellt vor allem die Radiojodtherapie eine gute Alternative dar, weil vor allem die autonomen oder toxischen Knoten den Tracer aufnehmen, während das übrige Schilddrüsenparenchym supprimiert ist und entsprechend wenig Radiojod speichert (Gurgul u. Sowinski 2011). Perkutane, lokale Ablationsverfahren durch Alkoholinjektion und Laser-Hyperthermie sind neuere Methoden, die erst in den letzten Jahren erprobt wurden (Dossing et al. 2007; Yano et al. 2011).

Die **Hemithyreoidektomie** wird in einer Vergleichsstudie von der Gruppe aus Tokyo als Therapie der Wahl mit den besten Resultaten bezeichnet (Yano et al. 2011). Die Autoren erzielten bei 99 operierten Patienten im Mittel 35 Monate postoperativ in Zweidritteln der Fälle eine Euthyreose und beobachteten in der chirurgischen Gruppe keinerlei Rezidive. Demgegenüber stehen 69 Patienten, die nach Radiojodbehandlung ebenfalls zu 68 % euthyreot waren, aber zu 14 % Rezidive erlitten. Die Gruppe der 56 Patienten mit perkutaner Alkoholinjektion hatten die schlechtesten Resultate mit 52 % Euthyreose und 45 % Rezidiven.

Der Anteil der Patienten, die nach Radiojodbehandlung in einer englischen Studie eine Hypothyreose entwickelte, vergrößerte sich im Langzeitverlauf nach 10 Jahren auf 50 % (Bolusani et al. 2008). Die Kombination von Radiojod und perkutaner Alkoholinjektion ist eine akzeptable Alternative zur Chirurgie, vor allem wenn eine Operation abgelehnt wird oder wegen Komorbidität kontraindiziert ist. Dies wurde bei 22 Patienten in einer italienischen Studie gezeigt (Zingrillo et al. 2003).

Analysiert man allerdings die Kosten, die mit der Radiojodbehandlung verbunden sind, so kommt man zum klaren Schluss, dass die chirurgische Therapie, vor allem bei Individuen jünger als 60 Jahre, eindeutig kosteneffizienter ist (Vidal-Trecan et al. 2004).

> Aus den aufgeführten teils randomisierten Studien (Evidenzlevel II) kann geschlossen werden, dass die Therapie der Wahl bei Patienten unter 60 Jahren mit autonomen Adenomen die Hemithyreoidektomie ist. Ältere Patienten und solche, deren Komorbiditäten die chirurgische Therapie verbieten, profitieren von der Radiojodablation. (*recommendation* B)

5.3.3 Hyperthyreote multinoduläre Struma

Der mehrknotige Kropf kommt häufiger in Gebieten mit alimentärem Jodmangel vor und ist in bis zu 50 % der Fälle mit einer subklinischen (Autonomie) oder klinisch manifesten Hyperthyreose vergesellschaftet (Gurleyik et al. 2005). In Gegenden ohne Jodmangel ist der Anteil der hyperthyreoten Knotenstruma lediglich 6 % (Smith et al. 2013). Mittlerweile ist allgemein akzeptiert, dass die Therapie der Wahl die (vollständige) **Thyreoidektomie** darstellt.

Anmerkung: Der Terminus „Thyreoidektomie" bedeutet die vollständige Entfernung des Schilddrüsenparenchyms im Gegensatz zu den verschiedenen Formen der „Resektionen". In der Literatur ist oftmals die Bezeichnung „totale Thyreoidektomie" geläufig, die jedoch eine Tautologie darstellt.

Die Thyreoidektomie für eine benigne Schilddrüsenerkankung zeigt heute in spezialisierten Zentren exzellente Resultate mit niedrigsten Komplikationsraten, insbesondere einer Rate von permanentem Hypoparathyreoidismus von 0,3–0,8 % (Barakate et al. 2002; Efremidou et al. 2009).

Ein weiteres Argument für die Thyreoidektomie ist die Tatsache, dass in den entfernten Schilddrüsen überdurchschnittlich häufig Karzinome gefunden werden. In einer Serie von 164 multinodösen Knotenstrumen war die Karzinomhäufigkeit 21 %, während in den Hemithyreoidektomiepräparaten der toxischen Adenome lediglich 4,5 % Malignome festgestellt wurden (Smith et al. 2013). Kapitel 5.7 geht detaillierter auf den Zusammenhang Hyperthyreose und Karzinom ein.

Die moderne Operationstechnik der Thyreoidektomie bedeutet die **kapselnahe Dissektion** nach dorsal mit der Absicht, die kritischen Strukturen des N. recurrens und der Nebenschilddrüsen mit großer Vorsicht zu schonen (Delbridge 2003; Gemsenjäger et al. 2002). Entzündungsbedingte Adhäsionen zwischen der Schilddrüse und den umgebenden Strukturen, wie sie beispielsweise bei floridem Morbus Basedow vorkommen können, können die Präparation erschweren. Dies mag die Ursache dafür sein, dass die Thyreoidektomie beim Morbus Basedow im Vergleich zu den anderen benignen Indikationen eine erhöhte Lokalkomplikationsrate aufweist (Chiang et al. 2006). Daher sollte die Thyreoidektomie beim Morbus Basedow von einem in der Schilddrüsenchirurgie erfahrenen Operator vorgenommen werden (Dralle u. Sekulla 2004).

Ein Operieren mit sorgfältiger Präparationstechnik, fortlaufender, präziser Blutstillung und mit Lupenvergrößerung ist für den Behandlungserfolg unumgänglich. Die einzelnen Operationsschritte sind in ▶ Tabelle 5-3 in komprimierter Form dargestellt. Für eine detaillierte Beschreibung der vollständigen Entfernung eines Schilddrüsenlappens sei auf die entsprechende Fachliteratur verwiesen (Oertli 2013).

Tab. 5-3 Operationsschritte zur vollständigen chirurgischen Entfernung eines Schilddrüsenlappens

Operationsschritt	Beachtenswertes
Hautinzision, in der Regel Kocher-Kragenschnitt	Symmetrie, vorbestehende Hautfalte, bei großen Strumen nicht zu weit kaudal
Subkutis, Platysmadurchtrennung	Subkutan verlaufende Venen
Haut-Subkutis-Lappenbildung	Präparation nach kaudal und kranial in avaskulärer Schicht
Gerade Halsmuskulatur	In der Regel Schonung, Anzügeln und Durchtrennen selektiv nur bei großen Strumen
Eingehen in die Schilddrüsenloge	Durchtrennung der Kocher-Venen
Oberpolpräparation	Stumpfe Präparation, Unterfahrung der Gefäße von medial nach lateral, Schonung des N. laryngeus superior, Gefäßdurchtrennung
Isthmuspräparation	Abtrennen des Lobus pyramidalis (liegt meist links), Unterfahren und Durchtrennen des Isthmus bei Hemithyreoidektomie
Mobilisation des Lappens und Darstellung des Schilddrüsenhilus	Kreuzungsstelle A. thyroidea inferior mit N. recurrens (sehr variable Anatomie, besonders rechts), in 0,3 % Variante des nicht rekurrierenden N. laryngeus inferior (Verletzungsgefahr!)
Kapseldissektion nach dorsal	Schonung N. recurrens, Nebenschilddrüsen
Unterpolpräparation	Gefäßdurchtrennung unter Respektierung der unteren Parathyreoidea und des N. recurrens
Ablösen des Lappens von der Trachea	Berry-Ligament (oft scharfe Präparation nötig), medial des N. recurrens einsprossender Ast der A. thyroidea inferior (Ramus criminalis) **Cave:** bei unbeabsichtigter Durchtrennung nervennahe Blutung an dieser Stelle
Blutstillung und schichtgerechter Wundverschluss	Drainagen unnötig

5.4 Resektionsausmaß bei Morbus Basedow

5.4.1 Resektionen

Zwei Resektionstechniken, die einen definierten Parenchymrest der Schilddrüse zurücklassen, konkurrieren bei der chirurgischen Therapie des Morbus Basedow. Ursprünglich beschrieb der Nobelpreisträger Theodor Kocher die Methode der Strumaresektion unter Belassung eines Schilddrüsenrests. Dies empfahl er zur Vermeidung der postoperativen Hypothyreose (damals Kretinismus genannt) sowie zur Minimierung der Komplikationen im Sinne der Rekurrensparese und des permanenten Hypoparathyreoidismus („Tetania strumipriva").

Die beiden Chirurgen Eugen Enderlen und Georg Hotz (beide zeitweise Ordinarien an der Universität Basel) beschrieben 1919 die etwas radikalere, subtotale bilaterale Schilddrüsenresektion als Methode der Wahl beim Morbus Basedow (Enderlen u. Hotz 1919). Einen Schritt weiter ging der talentierte, junge Chirurg Thomas Peel Dunhill, indem er zur

Tab. 5-4 Bilaterale subtotale Resektion versus Dunhill-Operation beim Morbus Basedow

Autor	Typ	LoE	Anzahl Fälle	Rezidive		Permanente Rekurrensparese		Permanenter Hypoparathyreoidismus	
				ST [%]	Dunhill [%]	ST [%]	Dunhill [%]	ST [%]	Dunhill [%]
Andaker 1992	RS	IV	50	2	0	0	0	0	0
Witte 2000	RCT	II	100	NA	NA	0	2	6	0
Müller 2001	RS	IV	200	1	0	0	1	0	1
Chi 2005	RCT	II	339	9	1,7	0	0	0	0,6
Barczynski 2010a	RCT	II	380	11,6	0,5	1,05	0,53	0,5	0

LoE = *level of evidence*; NA = nicht analysiert; RCT = randomisierte kontrollierte Studie; RS = retrospektive Studie; ST = subtotale Resektion beidseits

Behandlung von Patienten mit *exophthalmic goitre* auf der einen Seite eine subtotale Resektion und auf der kontralateralen eine Hemithyreoidektomie vornahm. Mit dieser Technik operierte er in Australien 7 Patienten unter Lokalanästhesie in Anwesenheit der berühmtesten Zeitgenossen und Chirurgen Theodor Kocher, Charles Mayo, William Halsted und George Crile, die Dunhill besuchten (Vellar 1999).

Es findet sich eine große Auswahl an publizierten Serien, die eine der beiden genannten Operationstechniken bezüglich Sicherheit und Effizienz analysierten. So erweist sich die **bilaterale subtotale Resektion** bezüglich Elimination der Hyperthyreose in 72–87 % als erfolgreich. Die in dieser Übersichtsarbeit dargestellten Häufigkeiten von transienter und permanenter Rekurrensparese betrugen 1,3–11,1 % bzw. 0–1,9 % (Genovese et al. 2013).

Wenige Arbeiten hingegen verglichen den Effekt der beidseitigen subtotalen Resektion mit der **Dunhill-Operation** retrospektiv oder randomisiert und kontrolliert (Andaker et al. 1992; Barczynski et al. 2010b; Chi et al. 2005; Wilhelm u. McHenry 2010; Witte et al. 2000). Die entsprechenden Ergebnisse sind in ▶ Tabelle 5-4 zusammengefasst.

Die Rezidivrate scheint von der Krankheitsaktivität und vom Volumen des belassenen Restschilddrüsengewebes abhängig zu sein. Die Untersuchung der Gruppe aus Barcelona zeigt, dass das Hyperthyreoserezidivrisiko erst bei einem Volumen von mehr als 5 g zurückbelassenen Schilddrüsenparenchyms beginnt (Moreno et al. 2006; ▶ Abb. 5-1).

Vorteil der subtotalen Resektionsverfahren ist das Potenzial, postoperativ in 40–57 % der Fälle eine Euthyreose zu erzielen, was die lebenslängliche Thyroxinsubstitution vermeidet (▶ Abb. 5-2; Moreno et al. 2006; Sugino et al. 2012).

Die äußerst niedrige Rezidivrate von 2,4 % in der spanischen Arbeit ist wohl dadurch zu erklären, dass die Autoren bestrebt waren, möglichst radikal zu resezieren; der Hauptanteil der Patienten zeigte in der sonographischen Kontrolle 2 Jahre postoperativ ein Restgewebe von 4–6 g (Moreno et al. 2006). Andere Autoren scheinen weniger ausgedehnt zu resezieren und beobachten im Langzeitverlauf eine höhere Rezidivrate von bis zu 30 % (Sugino et al. 2012). Im postoperativen Verlauf steigt die Hyperthyreoserezidivrate während ca. 5 Jahren an (▶ Abb. 5-3).

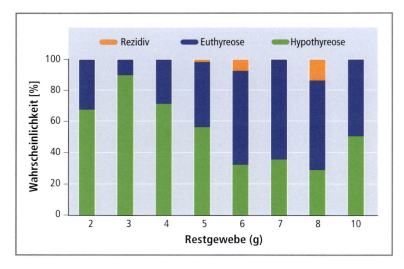

Abb. 5-1 Wahrscheinlichkeit der Euthyreose und Risiko des Rezidivs in Abhängigkeit vom Restschilddrüsenvolumen (mod. nach Moreno et al. 2006)

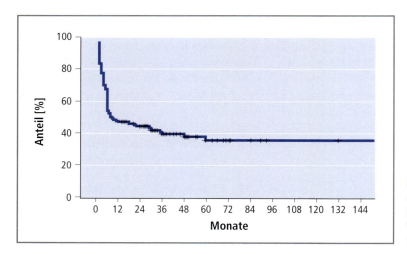

Abb. 5-2 Anteil euthyreoter Patienten nach beidseitiger subtotaler Resektion (mod. nach Moreno et al. 2006)

Aufgrund der Resultate der teils randomisierten Studien kann gefolgert werden, dass die Dunhill-Operation gegenüber der beidseitigen subtotalen Resektion zu bevorzugen ist, da nach dieser Operation weniger Hyperthyreoserezidive entstehen, aber die lokalen Komplikationen nicht signifikant häufiger auftreten. Die von Dunhill beschriebene Technik scheint das geforderte Restvolumen von 5 ml (oder 5 g Gewebe) zuverlässiger zu erzielen. (*recommendation* B)

5.4.2 Thyreoidektomie

Die Wertigkeit der Thyreoidektomie im Vergleich zur subtotalen Resektion wurde in verschiedenen Studien, teils randomisiert, untersucht (Barakate et al. 2002; Barczynski et al. 2010a; Gaujoux et al. 2006; Ku et al. 2005; Miccoli et al. 1996; Winsa et al. 1995). Die Rezidivhäufigkeit und die lokalen Komplikationen sind in ▶ Tabelle 5-5 zusammengefasst. Die groß angelegte Metaanalyse aus Hous-

5.4 Resektionsausmaß bei Morbus Basedow

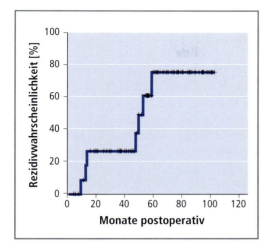

Abb. 5-3 Kumulatives postoperatives Hyperthyreoserisiko nach bilateraler subtotaler Resektion (mod. nach Ku et al. 2005)

subtotaler Resektion 7,9 %. Insgesamt muss mit einer Rezidivrate von 5–20 % bei den Resektionen gerechnet werden, während die Thyreoidektomie zu 100 % kurativ ist, aber in allen Fällen zu einer substitutionsbedürftigen Hypothyreose führt.

> Aufgrund der Resultate aus den Studien mit Evidenzlevel I–IV kann gefolgert werden, dass die Thyreoidektomie bezüglich definitiver Behebung der Hyperthyreose der Resektion überlegen ist. In erfahrenen Händen ist sie vergleichsweise nicht mit einer signifikant höheren Komplikationsrate verbunden. (*recommendation* A)

5.4.3 Endokrine Orbitopathie

Ob das Resektionsausmaß den Verlauf der endokrinen Orbitopathie beeinflussen kann, wurde in vielen Studien analysiert (Bartalena 2011; Maurer et al. 2008). Dabei zeigt sich, dass es keinen Unterschied gibt zwischen der vollständigen Antigenentfernung im Sinne der Thyreoidektomie im Vergleich zu einem vorhandenen Restgewebe (Maurer et al. 2008; Stalberg et al. 2008).

ton der Arbeitsgruppe von Tapash Palit fasste die Resultate von 35 Studien mit insgesamt 7.241 Patienten (6.703 subtotale Resektionen und 538 Thyreoidektomien) zusammen (Palit et al. 2000). Während der mittleren Nachbeobachtung von 5,6 Jahren postoperativ konnten von 82 % der Fälle Daten erhoben werden. Die Rezidivrate betrug bei den Patienten mit

Tab. 5-5 Thyreoidektomie versus Resektion beim Morbus Basedow

Autor	Typ	LoE	Anzahl Fälle	Rezidive		Permanente Rekurrensparese		Permanenter Hypoparathyreoidismus	
				ST [%]	TX [%]	ST [%]	TX [%]	ST [%]	TX [%]
Winsa 1995	RS	IV	173	20	0	1,3	2,0	0,6	0
Miccoli 1996	RS	IV	140	5	0	2,5	1,6	3,8	3,3
Witte 2000	RCT	II	150	NA	NA	1,9	2,1	2,9	10,6
Palit 2000	Metaanalyse	I	7.241	7,9	0	0,7	0,9	1,0	0,9
Barakate 2002	RS	IV	1.365	NA	NA	0,4	0,8	0,1	0,8
Ku 2005	RS	IV	217	5,9	0	0	0	0,8	3,1
Gaujoux 2006	RS	IV	714	NA	NA	NA	NA	0,8	3,1
Barczynski 2010b	RCT	II	191	9	0	2	1	0	1

LoE = *level of evidence*; NA = nicht analysiert; RCT = randomisierte kontrollierte Studie; RS = retrospektive Studie; ST = subtotale Resektion; TX = Thyreoidektomie

Sowohl die Chirurgie als auch die Radiojodbehandlung können eine therapiebedingte Erhöhung der TRAK-Titer und somit eine Verschlechterung der Orbitopathie bewirken (Tallstedt et al. 1992). Deshalb wird bei ausgeprägten Fällen die perioperative Gabe von Glukokortikoiden empfohlen (Bartalena et al. 2004a; Menconi et al. 2007). Im Vergleich zur Radiojodtherapie ist die Thyreoidektomie auch bei schwerer Orbitopathie von Vorteil, weil das antigene Gewebe durch Operation sofort entfernt wird. Die Radioablation hingegen führt durch den aktinisch induzierten Zellzerfall der in situ befindlichen Schilddrüse weiterhin zur Expression von Antigenen (d. h. TSH-Rezeptoren) und deren Ausschüttung ins periphere Blut. Schon aus diesen immunologischen Überlegungen heraus ist hier die Thyreoidektomie zu bevorzugen.

Nach chirurgischer Behandlung kommt in mehr als 70 % der Fälle zu einer Verbesserung der Orbitopathie, in 20 % zu einem stabilen Zustand und bei 6–10 % der Patienten zu einer Verschlechterung (Gemsenjäger et al. 2002; Winsa et al. 1995; Witte et al. 2000). Innert 3 Jahren postoperativ kann erwartet werden, dass bei der Hälfte der Patienten die TRAK unmessbar werden (Jarhult et al. 2005).

> Die publizierten Erfahrung bezüglich der milden Formen der Orbitopathie zeigen, dass die Patienten von der rasch wirksamen chirurgischen Ablation des Schilddrüsengewebes profitieren. (*recommendation* B)

Für die schwere Orbitopathie fehlen derzeit aussagekräftige Studien mit höchstem Evidenzgrad. Wenn man aber die Resultate aus 3 randomisierten Studien (Abe et al. 1998; Bartalena et al. 2004a; Tallstedt et al. 1992) zusammenfasst, kann auch für die schwere Orbitopathie eine Therapieempfehlung zugunsten der Chirurgie abgegeben werden.

5.5 Morbus Basedow bei Kindern

Hyperthyreose bei Kindern ist praktisch ausschließlich durch die Autoimmunthyreoiditis Morbus Basedow bedingt (Somnuke et al. 2007). Kinder brauchen in der Regel eine längere Therapiephase mit Thyreostatika als Erwachsene, bis sie in die Remission geraten. Thyreostatika führen in bis zu 64 % der Fälle zur dauerhaften Remission; die medikamentöse Therapie zeigt allerdings bis zu 14 % schwere Nebenwirkungen (Krassas 2004). Bei älteren Kindern (12-Jährige) mit höherem BMI (*body mass index*) ist eine Remission einfacher zu erzielen als bei jüngeren. Höherer BMI und kleine Strumen sind unabhängige Prädiktoren für die Remission (Glaser u. Styne 1997).

Die Operation in der pädiatrischen Situation erreicht bei 75 % der operierten Kindern und Jugendlichen ausgezeichnete Resultate ohne permanente Lokalkomplikationen (Sherman et al. 2006). Die 52 subtotalen Resektion waren mit einer Rezidivrate von 4 % behaftet, die allerdings jeweils durch Radiojodablation einfach behandelt werden konnten. Eine postoperativ de novo aufgetretene Orbitopathie wurde in 5 % der Fälle beobachtet.

5.6 Amiodaroninduzierte Hyperthyreose

Da das Amiodaronmolekül 2 Jodatome (= 37 % des Molekulargewichts) enthält, kann eine länger andauernde antiarrhythmische Behandlung durch die Jodüberlastung zur Hyperthyreose bzw. zur amiodaroninduzierten Thyreotoxikose (AIT) führen (Bartalena et al. 2004b). Dieser Zustand ist gefährlich, da sich die Arryhtmien von den meist herzinsuffizienten mit Amiodaron behandelten Patienten verschlimmern können und in der Regel schlecht toleriert werden.

Man unterscheidet 2 pathogenetische Formen der AIT. Der Typ I ist die seltenere Form und geht auf präexistente Strumaknoten zurück, die durch den Jodexzess autonom und hyperthyreot werden. Die häufigere Form, der Typ II, entsteht in einer makroskopisch unveränderten Schilddrüse und ist durch einen direkt toxischen Effekt von Amiodaron und dessen Metaboliten auf die Follikelzellen bedingt. Während Letztere zugrunde gehen, wird übermäßig T_3 ausgeschüttet, was die Hyperthyreose erklärt. Im späteren Krankheitsverlauf werden die nekrotischen Gewebeareale durch Fibrose ersetzt, und es stellt sich eine Hypothyreose ein.

Als erste Therapiemaßnahme bei der AIT ist die Gabe von Amiodaron zu sistieren. Während die AIT vom Typ I mit Thyreostatika und ggf. zusätzlich mit Kaliumperchlorat behandelt wird, erfolgt beim Typ II die Gabe von Steroiden. Sobald sich die Euthyreose einstellt, ist die Ablation des Schilddrüsengewebes (Radiojod oder Thyreoidektomie) indiziert. Hauptvorteil der chirurgischen Sanierung der AIH ist die umgehende Behebung der Hyperthyreose verbunden mit der Möglichkeit, die meist unentbehrliche Amiodarontherapie weiterzuführen.

Seit der Erstbeschreibung der chirurgischen Sanierung einer AIT im Jahre 1985 wurden in der Literatur ca. 100 Fälle beschrieben (Gough u. Gough 2006). Die beiden größten publizierten Serien mit 14 bzw. 34 Patienten wurden vom Royal Brisbane Hospital und von der Mayo Clinic in Rochester publiziert (Gough u. Gough 2006; Houghton et al. 2004). Die perioperative Mortalität bei diesen kardialen Risikopatienten betrug 0–9 % und war auf kardiovaskuläre Komplikationen zurückzuführen.

> Es ist möglichst zu vermeiden, dass Patienten mit AIT notfallmäßig thyreoidektomiert werden müssen. Eine kurze präoperative Phase zur allgemeinen internistisch-kardiologischen Vorbereitung der Patienten verringert die Morbidität und Mortalität (Pierret et al. 2012).

5.7 Koinzidentelles Schilddrüsenkarzinom

Die Prävalenz des gleichzeitigen Vorhandenseins von Hyperthyreose und Schilddrüsenkarzinom wird in der Literatur mit 0,21–9,0 % beziffert (Lin et al. 2003). Am eigenen Krankengut betrug die Malignitätshäufigkeit bei den unter der Hauptdiagnose „Hyperthyreose" operierten Patienten 4,1 %, bei allen anderen Patienten mit euthyreoten Schilddrüsenerkrankungen hingegen 2,3 % (Oertli et al. 1998). Im Kollektiv der hyperthyreoten Patienten ist die Malignomhäufigkeit je nach pathologischer Grundkonstellation ebenfalls unterschiedlich (▶ Tab. 5-6; Pazaitou-Panayiotou et al. 2012).

Wird während der sonographischen Abklärung einer diffusen Basedow-Struma ein Knoten gefunden, ist mit einer Malignomhäufigkeit von 22,2 % zu rechnen (Kraimps et al. 2000). In dieser Konstellation ist die Operationsindikation frühzeitig zu stellen. Knoten über 10 mm sollten präoperativ feinnadelpunktiert werden, da das koinzidentelle Karzinom meist das papilläre histologische Bild zeigt und deshalb die ipsilaterale zentrozervikale Lymphadenektomie angezeigt ist. Erfahrungsgemäß werden lediglich 16 % der Karzinome präoperativ erkannt oder der Tumorverdacht kann zumindest formuliert werden (Pazaitou-Panayiotou et al. 2008). Dass der Großteil der Tumore präoperativ unerkannt bleibt, liegt in der Tatsache begründet,

Tab. 5-6 Karzinomhäufigkeit stratifiziert nach der Grundursache der Hyperthyreose (mod. nach Pazaitou-Panayiotou et al. 2012)

Grundursache	Karzinomhäufigkeit [%]	Anteil Mikrokarzinome[a] [%]
Toxisches Adenom	2,5–12	NA
Multinodöse, hyperthyreote Struma	22–46	73
Autoimmunthyreoiditis Morbus Basedow	2,5–15	41–80

[a] Definiert als maximaler Tumordurchmesser: 10 mm; NA = nicht analysiert

dass in der mikroskopischen Aufarbeitung der Schilddrüse meist Mikrokarzinome gefunden werden. Darüber hinaus überschreitet der Tumordurchmesser äußerst selten 15 mm (Tamatea et al. 2012).

Bei den inzidentell festgestellten Mikrokarzinomen sind in der Regel postoperativ keine weiteren Maßnahmen notwendig (Duh 2004). Diese Tumoren dürften in den wenigsten Fällen ein Problem bilden, auch wenn sie nicht chirurgisch entfernt werden. Die groß angelegte Statistik der Cooperative Thyrotoxicosis Therapy Follow-up Study mit über 21.000 mit Thyreostatika alleine oder in Kombination mit Radiojod behandelten Patienten entwickelten im Verlauf lediglich 0,09 % ein klinisch manifestes Schilddrüsenkarzinom (Dobyns et al. 1974).

In der Vergangenheit wurde postuliert, dass diese Karzinome bei der Hyperthyreose im Vergleich zur euthyreoten Stoffwechsellage aggressivere Verläufe aufweisen (Belfiori et al. 1990). Inzwischen existieren jedoch genügend Daten, die zeigen, dass diese Karzinome das gleiche biologische Verhalten aufzeigen (Lin et al. 2003).

5.8 Zusammenfassung

Die hyperthyreote multinodöse Knotenstruma wird heute – falls Kontraindikationen für einen operativen Eingriff fehlen – chirurgisch mittels Thyreoidektomie behandelt. Beim toxischen Adenom ist sowohl die Hemithyreoidektomie (jüngere Patienten) als auch die Radiojodablation (ältere, komorbide Patienten) möglich.

Thyreostatika, Radiojod und Thyreoidektomie sind die alternativen Verfahren, die bei der Behandlung der Autoimmunthyreoiditis Morbus Basedow konkurrieren. Bei der Behandlung von Erwachsenen gibt es derzeit keine genügende Evidenz dafür, eines der 3 Verfahren zu favorisieren (Stalberg et al. 2008). Absolute Operationsindikationen beim Morbus Basedow sind der Karzinomverdacht bzw. -beweis sowie Schwangerschaft und Stillzeit.

Bezüglich der Komplikationsrate ist die Thyreoidektomie in spezialisierten Zentren den beiden Resektionsverfahren ebenbürtig. Bei der Behebung der Hyperthyreose ist sie den Resektionen überlegen, deshalb wird hier aufgrund publizierter Studien mit Evidenzgraden I–IV die Therapieempfehlung (*recommendation* A) zugunsten der Thyreoidektomie gestellt. Wünschen die Patienten allerdings, postoperativ potenziell einen euthyreoten Zustand zu erzielen, ist die Operation nach Dunhill eine gute alternative Methode (Duh 2004). Zielgröße des zu belassenden Restvolumens der Schilddrüse ist 5 ml. Damit wird das Risiko eines Hyperthyreoserezidivs (und auch der Rezidivstruma) auf ca. 5 % minimiert (Dralle et al. 2000).

Bei schwerer endokriner Orbitopathie sprechen die publizierten Daten (Evidenzgrade II–IV) eher für die Chirurgie (Therapieempfehlung, *recommendation* B) als für Radiojod und Steroide. Eine Thyreoidektomie vermag die endokrine Orbitopathie in über 70 % der Fälle zu verbessern. Eine Verschlechterung (bei postoperativ hohen TRAK-Titern) kann in 5–10 % der Fälle vorkommen.

Literatur

Abe Y, Sato H, Noguchi M, Mimura T, Sugino K, Ozaki O, Yoshimura H, Ito K. Effect of subtotal thyroidectomy on natural history of ophthalmopathy in graves' disease. World J Surg 1998; 22: 714–717.

Andaker L, Johansson K, Smeds S, Lennquist S. Surgery for hyperthyroidism: Hemithyroidectomy plus contralateral resection or bilateral resection? A prospective randomized study of postoperative complications and long-term results. World J Surg 1992; 16: 765–769.

Bahn Chair RS, Burch HB, Cooper DS, Garber JR, Greenlee MC, Klein I, Laurberg P, McDougall IR, Montori VM, Rivkees SA, Ross DS, Sosa JA, Stan MN. Hyperthyroidism and other causes of thyrotoxicosis: Management guidelines of the american thyroid association and american association of clinical endocrinologists. Thyroid 2011; 21: 593–646.

Barakate MS, Agarwal G, Reeve TS, Barraclough B, Robinson B, Delbridge LW. Total thyroidectomy is now the preferred option for the surgical management of graves' disease. ANZ J Surg 2002; 72: 321–324.

Barczynski M, Konturek A, Hubalewska-Dydejczyk A. Five-year follow up of a randomized clinical trial of total thyroidectomy versus dunhill operation versus bilateral subtotal thyroidectomy for multinodular nontoxic goiter. World J Surg 2010a; 34: 1203–13.

Barczynski M, Konturek A, Hubalewska-Dydejczyk A, Golkowski F, Nowak W. Randomized clinical trial of bilateral subtotal thyroidectomy versus total thyroidectomy for graves' disease with a 5-year follow-up. Br J Surg 2010b; 99: 515–522.

Bartalena L. The dilemma of how to manage graves' hyperthyroidism in patients with associated orbitopathy. J Clin Endocrinol Metab 2011; 96: 592–599.

Bartalena L, Tanda ML, Piantanida E, Lai A, Pinchera A. Relationship between management of hyperthyroidism and course of the ophthalmopathy. J Endocrinol Invest 2004a; 27: 288–294.

Bartalena L, Wiersinga WM, Tanda ML, Bogazzi F, Piantanida E, Lai A, Martino E. Diagnosis and management of amiodarone-induced thyrotoxicosis in europe: Results of an international survey among members of the european thyroid association. Clin Endocrinol (Oxf) 2004b; 61: 494–502.

Belfiori A, Garofalo MR, Giuffrida D, Funello F, Filetti S, Fiumara A. Increased aggressivenes of thyroid cancer in patients with graves' disease. J Clin Endocrinol Metab 1990; 70: 830–5.

Benker G, Reinwein D, Kahaly G, Tegler L, Alexander WD, Fassbinder J, Hirche H. Is there a methimazole dose effect on remission rate in graves' disease? Results from a long-term prospective study. The european multicentre trial group of the treatment of hyperthyroidism with antithyroid drugs. Clin Endocrinol (Oxf) 1998; 49: 451–457.

Bogazzi F, Tomisti L, Bartalena L, Aghini-Lombardi F, Martino E. Amiodarone and the thyroid: A 2012 update. J Endocrinol Invest 2012; 35: 340–348.

Bolusani H, Okosieme OE, Velagapudi M, Parsons K, Lazarus JH. Determinants of long-term outcome after radioiodine therapy for solitary autonomous thyroid nodules. Endocr Pract 2008; 14: 543–549.

Brent GA. Clinical practice. Graves' disease. N Engl J Med 2008; 358: 2594–2605.

Chi SY, Hsei KC, Sheen-Chen SM, Chou FF. A prospective randomized comparison of bilateral subtotal thyroidectomy versus unilateral total and contralateral subtotal thyroidectomy for graves' disease. World J Surg 2005; 29: 160–163.

Chiang FY, Lin JC, Wu CW, Lee KW, Lu SP, Kuo WR, Wang LF. Morbidity after total thyroidectomy for benign thyroid disease: Comparison of graves' disease and non-graves' disease. Kaohsiung J Med Sci 2006; 22: 554–559.

Cooper DS. Hyperthyroidism. Lancet 2003; 362: 459–468.

Delbridge L. Total thyroidectomy: The evolution of surgical technique. ANZ J Surg 2003; 73: 761–768.

Diez JJ. Hyperthyroidism in patients older than 55 years: An analysis of the etiology and management. Gerontology 2003; 49: 316–323.

Dobyns BM, Sheline GE, Workman JB, Tompkins EA, McConahey WM, Becker DV. Malignant and benign neoplasms of the thyroid in patients treated for hyperthyroidism: A report of the cooperative thyrotoxicosis therapy follow-up study. J Clin Endocrinol Metab 1974; 38: 976–998.

Dolman PJ. Evaluating graves' orbitopathy. Best Pract Res Clin Endocrinol Metab 2012; 26: 229–248.

Dossing H, Bennedbaek FN, Bonnema SJ, Grupe P, Hegedus L. Randomized prospective study comparing a single radioiodine dose and a single laser therapy session in autonomously functioning thyroid nodules. Eur J Endocrinol 2007; 157:95–100.

Dralle H, Gimm O, Machens A. Operative Therapie der Immunthyreopathie. In: Rothmund M (Hrsg.) Praxis der Viszeralchirurgie. Heidelberg: Springer 2000, S. 117–24.

Dralle H, Sekulla C. Morbidität nach subtotaler und totaler Thyreoidektomie bei Patienten mit M. Basedow: Die Basis zur Entscheidungsfindung bezüglich des Resektionsausmasses. Z Arztl Fortbild Qualitatssich 2004; 98 Suppl 5: 45–53.

Duh QY. Thyroid cancer in graves disease: Incidental cancer versus clinical cancer. Ann Surg Oncol 2004; 11: 356–357.

Efremidou EI, Papageorgiou MS, Liratzopoulos N, Manolas KJ. The efficacy and safety of total thyroidectomy in the management of benign thyroid disease: A review of 932 cases. Can J Surg 2009; 52: 39–44.

Enderlen E, Hotz G. Beträge zur Anatomie der Struma und zur Kropfoperation. Zeitsch Angew Anat 1919; 3.

Franklyn JA, Boelaert K. Thyrotoxicosis. Lancet 2012; 379: 1155–1166.

Gaujoux S, Leenhardt L, Tresallet C, Rouxel A, Hoang C, Jublanc C, Chigot JP, Menegaux F. Extensive thyroidectomy in graves' disease. J Am Coll Surg 2006; 202: 868–873.

Gemsenjäger E, Valko P, Schweizer I. Morbus Basedow. Von der subtotalen zur totalen Thyreoidektomie. Praxis 2002; 91: 206–215.

Genovese BM, Noureldine SI, Gleeson EM, Tufano RP, Kandil E. What is the best definitive treatment for graves' disease? A systematic review of the existing literature. Ann Surg Oncol 2013; 20: 660–667.

Glaser NS, Styne DM. Predictors of early remission of hyperthyroidism in children. J Clin Endocrinol Metab 1997; 82: 1719–1726.

Gough J, Gough IR. Total thyroidectomy for amiodarone-associated thyrotoxicosis in patients with severe cardiac disease. World J Surg 2006; 30: 1957–1961.

Grodski S, Stalberg P, Robinson BG, Delbridge LW. Surgery versus radioiodine therapy as definitive management for graves' disease: The role of patient preference. Thyroid 2007; 17: 157–160.

Gurgul E, Sowinski J. Primary hyperthyroidism – diagnosis and treatment. Indications and contraindications for radioiodine therapy. Nucl Med Rev Cent East Eur 2011; 14: 29–32.

Gurleyik E, Pehlivan M, Gokpinar I. Surgery is the procedure of choice for the treatment of patients with toxic adenoma in an endemic goitre area. Acta Chir Belg 2005; 105: 373–377.

Hedley AJ, Young RE, Jones SJ, Alexander WD, Bewsher PD. Antithyroid drugs in the treatment of hyperthyroidism of graves' disease: Long-term follow-up of 434 patients. Scottish automated follow-up register group. Clin Endocrinol (Oxf) 1989; 31: 209–218.

Hegedus L. Treatment of graves' hyperthyroidism: Evidence-based and emerging modalities. Endocrinol Metab Clin North Am 2009; 38: 355–371, ix.

Houghton SG, Farley DR, Brennan MD, van Heerden JA, Thompson GB, Grant CS. Surgical management of amiodarone-associated thyrotoxicosis: Mayo clinic experience. World J Surg 2004; 28: 1083–1087.

Jarhult J, Rudberg C, Larsson E, Selvander H, Sjovall K, Winsa B, Rastad J, Karlsson FA. Graves' disease with moderate-severe endocrine ophthalmopathy-long term results of a prospective, randomized study of total or subtotal thyroid resection. Thyroid 2005; 15: 1157–1164.

Kaplan MM, Meier DA, Dworkin HJ. Treatment of hyperthyroidism with radioactive iodine. Endocrinol Metab Clin North Am 1998; 27: 205–223.

Kraimps JL, Bouin-Pineau MH, Mathonnet M, De Calan L, Ronceray J, Visset J, Marechaud R, Barbier J. Multicentre study of thyroid nodules in patients with graves' disease. Br J Surg 2000; 87: 1111–1113.

Krassas GE. Treatment of juvenile graves' disease and its ophthalmic complication: The ‚european way'. Eur J Endocrinol 2004; 150: 407–414.

Ku CF, Lo CY, Chan WF, Kung AW, Lam KS. Total thyroidectomy replaces subtotal thyroidectomy as the preferred surgical treatment for graves' disease. ANZ J Surg 2005; 75: 528–531.

Lin CH, Chiang FY, Wang LF. Prevalence of thyroid cancer in hyperthyroidism treated by surgery. Kaohsiung J Med Sci 2003; 19: 379–384.

Maurer E, Danila R, Dominguez E, Osei-Agymang T, Zielke A, Hassan I. Long-term results of surgical treatment in graves' disease orbitopathy. Is there a correlation between the extent of thyroidectomy and the course of orbithopathy? Chirurgia (Bucur) 2008; 103: 291–295.

Menconi F, Marino M, Pinchera A, Rocchi R, Mazzi B, Nardi M, Bartalena L, Marcocci C. Effects of total thyroid ablation versus near-total thyroidectomy alone on mild to moderate graves' orbitopathy treated with intravenous glucocorticoids. J Clin Endocrinol Metab 2007; 92: 1653–1658.

Miccoli P, Vitti P, Rago T, Iacconi P, Bartalena L, Bogazzi F, Fiore E, Valeriano R, Chiovato L, Rocchi R, Pinchera A. Surgical treatment of graves' disease: Subtotal or total thyroidectomy? Surgery 1996; 120: 1020–1024; discussion 1024–1025.

Moreno P, Gomez JM, Gomez N, Francos JM, Ramos E, Rafecas A, Jaurrieta E. Subtotal thyroidectomy: A reliable method to achieve euthyroidism in graves' disease. Prognostic factors. World J Surg 2006; 30: 1950–1956.

Morosini PP, Simonella G, Mancini V, Argalia G, Lucarelli F, Montironi R, Diamanti L, Suraci V. Color doppler sonography patterns related to histological findings in graves' disease. Thyroid 1998; 8: 577–582.

Müller PE, Bein B, Robens E, Bein HS, Spelsberg F. Thyroid surgery according to Enderlen-Hotz or Dunhill: a comparison oft wo surgical methods fort he treatment of Gaves' disease. Int Surg 2001; 86: 112–116.

Musholt TJ, Clerici T, Dralle H, Frilling A, Goretzki PE, Hermann MM, Kussmann J, Lorenz K, Nies C, Schabram J, Schabram P, Scheuba C, Simon D, Steinmuller T, Trupka AW, Wahl RA, Zielke A, Bockisch A, Karges W, Luster M, Schmid KW. German association of endocrine surgeons practice guidelines for the surgical treatment of benign thyroid disease. Langenbecks Arch Surg 2011; 396: 639–649.

Oertli D. Technique of thyroidectomy. In: Oertli D, Udelsman R (Hrsg.) Surgery of the Thyroid and Parathyroid Glands, 2nd ed. Heidelberg: Springer 2013.

Oertli D, Harder F, Oberholzer M, Staub JJ. Hyperthyreose und Schilddrüsenkarzinom – Koinzidenz oder Assoziation? Schweiz Med Wochenschr 1998; 128: 1910–14.

Otsuka F, Noh JY, Chino T, Shimizu T, Mukasa K, Ito K, Taniyama M. Hepatotoxicity and cutaneous reactions after antithyroid drug administration. Clin Endocrinol (Oxf) 2012; 77: 310–315.

Ozlem C, Deram B, Mustafa S, Koray T, Cuyan D, Ertugrul T. Propylthiouracil-induced antineutrophil cytoplasmic antibodies and agranulocytosis together with granulocyte colony-stimulating factor induced sweet's syndrome in a patient with graves' disease. Intern Med 2011; 50: 1973–76.

Palit TK, Miller CC 3rd, Miltenburg DM. The efficacy of thyroidectomy for graves' disease: A meta-analysis. J Surg Res 2000; 90: 161–165.

Pazaitou-Panayiotou K, Michalakis K, Paschke R. Thyroid cancer in patients with hyperthyroidism. Horm Metab Res 2012; 44: 255–262.

Pazaitou-Panayiotou K, Perros P, Boudina M, Siardos G, Drimonitis A, Patakiouta F, Vainas I. Mortality from thyroid cancer in patients with hyperthyroidism: The theagenion cancer hospital experience. Eur J Endocrinol 2008; 159: 799–803.

Pierret C, Tourtier JP, Pons Y, Merat S, Duverger V, Perrier E. Total thyroidectomy for amiodarone-associated thyrotoxicosis: Should surgery always be delayed for pre-operative medical preparation? J Laryngol Otol 2012; 126: 701–705.

Schicha H, Scheidhauer K. Therapie mit offenen radioaktiven Stoffen. In: Büll U, Schicha H, Biersack HJ, Knapp WH, Reiners C, Schober O (Hrsg.) Nuklearmedizin. Stuttgart: Thieme 1994.

Scholz GH, Hagemann E, Arkenau C, Engelmann L, Lamesch P, Schreiter D, Schoenfelder M, Olthoff D, Paschke R. Is there a place for thyroidectomy in older patients with thyrotoxic storm and cardiorespiratory failure? Thyroid 2003; 13: 933–940.

Sherman J, Thompson GB, Lteif A, Schwenk WF 2nd, van Heerden J, Farley DR, Kumar S, Zimmerman D, Churchward M, Grant CS. Surgical management of graves disease in childhood and adolescence: An institutional experience. Surgery 2006; 140: 1056–1061; discussion 1061–1052.

Shindo M. Surgery for hyperthyroidism. ORL J Otorhinolaryngol Relat Spec 2008; 70: 298–304.

Smith JJ, Chen X, Schneider DF, Nookala R, Broome JT, Sippel RS, Chen H, Solorzano CC. Toxic nodular goiter and cancer: A compelling case for thyroidectomy. Ann Surg Oncol 2013; 20: 1336–40.

Somnuke PH, Pusuwan P, Likitmaskul S, Santiprabhob J, Sawathiparnich P. Treatment outcome of graves' disease in thai children. J Med Assoc Thai 2007; 90: 1815–1820.

Stalberg P, Svensson A, Hessman O, Akerstrom G, Hellman P. Surgical treatment of graves' disease: Evidence-based approach. World J Surg 2008; 32: 1269–1277.

Stemberger K, Kahaly GJ, Pitz S. Update on thyroid eye disease. Compr Ophthalmol Update 2006; 7: 287–298.

Strakosch CR. Thyroiditis. Aust N Z J Med 1986; 16: 91–100.

Sugino K, Ito K, Nagahama M, Kitagawa W, Shibuya H, Ohkuwa K, Yano Y, Uruno T, Akaishi J, Suzuki A, Masaki C. Changes in the thyroid function of graves' disease patients treated by subtotal thyroidectomy. Endocr J 2012; 59: 1115–20.

Surks MI, Ortiz E, Daniels GH, Sawin CT, Col NF, Cobin RH, Franklyn JA, Hershman JM, Burman KD, Denke MA, Gorman C, Cooper RS, Weissman NJ. Subclinical thyroid disease: Scientific review and guidelines for diagnosis and management. JAMA 2004; 291: 228–238.

Tallstedt L, Lundell G, Torring O, Wallin G, Ljunggren JG, Blomgren H, Taube A. Occurrence of ophthalmopathy after treatment for graves' hyperthyroidism. The thyroid study group. N Engl J Med 1992; 326: 1733–1738.

Tamatea JA, Tu'akoi K, Conaglen JV, Elston MS, Meyer-Rochow GY. Thyroid cancer in graves' disease: Is surgery the best treatment for graves' disease? ANZ J Surg 2012 (Epub ahaed of print). doi: 10.1111/j.1445-2197.2012.06233.x

Torring O, Tallstedt L, Wallin G, Lundell G, Ljunggren JG, Taube A, Saaf M, Hamberger B. Graves' hyperthyroidism: Treatment with antithyroid drugs, surgery, or radioiodine – a prospective, randomized study. Thyroid study group. J Clin Endocrinol Metab 1996; 81: 2986–2993.

Vellar ID. Thomas peel dunhill: Pioneer thyroid surgeon. Aust N Z J Surg 1999; 69: 375–387.

Vidal-Trecan GM, Stahl JE, Eckman MH. Radioiodine or surgery for toxic thyroid adenoma: Dissecting an important decision. A cost-effectiveness analysis. Thyroid 2004; 14: 933–945.

Wasniewska M, Corrias A, Salerno M, Lombardo F, Aversa T, Mussa A, Capalbo D, De Luca F, Valenzise M. Outcomes of children with hashitoxicosis. Horm Res Paediatr 2012; 77: 36–40.

Wilhelm SM, McHenry CR. Total thyroidectomy is superior to subtotal thyroidectomy for management of graves' disease in the united states. World J Surg 2010; 34: 1261–1264.

Winsa B, Rastad J, Akerstrom G, Johansson H, Westermark K, Karlsson FA. Retrospective evaluation of subtotal and total thyroidectomy in graves' disease with and without endocrine ophthalmopathy. Eur J Endocrinol 1995; 132: 406–412.

Witte J, Goretzki PE, Dotzenrath C, Simon D, Felis P, Neubauer M, Roher HD. Surgery for graves' disease: Total versus subtotal thyroidectomy-results of a prospective randomized trial. World J Surg 2000; 24: 1303–1311.

Woeber KA. Cost-effective evaluation of the patient with a thyroid nodule. Surg Clin North Am 1995; 75: 357–363.

Yano Y, Sugino K, Akaishi J, Uruno T, Okuwa K, Shibuya H, Kitagawa W, Nagahama M, Ito K. Treatment of autonomously functioning thyroid nodules at a single institution: Radioiodine therapy, surgery, and ethanol injection therapy. Ann Nucl Med 2011; 25: 749–754.

Zingrillo M, Modoni S, Conte M, Frusciante V. Percutaneous ethanol injection plus radioiodine versus radioiodine alone in the treatment of large toxic thyroid nodules. J Nucl Med 2003; 44.

6 Intraoperatives Neuromonitoring in der Schilddrüsenchirurgie

Kerstin Lorenz und Henning Dralle

6.1 Historische Entwicklung

Schon früh in der Entwicklung der Schilddrüsenchirurgie richtete sich die Aufmerksamkeit auf die Behandlung des N. recurrens, und die visuelle Nervendarstellung setzte sich gegenüber der Nichtdarstellung durch (Jankowski et al. 1985; Jatzko et al. 1994; Kocher 1874; Lahey et al. 1938; Stierlein 1907). Versuche, die visuelle Darstellung des anatomisch intakten Nervs um die Dimension der funktionellen Beurteilung zu erweitern, waren die krikothyreoidale Muskelpalpation, die glottische Stimmlippenobservation und Druckantwortmessung, die endoskopisch platzierte und die extern durch das Ligamentum cricothyreoideum direkt intramuskulär platzierte Stimmlippen-EMG-Ableitung.

In den 1990er-Jahren folgten dann auf dem Tubus applizierte, indirekte Oberflächen-EMG-Ableitungen (▶ Tab. 6-1). Diesen ersten Entwicklungen eines intraoperativen Neuromonitorings (IONM) in der Schilddrüsenchirurgie durch Shedd und Durham (1966), Flisberg und Lindholm (1970), Eisele (1996), Neumann et al. (2000) und Lamadé et al. (1999), die die Anwendbarkeit nachweisen, folgten bald systematische und multizentrische Studien zur Untersuchung, inwieweit mithilfe des IONM die Rekurrenspareserate gesenkt werden kann (Dralle et al. 2004b; Lamadé et al. 2000; Randolph et al. 2004; Timmermann et al. 2004).

Seit nunmehr 15 Jahren hat sich, vor allem in den deutschsprachigen Ländern, das IONM stark verbreitet. Aber auch international zeigt sich eine zunehmende Anwendung, nicht nur durch die technikaffinen jüngeren Chirurgen, sondern auch durch die erfahrenen und spezialisierten endokrinen Chirurgen (Sturgeon et al. 2009). Umfragen und Studien zufolge liegt der Anwendungsgrad in Deutschland bei ca. 90 %, dabei wird IONM überwiegend routinemäßig bei allen Schilddrüsen- und auch bei Nebenschilddrüseneingriffen eingesetzt (Dralle et al. 2012). Es ist anzunehmen, dass das IONM zu der eindrucksvollen Zunahme der Thyreoidektomie gegenüber parenchymschonenden Verfahren durch die Vermittlung einer sicheren Nervendarstellung und -funktionserfassung beigetragen hat (Musholt 2010).

Dennoch ließ sich in zahlreichen Studien keine Senkung der Rekurrenspareserate durch das IONM bei Primäreingriffen benigner Strumen nachweisen. Nur bei Rezidiveingriffen wegen Struma und Schilddrüsenkarzinom wurde der Trend einer niedrigeren Rekurrenspareserate unter Einsatz des IONM gezeigt (Higgins et al. 2011). Einzig die prospektiv randomisierte Studie von Barczysnki et al. (2009) zu dieser Fragestellung konnte eine Senkung der transienten Rekurrenspareserate in der IONM-Gruppe gegenüber der Gruppe mit visueller Nervendarstellung nachweisen. Dagegen ergab sich kein Unterschied beider Gruppen bezüglich der Rate permanenter Rekurrensparesen (Barczynski et al. 2009).

Ebenso wenig konnte ein statistischer Vorteil des IONM im Sinne einer Senkung der Rekurrenspareserate bei Rezidivschilddrüseneingriffen in einer monozentrischen Untersuchung nachgewiesen werden. Hier ergab sich

6.1 Historische Entwicklung

Tab. 6-1 Historische Entwicklung der Recurrensnerven-Monitoringmethoden in der Schilddrüsenchirurgie

Methode	Publikation	Patienten [n]	Nerves at risk [n]	Rekurrensparesen Transient [n]	Permanent [n]
Palpation der krikothyreoidalen Muskulatur	Echeverri 1998	70	80	5	0
	Gavilán 1986	80	122	3	0
	James 1985	20	23	0	N.a.
	Otto 2002	55	81	4	0
Glottische Observation	Premanchandra 1990	16	27	0	N.a.
	Ridell 1970	132	200	2	
	Scheuller 2002	8	13	0	
Glottische Druckmessung	Woltering 1984	12	23	0	N.a.
Endoskopisch platzierte intramuskuläre Stimmlippenelektrode	Lipton 1988	3	4	0	N.a.
	Rice 1991	5	10	0	N.a.
	Tschopp 1994	43	57	3	0
Transligamentär platzierte intramuskuläre Stimmlippenelektrode	Brauckhoff 2002	53	98	1	0
	Hamelmann 2002	238	431	19	1
	Jonas 2000	77	117	0	N.a.
	Kunath 2003	926	1750	60	19
	Tschopp 2002	16	21	0	N.a.
Endotracheale Tubusoberflächenelektrode	Barwell 1997	12	15	0	N.a.
	Brennan 2001	70	96	2	0
	Dackiw 2002	117	176	0	N.a.
	Eisele 1996	31	42	0	N.a.
	Hemmerling 2000	97	191	7	2
	Horn 1999	96	167	1	1
	Lamadé 2000	55	87	4	0
	Timon 1999	21	22	0	N.a.
Postkrikothyreoidale Oberflächenelektrode	Marcus 2003	54	81	2	1
Summe		2307	3934	113 (2,9%)	

N.a. = nicht angegeben

in der IONM-Gruppe eine Rekurrenspareserate von 6,2 % gegenüber 2,5 % in der Gruppe mit visueller Nervendarstellung ohne Einsatz von IONM (Alesina et al. 2012).

Diese Diskrepanz von der funktionell erweiterten Rekurrensnerverfassung und Ausbleiben einer evident erniedrigten Rekurrenspareserate hat mehrere Ursachen. Zum einen ist die Rekurrenspareserate in den Händen endokrin erfahrener Chirurgen, zu denen die Mehrzahl der Autoren publizierter Studienergebnisse gehört, unabhängig vom IONM bereits niedrig, sodass eine statistisch signifikante Verbesserung der Rekurrenspareserate enorm umfangreiche Studienpopulationsgrößen erfordern würde (Dralle et al. 2004a). Zum anderen führte die klinische Praxis mit der hohen Verbreitung des IONM dazu, dass bereits in den letzten 10 Jahren weder Chirurgen, noch Patienten bereit waren, einer prospektiv-randomisierten Studie zuzustimmen, die ihnen das IONM vorenthalten hätte.

Ein weiterer Aspekt ist möglicherweise das falsche Verständnis, das IONM sei ein technisches Sicherheitsinstrument, das die unverändert erforderliche chirurgisch präparatorische Schonung des Nervs ersetzen würde. Das IONM selbst verhindert eben nicht die Rekurrensparese, sondern stellt ein technisches Hilfsmittel dar, mit dem die Identifikation des Nervs erleichtert und objektiviert werden kann. Darüber hinaus kann eine Aussage über dessen aktuellen Funktionszustand getroffen werden.

> Das IONM ersetzt weder die visuelle Rekurrensdarstellung noch die präparatorische Nervenschonung. Das IONM selbst kann eine Rekurrensparese nicht verhindern.

6.2 Voraussetzungen

6.2.1 Patientenaufklärung

Vor dem Hintergrund des neuen Patientenrechtegesetztes und des Medizinproduktegesetzes erscheint es geboten, die chirurgische Patientenaufklärung vor Schilddrüseneingriffen unter Anwendung des IONM in spezifischer Weise zu erweitern. Allgemeingültige Einschränkungen wie die unvorhersehbare Nichtverfügbarkeit oder ein technischer Defekt bzw. ein Geräteausfall sind prinzipieller Natur und im Regelfall nicht zwingend mit der Nichtdurchführbarkeit oder dem Abbruch der geplanten Operation verbunden. Für den Fall eines Hochrisikoeingriffs, z. B. einer kontralateralen Operation bei vorbestehender Rekurrensparese, kann dies jedoch relevant sein.

In jedem Fall sollte die Konsequenz eines intraoperativen Signalverlusts auf der primär operierten Seite Eingang in das Aufklärungsgespräch mit dem Patienten finden. Dies bedeutet für den Patienten meist ein zweizeitiges operatives Vorgehen, das mit einer zweiten Narkose verbunden ist. Bei vorliegender postoperativer Rekurrensparese wird der Zweiteingriff nach Erholung der Stimmlippenfunktion terminiert. Bei intakter Stimmlippenfunktion kann er auch unmittelbar angeschlossen werden.

In der eigenen Praxis hat sich aus dieser präzisen Aufklärung niemals ein Verständniskonflikt vonseiten der Patienten ergeben, da die Maßgabe der bestmöglichen Sicherheit für den Patienten gut nachvollziehbar ist.

6.2.2 Präoperative Laryngoskopie

Grundsätzlich ist die Kenntnis der Stimmlippenbeweglichkeit vor jedem Schilddrüseneingriff von Bedeutung, da klinisch inapparente Rekurrensparesen vielfältiger Ätiologie vorliegen können. Das Risiko einer bilateralen Rekurrensparese in Unkenntnis eines solchen Befunds ist gravierend (Dralle et al. 2012). Beim IONM ist die gesicherte präoperative intakte Stimmlippenfunktion eine obligate Voraussetzung für die sinnvolle Anwendung und Interpretierbarkeit der intraoperativen Signalantworten (Randolph et al. 2006, 2010).

Da bis zu 10 % der permanenten Rekurrensparesen nahezu normale IONM-Signale aufweisen, kann eine präoperativ unbekannte Rekurrensparese mit dem IONM nicht zuverlässig diagnostiziert werden (Goretzki et al. 2010). Nur bei vollständig intakter Stimmlippenbeweglichkeit können die zu Beginn der Operation ableitbaren und messbaren

Signaleigenschaften des IONM als Referenz für Änderungen im weiteren Operationsverlauf genutzt werden. Im Rahmen der Präparation können relevante Änderungen der Messwerte des IONM angezeigt werden, die auf einen drohenden oder manifesten Nervenschaden hinweisen.

> In der Operationsaufklärung sollte die Möglichkeit der Beendigung einer bilateral geplanten Operation bei Signalausfall im IONM dokumentiert werden. Die präoperative Laryngoskopie ist obligate Voraussetzung für die IONM-Anwendung.

6.3 Gerätetechnik

6.3.1 IONM-Gerät, Ableitungselektroden und Stimulationssonden

Die Funktionseinheit des IONM besteht aus dem Stimulationsgerät und der Ableitungselektrode über dem Erfolgsorgan, dem M. vocalis. Das Stimulationsgerät generiert den elektrischen Stimulus, der als EMG auf einem Monitor abgebildet und synchron als akustisches Signal wiedergegeben wird. Die Ableitung über dem M. vocalis erfolgt entweder direkt über Nadelelektroden, die durch das Lig. cricothyreoideum in den ipsilateralen M. vocalis eingestochen werden, oder indirekt über Tubuselektroden, die auf Stimmlippenebene die Vocaliskontraktion aufnehmen. Diese können entweder manuell auf übliche Tuben aufgeklebt werden, oder sie sind in diese integriert.

Es gibt bereits eine größere Auswahl an Tubusarten und -größen. Unterschiede bestehen in der Größe und Länge der Ableitungselektrodenfläche, die Einfluss auf die Toleranz der exakten Tubusplatzierung haben kann. Bei strikt seitengetrennter Tubuselektrodenableitung ist zu der korrekten Tubuspositionstiefe auch die Rotation zu berücksichtigen, um adäquate Ableitungsverhältnisse zu erreichen.

Die Vorteile der Nadelelektrode liegen in der stärkeren und tubusunabhängigen Signalantwort. Nachteile sind die Invasivität und die unilaterale Ableitung, die eine Nadelumplatzierung für die zweite Seite oder bei unbeabsichtigter Dislokation erfordert. Die Vorteile der Tubuselektrode liegen demgegenüber in der Nichtinvasivität und der bilateralen Ableitungsoption, Nachteile sind die geringere Stimulationsantwort und die Abhängigkeit der Tubusposition von der Anästhesie (Dralle et al. 2008; Timmermann et al. 2004; Thomusch et al. 2004).

Die Auswahl an Stimulationssonden ist groß, allerdings sind die Sondern nur mit Geräten desselben Herstellers kompatibel. Sie umfasst resterilisierbare Sonden und Einmalprodukte. Es wird im Wesentlichen zwischen unipolaren und bipolaren Stimulationssonden unterschieden. Unipolare Stimulationssonden haben durch den unidirektionalen Stromfluss einen weiteren Radius und erleichtern damit die Regionalisierung des N. recurrens. Die Stimulationssignale des N. recurrens können meist schon bei indirekter Stimulation des noch von umgebendem Gewebe verborgenen Nervs abgeleitet werden, bevor dieser selbst visualisiert wird. Dies erfordert eine sorgfältige Überprüfung, ob die akustische Stimulationsantwort ein originäres EMG darstellt.

Bipolare Stimulationssonden haben durch den interpolaren Stromfluss kaum Reichweite außerhalb der Sondenspitze und stimulieren darum die Nerven bei direktem Kontakt. Sie eignen sich somit optimal für die Diskrimination nervaler von nicht nervalen Strukturen in vernarbtem, voroperiertem Situs mit erschwerter visueller Darstellung. Die Auswahl an verschieden konfigurierten Sondenspitzen erlaubt teilweise den Einsatz als präparatives Instrument. Bei anderen Sonden muss beim Einsatz sorgfältig darauf geachtet werden, die Nerven nicht zu perforieren oder zu spleißen. Die Einstellung des IONM-Geräts ist oftmals durch die Hersteller bereits vorgegeben, kann aber insbesondere in der Wahl der Stimulationsstärke und des Schwellenwerts verändert werden.

In der Standardanwendung sind 100 µV für die Ereignisschwelle etabliert und 1–2 mA für die Stimulationsstärke, die über die Handsonde bzw. die Vagussonde appliziert wird. In der Routineanwendung mit supramaximaler Stimulation wird – ohne gezielte Berücksichtigung der Tubusposition über die üblichen IONM-Ansprüche hinaus – für den N. vagus normalerweise eine Amplitudengröße von mindestens 500 µV erreicht (im Median 485,5 µV, Range 138–1.592,8 µV; N. vagus links im Median 460 µV, Range 138–1.240,5 µV; N. vagus rechts im Median 511 µV, 168–1.592,8 µV). Anderenfalls wird eine Korrektur der Tubus- bzw. Nadelposition empfohlen (Lorenz et al. 2010).

Diese Parameter sollten während der Präparation nicht verändert werden, um relevante quantitative Veränderungen richtig vergleichen und interpretieren zu können. In der Bewertung der IONM-Befunde, die intraoperativ erfasst werden, gegenüber den postoperativen Befunden der Stimmlippenfunktion sind die folgenden Definitionen etabliert (Cernea et al. 2010; Chan u. Lo 2006; Dralle et al. 2008):

- **Richtig-negativ:** intaktes Vagussignal und -EMG, postoperativ ipsilateral intakte Stimmlippenbeweglichkeit
- **Falsch-negativ:** intaktes Vagussignal und -EMG, postoperativ ipsilateraler Stimmlippenstillstand
- **Richtig-positiv:** intraoperativer Signalverlust, postoperativ ipsilateraler Stimmlippenstillstand
- **Falsch-positiv:** intraoperativer Signalverlust, postoperativ ipsilateral intakte Stimmlippenbeweglichkeit

6.3.2 Intermittierendes Neuromonitoring

Das intermittierende Neuromonitoring ist die aktuell verbreitetste IONM-Form. Sie ist dadurch gekennzeichnet, dass die Stimulation ausschließlich im Moment des Einsatzes der Stimulationssonde erfolgt. Dies bedeutet, dass Präparation und Stimulation aufeinanderfolgende Aktionen sind. Für das intermittierende Neuromonitoring sind ein IONM-Gerät, EMG-Darstellung, Ableitungselektrode und Stimulationssonde erforderlich.

Die Stimulation des N. recurrens dient dabei der zweifelsfreien Identifikation des Nervs und seiner ersten Funktionskontrolle, während die Stimulation über dem N. vagus der Funktionskontrolle der gesamten Nervenleitstrecke des N. recurrens dient. Damit kann mit dem intermittierenden IONM ein Nervenschaden nicht zuverlässig antizipiert werden, da während der Präparation keine Rückmeldung durch das IONM erfolgt.

> Beim intermittierenden IONM sind wesentliche Veränderungen der quantitativen Parameter von Amplitude, Latenz, und Signalbreite sowie die EMG-Konfiguration gegenüber den Ausgangsparametern wichtige Informationen, die berücksichtigt werden sollten, um manifesten Nervenschäden zuvorkommen zu können (Lorenz et al. 2010; Randolph et al. 2011).

6.3.3 Kontinuierliches Neuromonitoring

Das kontinuierliche Neuromonitoring (CIONM) ist eine Weiterentwicklung des

IONM, das seit wenigen Jahren klinisch eingesetzt wird. Derzeit liegen nur einzelne Studien vor, es kann daher nur eine vorläufige Bewertung vorgenommen werden (Jonas et al. 2010; Lamadé et al. 2011; Schneider et al. 2012). Beim CIONM erfolgt eine gepulste Vagusstimulation mit wählbarer Frequenz. Dabei wird die gesamte Nervenleitstrecke des N. recurrens kontrolliert, das Vorgehen entspricht damit annähernd einer „kontinuierlichen Real-in-time-Funktionskontrolle" des N. recurrens (Jonas et al. 2010; Lamadé et al. 2000, 2007, 2011; Schneider et al. 2009, 2010, 2012; Ulmer et al. 2008).

Negative Auswirkungen können während der Präparation rechtzeitig anhand entsprechender EMG-Veränderungen erkannt werden. Somit besteht die Möglichkeit, auf drohende Schädigungen zeitgerecht zu reagieren und manifesten Nervenschäden zuvorzukommen.

Die CIONM-Geräte sind ebenfalls aus IONM-Gerät, EMG-Darstellung, Ableitungselektrode und Stimulationssonde aufgebaut und besitzen darüber hinaus eine Vagusstimulationssonde, die temporär im Operationssitus angebracht wird. Über diese erfolgen der Stimulationsimpuls und die Registrierung der Messparameter von Amplitude und Latenz der Stimulationsantwort.

Alle IONM-Gerätehersteller bieten heute Geräte für das CIONM an, die sich in Details der EMG-Wiedergabe, Alarmgrenzenschaltung und Vagussondenkonfiguration unterscheiden. Je nach Hersteller ist es auch möglich, für die Stimulationsantwort Alarmgrenzen vorzugeben und einen akustischen Alarm auszulösen oder eine entsprechende optische Wiedergabe der EMG-Kurven abzubilden.

Für eine ungestörte und adäquate Nutzung des CIONM, insbesondere bei Nutzung von IONM-Alarmgrenzen, ist eine optimale Tubuslage erforderlich. Daher sollte man sich zu Beginn der Operation die nötige Zeit für die erforderliche Tubus- und Vagussondenkorrektur nehmen.

Bei allen Anbietern ist die synchrone Nutzung der handgeführten Stimulationssonde parallel zur kontinuierlichen Vagusableitung möglich, sodass sich der Vorgang der Nervenidentifikation und der Orientierung über den Nervenverlauf mit der Stimulationssonde beim IONM und CIONM nicht unterscheiden.

6.4 Anästhesie

Ein zuverlässiges IONM ist ein Teamerfolg und erfordert die optimale Kooperation von Anästhesie und Chirurgie. Die unbeeinträchtigte intraoperative Neurostimulation setzt einen nicht relaxierten Patienten voraus, sodass vonseiten der Anästhesie zur Narkoseeinleitung und Intubation nur kurzwirksame Relaxanzien verwendet werden können, damit bereits zu Beginn der Operation die vollständige neuromuskuläre Reizantwortfähigkeit wiederhergestellt ist (Lu et al. 2011; Marusch et al. 2005). Moderne, sehr kurz wirksame Relaxanzien können im Bedarfsfall auch während der Operation und nach Rücksprache mit der Chirurgie appliziert werden, ohne dass das weitere IONM anhaltend beeinträchtigt wird (Chan et al. 2006; Timmermann et al. 2004; Thomusch et al. 2004).

Wesentliche Einflüsse der verschiedenen inhalativen und intravenösen Anästhetika auf die EMG-Parameter, wie sie für das IONM bei neurochirurgischen Eingriffen auf die Qualität der somatosensorisch evozierten Potenziale (SSEP) und motorisch evozierten Potenziale (MEP) bekannt sind, wurden beim IONM in der Schilddrüsenchirurgie bisher nicht beschrieben und sind offenbar vernachlässigbar (Deiner 2010).

Die optimale Wahl der Tubusgröße, die sorgfältige Tubuspositionierung und -lagekontrolle sind weitere Voraussetzungen eines adäquaten IONM bei Verwendung der Tubuselektrode (Birkholz et al. 2011; Lu et al. 2011). Teilweise wird von den Anästhesisten eine fiberoptische oder laryngoskopische Kontrolle der Tubusposition verwendet. Einen guten Gewebekontakt des Tubus zeigt die Widerstandskontrolle am IONM-Monitor an. Idealerweise beträgt der Widerstand < 5 Ω ohne Seitendifferenz (< 1 Ω) und kann auch vom Anästhesisten oder technischen Assistenzpersonal nach der Patientenlagerung kontrolliert werden (Randolph et al. 2011).

Es empfiehlt sich, die Tubusposition nach der chirurgischen Lagerung in Höhe und Rotation vor der definitiven Fixation des Tubus erneut zu kontrollierten und ggf. zu diesem Zeitpunkt zu korrigieren. Bei der Verwendung von Tubuselektroden muss gewährleistet und zwischen Anästhesist und Chirurg übereinstimmend vereinbart sein, dass eine Korrektur der Tubusposition während der Operation, auch wiederholt, notwendig werden kann.

> Die für das IONM richtige und relevante Tubusposition ist eine Teamaufgabe der Kooperation von Anästhesist und Chirurg.

6.5 Chirurgisches Vorgehen

6.5.1 Stimulation des N. recurrens und des N. vagus

Das IONM dient im Rahmen der Schilddrüsenchirurgie der Funktionskontrolle des N. recurrens während der Präparation. Die Abbildung der muskulären Erfolgsantwort der Stimmlippenbewegung durch ein EMG repräsentiert die erfolgreiche Nervenleitung, ausgehend vom Stimulationsort am N. recurrens bis hin zur Kontraktion des M. vocalis. Dabei muss ein originäres, nervales EMG von einem Stimulationsartefakt unterschieden werden.

Das nervale EMG weist immer eine Latenz auf, dagegen fehlt diese beim Stimulationsartefakt (▶ Abb. 6-1). Physiologischerweise zeigt der linke N. vagus durch seine längere Laufstrecke eine signifikant größere Latenz gegenüber dem rechten N. vagus (Lorenz et al. 2010). Die akustischen Signale können sich dabei gleichen und ermöglichen keine sichere Differenzierung. Eine akustische Artefakterkennung ist jedoch in einigen IONM-Geräten zuschaltbar und minimiert dabei die Latenzkontrolle durch den Operator. Voraussetzung für den gezielten Einsatz der Stimulation ist das Verständnis von der Fortleitung der nervalen Stimulationsantwort über den verschiedenen Orten der Stimulation.

Der N. vagus ist die weiterleitende Nervenbahn der gesamten vom N. recurrens stammenden Impulse und damit in der Prognose der Stimmlippenbeweglichkeit diesem hierarchisch übergeordnet. Die Stimulation von N. recurrens und N. vagus zu verschiedenen Zeitpunkten erfüllt unterschiedliche Aufgaben. Die intakte Vagusstimulation setzt eine intakte Funktion über den gesamten anatomischen Verlauf des N. recurrens voraus und dient damit dessen vollumfänglicher Kontrolle.

Die Vagusstimulation zum frühestmöglichen Zeitpunkt zu Beginn der Präparation (V1), also in der Regel bei Darstellung der Gefäß-Nerven-Scheide, dient der Funktionskontrolle der IONM-Einheit und der korrekten Tubusposition sowie der Bestätigung der Integrität der Nervenfunktion (▶ Tab. 6-2). Da die vom N. recurrens stammenden Axone innerhalb des Vagusnervs verschieden verlaufen können (zentral, exzentrisch, dorsal oder anterior), gelingt die Vagusstimulation gele-

6.5 Chirurgisches Vorgehen

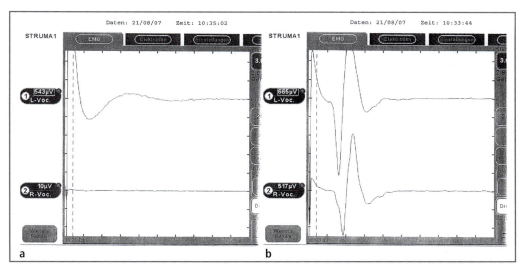

Abb. 6-1 Stimulationsartefakt und Nervenstimulationssignal.
a Artefaktsignal (fehlende Latenz); **b** Nervensignal (Latenz vorhanden)

gentlich nicht beim ersten direkten Nervenkontakt mit der Stimulationssonde, sondern erfordert ein probatorisches Abfahren des Nervs in den genannten Direktionen (Dionigi et al. 2010).

Sowohl für die Vagus- als auch für die Rekurrensstimulation gilt, dass teilweise der Kontakt der Stimulationssonde am Nerv selbst variiert werden muss, um ein IONM-Signal zu erhalten. In einigen Fällen darf die Sonde nicht direkt auf den Nerv gedrückt werden, sondern wird nur knapp an das Epineurium herangehalten. In anderen Fällen ist ein intensiverer Aufdruck der Sonde auf den Nerv erforderlich. Auch der Winkel der Sondenspitze am Nerv kann im Einzelfall den Erfolg der Ableitbarkeit des IONM-Signals beeinflussen, sodass eine dementsprechende Flexibilität hilft, Frustration zu vermeiden.

Die Stimulation des N. recurrens zu Beginn der Präparation in Nervennähe kann einerseits zum Auffinden des Nervs genutzt werden, andererseits dient sie der Bestätigung der richtigen Identifikation des N. recurrens über das EMG. In der weiteren Präparation wird mit der Stimulationssonde der Verlauf des N. recurrens bestätigt und seine Funktion auf der exponierten Strecke kontrolliert.

Tab. 6-2 Standardisierte Stimulationsabfolge an N. vagus und N. recurrens

Stimulation	Zeitpunkt
L1	Präoperative Laryngoskopie
V1	Vagusstimulation oberhalb des Schwellenwerts *vor* der Dissektion
R1	Rekurrensstimulation oberhalb des Schwellenwerts *vor* der Dissektion
R2	Rekurrensstimulation oberhalb des Schwellenwerts *nach* der Dissektion
V2	Vagusstimulation oberhalb des Schwellenwerts *nach* der Dissektion
L2	Postoperative Laryngoskopie

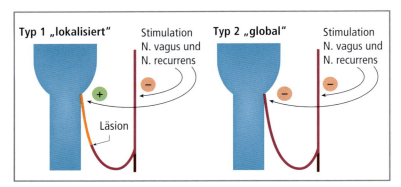

Abb. 6-2 Intraoperativer Signalverlust Typ 1 („lokalisiert") und Typ 2 („global")

Zeigt sich ein Ausfall über dem N. recurrens an einem lokalisierbaren Punkt (*loss of signal* [LOS] Typ 1), so kann dies genutzt werden, um erkennbare Ursachen, wie z. B. Ligaturen oder Clips, korrigieren zu können (▶ Abb. 6-2).

Alle modernen IONM-Geräte verfügen über eine elektronische Speicherfunktion der erfassten Daten und Druckoptionen zur Dokumentation in der Krankenakte. Diese können im Bedarfsfall zur Analyse unerwünschter Ereignisse oder eines vonseiten der Nervenkontrolle störungsfreien Operationsablaufs herangezogen werden.

> Nur die Vagusstimulation erfasst funktionell die vollständige Verlaufsstrecke des N. recurrens. Die Vagus- und Rekurrensstimulation erfüllen verschiedene Aufgaben in der Präparationsphase. Das IONM ersetzt in keiner Weise die für die Präparation erforderliche visuelle Nervendarstellung.

6.5.2 Intermittierendes intraoperatives Neuromonitoring

Die Grundeinstellungen des IONM-Geräts und der Stimulation für das intermittierende IONM entsprechen den Angaben in Kapitel 6.3.1. Die Empfehlung, zum frühestmöglichen Zeitpunkt die ipsilaterale Vagusstimulation zervikal weit kaudal (V1, ▶ Tab. 6-2) vorzunehmen, basiert auf den wichtigen Voraussetzungen, die sich für die weitere Nutzung des IONM ergeben. Sie stellt den ersten Test zur Funktionstüchtigkeit der gesamten Stimulationseinheit dar und sollte bei inadäquat niedriger bzw. kontralateral höherer Amplitude bereits zu diesem Zeitpunkt Anlass zur Tubuskorrektur geben.

Lässt sich gar kein Stimulationssignal ableiten, sollte entsprechend eines aus der Praxis bewährten **Fehleralgorithmus** (Randolph et al. 2011) vorgegangen werden: Zunächst wird die axiale Tubusposition (Tiefe bzw. Höhe des Tubus) überprüft und ggf. angepasst, denn Fehlpositionen nach der Patientenlagerung sind die häufigste Ursache primär negativer Stimulation. Typischerweise ist eine Tubustiefe von 20–24 cm für die Stimulation richtig, sie muss aber für den Patienten individuell bestimmt werden. Unter Umständen erfordert dies eine erneute laryngoskopische oder fiberoptische Lagekontrolle des nicht fixierten und entblockten Tubus.

Auf der rechten Seite sollte frühzeitig an die Normvariante eines nicht rekurrierenden N. laryngeus inferior gedacht werden. Daher ist es wichtig, insbesondere auf der rechten Seite die Vagusstimulation kaudal, also larynxfern, vorzunehmen (s. Kap. 6.5.5).

Bleibt das Signal weiterhin negativ, sollten alle Steck- und Stromverbindungen der

Stimulationseinheit einzeln überprüft werden (= technischer Check: Gerät, Monitor, Drucker, Patientenschnittstelle, patientenseitige Neutralelektroden, Stimulationssonde, Kabel). Ein technischer Defekt der Tubuselektrode selbst ist selten und nach Abschluss der anderen Prüfschritte nur durch Umintubation oder ggf. durch Stichelektroden auszuschließen.

Bleibt nach der technischen Prüfung das Vagussignal weiterhin negativ, sollte der Anästhesist eine Relaxometerprüfung (*train of four*) vornehmen, um sicherzustellen, dass der Patient nicht mehr relaxiert ist (Relaxationsprüfung). Wird auch hier keine Ursache gefunden, kann mit der kontralateralen Vagusstimulation überprüft werden, ob ein technisches oder nervales, ableitungsbedingtes Problem vorliegt (kontralaterale Vagusprüfung). Zeigt die kontralaterale Vagusstimulation ein intaktes Signal, liegt meist eine Tubusfehllage vor.

In seltenen Fällen kann dies bei ausgeprägt asymmetrischen, per magna vergrößerten, die Trachea verlagernden oder retrosternal ausgeprägten Schilddrüsen vorkommen. Bei problematischer Intubation kann dies im absoluten Ausnahmefall ein Tubuselektroden-IONM unmöglich machen. In diesen Fällen ist ein IONM nur mit Stichelektroden durchführbar.

In anderen Fällen bleibt nach Ausschluss der genannten Ursachen an diesem Prüfpunkt nur noch eine nervale Ursache als Erklärung für ein negatives IONM. Dies kann eine präoperativ nicht erkannte vorbestehende Rekurrensparese sein, ein früh evidenter Intubationsschaden oder ein direkter präparatorischer Vagusschaden. Hier muss dann im Einzelfall entschieden werden, ob und in welchem Ausmaß die geplante Schilddrüsenresektion unverändert indiziert ist.

Zeigt sich auch in der kontralateralen Vagusstimulation kein Signal, so verbleiben als Erklärung nur technische Defekte, die mit den verfügbaren Methoden nicht identifiziert werden können, oder eine nicht erkannte beidseitige Rekurrensparese. In diesen Fällen gilt es ebenfalls, individuell für den Patienten zu entscheiden, ob unter diesen Voraussetzungen die Indikation für einen Eingriff ohne IONM besteht und, wenn ja, in welchem Resektionausmaß.

> Die häufigste Ursache eines primär negativen IONM-Signals ist die inadäquate Tubusposition.

Bei primär intaktem Signal über dem ipsilateralen N. vagus schließt sich die Resektionsphase in gewohnter Weise an. Beim Aufsuchen des N. recurrens kann die Stimulationssonde assistierend genutzt werden (R1, ▶ Tab. 6-2), bevor er visuell dargestellt wird. Alternativ wird der Nerv mit dem IONM nach der Darstellung mithilfe der Sonde objektiviert und in seiner intakten Funktion und initialen Stimulationsqualität bestätigt.

Im weiteren Vorgehen kann der Verlauf des N. recurrens mit der Stimulationssonde näherungsweise verfolgt und die Präparation entsprechend ausgerichtet und adaptiert werden. Hierbei ist prinzipiell zu berücksichtigen, dass die direkte Stimulation des N. recurrens ausschließlich die Leitfähigkeit dieses Nervenabschnitts kontrolliert, eine zuverlässige Aussage über die vollständig intakte Weiterleitung wird nur mit der indirekten Stimulation über dem N. vagus ermöglicht. Sind also kritische präparatorische Manöver, z. B. Bipolarisation in Nervennähe oder akzidentelles Fassen des Nervs, vorausgegangen, so empfiehlt es sich, die Stimulationsqualität (Amplitude, Latenz, Signalbreite und -form) über dem N. recurrens mit den Ausgangswerten zu vergleichen und anschließend den N. vagus in gleicher Weise zu überprüfen. Nur mit diesem kontrollierenden Vorgehen ist eine zeitgerechte Problemerkennung beim intermittierenden IONM möglich.

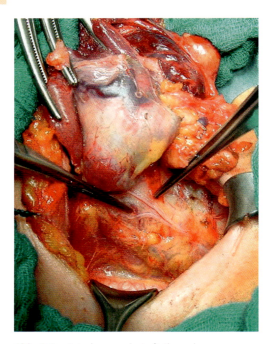

Abb. 6-3 Extralaryngeale Aufteilung des N. recurrens inferior

Bedeutsam ist die Identifikation einer prälaryngealen Aufteilung des N. recurrens in mehrere Faszikel (Chan et al. 2006; Kruse et al. 2006, Serpell et al. 2009). Am häufigsten liegen 2, selten mehr Faszikel vor, und nur im Ausnahmefall zeigen beide ein reguläres EMG im IONM (▶Abb. 6-3). Meist führt der anteriore Faszikel die stimulierbaren Nervenfasern, während der dorsaler verlaufende Faszikel im IONM stumm ist. Für die Funktion der Stimmlippenöffnung ist er dennoch von großer Bedeutung. Er führt zum M. cricothyreoideus posterior (M. posticus), der als Stimmlippenspanner fungiert und darum trotz des negativen IONM präparatorisch sorgfältig geschont werden muss.

Eine weitere wichtige Fehlerquelle unter IONM ist die während der Operation auftretende wechselhafte Leitfähigkeit des exponierten Abschnitts des N. recurrens. Einflussfaktoren, die dazu führen können, dass der zuvor sicher als N. recurrens identifizierte und regelrecht stimulierbare Nerv plötzlich nicht stimulierbar ist, sind die Temperatur des Nervs und das aktuelle Umgebungsmilieu.

Der Nerv kann durch Kälte bei längeren Eingriffen temporäre Leitungsblöcke aufweisen, die mit Spülung von körpertemperierter steriler Kochsalzlösung meist aufgehoben werden können. Ein feuchter Situs, durch Spülflüssigkeit, Wundsekret oder Blut, kann ebenfalls zu Beeinträchtigung der Stimulationsübertragung und zu temporärer Nichtstimulierbarkeit führen. In diesen Fällen ist Geduld gefordert. Der Nerv sollte nach Trocknung des Situs erneut stimuliert werden, bis das Signal wieder ableitbar ist.

Andererseits kann ein schadensbedingter lokalisierter Leitungsblock durch Umgebungsfeuchtigkeit auch übersprungen werden, sodass ein bereits eingetretener Nervenschaden kurzfristig unerkannt bleibt. Darüber hinaus können der Kontakt und Winkel der Stimulationssonde am N. recurrens und der Verlauf der vom N. recurrens stammenden Axone innerhalb des N. vagus Einfluss auf den Erfolg der Signalableitung haben (s. Kap. 6.5.1).

Während der Resektionsphase ist die intermittierende Kontrolle des Verlaufs und der Funktion des N. recurrens an den typischen, anatomisch bedingten Gefährdungspunkten hilfreich. Diese sind die Kreuzungsstelle von A. thyroidea inferior und Nerv, ein vorhandenes Zuckerkandl-Tuberculum, häufig verbunden mit antevaskulärem Verlauf des Nervs, das Berry-Ligamentum und schließlich die laryngotracheale Einmündung. Insbesondere bei atypischen Verläufen, meist in der Rezidivsituation, wie z. B. bei intrakapsulärem, antenodulärem Nervenverlauf, in vernarbtem Gebiet sowie in unmittelbarer Tumor- oder Lymphknotennähe, kann die visuelle Darstellung des Verlaufs des N. recurrens problematisch sein und mit dem IONM erleichtert werden.

Nach angeschlossener Resektionsphase erfolgt zunächst wieder eine Kontrolle der Rekurrensstimulation (R2, ▶Tab. 6-2) zum Vergleich der Ausgangswerte. Diese Stimulationskontrolle ist für die alleinige absolute Funktionskontrolle jedoch nicht zwingend erforderlich, sofern die abschließende ipsilaterale Vagusstimulation durchgeführt wird und eine regelrechte Stimulationsantwort zeigt. Zur sicheren Vermeidung falscher Befunde (falsch-negativ, s. Kap. 6.3.1) sollte nach abschließender Vagusstimulation auf der betreffenden Seite keinerlei Manipulation mehr vorgenommen werden, andernfalls ist die Vagusstimulation zu wiederholen.

> Zur Vermeidung falsch-negativer Befunde sollte die Vagusstimulation nach Abschluss der Resektion auf jeder Seite die letzte Maßnahme sein.

6.5.3 Kontinuierliches intraoperatives Neuromonitoring

Die Grundeinstellungen der Gerätetechnik und der prinzipielle Aufbau von Stimulationsnervenantworten mit EMG-Darstellung und akustischer Signalumwandlung unterscheiden sich beim CIONM nicht vom intermittierenden IONM (s. Kap. 6.3.1). Dagegen sind CIONM-Geräte mit erweiterter Technik und Software ausgestattet und weisen hierin je nach Hersteller gewisse Unterschiede auf (s. Kap. 6.3.3).

Das Prinzip der kontinuierlichen Stimulation ist eine periodische Vagusstimulation, die während der gesamten Dauer der Applikation parallel zur Präparation erfolgt. Als Ableitelektroden kommen hier ebenfalls Tubuselektroden zur Anwendung. Wie in Kapitel 6.3.3 ausgeführt, ist beim CIONM die korrekte und stabile Tubusposition von großer Bedeutung, da während des gesamten Präparationsvorgangs fortwährend ein Vergleich der aktuellen Messwerte mit den Ausgangsparametern erfolgt. Dabei kann die Ableitung beider Vaguskanäle, also links und rechts, oder aber nur die ipsilaterale gewählt werden.

Die bilaterale Ableitung ist hilfreich, um die optimale Tubusposition zu finden und die maximale Amplitude auf der Präparationsseite sicherzustellen. Demgegenüber verringert die Beschränkung auf die ipsilaterale Vagusableitung die Gesamtmenge an Informationen und vermeidet Irritation durch Änderungen, die von der kontralateralen Seite aufgenommen werden.

Ergeben sich relevante Änderungen von Amplitude und Latenz, so können diese je nach Hersteller mit einem definierbaren Alarm verbunden und akustisch sowie auf dem EMG-Monitor angezeigt werden, oder aber sie sind ohne Alarmgrenzen auf dem EMG-Monitor ablesbar.

Derzeit liegen nur wenige Studien zum CIONM vor, sodass Angaben hierzu lediglich vorläufigen empfehlenden Charakter haben können. In der eigenen Praxis hat sich daraus die Wahl der Alarmgrenzen auf den Amplitudenabfall > 50 % und eine Latenzzunahme > 10 % bewährt (Schneider et al. 2012).

> Die Grundeinstellungen der Stimulation des CIONM unterscheiden sich nicht vom IONM.

Zusätzlicher Baustein ist bei allen CIONM-Geräten eine Vagusstimulationssonde mit eigener Neutralelektrode, die an der Patientenschnittstelle eingefügt wird. Bei allen Anbietern ist die parallele Nutzung der handgeführten Stimulationssonde während des CIONM gewährleistet.

Zwei Typen von Vagussonden unterscheiden sich in Design und Applikationsart. Beim ersten Typus wird die Vagussonde in

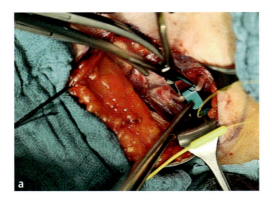 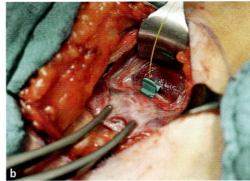

Abb. 6-4 Applikation der zirkumferenten CIONM-Vagusstimulationssonde.
a zirkumferente Vagusfreilegung und Platzierung der Vagussonde; **b** Vagussonde in situ

der Gefäß-Nerven-Scheide platziert und liegt dem N. vagus an. Dies macht die Platzierung weniger aufwendig, führt jedoch leichter zu Dislokationen und variablen Messdaten, die dadurch den Vergleich mit den Ausgangsparametern als Referenz für präparationsbedingte Veränderungen erschweren. Beim zweiten Typus wird die Sonde um den N. vagus herum gelegt, was kurzstreckig eine zirkumferente Freilegung des Nervs erforderlich macht (▶Abb. 6-4). Dieser Präparationsaufwand kann schonend mithilfe von Nervenhaken oder Overholt-Klemme unterstützt werden, und ist, mit der entsprechenden Sorgfalt durchgeführt, wenig zweitaufwendig oder risikobehaftet. Bei diesem Sondentypus zeigen sich durch die fixere Platzierung stabile Ableitungsverhältnisse bei geringerem Dislokationsrisiko.

Wie auch beim intermittierenden IONM ist die Rationale der frühzeitigen Vagusstimulation, die hier ebenfalls mit der handgeführten Stimulationssonde durchgeführt wird, einerseits die Kontrolle der Funktionalität der Stimulationseinheit, andererseits die initiale Kontrolle der intakten Nervenfunktion. Im Fall einer primär negativen Vagusstimulation ist der Fehleralgorithmus mit dem beim intermittierenden IONM (s. Kap. 6.5.2) identisch.

Bei positivem Signal schließt sich die Platzierung der Vagussonde an. Je nach Anbieter ist nun eine Kalibration der Ableitung erforderlich, danach kann die Vagusstimulation gestartet werden. Die Stimulationsfrequenz kann am Gerät gewählt werden. Klinische Erfahrungen wurden mit einer 6-sekündlichen Frequenz veröffentlicht (Jonas et al. 2010; Lamadé et al. 2011; Schneider et al. 2012). In der eigenen Anwendung hat sich die sekündliche Stimulationsfrequenz durchgesetzt, sie zeigt sich als gut mit dem Operationstakt abgestimmt und löst kein verzögerndes „Warten" auf die Rückmeldung des Stimulationssignals aus, bedeutet aber auch keine unnötige Informationsflut.

Wie auch beim IONM ist die Speicherung und Dokumentation der Stimulationsdaten elektronisch oder als Ausdruck möglich. Die Datenmenge des CIONM macht allerdings einen vollständigen Ausdruck wenig sinnvoll, die vorgenannten strategisch bedeutenden Stimulationspunkte V1, R1, (R2) und V2 sind in der eigenen Praxis ausreichend.

Es ist beim CIONM noch wichtiger als beim IONM, die Ausgangsparameter optimal zu wählen, um die Präparationsphase möglichst ungestört, artefaktarm und mit zuverlässigen CIONM-Rückmeldungen vornehmen zu können. Dies ist auch technisch relevant, da softwarebedingt und herstellerabhängig die Berechnung der Latenz von der Messung der Amplitudenhöhe abhängt.

Im eigenen Vorgehen wird zu Beginn der Operation die Tubuslage so lange korrigiert, bis die Amplitude deutlich über 500 µV liegt, überwiegend werden problemlos Amplitudengrößen um 1.000 µV erreicht. Faktoren, die dies nicht ermöglichen, sind rar und entsprechen denen beim IONM (s. Kap. 6.5.1). Diese hohen Ausgangswerte sind aus 2 Gründen bedeutsam. Erstens ist eine ausreichend hohe Amplitude Voraussetzung dafür, dass bei einem intraoperativen Abfall die dann gemessenen Werte noch ausreichen, um die Latenz zuverlässig zu bewerten. Fehlalarme durch das *latency jumping* werden somit vermieden, d. h. das Gerät versucht nicht, wegen niedriger Amplitude die Latenz neu zu kalibrieren.

Zweitens hat sich in der eigenen Praxis gezeigt, dass man sich damit eine breitere „Toleranz" für präparatorisch bedingte Veränderungen verschafft, die einem manifesten Nervenschaden vorzubeugen helfen: Hohe Ausgangswerte bewirken, dass ein Alarm oder die EMG-Veränderung durch Amplitudenabfall und Latenzzunahme bereits dann eintritt, wenn der Nerv noch funktional intakt ist, also quantitativ noch sicher im Normbereich liegt (Lorenz et al. 2010). Dennoch werden Manöver frühzeitig identifiziert, die ihm potenziell schaden, sodass das chirurgische Vorgehen zeitgerecht angepasst werden kann.

Stärker als beim IONM kann beim CIONM die Signalkonfiguration der EMG-Kurve zu Störungen führen. Das typische biphasische EMG-Signal bereitet offenbar softwarebedingt keine Probleme bei der korrekten Erfassung von Latenz und Amplitude. Dagegen kann es bei tri- oder multiphasischen Signalen zu Störungen der automatisierten Latenz- und Amplitudenbestimmung kommen.

Die optimale Grundeinstellung, also Tubuslage, Ausgangsparameter, Stimulationstakt und Alarmgrenzen des CIONM, ist damit die Voraussetzung, dass das CIONM als Instrument genutzt werden kann, einen drohenden Nervenschaden anzuzeigen und zu verhindern.

> Die Ausgangsamplitude beim CIONM sollte deutlich > 500 µV liegen.

Sind alle Voraussetzungen erfüllt und die Vagusstimulation ist intakt, wird die präparative Phase zur Darstellung des N. recurrens eingeleitet, die sich im Vorgehen nicht von dem in Kapitel 6.5.1 geschilderten Vorgehen unterscheidet, solange die Rückmeldungen der Vagusstimulation störungsfrei sind.

Die Identifikation des N. recurrens (R1) und seine weitere Darstellung in der Resektionsphase entspricht ebenso dem Vorgehen wie beim IONM. Die kontinuierliche Vagusrückmeldung macht allerdings eine zwischenzeitliche Kontrolle der vollständigen Nervenleitfähigkeit überflüssig, die beim intermittierenden IONM die Unterbrechung der Präparation und den Übergang zur Gefäß-Nerven-Scheide erforderlich macht. Somit ist das CIONM zuverlässiger in seiner Funktionsaussage und komfortabler, da die Einstellung des Situs nicht geändert werden muss.

Erste Studiendaten haben deutlich gemacht, dass ein synchroner Amplitudenabfall > 50 % und eine Latenzzunahme > 10 % einem Signalverlust und einem damit korrelierenden Nervenschaden vorausgehen. Wird hierauf durch sofortige Korrektur sämtlicher manipulativer Maßnahmen reagiert und bleibt eine Erholung trotz angemessener Wartezeit aus oder kommt es zu einem plötzlichen Signalverlust, so werden die Schritte des Fehleralgorithmus wie in Kapitel 6.5.2 und in ▶ Abb. 6-5 dargestellt vorgenommen.

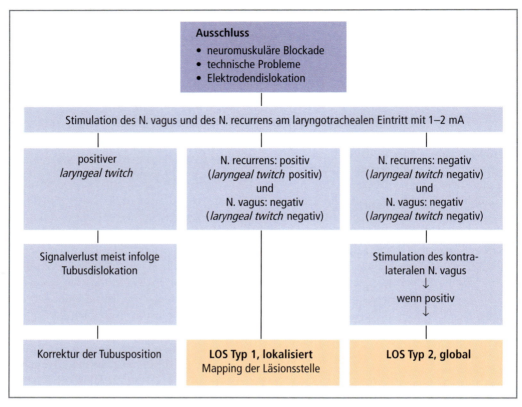

Abb. 6-5 Algorithmus zum Vorgehen bei intraoperativem Signalverlust und zur Evaluation des Läsionstyps der Rekurrensfunktionsstörung. LOS = *loss of signal* (Signalverlust)

> Beim CIONM sind die disparate Amplitudenabnahme > 50 % und die Latenzzunahme > 10 % der Ausgangswerte Warnsignale für Rekurrensstress, die einem Signalverlust vorausgehen können. Der Fehleralgorithmus bei einem Signalverlust beim CIONM unterscheidet sich nicht vom IONM.

Nach Abschluss der Resektionsphase wird erneut die Antwortqualität des N. recurrens (R2) bestätigt und abschließend zu allen chirurgischen Manipulationen auf dieser Seite die Vagusstimulation (V2) durchgeführt. Die CIONM-Daten werden gespeichert und ggf. dokumentiert. Bevor die Operation der zweiten Seite angeschlossen werden kann, ist erneut eine Kontrolle der Ausgangsamplitude und ggf. eine Korrektur der Tubuslage für die nun abzuleitende Seite notwendig. Je nach Hersteller schließt sich eine neue Kalibration der Vagusstimulation an. Das weitere Vorgehen ist dann analog zum oben Geschilderten.

Eine Tubuskorrektur nach dem Seitenwechsel ist vor allem bei stark asymmetrisch ausgeprägter Schilddrüse erforderlich. Sie kann deutlichen Einfluss auf die Tubuselektrodenposition haben. Nach vollständigem Abschluss des Eingriffs wird der Datensatz elektronisch gespeichert und ggf. anteilig als Ausdruck für die Patientenakte dokumentiert.

6.5.4 N. recurrens laryngeus inferior

Das IONM hat zum Hauptziel, den funktionellen Erhalt des N. recurrens zu unterstützen. Darüber hinaus hilft es, den N. recurrens aufzufinden, seine Identifikation zu objektivieren und seinen Verlauf im noch nicht präparierten Gebiet zu sondieren. Nach der initialen Vagusstimulation kann der N. recurrens entweder regionalisiert werden, indem die Stimulationssonde in der zentralen Loge langsam über das Gewebe geführt wird, bis ein Stimulationsnervensignal mit korrespondierendem EMG gefunden wird. Danach wird die gezielte präparative Freilegung zur Visualisierung des N. recurrens vorgenommen. Oder der N. recurrens wird direkt präparatorisch und optisch identifiziert und schließlich mit dem IONM zweifelsfrei und mit intakter Funktion bestätigt.

Die Regionalisierung des N. recurrens mithilfe des IONM ist insbesondere in voroperiertem, vernarbtem Situs hilfreich und kann die Identifikation beschleunigen, selten auch sogar erst ermöglichen. Die Erhöhung der Stimulationsintensität auf über 1–2 mA, um die primäre Suche des N. recurrens in schwierigem Situs zu erleichtern, ist gefahrlos möglich, jedoch nur in Ausnahmefällen nötig. Eine Erhöhung der Stimulationsintensität während der anschließenden Präparationsphase, weil die Stimulationssignale schwächer werden, ist dagegen risikoreich. Dies kann dazu führen, einen ablesbaren Nervenschaden temporär noch stimulatorisch zu überwinden und damit einen Trugschluss hinsichtlich der Nerven- und Stimmlippenfunktion zu begünstigen (falsch-negatives IONM).

Es ist entscheidend, beim IONM zu berücksichtigen, dass die präparative Schonung des N. recurrens seine Visualisierung unverändert voraussetzt. Es kann dabei zwischenzeitlich kurze Momente geben, da das Signal trotz sicherem Nervenkontakt mit der Stimulationssonde ausbleibt (s. Kap. 6.5.1 u. 6.5.2). Damit hier nicht falsch geschlussfolgert wird und der vermeintlich mittels negativem Signal ausgeschlossene Nerv verletzt oder durchtrennt wird oder umgekehrt fälschlich ein Signalausfall angenommen wird, sollte erneut stimuliert werden, nachdem der Situs ausreichend getrocknet oder ggf. mit warmer Kochsalzlösung temperiert wurde. Diese Momente während des IONM können manchmal hartnäckig persistieren oder wiederholt auftreten. Sie stellen eine Gefährdung dar, wenn die optische Identifikation des Nervs nicht gewährleistet ist oder Unsicherheit hinsichtlich seines Verlaufs besteht.

Beim intermittierenden IONM muss situationsabhängig durch eine zwischenzeitliche Vagusstimulation die intakte Funktion verifiziert werden. Bei einer extralaryngealen Aufteilung des N. recurrens in 2 oder mehrere Faszikel ist oftmals nur ein dominanter Faszikel, meist der anterior gelegene, IONM-positiv (▶ Abb. 6-3; s. Kap. 6.5.2). Davon unabhängig ist der Erhalt der weiteren Faszikel für eine intakte Stimmlippenmotilität bedeutsam, sodass alle identifizierten Faszikel unabhängig von der IONM-Antwort präparatorisch sorgfältig erhalten werden müssen.

Faszikel des N. recurrens ziehen mit diesem in paralleler Richtung und können insbesondere bei antevaskulärem Verlauf über die A. thyroidea inferior weit auseinandergespreizt verlaufen. Davon zu unterscheiden sind feine Gewebestränge, die in ihrer Struktur der Nervenfaszikel sehr ähnlich sehen und bindegewebigem Stützgewebe sowie Lymphbahnen entsprechen. Sie ziehen regelhaft im steilen Winkel vom N. recurrens nach anterior in Richtung der Trachea und sind IONM-negativ. Diese Gewebestränge können in sicherem Nervenabstand folgenlos durchtrennt werden.

In Abhängigkeit von der Form der Stimulationssonde kann mit der Sonde auch präpariert werden. Die Frequenz des Gebrauchs der handgeführten IONM-Sonde nimmt meist in den typischen Gefährdungsbereichen des N. recurrens in Höhe der Kreuzungsstelle von A. thyroidea inferior und N. recurrens, des Berry-Ligaments, bei Vorliegen eines Tuberculum Zuckerkandl und im Eintrittsbereich des Nervs in den Larynx zu. Dies ist unabhängig von intermittierendem oder kontinuierlichem IONM und entspricht der erforderlichen Darstellung des Nervs hier, da die Präparationsebene dicht an den Nerv heranreicht.

Nach Abschluss der Präparation wird der N. recurrens nochmals mit der Stimulationssonde in seiner Signalqualität kontrolliert. Die Daten werden gespeichert bzw. dokumentiert, nachfolgend wird entsprechend der ipsilaterale N. vagus stimuliert und dokumentiert.

Die modernen Hilfsmittel in der Schilddrüsenchirurgie wie Lupenbrille, bipolarer Strom und das IONM haben auch den Schädigungsmechanismus und damit die Ätiologie der Rekurrensschäden beeinflusst. Die direkten Nervenschäden, insbesondere die Durchtrennung, sind zugunsten indirekter Zug- und Druckschäden weit zurückgegangen (Alesina et al. 2012; Duclos et al. 2011; Higgins et al. 2011).

Dabei stellt das intermittierende IONM keine zuverlässige Methode dar, indirekte Nervenschäden anzuzeigen, da relevante Amplitudenabnahmen und Latenzanstiege nur bei intensiver Beobachtung rechtzeitig bemerkt werden und durch den Aufwand eine intensive korrespondierende Kontrolle des N. vagus in der Praxis meist unterbleibt. Damit ist beim intermittierenden IONM überwiegend erst der Signalverlust über dem N. vagus, oder aber schon über dem N. recurrens als erstes Zeichen des funktionellen Nervenschadens evident. Dies ist als eine wesentliche Ursache dafür anzusehen, dass der verbreitete Einsatz des IONM nicht zu einer signifikanten Abnahme der Rekurrensparese rate geführt hat.

Anders ist die Situation beim CIONM. Das CIONM kann nach ersten Ergebnissen immanente Nervenschäden anzeigen und ermöglicht es, chirurgische Manöver, die mit einem Nervenstress einhergehen, zeitnah zu erkennen und zu beenden, bevor der Nervenschaden manifest wird. Damit ermöglicht das CIONM erstmals, indirekte immanente Nervenschäden zu erkennen. Dagegen kann ein direkter Nervenschaden, z. B. Fassen mit der Pinzette, Durchtrennung, thermischer Schaden etc., auch mit dem CIONM nicht rechtzeitig erkannt werden. Er wird an einem sofortigen Signalausfall oder einem rapiden, meist synchronen und signifikanten Amplitudenabfall und Latenzanstieg erkennbar.

> Direkte Nervenschäden können weder mit dem IONM noch mit dem CIONM antizipiert und verhindert werden.

6.5.5 N. laryngeus inferior non-recurrens

Ein N. laryngeus inferior non-recurrens kommt nach bisheriger Datenlage mit einer Häufigkeit von 0,5 % vor (Brauckhoff et al. 2004, 2011). Dabei trägt das IONM dazu bei, die Inzidenz durch die verbesserte intraoperative Identifizierbarkeit dieser Normvariante zu erhöhen (Donatini et al. 2013). Präoperativ kann ein N. laryngeus inferior non-recurrens bildgebend erkannt werden, z. B. als Zufallsbefund, wenn in einem Schnittbildverfahren eine A. lusoria erkannt wird. In unterschiedlicher Zuverlässigkeit ist er auch in der zervikalen Ultrasonographie darstellbar (Yetisir et al. 2012).

Der N. laryngeus inferior non-recurrens kommt überwiegend rechts vor, nur im seltenen Fall eines Situs inversus ist ein linker nicht rekurrierender Nerv als Rarität beschrieben. Das erste klinische intraoperative Zeichen eines N. laryngeus inferior non-recurrens ist zum Zeitpunkt der Darstellung der Gefäß-Nerven-Scheide gegeben, wenn der N. vagus eine auffällig mediale Lage gegenüber der A. carotis zeigt.

Das IONM ermöglicht es, diese Variante frühzeitig zu erkennen und hilft damit, einen präparativen Schaden zu vermeiden. Die intakte präoperative Stimmlippenfunktion und eine atraumatische Intubation vorausgesetzt, ist bereits mit der primär negativen larynxfernen Vagusstimulation der erste Hinweis auf das Vorliegen eines N. laryngeus inferior non-recurrens gegeben. Die Verlaufsvarianten der nicht rekurrierenden Nerven bezüglich Abgangshöhe und Winkel zum N. vagus sind vielfältig (Cernea et al. 1992).

Um diese Varianten erkennen zu können, bevor die Präparation zur Mobilisation des Schilddrüsenlappens mit Unterbinden der Kocher-Seitenvene erfolgt, sollte die Vagusstimulation zumindest auf der rechten Seite möglichst weit kaudal, also nahe der Thoraxapertur, durchgeführt werden. Die Stimulation wird dann mit der Sonde am N. vagus kranialwärts fortgeführt, bis das Vagussignal positiv wird. Auf dieser Höhe wird dann der nicht rekurrierende Nerv identifiziert und kann in seinem Verlauf dargestellt werden.

Gleichzeitig kann der N. laryngeus inferior non-recurrens anhand der deutlich kürzeren Latenz (2,67 ms) des schließlich positiven Vagussignals gegenüber der Latenz des regulär rekurrierenden N. laryngeus inferior (3,01 ms) erkannt werden (Brauckhoff et al. 2011; Lorenz et al. 2010; Donatini et al. 2013).

> Ein nicht rekurrierender N. laryngeus recurrens inferior kann mit der Stimulationssonde anhand des fehlenden Vagussignals kaudal und der verkürzten Latenz identifiziert werden.

6.5.6 N. laryngeus superior

Die Identifikation des N. laryngeus superior in der Standardapplikation der IONM-Geräte gelingt in etlichen Fällen, jedoch nicht regelhaft, direkt oder indirekt, indem durch die Stimulation eine Kontraktion der krikothyreoidalen Muskulatur ausgelöst wird. Dabei kann teilweise auch ein EMG abgeleitet werden. Eine zuverlässige Funktionskontrolle des N. laryngeus superior stellt dies dagegen nicht dar, da das Erfolgsorgan, die krikothyreoidale Muskulatur, in der Standardapplikation nicht abgeleitet, sondern der M. vocalis erfasst wird.

Ein Ramus communicans, der die elektrophysiologische Weiterleitung der IONM-Stimulation vermitteln kann, liegt in ca. 70–80 % der Fälle vor. Eine systematische Erfassung erforderte eine direkte Ableitung der krikothyreoidalen Muskulatur, für die bisher nur wenige Daten zur Verfügung stehen (Barczynski et al. 2013). Unabhängig von der elektrophysiologischen Darstellbarkeit und Stimulierbarkeit des N. laryngeus superior sollte versucht werden, diesen zu visualisieren und präparatorisch zu schonen, um seine bedeutende Aufgabe für die Stimmhöhe nicht zu kompromittieren. Die streng schilddrüsennahe Präparation und Sorgfalt bei der Präparation des oberen Pols sind für den Erhalt des N. laryngeus superior, vor allem bei großen Strumen und dominanten Oberpolgefäßen, bedeutsam (Barczynski et al. 2013; Cernea et al. 1992).

6.5.7 Fehlersuche und Fehlermanagement

Die spezifischen Maßnahmen der Fehleridentifikation und des jeweiligen Fehlermanagements sind in der Anwendungsdarstellung des intermittierenden IONM in Kapitel 6.5.2 und des kontinuierlichen IONM in Kapitel 6.5.3

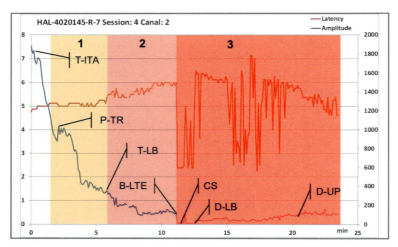

Abb. 6-6 CIONM-Beispiel mit multiplen Ereignissen und Signalverlust.
1: Mildes Ereignis nach Zug an der A. thyroidea inferior
2: Gravierendes Ereignis nach Zug auf Höhe des Berry-Ligaments
3: Signalverlust (LOS) Typ 2: nervennahe Bipolarisation am laryngotrachealen Eintritt

B-LTE = Bipolarisation am laryngotrachealen Eintritt
CS = systemische Gabe von Kortikosterioden
D-LB = Dissektion am Berry-Ligament
D-UP = Dissektion am Oberpol
P-TR = Druck auf die Trachea
T-ITA = Zug an der A. thyroidea inferior
T-LB = Zug am Berry-Ligament

bereits im Ablauf unter Berücksichtigung methodenspezifischer Unterschiede dargestellt. Ein allgemeiner Algorithmus zum Auffinden und Umgang mit technischen, aber auch funktionellen nervalen Veränderungen ist in ▶Abb. 6-5 dargestellt. Ein Beispiel eines kontinuierlichen IONM mit verschiedenen Ereignissen und Signalverlust zeigt ▶Abbildung 6-6.

Der versierte Umgang mit der Technologie in der Routineanwendung ist die Voraussetzung dafür, auch in den besonderen, herausfordernden Situationen, in denen der Verlauf der Operation und die chirurgische Strategie von den IONM-Befunden abhängig gemacht werden, falsch-positive und falsch-negative Befunde durch die sichere Beherrschung eines Fehleralgorithmus zu vermeiden (▶Tab. 6-3, ▶Abb. 6-5).

Die Fehlersuche richtet sich danach aus, ob sich primär kein Signal ableiten lässt oder ob intraoperativ nach zunächst regelrechtem IONM kein Signal mehr ableitbar ist. Bei primär negativem Signal sind in absteigender Häufigkeit folgende Fehlerquellen zu finden:
- Inadäquate Tubuslage
- Technischer Defekt von Gerät, Tubus, Stimulationssonde, Kabel, Steckverbindungen
- Relaxation
- Vorbestehende Parese
- Intubationsschaden
- Cholinesterasemangel

Kommt es intraoperativ zu einem Verlust der nervalen Stimulierbarkeit, ohne dass präparatorisch ein Gefährdungsmoment angenommen werden muss, wird erneut entsprechend der Häufigkeit der Störungsursachen vorgegangen. An erster Stelle wird die Tubuslage kontrolliert. Dies kann durchaus die Lösung der Fixierung und eine Lagekorrektur des ent-

Tab. 6-3 Korrelation der intraoperativen Signalantwort mit dem als Referenz geltenden postoperativen Stimmlippenbefund sowie mögliche Ursachen falsch-positiver und falsch-negativer Befunde

Befund	Referenz	Mögliche Ursachen
Richtig-negativ	• Vagussignal und -EMG intakt • Stimmlippenbeweglichkeit intakt	
Falsch-negativ	• Vagussignal und -EMG intakt • Stimmlippenstillstand	• Extraneurale Ursachen des Stimmlippenstillstands • Rekurrensstimulation distal (larynxnah) der Nervenstörung • Sekundärer Stimmlippenstillstand
Richtig-positiv	• Signalverlust • Stimmlippenstillstand	
Falsch-positiv	• Signalverlust • Stimmlippenbeweglichkeit intakt	• Medikamentöse Paralyse des N. vagus (narkosebedingt) • Unzureichende Nervenstimulation • Gerätedysfunktion • Frühzeitige Erholung der Nervenfunktion

blockten Tubus durch die Anästhesie bedeuten. Ist in der palpatorischen Kontrolle unter Stimulation des N. recurrens die laryngeale Kontraktion positiv (*laryngeal twitch*), kann von einer intakten Nervenleitfähigkeit ausgegangen werden. Die Überprüfung technischer Fehlerquellen steht dann im Vordergrund (Randolph et al. 2011). Noch einmal werden sämtliche Steckverbindungen kontrolliert und schließlich eine erneute Relaxation des Patienten ausgeschlossen.

Bei unverändert negativem Signal kann mit der kontralateralen Vagusstimulation die Funktionstüchtigkeit des Geräts überprüft werden. Ist diese positiv und andere Ursachen sind ausgeschlossen, so muss von einem nerval bedingten Leitungsblock ausgegangen werden. Dann liegt ein intraoperativer Signalausfall vor.

> Die standardisierte Anwendung des IONM im Routinefall ist die beste Voraussetzung zum Lösen von Problemen und erfolgreichen Beheben von Fehlern.

6.5.8 Intraoperativer Signalausfall

Der intraoperative Signalausfall im IONM (*loss of signal* = LOS) wird nach Ergebnissen vorliegender Studien als unterschwellige Restamplitude < 100 µV, oder aber als vollständiger Verlust des Neuromonitoringsignals mit dem korrespondierenden EMG definiert. In der Anwendung des CIONM können sich bereits Ereignisse nachweisen lassen, die dem Signalausfall vorausgehen und die isoliert oder aufeinanderfolgend zur Amplitudenabnahme oder Latenzzunahme führen, sogenannte geringfügige Ereignisse (*mild events*). Die synchrone disparate Entwicklung von Amplitude und Latenz wird als gravierendes Ereignis gewertet (*severe event*), und schließlich kann das Überschreiten der Schwellenwerte, nämlich der Amplitudenabnahme > 50 % mit synchroner Latenzzunahme > 10 % auf einen sich entwickelnden Signalverlust hinweisen (▶ Abb. 6-6; Schneider et al. 2012).

Zwei Typen des Signalausfalls lassen sich unterscheiden. Beim LOS Typ 1 („lokalisiert") lässt sich mit der Stimulationssonde am N. recurrens der Punkt bestimmen, bis zu dem das

Stimulationssignal und das EMG regelrecht ableitbar sind bzw. ab dem sie ausgefallen sind, mit dem korrespondierenden Ausfall nach zentral, also über dem N. vagus. Ursächlich hierfür sind meist direkte Schäden am N. recurrens, z. B. durch Ligatur, Clip, Druck, Klemmen oder Hitze, die den Leitungsblock verursacht haben. In diesen Fällen lohnt es sich zu überprüfen, ob kompromittierende Faktoren behoben werden können.

Beim LOS Typ 2 („global") liegt ein vollständiger Ausfall des Stimulationssignals und des EMG über dem gesamten N. recurrens und dem N. vagus vor. Häufig sind hier indirekte Schäden durch Zug und Traktion die Auslöser, die allerdings selten im kausalen Zusammenhang erkennbar werden.

Während beim CIONM die Möglichkeit besteht, diese Stressoren durch die Vagussignalalterationen rechtzeitig zu erkennen und entsprechend reagieren zu können, ist dies beim intermittierenden IONM nicht möglich, und es wird unter Umständen erst in der kontrollierenden Vagusstimulation deutlich, dass ein LOS eingetreten ist. Der Therapieversuch mit systemischer Gabe von Kortikosteroiden wird unterschiedlich bewertet, es bestehen andererseits kaum Kontraindikationen (Wang et al. 2006; Worni et al. 2008).

> Der intraoperative Signalausfall wird als vollständiger Verlust des IONM-Signals und des EMG oder als unterschwelliges Signal mit einer Amplitude < 100 µV definiert.

6.5.9 Strategiewechsel

Das IONM ermöglicht durch die intraoperative Diagnose eines funktionellen Nervenschadens bei erhaltener anatomischer Integrität, die chirurgische Strategie an diese neue Befundlage anzupassen. Dies trifft vorrangig auf das Szenario eines geplant bilateralen Schilddrüseneingriffs zu, bei dem sich bereits während der Operation der ersten Seite ein Signalverlust ereignet. Hier muss – nach Objektivierung des Signalverlusts anhand des in Kapitel 6.5.7 geschilderten Fehleralgorithmus und Ausbleiben des Signals nach Kontrollen, Kortikoidapplikation und etwas Wartezeit für eine mögliche Erholung – die Indikation zur Operation der Gegenseite sehr genau überprüft werden.

Bei Einhalten der aufgeführten Standards entspricht ein intraoperativer LOS zu nahezu 100 % einer zumindest transienten Stimmlippenmotilitätsstörung. Aufgrund der Möglichkeit, auf diese Situation adäquat zu reagieren, wird mit dem IONM eine fatale bilaterale Rekurrensparese zuverlässig vermieden. Insbesondere bei benignen Schilddrüsenerkrankungen ist kein zwingender Grund vorstellbar, die zweite Seite nach einem LOS auf der ersten Seite im gleichen Eingriff zu operieren.

Die kontrollierende Laryngoskopie am Folgetag am wachen und kooperativen Patienten ermöglicht bei intakter Stimmlippenfunktion die geplante Operation der zweiten Seite unmittelbar anzuschließen. Zeigt sich dagegen die erwartete Dysfunktion oder Parese, so wird die Operation der zweiten Seite indikationsabhängig bis zur Erholung der Stimmlippenlähmung zurückgestellt. Bleibt eine Erholung der Stimmlippenfunktion dauerhaft aus, so muss die Indikation zur Reoperation mit entsprechend hohem Risikoprofil gegenüber alternativen Maßnahmen abgewogen werden.

Die Indikationsprüfung in dieser Situation eines LOS auf der ersten Operationsseite ist bei Vorliegen eines Malignoms erheblich schwieriger. Operationstechnische und -strategische Erwägungen sowie der erwartbare Verlauf sind Argumente, die die Entscheidung in einer solchen Situation beeinflussen. Hier ist sehr genau abzuwägen, ob die potenziellen onkologischen Nachteile das erhebliche Risiko mit einer hohen Tracheotomiewahrscheinlichkeit aufwiegen. Dies stellt immer eine Einzelfallentscheidung dar.

Die Konstellation eines LOS bei vorbestehender kontralateraler Rekurrensparese beinhaltet zwar keinen Strategiewechsel, der sich auf das geplante Resektionsausmaß auswirkt, kann aber die Entscheidung bezüglich der erforderlichen Maßnahmen beeinflussen. So kann eine umgehende, noch intraoperativ angelegte passagere Stimmlippenlateralisation der permanent paretischen Seite vorgenommen werden, um die Extubation zu ermöglichen. In jedem Fall ist die Extubationsphase in dieser Situation unter Kenntnis der besonderen Risikokonstellation planbar und vorzubereiten. Sie sollte in Reintubationsbereitschaft noch im Operationssaal erfolgen.

> Der Strategiewechsel bedeutet das Beenden eines bilateral geplanten Eingriffs nach einem Signalausfall auf der zuerst operierten Seite.

6.6 Postoperative Laryngoskopie

Der postoperative laryngoskopische Befund ist auch unter IONM-Anwendung unverändert bedeutsam. Der prädiktive Wert der abschließenden Vagusstimulation als letzte manipulative Maßnahme im Situs ist abhängig von der Güte und Konsequenz, mit der dieser Standard eingehalten und die quantitativen Parameter berücksichtigt werden.

Bei unverändertem Vagus-EMG ist in >98% der Fälle mit einer intakten Stimmlippenfunktion zu rechnen. Umgekehrt gilt: Bei signifikanter Verringerung der Amplitude und Latenzzunahme oder LOS ist bei Einhalten der IONM-Standards und des genannten Fehleralgorithmus bei 86% der Patienten von einer intakten Stimmlippenfunktion postoperativ auszugehen (Hermann et al. 2004; Randolph et al. 2011).

Damit ist die IONM-Prädiktion der postoperativen Stimmlippenfunktion nicht 100%ig sicher und sollte auch aus Gründen der Qualitätsbestimmung und der Methodenerfassung kontrolliert werden. Die Rate falsch-positiver bzw. falsch-negativer (s. Kap. 6.3.1) Stimmlippenbefunde bezogen auf das IONM kann aufgrund der Pathophysiologie ätiologisch unterschiedlicher Schädigungsmechanismen des N. recurrens niemals 100% betragen (▶Tab. 6-3).

Einige intraoperativ mit IONM erfassbare Leitungsblöcke sind temporärer Natur (Neurapraxie) und erholen sich klinisch unterschiedlich schnell. Andere entwickeln sich mit einer klinischen Latenz und können noch ein adäquates IONM zeigen. Die Stimmlippendysfunktion entsteht dann postoperativ und wird erst in der Laryngoskopie erfasst (Axonotmesis, Neurotmesis). Nicht zuletzt kann auch eine traumatische Extubation ursächlich für eine Stimmlippendysfunktion sein, die naturgemäß erst postoperativ evident werden kann (Dralle et al. 2004a).

Objektivierbar sind Stimmlippenfunktionsstörungen, die als Minderbeweglichkeit oder als Stimmlippenstillstand auftreten, erst in der Laryngoskopie, da diese klinisch mild oder gar asymptomatisch sein können. Eine „normale Stimme" ist kein zuverlässiges Kriterium für die funktionelle Integrität. Die Befundung erfolgt wie präoperativ, entweder direkt oder indirekt durch HNO-Fachärzte oder die chirurgische Abteilung selbst und kann dokumentiert werden. Auch eine asymptomatische Rekurrensparese kann durchaus Implikationen für den Patienten hinsichtlich weiterer Maßnahmen und möglicher Folgeoperationen haben.

Der optimale Zeitpunkt für die postoperative Laryngoskopie ist ein Kompromiss hinsichtlich der vollständigen Erfassung aller

Schäden und der Vereinbarkeit mit der klinischen Routine. Die frühestmögliche Laryngoskopie am wachen und kooperativen Patienten, z. B. am ersten postoperativen Tag, erfasst möglicherweise auch kurzfristige transiente Schäden, während sich später entwickelnde Funktionsstörungen unter Umständen verpasst werden. Im eigenen Vorgehen hat sich die Laryngoskopie am zweiten oder dritten postoperativen Tag als günstig erwiesen, da die Patienten meist ausreichend erholt und falsche Befunde rar sind. Ein pathologischer Befund kann dem Patienten erläutert und das weitere Prozedere vereinbart werden.

6.7 Nachsorge bei eingetretenem Nervenschaden

Bei Anwendung des IONM kann bereits intraoperativ auf ein pathologisches EMG oder LOS reagiert und systemisch Kortikosteroide gegeben werden. Die Evidenzlage zum Effekt der Kortikosteroide ist sehr dürftig, andererseits bestehen selten Kontraindikationen oder ein Schadensrisiko. In jedem Fall ist bei Vorliegen eines LOS mit korrespondierendem Stimmlippenstillstand durch die Kortikokoidgabe ein gewisser Schutz für die Extubationsphase gegeben, da die antiphlogistische Wirkung die begleitende laryngeale Ödembildung und damit eine weitere Verringerung der respiratorisch verfügbaren Glottisöffnung mildern kann. Darüber hinaus können bei antizipierter Stimmlippendysfunktion aufgrund eines pathologischen IONM die postoperative Überwachung des Patienten entsprechend angepasst und die früh-postoperative Symptomatik, insbesondere die respiratorische Situation, angemessen kontrolliert werden.

Bestätigt die postoperative Laryngoskopie eine pathologische Stimmlippenfunktion, richtet sich das Prozedere nach der klinischen Beeinträchtigung und der erfassten maximalen Glottisöffnung. Bei klinisch asymptomatischer unilateraler Minderbeweglichkeit oder Parese und ausreichender Glottisöffnung ist eine medikamentöse oder aktive logopädische Therapie nicht angezeigt. Hingegen kann eine stark symptomatische Rekurrensparese in Bezug auf die Phonation von einer aktiven Logopädie durchaus profitieren. Eine medikamentöse antiphlogistische Therapie ist bei ödembedingter respiratorischer Beeinträchtigung sinnvoll und kann unter Umständen auch einen prolongierten stationären Aufenthalt erfordern.

In sehr seltenen Ausnahmen kann es zu späten postoperativen Stimmlippendysfunktionen kommen, die sich weder durch Auffälligkeiten im IONM noch in der postoperativen Kontrolle zeigen. Die Ätiologie dieser Paresen kann vielfältig sein und ist im Einzelfall möglicherweise nicht zu klären. Eine invasive EMG-Diagnostik kann dann erforderlich werden. Die Prognose dieser späten Störungen ist überwiegend gut mit spontaner Rückbildung und großer zeitlicher Varianz.

Die Kontrollintervalle der Laryngoskopie bei Stimmlippendysfunktion können anhand der Symptomatik und des vermuteten Schädigungsmechanismus mit dem Patienten individuell vereinbart werden. Bewährt haben sich Intervalle von 6–8 Wochen. In der Literatur gilt die Rekurrensparese bei einer Persistenz von bis zu 6 Monaten als transient, darüber hinaus als permanent. In der Praxis zeigen sich aber auch sehr späte Erholungen der Stimmlippenfunktionen nach über einem Jahr. Deshalb werden im Bedarfsfall einer Therapie aus Gründen der symptomatischen Erleichterung oder der beruflichen Rehabilitation definitive stimmchirurgische Interventionen nicht vor Ablauf dieses Zeitraums durchgeführt, wenn nach klinischer Abschätzung des Schädigungsmechanismus eine Erholung möglich ist. Zwischenzeitliche Maßnahmen der Stimmverbesserung und der Respiration wie Hyalinsäureunterspritzung oder Stimmlippenlateralisation werden von spezialisierten HNO-Fachkollegen und Phoniatern individuell nach entsprechender Diagnostik evaluiert und angeboten.

6.8 Komplikationen

Die Berichte über ursächlich durch IONM verursachte Komplikationen sind rar. In der Ära der überwiegenden Verwendung von Stichelektroden wurden akzidentelle Tubuscuffläsionen beschrieben, die im äußersten Fall eine Umintubation erforderlich machten. Auch von abgebrochenen Elektrodennadeln, die extrahiert werden mussten, wurde berichtet. Eine mögliche erhöhte Infektionsrate durch die Stichelektroden ist nicht in Studien nachgewiesen.

Die Studienlage schließt relevante respiratorische, kardiale und gastrale Nebenwirkungen auch unter länger dauernder Anwendung des IONM oder des CIONM bislang aus (Medeiros Silva et al. 2012; Ulmer et al. 2010). Übertragbare Untersuchungsergebnisse zu Effekten der Vagusdauerstimulation durch implantierbare Vagusstimulationssonden in der Epilepsie- und Depressionstherapie können herangezogen werden. Diese ergeben keine relevanten Nebenwirkungen (George et al. 2002; Hatton et al. 2006; Sackheim et al. 2001).

Einzelbeobachtungen eines erhöhten gastralen Reflexes mit Zunahme des postoperativen Erbrechens wurde in großen Serien nicht reproduziert. Gleichfalls ist die Einzelbeobachtung kardialer Ereignisse durch die Vagusstimulation in großen Serien und insbesondere auch hinsichtlich der Kausalität nicht belegt. Interferenzen des IONM mit Herzschrittmachern wurden nicht beschrieben, dagegen kann es durch diese zu akustischen Störsignalen beim IONM kommen, die aber die Funktionalität nicht beeinträchtigen. In der eigenen Erfahrung zeigt sich weder eine höhere Inzidenz von postoperativer Nausea und Erbrechen noch von kardialen Ereignissen unter IONM.

Die überwiegend gebräuchlichen IONM-Stimulationssonden des intermittierenden IONM und die Tubuselektroden sind bisher nicht mit Komplikationen in Verbindung gebracht worden.

Systeme des CIONM, die eine Vagussonde applizieren, die eine erweiterte Präparation des N. vagus in der Gefäß-Nerven-Scheide erfordern, könnten prinzipiell hierbei Komplikationen provozieren. In den bis heute publizierten Serien kam es jedoch weder durch die Applikation noch durch die Anwendung und Dauer des CIONM zu Komplikationen, sodass offenbar auch diese IONM-Variante ohne nennenswerte Komplikationen breit angewendet werden kann (Jonas 2010; Schneider et al. 2012; Ulmer et al. 2010). Kontraindikationen zum IONM sind bis heute nicht bekannt geworden.

> Kontraindikationen zum IONM und CIONM sind bisher nicht bekannt. Wesentliche Nebenwirkungen und Komplikationen durch das IONM wurden bisher nicht beschrieben.

6.9 Zusammenfassung

Das intraoperative Neuromonitoring ermöglicht es, über die Bestätigung der richtigen Nervenidentifikation hinaus eine Aussage über den Funktionszustand der Nervenleitung zu erhalten. Mithilfe des IONM kann die in der modernen Schilddrüsenchirurgie häufiger auftretende Leitungsstörung bei äußerlich intaktem Nerv aufgedeckt werden. Dieser Informationsgewinn ermöglicht es, die chirurgische Strategie jeweils situationsgerecht anzupassen. Damit kann insbesondere eine bilaterale Rekurrensparese zuverlässig vermieden werden. Die Voraussetzung, alle Vorteile des IONM ausschöpfen zu können, ist allerdings, die Grenzen der Methode und seine Fehlerquellen zu kennen und mit der standardisierten Anwendung vertraut zu sein.

Das IONM selbst kann präparatorische, direkte Nervenläsionen und daraus folgende Rekurrensparesen nicht verhindern, sondern es ermöglicht, diese intraoperativ zu erkennen. Inwieweit es mit der Entwicklung des CIONM gelingt, drohende indirekte Nervenschäden so zeitgerecht und zuverlässig zu erkennen, dass diese verhindert werden können, muss in folgenden Studien untersucht werden.

Die Grenze des CIONM liegt ebenfalls beim direkten Nervenschaden, der mit keiner technischen Methode antizipiert werden kann. Dies unterstreicht, dass die präparatorische Sorgfalt des endokrin erfahrenen Chirurgen das wichtigste Instrument der Rekurrensschonung bleibt. In diesen Händen bedeutet das IONM heute jedoch einen Gewinn für die Sicherheit der Nervenprotektion in der Schilddrüsenchirurgie.

Literatur

Alesina PF, Rolfs T, Hommeltenberg S, Hinrichs J, Meier B, Mohamand W, Hofmeister S, Walz MK. Intraoperative neuromonitoring does not reduce the incidence of recurrent laryngeal nerve palsy in thyroid reoperations: results of a retrospective comparative analysis. World J Surg 2012; 36: 1348–1353.

Barczynski M, Konturek A, Cichon S. Randomized clinical trial of visualization versus neuromonitoring of recurrent laryngeal nerves during thyroidectomy. Br J Surg 2009; 96: 240–246.

Barczynski M, Randolph GW, Cernea CR, Dralle H, Dionigi G, Alesina PF, Mihai R, Finck C, Lombardi D, Hartl DM, Miyauchi A, Serpell J, Snyder S, Volpi E, Woodson G, Kraimps JL, Hisham AN; International Neural Monitoring Studygroup. External branch of the superior laryngeal nerve monitoring during thyroid surgery: International standards guideline statement. Laryngoscope 2013; 123 (Suppl. 4): S1–S14.

Barwell J, Lytle J, Page R, Wilkins D. The NIM-2 nerve integrity monitor in thyroid and parathyroid surgery. Br J Surg 1997; 84: 854.

Birkholz T, Saalfrank-Schardt C, Irouschek A, Klein P, Albrecht S, Schmidt J. Comparison of two electromyographical endotracheal tube systems for intraoperative recurrent laryngeal nerve monitoring: reliability and side effects. Langenbecks Arch Surg 2011; 396: 1173–1179.

Brauckhoff M, Walls G, Brauckhoff K, Nguyen Thanh P, Thomusch O, Dralle H. Identification of the non-recurrent inferior laryngeal nerve using intraoperative neurostimulation. Langenbecks Arch Surg 2002; 386: 482–487.

Brauckhoff M, Nguyen Thanh P, Dralle H. Nervus laryngeus inferior non recurrens and lusorial artery. Thyroid 2004; 14: 79–81.

Brauckhoff M, Machens A, Sekulla C, Lorenz K, Dralle H. Latencies shorter than 3.5 ms after vagus nerve stimulation signify a nonrecurrent inferior laryngeal nerve before dissection. Ann Surg 2011; 253: 1172–1177.

Brennan J, Moore EJ, Shuler KJ. Prospective analysis of the efficacy of continuous intraoperative nerve monitoring during thyroidectomy, parathyroidectomy, and parotidectomy. Neck Surg 2001; 124: 537–543.

Cernea CR, Bandao LG, Hojaij FC, DeCarlucci D, Brandao J, Cavalheiro B, Sondermann A. Negative and positive predictive values of nerve monitoring in thyroidectomy. Head Neck 2010; 34: 175–179.

Cernea CR, Ferraz AR, Nishio S, Dutra A Jr, Hojaij FC, dos Santos LR. Surgical anatomy of the external branch of the superior laryngeal nerve. Head Neck 1992; 14: 380–383.

Chan WF, Lo CY. Pitfalls of intraoperative neuromonitoring for predicting postoperative recurrent laryngeal nerve function during thyroidectomy. World J Surg 2006; 30: 806–812.

Dackiw APB, Rotstein LE, Clark OH. Computer-assisted evoked electromyography with stimulating surgical instruments for recurrent/external laryngeal nerve identification and preservation in thyroid and parathyroid operation. Surgery 2002; 132: 1100–1108.

Deiner S. Highlights of anesthetic considerations for intraoperative neuromonitoring. Semin Cardiothorac Vasc Anesth 2010; 14: 51–53.

Dionigi G, Chiang FY, Rausei S, Wu CW, Boni L, Lee KW, Rovera F, Cantone G, Bacuzzi A. Surgical anatomy and neurophysiology of the vagus nerve (VN) for standardised intraoperative neuromonitoring (IONM) of the inferior laryngeal nerve (ILN) during thyroidectomy. Langenbecks Arch Surg 2010; 395: 893–899.

Dralle H, Kruse E, Hamelmann W. H, Grond S, Neumann H J, Sekulla C, Richter C, Thomusch O, Mühlig HP, Voß J, Timmermann W. Nicht jeder Stimmlippenstillstand nach Schilddrüsenoperation ist eine chirurgischbedingte Rekurrensparese. Chirurg 2004a; 75: 810–822.

Dralle H, Lorenz K, Andreas M. Verdicts on malpractice claims after thyroid surgery: emerging trends and future directions. Head Neck 2012; 34: 1591–1596.

Dralle H, Sekulla C, Haerting J, Timmermann W, Neumann J, Kruse E, Grond S, Mühlig HP, Richter C, Voß J, Thomusch O, Lippert H, Gastinger I, Brauckhoff M, Gimm O. Risk factors of paralysis and functional outcome after recurrent laryngeal nerve monitoring in thyroid surgery. Surgery 2004; 136: 1310–1322.

Dralle H, Sekulla C, Lorenz K, Brauckhoff M, Machens A. Intraoperative monitoring of the recurrent laryngeal nerve in thyroid surgery. World J Surg 2008; 32: 1358–1366.

Dralle H, Sekulla C, Lorenz K, Nguyen Thanh P, Schneider R, Machens A. Loss of the nerve monitoring signal during bilateral thyroid surgery. Br J Surg 2012; 99: 1089–1095.

Dralle H, Timmermann W, Kruse E, Grond S, Hamelmann WH, Neumann HJ, Richter C, Mühlig HP, Blankenburg C, Kampf E, Lorenz K, Sekulla C. Was bringt das Neuromonitoring für die Schilddrüsenchirurgie? Arzt und Krankenhaus 2004b; 12: 369–376.

Donatini G, Carnaille B, Dionigi G. Increased detection of non-recurrent inferior laryngeal nerve (NRLN) during thyroid surgery using systematic intraoperative neuromonitoring. World J Surg 2013; 37: 91–93.

Duclos A, Lifante JC, Ducarroz S, Soardo P, Colin C, Peis JL. Influence of intraoperative neuromonitoring on surgeons technique during thyroidectomy. World J Surg 2011; 35: 773–778.

Echeverri A, Flexon PB. Electrophysiologic nerve stimulation for identifying the recurrent laryngeal nerve in thyroid surgery: review of 70 consecutive thyroid surgeries. Am Surg 1998; 64: 328–333.

Eisele D. Intraoperative electrophysiologic monitoring of the recurrent laryngeal nerve. Laryngoscope 1996; 106: 443–449.

Flisberg K, Lindholm T. Electrical stimulation of the human recurrent laryngeal nerve during thyroid operation. Acta Otolaryng 1970; 263: 63–67.

Gavilán J, Gavilán C. Recurrent laryngeal nerve. Identification during thyroid and parathyroid surgery. Arch Otolaryngol Head Neck Surg 1986; 112: 1286–1288.

George MS, Nahas Z, Bohning DE, Kozel FA, Anderson B, Chae JH, Lomarev M, Denslow S, Li X, Mu C. Vagus nerve stimulation (VMS): a research update. Neurology 2002; 59: 56–61.

Goretzki PE, Schwarz K, Brinkmann J, Wirowski D, Lammers BJ. The impact of intraoperative neuromonitoring (IONM) on surgical strategy in bilateral thyroid diseases: Is it worth the effort? World J Surg 2010; 34: 1274–1284.

Hamelmann W, Meyer T, Timm S, Timmermann W. Kritische Beurteilung und Fehlermöglichkeiten des intraoperativen Neuromonitoring (IONM) bei Operationen an der Schilddrüse. Zentralbl Chir 2002; 127: 409–413.

Hatton KW, McLarney JT, Pittman, T, Fahey BG. Vagal nerve stimulation: overview and implications for anesthiologists. Anesth Analg 2006; 103: 1241–1249.

Hemmerling TM, Schurr C, Dern S, Schmidt J, Braun GG, Klein P. Intraoperative elektromyographische Recurrensidentifizierung als Routinemaßnahme. Chirurg 2000; 71: 545–550.

Hermann M, Hellebart C, Freissmuth M. Neuromonitoring in thyroid surgery. Prospective Evaluation of intraoperative electrophysiological responses for the prediction of recurrent laryngeal nerve injury. Ann Surg 2004; 240: 9–17.

Higgins TS, Gupta R, Ketcham AS, Sataloff RT, Wadsworth JT, Sinacori JT. Recurrent laryngeal nerve monitoring versus identification alone on post-thyroidectomy true vocal fold palsy: a meta-analysis. Laryngoscope 2011; 121: 1009–1017.

Horn D, Rötzscher VM. Intraoperative electromyogram monitoring of the recurrent laryngeal nerve: experience with an intralaryngeal surface electrode. A method to reduce the risk of recurrent laryngeal nerve injury during thyroid surgery. Langenbecks Arch Surg 1999; 384: 392–395.

James AG, Crocker S, Woltering G, Ferrara J, Farrar W. A simple method for identifying and testing the recurrent laryngeal nerve. Surg Gynecol Obstet 1985; 161: 185–186.

Jankowski F. Lähmungen der Kehlkopfmuskeln nach Kropfexstirpation. Dtsch Z Chir 1885; 22: 164–205.

Jatzko GR, Lisborg PH, Müller MG, Wette M. Recurrent nerve palsy after thyroid operations-principal nerve identification and a literature review. Surgery 1994; 115: 139–144.

Jonas J. Continuous vagal nerve stimulation for recurrent laryngeal nerve protection in thyroid surgery. Eur Surg Res 2010; 44: 185–191.

Jonas J, Bähr R. Die intraoperative elektromyographische Identifikation des Nervus laryngeus recurrens. Chirurg 2000; 71: 534–538.

Kocher T. Zur Pathologie und Therapie des Kropfes. Dtsch Z Chir 1874; 4: 414–440.

Kruse E, Althoff A, Schile R. Functional anatomy of the recurrent superior laryngeal nerve. Langenbecks Arch Surg 2006; 391: 4–8.

Kunath M, Marusch F, Horschig P, Gastinger I. Zum Stellenwert des intraoperativen Neuromonitorings in der Schilddrüsenchirurgie – eine prospektive Beobachtungsstudie mit 926 Patienten. Zentralbl Chir 2003; 128: 187–190.

Lahey F. Routine dissection and demonstration of recurrent laryngeal nerve in subtotal thyroidectomy. SGO 1938; 66: 775–7.

Lamadé W, Meyding-Lamade U, Buchhold C, Brauer M, Brandner R, Uttenweiler V, Motsch J, Klar E, Herfarth C. Erstes kontinuierliches Nerven-Monitoring in der Schilddrüsenchirurgie. Chirurg 2000; 71: 551–557.

Lamadé W, Renz K, Willeke F. Effect of training on incidence of nerve damage in thyroid surgery. Br J Surg 1999; 86: 388–391.

Lamadé W, Ulmer C, Friedrich C, Rieber F, Schymik K, Gemkow HM, Koch KP, Göttsche T, Thon KP. Signalstabilität als Grundvoraussetzung für kontinuierliches intraoperatives Neuromonitoring. Chirurg 2011; 82: 913–920.

Lamadé W, Ulmer C, Seimer A, Molnar V, Meyding-Lamade U, Thon KP, Koch KP. A new system for continuous recurrent laryngeal nerve monitoring. Minimally Invasive Ther 2007; 16: 149–154.

Lipton RJ, McCaffrey TV, Litchy WJ. Intraoperative electrophysiologic monitoring of laryngeal muscle during thyroid surgery. Laryngoscope 1988; 98:1292–1296.

Lorenz K, Sekulla C, Schelle J, Schmeiß B, Brauckhoff M, Dralle H. What a normal quantitative parameters of intraoperative neuromonitoring (IONM) in thyroid surgery? Langenbecks Arch Surg 2010; 395: 901–909.

Lu IC, Tsai CJ, Wu CW, Cheng KI, Wang FY, Tseng KY, Chiang FY. A comparative study between 1 and 2 effective doses of rocuronium for intraoperative neuromonitoring during thyroid surgery. Surgery 2011; 149: 543–548.

Marcus B, Edwards B, Yoo S, Byrne A, Gupta A, Kandrevas J, Bradford C, Chepeha DB, Teknos TN. Recurrent laryngeal nerve monitoring in thyroid and parathyroid surgery: the University of Michigan experience. Laryngoscope 2003; 113: 356–361.

Marusch F, Hussock J, Haring G, Hachenberg T, Gastinger I. Influence of muscle relaxation on neuromonitoring of the recurrent laryngeal nerve during thyroid surgery. Br J Anaesth 2005; 94: 596–600.

Medeiros Silva IC, de Pedro Netto I, Vartanian JG, Kowalski LP, Carrara-de Angelis E. Prevalence of upper aerodigestive symptoms in patients with and without the use of intraoperative laryngeal nerve monitoring. Thyroid 2012; 22: 814–819.

Musholt TJ. Total thyroidectomy for multinodular goiter. Chirurg 2010; 81: 603–611.

Neumann HJ. Intraoperatives neurophysiologisches Monitoring (IONM) des N. recurrens und Mikrodissektion. Laryngo Rhino Otol 2000; 79: 290–296.

Otto RA, Cochran CS. Sensitivity and specificity of intraoperative recurrent laryngeal nerve stimulation in predicting postoperative nerve paralysis. Ann Otol Rhinol Laryngol 2002; 111: 1005–1007.

Premachandra DJ, Radcliffe GJ, Stearns MP. Intraoperative identification of the recurrent laryngeal nerve and demonstration of its function. Laryngoscope 1990; 100: 94–96.

Randolph GW. The importance of pre- and postoperative laryngeal examination for thyroid surgery. Thyroid 2010; 20: 453–458.

Randolph GW, Dralle H, Abdullah H, Barczynski M, Bellantone R, Brauckhoff M, Carnaille B, Cherenko S, Chiang FY, Dionigi G, Finck C, Hartl D, Kamani D, Lorenz K, Miccoli P, Mihai R, Miyauchi A, Orloff L, Perrier N, Poveda MD, Romanchishen A, Serpell J, Sitges-Serra A, Sloan T, Slycke SV, Snyder S, Takami H, Volpi E, Woodson G. Electrophysiologic recurrent laryngeal nerve monitoring during thyroid and parathyroid surgery: international standards guideline statement. Laryngoscope 2011; 121: S1–S16.

Randolph GW, Kamani D. The importance of preoperative laryngoscopy in patients undergoing thyroidectomy: voice, vocal cord function, and the preoperative detection of invasive thyroid malignancy. Surgery 2006; 139: 357–362.

Randolph GW, Kobler JB, Wilkins J. Recurrent laryngeal nerve identification and assessment during thyroid surgery: laryngeal palpation. World J Surg 2004; 28: 755–760.

Rice DH, Cone-Wesson B. Intraoperative recurrent laryngeal nerve monitoring. Otolaryngol Head Neck Surg 1991; 105: 372–375.

Riddell V. Thyroidectomy: prevention of bilateral recurrent nerve palsy. Results of identification of the nerve over 23 consecutive years (1946–69) with a description of an additional safety measure. Br J Surg 1970; 57: 1–11.

Rosato L, Avenia N, Bernante P, De Palma M, Gulino G, Nasi PG, Pelizzo MR, Pezzullo L. Complications of thyroid surgery: analysis of a multicentric study on 14,934 patients operated on in Italy over 5 years. WJS 2004; 28: 271–276.

Sackheim HA, Rush AJ, George MS, Keilp JG, Marangell LB, Dormer JS, Burt T, Lisanby SH, Husain M, Cullum CM, Oliver N, Zboyan H. Vags nerve stimulation (VNS) for the treatment – resistant depression: efficacy, side effects and predictors of outcome. Neuropsychopharmacology 2001; 25: 713–728.

Scheuller MC, Ellison D. Laryngeal mask anesthesia with intraoperative laryngoscopy for identification of the recurrent laryngeal nerve during thyroidectomy. Laryngoscope 2002; 112: 1594–1597.

Schneider R, Przybyl J, Hermann M, Hauss J, Jonas S, Leinung S. A new anchor electrode design for continuous neuromonitoring of the recurrent laryngeal nerve by vagal nerve stimulations. Langenbecks Arch Surg 2009; 394: 903–910.

Schneider R, Przybyl J, Pliquett U, Hermann M, Wehner M, Pietsch UC, König F, Hauss J, Jonas S, Leinung S. A new vagal anchor electrode for real-time monitoring of the recurrent laryngeal nerve. Am J Surg 2010; 199; 507–514.

Schneider R, Randolph GW, Pheelan E, Nguyen-Thanh P, Machens A, Dralle H, Lorenz K. Continuous intraoperative vagus nerve stimulation for identification of imminent recurrent laryngeal nerve injury. Head Neck 2012 [Epub ahead of print], doi: 10.1002/hed.23187.

Serpell JW, Yeung MJ, Grodski S. The motor fibers of the recurrent laryngeal nerve are located in the anterior extralaryngeal branch. Ann Surg 2009; 249: 648–652.

Shedd DP, Durham C. Electrical identification of the recurrent laryngeal nerve. I. Response of the canine larynx to electrical stimulation of the recurrent laryngeal nerve. Ann Surg 1966; 163: 47–50.

Stierlein R. Nervus recurrens und Kropfoperationen. Dtsch Z Chir 1907; 89: 78–105.

Sturgeon C, Sturgeon T, Angelos P. Neuromonitoring in thyroid surgery: attitudes, usage patterns, and predictors of use among endocrine surgeons. World J Surg 2009; 33: 417–425.

Thomusch O, Sekulla C, Machens A, Neumann HJ, Timmermann W, Dralle H. Validity of intraoperative neuromonitoring signals in thyroid surgery. Langenbecks Arch Surg 2004; 389: 499–503.

Timmermann W, Hamelmann WH, Thomusch O, Sekulla C, Grond S, Neumann HJ, Kruse E, Mühlig HP, Richter C, Voß J, Dralle H. Zuverlässigkeit und Konsequenzen des intraoperativen Neuromonitorings in der Schilddrüsenchirurgie. Chirurg 2004; 75: 916–922.

Timon CI, Rafferty M. Nerve monitoring in thyroid surgery: is it worthwhile? Clin Otolaryngol Allied Sci 1999; 24: 487–490.

Tschopp KP, Gottardo C. Comparison of various methods of electromyographic monitoring of the recurrent laryngeal nerve in thyroid surgery. Ann Otol Rhinol Larnygol 2002; 111: 811–816.

Tschopp K, Probst R. New aspects in surgery of the thyroid gland with intraoperative monitoring of the recurrent laryngeal nerve. Laryngorhinootologie 1994; 73: 568–572.

Ulmer C, Friedrich C, Kohler A, Rieber F, Basar T, Deuschle M, Thon KP, Lamadé W. Impact of continous intraoperative neuromonitoring on autonomous nervous system during thyroid surgery. Head Neck 2010; 33: 976–984.

Ulmer C, Koch KP, Seimer A, Molnar V, Meyding-Lamadé U, Thon KP, Lamadé W. Real-time monitoring of the recurrent laryngeal nerve: an observational clinical trial. Surgery 2008; 143: 359–365.

Wang LF, Lee KW, Kuo WR, Wu CW, Lu SP, Chiang FY. The efficacy of intraoperative corticosteroids in recurrent laryngeal nerve palsy after thyroid surgery. World J Surg 2006; 30: 299–303.

Woltering EA, Dumond D, Ferrara J, Farrar WB, James AG. A method for intraoperative identification of the recurrent laryngeal nerve. Am J Surg 1984; 148: 438–440.

Worni M, Schudel HH, Seifert E, Inglin R, Hagemann M, Vorburger SA, Candinas D. Randomized controlled trial on single dose steroid before thyroidectomy for benign disease to improve postoperative nausea, pain, and vocal function. Ann Surg 2008; 248: 1060–1066.

Yetisir F, Salman AE, Çiftçi B, Teber A, Kiliç M. Efficacy of ultrasonography in identification of non-recurrent laryngeal nerve. Int J Surg 2012; 10: 506–509.

7 Nebenschilddrüsenprotektion zur Vermeidung des postoperativen Hypoparathyreoidismus

Arnold Trupka und Corinna Wicke

7.1 Einleitung

Der postoperative Hypoparathyreoidismus stellt neben der postoperativen Rekurrensparese die wesentliche und gleichzeitig häufigste eingriffstypische Komplikation der Schild- und Nebenschilddrüsenchirurgie dar. Er ist abhängig von der Dauer und Schwere der Funktionsstörung und geht mit einer zum Teil erheblichen Beeinträchtigung der Lebensqualität und Arbeitsfähigkeit der betroffenen Patienten einher.

Hinsichtlich des Auftretens und der Dauer der Funktionsstörung werden temporäre (unmittelbar nach der Operation bis maximal 6 Monate postoperativ) von permanenten Störungen (länger als 6 Monate postoperativ anhaltend) unterschieden. Während die **temporäre** Funktionsstörung durch adäquate Therapie meist innerhalb weniger Wochen zu einer Restitutio ad integrum und damit nur zu einer meist geringen und vorübergehenden Beeinträchtigung der betroffenen Patienten führt, bedeutet die **permanente** Form eine lebenslange, zum Teil erhebliche Belastung und Einschränkung der Lebensqualität. Bei unzureichender postoperativer Substitution besteht das Risiko von gravierenden Spätschäden wie einem anhaltend gestörten Kalzium- und Phosphatstoffwechsel, Kataraktbildung oder Basalganglienverkalkung (Forman et al. 1980; Mitchell et al. 2012; Shoback 2008). Es gilt daher, besonders das Risiko des permanenten Hypoparathyreoidismus zu minimieren.

Während die Vermeidung der Rekurrensparese schon von Beginn der Schilddrüsenchirurgie an im Fokus aller Chirurgen stand, fand der postoperative Hypoparathyreoidismus lange Zeit wenig Beachtung in der chirurgischen Literatur. Erst in den letzten 15–20 Jahren erfolgte eine zunehmende und kritische Auseinandersetzung mit der Vermeidung und Therapie dieser wichtigen Komplikation.

Für Patienten mit permanentem postoperativen Hypoparathyreoidismus steht eine praktikable und zufriedenstellende Substitution des intakten Parathormons im Sinne einer kausalen Therapie bislang nicht zur Verfügung, und auch die symptomatische Therapie mit oralem Kalzium und Vitamin D ist häufig unzureichend. Daher kommt der Primärprophylaxe dieser Komplikation durch adäquate Operationstechnik und Operationsstrategie sowie einem optimalen perioperativen Management eine wesentliche und nachhaltige Bedeutung zu.

Vorrangige Ziele der modernen endokrinen Chirurgie sind daher neben der langfristigen Heilung der zugrunde liegenden Erkrankung die Minimierung der allgemeinen und eingriffstypischen Komplikationen. Dies gilt insbesondere für benigne Erkrankungen, für die häufig alternative Therapieoptionen wie eine medikamentöse Therapie und die Radiojodtherapie zur Verfügung stehen.

Analog zum perioperativen Monitoring der Rekurrensfunktion, das durch prä- und postoperative HNO-ärztliche Untersuchung sowie durch das intraoperative Neuromonitoring (IONM) eine breite Anwendung erfährt, sollte in der modernen Chirurgie der Schild- und Nebenschilddrüsen ein **perioperatives Monitoring der Nebenschilddrüsenfunktion** erfolgen.

Die aktuelle Entwicklung der letzten Jahre hin zu radikaleren Resektionsverfahren an der Schilddrüse (Hemithyreoidektomie, Thyreoidektomie) muss insbesondere vor dem Hintergrund der assoziierten Komplikationen kritisch begleitet werden (Agarwal u. Aggarwal 2008; Dralle et al. 2011). Die konsequente und transparente Qualitätssicherung mit Kenntnis der eigenen Komplikationsraten bei den diversen Eingriffsszenarien bildet hierzu eine unerlässliche Voraussetzung.

> Die moderne Schilddrüsenchirurgie erfordert das perioperative Monitoring der Stimmband- und Nebenschilddrüsenfunktion.

7.2 Anatomie der Nebenschilddrüse

Voraussetzung für eine sichere Schonung gesunder Nebenschilddrüsen im Rahmen chirurgischer Eingriffe an Schild- und Nebenschilddrüse sind umfassende Kenntnisse in der Embryologie, Anatomie und Pathophysiologie der Nebenschilddrüsen und daraus resultierend der Varianten ihrer Anzahl und Lage sowie der verschiedenen Lagebeziehungen zur Schilddrüse und zum N. recurrens.

Der Mensch besitzt typischerweise **4 Nebenschilddrüsen**. In 13–20 % kommen überzählige Nebenschilddrüsen bzw. embryologisch versprengte Zellnester vor. Weniger als 4 Nebenschilddrüsen werden in anatomischen Studien bei bis zu 3 % der Patienten beobachtet. Die Nebenschilddrüsen entstammen zusammen mit der Schilddrüse und dem Thymus embryologisch der Pharynxregion, wobei die oberen Nebenschilddrüsen mit den seitlichen Schilddrüsenanlagen aus der vierten Schlundtasche, die unteren Nebenschilddrüsen zusammen mit dem Thymus aus der dritten Schlundtasche entspringen. Diese Zusammengehörigkeit bleibt während der Verlagerungsvorgänge der Hals- und Mediastinalorgane erhalten und erklärt die späteren möglichen Lage- und Zahlvarianten.

Die dorsalen Aussackungen der Schlundtaschen enthalten epitheliale Zellen. Die Nebenschilddrüsen werden aufgrund dieser embryologischen Besonderheit auch **Epithelkörperchen** genannt. Ihr hauptsächlicher interstitieller Anteil besteht aus Fett, das mit dem Alter zunimmt. In den Nebenschilddrüsen findet man 2 Typen von Zellen: die Hauptzellen, die das Parathormon (PTH) sezernieren, und oxyphile Zellen. Die Nebenschilddrüsen sind von einer glatten, sehr zarten, fibrösen Kapsel umgeben.

Die oberen Nebenschilddrüsen liegen in Folge ihres kurzen Deszensus dorsokranial der Kreuzungsstelle von A. thyroidea inferior und N. recurrens sehr konstant dorsal am oberen Schilddrüsenpol, etwa auf Höhe des Krikoids. Die unteren Nebenschilddrüsen zeigen aufgrund ihres anlagebedingt weiteren Deszensus zusammen mit dem Thymus eine deutlich größere **Lagevariabilität**. Prinzipiell liegen sie ventrokaudal der Kreuzungsstelle von A. thyroidea inferior und N. recurrens, sehr häufig im Bereich des Lig. thyreothymicum oder auch tiefer im mediastinalen Thymus.

Die oberen Nebenschilddrüsen finden sich in bis zu 20 % der Fälle an ektopen Positionen, zum Beispiel direkt am oberen Schilddrüsenpol, retropharyngeal bzw. retro- oder paraösophageal oder intrathyreoidal. Prinzipiell besteht eine Dislokationstendenz in das

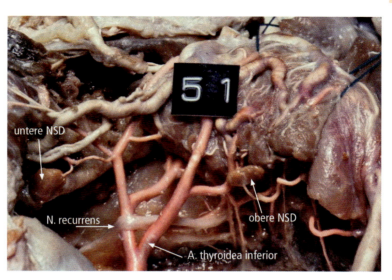

Abb. 7-1 Gefäßversorgung der Nebenschilddrüsen (Ansicht von lateral auf den linken Schilddrüsenlappen). Autopsiepräparat nach Injektion von farbigem Latex-Neopren in die Gefäße und Fixierung in Formalin (mit freundlicher Genehmigung von J. B. Flament und J. F. Delattre)

hintere Mediastinum. Die unteren Nebenschilddrüsen zeigen sehr häufig eine ektope Position im vorderen Mediastinum im Bereich des kaudalen Lig. thyreothymicum, des Thymus oder des tieferen vorderen Mediastinums. Des Weiteren sind ektope Positionen innerhalb der Carotisscheide meist direkt neben der Carotisgabel bei inkomplettem Deszensus, im hinteren Mediastinum sowie selten tief mediastinal im aortopulmonalen Fenster, intraperikardial und zwischen Aortenbogen und oberer Hohlvene beschrieben (Akerström et al. 1984). Die Symmetrie der unteren Drüsen ist geringer und die variierende Lage stärker als die des oberen Paares.

Normal große Nebenschilddrüsen sind etwa 4–6 mm lang, 3–4 mm breit und 3 mm dick. Ihre typische Form ist ovalär. Die Farbe ist beim Erwachsenen gelblich-braun, beim Kind rötlich. Die Konsistenz ist weich (Akerström et al. 1984).

Die **arterielle Versorgung** sowohl der unteren als auch der oberen Nebenschilddrüsen erfolgt in ca. 80 % der Fälle hauptsächlich über kleine Endarterien aus der A. thyroidea inferior. Die oberen Nebenschilddrüsen werden in ca. 20 % der Fälle durch Äste der A. thyroidea superior oder eine Anastomose zwischen den beiden Schilddrüsenarterien versorgt (Mohebati u. Shaha 2012). Die meist sehr feinen Gefäße der Nebenschilddrüse liegen häufig sehr nahe an oder innerhalb der Schilddrüsenkapsel (▶ Abb. 7-1). Auch eine direkte Blutversorgung aus der Schilddrüse ist möglich. In seltenen Fällen (< 5 %) liegen die Nebenschilddrüsen komplett intrathyreoidal und sind dann vollständig von Schilddrüsengewebe umgeben (Flament et al. 1982).

Die postoperative Störung der Nebenschilddrüsenfunktion resultiert entweder aus einer versehentlichen Entfernung der Epithelkörperchen im Rahmen der Schilddrüsenresektion, einer intraoperativen direkten Schädigung oder einer Verletzung der Blutversorgung. Weiterhin werden ursächlich ein postoperatives Ödem im Operationsgebiet, durch Hämatome entstehender Druck oder auch eine sekundäre Infarzierung diskutiert (Hallgrimsson et al. 2012; Kara et al. 2009).

Die Gefährdung der Nebenschilddrüsen im Rahmen von operativen Eingriffen an der Schilddrüse wird somit im Wesentlichen beeinflusst von ihrer unmittelbaren anatomischen Nähe zur Schilddrüsenkapsel und vom erforderlichen Resektionsausmaß (Hemithyreoidektomie, Thyreoidektomie, zusätzliche zentrale Lymphadenektomie, zervikale Thymektomie etc.). Während ektope oder fernab der Schilddrüsenkapsel (z. B. im Lig. thyreothymicum) gelegene Nebenschilddrüsen weniger gefährdet sind, müssen intrakapsulär gelegene subtil mit ihrer Gefäßversorgung aus der Schilddrüsenkapsel ausgeschält werden. Komplett intrathyreoidal gelegene, normal große Nebenschilddrüsen entgehen dagegen in der Regel dem Auge des Chirurgen und werden mit dem Schilddrüsenpräparat unbeabsichtigt entfernt.

> Voraussetzung für die sichere Schonung der Nebenschilddrüsen sind umfangreiche Kenntnisse ihrer verschiedenen Formen und Größe sowie der topographischen Anatomie, der Gefäßversorgung und der Varianten ihrer Lage einschließlich der ektopen Positionen.

7.3 Definition und Diagnostik

Hinsichtlich des Auftretens und der Dauer des postoperativen Hypoparathyreoidismus werden temporäre (unmittelbar nach der Operation bis maximal 6 Monate postoperativ) von permanenten Störungen (länger als 6 Monate postoperativ anhaltend) unterschieden. Die Definition des postoperativen Hypoparathyreoidismus wird in der Literatur sehr uneinheitlich gehandhabt. Zum einen liegt dies an unterschiedlichen Referenzbereichen für die Bestimmung des Serumkalziums und der nicht einheitlichen Einbeziehung der postoperativen PTH-Werte in die Definition. Zum anderen werden teilweise nur symptomatische Formen der Hypokalzämie erfasst, oder die Definition wird an eine bestehende Substitutionspflichtigkeit mit Kalzium und Vitamin-D-Derivaten gekoppelt. Eine klare Definition wird zusätzlich durch einen vorbestehenden Vitamin-D-Mangel oder eine gleichzeitige Osteoporosetherapie mit Kalzium und Vitamin-D-Präparaten erschwert.

Der postoperative Hypoparathyreoidismus wird laborchemisch definiert als simultan erniedrigte Serumkalzium- und PTH-Spiegel ohne Substitutionstherapie. Liegen erniedrigte Kalziumspiegel bei im unteren Normbereich gelegenem PTH vor, handelt es sich um eine relative Nebenschilddrüseninsuffizienz, die ebenfalls einer Therapie bedarf und im weitesten Sinne auch dem Hypoparathyreoidismus zuzuordnen ist. Können die Serumkalziumspiegel unter Substitution im Verlauf in den unteren Normbereich angehoben werden, wird die Diagnose des Hypoparathyreoidismus (temporär vs. permanent) an den Verlauf der PTH-Spiegel gebunden. In der zweiten deutschen Multicenterstudie zur Qualität der Schilddrüsenchirurgie (PETS 2, Prospective Evaluation Study Thyroid Surgery 2, Studienprotokoll, Chirurgische Forschung, Universitätsklinikum Halle, www.medizin.uni-halle.de) wurde die Definition des permanenten Hypoparathyreoidismus an eine mehr als 6 Monate postoperativ bestehende Substitutionspflichtigkeit (Kalzium, Vitamin D) gekoppelt.

> Der postoperative Hypoparathyreoidismus wird laborchemisch definiert als simultan erniedrigte Serumkalzium- und PTH-Spiegel bei fehlender Substitutionstherapie.

Die dargestellte Problematik der exakten Definitionen muss bei der Interpretation und insbesondere beim Vergleich der publizierten Häufigkeiten des postoperativen Hypoparathyreoidismus immer berücksichtigt werden.

7.4 Häufigkeit und Risikofaktoren

7.4.1 Resektionsausmaß

Die Häufigkeit des postoperativen Hypoparathyreoidismus korreliert direkt mit dem **Ausmaß der Schilddrüsenresektion**. Sie steigt von der beidseitigen subtotalen Resektion zur totalen Thyreoidektomie bis hin zur totalen Thyreoidektomie mit beidseitiger zentraler Lymphknotendissektion kontinuierlich an (▶Tab. 7-1 u. ▶Tab. 7-2). Ein signifikanter Unterschied für das Risiko des permanenten Hypoparathyreoidismus besteht zwischen totaler Thyreoidektomie (3–10%)

Tab. 7-1 Häufigkeit des postoperativen Hypoparathyreoidismus und der Rekurrensparese in Abhängigkeit von der Ausdehnung der Schilddrüsenresektion. Ergebnisse der ersten deutschen Multicenterstudie; n = 5.195 Patienten (modifiziert nach Thomusch et al. 2003)

Komplikation	Subtotal bds. [%]	HT + subt. [%]	TT [%]	p-Wert
Passagerer Hypoparathyreoidismus	6,3	8,7	21,6	<0,0001
Permanenter Hypoparathyreoidismus	0,9	2,1	10,5	<0,0001
Passagere Rekurrensparese	1,7	2,0	4,5	0,02
Permanente Rekurrensparese	0,8	1,4	2,3	0,01

Subtotal bds. = subtotale Schilddrüsenresektion beidseits; HT + subt. = Hemithyreoidektomie einseitig plus subtotale Resektion der Gegenseite; TT = totale Thyreoidektomie

Tab. 7-2 Häufigkeit des Hypoparathyreoidismus nach Schilddrüsenresektionen mit/ohne zentraler Lymphadenektomie (Literaturübersicht)

Autor	Kollektiv	Hypoparathyreoidismus [%]	
		Temporär	Permanent
Thomusch 2003 (n = 5.195)	Subtotale Resektion bds.	6,3	0,9
	Dunhill-OP	8,7	2,1
	TT	21,6	10,5
Giordano 2012 (n = 1.067)	PTC (TT ohne LKD)	27,7	6,3
	PTC (TT mit ipsilateraler LKD)	36,1	7,0
	PTC (TT mit bilateraler LKD)	51,9	16,2
Paek 2013 (n = 531)	TT bei Schilddrüsenkarzinom	25,4	3,6
Järhult 2012 (n = 265)	MB, subtotale Resektion bds.	k.A.	0,9
	MB, Dunhill-OP		0
	MB, TT		6
Vaimann 2010 (n = 7.123)	Subtotale Resektion bds.	k.A.	1,4
	HT		2,5
	TT		3,5
	Rezidiv-OP: TT nach subtotaler Resektion bds.		5,9
	Rezidiv-OP: TT nach HT		4

HT = Hemithyreoidektomie; LKD = zentrale Lymphknotendissektion; k.A. = keine Angaben; MB = Morbus Basedow; PTC = papilläres Schilddrüsenkarzinom; TT = totale Thyreoidektomie

und weniger als totaler beidseitiger Resektion (1–2 %) (Agarwal u. Aggarwal 2008; Bergenfelz et al. 2008; Dralle et al. 2011; Moalem et al. 2008; Thomusch et al. 2003). Während das Risiko für die permanente Funktionsstörung in spezialisierten Zentren nach totaler Thyreoidektomie auf etwa 1 % und darunter gesenkt werden kann, beträgt es in der Versorgungsrealität bis zu 10 % (Thomusch et al. 2003).

Auch wenn einseitige Resektionen und Hemithyreoidektomien praktisch kein Risiko einer postoperativen Störung des Kalziumstoffwechsels in sich bergen, sollten diese Eingriffe immer unter der Annahme einer potenziell zweizeitigen Operation der Gegenseite mit ebenso adäquater Schonung der Nebenschilddrüsen durchgeführt werden.

Weiterhin wurde die **zentrale Lymphknotendissektion** beim Schilddrüsenkarzinom als signifikanter Risikofaktor identifiziert. Ein temporärer Hypoparathyreoidismus wird in diesem Setting in 20–50 %, ein permanenter in 3–16 % der Fälle beschrieben (Giordano et al. 2012; Paek et al. 2013). Während die oberen Nebenschilddrüsen in der Regel erhalten werden können, ist die Vaskularisation der unteren Nebenschilddrüsen fast immer gefährdet. Sie müssen daher sehr häufig simultan autotransplantiert werden. Vor diesem Hintergrund muss gerade die **prophylaktische Ausräumung** des zentralen Kompartments, zum Beispiel beim papillären Schilddrüsenkarzinom, kritisch einer individuellen Nutzen-Risiko-Abwägung unterzogen werden. Sie sollte zudem nur in Zentren mit entsprechender Expertise und dokumentiert niedrigen Komplikationsraten durchgeführt werden. Die onkologische Wertigkeit der nur einseitigen prophylaktischen zentralen Lymphadenektomie mit geringeren Komplikationsraten kann noch nicht abschließend beurteilt werden (Giordano et al. 2012).

> Das Risiko für die Entstehung eines postoperativen Hypoparathyreoidismus steigt mit zunehmendem Ausmaß der Schilddrüsenresektion an und ist bei einer Thyreoidektomie am höchsten. Die zentrozervikale Lymphadenektomie stellt einen weiteren Risikofaktor dar.

7.4.2 Intraoperative Identifizierung der Nebenschilddrüsen

Es besteht Einigkeit in der Literatur, dass die sichere Identifizierung und In-situ-Schonung von mindestens 2 Nebenschilddrüsen bei bilateraler Schilddrüsenoperation das Risiko der postoperativen Hypokalzämie signifikant senkt. Umgekehrt bedeutet dies: Wird keine oder nur eine Nebenschilddrüse identifiziert, besteht ein erhöhtes Risiko für einen postoperativen temporären oder permanenten Hypoparathyreoidismus (Bergenfelz et al. 2008; Dralle et al. 2011; Kara et al. 2009; Thomusch et al. 2003). Intraoperativ hilft das Symmetrieprinzip dem Operateur bei der Identifizierung der Nebenschilddrüsen. Konnten die beiden Nebenschilddrüsen auf der primär operierten Seite identifiziert werden, so ist mit ähnlichen Lagepositionen auf der kontralateralen Seite zu rechnen.

Im praktischen Alltag entsteht der Eindruck, dass das Risiko der postoperativen Funktionsstörung der Nebenschilddrüsen auch von der Anzahl der „Nebenschilddrüsen *at risk*" abhängt. Es scheint bei einer Thyreoidektomie dann am höchsten zu sein, wenn alle 4 Nebenschilddrüsen im Kapselniveau der Schilddrüse oder intrakapsulär liegen und daher mühsam mit den Gefäßstielen ausgeschält werden müssen. Befinden sich dagegen zum Beispiel die unteren Nebenschilddrüsen fernab der Kapselebene der Schilddrüse im Lig. thyreothymicum oder weiter kaudal im Thymus, so sind sie im Rahmen einer Thyreoidektomie weniger gefährdet. Gleiches gilt für alle ektop gelegenen Nebenschilddrüsen bzw. für Patienten mit überzähligen Nebenschilddrüsen im Mediastinum – dem Operateur in der Regel nicht bekannte Varianten. Zur Bedeutung der „Nebenschilddrüsen *at risk*" existieren bislang keine prospektiven Studien.

> Die sichere Identifizierung und In-situ-Schonung von mindestens 2 Nebenschilddrüsen bei bilateraler Schilddrüsenoperation senkt das Risiko der postoperativen Hypokalzämie signifikant.

7.4.3 Morbus Basedow

Die Thyreoidektomie bei Autoimmunthyreoiditis Typ Basedow ist in zahlreichen Studien mit einem höheren Risiko für eine postoperative Hypokalzämie assoziiert als die Thyreoidektomie bei benigner Knotenstruma. Ursächlich werden vermehrte entzündliche Adhäsionen zum perithyreoidalen Gewebe, also auch zwischen Schilddrüsenkapsel und Nebenschilddrüsen, sowie Störungen im Knochenstoffwechsel bei Morbus Basedow diskutiert (vermehrter *turn-over* im Knochen, *hungry bone syndrome*, vermehrte Kalzitoninfreisetzung während der Operation) (Hallgrimsson et al. 2012; Kara et al. 2009). Auch das Vorhandensein einer endokrinen Orbitopathie ist ein Risikofaktor für einen passageren oder permanenten Hypoparathyreoidismus bei Patienten mit Morbus Basedow, die thyreoidektomiert wurden (Wong u. Lang 2011).

7.4.4 Erfahrung des Operateurs und des Zentrums

Die Erfahrung des Operateurs und des Zentrums (*high volume surgery*) ist ein weiterer in zahlreichen Studien gut belegter Risikofaktor für postoperative Komplikationen in der Schilddrüsenchirurgie, also auch für die Entstehung eines postoperativen Hypoparathyreoidismus. Dies zeigt sich vor allem bei Eingriffen höheren Schwierigkeitsgrads: Thyreoidektomie bei Morbus Basedow, Rezidivoperationen und Operationen beim Schilddrüsenkarzinom (Dralle u. Sekulla 2005; Paek et al. 2013; Pieracci u. Fahey 2008; Stavrakis et al. 2007; Thomusch et al. 2003). Erst ab einer persönlichen **Eingriffsfrequenz von mehr als 150 pro Jahr** kann das Risiko des permanenten Hypoparathyreoidismus nach Thyreoidektomie auf unter 1 % gesenkt werden (Dralle et al. 2011).

7.4.5 Vorbestehender Vitamin-D-Mangel

Etwa 40–60 % der älteren erwachsenen Bevölkerung in Europa weisen einen Vitamin-D-Mangel auf (Holick 2007). Neuere Studien zeigen, dass durch einen vorbestehenden Vitamin-D-Mangel sowohl die Häufigkeit als auch die Schwere und Symptomatik der postoperativen Hypokalzämie verstärkt werden können (Erbil et al. 2007; Kirkby-Bott et al. 2011). Mit einer bereits präoperativ eingeleiteten Vitamin-D-Substitution kann in diesen Fällen die Ausprägung der Hypokalzämiesymptomatik reduziert werden.

7.4.6 Sonstige Risikofaktoren

Neben dem Resektionsausmaß, dem Vorliegen eines Morbus Basedow und dem Operateur wurden das weibliche Geschlecht (Sands et al. 2011), die Rezidivstruma und die bilaterale zentrale Ligatur der A. thyroidea inferior in multivariaten Analysen in einer ostdeutschen Multicenterstudie als unabhängige Risikofaktoren für die Entstehung eines postoperativen, temporären Hypoparathyreoidismus identifiziert (Thomusch et al. 2003).

Als Risikofaktoren für den permanenten Hypoparathyreoidismus zeigten sich die totale Thyreoidektomie, die bilateral zentrale und auch die periphere Ligatur der A. thyroidea inferior, der Morbus Basedow und die intraoperative Identifizierung und Schonung von nur einer Nebenschilddrüse (Thomusch et al. 2003). In einer schwedischen Arbeit wurden darüber hinaus die revisionspflichtige Nachblutung, die Wundinfektion und die simultane Entfernung vergrößerter Nebenschilddrüsen bei primärem Hyperparathyreoidismus als Risikofaktoren für eine postoperative Hypokalzämie (1.–6. Woche) nach bilateraler Schilddrüsenresektion beschrieben (Bergenfelz et al. 2008). Wird im Operationspräparat zufällig gesundes Nebenschilddrüsengewebe entdeckt, ist auch dies mit einem erhöhten Risiko für einen permanenten Hypoparathyreoidismus assoziiert (Paek et al. 2013).

7.5 Strategien zur Vermeidung des postoperativen Hypoparathyreoidismus

Die temporäre Funktionsstörung der Nebenschilddrüsen führt meist innerhalb weniger Wochen zu einer Restitutio ad integrum und geht deshalb unter adäquater Therapie mit nur einer meist geringen und vorübergehenden Beeinträchtigung der betroffenen Patienten einher. Demgegenüber bedeutet die permanente Funktionsstörung eine lebenslange, zum Teil erhebliche Belastung und Einschränkung der Lebensqualität. Bei unzureichender postoperativer Substitution besteht ein nicht unerhebliches Risiko gravierender Spätschäden, dazu gehören ein anhaltend gestörter Kalzium- und Phosphatstoffwechsel, Kataraktentwicklung, Basalganglienverkalkung etc. (Forman et al. 1980; Mitchell et al. 2012; Shoback 2008). Es gilt daher besonders, das Risiko des permanenten Hypoparathyreoidismus zu minimieren. Als Zielkorridor wird für die Thyreoidektomie ein Risiko von etwa 1 % angestrebt.

Die diversen **minimal-invasiven Resektionstechniken** der Schilddrüsenchirurgie weisen im Vergleich zu konventionellen Resektionsverfahren ähnliche Komplikationsraten auf (Trupka 2009). Die im Folgenden dargestellten Prinzipien der Nebenschilddrüsenprotektion gelten in gleicher Weise.

7.5.1 Chirurgische Technik zur Protektion der Nebenschilddrüsen

Bei jeder Schilddrüsenresektion, die mit einer potenziellen Gefährdung der anatomischen oder funktionellen Integrität der Nebenschilddrüsen einhergeht, müssen die sehr feinen und vulnerablen Epithelkörperchen identifiziert und mit ausreichender Gefäßversorgung erhalten werden (Musholt et al. 2011).

Die routinemäßige Verwendung einer **Lupenbrille** mit 2,5- bis 3-facher Vergrößerung erleichtert die Differenzierung und Präparation der feinen Strukturen (Nebenschilddrüse, Gefäßästchen, N. recurrens) und ist im eigenen Vorgehen wie an den meisten Zentren seit Jahren bewährter Standard.

Wenn intraoperativ identifizierte Nebenschilddrüsen eine erhebliche Minderdurchblutung oder Devaskularisation aufweisen bzw. im Operationspräparat nach Resektion entdeckt werden, sollten sie in 1 mm große Würfel zerteilt und umgehend in eine Tasche der geraden Halsmuskulatur oder des M. sternocleidomastoideus autotransplantiert werden (Musholt et al. 2011). Die arterielle Minderdurchblutung ist dabei nicht immer zweifelsfrei erkennbar. Während die Störung des venösen Abflusses zu einer lividen Verfärbung der Epithelkörperchen führt und bei erhaltener arterieller Zufuhr die drohende hämorrhagische Infarzierung anzeigt, kann eine arterielle Minderdurchblutung mit einer weitgehend normalen, typischen gelb-bräunlichen Farbe einhergehen. Bei fraglicher arterieller Versorgung kann an der dem Gefäßeintritt gegenüberliegenden Kante mit dem Skalpell eine feine Inzision in das Nebenschilddrüsengewebe vorgenommen werden, die die erhaltene Durchblutung anzeigt. Bei venöser Stauung kann durch eine ähnliche Inzision eine Druckentlastung der Nebenschilddrüse versucht werden. Biopsien aus Nebenschilddrüsengewebe zur histologischen Unterscheidung zwischen Adenom, Hyperplasie oder normalem Nebenschilddrüsengewebe sollten nicht durchgeführt werden, da sie das Risiko der postoperativen Durchblutungsstörung mit funktioneller Beeinträchtigung erhöhen.

> In Kapselnähe der Schilddrüse gelegene Nebenschilddrüsen müssen intraoperativ sicher identifiziert und gut vaskularisiert erhalten werden. Bei Devaskularisation oder versehentlicher Entfernung mit der Schilddrüse wird eine Autotransplantation empfohlen.

Die im 20. Jahrhundert unter der Vorstellung einer reduzierten Blutungsneigung lange Zeit propagierte zentrale Ligatur der A. thyroidea inferior sollte bei Operationen mit benigner Indikation (Knotenstruma, Morbus Basedow) unbedingt unterlassen werden. Sie führt zu einer Beeinträchtigung der arteriellen Versorgung der Epithelkörperchen und geht somit mit einem höheren Risiko eines postoperativen Hypoparathyreoidismus einher (Cocchiara et al. 2010; Thomusch et al. 2003). Die bevorzugte Technik stellt die vorsichtige und subtile „Kapseldissektion" mit Versorgung der tertiären und quartären Äste der A. thyroidea inferior unmittelbar im Kapselniveau der Schilddrüse dar. Auf diese Weise können auch die sehr nahe an der Schilddrüse gelegenen Nebenschilddrüsen mit ihren feinen Gefäßästchen (▶ Abb. 7-1) sicher erhalten und damit eine ausreichende Blutversorgung und Funktion gewährleistet werden (Gemsenjäger 2009).

Zur Versorgung der feinen Gefäße im Kapselniveau werden bevorzugt feine Ligaturen, Titanclips und die bipolare Strompinzette eingesetzt. In einer prospektiven Studie mit etwa 500 Thyreoidektomien bzw. Dunhill-Operationen war die Häufigkeit des postoperativen Hypoparathyreoidismus in der Clipgruppe mit 3,7 % deutlich geringer als in der Ligaturgruppe mit 6,4 %. Jedoch erreichte das Ergebnis aufgrund der zu geringen Gruppengröße kein Signifikanzniveau (Diener et al. 2012). Im eigenen Vorgehen werden zur Sicherung der feinen Gefäßästchen der Nebenschilddrüsen bevorzugt Titanclips eingesetzt. Möglicherweise ist die Clipapplikation für die feinen Gefäße weniger traumatisierend als die manuelle Ligatur (▶ Abb. 7-2 u. ▶ Abb. 7-3). Zur abschließenden Bewertung müssen jedoch größere Studien abgewartet werden.

In den letzten Jahren wurde zunehmend der Einsatz von **Versiegelungsinstrumenten** in der Schilddrüsenchirurgie (z. B. Ultracision-Schere, Focus-Schere, LigaSure u. a.) untersucht. Bislang fehlt jedoch die Evidenz, dass mit der Anwendung dieser kostenintensiven Instrumente im Vergleich zur konventionellen Operationstechnik eine Reduktion der eingriffstypischen Komplikationen erzielt wird. In einigen Studien konnte eine Verkürzung der Operationszeit gemessen werden (Yao et al. 2009).

Mit der beschriebenen **Kapseldissektionstechnik** können die sehr lagekonstanten oberen Epithelkörperchen fast immer an typischer Position dorsal an der Schilddrü-

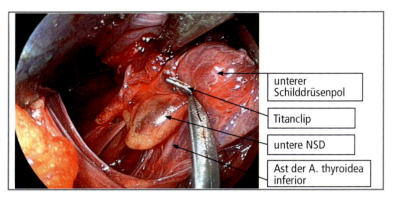

Abb. 7-2 Intraoperative Darstellung der Nebenschilddrüsen mit Gefäßversorgung: Minimalinvasive videoassistierte Hemithyreoidektomie (MIVAH). Darstellung und Präparation der unteren Nebenschilddrüse rechts, kapselnahe Dissektion der Gefäße mit Titanclips. NSD = Nebenschilddrüse

senkapsel auf Höhe des Krikoids kranial der Kreuzung von N. recurrens und A. thyroidea inferior identifiziert und erhalten werden. Sie liegen häufig sehr nahe und hierbei dorsal der Mündung des N. recurrens, der mit dieser Technik ebenfalls sicher identifiziert und geschont werden kann. Die weniger lagekonstanten unteren Epithelkörperchen werden nicht immer im Kapselniveau des unteren Schilddrüsenpols angetroffen. In diesen Fällen sollte bei alleiniger Thyreoidektomie ohne Dissektion des zentralen Lymphknotenkompartments auf eine weitere Suche der unteren Nebenschilddrüsen verzichtet werden, da hierdurch die Gefäßversorgung geschädigt werden könnte.

Wurden am Ende der Schilddrüsenresektion nicht beide Nebenschilddrüsen der ipsilateralen Seite zweifelsfrei identifiziert, sollte das Schilddrüsenpräparat mit der Lupenbrille auf etwaige intrakapsuläre oder intrathyreoidale Nebenschilddrüsen untersucht werden, um diese einer Autotransplantation zuführen zu können (Abboud et al. 2007). Wie in Kapitel 7.4.2 dargestellt, sollten immer mindestens 2 Nebenschilddrüsen zweifelsfrei identifiziert und gut vaskularisiert erhalten werden. Sowohl die Position der identifizierten und erhaltenen Nebenschilddrüsen als auch die Autotransplantation (Bezeichnung der Nebenschilddrüse, Transplantationsort) sollten detailliert im Operationsbericht dokumentiert werden (Musholt et al. 2011).

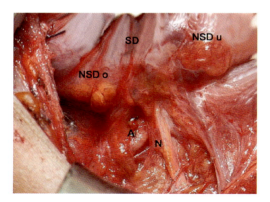

Abb. 7-3 Konventionelle Hemithyreoidektomie rechts: Darstellung und Schonung der beiden Nebenschilddrüsen.
SD = Schilddrüse rechts; N = N. recurrens;
A = A. thyroidea inferior; NSD o/u = obere/untere Nebenschilddrüse

> Zur Schonung der Nebenschilddrüsen wird eine subtile Kapseldissektionstechnik entlang der Schilddrüsenkapsel mit Lupenbrille empfohlen. Die zentrale Ligatur der A. thyroidea inferior erhöht das Risiko der postoperativen Hypokalzämie und sollte daher vermieden werden.

7.5.2 Ausdehnung der Resektion bei Eingriffen an der Schilddrüse

Weltweit zeichnet sich in den letzten Jahren ein Trend zur totalen Thyreoidektomie bei multinodöser Struma ab. Durch die totale Thyreoidektomie kann das Rezidivrisiko, das bei subtotalen Verfahren bis zu 40 % beträgt, nahezu eliminiert werden (Agarwal u. Aggarwal 2008; Dralle et al. 2011). Auch bei der Autoimmunthyreoiditis Typ Basedow hat sich bei bestehender Operationsindikation die Thyreoidektomie als evidenzbasiertes Standardverfahren etabliert (Stalberg et al. 2008).

Gleichzeitig ist aber die Thyreoidektomie gegenüber subtotalen Resektionsverfahren mit einer signifikant höheren eingriffstypischen Morbidität assoziiert (vgl. Kap. 7.4.1; Järhult et al. 2012). Insbesondere das Risiko des permanenten postoperativen Hypoparathyreoidismus ist in einigen Studien zur Versorgungsrealität (▶ Tab. 7-1) mit bis zu 10 % inakzeptabel hoch (Thomusch et al. 2003). Demzufolge sollte bei multinodöser Struma eine Nutzen-Risiko-Abwägung zwischen individuellem Rezidivrisiko und dem zentrumsabhängigen Risiko der eingriffstypischen Komplikationen erfolgen (Dralle et al. 2011).

Im eigenen Vorgehen hat es sich bewährt, die Eingriffsausdehnung bei benigner Struma und geplanter Thyreoidektomie (multinodöse Struma, Morbus Basedow) von der Anzahl und der Sicherheit der erhaltenen Epithelkörperchen abhängig zu machen. Können zum Beispiel 2–3 Nebenschilddrüsen sicher und unproblematisch gut vaskularisiert erhalten werden, wird auch bei Gefährdung der vierten Nebenschilddrüse eine extrakapsuläre Thyreoidektomie durchgeführt und die Nebenschilddrüse eventuell autotransplantiert. Müssten aber bei schwierigem Situs alle 4 Nebenschilddrüsen aus der Schilddrüsenkapsel oder aus entzündlichen Adhäsionen ausgeschält werden, wird versucht, durch Hemithyreoidektomie der einen Seite und Near-total-Resektion der Gegenseite zumindest eine obere Nebenschilddrüse sicher im vaskulären Verbund mit einem winzigen Schilddrüsenrest von weniger als 1 ml zu erhalten. Mit diesem *tailored approach* besteht ebenfalls ein minimales Rezidivrisiko, und im Falle eines postoperativ zufällig entdeckten Schilddrüsenkarzinoms ist beim papillären und follikulären Karzinom eine Komplettierungsoperation in der Regel nicht erforderlich, da der winzige Schilddrüsenrest mittels Radiojodtherapie effektiv abladiert werden kann.

7.5.3 Operationsstrategie bei Rezidiveingriffen

Rezidivoperationen an der Schilddrüse sind gegenüber Primäreingriffen mit einem höheren Risiko des postoperativen Hypoparathyreoidismus behaftet (Vaiman et al. 2010). Zur Operationsplanung hat es sich bewährt, falls verfügbar, die Operationsberichte, histologischen Befunde und Arztbriefe der vorausgegangenen Eingriffe hinsichtlich Identifizierung, Autotransplantation oder versehentlicher Entfernung von Nebenschilddrüsen zu analysieren. Arztbrief und Anamnese können Hinweise auf die Ausprägung und Dauer einer vorausgegangenen postoperativen Hypokalzämie geben. Die präoperative Bestimmung von Serumkalzium und PTH sollte routinemäßig erfolgen, um den verbliebenen Funktionszustand der Nebenschilddrüsen zu erfassen und zu dokumentieren.

Intraoperativ gelten die in den Kapiteln 7.5.1 und 7.5.5 ausgeführten Prinzipien. In der Rezidivsituation ist besondere Sorgfalt auf die dargestellte Kapseldissektionstechnik zu legen. Da in situ verbliebene Nebenschilddrüsen häufiger intrakapsulär liegen, sollte das Operationspräparat besonders sorgfältig nach versehentlich entfernten Nebenschilddrüsen abgesucht werden, um diese durch Autotransplantation bewahren zu können (Abboud et al. 2007).

7.5.4 Zentrale Lymphadenektomie

Da die Dissektion des zentralen Lymphknotenkompartments (Kompartment 1a und 1b) im Rahmen onkologischer Eingriffe einen signifikanten Risikofaktor für die Entwicklung eines permanenten Hypoparathyreoidismus darstellt, gewinnen Indikationsstellung, Operationstechnik und Erfahrung des Operateurs eine sehr große Bedeutung (Giordano et al. 2012; Paek et al. 2013). Diese Eingriffe sollten daher nur an Kliniken und Zentren mit der erforderlichen Expertise durchgeführt werden, insbesondere im Fall von Komplettierungs- und Reeingriffen (vgl. Kap. 7.4.4).

Während für die **therapeutische Lymphknotendissektion** bei bildmorphologisch oder intraoperativ-bioptisch nachgewiesenen Lymphknotenmetastasen bei allen Tumortypen eine klare Indikation besteht, wird die Indikation zur **prophylaktischen Lymphknotendissektion** bei fehlenden Hinweisen auf Lymphknotenmetastasen, insbesondere beim papillären Karzinom, kontrovers diskutiert. Der Vorteil einer prophylaktischen Kompartmentresektion hinsichtlich Rezidiv- und Überlebenswahrscheinlichkeit ist nach wie vor nicht sicher belegt.

In den 2012 überarbeiteten und 2013 publizierten deutschen Leitlinien zur operativen Therapie des Schilddrüsenkarzinoms wird die prophylaktische Lymphadenektomie beim papillären Schilddrüsenkarzinom > 1 cm weiterhin empfohlen, allerdings nur in Zentren mit entsprechender operativer Expertise und nach Abwägung des individuellen Nutzen-Risiko-Profils, das heißt des onkologischen Vorteils gegenüber dem operationstypischen bzw. zentrumstypischen Komplikationsrisiko (Dralle et al. 2013; Cooper et al. 2009; Giordano et al. 2012)

Die Operationstechnik entspricht den Ausführungen in den Kapiteln 7.4.1 und 7.5.1. Während die oberen Nebenschilddrüsen in der Regel erhalten werden können, verlieren die unteren meist ihre Vaskularisation und sollten daher frühzeitig im zentralen Kompartment identifiziert und umgehend warm autotransplantiert werden. Bestehen Zweifel hinsichtlich der sicheren Organdiagnose (Differenzialdiagnose: Lymphknoten, Schilddrüsengewebe etc.), sollte eine winzige Probe im Schnellschnitt histologisch untersucht werden. Bei ausgedehnter Lymphknotenmetastasierung, fraglicher Adhärenz bzw. Infiltration der Nebenschilddrüse durch den Primärtumor oder Ummauerung mit Lymphknotenmetastasen verbietet sich eine Transplantation aus onkologischen Gründen.

7.5.5 Simultane Autotransplantation von Nebenschilddrüsen

In der Chirurgie des primären Hyperparathyreoidismus wird nach totaler Parathyreoidektomie bei zugrunde liegender Hyperplasie aller Nebenschilddrüsen eine simultane Autotransplantation von Nebenschilddrüsengewebe vorgenommen. Die transplantierten Nebenschilddrüsen entwickeln binnen weniger Tage oder Wochen eine funktionelle Aktivität, die in etwa 80–90 % der Fälle zu einer ausreichenden Produktion von PTH führt (Lo u. Tam 2001; Rothmund u. Wagner 1984). Basierend auf diesen Erfahrungen wurde das Konzept der simultanen Autotransplantation von im Rahmen von Schilddrüsenresektionen versehentlich entfernten oder devaskularisierten Nebenschilddrüsen entwickelt. Diesem Prinzip folgend kann es erforderlich werden, eine oder zwei, in absoluten Ausnahmefällen im Rahmen einer ausgedehnten

Schilddrüsenresektion oder Lymphadenektomie drei oder alle vier Nebenschilddrüsen zu transplantieren.

Indikation und Technik dieser **selektiven Autotransplantation** wurden bereits in Kapitel 7.5.1 beschrieben. Zahlreiche Studien zeigten, dass mit diesem Konzept die Rate des permanenten Hypoparathyreoidismus signifikant gesenkt werden kann (Abboud et al. 2008; Karakas et al. 2008; Olson et al. 1996; Testini et al. 2007). Gleichzeitig scheint jedoch die Häufigkeit des temporären Hypoparathyreoidismus in der Gruppe der autotransplantierten Patienten erhöht zu sein (▶Tab. 7-3; Palazzo et al. 2005; Trupka u. Sienel 2002). Wird mehr als eine Nebenschilddrüse transplantiert, erhöht sich mit der Anzahl der transplantierten Nebenschilddrüsen das Risiko eines temporären Hypoparathyreoidismus, das Risiko eines permanenten Hypoparathyreoidismus ist aber in allen Gruppen gleich niedrig (Ebrahimi et al. 2009; Palazzo et al. 2005).

Basierend auf den positiven Ergebnissen der selektiven Autotransplantation, bei der nur makroskopisch minderdurchblutete, devaskularisierte oder versehentlich entfernte Nebenschilddrüsen transplantiert werden, entwickelten einige Zentren das Konzept der **routinemäßigen Autotransplantation** von mindestens einer Nebenschilddrüse bei Thyreoidektomien (Lo u. Lam 2001). Da die routinemäßige Autotransplantation mit einer gegenüber der selektiven Autotransplantation erhöhten Rate an temporärem Hypoparathyreoidismus assoziiert ist, ohne gleichzeitig das Risiko des permanenten Hypoparathyreoidismus weiter zu senken, fand dieses Konzept keine weite Verbreitung und Akzeptanz (Lo u. Lam 2001). Vergleichende prospektive Studien liegen allerdings bislang nicht vor.

Tab. 7-3 Autotransplantation von Nebenschilddrüsengewebe nach beidseitiger Schilddrüsenresektion zur Prävention des postoperativen Hypoparathyreoidismus

Autor	Kollektiv	Hypoparathyreoidismus [%]	
		Temporär	Permanent
Abboud 2008 (n=252)	NSD-AT (1–3) plus routinemäßige Kalzium- und Vitamin-D-Substitution postoperativ	17	0
Karakas 2008 (Morbus Basedow, n=154)	I: keine NSD-AT (n=129)	21,1	7,8
	II: 1 NSD-AT (n=19)	21,1	0
	III: 2 NSD-AT (n=6)	33,3	33,3
Barczynski 2008 (pRCT, n=340 TT)	I: NSD-AT (n=170)	22,3	0
	II: iOPTH-NSD-AT (n=170)	11,2	0
Testini 2007 (multizentrisch, n=1.309)	I: NSD-AT (n=79)	17,7	0
	II: keine NSD-AT (n=81)	48,1	2,5
Trupka 2002 (n=146 TT)	I: NSD-AT (n=37)	18,9	0
	II: keine AT (n=109)	15,6	2,75
Olson 1996 (n=194)	NSD-AT (n=194)	54	1

AT = Autotransplantation; iOPTH = intraoperative Parathormonbestimmung; NSD = Nebenschilddrüsen; pRCT = prospective randomized controlled trial; TT = totale Thyreoidektomie,

In zahlreichen Studien konnte gezeigt werden, dass durch intra- oder früh-postoperative Bestimmung des PTH eine postoperative Hypokalzämie und damit eine Störung der funktionellen Nebenschilddrüsenreserve mit hoher Sicherheit vorhergesagt werden kann (vgl. Kap. 7.5.6). Da die sichere intraoperative, rein makroskopische Beurteilung der ausreichenden Vaskularisation der Epithelkörperchen bisweilen schwierig ist, wurde das Konzept der **PTH-gesteuerten Autotransplantation** entwickelt. Durch intraoperative Bestimmung des PTH mit einem Quick-Assay am Ende der Schilddrüsenresektion wird bei pathologischen oder an der unteren Normgrenze liegenden PTH-Werten eine gestörte Funktion der Nebenschilddrüsen angezeigt. Die am schlechtesten durchblutete Nebenschilddrüse wird dann autotransplantiert, um die Entwicklung eines permanenten Hypoparathyreoidismus zu verhindern. In einer prospektiven Studie bei 340 Thyreoidektomien konnte gezeigt werden, dass mit dem Konzept der PTH-gesteuerten Autotransplantation das Risiko der temporären Hypokalzämie gegenüber einer routinemäßigen Transplantation signifikant gesenkt werden kann (▶Tab. 7-3); in beiden Gruppen wurde keine permanente Funktionsstörung beobachtet (Barczynski et al. 2008). Möglicherweise kann die intraoperative PTH-Bestimmung zu einer Erweiterung der Indikation zur Autotransplantation von Nebenschilddrüsen bei erniedrigten PTH-Spiegeln beitragen. Hierzu sind weitere prospektive Studien erforderlich.

> Die simultane Autotransplantation von versehentlich entfernten oder erheblich minderdurchbluteten Nebenschilddrüsen wird empfohlen.

7.5.6 Perioperatives PTH-Monitoring

Die anatomische Darstellung und die Schonung des N. recurrens unter Sicht stellen anerkannte und etablierte Standards zur Minimierung des Rekurrenspareserisikos dar. Ergänzt durch die Überprüfung der funktionellen Integrität des Stimmbandnervs mit intraoperativem Neuromonitoring kann die postoperative Funktion mit hoher Sicherheit vorhergesagt werden. Bei intraoperativ vermuteter Rekurrensparese können sowohl das operative Vorgehen adaptiert (z. B. Begrenzung der Resektion auf eine Seite) als auch eine frühzeitige Therapie (z. B. Steroidinfusion) initiiert werden.

Dieses Konzept lässt sich in Analogie auch auf die Nebenschilddrüsen übertragen. Neben anatomischer intraoperativer Darstellung und sicherer Schonung ist ein **funktionelles Nebenschilddrüsenmonitoring** zur Vorhersage bzw. zum Ausschluss einer postoperativen Hypokalzämie anzustreben. Mit der intra- bzw. früh-postoperativen Überprüfung der Nebenschilddrüsenfunktion ist sowohl die Beeinflussung der Operationsstrategie (z. B. Autotransplantation von Nebenschilddrüsen) als auch die Einleitung einer frühen Therapie der erwarteten Hypokalzämie möglich (Kap. 7.6).

In zahlreichen Studien konnte gut belegt werden, dass durch intraoperative oder früh-postoperative PTH-Bestimmung mit einem Schnelltest eine postoperative Hypokalzämie mit hoher Sicherheit vorhergesagt bzw. ausgeschlossen werden kann. Wenngleich die Vergleichbarkeit der Studien aufgrund unterschiedlicher Zeitpunkte und Assays der PTH-Bestimmung sowie unterschiedlicher Endpunkte und Definitionen der Hypokalzämie sehr schwierig ist, so können dennoch folgende Aussagen als evidenzbasiert gelten (Grodski u. Serpell 2008).

- Eine früh-postoperative PTH-Bestimmung nach Schilddrüsenresektionen innerhalb der ersten Stunden erlaubt mit sehr hoher Sicherheit die Vorhersage einer zu erwartenden Hypokalzämie.
- Der optimale Zeitpunkt für die PTH-Bestimmung ist nach derzeitiger Datenlage nicht ermittelbar. PTH-Bestimmungen 10 min bis einige Stunden postoperativ liefern identische Vorhersageergebnisse.
- Bei früh-postoperativ normalen PTH-Spiegeln ist eine relevante Hypokalzämie sehr unwahrscheinlich, sodass eine frühzeitige Entlassung des Patienten (nach 24–48 h) möglich ist.
- Bei früh-postoperativ pathologischen PTH-Spiegeln ermöglicht die sofortige Kalzium- und Vitamin-D-Substitution die Reduktion der Inzidenz und Symptomatik postoperativer Hypokalzämien.

Im eigenen Vorgehen wird nach bilateraler Schilddrüsenresektion unmittelbar nach Operationsende PTH mit einem Quick-Assay bestimmt (Normwert des Assays 15–65 pg/ml). Bei PTH-Werten > 20 pg/ml kann der Patient bei ansonsten klinisch unauffälligem Verlauf (keine Nachblutung, keine Rekurrensparese) nach 48 h entlassen werden. Bei PTH-Spiegeln unter 20 pg/ml wird umgehend eine orale Kalzium- und Vitamin-D-Substitution (Vitamin D1α 1 µg/d) begonnen, die Serumkalzium- und PTH-Spiegel werden täglich kontrolliert. Bei zügiger Normalisierung der PTH-Spiegel und asymptomatischem Patienten wird die Substitution noch während der stationären Behandlung ausgeschlichen. Mit diesem Vorgehen konnte die Häufigkeit symptomatischer Hypokalzämien deutlich reduziert werden. Schwere Verläufe mit der Notwendigkeit intravenöser Kalziumsubstitution wurden in den letzen 3 Jahren bei mehr als 1.500 Eingriffen nicht mehr beobachtet.

> Die intraoperative bzw. früh-postoperative PTH-Bestimmung ermöglicht eine Risikoabschätzung für einen postoperativen Hypoparathyreoidismus und die frühzeitige Therapie mit Kalzium und Vitamin D1α.

7.6 Früh-postoperative Diagnostik, Symptomatik und Therapie des postoperativen Hypoparathyreoidismus

Die obligate postoperative Überwachung der Nebenschilddrüsenfunktion nach Schilddrüsenresektionen dient der frühzeitigen Erkennung und Behandlung einer Hypokalzämie und ist integraler Bestandteil jeder Qualitätssicherung. Ein präoperativ bekannter **Vitamin-D-Mangel** sollte perioperativ therapiert werden, da damit Schweregrad und Symptomatik einer eventuell postoperativ entstehenden Hypokalzämie günstig beeinflusst werden können (Erbil et al. 2007; Kirkby-Bott et al. 2011).

Es wird empfohlen, die **Serumkalziumspiegel** nach bilateraler Operation zumindest am ersten und zweiten postoperativen Tag zu bestimmen, da der Kalziumnadir erst etwa 48 h postoperativ erreicht wird. Die **simultane PTH-Bestimmung** erlaubt eine genauere Differenzierung einer Störung des Kalziumhaushalts und die Abschätzung des Schweregrads der zu erwartenden Hypokalzämie (Musholt et al. 2011). Hinsichtlich der Vorhersage der postoperativen Hypokalzämie bzw. Normokalzämie mittels früh-postoperativer PTH-Bestimmung wird auf Kapitel 7.5.6 verwiesen.

Milde, asymptomatische Hypokalzämien bei normalen PTH-Werten (niedrigster

Kalziumspiegel max. 0,05–0,1 mmol unter Norm) werden in der Regel binnen weniger Tage durch eine spontane Erholung der Nebenschilddrüsenfunktion kompensiert und sind daher von untergeordneter klinischer Relevanz. Eine Therapie ist meist nicht erforderlich.

Die **klinische Symptomatik** des postoperativen Hypoparathyreoidismus variiert. Gemeinsam mit dem Darm, den Nieren und dem Skelettsystem halten die Nebenschilddrüsen die Kalziumkonzentrationen im Serum konstant. Kalzium beeinflusst die Ionenpumpen, ermöglicht Transmitterausschüttungen, stimuliert die Sekretionstätigkeit exokriner Drüsen und reguliert die Aktivität von Enzymen. Ein Absinken der Serumkalziumkonzentration kann zu erhöhter neuromuskulärer Reizbarkeit bis hin zur Tetanie mit Pfötchenstellung der Hände führen. Klinisch werden periphere (Finger und Zehen) und periorale Parästhesien und schmerzhafte Muskelkrämpfe mit Karpalspasmen oder Pedalspasmen beobachtet. Patienten berichten über unerklärliche Angstgefühle, Kopfschmerzen, Darmkrämpfe oder Reizbarkeit. Ein positives Chvostek-Zeichen mit Zucken der Lippen beim Beklopfen der Wange oder das Trousseau-Zeichen mit Krampfentwicklung nach Aufpumpen der Blutdruckmanschette können bei symptomatischen Patienten ausgelöst werden (Jesus u. Landry 2012). In ausgeprägten oder nicht erkannten Fällen kann es zu EKG-Veränderungen, Krampfanfällen, Bronchospasmen und Laryngospasmen mit Atemnot kommen. Manche Patienten nennen auch bei näherem Befragen keine klinischen Symptome (Shoback 2008).

Bei klinischer Symptomatik und/oder ausgeprägter asymptomatischer Hypokalzämie erfolgt die orale bzw. intravenöse Kalziumsubstitution, ggf. begleitet von einer Vitamin-D-Substitution. Hierbei sollten bevorzugt Vitamin-D1α-Präparate zum Einsatz kommen. Dauer und Dosierung der Substitutionstherapie (Kalzium, Vitamin D) sind abhängig von der Ausprägung und der Symptomatik der Hypokalzämie und der Tendenz der Normalisierung der Produktion von PTH (Schäffler 2010). Angestrebt wird ein Kalziumspiegel im unteren Normbereich, um eine anhaltende Stimulation der Nebenschilddrüsen zu gewährleisten.

Unter zunächst täglichen, nach Entlassung weiterhin regelmäßigen (z. B. wöchentlichen) Laborkontrollen von Kalzium und PTH wird die Therapie fortgeführt und ggf. nach Normalisierung des Kalziumstoffwechsels ausgeschlichen.

> Nach Normalisierung der Kalzium- und PTH-Spiegel sollte bei ausgeglichenem Vitamin-D-Spiegel zunächst Vitamin D und danach Kalzium abgesetzt werden. Eine Überdosierung von Vitamin D sollte unbedingt vermieden werden.

Die dauerhafte Substitution mit synthetischem PTH im Sinne einer kausalen Therapie ist derzeit noch nicht möglich, aber Gegenstand der klinischen Forschung (Woods Ignatoski et al. 2010). Eine sehr detaillierte Übersicht zu Diagnostik und Therapie des postoperativen Hypoparathyreoidismus publizierten Khan et al. (2011).

Die Überleitung der Patienten mit postoperativem Hypoparathyreoidismus in den ambulanten Bereich sollte kontrolliert und informiert erfolgen, da mehrere Studien gezeigt haben, dass die ambulante Versorgung dieser Patienten häufig inadäquat ist (Franzke et al. 2010). Eine frühzeitige intensivierte Substitutionstherapie ist mit einem besseren Outcome verbunden (Sitges-Serra et al. 2010). Es sollte daher eine detaillierte Aufklärung der Patienten über die postoperative Funktionsstörung der Nebenschilddrüsen, die mögliche Symptomatik bis hin zur Tetanie, die erforderliche

Therapie und die notwendigen regelmäßigen Laborkontrollen erfolgen.

Diese Angaben sollten auch ausführlich im Arztbrief für die weiterbehandelnden Hausärzte bzw. Endokrinologen ausgeführt sein. Im eigenen Vorgehen hat sich die Aushändigung eines Merkblatts für die Patienten und Hausärzte sehr bewährt. Für Patienten mit permanentem Hypoparathyreoidismus sind unter www.insensu.de – einer Interessengemeinschaft und Selbsthilfe für Patientinnen und Patienten mit Nebenschilddrüsenunterfunktion – hilfreiche Informationen und ein Notfallausweis zu finden.

7.7 Zusammenfassung

Die intraoperative Nebenschilddrüsenprotektion und das perioperative Monitoring der Nebenschilddrüsenfunktion schützen Patienten nach Schilddrüsenoperationen vor einem postoperativen Hypoparathyreoidismus. Risikofaktoren für eine anhaltende Funktionsstörung der Nebenschilddrüsen sind die zugrunde liegende Erkrankung der Schilddrüse, die anatomische Lage der Nebenschilddrüsen, das Resektionsausmaß und die Erfahrung des Operateurs. Die Lupenbrille und die Technik der Kapseldissektion verbessern den Schutz der Nebenschilddrüsen.

Gefährdete Nebenschilddrüsen müssen intraoperativ erkannt und mit guter Durchblutung erhalten werden. Die selektive oder PTH-gesteuerte simultane Autotransplantation und auf den Patienten ausgerichtete, individuelle Operationsstrategien können zur Nebenschilddrüsenprotektion beitragen. Durch eine früh-postoperative PTH-Bestimmung können gefährdete Patienten schnell identifiziert und auch ambulant effektiv mit einer Kombinationstherapie aus Kalzium und Vitamin D1α behandelt werden.

Literatur

Abboud B, Sleilaty G, Braidy C, Zeineddine S, Ghorra C, Abadjian G, Tabchy B. Careful examination of thyroid specimen intraoperatively to reduce incidence of inadvertent parathyroidectomy during thyroid surgery. Arch Otolaryngol Head Neck Surg 2007; 133: 1105–10.

Abboud B, Sleilaty G, Zeineddine S, Braidy C, Aouad R, Tohme C, Noun R, Sarkis R. Is therapy with calcium and vitamin D and parathyroid autotransplantation useful in total thyroidectomy for preventing hypocalcemia? Head Neck 2008; 30: 1148–54; discussion 54–5.

Agarwal G, Aggarwal V. Is total thyroidectomy the surgical procedure of choice for benign multinodular goiter? An evidence-based review. World J Surg 2008; 32: 1313–24.

Akerström G, Malmaeus J, Bergström R. Surgical anatomy of human parathyroid glands. Surgery 1984; 95: 14–21.

Barczynski M, Cichon S, Konturek A, Cichon W. Applicability of intraoperative parathyroid hormone assay during total thyroidectomy as a guide for the surgeon to selective parathyroid tissue autotransplantation. World J Surg 2008; 32: 822–8.

Bergenfelz A, Jansson S, Kristoffersson A, Martensson H, Reihner E, Wallin G, Lausen I. Complications to thyroid surgery: results as reported in a database from a multicenter audit comprising 3,660 patients. Langenbecks Arch Surg 2008; 393: 667–73.

Cocchiara G, Cajozzo M, Amato G, Mularo A, Agrusa A, Romano G. Terminal ligature of inferior thyroid artery branches during total thyroidectomy for multinodular goiter is associated with higher postoperative calcium and PTH levels. J Visc Surg 2010; 147: e329–32.

Cooper DS, Doherty GM, Haugen BR, Kloos RT, Lee SL, Mandel SJ, Mazzaferri EL, McIver B, Pacini F, Schlumberger M, Sherman SI, Steward DL, Tuttle RM. Revised American Thyroid Association management guidelines for patients with thyroid nodules and differentiated thyroid cancer. Thyroid 2009; 19: 1167–214.

Diener MK, Seiler CM, von Frankenberg M, Rendel K, Schule S, Maschuw K, Riedl S, Ruckert

JC, Eckmann C, Scharlau U, Ulrich A, Bruckner T, Knaebel HP, Rothmund M, Büchler MW. Vascular clips versus ligatures in thyroid surgery – results of a multicenter randomized controlled trial (CLIVIT Trial). Langenbecks Arch Surg 2012; 397: 1117–26.

Dralle H, Lorenz K, Machens A. State of the art: surgery for endemic goiter – a plea for individualizing the extent of resection instead of heading for routine total thyroidectomy. Langenbecks Arch Surg 2011; 396: 1137–43.

Dralle H, Musholt TJ, Schabram J, Steinmüller T, Frilling A, Simon D, Goretzki PE, Niederle B, Scheuba C, Clerici T, Hermann M, Kussmann J, Lorenz K, Nies C, Schabram P, Trupka A, Zielke A, Karges W, Luster M, Schmid KW, Vordermark D, Schmoll HJ, Mühlenberg R, Schober O, Rimmele H, Machens A. German Association of Endocrine Surgeons practice guideline for the surgical management of malignant thyroid tumors. Langenbecks Arch Surg 2013; 398: 347–75.

Dralle H, Sekulla C. Schilddrüsenchirurgie: Generalist oder Spezialist? Zentralbl Chir 2005; 130: 428–32; discussion 33.

Ebrahimi H, Edhouse P, Lundgren CI, McMullen T, Sidhu S, Sywak M, Delbridge L. Does autoimmune thyroid disease affect parathyroid autotransplantation and survival? ANZ J Surg 2009; 79: 383–5.

Erbil Y, Bozbora A, Ozbey N, Issever H, Aral F, Ozarmagan S, Tezelman S. Predictive value of age and serum parathormone and vitamin D_3 levels for postoperative hypocalcemia after total thyroidectomy for nontoxic multinodular goiter. Arch Surg 2007; 142: 1182–7.

Flament JB, Delattre JF, Pluot M. Arterial blood supply to the parathyroid glands: implications for thyroid surgery. Anat Clin 1982; 3: 679–87.

Forman MB, Sandler MP, Danziger A, Kalk WJ. Basal ganglia calcification in postoperative hypoparathyroidism. Clin Endocrinol (Oxf) 1980; 12: 385–90.

Franzke T, Fromke C, Jahne J. Postoperativer Hypoparathyreoidismus: Risikofaktoren und ambulante Nachsorge nach Schilddrusenresektionen. Chirurg 2010; 81: 909–14.

Gemsenjäger E. Atlas of thyroid surgery. Principles, practice, and clinical cases. Stuttgart: Thieme 2009.

Giordano D, Valcavi R, Thompson GB, Pedroni C, Renna L, Gradoni P, Barbieri V. Complications of central neck dissection in patients with papillary thyroid carcinoma: results of a study on 1087 patients and review of the literature. Thyroid 2012; 22: 911–7.

Grodski S, Serpell J. Evidence for the role of perioperative PTH measurement after total thyroidectomy as a predictor of hypocalcemia. World J Surg 2008; 32: 1367–73.

Hallgrimsson P, Nordenstrom E, Bergenfelz A, Almquist M. Hypocalcaemia after total thyroidectomy for Graves' disease and for benign atoxic multinodular goitre. Langenbecks Arch Surg 2012; 397: 1133–7.

Holick MF. Vitamin D deficiency. N Engl J Med 2007; 357: 266–81.

Järhult J, Andersson PO, Duncker L. Alternating from subtotal thyroid resection to total thyroidectomy in the treatment of Graves' disease prevents recurrences but increases the frequency of permanent hypoparathyroidism. Langenbecks Arch Surg 2012; 397: 407–12.

Jesus JE, Landry A. Images in clinical medicine. Chvostek's and Trousseau's signs. N Engl J Med 2012; 367: e15.

Kara M, Tellioglu G, Krand O, Fersahoglu T, Berber I, Erdogdu E, Ozel L, Titiz MI. Predictors of hypocalcemia occurring after a total/near total thyroidectomy. Surg Today 2009; 39: 752–7.

Karakas E, Osei-Agyemang T, Schlosser K, Hoffmann S, Zielke A, Rothmund M, Hassan I. The impact of parathyroid gland autotransplantation during bilateral thyroid surgery for Graves' disease on postoperative hypocalcaemia. Endocr Regul 2008; 42: 39–44.

Khan MI, Waguespack SG, Hu MI. Medical management of postsurgical hypoparathyroidism. Endocr Pract 2011; 17 Suppl 1: 18–25.

Kirkby-Bott J, Markogiannakis H, Skandarajah A, Cowan M, Fleming B, Palazzo F. Preoperative vitamin D deficiency predicts postoperative hypocalcemia after total thyroidectomy. World J Surg 2011; 35: 324–30.

Lo CY, Lam KY. Routine parathyroid autotransplantation during thyroidectomy. Surgery 2001; 129: 318–23.

Lo CY, Tam SC. Parathyroid autotransplantation during thyroidectomy: documentation of graft function. Arch Surg 2001; 136: 1381–5.

Mitchell DM, Regan S, Cooley MR, Lauter KB, Vrla MC, Becker CB, Burnett-Bowie SA, Mannstadt M. Long-term follow-up of patients with hypoparathyroidism. J Clin Endocrinol Metab 2012; 97: 4507–14.

Moalem J, Suh I, Duh QY. Treatment and prevention of recurrence of multinodular goiter: an evidence-based review of the literature. World J Surg 2008; 32: 1301–12.

Mohebati A, Shaha AR. Anatomy of thyroid and parathyroid glands and neurovascular relations. Clin Anat 2012; 25: 19–31.

Musholt TJ, Clerici T, Dralle H, Frilling A, Goretzki PE, Hermann MM, Kussmann J, Lorenz K, Nies C, Schabram J, Schabram P, Scheuba C, Simon D, Steinmüller T, Trupka AW, Wahl RA, Zielke A, Bockisch A, Karges W, Luster M, Schmid KW. German Association of Endocrine Surgeons practice guidelines for the surgical treatment of benign thyroid disease. Langenbecks Arch Surg 2011; 396: 639–49.

Olson JA Jr, DeBenedetti MK, Baumann DS, Wells SA Jr. Parathyroid autotransplantation during thyroidectomy. Results of long-term follow-up. Ann Surg 1996; 223: 472–8; discussion 8–80.

Paek SH, Lee YM, Min SY, Kim SW, Chung KW, Youn YK. Risk factors of hypoparathyroidism following total thyroidectomy for thyroid cancer. World J Surg 2013; 37: 94–101.

Palazzo FF, Sywak MS, Sidhu SB, Barraclough BH, Delbridge LW. Parathyroid autotransplantation during total thyroidectomy – does the number of glands transplanted affect outcome? World J Surg 2005; 29: 629–31.

Pieracci FM, Fahey TJ 3rd. Effect of hospital volume of thyroidectomies on outcomes following substernal thyroidectomy. World J Surg 2008; 32: 740–6.

Rothmund M, Wagner PK. Assessment of parathyroid graft function after autotransplantation of fresh and cryopreserved tissue. World J Surg 1984; 8: 527–33.

Sands NB, Payne RJ, Cote V, Hier MP, Black MJ, Tamilia M. Female gender as a risk factor for transient post-thyroidectomy hypocalcemia. Otolaryngol Head Neck Surg 2011; 145: 561–4.

Schäffler A. Hormone Replacement After Thyroid and Parathyroid Surgery. Dtsch Ärztebl International 2010; 107: 827–34.

Shoback D. Clinical practice. Hypoparathyroidism. N Engl J Med 2008; 359: 391–403.

Sitges-Serra A, Ruiz S, Girvent M, Manjon H, Duenas JP, Sancho JJ. Outcome of protracted hypoparathyroidism after total thyroidectomy. Br J Surg 2010; 97: 1687–95.

Stalberg P, Svensson A, Hessman O, Akerström G, Hellman P. Surgical treatment of Graves' disease: evidence-based approach. World J Surg 2008; 32: 1269–77.

Stavrakis AI, Ituarte PH, Ko CY, Yeh MW. Surgeon volume as a predictor of outcomes in inpatient and outpatient endocrine surgery. Surgery 2007; 142: 887–99.

Testini M, Rosato L, Avenia N, Basile F, Portincasa P, Piccinni G, Lissidini G, Biondi A, Gurrado A, Nacchiero M. The impact of single parathyroid gland autotransplantation during thyroid surgery on postoperative hypoparathyroidism: a multicenter study. Transplant Proc 2007; 39: 225–30.

Thomusch O, Machens A, Sekulla C, Ukkat J, Brauckhoff M, Dralle H. The impact of surgical technique on postoperative hypoparathyroidism in bilateral thyroid surgery: a multivariate analysis of 5846 consecutive patients. Surgery 2003; 133: 180–5.

Trupka A. Minimal invasive Schilddrüsenchirurgie. Strumachirurgie – ein aktuelles update. Ambulante Chirurgie 2009; 2: 2–6.

Trupka A, Sienel W. Simultane Autotransplantation von Nebenschilddrüsengewebe im Rahmen der totalen Thyreoidektomie wegen M. Basedow oder benigner Knotenstruma. Zentralbl Chir 2002; 127: 439–42.

Vaiman M, Nagibin A, Olevson J. Complications in primary and completed thyroidectomy. Surg Today 2010; 40: 114–8.

Wong KP, Lang BH. Graves' ophthalmopathy as an indication increased the risk of hypoparathyroidism after bilateral thyroidectomy. World J Surg 2011; 35: 2212–8.

Woods Ignatoski KM, Bingham EL, Frome LK, Doherty GM. Differentiation of precursors into parathyroid-like cells for treatment of hypoparathyroidism. Surgery 2010; 148: 1186–9; discussion 9–90.

Yao HS, Wang Q, Wang WJ, Ruan CP. Prospective clinical trials of thyroidectomy with LigaSure versus conventional vessel ligation: a systematic review and meta-analysis. Arch Surg 2009; 144: 1167–74.

8 Stellenwert der minimal-invasiven Schilddrüsenchirurgie

Dietmar Simon

8.1 Historische Entwicklung

Heutzutage ist die Schilddrüsenoperation eine der sichersten Operationen in der Allgemein- und Viszeralchirurgie. Dass dies nicht immer so war, belegt ein Zitat von Samuel Groß, einem bekannten amerikanischen Chirurgen aus dem vorletzten Jahrhundert: „In einem Wort: Kann die Operation der Schilddrüse im Zustand der Vergrößerung mit einer berechtigten Hoffnung auf Rettung des Patienten durchgeführt werden? Die eindrückliche Erfahrung sagt nein ... Jeder Schritt, den er (der Chirurg) unternimmt ist mit Schwierigkeiten behaftet, jeder Schnitt mit dem Messer wird gefolgt von einem Blutstrom, und glücklich soll er sich schätzen, wenn sein Opfer lang genug lebt, um die schreckliche Schlachterei beenden zu können." (Samuel Groß in Ellis 2001, freie Übersetzung des Autors). Blutung, Nachblutung und Entzündung waren die häufigsten Komplikationen, die auch noch zu Theodor Kochers Zeiten zu einer 40 %igen operativen Mortalität führten.

Heute ist die Operation der Schilddrüse außerordentlich sicher mit einer sehr geringen Mortalität von weit unter 1 % und einer Komplikationsrate um 1 %. Die Vorteile der minimal-invasiven Zugänge sind für die meisten Organe und Operationen selbstredend und gut bewiesen. Die früh geübte Volumenreduktion bei großen Strumen tritt heute zunehmend in den Hintergrund, und die malignitätsverdächtigen Knoten stellen die häufigste Operationsindikation dar.

Trotz der exzellenten Ergebnisse der konventionellen Schilddrüsenchirurgie bleibt die gute Sichtbarkeit einer mehr oder weniger großen Narbe am Hals potenzieller Anlass für die Unzufriedenheit des Patienten. Gerade weil die Operation ein hohes Maß an Sicherheit gewährleistet und auch die technische Entwicklung ganz andere und neue Möglichkeiten des Zugangs eröffnet, hat sich in den letzten 15 Jahren die minimal-invasive Schilddrüsenchirurgie entwickelt. Sie ist verglichen mit anderen minimal-invasiven Operationsverfahren recht jung. Die Kreativität der Chirurgen mit dem Ziel der Vermeidung einer sichtbaren Narbe am Hals ist außerordentlich groß und führte zur Entwicklung vielfältiger, unterschiedlicher Operationsverfahren.

Michel Gagner war der erste, der im Jahr 1996 eine Schilddrüse rein endoskopisch von zervikal operierte. 1998 führte Paolo Miccoli die minimal-invasive videoassistierte Schilddrüsenoperation **MIVAT** ein (Miccoli et al. 1999). Er benutzt eine kleine Inzision zervikal, über die die Schilddrüse entfernt wird. Bellantone et al. (1999) führten wenig später die MIVAT gaslos durch. Ohgami et al. (2000) entwickelten schließlich den transmammillären Zugang zur Entfernung der Schilddrüse. Ikeda et al. (2000) modifizierten den Zugang über einen transaxillären Schnitt.

In den folgenden Jahren entwickelten sich verschiedene Verfahren mit Kombinationen dieser Zugänge. Witzel et al. (2008) führten den transoralen Zugang ein. Im gleichen Jahr entwickelten Schardey et al. (2008) den retroaurikulären Zugang mit Schnitt hinter dem

Tab. 8-1 Historie der minimal-invasiven Schilddrüsenchirurgie

Autor	Vorgehen
Gagner 1996	Rein endoskopisch zervikal
Miccoli 1998	MIVAT (mit Gasinsufflation)
Bellantone 1999	MIVAT (ohne Gas)
Ohgami 2000	Transmammillärer Zugang
Ikeda 2000	Transaxillärer Zugang
Witzel 2008	Transoraler Zugang
Schardey 2008	Retroaurikulärer Zugang

Ohr im Haaransatzbereich (▶Tab. 8-1). In den letzten Jahren haben sich zudem über die genannten Zugänge roboterassistierte Operationsverfahren etabliert.

Insgesamt scheint die Vermeidung der zervikal sichtbaren Narbe ganz besonderen Zuspruch von asiatischen Patienten zu erfahren. Aus den fernöstlichen Ländern stammt die größte Zahl an Publikationen zu diesen Zugangswegen (*axillo-bilateral breast approach* [ABBA], *bilateral axillo-breast approach* [BABA], roboterassistierte Operationen). In Europa und in Deutschland hat sich weitgehend die MIVAT etabliert. ABBA und BABA werden in wenigen Zentren angewandt, haben jedoch keine weite Verbreitung gefunden und werden eher in begrenzter Anzahl durchgeführt.

Anders als in der minimal-invasiven abdominellen Chirurgie ist die minimal-invasive Schilddrüsenchirurgie deutlich jünger. Bislang hat sich keines der minimal-invasiven Verfahren in der Schilddrüsenchirurgie als Standard etabliert. Dennoch eröffnet die minimal-invasive Schilddrüsenchirurgie sehr interessante Perspektiven. In Abhängigkeit vom Operationsverfahren fanden einige wenige Operationstechniken weite Verbreitung. Der Autor selbst verfügt über umfangreiche Erfahrung in der MIVAT. Die verschiedenen Operationstechniken, die Vor- und Nachteile der minimal-invasiven Operationsverfahren in der Schilddrüsenchirurgie und die Perspektive dieser Techniken sollen im folgenden Kapitel dargestellt werden.

8.2 Definition

Es findet sich in der Literatur keine eindeutige Definition für minimal-invasive Schilddrüsenchirurgie. Dies liegt daran, dass unter diesem Begriff viele verschiedene Verfahren subsummiert werden, die teilweise nicht unbedingt minimal-invasiv sind. Man unterscheidet die zervikalen von den extrazervikalen Zugängen, es gibt rein endoskopische Verfahren und endoskopisch oder videoassistierte Techniken und zu guter Letzt auch robotergestützte Operationstechniken. Zudem gibt es offene Verfahren mit kleinem Hautschnitt und minimalem Trauma, die durchaus auch als minimal-invasiv bezeichnet werden können. Insofern ist der Übergang zur konventionellen offenen Operation durchaus fließend.

Die Definition von Henry (2008) trifft die Begrifflichkeit der minimal-invasiven Schilddrüsenoperationen aus Sicht des Autors am treffendsten. Er bezeichnet die minimal-invasive Schilddrüsenchirurgie als die Möglichkeit des Chirurgen, konventionelle Verfahren über neue Zugangswege durchzuführen, die das operative Trauma der Exposition minimieren. Hierbei sollten die Länge der Inzision, der operative Zugangsweg, die Operationsdauer, die Art der Narkose, die Schmerzhaftigkeit und die Erfolgsrate berücksichtigt werden.

Gerade in der Abgrenzung zu den offenen Operationsverfahren spielt die Länge des Zugangswegs eine Rolle. In der Literatur wird weitestgehend eine kurze Inzisionslänge zwischen 1,5 und 3 cm als minimales Zugangstrauma definiert. Bei anderen videoskopisch gestützten Operationsverfahren spielt die Inzisionslänge keine Rolle; diese Narben haben durchaus größere Längen, sind aber extrazervikal gelegen und primär nicht gut sichtbar.

> Die minimal-invasive Schilddrüsenchirurgie bezeichnet die Möglichkeit des Chirurgen, konventionelle Verfahren über neue Zugangswege durchzuführen, die das operative Trauma der Exposition minimieren. Hierbei sollten die Länge der Inzision, der operative Zugangsweg, die Operationsdauer, die Art der Narkose, die Schmerzhaftigkeit und die Erfolgsrate berücksichtigt werden.

8.3 MIVAT

Die minimal-invasive videoassistierte Thyreoidektomie (MIVAT) ist zweifelsohne das am weitesten verbreitete Verfahren in der minimal-invasiven Schilddrüsenchirurgie. In Deutschland führen etwa 80 % der in der Schilddrüsenchirurgie erfahrenen Kliniken (> 200 Operationen/Jahr) minimal-invasive Operationen durch. Zwischen 10 und 25 % der Patienten eignen sich für die Verfahren. Dies liegt vor allen Dingen daran, dass der Zugangsweg den konventionellen sehr ähnlich ist und die Operationsschritte vergleichbar sind. Der wesentliche Unterschied besteht lediglich im Einsatz der Kamera zur Darstellung, Vergrößerung und besseren Ausleuchtung des Situs. Unsere eigenen Erfahrungen mit MIVAT zeigt ▶ Abbildung 8-1.

8.3.1 Indikation

Die **MIVAT** bedarf einer sorgfältigen Selektion der Patienten. Im Wesentlichen gut geeignet sind Patienten mit kleiner Struma und kleinem Knoten. Die Grenzbereiche liegen bei 20–25 ml Lappenvolumen und einer Knotengröße bis 3 cm. Bei entsprechender Erfahrung sind auch kleine Strumen bei Morbus Basedow gut geeignet. Die Thyreoiditis, insbesondere die Hashimoto-Thyreoiditis, erschwert die Operation, ist jedoch bei entsprechender Erfahrung keine Kontraindikation für das minimal-invasive Vorgehen (Schabram et al. 2004; ▶ Tab. 8-2). Solitäre Knoten, insbesondere malignomverdächtige Knoten und multinodöse kleine Strumen sind die häufigsten Indikationen für dieses Verfahren, autonome Knoten geben eine seltene Indikation bei eher fehlender Therapieindikation.

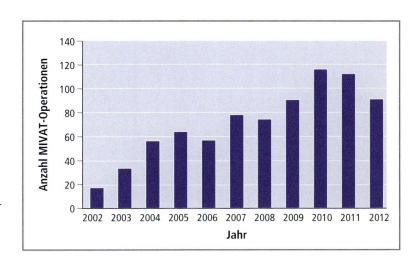

Abb. 8-1 Anzahl an MIVAT-Operationen in der Klinik für Allgemein- und Viszeralchirurgie in Duisburg in den Jahren 2002–2012

Tab. 8-2 Indikationen zur MIVAT

Indikation	Spezifikation
Größe des Knotens	30–35 mm
Schilddrüsenvolumen	25–30 ml
Bilaterale Knotenstruma	
Thyreoiditis (Hashimoto)	Mit Erfahrung

Fallbeispiel
Eine 35-jährige Patientin klagt über Globusgefühl und Dysphagie. Die Schilddrüsendiagnostik ergibt eine euthyreote Stoffwechsellage (TSH 1,29 uU/ml, fT_3 und fT_4 normal). Sonographisch Nachweis eines rechtsseitig gelegenen 2,9 × 2,12 cm messenden unscharf begrenzten inhomogenen Knotens bei einem Lappenvolumen von 18 ml, duplexsonographisch zeigt sich eine vermehrte Binnenperfusion, elastographisch ein harter Knoten. Homogene Aktivitätsverteilung in der Szintigraphie mit zum Knoten korrespondierender Minderspeicherung. Die Feinnadelpunktion ist nicht diagnostisch. Bei sonomorphologisch suspektem Befund ergab sich daraus die Indikation zur diagnostischen Operation. Der postoperative Verlauf ist unauffällig. Histologisch erfolgt der Nachweis eines papillären Schilddrüsenkarzinoms (follikuläre Variante) pT2 pN0 (▶ Abb. 8-2).

Zervikale Voroperationen (Rezidivstruma, Vorbestrahlung und große Schilddrüsen) sind Kontraindikationen (▶ Tab. 8-3). Es empfiehlt sich, präoperativ mittels Ultraschall durch den Chirurgen Volumen- und Knotengröße nochmals zu bestimmen, um die Konversionsrate niedrig zu halten.

Das Schilddrüsenkarzinom per se ist keine Kontraindikation und wird in der Literatur kontrovers diskutiert. Wenn bei Schilddrüsenkarzinom keine Indikation zur zentralen Lymphadenektomie besteht, ist das Verfahren sicherlich gut geeignet. Dies betrifft die Indikation zur prophylaktischen Thyreoidektomie bei RET-Protoonkogen-Mutation und das papilläre Mikrokarzinom. Bei gesichertem Karzinom und insbesondere bei Verdacht auf Lymphknotenmetastasen ist die Durchführung der MIVAT nicht zu empfehlen (Miccoli et al. 2009a, b, 2010).

8.3.2 Operative Technik

Der Patient liegt auf dem Rücken ohne Überstreckung des Kopfes und Halses. Das Operationsteam besteht aus Operateur und Assistenten und wahlweise einem Retraktionssystem oder einem zweiten Assistenten. Wesentliche Instrumente für die Operation sind eine 30°-Optik (5 mm), ein Saugelevatorium zur stumpfen Dissektion, eine feine abgewinkelte Fasszange, eine abgewinkelte Schere, ergonomisch geformte Retraktoren und ein Clipapplikator. Diese Instrumente sind sterilisierbar. Zum Gefäßverschluss stehen bipolare Koagulationen, Clipapplikator und *vessel sealing* mittels Ultraschall oder Hochfrequenztechnik zur Verfügung. Das intraoperative Neuromonitoring wird gemäß den Grundsätzen wie bei offener Operation eingesetzt.

Der Hautschnitt erfolgt in aller Regel wie beim Kocher-Kragenschnitt und orientiert sich am Schilddrüsenisthmus. Die Inzision wird mittig geführt und ist 1,5–3 cm lang, je nach Lokalbefund. Es erfolgt primär die Freilegung des Schilddrüsenisthmus mit Auseinanderdrängen der geraden Halsmuskulatur.

Tab. 8-3 Kontraindikationen zur MIVAT

Zervikale Voroperationen
Rezidivstruma
Gesichertes Schilddrüsenkarzinom mit Indikation zur Lymphadenektomie
Große multinodöse Struma

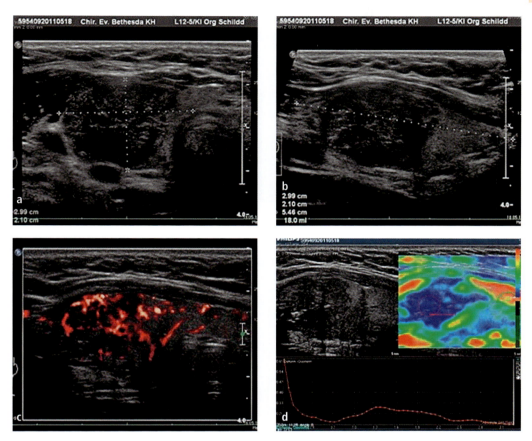

Abb. 8-2 Sonogramm des suspekten Knotens (Fallbeispiel).
a Schilddrüse mit Knoten im Querschnitt, **b** Längsschnit, **c** duplexsonographischer Nachweis einer vermehrten Binnenperfusion, **d** elastographisch harter Knoten

Der Isthmus wird in aller Regel früh durchtrennt, um die Mobilität des Schilddrüsenlappens zu erhöhen. Primär wird der Schilddrüsenlappen nach lateral mobilisiert, um den Befund zu explorieren und das Neuromonitoring durchzuführen.

Es wird dann der obere Lappenpol mobilisiert und die Polgefäße durchtrennt. Hierdurch ergibt sich größere Mobilität des Schilddrüsenlappens, sodass jetzt die dorsal delikaten Strukturen, N. laryngeus recurrens und Nebenschilddrüsen, dargestellt werden können. Aus dem Indikationsspektrum mit einem großen Anteil malignomverdächtiger Knoten ergibt sich in der Regel die Indikation zur Hemithyreoidektomie. Bei beidseitiger Indikation erfolgt die Thyreoidektomie. Prinzipiell sind alle Resektionsverfahren technisch möglich (eigene Erfahrung, ►Abb. 8-3).

8.3.3 Konversion

Die Konversion bei MIVAT gilt nicht als Komplikation. Es ist lediglich eine Schnitterweiterung zu beiden Seiten erforderlich, um den

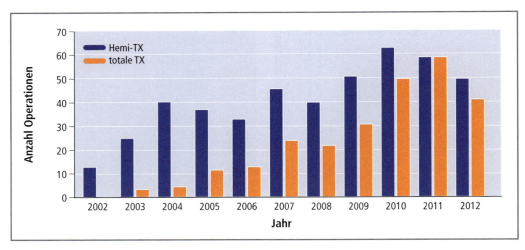

Abb. 8-3 Operationsverfahren in der MIVAT (eigene Erfahrung)
TX = Thyreoidektomie

Situs offen besser exponieren zu können. Eine Konversion ist sehr selten notwendig, Gründe können Blutungen und eine schwierige Anatomie sein. In den meisten Fällen ergibt sich die Indikation zur Konversion entweder bei fehleingeschätzter Größe der Schilddrüse oder bei im Schnellschnitt gesichertem Karzinom mit Indikation zur zentralen Lymphadenektomie (▶Tab. 8-4).

Tab. 8-4 Konversion

Gründe	Häufigkeit
Blutung	Sehr selten, meist endoskopisch beherrschbar
Unklare Anatomie	N. recurrens, Epithelkörperchen sehr selten
Größe der Struma	2–3 %
Malignom	Abhängig vom Gefrierschnitt, etwa 5 %

8.3.4 Vor- und Nachteile

Es gibt zahlreiche teilweise prospektiv randomisierte Studien zum Vergleich der MIVAT und der offenen Schilddrüsenoperation (▶Tab. 8-5). Die Komplikationsrate hinsichtlich Rekurrensparese und Hypoparathyreoidismus ist vergleichbar niedrig und unterscheidet sich nicht signifikant. Die starke Vergrößerung bei der MIVAT-Operation erbringt keine statistisch signifikant niedrigere Komplikationsrate im Vergleich zur konventionellen Operation. Die Nachblutungsrate postoperativ ist tendenziell in der MIVAT-Gruppe niedriger. Dies ist jedoch am ehesten auf die Patientenselektion zurückzuführen; Patienten mit höherem Blutungsrisiko finden sich allein aufgrund der Indikationsstellung in der konventionell operierten Gruppe (große Schilddrüse, Karzinom, Rezidiv).

Einige Studien und Reviews konnten zeigen, dass die MIVAT bessere kosmetische Resultate erzielt und zu weniger postoperativen Schmerzen führt (Radford et al. 2011). Die Operationszeit ist in einigen Studien länger als bei konventionellen Operationen. Die Er-

Tab. 8-5 Kontrollierte Studien zum Vergleich MIVAT versus konventionelle Operation

Autor	Ergebnis	Evidenzgrad
Lombardi 2005 (n=20)	Sicher, weniger Schmerz	2
Chao 2004 (n=111)	Vergleichbare Sicherheit	2
Miccoli 2002b (n=33)	Beide Techniken komplette Resektion	2
Bellantone 2002 (n=62)	Sicher, weniger Schmerz, bessere Kosmetik	2
Miccoli 2001 (n=49)	Sicher, weniger Schmerz, bessere Kosmetik, längere OP-Zeit	2

8.4 Minimal-invasive offene Operation

fahrung des Autors reflektiert diese Tatsache nicht. Im eigenen Patientengut unterscheidet sich die Operationsdauer zwischen konventioneller Operation und MIVAT nicht. Sie liegt für die Hemithyreoidektomie bei etwa 60 min und für die Thyreoidektomie bei etwa 90 min (▶ Abb. 8-4).

Unter minimal-invasiver offener Operation wird eine Operation mit kleinerer Inzision als beim traditionellen Kocher-Kragenschnitt verstanden. Die Verfahren werden als minimal-invasive offene Thyreoidektomie (MIT) oder auch minimal-invasive nicht endoskopische Thyreoidektomie (MINET) bezeichnet (Park et al. 2001). Aufgrund des Patien-

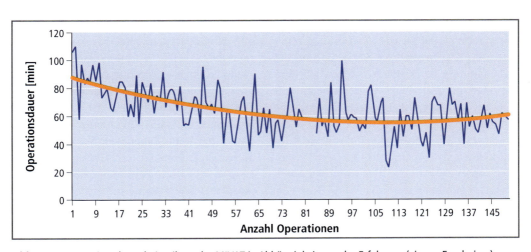

Abb. 8-4 Operationsdauer bei unilateraler MIVAT in Abhängigkeit von der Erfahrung (eigene Ergebnisse)

tenwunsches nach kleinen Halsschnitten hat sich dieses Verfahren zunehmend verbreitet. Die operativen Prinzipien unterscheiden sich nicht von denen der konventionellen Operation. Das Indikationsspektrum entspricht weitgehend dem der MIVAT. Die Komplikationsrate und die Zufriedenheit mit dem kosmetischen Ergebnis sind ähnlich niedrig und mit der MIVAT vergleichbar, die postoperativen Schmerzen sind höher als bei MIVAT (Hegazy et al. 2007).

8.5 Endoskopische Thyreoidektomie

Die rein endoskopische Thyreoidektomie wurde erstmals von Gagner 1996 durchgeführt. Er benutzte seinerzeit den anterioren Zugang mit 2 kleinen Inzisionen im Bereich der Kocher-Inzision und 2 kleine Inzisionen hochzervikal über dem Larynx und dem Schildknorpel. Cougard et al. (1998) entwickelten später den anterioren Zugang mit 3 kleinen Inzisionen im Bereich der Kocher-Inzision. Die weiteste Verbreitung fand der von Henry entwickelte laterale Zugang mit 3 Inzisionen entlang des Vorderrands des M. sternocleidomastoideus (Palazzo et al. 2006). Die Operationen erfolgen mit CO_2-Insufflation zur Schaffung des Arbeitsraums. Es existieren zahlreiche Publikationen, die zeigen, dass es sich um ein sehr sicheres und komplikationsarmes Verfahren handelt.

Die Hauptindikationen sind solitäre Knoten kleiner als 3–4 cm und ein Lappenvolumen unter 20 ml. Die Kontraindikationen betreffen ähnlich wie bei der MIVAT die Voroperation am Hals und die Bestrahlung. Die Operationszeit ist sehr variabel und reicht von 60 bis über 240 min. Die Konversionsrate liegt bei etwa 5 %, Konversionen sind beim anterioren Zugang häufiger. Insgesamt hat diese Operationstechnik keine sehr weite Verbreitung gefunden. Auch die Zahl der Publikationen hat in den vergangenen 5 Jahren deutlich abgenommen. Slotema et al. (2008) empfehlen dieses Verfahren nur für in der Schilddrüsenchirurgie und in der minimal-invasiven Chirurgie erfahrene Chirurgen.

> Die zervikalen minimal-invasiven Schilddrüsenoperationen finden die weiteste Verbreitung. Der Zugangsweg ist ähnlich wie bei der konventionellen Chirurgie. MIVAT und MIT gestatten bilaterale Operationen, die rein endoskopische Technik nur den unilateralen Eingriff.

8.6 Endoskopische extrazervikale transmammilläre und transaxilläre Thyreoidektomie

Wie bereits beschrieben wurden zu Beginn der minimal-invasiven Chirurgie zervikale Zugänge entwickelt. Unter dem Druck, sichtbare zervikale Narben zu vermeiden, kamen extrazervikale Zugangswege hinzu, insbesondere im asiatischen Raum. Diese Zugangswege wurden mannigfaltig variiert (Byeon et al. 2012). Es gibt rein transaxilläre totalendoskopische Operationen (TATE), die transaxilläre totalendoskopische Thyreoidektomie, den *axillo-bilateral breast approach* (ABBA) und den *bilateral axillo-breast approach* (BABA) (Choe et al. 2007; Shimazu et al. 2003). Gemeinsam ist den Verfahren der weite Zugang zur Schilddrüse mit aufwendiger Präparation. Das Zugangstrauma ist groß, und diese Verfahren haben nicht den Anspruch des minimal-invasiven Operierens im Sinne des minimalen Operationstraumas. Aufgrund des Einsatzes der Videotechnik werden sie dennoch zur Gruppe der minimal-invasiven Schilddrüsenoperation gezählt.

Die Hautinzisionen liegen im Bereich der Achselhöhle und periareolär an der Mamma. In der Regel werden diese Eingriffe heute ohne Gas durchgeführt.

8.6.1 Indikation

In erster Linie gut geeignet für die extrathyreoidalen Zugänge sind benigne Knotenstrumen und suspekte Knoten. Die Knotengröße spielt keine so wichtige Rolle, bevorzugt werden Knoten bis 4 cm auf diese Weise operiert. Komplettierungsthyreoidektomien nach diagnostischer Hemithyreoidektomie sind möglich (Kim et al. 2010). Kontraindikationen sind zervikale Voroperationen, fortgeschrittene Schilddrüsenkarzinome und Mammakarzinome. Relative Kontraindikationen sind Knoten über 5 cm Durchmesser, Morbus Basedow, Schilddrüsenkarzinome über 1 cm und männliche Patienten wegen der fehlenden Mobilität der Instrumente über der Klavikula.

8.6.2 Operative Technik

Der Patient befindet sich in Rückenlage, die Schulter ist unterpolstert und der betreffende Arm abduziert. Bei Operation ohne Gas wird mit Kochsalzlösung ein Raum geschaffen. Es wird die sogenannte Hydrodissektionstechnik eingesetzt. Die Dissektion erfolgt in der Regel mit Ultraschall. Nach Schaffung des Zugangs zum Hals wird die Mittellinie eröffnet und der Isthmus freigelegt.

Als nächster Schritt erfolgt die Mobilisierung der Schilddrüse nach lateral mit Darstellung von Nebenschilddrüsen, A. thyroidea inferior und N. laryngeus recurrens. Nach Identifizierung dieser Strukturen und Mobilisierung des Schilddrüsenlappens erfolgt dann die Dissektion des oberen Schilddrüsenpols und schließlich die Entfernung des Präparats.

Der Vorteil der extrazervikalen Zugänge ist in erster Linie die Vermeidung der Narbe am Hals und damit das ansprechende kosmetische Ergebnis. Nachteile des Verfahrens sind der große operative Aufwand, der traumatische Zugangsweg und die höheren Kosten für das Instrumentarium: An technischer Ausstattung werden ein flexibles 5 mm Endoskop, ein Absaugirrigator, Ultraschalldissektor, Trokare und flexible Retraktoren benötigt.

Die ABBA-Technik wird insbesondere auch zur Operation von Schilddrüsenkarzinomen eingesetzt. Sowohl eine zentrale als auch eine laterale Lymphknotendissektion sind in dieser Technik möglich. Die Radikalität des Verfahrens gemessen am postoperativen Thyreoglobulinspiegel ist vergleichbar mit offenen Verfahren. Bemerkenswert ist allerdings die deutlich erhöhte Komplikationsrate mit 25 % passagerer Hypokalzämie und 4,5 % permanenter Hypokalzämie. Die transiente Rekurrenspareserate liegt bei 25 %, permanent bei unter 1 %.

8.7 Roboterassistierte Thyreoidektomie

Die extrazervikalen Thyreoidektomien mit Zugang über Axilla und Brust sind technisch aufwendig und stellen hohe Anforderungen an die Fertigkeiten des Operateurs. Speziell bei diesen Operationen haben roboterassistierte Systeme Eingang gefunden, um dieses Problem zu beheben. Es gibt zahlreiche Publikationen, insbesondere aus dem asiatischen Raum und auch beginnend aus den Vereinigten Staaten, über den Einsatz dieser Technik.

Es sind ein Da-Vinci-Robotersystem und spezielle Instrumente erforderlich. Die Indikationen ergeben sich aus dem Zugangsweg, wie im vorigen Kapitel dargestellt (Kang et al. 2009; Lee et al. 2009). Vorteile der roboterassistierten Operation sind:

die Möglichkeit, schwierige und komplexe Manöver einfacher durchzuführen, die 3-dimensionale HD-Bildgebung mit guter operativer Übersicht und Raumwahrnehmung, die Eignung bei engem Operationsfeld, die Reduktion des Handtremors und weniger Muskelanspannung für den Operateur. Die Nachteile sind das fehlende Tastgefühl, die fehlende Wahrnehmung möglicher Schäden am Patienten, die eingeschränkte Reaktionsmöglichkeit bei unerwarteten Ereignissen, der hohe Zeitaufwand und die hohen Kosten der Technik (▶Tab. 8-6).

Die Operationsschritte selbst sind vergleichbar mit herkömmlichen nicht roboterassistierten Techniken. Ein potenzieller Vorteil der extrazervikalen Zugänge ist die Vermeidung der postoperativen Dysphagie bei fehlender Vernarbung der ventralen Halsweichteile. Beim Schilddrüsenkarzinom zeigen einige Studien mindestens identische Ergebnisse hinsichtlich chirurgischer Radikalität und onkologischer Sicherheit. Es bleibt die Einschränkung des Verfahrens hinsichtlich der körperlichen Konstitution. Die guten Erfolge der koreanischen Autoren bei kleinen und schlankeren Patienten lassen sich wahrscheinlich nicht ohne Weiteres auf Patienten westlicher Länder mit höherem Body-Mass-Index und größerer Körperlänge übertragen.

Zudem birgt die roboterassistierte Thyreoidektomie operative Risiken wie Plexusdehnung und Tracheal-, Karotiden- und Jugularvenenverletzung, die aus der konventionellen Chirurgie kaum bekannt sind (Chung 2012). Die hohen Kosten (100 % Mehraufwand), die aufwendige Logistik, der hohe Zeitaufwand und die Komplexität des Verfahrens setzen durchaus auch ökonomische Grenzen (Perrier 2012). Die exzellente Bildqualität und die bessere Handhabung bei komplexen Bewegungsabläufen eröffnen möglicherweise dennoch Perspektiven für die Zukunft. Die Möglichkeit der Telechirurgie sollte nicht unerwähnt bleiben.

8.8 Retroaurikulärer Zugang

In dem Bemühen, die zervikale Narbe zu vermeiden, entwickelten Schardey et al. (2008) einen operativen Zugangsweg über eine retroaurikuläre Inzision. Nach ausgiebigen anatomischen und Kadaverstudien wurde das Verfahren vor einigen Jahren in die klinische Anwendung eingeführt. Die publizierten Erfahrungen beschränken sich bisher auf ein Zentrum. Die technische Machbarkeit ist bewiesen und die Sicherheit gegeben. Es wurden bei 30 Patienten eine permanente Rekurrensparese und eine postoperative Blutung dokumentiert. Das Problem der postoperativen Schmerzen durch Plexusirritation und Accessoriusirritation wurde über eine Modifikation des Zugangswegs behoben (persönliche

Tab. 8-6   Vor- und Nachteile der roboterassistierten Thyreoidektomie

Vorteil	Nachteil
• Vereinfachung komplexer Manöver	• Fehlendes Tastgefühl
• Dreidimensionale Darstellung	• Keine Wahrnehmung von Schäden am Patienten
• Gute Sicht bei engem OP-Feld	• Reduzierte Reaktionsmöglichkeit bei unerwarteten Ereignissen
• Reduktion des Handtremors	• Hoher Zeitaufwand
• Weniger Muskelanspannung	• Hohe Kosten

Kommunikation). Die Indikation beschränkt sich auf einseitige Operationsverfahren mit einer Lappengröße bis zu 40 ml.

8.9 Transorale Operationsverfahren

Witzel et al. (2008), Benhidjeb et al. (2010) und Wilhelm und Methig (2011) entwickelten ein Operationsverfahren, das über natürliche Körperöffnungen die Thyreoidektomie gestattet (NOTES, *natural orifice transluminal endoscopic surgery*). Über eine Inzision im Mundboden wird der Zugangsweg zur Schilddrüse geschaffen, und in kraniokaudaler Richtung die Schilddrüse präpariert und entfernt. Das Verfahren wird als totale transorale videoassistierte Thyreoidektomie (TOVAT) bezeichnet. Die klinischen Erfahrungen beschränken sich auf wenige Patienten und Operateure, bislang ist das Operationsverfahren daher als experimentell zu bezeichnen. Nach 10 Hemithyreoidektomien am Schwein sammelten Karakas et al. (2011) erste Erfahrungen am Patienten. Die Akzeptanz des Verfahrens ist schwierig, und die geplante klinische Studie wurde abgebrochen. Es wird gefordert, weitere kontrollierte klinische Studien zur Bewertung des Verfahrens durchzuführen.

> Die extrazervikalen Zugänge sind nicht minimal-invasiv. Die Technik ist aufwendig und hat eine flache Lernkurve. Die Vermeidung der zervikalen Narbe ist der Hauptvorteil. Die Eingriffe haben teilweise experimentellen Charakter und bedürfen entsprechender gründlicher Aufklärung.

8.10 Minimal-invasive Operation bei Karzinom

Der Stellenwert der minimal-invasiven Schilddrüsenchirurgie bei Karzinomen wird kontrovers diskutiert und bedarf einer differenzierten Betrachtung. Zahlreiche Publikationen berichten über erfolgreiche minimal-invasive Thyreoidektomien bei Schilddrüsenkarzinomen (Miccoli et al. 2002b, 2009a, b, 2010, Neidich u. Steward 2012). In den meisten Fällen handelt es sich um prognostisch günstige Karzinome, in der Regel Mikrokarzinome. In diesen Fällen wird eine Thyreoidektomie ohne zentrale Lymphadenektomie durchgeführt. Postoperative Kontrollen mit Messung der Thyreoglobulinspiegel und Szintigraphie belegen eine Gleichwertigkeit gegenüber konventionellen Verfahren. Auch besteht die Möglichkeit, bei nachgewiesener RET-Protoonkogen-Mutation eine prophylaktische Thyreoidektomie durchzuführen. Dies beschränkt sich auf Patienten, bei denen lediglich die Organentfernung und keine zentrale Lymphadenektomie erforderlich ist.

In allen Studien wird als Einschränkung der Indikation das etablierte und fortgeschrittene Schilddrüsenkarzinom angeführt, bei dem eine systematische Lymphadenektomie erforderlich ist (Miccoli et al. 2010). Dies betrifft insbesondere die Daten zur MIVAT, aber auch zu den extrazervikalen Zugangsverfahren. Chung et al. (2007) berichten über radikale Thyreoidektomien mit systematischer Lymphadenektomie über einen extrazervikalen Zugang. Die Radikalität ist angemessen, Thyreoglobulinspiegel und postoperative Szintigraphie belegen eine mit der konventionellen Chirurgie vergleichbare Radikalität.

Diese Verfahren sind mit einer deutlich erhöhten passageren Komplikationsrate (Hypoparathyreoidismus, Rekurrensparese) behaftet. Lee et al. (2011) wiesen nach, dass die

Lymphknotenausbeute bei robotergestützter Operation besser ist als bei konventioneller endoskopischer Operation.

In Deutschland wird bei präoperativ gesichertem differenzierten Schilddrüsenkarzinom in vielen Fällen (Ausnahme Mikrokarzinome) die Thyreoidektomie mit zentraler Lymphadenektomie gefordert. Eine Empfehlung zur minimal-invasiven Operation bei Schilddrüsenkarzinom lässt sich aus den genannten Daten zurzeit nicht ableiten.

> Die minimal-invasive Schilddrüsenchirurgie bei Schilddrüsenkarzinomen ist möglich. Die publizierten Daten zur MIVAT werden dem leitliniengerechten Radikalitätsanspruch nur bedingt gerecht. Die roboterassistierte transaxilläre Operation bietet laut koreanischen Studien adäquate und mit der konventionellen Chirurgie vergleichbare Resultate.

8.11 Komplikationen

Die Komplikationsrate in der minimal-invasiven Schilddrüsenchirurgie ist in Abhängigkeit von der eingesetzten Technik zu bewerten. Komplikationen bei MIVAT und MIT haben einen anderen Stellenwert als bei extrazervikalen Techniken und roboterassistierten Operationen.

MIVAT und MIT wählen den gleichen operativen Zugang wie die konventionelle Schilddrüsenchirurgie über den zervikalen Hautschnitt in kleinerer Ausdehnung. Die publizierten Studien zeigen vergleichbare Komplikationsraten der beiden Operationsverfahren. Sowohl der Hypoparathyreoidismus als auch die Rekurrensparese sind ähnlich selten (Miccoli et al. 2002a). Nachblutungen finden sich in ähnlicher Häufigkeit bei MIVAT wie bei konventioneller Operation.

Der eigenen Erfahrung nach ist die Nachblutungsrate geringer. Dies hat wesentlich mit der Patientenselektion zu tun. Große Strumen mit retrosternaler Ausdehnung oder Rezidivoperationen bergen ein höheres Risiko für die postoperative Nachblutung.

Wichtig für die Vermeidung intra- und postoperativer Komplikationen ist die sorgfältige Patientenselektion. Indikation und Kontraindikationen sollten überprüft werden. Zudem spielt mit dem Einsatz neuer Techniken die Lernkurve eine entscheidende Rolle. Bei MIT und MIVAT ist die Lernkurve von eher untergeordneter Bedeutung, da der Zugangsweg ähnlich dem konventionellen ist. Bei guter Patientenselektion findet sich kein Unterschied in der Komplikationsrate. Dies belegen auch die publizierten Daten: Keine der größeren Serien zeigte Unterschied zwischen MIVAT bzw. MIT und konventioneller Operation (Bellantone et al 2002; Chao et al. 2004; Lombardi et al 2005; Miccoli et al 2002a, b).

Anders zu bewerten ist die Komplikationsrate bei der Anwendung extrazervikaler Zugänge. Die veränderten Zugangswege bedingen eine unterschiedliche Folge der Operationsschritte und eine gänzlich unterschiedliche Sicht auf die kritischen Strukturen während der Operation. Hinzu kommen neue Komplikationen, die in der konventionellen Schilddrüsenchirurgie keine Rolle spielen. Es sind dies die Schädigung des Plexus cervicalis und des N. accessorius (Schardey et al. 2008).

Es gibt keine guten Analysen zur Lernkurve bei minimal-invasiven Schilddrüsenoperationen. Die eigene Erfahrung mit Einsatz der MIVAT zeigte, dass sich von Beginn an die Rate an N.-recurrens-Läsionen und Hypoparathyreoidismus nicht von der konventionellen Operation unterschied. Insofern war die Lernkurve nicht über die Komplikationsrate zu definieren. Anhand der Operationsdauer zeigte sich, dass nach 50 durchgeführten Operationen die Operationszeit sich asymptotisch dem 60-Minuten-Wert näherte und bei den nachfolgenden Operationen kein Zeitgewinn mehr zu verzeichnen war (▶Abb. 8-4). Eine sorgfältige Patientenselektion, klare Indikation, standardisierte Operationstechnik und die institutionelle Erfahrung spielen eine wichtige Rolle. Zur Erlernung zu empfehlen sind Training am Tiermodell, Teamhospitationen und feste Teams in der Lernphase. Analysen der Lernkurve bei extrathyreoidalen Zugängen sind nicht bekannt.

> Die Komplikationsraten bei MIVAT und konventioneller Operation sind vergleichbar niedrig.

8.12 Konventionelle versus minimal-invasive Operation

Die minimal-invasive Schilddrüsenchirurgie überschaut nunmehr einen Zeitraum von 15 Jahren seit Einführung im Jahr 1997. Seither wurden etwa 20 verschiedene minimal-invasive Techniken zur Entfernung der Schilddrüse entwickelt. Letztlich haben sich 2 Techniken weiterentwickelt und weite Verbreitung gefunden. Zum einen ist dies die minimal-invasive videoassistierte Thyreoidektomie (MIVAT) von Paulo Miccoli und zum anderen die transaxilläre/transmamilläre Operation mit verschiedenen Variationen und der Möglichkeit der roboterassistierten Technik.

Ziel aller dieser Techniken ist der kosmetische Anspruch an die Operation. Bei der MIVAT erfolgt ein sehr kleiner Schnitt am Hals, während die extrazervikalen Zugänge die Narbe am Hals vollständig vermeiden können. Die Bewertung der Verfahren im Vergleich nach harten evidenzbasierten Kriterien ist kritisch (Linos et al. 2013). Die meisten Studien sind Fallserien, es gibt wenige prospektiv randomisierte Studien und einige wenige Metaanalysen. Eine Analyse mit statistischer Aussagekraft fordert zum Nachweis einer 1%-igen Differenz in der Morbidität eine Fallzahl von etwa 1.000 Patienten.

8.12.1 MIVAT

Die MIVAT ist das Verfahren mit der größten Verbreitung und überschaut ein kumulatives Patientengut von mehreren tausend operierten Patienten. Die meisten der Publikationen sind Kohortenstudien, es gibt wenige prospektiv randomisierte kontrollierte Studien und 2 Metaanalysen.

Sgourakis et al. (2008) verglichen in ihrer Analyse die MIVAT mit der konventionellen Schilddrüsenoperation. Randomisiert kontrollierte Studien wurden über verfügbare Datenbanken analysiert. Primärer Endpunkt war die N.-recurrens-Parese, der Hypoparathyreoidismus und die Kosmetik, sekundäre Endpunkte waren die Operationszeit, Blutverlust und postoperativer Schmerz. Es ergaben sich keine statistisch signifikanten Unterschiede zwischen beiden Gruppen hinsichtlich transienter Rekurrensparese und transientem Hypoparathyreoidismus. Die Kosmetik zeigte bessere Ergebnisse in der MIVAT-Gruppe. Die Operationszeit war bei konventioneller Operation signifikant kürzer, der Blutverlust war in beiden Gruppen vergleichbar. Der postoperative Schmerz war in der MIVAT-Gruppe nach 6 h geringer, nach 24 und 48 h fand sich kein statisch signifikanter Unterschied.

Miccoli et al. (2008) untersuchten in einer systematischen Übersichtsarbeit alle Studien, die vor 2008 veröffentlich worden waren, hinsichtlich Sicherheit und Vorteilen. Die Analyse beinhaltet 2 randomisierte Studien, 15 Kohortenstudien und 2 Kontrollstudien. Die Untersuchung kommt zu dem Schluss, dass die MIVAT die gleiche Sicherheit wie die konventionelle Schilddrüsenoperation aufweist, aber signifikant bessere kosmetische

Ergebnisse bietet und weniger postoperative Schmerzen verursacht.

In einer systematischen Übersichtsarbeit analysierten Liu et al. (2012) 9 randomisierte kontrollierte Studien mit 730 Patienten mit entsprechenden Selektionskriterien. Die offene Chirurgie hatte eine höhere postoperative Komplikationsrate ohne statistische Signifikanz, insbesondere hinsichtlich transienter Nervenparesen. Die Operationszeit für MIVAT war signifikant länger, der postoperative Schmerz signifikant geringer in der MIVAT-Gruppe. Das kosmetische Ergebnis und die Patientenzufriedenheit waren in der MIVAT-Gruppe signifikant besser (▶Tab. 8-7).

> MIVAT ist ein sicheres und akzeptiertes Verfahren. Es ist beschränkt auf eine Subgruppe von Patienten mit kleinen Knoten und kleiner Schilddrüse. Bei benignen Strumaknoten kann es als ein etabliertes Verfahren betrachtet werden. MIVAT bietet bei deutlich kleinerem Schnitt das bessere kosmetische Ergebnis. Die postoperative Schmerzhaftigkeit ist geringer.

8.12.2 Extrazervikale Zugänge

Die extrazervikalen Zugänge wurden wenige Jahre nach Einführung der MIVAT entwickelt und haben in den vergangenen Jahren viele Varianten erfahren. Insofern handelt es sich um eine heterogene Gruppe von Operationsverfahren, die eine systematische Analyse im Sinne einer Metaanalyse nicht gestatten. Auch hier gibt es 2 systematische Übersichtsarbeiten, die sich dem Stellenwert der extrazervikalen Zugänge im Vergleich zur konventionellen Operation widmen.

Slotema et al. (2008) untersuchten insgesamt 22 Publikationen zur extrazervikalen Thyreoidektomie. Nur 4 dieser Studien konnten als Kontrollstudien mit dem Evidenzgrad 3 belegt werden, die anderen Studien waren Fallberichte und beschreibende Studien. Die Studien konnten in erster Line zeigen, dass extrazervikale Thyreoidektomien technisch machbar sind und in kosmetisch-ästhetischer Hinsicht hohe Akzeptanz wegen fehlender Narbe am Hals finden. Auffällig waren lange Operationszeiten, eine lange Lernkurve, größere postoperative Schmerzen und fehlende Daten zu intraoperativen bzw. postoperativen Komplikationen (Rekurrensparese und Hypoparathyreoidismus). Die Überlegenheit der endoskopischen Operation gegenüber der konventionellen muss noch bewiesen werden.

Zu ähnlichen Schlussfolgerungen kommt die Übersichtsarbeit von Tan et al. (2008). Die Autoren identifizierten 20 Studien, alle mit niedrigem Evidenzgrad (4–5). Die Analyse zeigt, dass die kosmetische Bewertung für die extrazervikalen Zugänge hoch, die Operationszeit deutlich länger und der postoperative Schmerz größer ist. Die Lernkurve ist sehr lang. Es wird festgehalten, dass die extrazervikale Thyreoidektomie nicht minimal-invasiv ist, sondern maximal-invasiv.

Tab. 8-7 Vor- und Nachteile der MIVAT im Vergleich zum konventionellen Vorgehen

Vorteil	Nachteil	Kein Unterschied
• Weniger Schmerzen • Bessere Kosmetik	• Kosten? • OP-Dauer	• Rekurrensparese • Hypoparathyreoidismus • Nachblutung • Wundheilungsstörung • Blutverlust

Die extrathyreoidalen Zugänge wurden in Japan entwickelt, inzwischen haben diese Verfahren die größte Verbreitung mit Varianten in Korea erfahren. Die Operationsverfahren werden zunehmend ohne Gas und mit Roboterassistenz durchgeführt. Je nach eingesetzter Technik sind die Kosten deutlich höher. Kritisch zu bewerten sind die Komplikationen der langen Zugangswege mit Serom, Hämatomen und Vernarbung. Zudem gibt es Berichte über Rezidive von Schilddrüsenkarzinomen im Arbeitskanal (Hur et al. 2011). Im Gegensatz zur MIVAT können die extrazervikalen Zugänge nicht als sichere Alternative zur konventionellen Thyreoidektomie gesehen werden.

> Die Thyreoidektomie über extrazervikale Zugangswege ist nicht minimal-invasiv, die postoperativen Schmerzen sind größer und die Operationszeit deutlich länger. Die Verfahren sind als experimentell zu bezeichnen, und die Überlegenheit gegenüber anderen Operationsverfahren muss noch bewiesen werden.

8.13 Zusammenfassung

Die minimal-invasiven Operationsverfahren in der Schilddrüsenchirurgie haben in den vergangenen 15 Jahren eine stetige Entwicklung erfahren. Es wurden fortlaufend neue Techniken und Variationen bestehender Zugangswege entwickelt, um die Operationstechnik weiter zu verbessern. Die Evidenz zum Stellenwert der minimal-invasiven Operationsverfahren in der Schilddrüsenchirurgie ist kritisch zu bewerten. Für die MIVAT ist die Datenlage deutlich besser und mit höherer Evidenz belegt. Für die extrazervikalen Zugänge bleiben viele Fragezeichen bestehen, der Stellenwert ist hinsichtlich der Sicherheit und der langfristigen Ergebnisse als offen zu bewerten. Aus Sicht des Autors werden die Verfahren weiterhin einen hohen Stellenwert behalten und technische Weiterentwicklung erfahren. Sie haben sich in der Behandlung insbesondere benigner Schilddrüsenerkrankungen als valide und sicher erwiesen. Die minimal-invasiven Operationsverfahren für Chirurgen und Zentren mit großer Erfahrung in der Schilddrüsenchirurgie sind zu empfehlen.

Literatur

Bellantone R, Lombardi CP, Bossola M, Boscherini M, De Crea C, Alesina PF, Traini E. Video-assisted vs conventional thyroid lobectomy: a randomized trial. Arch Surg 2002; 137: 301–4.

Bellantone R, Lombardi CP, Raffaelli M, Rubino F, Boscherini M, Perilli W. Minimally invasive, totally gasless video-assisted thyroid lobectomy. Am J Surg 1999; 177: 342–3.

Benhidjeb T, Harlaar J, Kerver A, Klerinrensink GJ, Wilhelm T. Transoral endoscopic thyroidectomy: Part 2: Surgical Technique. Chirurg 2010; 81: 134–8.

Byeon HK, Ban MJ, Lee JM, Ha JG, Kim ES, Koh YW, Choi EC. Robot-assisted Sistrunk's operation, total thyroidectomy, and neck dissection via a transaxillary and retroauricular (TARA) approach in papillary carcinoma arising in thyroglossal duct cyst and thyroid gland. Ann Surg Oncol 2012; 19: 4259–61.

Chao TC, Lin JD, Chen MF. Video-assisted open thyroid lobectomy through a small incision. Surg Laparosc Endosc Percutan Tech 2004; 14: 15–9.

Choe JH, Kim SW, Chung KW, Park KS, Han W, Noh DY, Oh SK, Youn YK. Endoscopic thyroidectomy using a new bilateral axillo-breast approach. World J Surg 2007; 31: 601–6.

Chung WY. Pros of Robotic Transaxillary Thyroid Surgery: Ist Impact on Cancer Control and Surgical Quality. Thyroid 2012; 22: 986–7.

Chung YS, Choe JH, Kang KH, Kim SW, Chung KW, Park KS, Han W, Noh DY, Oh SK, Youn

YK. Endoscopic thyroidectomy for thyroid malignancies: comparison with conventional open thyroidectomy. World J Surg 2007; 31: 2302–6.

Cougard P, Goudet P, Osmak L, Ferrand L, Letourneau B, Brun JM. Videocervicoscopy in surgery of primary hyperparathyroidism. Preliminary study of 19 patients. Ann Chir 1998; 52: 885–9.

Ellis H. A History of Surgery. London: Greenwich Medical Media Limited 2001, S. 200.

Hegazy MA, Khater AA, Setit AE, Amin MA, Kotb SZ, El Shafei MA, Yousef TF, Hussein O, Shabana YK, Dayem OT. Minimally invasive video-assisted thyroidectomy for small follicular thyroid nodules. World J Surg 2007; 31: 1743–50.

Henry JF. Minimally invasive thyroid and parathyroid surgery is not a question of length of the incision. Langenbecks Arch Surg 2008; 393: 621–26.

Hur SM, Kim SH, Lee SK, Kim WW, Choi JH, Kim JH, Choe JH, Lee JE, Oh YL, Nam SJ, Yang JH, Kim JS. Is a thyroid follicular neoplasm a good indication for endoscopic surgery? Surg Laparosc Endosc Percutan Tech 2011; 21: e148–51.

Ikeda Y, Takami H, Niimi M, Kan S, Sasaki Y, Takayama J. Endoscopic neck surgery by the axillary approach. J Am Coll Surg 2000; 191: 336.

Kang SW, Lee SC, Lee SH, Lee KY, Jeong JJ, Lee YS, Nam KH, Chang HS, Chung WY, Park CS. Robotic thyroid surgery using a gasless, transaxillary approach and the da Vinci S system: the operative outcomes of 338 consecutive patients. Surgery 2009; 146: 1048–55.

Karakas E, Steinfeldt T, Gockel A, Schlosshauer T, Dietz C, Jäger J, Westermann R, Sommer F, Richard HR, Exner C, Sesterhenn AM, Bartsch DK. Transoral thyroid and parathyroid surgery – development of a new transoral technique. Surgery 2011; 150: 108–15.

Kim SJ, Lee KE, Choe JH, Lee J, Koo do H, Oh SK, Youn YK. Endoscopic completion thyroidectomy by the bilateral axillo – breast approach. Surg Laparosc Endosc Percitan Tech 2010; 20: 312–6.

Lee KE, Rao J, Youn YK. Endoscopic thyroidectomy with the da Vinci robot system using the bilateral axillary breast approach (BABA) technique: our initial experience. Surg Laparosc Endosc Percutan Tech 2009; 19: 71–5.

Lee SS, Ryu HR, Park JH, Kim KH, Kang SW, Jeong JJ, Nam KH, Chung WY, Park CS. Excellence in robotic thyroid surgery: a comparative study of robot-assisted versus conventional endoscopic thyroidectomy in papillary thyroid microcarcinoma patients. Ann Surg 2011; 253: 1060–6.

Linos D, Economopoulos KD, Kiriakopoulos A, Linos E, Petralias A. Scar perceptions after thyroid and parathyroid surgery: Comparison of minimal and conventional approaches. Surgery 2013; 153: 400–7.

Liu J, Song T, Xu M. Minimally invasive video-assisted versus conventional open thyroidectomy: a systematic review of available data. Surg Today 2012; 42: 848–56.

Lombardi CP, Raffaelli M, Princi P, Lulli P, Rossi ED, Fadda G, Bellantone R. Safety of video-assisted thyroidectomy versus conventional surgery. Head Neck 2005; 27: 58–64.

Miccoli P, Bellantone R, Mourad M, Walz M, Raffaelli M, Berti P. Minimally invasive video-assisted thyroidectomy: multiinstitutional experience. World J Surg 2002a; 26: 972–5.

Miccoli P, Berti P, Bendinelli C, Marcocci C. Minimally invasive surgery for thyroid small nodules: preliminary report. J Endocrinol Invest 1999; 22: 849–51.

Miccoli P, Berti P, Raffaelli M, Materazzi G, Baldacci S, Rossi G. Comparison between minimally invasive video-assisted thyroidectomy and conventional thyroidectomy: a prospective randomized study. Surgery 2001; 130: 1039–43.

Miccoli P, Elisei R, Materazzi G, Capezzone M, Galleri D, Pacini F, Berti P, Pinchera A. Minimally invasive video-assisted thyroidectomy for papillary carcinoma: a prospective study of its completeness. Surgery 2002b; 132: 1070–3.

Miccoli P, Materazzi G, Berti P. Minimally invasive thyroidectomy in the treatment of well differentiated thyroid cancers: indications and limits. Curr Opin Otolaryngol Head Neck Surg 2010; 18: 144–8.

Miccoli P, Minuto MN, Ugolini C, Pisano R, Fosso A, Berti P. Minimally invasive video-assisted thyroidectomy for benign thyroid disease: an evidence-based review. World J Surg 2008; 32: 1333–40.

Miccoli P, Minuto MN, Berti P, Materazzi G. Update on the diagnosis and treatment of differentiated thyroid cancer. Q J Nucl Med Mol Imaging 2009a; 53: 465–72.

Miccoli P, Pinchera A, Materazzi G, Biagini A, Berti P, Faviana P, Molinaro E, Viola D, Elisei R. Surgical treatment of low- and intermediate-risk papillary thyroid cancer with minimally invasive video-assisted thyroidectomy. J Clin Endocrinol Metab 2009b; 94: 1618–22.

Neidich MJ, Steward DL. Safety and feasibility of elective minimally invasive video-assisted central neck dissection for thyroid carcinoma. Head Neck 2012; 34: 354–8.

Ohgami M, Ishii S, Arisawa Y, Ohmori T, Noga K, Furukawa T, Kitajima M. Scarless endoscopic thyroidectomy: breast approach for better cosmesisi. Surg Laparosc Endosc Percutan Tech 2000; 10: 1–4.

Palazzo FF, Sebag F, Henry JF. Endocrine surgical technique: endoscopic thyroidectomy via the lateral approach. Surg Endosc 2006; 20: 339–42.

Park CS, Chung WY, Chang HS. Minimally invasive open thyroid surgery Surgery Today 2001; 31: 665–69.

Perrier ND. Why I have abandoned robot-assisted transaxillary thyroid surgery. Surgery 2012; 152: 1025–6.

Radford PD, Ferguson M, Magill JC, Karthikesalingham AP, Alusi G. Metaanalysis of minimally invasive video-assisted thyroidectomy. Laryngoscope 2011; 121: 1675–81.

Schabram J, Vorländer C, Wahl RA. Differentiated operative strategy in minimally invasive, video-assisted thyroid surgery results in 196 patients. World J Surg 2004; 28: 1282–6.

Schardey HM, Schopf C, Kammal M, Barone M, Rudert W, Hernandez-Richter T, Pörtl S. Invisible scar endoscopic thyroidectomy by the dorsal approach: experimental development of a new technique with human cadavers and preliminary clinical results. Surg Endosc 2008; 22: 813–20.

Sgourakis G, Sotiropoulos GC, Neuhäuser M, Musholt TJ, Karaliotas C, Lang H. Comparison between minimally invasive video-assisted thyroidectomy and conventional thyroidectomy: is there any evidence-based information? Thyroid 2008; 18: 721–7.

Shimazu K, Shiba E, Tamaki Y, Takiguchi S, Taniguchi E, Ohashi S, Noguchi S. Endoscopic thyroid surgery through the axillo-bilateral-breast approach. Surg Laparosc Endosc Percutan Tech 2003; 13: 196–201.

Slotema ET, Sebag F, Henry JF. What is evidence for endoscopic thyroidectomy in the management of thyroid disease? World J Surg 2008; 32: 1325–32.

Tan CT, Cheah WK, Delbridge L. „Scarless" (in the neck) endoscopic thyroidectomy (SET): an evidence-based review of published techniques. World J Surg 2008; 32: 1349–57.

Wilhelm T, Metzig A. Endoscopic minimally invasive thyroidectomy (eMIT): a prospective proof-of-concept study in humans. World J Surg 2011; 35: 543–51.

Witzel K, von Rahden BH, Kaminski C, Stein HJ. Transoral access for endoscopic thyroid resection. Surg Endosc 2008; 22: 1871–5.

9 Präoperative Molekularzytologie zur Stratifizierung des chirurgischen Vorgehens bei suspekten Schilddrüsenknoten

Thomas J. Musholt und Petra B. Musholt

9.1 Feinnadelpunktion der Schilddrüse

Schilddrüsenoperationen stellen in Deutschland einen der häufigsten viszeralchirurgischen Eingriffe dar. Jährlich werden etwa 90.000–110.000 Eingriffe an der Schilddrüse durchgeführt (Daten des statistischen Bundesamts 2007–2011). Nur etwa 5.000–10.000 Eingriffe betreffen dabei maligne Erkrankungen der Schilddrüse. Ein überwiegender Teil der Indikationsstellungen basiert jedoch auf einem Malignitätsverdacht, der sich aus sonographischen, szintigraphischen oder laborchemischen Befunden ergibt, welche häufig nur einen sehr eingeschränkten Vorhersagewert besitzen. Der typische „kalte Knoten", der vielfach noch mit einem dringenden Malignitätsverdacht verknüpft wird, stellt in mehr als 90 % der Fälle tatsächlich einen benignen Befund dar, der ggf. keiner operativen Therapie bedarf.

Nur bei etwa 20 % der Patienten, für die eine operative Therapie geplant ist, liegt eine präoperative Feinnadelaspirationsbiopsie (FNAB) vor. Argumente, die eher pauschal gegen die Durchführung einer FNAB genannt werden, sind die häufigen multiplen knotigen Veränderungen der Schilddrüse und die unter Umständen hohe Frequenz nicht aussagekräftiger oder sogar falsch-negativer Befunde, die eine notwendige operative Therapie verzögern können.

Nicht zuletzt besteht die Überzeugung der zuweisenden Kolleginnen und Kollegen unterschiedlicher Fachdisziplinen, dass die histologische Klärung der Dignität im Rahmen einer intraoperativen Gefrierschnittuntersuchung zu leisten wäre. Aus multiplen Gründen steht aber ein Schnellschnitt oft nicht regelhaft und rund um die Uhr zur Verfügung – insbesondere in der Regelversorgung. Zudem wird von chirurgischer Seite bei Schilddrüseneingriffen mit Hinweis auf die Schwierigkeiten der Diskriminierung benigner und maligner Befunde der intraoperative Gefrierschnitt oft nicht durchgeführt.

Sowohl die zytologische Befundung als auch die intraoperative Beurteilung des Gefrierschnittes von Schilddrüsenpräparaten sind dabei in hohem Maße von der Expertise des Pathologen abhängig. Als Ergebnis dieser Problematik wird bei einer hohen Anzahl von Patienten mit Schilddrüsenmalignomen die histologische Diagnose erst postoperativ gestellt, sodass – abhängig vom lokalen Umfeld – in 10–50 % der Fälle Komplettierungseingriffe notwendig werden.

Mit dem Ziel, eine zuverlässige und objektive Methode zur Diskriminierung benigner und maligner Befunde bei Schilddrüsentumoren zu entwickeln, wurden in jüngster Vergangenheit molekulargenetische Analysemethoden implementiert, die sich insbesondere zur Identifikation papillärer Schilddrüsenkarzinome eignen.

Neben der Verbesserung der präoperativen Diagnostik als Additiv zur durchgeführten FNAB erlaubt die Klärung der zugrunde liegenden genetischen Ursachen des papillären Schilddrüsenkarzinoms eine Beurteilung des Wachstumsverhaltens bzw. der Prognose, die ggf. in Zukunft Einfluss auf das notwendige Resektionsausmaß und die postoperative Therapie und Nachsorge haben könnte.

> Im deutschsprachigen Raum wird das Potenzial der präoperativen Feinnadelpunktion der Schilddrüse nicht ausgeschöpft.

9.2 Epidemiologie und Tumorklassifizierung

Maligne Tumoren der Schilddrüse gehören mit einer Inzidenz von 1–10 Neuerkrankungen pro 100.000 Einwohner zu den seltenen Neoplasien. Der Anteil der Schilddrüsenkarzinome an der Gesamtzahl der malignen Erkrankungen beträgt nur 1–3 %. Schwankungen der regionalen Häufigkeiten ergeben sich in erster Linie aus umweltbedingten Faktoren wie der Belastung mit ionisierender Strahlung sowie der Jodalimentation der Bevölkerung, Letzteres insbesondere in Jodmangelgebieten.

Unterschieden werden die differenzierten (epithelialen) Schilddrüsenkarzinome – die sich in 3 wesentliche histologische Untergruppen gliedern – von den gering differenzierten (*poorly differentiated*) und den undifferenzierten oder anaplastischen Schilddrüsenkarzinomen (UTC, *undifferentiated thyroid carcinoma*, 1–10 % der Schilddrüsenkarzinome) (Hundahl et al. 2000). Eine einheitliche Klassifizierung der differenzierten Schilddrüsenkarzinome in papilläre Varianten (PTC, *papillary thyroid carcinoma*, 60–80 %) und follikuläre Varianten (FTC, *follicular thyroid carcinoma*, 10–20 %) erfolgte erst 1974 durch die Empfehlungen der WHO, die auf Ergebnissen langfristiger Beobachtungen der Tumoren basierten. Etwa 20–30 % der papillären Schilddrüsenkarzinome treten multifokal auf, wobei es sich hierbei sowohl um den Ausdruck einer intrathyreoidalen Metastasierung als auch um unabhängig voneinander entstandene Primärtumoren handeln kann. Als weiterer morphologisch unterscheidbarer Subtyp der vom Follikelepithel der Schilddrüse ausgehenden Karzinome kann das oxyphile (onkozytäre) oder Hürthle-Zell-Karzinom (HTC, *Hurthle cell carcinoma*, 3–5 %) angesehen werden. Es weist sowohl klinisch als auch histologisch und molekularbiologisch relevante Unterschiede zu den anderen differenzierten Schilddrüsenkarzinomen auf, wird jedoch nur als Variante der differenzierten Karzinome verstanden (Cheung et al. 2000, Musholt et al. 2008).

Erst 2004 wurden die gering differenzierten Schilddrüsenkarzinome als eigenständige Gruppe zwischen den differenzierten und undifferenzierten Karzinomen durch die WHO definiert. Diese Tumoren sind durch ein trabekuläres oder insuläres Wachstumsmuster gekennzeichnet und weisen Nekrosen auf. Als Sonderform ist ferner das medulläre Schilddrüsenkarzinom (MTC, *medullary thyroid carcinoma*, 5–10 % der Schilddrüsenkarzinome) zu nennen, das nicht von den Follikelzellen der Schilddrüse ausgeht, sondern eine maligne Transformation der Kalzitonin produzierenden C-Zellen der Schilddrüse darstellt und somit dem Formenkreis der neuroendokrinen Tumoren zuzuordnen ist.

Patienten mit differenzierten Karzinomen des Schilddrüsenepithels weisen in der Regel eine vergleichsweise günstige Prognose auf. Dennoch bestehen bei näherer Betrachtung deutliche Unterschiede im Verlauf. Das papilläre Schilddrüsenkarzinom besitzt mit einer 10-Jahres-Überlebensrate (unabhängig von der Todesursache) von etwa 86 % die günstigste Prognose, während die 10-Jahres-Überlebensraten des medullären sowie des follikulären Karzinoms im eigenen Krankengut im Vergleich hierzu ungünstiger sind. Das anaplastische oder undifferenzierte Karzinom ist mit der schlechtesten Prognose der Schilddrüsenkarzinome assoziiert. Das 5-Jahres-Überleben wird in der Regel nicht erreicht.

> Seit 2004 unterscheidet die WHO-Klassifikation das differenzierte (papilläre, follikuläre, oxyphile) Schilddrüsenkarzinom von den gering differenzierten (z. B. insulären) und den undifferenzierten (anaplastischen) Schilddrüsenkarzinomen. Nicht von den Follikelzellen, sondern von den C-Zellen ausgehend ist das medulläre Schilddrüsenkarzinom.

9.3 Molekulargenetik des papillären Schilddrüsenkarzinoms

Molekulargenetische Veränderungen, die mit papillären Schilddrüsenkarzinomen assoziiert sind, betreffen in erster Linie Bestandteile des MAPK-Signaltransduktionswegs (MAPK = *mitogen activated protein kinase*), der intrazelluläre Mechanismen wie Zellteilung, Differenzierung, Apoptose und maligne Transformation beeinflusst (Xing 2007). Als solche wurden Neukombinationen der membranständigen Rezeptortyrosinkinasen RET (*rearranged during transfection*) und NTRK1 (*neurotrophic tyrosine kinase 1*) sowie Punktmutationen der intrazellulären Proteine RAS und BRAF beschrieben. Die Fusionspartner der beiden Protoonkogene RET und NTRK1 werden als Promotorgene bezeichnet, da sie ausnahmslos ubiquitär exprimiert werden und auf diese Weise einen aktiven Promotor zur Transkription der Tyrosinkinasedomäne zur Verfügung stellen. Alle Neukombinationen führen so zur pathologischen Expression der Tyrosinkinaseuntereinheit der Protoonkogene, die physiologischerweise nicht (RET) oder nur in geringerem Maße (NTRK1) in adulten Follikelzellen der Schilddrüse nachweisbar ist.

9.3.1 BRAF

Punktmutationen des BRAF-Protoonkogens (BRAF V600E = Substitution Valin durch Glutaminsäure in Codon 600 des BRAF-Protoonkogens) werden in 28–83 % der papillären Schilddrüsenkarzinome nachgewiesen, wobei in der Literatur signifikante regionale Unterschiede beschrieben werden (Fugazzola et al. 2006; Ito et al. 2009; Kebebew et al. 2007; Kim et al. 2004; Kimura et al. 2003; Lee et al. 2007; Lupi et al. 2007; Musholt et al. 2010a; Oler et al. 2009; Tang et al. 2010; Xing et al. 2005). Obwohl das BRAF-Onkogen auch in anderen malignen aber auch benignen Neoplasien nachgewiesen wurde, ist der Nachweis der Mutation in der Schilddrüse bisher nur mit papillären oder wenig differenzierten bzw. anaplastischen Schilddrüsenkarzinomen assoziiert, also explizit nicht mit follikulären Karzinomen.

Experimentelle Daten zeigten, dass die BRAF-V600E-Mutation mit einer verminderten Expression des Natriumjodid-Symporters einhergeht, der für den transmembranösen Transport von Jod essenziell ist. Entsprechend wurde klinisch in papillären Schilddrüsenkarzinomen, welche die Mutation exprimieren, eine verminderte Jodaufnahme bzw. auch ein früher vollständiger Verlust der Fähigkeit zur Jodakkumulation beobachtet (Durante et al. 2007; Espadinha et al. 2009; Guan et al. 2009; Oler et al. 2009; Ricarte-Filho et al. 2009).

Die Tatsache, dass die singuläre BRAF-V600E-Mutation bisher nahezu ausnahmslos in papillären Schilddrüsenkarzinomen und nicht in Schilddrüsenadenomen oder normalem Schilddrüsengewebe nachgewiesen wurde, qualifiziert diese Mutation zu einer „pathognomonischen" Veränderung, die sich ideal als diagnostisches Mittel eignet. Nur in Einzelfallberichten wurde BRAF-V600E-Mutation in nicht eindeutig als papilläres Schilddrüsenkarzinom klassifizierten Schilddrüsenzellen nachgewiesen (Cameselle-Teijeiro et al. 2009).

9.3.2 RET

Die physiologische Expression des Tyrosinkinaserezeptors RET beschränkt sich auf den Zeitraum der Embryogenese, in dem die Funktion des Rezeptors für die Reifung verschiedener neuroendokriner und neuronaler Gewebe essenziell zu sein scheint. Daneben zeigen nur wenige differenzierte Zellen eine anhaltende schwache Aktivität des Wildtyprezeptors, wie zum Beispiel die C-Zellen der Schilddrüse. Bongarzona et al. (1989) und Grieco et al. (1990) beobachteten als erste Neukombinationen (*rearrangements*) des RET-Protoonkogens in 20–30 % der papillären Schilddrüsenkarzinome, und Santoro et al. (1992) wiesen die Spezifität der Mutationen für PTC nach.

Die illegitime Expression der Tyrosinkinasedomäne des RET-Gens in den Follikelzellen der Schilddrüse ist das Ergebnis einer Inversion des Chromosoms 10 bzw. von Translokationen zwischen Anteilen des Chromosoms 10 und anderen Chromosomen. Hierbei wird die Tyrosinkinasedomäne des RET-Gens mit aminoterminalen Anteilen anderer Gene fusioniert. Die so entstandenen 15 chimären Produkte wurden als RET/PTC1–13 bezeichnet (Corvi et al. 2000; Imkamp et al. 2007; Klugbauer et al. 1998, 2000; Nakata et al. 1999, Saenko et al. 2003, Santoro et al. 1993, Santoro et al. 1994, Santoro et al. 1996).

Die zuerst beschriebene und häufigste Neukombination, die mit nicht strahleninduzierten PTC assoziiert ist, resultiert aus der Fusion von RET mit H4 (RET/PTC1). Zwei Fusionsvarianten, die 150 bzw. 101 Aminosäuren des N-terminalen Endes von H4 umfassen, können unterschieden werden. Analog wurden mehrere unterschiedliche Fusionsprodukte von RET mit ELE1 beschrieben (RET/PTC3, $\Delta 3 = 3b = 3r2$, 3r3, 3a = 4; Grieco et al. 1995; Nikiforov et al. 1997; Santoro et al. 1992, Romei et al. 2012), die in bis zu 90 % der strahleninduzierten Tumoren (z. B. Chernobyl-Region) exprimiert werden. Alle übrigen beschriebenen Hybridonkogene gehen nur auf vereinzelte Beobachtungen zurück (Corvi et al. 2000; Giannini et al. 2000; Jhiang et al. 1994; Klugbauer et al. 1998, 2000; Nakata et al. 1999).

9.3.3 NTRK1

Mit einer den RET-Neukombinationen vergleichbaren Frequenz kann in PTC auch die Aktivierung des NTRK1-Protoonkogens (frühere Bezeichnung TRK-A) durch Gen-Rearrangements nachgewiesen werden (Greco et al. 1995). NTRK1 kodiert für einen Tyrosinkinaserezeptor des Nervenwachstumsfaktors (*nerve growth factor*, NGF) (Kozma et al. 1988; Musholt et al. 2000; Ohmichi et al. 1991).

NTRK1-Fusionsprodukte mit Anteilen von TPM3, einer Isoform des *non-muscle tropomyosin* (TRK; Michieli et al. 1991), dem *translated promotor region gene* TPR (TRK-T1, -T2; Greco et al. 1992) und dem *TRK-fused gene* (TFG) auf Chromosom 3 (TRK-T3; Greco et al. 1995) wurden beschrieben. Im Gegensatz zu den relativ einheitlichen Neukombinationen des RET-Protoonkogens zeigen die NTRK1-Hybridonkogene eine große Variabilität durch unterschiedliche Bruchpunkte innerhalb des NTRK1-Gens selbst, die in der perimembranösen Region oberhalb der TK-Domäne des Gens gelegen sind, wie auch innerhalb der Promotorgene. Durch alternatives *splicing* der Fusionsprodukte entstehen zusätzliche Isoformen der Onkogene (Greco et al. 1995).

9.3.4 Genotyp-Phänotyp-Korrelation

Die Expression der Hybridonkogene von RET und NTRK1 sowie des BRAF-Onkogens wird gemeinhin als frühes Ereignis in der Onkogenese der papillären Schilddrüsenkarzinome angesehen. Dennoch legen neue experimentelle Daten nahe, dass diese Mutationen auch erst später im Verlauf der Erkrankung auftreten können und der Tumor somit eine heterogene Expression der Onkogene aufweisen kann (Giannini et al. 2007; Jovanovic et al. 2010; Musholt et al. 2010a; Park et al. 2006; Wang et al. 2010). Ähnlich wie die Aktivierung des RAS-Onkogens, das ebenfalls in Schilddrüsenkarzinomen häufig exprimiert wird, führt die Aktivierung der Tyrosinkinasen RET und NTRK1 zur Zellproliferation. Jedoch ist zumindest für die Expression von RET/PTC1 nicht klar, ob die Expression allein auch für die maligne Transformation der Zelle ausreicht (Basolo et al. 2002).

Dennoch weisen publizierte Daten darauf hin, dass die Expression verschiedener Hybridonkogene bzw. des BRAF-Onkogens sowie der RAS-Mutationen mit charakteristischen morphologischen Phänotypen der PTC assoziiert sind (Basolo et al. 2002; Santoro et al. 2002; Tallini et al. 2001). So wird RET/PTC1 in erster Linie in klassischen PTC und Mikrokarzinomen nachgewiesen, die in der Regel als weniger aggressiv eingestuft werden und mit einer guten Prognose verbunden sind. Diese Mutationen wurden insbesondere nicht in wenig differenzierten oder anaplastischen Schilddrüsenkarzinomen nachgewiesen. Solide PTC oder Tall-cell-Varianten des PTC, die 80 % der Tumoren der Chernobyl-Region ausmachen und ein aggressives Wachstumsverhalten mit schlechterer Prognose zeigen, exprimieren hingegen RET-/PTC3-Hybridonkogene oder BRAF-Mutationen. RAS-Mutationen werden vermehrt in follikulär differenzierten PTC beobachtet.

Sowohl BRAF-Mutationen als auch Neukombinationen von RET und NTRK1 sind auf papilläre Schilddrüsenkarzinome und onkozytäre Varianten papillärer Schilddrüsenkarzinome beschränkt. Somit eignet sich die Mutationsanalyse ebenfalls zur Unterscheidung follikulärer Schilddrüsenkarzinome von den sogenannten follikulär differenzierten papillären Schilddrüsenkarzinomen. Durch die follikuläre Struktur dieser Untergruppe der PTC kann die Identifizierung in der präoperativen FNAB, aber auch am histologischen Präparat, schwierig sein kann. Die klare Differenzierung dieser Entitäten kann aufgrund des unterschiedlichen Wachstumsverhaltens für die Prognose und die Indikationsstellung zur Lymphadenektomie von entscheidender Bedeutung sein.

> BRAF-Punktmutationen oder Rekombinationen der Tyrosinkinasen RET und NTRK1 mit einem „dauerhaft anschaltenden" Promotor sind typische und teilweise pathognomonische molekulare Alterationen in papillären Schilddrüsenkarzinomen.

9.4 BRAF-Analyse in Feinnadelpunktaten

Über den Einsatz des Mutationsnachweises BRAF V600E zur Verbesserung der Tumoridentifikation in FNAB berichteten unter anderem Cohen et al. (2004) und Xing et al. (2004). Zwischenzeitlich wurden verschiedene Nachweismethoden von unterschiedlichen Arbeitsgruppen entwickelt.

Beim Nachweis der BRAF-Mutation sind jedoch Besonderheiten der regional unterschiedlichen Mutationsfrequenz und methodisch bedingte Einschränkungen zu bedenken. Ergebnisse molekulargenetischer Nachweisverfahren hängen von der Qualität und Zusammensetzung des verwendeten Ausgangsmaterials ab (Treffergenauigkeit der Punktion, Aufarbeitung, Versand und Lagerung des Materials). Dennoch ist heutzutage für viele Analysenmethoden keine zusätzliche Punktion oder Aufarbeitung notwendig.

Bewährt hat sich in der Routinediagnostik die Einsendung der Punktionskanülen neben den herkömmlich vorbereiteten Zytologien (►Abb. 9-1). Der *wash-out* der Kanülen, der

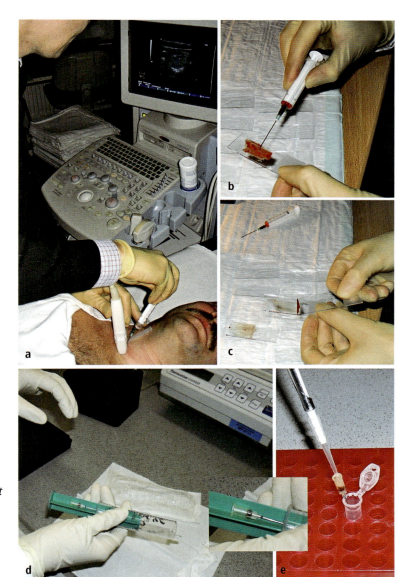

Abb. 9-1 Sonographisch gesteuerte Feinnadelaspirationsbiopsie (FNAB) (**a–c**) sowie Transport (**d**) und Gewinnung des *wash-out* der Punktionskanüle (**e**) (aus Musholt 2010b, mit freundlicher Genehmigung von Springer Science+Business Media B.V.)

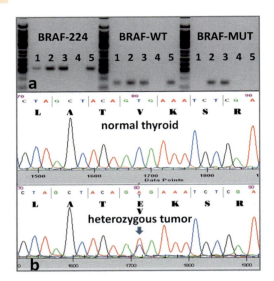

Abb. 9-2 Nachweis einer BRAF-Mutation durch allelspezifische PCR (**a**), Bestätigung durch Sequenzierung (**b**) (aus Musholt 2010b, mit freundlicher Genehmigung von Springer Science+Business Media B.V.)

nur wenige Zellen enthält, ist für eine PCR-gestützte Analyse in der Regel ausreichend. Für zusätzliche Analysen kann auch das zytologisch beurteilte Material von den Glasträgern gewonnen und weiterverarbeitet werden. Allerdings ist dies mit dem Nachteil verbunden, dass die Zytologien nicht retrospektiv beurteilt werden können. Dünnschichtzytologien, die auf einer Konzentrierung der aspirierten Zellen beruhen, können ggf. die Sensitivität der Methoden erhöhen (Chang et al. 2012).

Die Identifikation der BRAF-V600E-Mutation kann durch verschiedene Prinzipien erfolgen. Die direkte Sequenzierung des betreffenden Genabschnitts wird gemeinhin als *state of the art* Nachweismethode angesehen und vielfach eingesetzt. Das Feinnadelpunktat enthält jedoch abhängig von der Qualität der Punktion eine unbestimmte Menge Stromazellen und nicht maligne Follikelzellen, die keine Mutation aufweisen. Da die Mutation selbst eine heterozygote Veränderung darstellt und somit nur 50 % der Allele des Tumors betrifft, beträgt der Anteil der mutierten Allele immer weit weniger als 50 %. Bei sehr geringem Tumoranteil des Punktats wird somit die Nachweisgrenze der direkten Sequenzierung erreicht (Kim et al. 2008; Lee et al. 2012).

Neben Verbesserungen der Sequenzierungstechnik selbst (z. B. *pyrosequencing*) können alternativ Nachweisverfahren eingesetzt werden, die auf einer spezifischen PCR-Amplifikation des mutierten Allels beruhen (▶ Abb. 9-2; Kwak et al. 2012; Lee et al. 2012; Musholt et al. 2010b; Sapio et al. 2006; Yeo et al. 2011). Erst kürzlich wurde auch über den Einsatz mutationsspezifischer Antikörper berichtet (Bullock et al. 2012).

Außerhalb der Schilddrüse werden BRAF-Mutationen sowohl in verschiedenen Karzinomen (z. B. Melanomen) als auch in nicht malignen Zellen, z. B. Nävi der Haut, nachgewiesen. Letzteres bedeutet, dass Punktionen von Schilddrüsentumoren nicht durch Hautnävi hindurch erfolgen sollten.

> Seit 2004 wird insbesondere die Molekularzytologie der BRAF-Punktmutation V600E mithilfe unterschiedlicher Analyseverfahren in FNAB zur Abklärung von malignomverdächtigen Knoten der Schilddrüse eingesetzt.

9.4.1 Grenzen der der BRAF-Analyse und Auswertung der Ergebnisse

Zahlreiche, methodisch sehr heterogene Studien evaluierten den Nutzen der additiven Analyse der BRAF-Mutation aus Feinnadelpunktaten der Schilddrüse. Unterschiede bestehen in erster Linie bezüglich folgender Punkte:

Selektionskriterien analysierter Zytologien
Zahlreiche Studien schließen bei der Auswahl der Feinnadelpunktate zur molekulargenetischen Untersuchung benigne, maligne oder nicht beurteilbare Befunde aus. Einige Autoren konnten jedoch nachweisen, dass auch in einer signifikanten Anzahl der als benigne oder unzureichend bzw. nicht beurteilbar eingestuften Zytologien der Nachweis einer BRAF-Mutation geführt werden kann und dies in nahezu allen Fällen der histologischen Diagnose eines papillären Schilddrüsenkarzinoms entspricht (Cantara et al. 2010; Musholt et al. 2010b).

Pathologische Expertise Die bisher publizierten Studien gehen auf Zentren mit ausgesprochener pathologischer Expertise zurück. Dennoch ist anzunehmen bzw. mehrfach gezeigt worden, dass die pathologische Beurteilung von Feinnadelpunktaten variabel sein kann. Dies trifft auf Zentren zu, umso mehr aber auf die Versorgungsebene, die in der Literatur bisher nicht berücksichtigt wurde.

Methoden zum Mutationsnachweis Zum Nachweis der BRAF-Mutation kommt eine Vielzahl unterschiedlicher Techniken mit jeweils unterschiedlicher Sensitivität und Spezifität zum Einsatz. Die direkte Sequenzierung, die in vielen Studien eingesetzt wird, besitzt im Vergleich zu Methoden, die auf einer mutationsspezifischen Amplifikation beruhen, eine geringere Sensitivität. Andere Methoden, wie die *dual priming oligonucleotide-based multiplex polymerase chain reaction* (DPO-PCR) können zu falsch-positiven Ergebnissen führen (Kim et al. 2010).

Zusätzliche Analyse weiterer genetischer Veränderungen Neben der BRAF-V600E-Mutation lassen sich weitere Mutationen von BRAF, aber auch anderen Protoonkogenen, nachweisen, um die Sensitivität und Spezifität zu verbessern (RET/PTC, NTRK1, RAS u. a.). Im Gegensatz zur BRAF-Mutation sind RET/PTC und insbesondere RAS-Mutationen jedoch nicht auf papilläre Schilddrüsenkarzinome beschränkt, sodass der Wert dieser Analysen kritisch zu beurteilen ist und die Spezifität hierdurch eingeschränkt wird.

Untersuchtes Patientenkollektiv Schließlich ist zu berücksichtigen, dass regional signifikant unterschiedliche Häufigkeiten der BRAF-Mutation in papillären Schilddrüsenkarzinomen beschrieben wurden. Während in Europa und den USA eine Frequenz von etwa 40–50 % für Erwachsene (> 20 Jahre) angegeben wird, exprimieren mehr als 80 % der PTC in asiatischen Ländern die BRAF-V600E-Mutation. Die Frequenz der Mutation in PTC beeinflusst wiederum signifikant die Sensitivität und Spezifität der Analyse.

> Bei der Bewertung von BRAF-Mutationsanalysen in FNAB der Schilddrüse müssen die Grenzen der (Prä-)Analytik und der Resultatbeurteilung beachtet werden.

9.4.2 Literaturübersicht

In ▶Tabelle 9-1 sind, ohne den Anspruch auf Vollständigkeit zu erheben, Studien zur BRAF-Analyse in Feinnadelpunktaten der Schilddrüse zusammengefasst. Nahezu alle Studien konnten durch die zusätzliche molekulargenetische Analyse von BRAF die Sensitivität von Feinnadelpunktaten zum Nachweis papillärer Schilddrüsenkarzinome um 0–33 % steigern. Die Sensitivität der Untersuchung wird hierbei in Abhängigkeit von der Patientenkohorte bzw. der selektierten FNAB mit 15–84 % angegeben. Da nicht alle PTC die BRAF-Mutation exprimieren, verbleibt somit eine diagnostische Lücke bezogen auf das tatsächliche Vorliegen eines PTC zusätzlich zum Detektionslimit der Analytik (falsch-negative Ergebnisse). Falsch-positive Befunde werden selten angegeben.

Ursache für falsch-negative oder falsch-positive Befunde sind zum einen methodische Probleme (Kim et al. 2010), zum anderen kann bei kleinen Tumoren die präoperativ durchgeführte Punktion die endgültige postoperative histopathologische Diagnose eines PTC behindern bzw. unmöglich machen: Der intrathyreoidale Punktionslocus kann nekrotisch bzw. sklerotisch alteriert sein, die vorbestehende Läsion ist damit zum Opera-

Tab. 9-1 Zusammenfassung der Publikationen zur Analyse von BRAF in FNAB der Schilddrüse

Studie	Land	Studiendesign	Patienten/FNAB	PTC[a] [n]	Zytologie der PTC[a]
Bentz et al. 2009	USA	Retro.	45/45	40	22 PTC, 17 verdächtig, 1 benigne
Cantara et al. 2010	Italien	Pro.	174/235	74	46 PTC, 7 verdächtig, 8 benigne, 13 unzureichend
Canadas Garre et al. 2011	Spanien	Pro.	814/966	36	7 PTC, 11 verdächtig, 14 benigne, 4 unzureichend
Cohen et al. 2004	USA	Retro.	49/49	54	23 PTC, 29 verdächtig, 2 benigne
Domingues et al. 2005	Portugal	Pro.	55/63	11	9 PTC, 1 verdächtig, 1 benigne
Jin et al. 2006	USA	Retro.	71/71	58	57 PTC, 1 verdächtig
Jo et al. 2009	Korea	Pro.	101/101	40	30 PTC, 9 verdächtig, 1 unzureichend
Kim et al. 2008	Korea	Retro.	103/103	75	57 PTC, 18 verdächtig
Marchetti et al. 2009	Italien	Retro.	111/111	90	56 PTC, 33 verdächtig, 1 benigne
Moses et al. 2010	USA	Pro.	300	89	55 PTC, 33 verdächtig, 1 unzureichend
Musholt et al. 2010b	Deutschland	Pro.	93	22	9 PTC, 4 verdächtig, 6 benigne, 3 unzureichend
Nam et al. 2010	Korea	Pro.	244/244	85	68 PTC, 16 verdächtig oder unzureichend, 1 benigne
Nikiforov et al. 2009	USA	Pro.	72/104	38	18 PTC, 17 verdächtig, 3 benigne
Ohori et al. 2010	USA	Pro.	100/117	20	20 verdächtig[c]
Pizzolanti et al. 2007	Italien	Pro.	49/49	16	13 PTC, 3 verdächtig
Salvatore et al. 2004	Italien	Retro.	96/96	69	54 PTC, 11 verdächtig, 4 unzureichend
Sapio et al. 2007	Italien	Pro.	144/144	21	21 verdächtig[b]
Xing et al. 2004	USA	Pro.	45/45	16	10 PTC, 6 verdächtig
Zatelli et al. 2009	Italien	Pro.	166/166	74	45 PTC, 23 verdächtig, 6 benigne

[a] Histologisch gesichert
[b] Ergebnisse beziehen sich nur auf die BRAF-Analyse, obwohl andere Mutationen zusätzlich getestet wurden.
[c] Diese Studien schlossen FNABs mit der Diagnose Karzinom aus.

tionszeitpunkt nicht mehr diagnostizierbar („Tumor wegpunktiert") (Eze et al. 2013). Zu betonen ist jedoch, dass über einen verifizierten Nachweis der BRAF-V600E-Mutation außerhalb papillärer Schilddrüsenkarzinome in der Schilddrüse bisher nicht berichtet wurde.

9.4.3 Konsequenzen des BRAF-Mutationsnachweises

Weltweit hat die molekulargenetische Analyse von Feinnadelpunktaten der Schilddrüse sprunghaft zugenommen. Aufgrund des zunehmend Verbreitung findenden Einsatzes

Tab. 9-1 Zusammenfassung der Publikationen zur Analyse von BRAF in FNAB der Schilddrüse

Analysierte Mutationen	Methode	Steig. der Sens. [%]	Sens. für PTC [%]	Spez. für PTC [%]	PPV für PTC [%]	NPV für PTC [%]
BRAF	Real-time PCR	7,5	42,5	100	100	17,9
BRAF[b], RAS, RET, TRK, PPARγ	PCR und DHPLC	33,7	44,6	100	100	79,7
BRAF	RFLP und Sequenzierung	16,7	47,2	100	100	90,2
BRAF	Sequenzierung, Mutector-Assay	9,2	32	97,3	95,7	52,9
BRAF[b], RET/PTC	RFLP, Sequenzierung	0	27,3	100	100	61,9
BRAF	Vergleichend: Sequenzierung, allelspez. Real-time PCR, Mutector-Assay	1,7	53,5	100	100	32,5
BRAF	Pyrosequencing	20	75	100	100	85,9
BRAF	Pyrosequencing, Sequenzierung	17,3	84	100	100	70
BRAF	Sequenzierung	20	65,6	100	100	40,4
BRAF[b], RET/PTC1+3, NTRK1, RAS	Sequenzierung	14,6	25,8	99	95,8	76
BRAF[b], RET/PTC1	MASA, Sequenzierung	15	40,9	100	100	84,5
BRAF	Sequenzierung	9,4	71,8	100	100	86,9
BRAF[b], RAS, RET/PTC, PAX8/PPARγ	Real-time PCR	21	47	100	100	70,6
BRAF[b], RAS, RET/PTC, PAX8/PPARγ	Real-time PCR	–	15	100	100	85,1
BRAF[b], RET/PTC	Allelspez. real-time PCR	12,5	68,8	100	100	86,8
BRAF[b], RET/PTC1 und 3	SSCP	5,8	37,7	100	100	38,6
BRAF[b], Galectin-3	MASA	–	47,6	100	100	91,8
BRAF	Sequenzierung	12,5	50	100	100	78,4
BRAF	Sequenzierung	23	63,5	99,7	97,9	93,6

DHPLC = *denaturing high performance liquid chromatography*; FNAB = Feinnadelaspirationsbiopsie; MASA = *mutant allele-specific PCR amplification*; NPV = *negative predictive value*; PPV = *positive predictive value*; Pro. = prospektiv; PTC = *papilläres Schilddrüsenkarzinom*; Retro. = retrospektiv; RFLP = *restriction fragment length polymorphism*; SSCP = *single-strand conformational polymorphism*

auch in der Routinediagnostik wurde in den kürzlich publizierten Leitlinien „Operative Therapie maligner Schilddrüsenerkrankungen" hierzu Stellung genommen: „Ergänzende molekulargenetische Untersuchungen, z. B. BRAF, können die Aussagekraft der Feinnadelpunktion (FNP) erhöhen und bei positivem Nachweis prädiktiv prognostische Bedeutung haben." Darüber hinaus wird bei Nachweis der BRAF-Mutation eine histologische Klärung empfohlen (AWMF-Leitlinie, Register Nr. 088-002, Empfehlung E7; Dralle et al. 2013).

> Die aktuellen Leitlinien zur operativen Therapie der bösartigen Schilddrüsenerkrankungen erwähnen die präoperative BRAF-Mutationsanalyse als ergänzende Diagnostik mit Aussagekraft.

In der klinischen Situation stellt sich mit dem positiven präoperativen Nachweis der BRAF-V600E-Mutation die Frage nach der optimalen chirurgischen Strategie bzw. dem zu wählenden Resektionsausmaß. Eine Analyse der Literatur verdeutlicht, dass trotz positiven Mutationsnachweises noch immer ein zurückhaltendes chirurgisches Vorgehen insbesondere in den Fällen gewählt wird, in denen der parallele zytologische Befund keinen sicheren Nachweis eines papillären Schilddrüsenkarzinoms erbringt. Aufgrund der Diskrepanz des zytologischen versus des molekulargenetischen Befunds wird analog zum Vorgehen beim Befund einer follikulären Neoplasie häufig nur eine Hemithyreoidektomie durchgeführt (Moses et al. 2010). Unterbleibt in diesen Fällen der intraoperative Schnellschnitt oder führt dieser nicht zum intraoperativen Nachweis des PTC, sind trotz der erfolgreich durchgeführten BRAF-Diagnostik ggf. Komplettierungsoperationen erforderlich.

Aufgrund der sehr geringen Zahl falsch-positiver Befunde in der BRAF-Analyse übersteigt jedoch die Wahrscheinlichkeit des Vorliegens eines PTC bei positivem Mutationsnachweis bei weitem das Malignitätsrisiko bei Vorliegen einer follikulären Neoplasie. Vergleichbar ist diese Situation mit dem präoperativen Nachweis eines basal und stimuliert erhöhten Kalzitonins und dem sich hieraus ergebenden Malignitätsverdacht bei ebenfalls fehlendem morphologischem Nachweis eines C-Zell-Karzinoms. Da bei Überschreitung von basalen Kalzitoninwerten >60 pg/ml bzw. Pentagastrin-stimulierten Werten >500 pg/ml mit nahezu 100%iger Wahrscheinlichkeit von einem medullären Schilddrüsenkarzinom auszugehen ist, wird in diesen Fällen eine Thyreoidektomie mit zentraler Lymphadenektomie empfohlen.

Analog kann beim Nachweis einer BRAF-Mutation mit weit mehr als 90%iger Wahrscheinlichkeit von dem Vorliegen eines papillären Schilddrüsenkarzinoms ausgegangen werden. Abhängig von der Größe des punktierten Knotens, der in der Regel mehr als 1 cm misst, ist eine onkologische Resektion im Sinne einer Thyreoidektomie, ggf. mit zentraler Lymphadenektomie (▶ Abb. 9-3), entsprechend den aktuellen Leitlinien für papilläre Schilddrüsenkarzinome indiziert (AWMF-Leitlinie, Register Nr. 088-002, Empfehlung E7; Dralle et al. 2013).

Während der Nachweis einer BRAF-Mutation nahezu einem morphologischem Tumornachweis entspricht, schließt eine negativ ausgefallene Mutationsanalyse ein papilläres Schilddrüsenkarzinom nicht aus, da nicht alle papillären Schilddrüsenkarzinome das BRAF-Onkogen exprimieren. Bei zytologisch auffälligem Befund ist somit auch ohne positives molekulargenetisches Ergebnis eine Operationsindikation gegeben. Dennoch erhöht die zusätzliche Analyse die diagnostische Sicher-

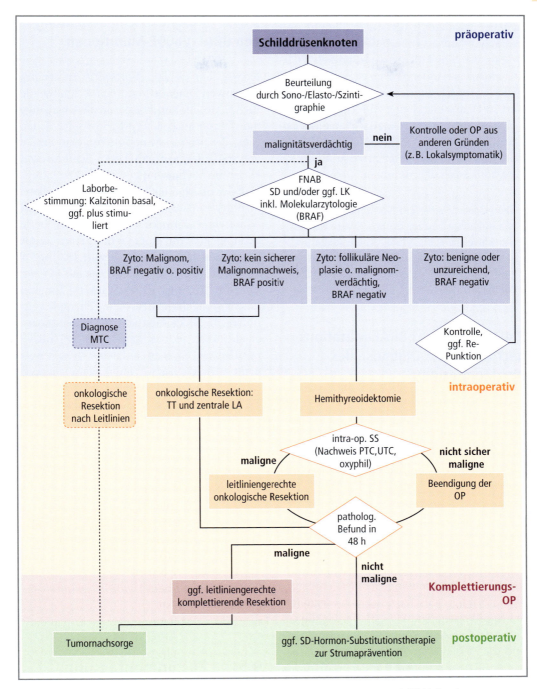

Abb. 9-3 Diagnostischer und therapeutischer Algorithmus zum Management von Schilddrüsenknoten unter Berücksichtigung der BRAF-Molekularzytologie.
LA = Lymphadenektomie; LK = Lymphknoten; MTC = medulläres Schilddrüsenkarzinom; SD = Schilddrüse; SS = Schnellschnitt; TT = totale Thyreoidektomie; UTC = undifferenziertes Schilddrüsenkarzinom

heit bei zytologisch benignem Befund und geplantem konservativem Vorgehen.

Für die Molekularzytologie mittels PCR-Diagnostik als Addendum zu einer konventionellen zytopathologischen Beurteilung existiert in Deutschland eine Abrechnungsziffer, welche die Kosten der Analytik knapp deckt. Die Kosten werden im Rahmen der Abrechnung der Zytologie üblicherweise durch die Krankenkassen übernommen.

> Der Nachweis einer BRAF-Mutation in Feinnadelaspirationsbiopsien der Schilddrüse ist auch bei abweichendem zytologischen Befund mit der Diagnose eines PTC nahezu gleichzusetzen und erfordert ein entsprechendes operatives Vorgehen.

9.4.4 Wert des BRAF-Mutationsnachweises zur Diagnose des Karzinomrezidivs

Analog zur Verbesserung der Diagnostik zur Beurteilung von Schilddrüsenknoten kann die Kenntnis der Expression der BRAF-Mutation in papillären Schilddrüsenkarzinomen auch im Rahmen der Tumornachsorge hilfreich sein. Die Eigenschaft der Subgruppe der BRAF-positiven PTC, die Fähigkeit zur Jodakkumulation zu verlieren, schränkt den Wert der Ganzkörperszintigraphie ein. Auch alternativ eingesetzte FDG-PET-CT-Untersuchungen können suspekte Befunde bzw. vermutete Rezidive nicht in jedem Fall eindeutig klären. Sonographisch darstellbare vergrößerte Lymphknoten bzw. Loci, die verdächtig auf Lokalrezidive sind, können jedoch punktiert und die zytologische Beurteilung bei vorbekannt BRAF-positivem Primärtumor durch eine BRAF-Mutationsanalyse ergänzt werden. Bei diesem Vorgehen lassen sich Rezidive frühzeitiger diagnostizieren bzw. unnötige Sekundäroperationen ggf. vermeiden.

9.4.5 Prognostische Bedeutung von BRAF-V600E-Mutationen

Neben dem erzielten Fortschritt in der präoperativen Diagnostik durch die Analyse der BRAF-Mutationen konnte in den vergangenen Jahren auch eine prognostische Bedeutung der V600E-Mutation für den Verlauf von Patienten mit papillärem Schilddrüsenkarzinom nachgewiesen werden. Die Expression der BRAF-V600E-Mutation in papillären Schilddrüsenkarzinomen ist mit einem signifikant eingeschränkten rezidivfreien Überleben und auch mit einem schlechteren tumorbezogenen Überleben assoziiert (Kim et al. 2012; Musholt et al. 2000). Dies gilt in erster Linie für Tumoren > 1 cm, während Tumoren < 1 cm nach leitliniengerechter Therapie keine unterschiedliche Prognose aufweisen (Soares et al. 2011). Jedoch kann auch bei BRAF-positiven PTC > 1 cm aufgrund derzeit noch nicht ausreichender Evidenz keine generelle Empfehlung für eine Ausweitung des üblichen Resektionsausmaßes gegeben werden. In fortgeschrittenen Fällen mit fehlender Jodspeicherung wird die molekulargenetische Charakterisierung für die Wahl neu entwickelter chemotherapeutischer Ansätze entscheidend sein (Leonardi et al. 2012).

> Mutationsanalytik, insbesondere von BRAF, kann bei papillären Schilddrüsenkarzinomen auch einen Beitrag für die Lokalisationsdiagnostik von Tumorrezidiven sowie für die prognostische Beurteilung eines individuellen Tumors leisten.

9.5 Zusammenfassung

Die frühzeitige präoperative Identifikation bzw. Diskriminierung von Schilddrüsenkarzinomen von benignen Knoten vor dem Hintergrund einer hohen Inzidenz der endemischen Schilddrüsenerkrankung stellt ein bisher noch ungelöstes Problem dar. Unbefriedigende Ergebnisse der präoperativen Feinnadelaspirationsbiopsie – deren Qualität in hohem Maße von individuellen untersucherabhängigen Faktoren beeinflusst wird – führten zu einer mangelnden Akzeptanz dieser Methodik.

In Ermangelung sicherer diagnostischer Verfahren wird daher eine Vielzahl von Schilddrüseneingriffen zum Ausschluss eines malignen Tumors durchgeführt, die ggf. zu vermeiden gewesen wären. Die ungeklärte Situation eines bestehenden Malignomverdachts beinhaltet für den Patienten und den Operateur eine Anzahl von Unwägbarkeiten, die eine – im Nachhinein bei Vorliegen des histopathologischen Befunds betrachtet – suboptimale (primär-)chirurgische Therapie und somit ggf. auch eine Einschränkung der Prognose für den Patienten bedeuten können.

Aus diesen Gründen wurden von den Kolleginnen und Kollegen der Pathologie Anstrengungen unternommen, die Beurteilung von FNAB der Schilddrüse zu standardisieren und den diagnostischen Kategorien klare Malignitätsrisiken zuzuordnen. Dennoch verbleiben in realiter ein hoher Anteil indifferenter und ein geringer Anteil falsch-negativer Befunde, die den Wert der Methode einschränken. Erkenntnisse der Genese der Schilddrüsenkarzinome eröffnen nun die Möglichkeit einer molekulargenetischen Differenzierung der Karzinomentitäten und ermöglichen auf diese Weise eine objektivere Zuordnung, die sowohl in der präoperativen Diagnostik, der postoperativen histologischen Beurteilung als auch der Entwicklung effektiverer adjuvanter Therapien für nicht jodavide differenzierte Schilddrüsenkarzinome zum Einsatz kommen.

Die Analyse der BRAF-V600E-Mutation stellt derzeit die effektivste und preisgünstigste Methode in der molekulargenetischen Zusatzdiagnostik dar. Im deutschsprachigen Raum ist jedoch nur ca. jedes zweite PTC BRAF-positiv, sodass die Analyse a priori nur etwa 40–50 % der papillären Schilddrüsenkarzinome abdecken kann. Zusätzliche genetische Marker stehen insbesondere für papilläre Schilddrüsenkarzinome zur Verfügung; deren Analyse ist jedoch in der Regel aufwendiger und schwieriger.

Neue Analyseverfahren werden in Zukunft die Kosten für eine molekulargenetische Charakterisierung senken und deutlich mehr genetische Marker umfassen. Spezifische Antikörper, die Onkogene identifizieren, werden bereits kommerziell angeboten. Erste Erfahrungen mit chipbasierten Analysen, die gleichzeitig mehrere Mutationen bzw. Genexpressionen erfassen, wurden ebenfalls berichtet. Die Palette der zur Verfügung stehenden Biomarker wird durch große Reihenuntersuchungen optimiert werden, sodass die Identifikation maligner Schilddrüsentumoren verbessert und die Klassifizierung der Karzinome unterstützt werden wird.

Schließlich wird die verbesserte molekulargenetische Differenzierung der Schilddrüsenkarzinome insgesamt, aber insbesondere der BRAF-positiven und BRAF-negativen PTC, eine weitere Differenzierung der chirurgischen und adjuvanten Therapiestrategien ermöglichen. Die Entwicklung dieser individualisierten Therapiekonzepte auf der Basis der noch zu belegenden prognostischen Bedeutung weiterer molekularer Marker wird Aufgabe der nächsten Jahrzehnte sein.

Literatur

Basolo F, Giannini R, Monaco C, Melillo RM, Carlomagno F, Pancrazi M, Salvatore G, Chiappetta G, Pacini F, Elisei R, Miccoli P, Pinchera A, Fusco A, Santoro M. Potent mitogenicity of the RET/PTC3 oncogene correlates with its prevalence in tall-cell variant of papillary thyroid carcinoma. Am J Pathol 2002; 160: 247–54.

Bentz BG, Miller BT, Holden JA, Rowe LR, Bentz JS. B-RAF V600E mutational analysis of fine needle aspirates correlates with diagnosis of thyroid nodules. Otolaryngol Head Neck Surg 2009; 140: 709–14.

Bongarzone I, Pierotti MA, Monzini N, Mondellini P, Manenti G, Donghi R, Pilotti S, Grieco M, Santoro M, Fusco A, et al. High frequency of activation of tyrosine kinase oncogenes in human papillary thyroid carcinoma. Oncogene 1989; 4: 1457–62.

Bullock M, O'Neill C, Chou A, Clarkson A, Dodds T, Toon C, Sywak M, Sidhu SB, Delbridge LW, Robinson BG, Learoyd DL, Capper D, von Deimling A, Clifton-Bligh RJ, Gill AJ. Utilization of a MAB for BRAF(V600E) detection in papillary thyroid carcinoma. Endocr Relat Cancer 2012; 19: 779–84.

Cameselle-Teijeiro J, Abdulkader I, Perez-Becerra R, Vazquez-Boquete A, Alberte-Lista L, Ruiz-Ponte C, Forteza J, Sobrinho-Simoes M. BRAF mutation in solid cell nest hyperplasia associated with papillary thyroid carcinoma. A precursor lesion? Hum Pathol 2009; 40: 1029–35.

Canadas Garre M, Lopez de la Torre Casares M, Becerra Massare P, Lopez Nevot MA, Villar Del Moral J, Munoz Perez N, Vilchez Joya R, Montes Ramirez R, Llamas Elvira JM. [BRAF(T1799A) mutation in the primary tumor as a marker of risk, recurrence, or persistence of papillary thyroid carcinoma]. Endocrinol Nutr 2011; 58: 175–84.

Cantara S, Capezzone M, Marchisotta S, Capuano S, Busonero G, Toti P, Di Santo A, Caruso G, Carli AF, Brilli L, Montanaro A, Pacini F. Impact of proto-oncogene mutation detection in cytological specimens from thyroid nodules improves the diagnostic accuracy of cytology. J Clin Endocrinol Metab 2010; 95: 1365–9.

Chang H, Lee H, Yoon SO, Kim H, Kim A, Kim BH. BRAF(V600E) mutation analysis of liquid-based preparation-processed fine needle aspiration sample improves the diagnostic rate of papillary thyroid carcinoma. Hum Pathol 2012; 43: 89–95.

Cheung CC, Ezzat S, Ramyar L, Freeman JL, Asa SL. Molecular basis of Hurthle cell papillary thyroid carcinoma. J Clin Endocrinol Metab 2000; 85: 878–82.

Cohen Y, Rosenbaum E, Clark DP, Zeiger MA, Umbricht CB, Tufano RP, Sidransky D, Westra WH. Mutational analysis of BRAF in fine needle aspiration biopsies of the thyroid: a potential application for the preoperative assessment of thyroid nodules. Clin Cancer Res 2004; 10: 2761–5.

Corvi R, Berger N, Balczon R, Romeo G. RET/PCM-1: a novel fusion gene in papillary thyroid carcinoma. Oncogene 2000; 19: 4236–42.

Domingues R, Mendonca E, Sobrinho L, Bugalho MJ. Searching for RET/PTC rearrangements and BRAF V599E mutation in thyroid aspirates might contribute to establish a preoperative diagnosis of papillary thyroid carcinoma. Cytopathology 2005; 16: 27–31.

Dralle H, Musholt TJ, Schabram J, Steinmüller T, Frilling A, Simon D, Goretzki PE, Niederle B, Scheuba C, Clerici T, Hermann M, Kußmann J, Lorenz K, Nies C, Schabram P, Trupka A, Zielke A, Karges W, Luster M, Schmid KW, Vordermark D, Schmoll H-J, Mühlenberg R, Schober O, Rimmele H, Machens A, Hematology; ftGSoGaVSENMPRO, e. V. atGTCPSOOSl. German Association of Endocrine Surgeons Practice Guideline for the Surgical Management of Malignant Thyroid Tumors. Langenbecks Arch Surg 2013; (im Druck).

Durante C, Puxeddu E, Ferretti E, Morisi R, Moretti S, Bruno R, Barbi F, Avenia N, Scipioni A, Verrienti A, Tosi E, Cavaliere A, Gulino A, Filetti S, Russo D. BRAF mutations in papillary thyroid carcinomas inhibit genes involved in iodine metabolism. J Clin Endocrinol Metab 2007; 92: 2840–3.

Espadinha C, Santos JR, Sobrinho LG, Bugalho MJ. Expression of iodine metabolism genes in human thyroid tissues: evidence for age and BRAFV600E mutation dependency. Clin Endocrinol (Oxf) 2009; 70: 629–35.

Eze OP, Cai G, Baloch ZW, Khan A, Virk R, Hammers LW, Udelsman R, Roman SA, Sosa JA, Carling T, Chhieng D, Theoharis CG, Prasad ML. Vanishing thyroid tumors: a diagnostic dilemma after ultrasonography-guided fine-needle aspiration. Thyroid 2013; 23: 194–200.

Fugazzola L, Puxeddu E, Avenia N, Romei C, Cirello V, Cavaliere A, Faviana P, Mannavola D, Moretti S, Rossi S, Sculli M, Bottici V, Beck-Peccoz P, Pacini F, Pinchera A, Santeusanio F, Elisei R. Correlation between B-RAFV600E mutation and clinico-pathologic parameters in papillary thyroid carcinoma: data from a multicentric Italian study and review of the literature. Endocr Relat Cancer 2006; 13: 455–64.

Giannini R, Salvatore G, Monaco C, Sferratore F, Pollina L, Pacini F, Basolo F, Fusco A, Santoro M. Identification of a novel subtype of H4-RET rearrangement in a thyroid papillary carcinoma and lymph node metastasis. Int J Oncol 2000; 16: 485–9.

Giannini R, Ugolini C, Lupi C, Proietti A, Elisei R, Salvatore G, Berti P, Materazzi G, Miccoli P, Santoro M, Basolo F. The heterogeneous distribution of BRAF mutation supports the independent clonal origin of distinct tumor foci in multifocal papillary thyroid carcinoma. J Clin Endocrinol Metab 2007; 92: 3511–6.

Greco A, Pierotti MA, Bongarzone I, Pagliardini S, Lanzi C, Della Porta G. TRK-T1 is a novel oncogene formed by the fusion of TPR and TRK genes in human papillary thyroid carcinomas. Oncogene 1992; 7: 237–42.

Greco A, Mariani C, Miranda C, Lupas A, Pagliardini S, Pomati M, Pierotti MA. The DNA rearrangement that generates the TRK-T3 oncogene involves a novel gene on chromosome 3 whose product has a potential coiled-coil domain. Mol Cell Biol 1995; 15: 6118–27.

Grieco D, Santoro M, Dathan NA, Fusco A. Activated RET oncogene products induce maturation of xenopus oocytes. Oncogene 1995; 11: 113–7.

Grieco M, Santoro M, Berlingieri MT, Melillo RM, Donghi R, Bongarzone I, Pierotti MA, Della Porta G, Fusco A, Vecchio G. PTC is a novel rearranged form of the ret proto-oncogene and is frequently detected in vivo in human thyroid papillary carcinomas. Cell 1990; 60: 557–63.

Guan H, Ji M, Bao R, Yu H, Wang Y, Hou P, Zhang Y, Shan Z, Teng W, Xing M. Association of high iodine intake with the T1799A BRAF mutation in papillary thyroid cancer. J Clin Endocrinol Metab 2009; 94: 1612–7.

Hodak SP, Rosenthal For The American Thyroid Association Clinical Affairs Committee DS. Information for clinicians: commercially available molecular diagnosis testing in the evaluation of thyroid nodule fine-needle aspiration specimens. Thyroid 2013; 23: 131–4.

Hundahl SA, Cady B, Cunningham MP, Mazzaferri E, McKee RF, Rosai J, Shah JP, Fremgen AM, Stewart AK, Holzer S. Initial results from a prospective cohort study of 5583 cases of thyroid carcinoma treated in the united states during 1996. U.S. and German Thyroid Cancer Study Group. An American College of Surgeons Commission on Cancer Patient Care Evaluation study. Cancer 2000; 89: 202–17.

Imkamp F, von Wasielewski R, Musholt TJ, Musholt PB. Rearrangement analysis in archival thyroid tissues: punching microdissection and artificial RET/PTC 1-12 transcripts. J Surg Res 2007; 143: 350–63.

Ito Y, Yoshida H, Maruo R, Morita S, Takano T, Hirokawa M, Yabuta T, Fukushima M, Inoue H, Tomoda C, Kihara M, Uruno T, Higashiyama T, Takamura Y, Miya A, Kobayashi K, Matsuzuka F, Miyauchi A. BRAF mutation in papillary thyroid carcinoma in a Japanese population: its lack of correlation with high-risk clinicopathological features and disease-free survival of patients. Endocr J 2009; 56: 89–97.

Jhiang SM, Smanik PA, Mazzaferri EL. Development of a single-step duplex RT-PCR detecting different forms of ret activation, and identification of the third form of in vivo ret activation in human papillary thyroid carcinoma. Cancer Lett 1994; 78: 69–76.

Jin L, Sebo TJ, Nakamura N, Qian X, Oliveira A, Majerus JA, Johnson MR, Lloyd RV. BRAF mutation analysis in fine needle aspiration (FNA) cytology of the thyroid. Diagn Mol Pathol 2006; 15: 136–43.

Jo YS, Huang S, Kim YJ, Lee IS, Kim SS, Kim JR, Oh T, Moon Y, An S, Ro HK, Kim JM, Shong M. Diagnostic value of pyrosequencing for the BRAF V600E mutation in ultrasound-guided fine-needle aspiration biopsy samples of thyroid incidentalomas. Clin Endocrinol (Oxf) 2009; 70: 139–44.

Jovanovic L, Delahunt B, McIver B, Eberhardt NL, Bhattacharya A, Lea R, Grebe SK. Distinct genetic changes characterise multifocality and diverse histological subtypes in papillary thyroid carcinoma. Pathology 2010; 42: 524–33.

Kebebew E, Weng J, Bauer J, Ranvier G, Clark OH, Duh QY, Shibru D, Bastian B, Griffin A. The prevalence and prognostic value of BRAF mutation in thyroid cancer. Ann Surg 2007; 246: 466–70; discussion 70–1.

Kim KH, Kang DW, Kim SH, Seong IO, Kang DY. Mutations of the BRAF gene in papillary thyroid carcinoma in a Korean population. Yonsei Med J 2004; 45: 818–21.

Kim SK, Kim DL, Han HS, Kim WS, Kim SJ, Moon WJ, Oh SY, Hwang TS. Pyrosequencing analysis for detection of a BRAFV600E mutation in an FNAB specimen of thyroid nodules. Diagn Mol Pathol 2008; 17: 118–25.

Kim SW, Lee JI, Kim JW, Ki CS, Oh YL, Choi YL, Shin JH, Kim HK, Jang HW, Chung JH. BRAFV600E mutation analysis in fine-needle aspiration cytology specimens for evaluation of thyroid nodule: a large series in a BRAFV600E-prevalent population. J Clin Endocrinol Metab 2010; 95: 3693–700.

Kim TH, Park YJ, Lim JA, Ahn HY, Lee EK, Lee YJ, Kim KW, Hahn SK, Youn YK, Kim KH, Cho BY, Park do J. The association of the BRAF(V600E) mutation with prognostic factors and poor clinical outcome in papillary thyroid cancer: a meta-analysis. Cancer 2012; 118: 1764–73.

Kimura ET, Nikiforova MN, Zhu Z, Knauf JA, Nikiforov YE, Fagin JA. High prevalence of BRAF mutations in thyroid cancer: genetic evidence for constitutive activation of the RET/PTC-RAS-BRAF signaling pathway in papillary thyroid carcinoma. Cancer Res 2003; 63: 1454–7.

Klugbauer S, Demidchik EP, Lengfelder E, Rabes HM. Molecular analysis of new subtypes of ELE/RET rearrangements, their reciprocal transcripts and breakpoints in papillary thyroid carcinomas of children after Chernobyl. Oncogene 1998; 16: 671–5.

Klugbauer S, Jauch A, Lengfelder E, Demidchik E, Rabes HM. A novel type of RET rearrangement (PTC8) in childhood papillary thyroid carcinomas and characterization of the involved gene (RFG8). Cancer Res 2000; 60: 7028–32.

Kozma SC, Redmond SM, Fu XC, Saurer SM, Groner B, Hynes NE. Activation of the receptor kinase domain of the trk oncogene by recombination with two different cellular sequences. Embo J 1988; 7: 147–54.

Kwak JY, Han KH, Yoon JH, Kim EK, Moon HJ, Kim YL, Park SJ, Choi JR. BRAFV600E mutation testing in fine needle aspirates of thyroid nodules: potential value of real-time PCR. Ann Clin Lab Sci 2012; 42: 258–65.

Lee JJ, Foukakis T, Hashemi J, Grimelius L, Heldin NE, Wallin G, Rudduck C, Lui WO, Hoog A, Larsson C. Molecular cytogenetic profiles of novel and established human anaplastic thyroid carcinoma models. Thyroid 2007; 17: 289–301.

Lee ST, Kim SW, Ki CS, Jang JH, Shin JH, Oh YL, Kim JW, Chung JH. Clinical Implication of Highly Sensitive Detection of the BRAF V600E Mutation in Fine-Needle Aspirations of Thyroid Nodules: A Comparative Analysis of Three Molecular Assays in 4585 Consecutive Cases in a BRAF V600E Mutation-Prevalent Area. J Clin Endocrinol Metab 2012; 97: 2299–306.

Leonardi GC, Candido S, Carbone M, Raiti F, Colaianni V, Garozzo S, Cina D, McCubrey JA, Libra M. BRAF mutations in papillary thyroid carcinoma and emerging targeted therapies (Review). Mol Med Report 2012; 6: 687–94.

Lupi C, Giannini R, Ugolini C, Proietti A, Berti P, Minuto M, Materazzi G, Elisei R, Santoro M, Miccoli P, Basolo F. Association of BRAF V600E mutation with poor clinicopathological outcomes in 500 consecutive cases of papillary thyroid carcinoma. J Clin Endocrinol Metab 2007; 92: 4085–90.

Marchetti I, Lessi F, Mazzanti CM, Bertacca G, Elisei R, Coscio GD, Pinchera A, Bevilacqua G. A morpho-molecular diagnosis of papillary thyroid carcinoma: BRAF V600E detection as an important tool in preoperative evaluation of fine-needle aspirates. Thyroid 2009; 19: 837–42.

Michieli P, Pierotti MA, De Benedetti V, Donghi R, Mondini P, Radice P, Della Porta G. TaqI RFLP of the human tropomyosin gene (TPM3) involved in the generation of the TRK oncogene. Nucleic Acids Res 1991; 19: 4796.

Moses W, Weng J, Sansano I, Peng M, Khanafshar E, Ljung BM, Duh QY, Clark OH, Kebebew E. Molecular testing for somatic mutations improves the accuracy of thyroid fine-needle aspiration biopsy. World J Surg 2010; 34: 2589–94.

Musholt PB, Musholt TJ, Morgenstern SC, Worm K, Sheu SY, Schmid KW. Follicular histotypes of oncocytic thyroid carcinomas do not carry mutations of the BRAF hot-spot. World J Surg 2008; 32: 722–8.

Musholt TJ, Musholt PB, Khaladj N, Schulz D, Scheumann GF, Klempnauer J. Prognostic significance of RET and NTRK1 rearrangements in sporadic papillary thyroid carcinoma. Surgery 2000; 128: 984–93.

Musholt TJ, Schonefeld S, Schwarz CH, Watzka FM, Musholt PB, Fottner C, Weber MM, Springer E, Schad A. Impact of pathognomonic genetic alterations on the prognosis of papillary thyroid carcinoma. ESES vienna presentation. Langenbecks Arch Surg 2010a; 395: 877–83.

Musholt TJ, Fottner C, Weber MM, Eichhorn W, Pohlenz J, Musholt PB, Springer E, Schad A. Detection of papillary thyroid carcinoma by analysis of BRAF and RET/PTC1 mutations in fine-needle aspiration biopsies of thyroid nodules. World J Surg 2010b; 34: 2595–603.

Nakata T, Kitamura Y, Shimizu K, Tanaka S, Fujimori M, Yokoyama S, Ito K, Emi M. Fusion of a novel gene, ELKS, to RET due to translocation t(10;12)(q11;p13) in a papillary thyroid carcinoma. Genes Chromosomes Cancer 1999; 25: 97–103.

Nam SY, Han BK, Ko EY, Kang SS, Hahn SY, Hwang JY, Nam MY, Kim JW, Chung JH, Oh YL, Shin JH. BRAF V600E mutation analysis of thyroid nodules needle aspirates in relation to their ultrasongraphic classification: a potential guide for selection of samples for molecular analysis. Thyroid 2010; 20: 273–9.

Nikiforov YE, Rowland JM, Bove KE, Monforte-Munoz H, Fagin JA. Distinct pattern of ret oncogene rearrangements in morphological variants of radiation-induced and sporadic thyroid papillary carcinomas in children. Cancer Res 1997; 57: 1690–4.

Nikiforov YE, Steward DL, Robinson-Smith TM, Haugen BR, Klopper JP, Zhu Z, Fagin JA, Falciglia M, Weber K, Nikiforova MN. Molecular testing for mutations in improving the fine-needle aspiration diagnosis of thyroid nodules. J Clin Endocrinol Metab 2009; 94: 2092–8.

Ohmichi M, Decker SJ, Pang L, Saltiel AR. Nerve growth factor binds to the 140 kd trk proto-oncogene product and stimulates its association with the src homology domain of phospholipase C gamma 1. Biochem Biophys Res Commun 1991; 179: 217–23.

Ohori NP, Nikiforova MN, Schoedel KE, LeBeau SO, Hodak SP, Seethala RR, Carty SE, Ogilvie JB, Yip L, Nikiforov YE. Contribution of molecular testing to thyroid fine-needle aspiration cytology of „follicular lesion of undetermined significance/atypia of undetermined significance". Cancer Cytopathol 2010; 118: 17–23.

Oler G, Cerutti JM. High prevalence of BRAF mutation in a Brazilian cohort of patients with sporadic papillary thyroid carcinomas: correlation with more aggressive phenotype and decreased expression of iodide-metabolizing genes. Cancer 2009; 115: 972–80.

Park SY, Park YJ, Lee YJ, Lee HS, Choi SH, Choe G, Jang HC, Park SH, Park do J, Cho BY. Analysis of differential BRAF(V600E) mutational status in multifocal papillary thyroid carcinoma: evidence of independent clonal origin in distinct tumor foci. Cancer 2006; 107: 1831–8.

Pizzolanti G, Russo L, Richiusa P, Bronte V, Nuara RB, Rodolico V, Amato MC, Smeraldi L, Sisto PS, Nucera M, Bommarito A, Citarrella R, Lo Coco R, Cabibi D, Lo Coco A, Frasca F, Gulotta G, Latteri MA, Modica G, Galluzzo A, Giordano C. Fine-needle aspiration molecular analysis for the diagnosis of papillary thyroid carcinoma through BRAF V600E mutation and RET/PTC rearrangement. Thyroid 2007; 17: 1109–15.

Ricarte-Filho JC, Ryder M, Chitale DA, Rivera M, Heguy A, Ladanyi M, Janakiraman M, Solit D, Knauf JA, Tuttle RM, Ghossein RA, Fagin JA. Mutational profile of advanced primary and metastatic radioactive iodine-refractory thyroid cancers reveals distinct pathogenetic roles for BRAF, PIK3CA, and AKT1. Cancer Res 2009; 69: 4885–93.

Romei C, Elisei R. RET/PTC Translocations and Clinico-Pathological Features in Human Papillary Thyroid Carcinoma. Front Endocrinol (Lausanne) 2012; 3: 54.

Saenko V, Rogounovitch T, Shimizu-Yoshida Y, Abrosimov A, Lushnikov E, Roumiantsev P, Matsumoto N, Nakashima M, Meirmanov S, Ohtsuru A, Namba H, Tsyb A, Yamashita S. Novel tumorigenic rearrangement, Deltarfp/ret, in a papillary thyroid carcinoma from externally irradiated patient. Mutat Res 2003; 527: 81–90.

Salvatore G, Giannini R, Faviana P, Caleo A, Migliaccio I, Fagin JA, Nikiforov YE, Troncone G, Palombini L, Basolo F, Santoro M. Analysis of BRAF point mutation and RET/PTC rearrangement refines the fine-needle aspiration diagnosis of papillary thyroid carcinoma. J Clin Endocrinol Metab 2004; 89: 5175–80.

Santoro M, Carlomagno F, Hay ID, Herrmann MA, Grieco M, Melillo R, Pierotti MA, Bongarzone I, Della Porta G, Berger N, et al. Ret oncogene activation in human thyroid neoplasms is restricted to the papillary cancer subtype. J Clin Invest 1992; 89: 1517–22.

Santoro M, Melillo RM, Grieco M, Berlingieri MT, Vecchio G, Fusco A. The TRK and RET tyrosine kinase oncogenes cooperate with ras in the neoplastic transformation of a rat thyroid epithelial cell line. Cell Growth Differ 1993; 4: 77–84.

Santoro M, Dathan NA, Berlingieri MT, Bongarzone I, Paulin C, Grieco M, Pierotti MA, Vecchio G, Fusco A. Molecular characterization of RET/PTC3; a novel rearranged version of the RETproto-oncogene in a human thyroid papillary carcinoma. Oncogene 1994; 9: 509–16.

Santoro M, Chiappetta G, Cerrato A, Salvatore D, Zhang L, Manzo G, Picone A, Portella G, Santelli G, Vecchio G, Fusco A. Development of thyroid papillary carcinomas secondary to tissue-specific expression of the RET/PTC1 oncogene in transgenic mice. Oncogene 1996; 12: 1821–6.

Santoro M, Melillo RM, Carlomagno F, Fusco A, Vecchio G. Molecular mechanisms of RET activation in human cancer. Ann N Y Acad Sci 2002; 963: 116–21.

Sapio MR, Posca D, Troncone G, Pettinato G, Palombini L, Rossi G, Fenzi G, Vitale M. Detection of BRAF mutation in thyroid papillary carcinomas by mutant allele-specific PCR amplification (MASA). Eur J Endocrinol 2006; 154: 341–8.

Sapio MR, Guerra A, Posca D, Limone PP, Deandrea M, Motta M, Troncone G, Caleo A, Vallefuoco P, Rossi G, Fenzi G, Vitale M. Combined analysis of galectin-3 and BRAFV600E improves the accuracy of fine-needle aspiration biopsy with cytological findings suspicious for papillary thyroid carcinoma. Endocr Relat Cancer 2007; 14: 1089–97.

Soares P, Sobrinho-Simoes M. Cancer: Small papillary thyroid cancers – is BRAF of prognostic value? Nat Rev Endocrinol 2011; 7: 9–10.

Tallini G, Asa SL. RET oncogene activation in papillary thyroid carcinoma. Adv Anat Pathol 2001; 8: 345–54.

Tang KT, Lee CH. BRAF mutation in papillary thyroid carcinoma: pathogenic role and clinical implications. J Chin Med Assoc 2010; 73: 113–28.

Wang W, Wang H, Teng X, Mao C, Teng R, Zhao W, Cao J, Fahey TJ, 3rd, Teng L. Clonal analysis of bilateral, recurrent, and metastatic papillary thyroid carcinomas. Hum Pathol 2010; 41: 1299–309.

Xing M, Tufano RP, Tufaro AP, Basaria S, Ewertz M, Rosenbaum E, Byrne PJ, Wang J, Sidransky D, Ladenson PW. Detection of BRAF mutation on fine needle aspiration biopsy specimens: a new diagnostic tool for papillary thyroid cancer. J Clin Endocrinol Metab 2004; 89: 2867–72.

Xing M, Westra WH, Tufano RP, Cohen Y, Rosenbaum E, Rhoden KJ, Carson KA, Vasko V, Larin A, Tallini G, Tolaney S, Holt EH, Hui P, Umbricht CB, Basaria S, Ewertz M, Tufaro AP, Califano JA, Ringel MD, Zeiger MA, Sidransky D, Ladenson PW. BRAF mutation predicts a poorer clinical prognosis for papillary thyroid cancer. J Clin Endocrinol Metab 2005; 90: 6373–9.

Xing M. BRAF mutation in papillary thyroid cancer: pathogenic role, molecular bases, and clinical implications. Endocr Rev 2007; 28: 742–62.

Yeo MK, Liang ZL, Oh T, Moon Y, An S, Kim MK, Kim KS, Shong M, Kim JM, Jo YS. Pyrosequencing cut-off value identifying BRAFV600E mutation in fine needle aspiration samples of thyroid nodules. Clin Endocrinol (Oxf) 2011; 75: 555–60.

Zatelli MC, Trasforini G, Leoni S, Frigato G, Buratto M, Tagliati F, Rossi R, Cavazzini L, Roti E, degli Uberti EC. BRAF V600E mutation analysis increases diagnostic accuracy for papillary thyroid carcinoma in fine-needle aspiration biopsies. Eur J Endocrinol 2009; 161: 467–73.

10 Kalzitoninscreening

Christian Scheuba

10.1 Historische Entwicklung

Tashjian und Melvin (1968) zeigten, dass das medulläre Schilddrüsenkarzinom (*medullary thyroid carcinoma*, MTC) Kalzitonin produziert, und legten damit den Grundstein für das Kalzitoninscreening. Wells et al. (1978) zeigten eine Korrelation zwischen dem basalen Kalzitoninspiegel und der Tumorgröße auf. Im Jahr 1982 konnten die Autoren die Möglichkeit zur frühzeitigen MTC-Diagnose bei Mitgliedern von Familien mit hereditären MTC-Formen aufzeigen (Wells et al. 1982); damals gab es noch kein genetisches Screening.

Pacini et al. (1994) führten Anfang der 1990er-Jahre bei 1.385 Patienten mit Struma nodosa und ohne Familienanamnese Kalzitoninmessungen durch und wiesen bei 8 (0,57 %) einen erhöhten Kalzitoninspiegel nach. Alle 8 Patienten zeigten histologisch ein MTC. Hierauf folgten einige Publikationen, die vergleichbare Ergebnisse brachten (▶Tab. 10-1).

Im Jahr 2008 wurde für Nordamerika gezeigt, dass das Kalzitoninscreening kosteneffektiv ist und mit der Koloskopie und der Mammographie verglichen werden kann (Cheung et al. 2008). Heute wird das Kalzitoninscreening in einem europäischen Konsensuspapier für die Erstdiagnostik beim Schilddrüsenknoten empfohlen (Pacini et al. 2006), während es in den Leitlinien der Amerikanischen Schilddrüsengesellschaft noch

Tab. 10-1 Ergebnisse des Kalzitoninscreening in der Literatur

Autor	Land	Patienten	MTC
Herrmann et al. 2010	Deutschland	1.007	2 (0,2 %)
Rink et al. 2009	Deutschland	21.928	28 (0,13 %)
Chambon et al. 2011	Frankreich	2.733	12 (0,4 %)
Henry et al. 1996	Frankreich	2.975	14 (0,47 %)
Iacobone et al. 2002	Frankreich	7.276	70 (0,96 %)
Rieu et al. 1995	Frankreich	657	4 (0,85 %)
Costante et al. 2007	Italien	5.817	15 (0,26 %)
Elisei et al. 2004	Italien	10.864	44 (0,40 %)
Pacini et al. 1994	Italien	1.385	8 (0,58 %)
Papi et al. 2006	Italien	1.425	9 (0,63 %)
Vierhapper et al. 1997	Österreich	1.062	6 (0,56 %)
Vierhapper et al. 2005	Österreich	10.292	34 (0,33 %)
Ozgen et al. 1999	Türkei	773	4 (0,52 %)

MTC = *medullary thyroid carcinoma*

keine Empfehlung zum Kalzitoninscreening gibt (American Thyroid Association et al. 2009).

Die ersten Publikationen zum Kalzitoninscreening erschienen 1994, heute ist es in Europa ein fixer Bestandteil bei der Erstuntersuchung von Schilddrüsenknoten. In den Vereinigten Staaten von Amerika hingegen wird die Notwendigkeit noch diskutiert, das Screening hat in den Leitlinien noch keinen Niederschlag gefunden.

10.2 Bestimmungsmethoden

Zum Zeitpunkt der Etablierung von Grenzwerten für Kalzitonin zur Differenzierung zwischen Patienten mit Normalbefund, C-Zell-Hyperplasie und MTC gab es folgende Tests:
- IRMA (*immunoradiometric assay*; CIS, Frankreich) – manuell (2 Schritte)
- ICMA (*immunochemiluminiscent assay*; Nichols, USA) – automatisiert (1 Schritt) (Bieglmayer et al. 2002)

Später folgten der IRMA manuell (1 Schritt) von Medgenix (Belgien) und zuletzt die Tests von Diagnostic Product Corporation, DiaSorin und Scantibodies. Vergleiche zwischen diesen Testen wurden publiziert (Bieglmayer et al. 2002). Aufgrund der unterschiedlichen Nachweismethoden müssen die Grenzwerte immer in Abhängigkeit vom verwendeten Nachweistest gesehen werden.

> Es gibt nach wie vor verschiedene Bestimmungsmethoden, weswegen bei allen Interpretationen auf den jeweils benutzten Test Bezug genommen werden muss.

10.3 Stimulationstests

Zur genaueren Diskriminierung zwischen einer Kalzitoninproduktion durch ein medulläres Schilddrüsenkarzinom oder einen anderen neuroendokrinen Tumor (Lunge, Pankreas) sowie zur Differenzierung zwischen C-Zell-Hyperplasie und den verschiedenen Tumorstadien des medullären Schilddrüsenkarzinoms ist ein stimulierter Kalzitoninwert sehr hilfreich.

Die Kalzitoninausschüttung durch die C-Zellen kann mit der i. v. Gabe von Pentagastrin oder Kalzium stimuliert werden. Pentagastrin ist in Europa schwer und in den USA kaum erhältlich, erbringt aber die verlässlicheren und besser reproduzierbaren Ergebnisse, weswegen sich fast die gesamte Literatur mit der Pentagastrinstimulation befasst. Aufgrund der zuletzt aber immer schwierigeren Verfügbarkeit ist mit Publikationen zu rechnen, die der Kalziumstimulation mehr Bedeutung beimessen.

Die Kalziumstimulation der Kalzitoninausschüttung hat die Vorteile der leichten Verfügbarkeit und der geringeren Nebenwirkungen; bei vielen Patienten führt die Pentagastringabe zu einer kurzen Übelkeit bis hin zu Würgereizen, während bei der Kalziumgabe zumeist nur eine Art Wallung oder „Wärmewelle" beschrieben wird.

10.3.1 Pentagastrintest

Es wird ein basaler Kalzitoninwert gemessen, dann bekommt der Patient eine i. v. Injektion von 5 µg/kgKG Pentagastrin in 5–10 ml NaCl im Verlauf von 1 min. Es folgen Blutabnahmen nach 2, 3, 5 und 10 min(Vierhapper et al. 1997). Für die Auswertung werden der basale Wert und der höchste stimulierte Wert herangezogen. Da der höchste Wert fast durchwegs der nach 2 oder 3 min ist, verzichten manche Untersucher auf die Abnahme des 10-min-Wertes.

10.3.2 Kalziumstimulationstest

Es wird ein basaler Kalzitoninwert gemessen, dann bekommt der Patient eine i. v. Injektion von 2,5 mg/kgKG Kalzium (10 % Kalziumglukonat) im Verlauf von 2 min. Es folgen Blutabnahmen nach 2, 3, 5 und 10 min. Für die Auswertung werden der basale Wert und der höchste stimulierte Wert herangezogen.

> Es gibt 2 Stimulationstests für das Kalzitonin. Der Pentagastrintest ist bislang besser untersucht und die Werte generell besser reproduzierbar, die Kalziumstimulation hat hingegen geringere Nebenwirkungen.

10.4 Grenzwerte

Dass bei hohen Kalzitoninwerten ein medulläres Schilddrüsenkarzinom vorliegt, ist unstrittig. Ob jedoch bei Werten knapp über dem Normalwert des Kalzitonins eine Pathologie vorliegt, ob es darüber hinaus geschlechtsspezifische Unterschiede gibt und wie sich die Werte bei nierenkranken Patienten verhalten (Kotzmann et al. 1999), wurde erst nach und nach beschrieben.

Bei einigen anderen Tumorarten wurden ebenfalls Kalzitoninerhöhungen beschrieben, besonders bei kleinzelligen Lungentumoren und bei neuroendokrinen Pankreastumoren. Hier ist eine Abgrenzung zum MTC mittels Kalzitoninstimulation möglich; bei Patienten mit Kalzitoninerhöhungen ohne MTC ist keine oder nur eine geringe (< 2-facher Wert) Kalzitoninstimulation erzielbar (Barbot et al. 1994). Es liegen allerdings bislang nur Erfahrungen mit der Pentagastrinstimulation vor.

Die genauesten Aussagen können immer nur in Zusammenschau von basalem und höchstem stimulierten Kalzitoninwert getroffen werden, die diesbezüglichen Publikationen beziehen sich allerdings fast immer auf die Pentagastrinstimulation. Wir konnten im Jahr 1999 Grenzwerte aufzeigen, anhand derer die Patienten in 3 Gruppen einteilbar sind (Scheuba et al. 1999; ▶Tab. 10-2):

- „Pathologische Gruppe": Mit einer nahezu 100%igen Sicherheit ist von einem MTC auszugehen.
- „Abnorme Gruppe": Es liegt zwar immer eine C-Zell-Pathologie vor (inkl. C-Zell-Hyperplasie), aber nur bei 20 % der Patienten ist ein MTC nachweisbar.
- „Normale Gruppe": Hier ist von Patienten ohne C-Zell-Pathologie auszugehen.

Tab. 10-2 Gruppeneinteilung der Pentagastrintestergebnisse

Pentagastrintest	C-Zell-Pathologie	Nichols/CIS		DPC
		Basales Kalzitonin [pg/ml]	Stimuliertes Kalzitonin [pg/ml]	Basales Kalzitonin [pg/ml]
Normal	Keine	≤ 10	< 100	≤ 8
		> 10 u. < 64		> 8 u. < 51
Abnormal	CCH/MTC	> 10 u. < 64	≥ 100 u. < 560	> 8 u. < 51
Pathologisch	MTC	≥ 64[a]	Erhöht (min. 2-facher basaler Wert)	≥ 51[a]
		> 10	≥ 560	> 8

[a] Bei normaler Nierenfunktion
CCH = *C-cell hyperplasia*; DPC = *Diagnostic Product Corporation* (Test); MTC = *medullary thyroid carcinoma*

Tab. 10-3 Geschlechtsspezifische Häufigkeit von MTC in der „abnormen Gruppe" (aus Scheuba et al. 2009)

Pentagastrinstimuliertes Kalzitonin [pg/ml]	Patienten (m/w)	MTC (♂)	MTC (♀)	p-Wert
100–200	90/18	13 (14%)	7 (39%)	<0,01
201–400	36/9	5 (14%)	7 (78%)	<0,01
401–600	8/7	5 (63%)	5 (71%)	n.s.
601–800	5/1	5 (100%)	1 (100%)	n.s.
>800	28/58	28 (100%)	58 (100%)	n.s.
Gesamt	167/93	56 (34%)	78 (84%)	<0,01

Im Jahr 2009 konnten diese Zahlen anhand einer größeren prospektiven Studie (Scheuba et al. 2009) bestätigt werden. Es konnte dann bei den Patienten in der „abnormen Gruppe" eine genauere Differenzierung zwischen Männern und Frauen getroffen werden, die zeigt, dass Männer hier deutlich häufiger eine C-Zell-Hyperplasie aufweisen und Frauen ein MTC (Scheuba et al. 2009; ▶ Tab. 10-3).

> Anhand der basalen und stimulierten Kalzitoninwerte lassen sich die Patienten in eine normale Gruppe (gesunde), eine abnorme Gruppe (MTC bei 20%) und eine pathologische Gruppe (MTC bei 100%) einteilen.

10.5 Kalzitonin und Operationsplanung

Da die Patienten sich nach dem Pentagastrintest in 3 Gruppen einteilen lassen (▶ Tab. 10-2), stellt sich die Frage, ob dies einen Einfluss auf das Operationsausmaß hat. Es ist bekannt, dass auch medulläre Mikrokarzinome (<1 cm) bei 11% der Patienten zum Zeitpunkt der Operation schon Lymphknotenmetastasen ausgebildet haben (Scheuba et al. 2007). Die Tatsache, dass alle Patienten mit einem abnormen Pentagastrintest und einem medullären Schilddrüsenkarzinom einen Tumor ≤1 cm haben, hilft also nicht weiter.

Genaue Analysen haben ergeben, dass beinahe alle Patienten mit einem MTC <1 cm und Lymphknotenmetastasen einen pathologischen Pentagastrintest hatten (Scheuba et al. 2007). Wenn ein Patient ein MTC und einen abnormen Pentagastrintest hatte, lag immer ein MTC <1 cm und bei 36 von 37 Patienten kein Lymphknotenbefall vor (Scheuba et al. 2007). Dies erlaubt somit bei der Gruppe von Patienten mit abnormem Pentagastrintest, beim Ersteingriff nur eine zentrale Halsdissektion auszuführen. Die Wahrscheinlichkeit, bei diesem Vorgehen einen Lymphknotenbefall zu übersehen, liegt bei ca. 3%.

Nimmt man die Patienten mit abnormem Pentagastrintest und ohne MTC dazu, übersieht man lediglich bei 0,6% der Patienten einen Lymphknotenbefall. Ein Pentagastrintest 6 Wochen postoperativ, bei dem Kalzitonin nachweisbar ist, sollte dann allerdings – auch bei niedrigen Kalzitoninwerten – zu einer lateralen Halsdissektion im Rahmen einer Folgeoperation führen. Da der laterale Hals in diesem Fall nicht voroperiert wäre, sollte dies in hoher Qualität möglich sein.

Der zentrale Hals muss in der Erstoperation grundsätzlich lymphadenektomiert werden, da eine Zweitoperation im voroperierten und damit vernarbten Gebiet eine deutliche Erschwernis mit dementsprechend erhöhter

Morbidität bedeuten würde. 99 % der Patienten mit abnormem Pentagastrintest bleibt bei diesem Vorgehen die laterale Halsdissektion (und die damit verbundene Morbidität) erspart.

Patienten mit pathologischem Pentagastrintest und MTC < 1 cm weisen in dieser Auswertung in 18,5 % einen Lymphknotenbefall auf. Diese sollten also grundsätzlich auch mit einer lateralen Halsdissektion behandelt werden.

> Bei Patienten mit MTC und abnormem Pentagastrintest kann auf die laterale Halsdissektion verzichtet werden. Bei Patienten mit pathologischem Pentagastrintest sollte eine laterale Halsdissektion auch bei Mikrokarzinomen durchgeführt werden.

Da somit die Operation bei zu erwartendem MTC immer entsprechend geplant werden kann, können primäre subtotale Thyreoidektomien und inkonsequente Lymphadenektomien im Rahmen der Erstoperation vermieden werden. Die Kombination von früher Diagnose und konsequenter Operationsplanung vor dem Ersteingriff hat die Prognose deutlich verbessert. So konnten mit diesem Gesamtkonzept bei uns 78 % der Patienten mit MTC durch die Erstoperation biochemisch geheilt werden, d. h. dass Kalzitonin auch stimuliert nicht mehr nachweisbar war (Scheuba et al. 2009).

> Durch das konsequente Screening aller Patienten mit Struma nodosa und die daraus resultierende frühzeitige und im Ersteingriff stadiengerechte Operation kann die Prognose des MTC deutlich verbessert werden.

10.6 Auswirkungen des Screenings auf die Prognose

Von einer effektiven Screeningmethode ist zu erwarten, dass Erkrankungen früher diagnostiziert werden und, im Idealfall, sich dadurch die Prognose verbessert. Beim Kalzitoninscreening trifft das in hohem Maße zu. Medulläre Schilddrüsenkarzinome wurden früher großteils im klinisch symptomatischen Stadium diagnostiziert und waren damit zumeist nicht mehr heilbar. Frühstadien waren Zufallsbefunde (Kebebew et al. 2000). Mit dem Kalzitoninscreening kam es hier zu einer starken Veränderung des Operationszeitpunkts in Bezug auf das Krankheitsstadium. In unserem Bereich haben seit Beginn des konsequenten Kalzitoninscreenings 61 % der Patienten mit Erstoperationen bei medullärem Schilddrüsenkarzinom ein MTC ≤ 1 cm, davon wiesen lediglich 12 % einen Lymphknotenbefall auf (Scheuba et al. 2007).

10.7 Zusammenfassung

Mit der Entdeckung, dass das medulläre Schilddrüsenkarzinom Kalzitonin produziert, wurde einer der spezifischsten Tumormarker beschrieben. Vorerst wurde dieser Marker zum Screening von Familien mit hereditärem medullären Schilddrüsenkarzinom verwendet, später zum Screening aller Patienten mit Schilddrüsenknoten. In Europa wird dieses Screening mittlerweile in den meisten Leitlinien empfohlen (Pacini et al. 2006). In den Vereinigten Staaten von Amerika wurde zwar gezeigt, dass es sinnvoll ist (Cheung et al. 2008), in den dortigen Leitlinien fand es allerdings bislang noch keinen Niederschlag (American Thyroid Association et al. 2009).

Da es mittlerweile verschiedene Kalzitoninnachweismethoden gibt, ist bei allen Auswertungen sorgfältig auf die jeweils verwendete Nachweismethode zu achten!

Zur genaueren Diskriminierung zwischen einer Kalzitoninproduktion durch ein medulläres Schilddrüsenkarzinom oder einen anderen neuroendokrinen Tumor (Lunge, Pankreas) sowie zur Differenzierung zwischen C-Zell-Hyperplasie und den verschiedenen Tumorstadien des medullären Schilddrüsenkarzinoms ist ein stimulierter Kalzitoninwert sehr hilfreich(Scheuba et al. 1999). Die Stimulation ist mit Kalzium oder Pentagastrin möglich. Die durch die Pentagastrinstimulation erzielten Werte sind besser reproduzierbar und bislang besser untersucht, weswegen sich die Literatur hauptsächlich auf diesen Stimulator bezieht. Die Kalziumstimulation ist aber aufgrund der besseren Verfügbarkeit und der geringeren Nebenwirkungen von zunehmender Bedeutung.

Die Patienten lassen sich mithilfe der basalen und stimulierten Kalzitoninwerte in 3 Gruppen einteilen (▶Tab. 10-2):
- Normal: Patienten ohne C-Zellpathologie
- Abnormal: Patienten mit MTC (20 %) oder C-Zell-Hyperplasie
- Pathologisch: Patienten mit MTC (100 %)

Bei allen Patienten aus der abnormen und der pathologischen Gruppe besteht eine Operationsindikation. Da Lymphknotenmetastasen in der abnormen Gruppe sehr selten sind (0,6 %), kann hier auf eine laterale Halsdissektion verzichtet werden. Bei Patienten aus der pathologischen Gruppe muss – auch wenn nur ein Mikrokarzinom vorliegt – mit einem Lymphknotenbefall gerechnet werden, somit ist hier auch eine laterale Halsdissektion notwendig.

Durch das konsequente Screening aller Patienten mit Struma nodosa und das daraus resultierende frühzeitige, stadiengerechte Operationskonzept kann die Prognose des MTC deutlich verbessert werden.

Literatur

American Thyroid Association Guidelines Taskforce on Thyroid Nodules and Differentiated Thyroid Cancer; Cooper DS, Doherty GM, Haugen BR, Kloos RT, Lee SL, Mandel SJ, Mazzaferri EL, McIver B, Pacini F, Schlumberger M, Sherman SI, Steward DL, Tuttle RM. Revised American Thyroid Association management guidelines for patients with thyroid nodules and differentiated thyroid cancer. Thyroid 2009; 11: 1167–214.

Barbot N, Calmettes C, Schuffenecker I, Saint-Andre JP, Franc B, Rohmer V, Jallet P, Bigorgne JC. Pentagastrin stimulation test and early diagnosis of medullary thyroid carcinoma using an immunoradiometric assay of calcitonin: comparison with genetic screening in hereditary medullary thyroid carcinoma. J Clin Endocrinol Metab 1994; 1: 114–20.

Bieglmayer C, Scheuba C, Niederle B, Flores J, Vierhapper H. Screening for medullary thyroid carcinoma: experience with different immunoassays for human calcitonin. Wien Klin Wochenschr 2002; 7: 267–73.

Chambon G, Alovisetti C, Idoux-Louche C, Reynaud C, Rodier M, Guedj AM, Chapuis H, Lallemant JG, Lallemant B. The use of preoperative routine measurement of basal serum thyrocalcitonin in candidates for thyroidectomy due to nodular thyroid disorders: results from 2733 consecutive patients. J Clin Endocrinol Metab 2011; 1: 75–81.

Cheung K, Roman SA, Wang TS, Walker HD, Sosa JA. Calcitonin measurement in the evaluation of thyroid nodules in the United States: a cost-effectiveness and decision analysis. J Clin Endocrinol Metab 2008; 6: 2173–80.

Costante G, Meringolo D, Durante C, Bianchi D, Nocera M, Tumino S, Crocetti U, Attard M, Maranghi M, Torlontano M, Filetti S. Predictive value of serum calcitonin levels for preoperative diagnosis of medullary thyroid carcinoma in a cohort of 5817 consecutive patients with thyroid nodules. J Clin Endocrinol Metab 2007; 2: 450–5.

Elisei R, Bottici V, Luchetti F, Di Coscio G, Romei C, Grasso L, Miccoli P, Iacconi P, Basolo F,

Pinchera A, Pacini F. Impact of routine measurement of serum calcitonin on the diagnosis and outcome of medullary thyroid cancer: experience in 10,864 patients with nodular thyroid disorders. J Clin Endocrinol Metab 2004; 1: 163–8.

Henry JF, Denizot A, Puccini M, Niccoli P, Conte-Devolx B, de Micco C. Early diagnosis of sporadic medullary cancers of the thyroid: value of systematic assay of calcitonin. Presse medicale 1996; 33: 1583–8.

Herrmann BL, Schmid KW, Goerges R, Kemen M, Mann K. Calcitonin screening and pentagastrin testing: predictive value for the diagnosis of medullary carcinoma in nodular thyroid disease. Eur J Endocrinol 2010; 6: 1141–5.

Iacobone M, Niccoli-Sire P, Sebag F, De Micco C, Henry JF. Can sporadic medullary thyroid carcinoma be biochemically predicted? Prospective analysis of 66 operated patients with elevated serum calcitonin levels. World J Surg 2002; 8: 886–90.

Kebebew E, Ituarte PH, Siperstein AE, Duh QY, Clark OH. Medullary thyroid carcinoma: clinical characteristics, treatment, prognostic factors, and a comparison of staging systems. Cancer 2000; 5: 1139–48.

Kotzmann H, Schmidt A, Scheuba C, Kaserer K, Watschinger B, Soregi G, Niederle B, Vierhapper H. Basal calcitonin levels and the response to pentagastrin stimulation in patients after kidney transplantation or on chronic hemodialysis as indicators of medullary carcinoma. Thyroid 1999; 9: 943–7.

Ozgen AG, Hamulu F, Bayraktar F, Yilmaz C, Tuzun M, Yetkin E, Tuncyurek M, Kabalak T. Evaluation of routine basal serum calcitonin measurement for early diagnosis of medullary thyroid carcinoma in seven hundred seventy-three patients with nodular goiter. Thyroid 1999; 6: 579–82.

Pacini F, Fontanelli M, Fugazzola L, Elisei R, Romei C, Di Coscio G, Miccoli P, Pinchera A. Routine measurement of serum calcitonin in nodular thyroid diseases allows the preoperative diagnosis of unsuspected sporadic medullary thyroid carcinoma. J Clin Endocrinol Metab 1994; 4: 826–9.

Pacini F, Schlumberger M, Dralle H, Elisei R, Smit JW, Wiersinga W, European Thyroid Cancer Taskforce. European consensus for the management of patients with differentiated thyroid carcinoma of the follicular epithelium. Eur J Endocrinol 2006; 6: 787–803.

Papi G, Corsello SM, Cioni K, Pizzini AM, Corrado S, Carapezzi C, Fadda G, Baldini A, Carani C, Pontecorvi A, Roti E. Value of routine measurement of serum calcitonin concentrations in patients with nodular thyroid disease: A multicenter study. J Endocrinol Invest 2006; 5: 427–37.

Rieu M, Lame MC, Richard A, Lissak B, Sambort B, Vuong-Ngoc P, Berrod JL, Fombeur JP. Prevalence of sporadic medullary thyroid carcinoma: the importance of routine measurement of serum calcitonin in the diagnostic evaluation of thyroid nodules. Clin Endocrinol (Oxf) 1995; 5: 453–60.

Rink T, Truong PN, Schroth HJ, Diener J, Zimny M, Grunwald F. Calculation and validation of a plasma calcitonin limit for early detection of medullary thyroid carcinoma in nodular thyroid disease. Thyroid 2009; 4: 327–32.

Scheuba C, Kaserer K, Bieglmayer C, Asari R, Riss P, Drosten R, Niederle B. Medullary thyroid microcarcinoma recommendations for treatment – a single-center experience. Surgery 2007; 6: 1003–10; discussion 10 e1–3.

Scheuba C, Kaserer K, Moritz A, Drosten R, Vierhapper H, Bieglmayer C, Haas OA, Niederle B. Sporadic hypercalcitoninemia: clinical and therapeutic consequences. Endocr Relat Cancer 2009; 1: 243–53.

Scheuba C, Kaserer K, Weinhausl A, Pandev R, Kaider A, Passler C, Prager G, Vierhapper H, Haas OA, Niederle B. Is medullary thyroid cancer predictable? A prospective study of 86 patients with abnormal pentagastrin tests. Surgery 1999; 6: 1089–95; discussion 96.

Tashjian AH, Jr., Melvin EW. Medullary carcinoma of the thyroid gland. Studies of thyrocalcitonin in plasma and tumor extracts. N Engl J Med 1968; 6: 279–83.

Vierhapper H, Niederle B, Bieglmayer C, Kaserer K, Baumgartner-Parzer S. Early diagnosis and curative therapy of medullary thyroid carcinoma by routine measurement of serum calcitonin in patients with thyroid disorders. Thyroid 2005; 11: 1267–72.

Vierhapper H, Raber W, Bieglmayer C, Kaserer K, Weinhausl A, Niederle B. Routine measurement of plasma calcitonin in nodular thyroid diseases. J Clin Endocrinol Metab 1997; 5: 1589–93.

Wells SA Jr, Baylin SB, Gann DS, Farrell RE, Dilley WG, Preissig SH, Linehan WM, Cooper CW. Medullary thyroid carcinoma: relationship of method of diagnosis to pathologic staging. Annals of surgery 1978; 3: 377–83.

Wells SA Jr, Baylin SB, Leight GS, Dale JK, Dilley WG, Farndon JR. The importance of early diagnosis in patients with hereditary medullary thyroid carcinoma. Annals of surgery 1982; 5: 595–9.

11 Vorgehen bei Genträgern eines hereditären medullären Schilddrüsenkarzinoms

Henning Dralle, Andreas Machens und Kerstin Lorenz

11.1 Historische Entwicklung

Den Chirurgen und Pathologen des 19. Jahrhunderts war das medulläre Karzinom der Schilddrüse durchaus bekannt (Gurlt 1861; Wölfer 1883), und das Vorkommen bereits im jungen Erwachsenenalter wurde als bemerkenswert bezeichnet (Billroth 1869). Die eigentliche Historie des medullären Schilddrüsenkarzinoms begann (MTC) jedoch mit der möglicherweise ersten Erwähnung eines MEN-2B-Falles (MEN = multiple endokrine Neoplasie) im Jahr 1900 durch Walter Burk (Burk 1901; s. auch ▶ Tab. 11-1). Er beschrieb in seiner Inaugural-Dissertation einen im Jahr 1900 in der Chirurgischen Universitätsklinik Tübingen behandelten 12-jährigen Jungen, der letztlich an den Folgen eines metastasierten „Amyloidtumors" der Schilddrüse verstarb.

Der Junge war von „schmächtiger" Statur mit „gewulsteten Lippen" und einem langen und schmalen Thorax mit spitzem epigastrischen Winkel. Alter, Phänotyp und Tumorausbreitung in der Obduktion (ausgedehnte lokoregionäre Lymphknotenmetastasen im Hals und Mediastinum, tumorbedingte Rekurrensparese rechts, Lungen-, Pleura-, Nie-

Tab. 11-1 Medulläres Schilddrüsenkarzinom (MTC): historische Entwicklung

Zeitraum	Entwicklungen
Mitte 19. Jh.	Beschreibungen medullärer Schilddrüsenkarzinome (MTC) mit besonderer Erwähnung des Auftretens bei jungen Erwachsenen als seltener Tumorform innerhalb der verschiedenen Formen der Schilddrüsenkarzinome (Billroth 1869; Gurlt 1861; Wölfler 1883)
Um 1900	Erstbeschreibung amyloidhaltiger MTC (Burk 1901; Jacquet 1906; Stoffel 1910) mit vermutlich erster Beschreibung des MTC im Rahmen der zum damaligen Zeitpunkt unbekannten MEN-2B-Erkrankung durch Burk 1901
1950er-Jahre	Histopathologische Definition des MTC (Hazard et al. 1959; Horn 1951)
1960er-Jahre	Erkennung der C-Zellen und ihres zellspezifischen Produktes Kalzitonin (Copp 1962; Foster et al. 1964; Pearse u. Polak 1971), Erstbeschreibung eines Radioimmunoassay für Kalzitonin (Tashjian u. Melvin 1968), Erkennung des MTC als Bestandteil des familiären MEN-2-Syndroms (Manning et al. 1963; Sipple 1961; Williams et al. 1965 u. a.)
1993	Identifikation der das hereditäre MTC auslösenden Keimbahnmutationen des RET-Protoonkogens (Donnis-Keller et al. 1993; Mulligan et al. 1993)
1994	Begründung der prophylaktischen Thyreoidektomie als präemptives Verfahren zur Therapie des hereditären MTC (Lips et al. 1994; Wells et al. 1994), erste mutationsbasierte prophylaktische Thyreoidektomie in Deutschland (15.09.1994) (Dralle et al. 1996 u. 2008)

ren- und Kleinhirnmetastasen) lassen darauf schließen, dass es sich hierbei um die Erstbeschreibung eines hereditären medullären Schilddrüsenkarzinoms im Rahmen der damals noch unbekannten MEN-2B-Erkrankung handelt.

Mithilfe des zytochemischen Amyloidnachweises wurden in kurzer Folge weitere Fälle amyloidhaltiger medullärer Schilddrüsenkarzinome beschrieben (Jaquet 1906; Stoffel 1910). Auch bei dem von Jacquet (1906) aus Straßburg beschriebenen Fall einer 48 Jahre alten Patientin mit über 10-jähriger Durchfallanamnese handelte es sich wie bei Burk um ein bilaterales amyloidhaltiges medulläres Karzinom, sodass auch hier ein hereditäres MTC, möglicherweise im Rahmen des ebenfalls damals noch nicht bekannten MEN-2A-Syndroms (Neumann et al. 2007), vorgelegen haben könnte.

Zu einer klaren histopathologischen Einordnung des medullären Karzinoms als distinkte Tumorentität innerhalb des Spektrums der Schilddrüsenkarzinome kam es erst in der Mitte des 20. Jahrhunderts (Hazard et al. 1959; Horn 1951). In den 1960er-Jahren wurden in rascher Folge durch die neuen mikromorphologischen, zytochemischen und radioimmunologischen Techniken sowie detaillierte klinische Beobachtungen das Kalzitonin (Copp 1962), die das Kalzitonin produzierenden C-Zellen der Schilddrüse (Foster et al. 1964; Pearse u. Polak 1971), ein Radioimmunoassay für Kalzitonin (Tashjian u. Melvin 1968; Tashjian et al. 1970) und das klinische, heute allgemein unter dem Terminus MEN-2-Syndrom bekannte Krankheitsbild beschrieben (Manning et al. 1963; Sipple 1961; Williams 1965).

Erst nachdem 1993 auf molekularer Ebene die das hereditäre MTC auslösenden Keimbahnmutationen des RET-Protoonkogens identifiziert worden waren (Donis-Keller et al. 1993; Mulligan et al. 1993), konnte konsequenterweise, aber zum damaligen Zeitpunkt mutig und ohne Vorbild, der innovative Schritt zur **prophylaktischen Thyreoidektomie bei asymptomatischen Genträgern** eines hereditären MTC vollzogen werden (Lips et al. 1994; Wells et al. 1994). Im gleichen Jahr, am 15.09.1994, wurde die erste mutationsbasierte prophylaktische Thyreoidektomie in Deutschland durchgeführt (Dralle et al. 1996 u. 2008).

> Das medulläre Schilddrüsenkarzinom ist der „jüngste" Schilddrüsenkarzinomtyp und der erste und bis heute einzige in der Viszeralmedizin, bei dem allein auf der Grundlage von Keimbahnmutationen eine prophylaktische Organentfernung durchgeführt wird.

In den vergangenen 2 Jahrzehnten hat sich die prophylaktische Thyreoidektomie bei asymptomatischen Genträgern eines hereditären MTC zur weltweit akzeptierten präemptiven Therapiestrategie entwickelt. Sowohl im Bereich der Diagnostik als auch der Indikationsstellung zur prophylaktischen Thyreoidektomie, ihrer technischen Durchführung und der Nachsorge sind jedoch zahlreiche Fragen offen.

11.2 Diagnostik und Genetik

11.2.1 Kalzitonin und CEA

Der Nachweis der Kalzitoninproduktion und -sekretion durch Tashjian und Melvin 1968 ermöglichte es, das medulläre Schilddrüsenkarzinom durch den **Kalzitoninnachweis am Gewebe bzw. im Serum** eindeutig und hochspezifisch zu diagnostizieren. Das von den Tumorzellen im endoplasmatischen Retikulum synthetisierte und in Vesikeln gespeicherte Kalzitonin lässt sich gezielt durch intravenöse Stimulation mit Pentagastrin als Bolusinjektion (0,5 µg/kgKG) bzw. Kalziumglukonat als Kurzinfusion (2,5 mg/ml pro kg KG über 2 min) freisetzen (Doyle et al. 2009; Machens et al. 2008). Der in der Regel nach 2–5 min erreichte Maximalwert des stimulierten Kalzitonins übersteigt beim MTC im Gegensatz zu anderen potenziell Kalzitonin produzierenden Tumoren, z. B. der Atemwege und der Bauchspeicheldrüse, den Ausgangswert um mehr als das Doppelte (Machens et al. 2000b). Daher kann der Stimulationstest als Differenzialdiagnostikum gegenüber den sehr seltenen extrathyreoidalen Kalzitonin produzierenden Tumoren verwendet werden.

Als zweitem Tumormarker kommt dem **karzinoembryonalen Antigen** (CEA) vor allem als Differenzierungsmarker eine besondere Rolle zu. CEA ist als membranständiges Antigen kaum stimulierbar und erst bei größerer Tumorzellmasse erhöht (Machens u. Dralle 2010a; Yip et al. 2011). Da es jedoch mit zunehmender Entdifferenzierung disproportional gegenüber dem Kalzitonin ansteigt, eignet es sich vor allem als prognostisch relevanter Tumormarker im Krankheitsverlauf.

> Kalzitonin und CEA sind die beiden mit der Tumorzellmasse des MTC korrelierenden Tumormarker. Ihre Wertigkeit für die Früherkennung des MTC ist jedoch unterschiedlich. In seltenen Fällen müssen extrathyreoidale Primärtumoren ausgeschlossen werden.

Mit dem Ziel, Betroffene von Nichtbetroffenen zu unterscheiden, basierten die vorgenetischen Früherkennungsprogramme daher auf der Kalzitoninbestimmung, deren Werte wesentlich sensitiver und spezifischer als diejenigen des CEA mit der Tumorzellmasse korrelieren (Gagel et al. 1988; Graze et al. 1978). Das ausschließlich **kalzitoninbasierte biochemische Screening** hatte jedoch z. B.

den Nachteil, dass insbesondere bei kleinen Kindern betroffener Familien wegen der im frühen Kindesalter gegenüber Erwachsenen höheren und häufiger schwankenden Kalzitoninnormwerte (Basuyau et al. 2004; Verga et al. 2006) die Kalzitonintestung über Jahre hinweg bis zu einem positiven bzw. unverändert negativen Testergebnis wiederholt werden musste.

Dabei konnte es bei Familienangehörigen, die lediglich sporadisch-reaktive, nicht jedoch hereditär-neoplastische C-Zell-Hyperplasien (CCH) der Schilddrüse hatten, zu falsch-positiven Testergebnissen kommen, die in eine unter dem Aspekt der fehlenden Genträgerschaft unnötige Thyreoidektomie mündeten (Lips et al. 1994; Wells et al. 1994). Familienmitglieder mit positivem Genträgerstatus und basal erhöhten Kalzitoninspiegeln hatten dagegen zu diesem Zeitpunkt vielfach schon Lymphknotenmetastasen entwickelt, sodass damit nur noch eingeschränkte Heilungschancen bestanden.

11.2.2 Keimbahnmutationen des RET-Protoonkogen

Als molekulargenetische Ursache der neoplastischen CCH und damit auch des hereditären MTC wurden seit 1993 verschiedene **Punktmutationen im RET-Protoonkogen** beschrieben (RET = *rearranged during transfection*), die sich hinsichtlich ihrer transformierenden Aktivität in vitro wie auch in vivo sehr voneinander unterscheiden können (Eng et al. 1996; Iwashita et al. 1999; Machens et al. 2003).

Das RET-Protoonkogen kodiert für einen auf der Zellmembran befindlichen Tyrosinkinaserezeptor, der von außerhalb der Zelle kommende Wachstumsreize nach innen vermittelt. Dieser RET-Rezeptor ist hierdurch konstitutiv, das heißt auch in Abwesenheit seines physiologischen Substrats angeschaltet, und bewirkt über eine vermehrte Zellteilung der betroffenen C-Zellen eine neoplastische Hyperplasie der Schilddrüse. Nach Erwerb zusätzlicher somatischer Mutationen führt der zelluläre Transformationsprozess bei den betroffenen C-Zellen schrittweise über verschiedene Zwischenstufen der CCH zum MTC (Hyperplasie-Neoplasie-Sequenz; ▶Abb. 11-1 u. 11-2).

Hierbei bestimmt die Position des Nukleotidaustausches der DNA bzw. der daraus resultierende Aminosäurenaustausch auf Proteinebene die Stärke der C-Zell-Aktivierung. Je stärker dieser genetisch determinierte Wachstumsreiz und damit die Frequenz der resultierenden Zellteilungen ist, desto uniformer und geringer fällt die Bandbreite der Karzinomentwicklung aus, da die „Trefferquote" somatischer Mutationen pro C-Zelle als *second hits* stochastischen Prinzipien und damit den Gesetzmäßigkeiten des Zufalls unterliegt. Daher können mitunter selbst innerhalb derselben Familie große (Alters-)Unterschiede hinsichtlich der Erstmanifestation der einzelnen Tumoren bestehen (Machens et al. 2009a).

> Die Aggressivität hereditärer MTC hängt von der Art der Mutation des RET-Protoonkogens, aber auch von individuellen zusätzlichen somatischen Mutationen *(modifying factors)* ab.

11.2.3 Genotyp-Phänotyp-Korrelation

Die genetisch determinierte **Hyperplasie-Neoplasie-Sequenz** (▶Abb. 11-1 u. 11–2) findet sich nicht nur beim hereditären MTC, sondern auch bei anderen erblich bedingten Tumoren. Beim MEN-2-Syndrom betrifft sie am stärksten die C-Zellen der Schilddrüse, gefolgt von den adrenomedullären Zellen des Nebennierenmarks und den Hauptzellen der Nebenschilddrüsen. Bei den schwächeren Keimbahnmutationen des RET-Protoonkogens wird die Hyperplasie-Neoplasie-Sequenz nur selten im Sinne einer multiplen

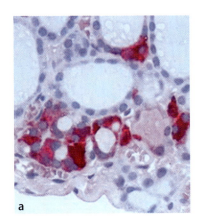
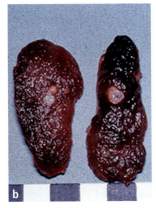
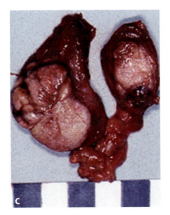

Abb. 11-1 Mikroskopie und Makroskopie der Hyperplasie-Neoplasie-Sequenz beim hereditären medullären Schilddrüsenkarzinom.
a Mikroskopisches Bild einer C-Zell-Hyperplasie, erste mutationsbasierte prophylaktische Thyreoidektomie in Deutschland (15.09.1994) bei einem 6-jährigen Jungen mit Mutation im Codon 634
b hereditäres bilaterales medulläres Mikrokarzinom
c hereditäres bilaterales Makrokarzinom

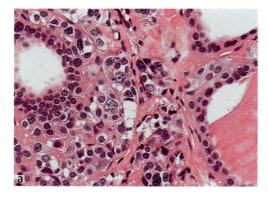

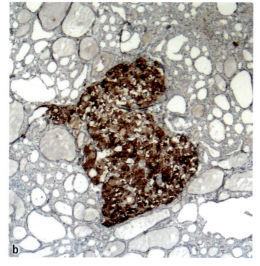

Abb. 11-2 Hereditäres medulläres Mikrokarzinom.
a Das mikroskopische Bild zeigt ein Überschreiten der Basalmembran durch neoplastische C-Zellen
b Kalzitonin-Immunhistochemie (mit freundlicher Genehmigung von Herrn Prof. Dr. K. W. Schmid, Institut für Pathologie, Universitätsklinikum Essen)

endokrinen Hyperplasie Typ 2 (MTC in Kombination mit Phäochromozytom bzw. primärem Hyperparathyreoidismus) klinisch manifest, sodass sich in diesen Familien oft nur familiäre medulläre Schilddrüsenkarzinome (FMTC) entwickeln. Die **Genotyp-Phänotyp-Korrelation** des hereditären MTC ist daher ein überaus wichtiger Befund für die Beratung betroffener Familienmitglieder hinsichtlich der Diagnostik und Therapie ihrer Erkrankung.

Auf der Basis von Worst-case-Szenarien, die die American Thyroid Association (ATA) 4 Risikoklassen (A, B, C und D) zuordnet (Kloos et al. 2009), ergeben sich aufgrund der Literatur die in ▶Abbildung 11-3 und ▶Tabelle 11-2 zusammengefassten **Erstmanifestationsalter** für das MTC in Abhängigkeit von der jeweiligen Keimbahnmutation (Machens et al. 2003; Rohmer et al. 2011; Schulte et al. 2010).

> Die Genotyp-Phänotyp-Korrelation beim hereditären MTC wird heute durch 4 Risikoklassen beschrieben, die jedoch im Einzelfall keine ausreichend sichere Altersvorhersage der MTC-Entwicklung erlauben.

Lymphknotenmetastasen sind der wichtigste klinische Parameter für die Abschätzung des Risikos einer Persistenz der MTC-Erkrankung (Machens et al. 2000a; Scollo et al. 2003):
- 43–69 % bei 1–10 Lymphknotenmetastasen
- 96–100 % bei mehr als 10 Lymphknotenmetastasen
- 5 % ohne Nachweis von Lymphknotenmetastasen

Persistierend erhöhte Kalzitoninspiegel können jedoch auch bereits auf eine gleichzeitige systemische Metastasierung hinweisen, da sich Fernmetastasen beim MTC häufig zusammen mit bzw. nach Auftreten von Lymphknotenmetastasen manifestieren. Lymphknotenmetastasen gelten deshalb hinsichtlich der Früherkennung und -therapie des hereditären MTC als ein unbedingt zu verhinderndes Ereignis. Es markiert den Punkt der Tumorentwicklung, an dem sich das therapeutische Fenster schließt bzw. schon geschlossen hat (Machens et al. 2009b).

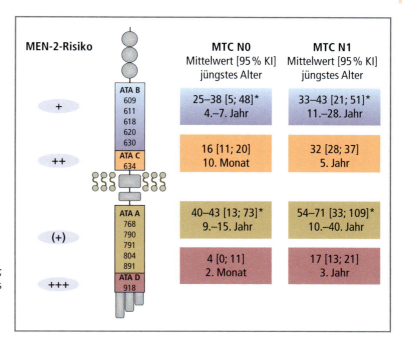

Abb. 11-3 Genotyp-Phänotyp-abhängige Erstmanifestationen hereditärer medullärer Schilddrüsenkarzinome (mod. nach Kloos et al. 2009).
ATA = American Thyroid Association; CI = Konfidenzintervall; MTC N0 = nodal negatives medulläres Schilddrüsenkarzinom; MTC N1 = nodal positives medulläres Schilddrüsenkarzinom; * Spannweite der Einzelmutationen

Tab. 11-2 Erstmanifestationsalter hereditärer medullärer Schilddrüsenkarzinome in Abhängigkeit von den am häufigsten mutierten Codons des RET-Protoonkogens[a]

Mutiertes Codon	ATA-Klassifikation[b]	Klinisches Syndrom[c]	Erstmanifestationsalter	
			MTC	LKM
918	D	MEN 2B	2. LM	3. LJ
634	C	MEN 2A	10. LM	5. LJ
630	B	FMTC	12. LM	15. LJ
609, 611, 618, 620	B	FMTC/MEN 2A	4.–7. LJ	≥20. LJ
768, 790 791, 804, 891	A	FMTC/MEN 2A	9.–21. LJ	≥20. LJ
883	D	MEN 2B		

[a] Berücksichtigte Literatur s. Text
[b] Kloos et al. 2009
[c] Typische Syndrommanifestation

ATA = American Thyroid Association; FMTC = familiäres medulläres Schilddrüsenkarzinom; LJ = Lebensjahr; LM = Lebensmonat; LKM = Lymphknotenmetastasen; MEN = multiple endokrine Neoplasie; MTC = medulläres Schilddrüsenkarzinom

11.2.4 Geographische Verbreitung der RET-Keimbahnmutationen

Auf internationalen Konferenzen wurde vielfach die Frage diskutiert, mit welchem laborchemischen und monetären Aufwand im Einzelfall bei noch nicht bekannter Mutation die molekulargenetische Analyse des RET-Protoonkogens durchgeführt werden solle, insbesondere welche und wie viele Exone des Gens auf Mutationen zu testen seien. Hierbei wurden vor allem vermeintlich unterschiedliche geographische Verteilungen der RET-Keimbahnmutationen herangezogen, die eine mögliche Beschränkung der RET-Analyse auf bestimmte Exone rechtfertigen könnten.

Der Vergleich der geographischen Verbreitung der einzelnen RET-Keimbahnmutationen ist jedoch wegen der mitunter erheblichen Unterschiede zwischen einzelnen nationalen Gesundheitssystemen nicht einfach. So bestehen weltweit gravierende Unterschiede hinsichtlich der Verfügbarkeit und Qualität von Gentests, deren Kostenfreiheit für den einzelnen Patienten sowie der Bereitschaft der infrage kommenden Patienten mit MTC, sich genetisch untersuchen zu lassen.

Wird der RET-Gentest überwiegend als molekularer „Bestätigungstest" bei klinisch manifester multipler endokriner Neoplasie eingesetzt (z. B. China, Iran), sind die besonders stark aktivierenden RET-Keimbahnmutationen im Codon 918 (klassische MEN-2B-Mutation; ATA-Klasse D) und Codon 634 (klassische MEN-2A-Mutation; ATA-Klasse C) deutlich überrepräsentiert (Alvandi et al. 2011; Zhou et al. 2007). Auf der anderen Seite bewirkt ein systematisches, für den Patienten kostenfreies RET-Screening bei Erstdiagnose eines MTC (z. B. Deutschland, Frankreich, Italien) eine starke Zunahme auch der schwächeren Keimbahnmutationen in den Codonen 768, 790, 791, 804 und 891 (ATA-Klasse A; Machens u. Dralle 2009). Dazwischen stehen Länder wie die USA, in denen eine qualitativ hochwertige Gendiagnostik niederschwellig verfügbar ist, deren relativ hohe Kosten jedoch vom Patienten ganz oder teilweise selbst zu tragen sind.

Unter Berücksichtigung dieser gesundheitsökonomischen Unterschiede kann wahrscheinlich, von wenigen nationalen bzw. kontinentalen Unterschieden abgesehen, von einer grundsätzlich weltweit annähernd vergleichbaren Verteilung der verschiedenen RET-Keimbahnmutationen ausgegangen werden. Dabei bestehen auf der Basis der europäischen Gendaten von 484 RET-Familien folgende familiäre Mutationsfrequenzen (▶Tab. 11-3):
- Codon 634: 36 %
- Codon 804: 17 %
- Codon 918: 10 %
- Codone 620 und 891: je 7 %
- Codone 618 und 790: je 6 %
- Codon 791: 4 %
- Codone 609 und 768: je 3 %
- Codon 611 und 630: je 1 %

Innereuropäisch sind bestimmte familiäre RET-Keimbahnmutationen, z. B. im Codon 804 – in romanischen Ländern (20 % in Frankreich und 17 % in Italien) gegenüber Deutschland (9 %) und Tschechien (4 %) – überrepräsentiert. Umgekehrt sind RET-Keimbahnmutationen im Codon 790 fast ausschließlich auf deutschsprachige Länder begrenzt: 12 % in Deutschland gegenüber 0–4 % in slawischen bzw. romanischen Ländern. Polen hat bei RET-Keimbahnmutationen im Codon 791 eine familiäre Mutationsfrequenz von 19 %, Tschechien 9 % und Deutschland 7 % gegenüber 0–1 % für die romanischen Länder Frankreich und Italien. Mutationen der RET-Keimbahnmutation im Codon 533 wurden bislang nur aus Griechenland (Peppa et al. 2008) bzw. Brasilien berichtet; in Brasilien soll es sich um die Nachkommen einer ursprünglich aus Barcelona ausgewanderten Familie handeln (Da Silva et al. 2003).

Es ist davon auszugehen, dass künftige Migrationsbewegungen diese geographischen Unterschiede in der Verbreitung der RET-Keimbahnmutationen weiter nivellieren

> Die Verteilung der Keimbahnmutationen des RET-Protoonkogens weist nationale Besonderheiten auf, die jedoch mehr durch die unterschiedlichen Gesundheitssysteme bedingt sind als durch molekulare Mechanismen.

Tab. 11-3 Geographische Verteilung der RET-Keimbahnmutationen in Europa (484 RET-Familien)[a]

ATA-Klasse	RET-Mutation	Italien	Frankreich	Deutschland	Polen	Tschechien	Gesamt
D	M918V	17 (9 %)	3 (3 %)	21 (15 %)	2 (7 %)	3 (14 %)	46 (9,5 %)
D	A883F	0 (0 %)	0	0	0	0	0 (0 %)
C	C634R/G/F/S/W/Y	52 (26 %)	46 (47 %)	57 (40 %)	9 (33 %)	11 (50 %)	175 (36,2 %)
B	C630 R/F/S/Y	4 (2 %)	0	1 (1 %)	0	0	5 (1,0 %)
B	C620R/G/F/S/W/Y	9 (5 %)	12 (12 %)	10 (7 %)	4 (15 %)	0	35 (7,2 %)
B	C618 R/G/F/S/Y	15 (8 %)	6 (6 %)	7 (5 %)	2 (7 %)	0	30 (6,2 %)
B	C611R/G/F/S/W/Y	1 (1 %)	1 (1 %)	2 (1 %)	0	1 (5 %)	5 (1,1 %)
B	C609 R/G/F/S/Y	6 (3 %)	1 (1 %)	1 (1 %)	3 (11 %)	1 (5 %)	12 (2,5 %)
A	G533C	0	0	0	0	0	0
A	E768D	9 (5 %)	2 (2 %)	2 (1 %)	0	1 (5 %)	14 (2,9 %)
A	L790F	8 (4 %)	4 (4 %)	17 (12 %)	0	0	29 (6,0 %)
A	Y791F	2 (1 %)	0	10 (7 %)	5 (19 %)	2 (9 %)	19 (3,9 %)
A	V804L/M	52 (26 %)	15 (15 %)	9 (6 %)	1 (4 %)	3 (14 %)	80 (16,5 %)
A	S891A	23 (12 %)	7 (7 %)	3 (2 %)	1 (4 %)	0	34 (7,0 %)
Gesamt	alle	198	97	140	27	22	484 (100 %)

[a] Unter Berücksichtigung aller Publikationen mit mindestens 20 RET-Familien (Nguyen et al. 2001; Niccoli-Sire et al. 2001; Jindrichova et al. 2004; Paszko et al. 2007; Machens et al. 2008; Romei et al. 2010)
ATA = American Thyroid Association

werden. Die damit verbundene Fragmentierung von Familien und der Informationsverlust durch wechselnde Gesundheitssysteme dürften dabei die klinische Bedeutung des molekularen Screenings aller relevanten Exone des RET-Gens weiter stärken (Machens u. Dralle 2012a).

11.2.5 RET-Polymorphismen und Varianten unklarer Bedeutung

Die zunehmende Verbreitung des RET-Screenings hat zum Nachweis neuer RET-Sequenzvarianten geführt, deren klinische Relevanz bei Fehlen weiterer an einem MTC erkrankter Blutsverwandte jedoch zunächst unklar bleiben muss. Hierbei kann es sich sowohl um weniger stark aktivierende pathogene RET-Keimbahnmutationen handeln, die aufgrund des Alters des Patienten noch nicht zum Tragen gekommen sind, als auch um RET-Polymorphismen, die mit keiner Risikoerhöhung eines hereditären MTC gegenüber der Normalbevölkerung verbunden sind. So ließen sich in der bislang umfassendsten Untersuchung von 150 an sporadischem Schilddrüsenkarzinom erkrankten Patienten für keinen der RET-Polymorphismen G611S, L769L, S836S und S904S signifikante Unterschiede hinsichtlich Erkrankungsalter, Tumorgröße, Lymphknoten- oder Fernmetastasierung in Abhängigkeit vom genetischen Status (Wildtyp versus 1 oder 2 homologe Keimbahnmutationen) nachweisen (Machens et al. 2012).

Die Untersuchung der biologischen Wirkung dieser RET-Polymorphismen ist beim hereditären Schilddrüsenkarzinom außerordentlich schwierig, da Polymorphismus und Mutation auf dem gleichen Chromosom liegen und dann häufig gekoppelt vererbt werden können (Machens u. Dralle 2012b). Zudem sind bei Genträgern die Fallzahlen meist zu klein, um die starke transformierende Aktivität etablierter RET-Mutationen von der mutmaßlich sehr viel schwächeren Wirkung (so überhaupt vorhanden) eines oder mehrerer RET-Polymorphismen zuverlässig trennen zu können.

> Die im Rahmen des RET-Screenings zunehmend häufiger beobachteten RET-Polymorphismen haben wahrscheinlich eine geringe biologische Bedeutung.

Bei allen Fällen unklarer RET-Sequenzvarianten sollte zunächst eine Recherche in internationalen Literaturdatenbanken und einschlägigen Gendatenbanken erfolgen (z. B. ARUP–MEN-2-Gendatenbank unter http://arup.utah.edu/database/MEN2/MEN2_welcome.php; Margraf et al. 2009). Im negativen Fall lässt sich die mutmaßliche biologische Bedeutung neuer RET-Sequenzvarianten in Spezialdatenbanken auf der Basis verschiedener Algorithmen, z. B. zu Sequenzhomologie oder Proteinstabilität, theoretisch herleiten, wobei sich die am Computer gewonnenen Aussagen jedoch widersprechen können (Crockett et al. 2011). Alternativ können Speziallabors auf Forschungsbasis in zellulären Transfektionsexperimenten eine funktionale Charakterisierung der unbekannten RET-Sequenzvariante im Vergleich zu etablierten RET-Mutationen vornehmen (Machens et al. 2011; Muzza et al. 2010). Wenngleich eine solche In-vitro-Charakterisierung klinisch vielversprechend erscheint, steht die formale Validierung dieses experimentellen Forschungsansatzes noch aus.

11.3 Prophylaktische Thyreoidektomie

11.3.1 Definition

Der Begriff „prophylaktische Thyreoidektomie" ist umstritten, da diesem Terminus vielfach unterschiedliche Ziele zugrunde gelegt werden.

Krankheitsorientiert müsste die Begriffsdefinition der prophylaktischen Thyreoidektomie im strengen Sinne auf diejenigen Entwicklungsstufen der Hyperplasie-Karzinom-Sequenz beschränkt werden, bei denen es noch nicht zur Karzinomentwicklung gekommen ist, also noch keine Defekte in der Basalmembran nodulärer CCH nachweisbar sind bzw. die hyperplastischen C-Zellen die Basalmembran noch nicht überschritten haben (De Lellis u. Wolfe 1981; Matias-Guiu et al. 2004; Mc Dermott et al. 1995).

Ergebnisorientiert können Thyreoidektomien bei Genträgern so lange als „prophylaktisch" verstanden werden, wie Vorstufen eines MTC vorliegen bzw. das MTC die Schilddrüse noch nicht überschritten hat und postoperativ eine biochemische Heilung erreicht wurde.

11.3.2 Indikation, Zeitpunkt und Ausmaß

Bereits aus der Ära vor der Identifikation der krankheitsauslösenden RET-Keimbahnmutationen war bekannt, dass eine bezüglich der MEN-2-Erkrankung unauffällige Familienanamnese die genetische Disposition oder sogar die klinisch okkulte Manifestation einer hereditären C-Zell-Erkrankung nicht ausschließt. Die Untersuchungen von Ponder et al. (1988) zeigten, dass nur etwa 60 % der 1988 publizierten MEN-2A-Genträger im Alter von 70 Jahren klinisch manifest erkrankt waren. Durch systematische Pentagastrin stimulierte Kalzitoninbestimmung der Familienmitglieder stieg der Anteil früh erkannter Betroffener durch Nachweis erhöhter Kalzitoninspiegel jedoch bereits bis zum Alter von 30 Jahren auf 90 %.

Die gesammelten klinischen, morphologischen, biochemischen und molekularen Erkenntnisse der vor- und nachgenetischen Ära begründeten in der Folgezeit auf der Basis folgender Überlegungen das Konzept der **prophylaktischen Thyreoidektomie** bei Genträgern einer hereditären C-Zell-Erkrankung:

Die C-Zell-Erkrankung führt auf der spezifischen genetischen Grundlage der RET-Keimbahnmutation unbehandelt bei fast allen Genträgern (> 90 %) über die Zwischenstufen der C-Zell-Hypertrophie und der fokalen, diffusen und nodulären, dann neoplastischen CCH (De Lellis u. Wolfe 1981) zum medullären, zunächst nodal-negativen, dann nodal- bzw. systemisch-positiven Karzinom (Machens u. Dralle 2010a u. 2012c), sodass nur bei Operationen im präklinischen Stadium Aussicht auf Heilung besteht (Machens et al. 2009b; Wells et al. 1982).

Infolge der mutationsspezifischen transformatorischen Aktivität (Iwashita et al. 1999) des mutierten RET-Protoonkogens existiert eine Korrelation zwischen der Lokalisation der Mutation des RET-Protoonkogens (Codon) und dem Erkrankungsalter sowie der Aggressivität der Tumoren (Genotyp-Phänotyp-Korrelation), die zur wesentlichen Grundlage der heute aktuellen Therapieempfehlungen geworden ist (s. auch Kap. 11.2.3; Kloos et al. 2009).

Das individuelle Erkrankungsalter und die Aggressivität des MTC wird zwar ganz wesentlich durch die familientypische Mutation des RET-Protoonkogens bestimmt, die individuelle Ausprägung, das heißt das individuelle Erkrankungsalter und der Verlauf der Erkrankung (Aggressivität), wird jedoch zusätzlich durch sogenannte *modifying factors* (Machens et al. 2009a; Weber u. Eng 2005) beeinflusst. Die Festlegung des optimalen Zeitpunkts der prophylaktischen Thyreoidektomie allein auf der Grundlage der individuellen Genmutation ist daher nicht ausreichend.

Als der für die Bestimmung des optimalen Operationszeitpunkts sensitivste und spezifischste klinische Parameter hat sich der **basale Kalzitoninwert** erwiesen: Bei allen Patienten, bei denen dieser präoperativ im Normbereich lag, konnte aufgrund fehlender Lymphknotenmetastasen eine biochemische Heilung erzielt werden. Hingegen war dies nur bei 69 % der Patienten mit präoperativ erhöhtem basalen Kalzitoninspiegel der Fall (Machens et al. 2009b).

Das therapeutische Fenster für den **onkologisch optimalen Zeitpunkt** der prophylaktischen Thyreoidektomie bei Genträgern kann somit anhand der Kalzitoninwerte unabhängig von der jeweils vorliegenden Genmutation auf denjenigen Zeitraum eingegrenzt werden, der durch im Normbereich befindliche basale Kalzitoninspiegel definiert ist. Spätestens dann, wenn die durch Pentagastrin oder Kalzium stimulierten Kalzitoninspiegel ansteigen oder die basalen Werte sich dem oberen Normbereich nähern, sollte daher die prophylaktische Thyreoidektomie durchgeführt werden (▶ Abb. 11-4).

Für die betroffenen Genträger eröffnet sich durch Berücksichtigung der Kalzitoninspiegel bei der Planung des besten Zeitpunkts der prophylaktischen Thyreoidektomie ein Zeitfenster, das durch ein allein altersorientiertes Konzept (Kloos et al. 2009) nicht möglich ist. Der Vorteil eines **„integrierten DNA-basierten/biochemischen Konzepts"**, das die Genmutation, das Alter des Genträgers und den aktuellen Kalzitoninspiegel berücksichtigt (Machens u. Dralle 2009), ist demgegenüber die größere Flexibilität des betroffenen Genträgers und der Familie, den

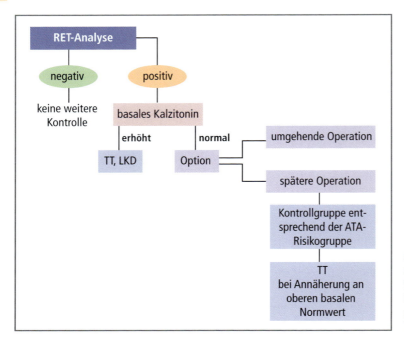

Abb. 11-4 Ermittlung des optimalen Zeitpunkts für eine Thyreoidektomie. LKD = Lymphknotendissektion; TT = totale Thyreoidektomie

Zeitpunkt der prophylaktischen Thyreoidektomie in Abhängigkeit vom Kalzitoninspiegel selbst zu bestimmen und dabei gleichzeitig die Sicherheit zu haben, den onkologisch richtigen Zeitpunkt nicht zu verpassen. Darüber hinaus kann bei präoperativ basal normalem Kalzitoninspiegel auf eine potenziell morbiditätsträchtige, mit dem Risiko von Rekurrensparese und Hyperkalzämie verbundene zentrale Lymphknotendissektion verzichtet und damit die entscheidenden Risiken der Operation gesenkt werden.

Im Gegensatz zu anderen hereditären Tumorsyndromen, insbesondere dem MEN-1-Syndrom, sind heute die meisten krankheitsauslösenden Mutationen im Bereich der Exone 1, 8, 10, 11, 13 bis 16 des RET-Protoonkogens bekannt. Nicht betroffene Familienmitglieder in Familien mit FMTC (hereditäres MTC ohne weitere Syndrommanifestationen) oder MEN 2 können daher mit großer Sicherheit aus der weiteren Kontrolle ausgeschlossen werden. Die molekulargenetische Diagnostik bedeutet somit für die betroffenen Familien einen zweifachen Fortschritt gegenüber dem alleinigen Kalzitoninscreening der vormolekularen Ära: Zum einen wird eine onkologisch zeitgerechte prophylaktische Thyreoidektomie bei den betroffenen Trägern einer Keimbahnmutation des RET-Protoonkogens ermöglicht. Zum anderen können nicht betroffene Familienmitglieder aus der weiteren Überwachung ausgeschlossen werden, was psychologisch ungeheuer wichtig ist und zudem Ressourcen spart.

> Die Indikation zur prophylaktischen Thyreoidektomie ist bei jeder Keimbahnmutation des RET-Protoonkogens gegeben. Der günstigste Operationszeitpunkt und das notwendige Ausmaß der Operation (Thyreoidektomie ohne oder mit Lymphadenektomie) lässt sich am besten durch die Synopsis von Keimbahnmutation, Alter und Kalzitoninspiegel („integriertes DNA-basiertes/biochemisches Konzept") festlegen.

Die zunehmend als potenziell krankheitsauslösende **Polymorphismen** diskutierten Genveränderungen sind aufgrund kleiner Fallzahlen in der Regel schwierig einzuordnen, sodass die Indikation zur prophylaktischen Thyreoidektomie ohne Nachweis eines basal erhöhten Kalzitoninwerts oder pathologische Stimulationstests kaum gegeben ist. Zur Präzisierung des individuellen Erkrankungsrisikos sind diesbezüglich weitere grundlagenorientierte und klinische Untersuchungen erforderlich. Die Kalzitoninbestimmung ist daher (auch) für diese Patienten bezüglich der Indikationsstellung für die Thyreoidektomie das entscheidende Diagnostikum.

Die prognostisch mit dem höchsten Risiko unter allen FMTC-/MEN-2-Erkrankungen belastete MEN-2B-Erkrankung tritt klinisch nahezu immer „sporadisch" auf. Bei fast allen Erkrankten liegt eine familiäre Erstmanifestation einer meist im Codon 918 lokalisierten Keimbahnmutation vor, die ein Familienscreening nicht möglich macht. Das beste derzeit erkennbare Frühsymptom im Neugeborenen- und frühen Kleinkindalter, bei dessen Vorkommen an ein MEN-2B-Syndrom gedacht werden sollte, ist das **„Weinen ohne Tränen"**. Es war in einer Untersuchung bei keinem der Kontrollkinder, jedoch bei 86 % der Kinder mit MEN-2B-Syndrom innerhalb der ersten 12 und 91 % der Kinder innerhalb der ersten 24 Lebensmonate nachweisbar (Brauckhoff et al. 2008). Weinen ohne Tränen sollte daher von Kinderärzten und Eltern als Alarmzeichen gewertet und einer weiteren Abklärung zum Ausschluss eines MEN-2B-Syndroms zugeführt werden.

> „Weinen ohne Tränen" ist das früheste Zeichen einer MEN-2B-Erkrankung. Bei Auftreten dieses bereits im Neugeborenenalter erkennbaren Zeichens sollte daher immer an eine MEN-2B-Erkrankung gedacht werden.

11.3.3 Beratung

Unabhängig von der humangenetischen Beratung der im Einzelfall oder als Familie Betroffenen hat die chirurgische Beratung folgende Ziele:
- Bündeln der quantitativ und qualitativ teils sehr unterschiedlichen Vorinformationsstränge und Befunde
- Benennung der Ziele und Sorgen der Betroffenen bezogen auf den bevorstehenden Eingriff
- Besprechung des Erkrankungsrisikos auf der Grundlage der vorliegenden Mutation und des aktuellen Kalzitoninwerts
- Planung von Zeitpunkt und Ausmaß der Operation

Die fehlende individuelle Beratung über die genetisch bedingten Erkrankungsrisiken war in den wenigen hierzu bislang vorliegenden Untersuchungen der vorherrschende Kritikpunkt von Betroffenen (Freyer et al. 1999; Grosfeld et al. 1996).

Dem *window of opportunity*, das heißt dem individuellen Zeitfenster bis zur Operation, kommt bei allen chirurgischen Beratungen eine zentrale Bedeutung zu, da es den Betroffenen am anschaulichsten einen Eindruck von der Dringlichkeit der Operation vermittelt. Gleichzeitig bringt es aber auch zum Ausdruck, dass es in Abhängigkeit von der Höhe der aktuellen Kalzitoninwerte einen persönlichen Entscheidungsspielraum gibt, der der patienteneigenen Planung offen steht (▶ Abb. 11-4). Starr vorgegebene Altersgruppen reflektieren dagegen eine Vorstellung von der Biologie des Tumors, die der stufenweisen Entwicklung des hereditären MTC widerspricht. Zudem können starre Altersgrenzen auch hinsichtlich des angestrebten optimalen Zeitpunkts der Operation eine „Untertherapie" (zu spät) auslösen, wenn die Tumorentwicklung schneller vonstattengeht als das der ATA-Risikoklasse entsprechende Operationsalter vorgibt. Oder sie führen zur „Übertherapie" (zu früh, zu ausgedehnt), wenn sehr viel früher oder ausgedehnter (zentrale Lymphknotendissektion) operiert wird als tumorbiologisch erforderlich.

Beides, sowohl „Untertherapie" als auch „Übertherapie", sind Inhalte des Gesprächs mit den Betroffenen und vor allem bei Familien mit sogenannten High-risk-Mutationen (ATA-Klassen D, C, und B) in der chirurgischen Beratung von wesentlicher Bedeutung. In Familien mit diesen Mutationen ist das Risiko, den optimalen Operationszeitpunkt zu verfehlen, wegen der frühzeitigen Karzinomentwicklung erheblich größer als bei Familien mit Late-onset-Mutationen (ATA-Klasse A). Insbesondere bei den Early-onset-Mutationen im Codon 634 (ATA-Klasse C) und 630 (ATA-Klasse B) kommt es darauf an, den richtigen Operationszeitpunkt aus onkologischen Gründen nicht zu verpassen, aber auch wenn möglich, das heißt unter den Bedingungen eines normalen basalen Kalzitonins, den Operationszeitpunkt ggf. hinausschieben zu können, um das im frühen Kleinkindesalter potenziell höhere und schwerwiegendere Komplikationsrisiko der Operation zu minimieren.

Kinder sollten, vor allem im Jugendalter, unabhängig von den rechtlichen Grenzen der Selbstbestimmung gemeinsam mit den Eltern soweit als irgend möglich in die Beratung um das bestmögliche Vorgehen mit einbezogen werden. Dies schließt auch die Durchführung der nicht immer nebenwirkungsfreien Kalzitoninstimulationstests ein, wenn diese ggf. als Bestandteil eines zeitfokussierten Vorgehens geplant werden. Selbstverständlich kommt den Eltern des minderjährigen Betroffenen nicht nur die wesentliche Verantwortung für die Operationseinwilligung, sondern auch die psychologische Vorbereitung auf den Eingriff zu; die aktive Miteinbeziehung des Minderjährigen ist jedoch von großer Bedeutung für die Bewältigung der Operation und die spätere Nachsorge.

> Hauptziel der chirurgischen Beratung betroffener Familien, in die altersentsprechend auch die betroffenen Kinder soweit wie möglich einbezogen werden sollten, ist die Erläuterung des günstigsten Operationszeitpunkts. Solange der Kalzitoninspiegel im Normbereich ist, ergibt sich ein Zeitfenster für die prophylaktische Thyreoidektomie, das zur Vermeidung einer Unter- oder Übertherapie genutzt werden kann.

Ein sehr komplexes Problem bei allen hereditären (Tumor-) Erkrankungen stellt aus ärztlicher, psychosozialer und rechtlicher Hinsicht in betroffenen Familien das „Nicht-Wissen-Wollen", aber auch das „Nicht-Wissen-Sollen" potenziell genetisch disponierter Familienmitglieder dar (Shuman et al. 2012). Beides ist nach eigener Erfahrung selten und betrifft wesentlich seltener das „Nicht-Wissen-Sollen" als das „Nicht-Wissen-Wollen". In beiden problematischen Situationen kommt den ärztlichen Beratern auf allen Ebenen – Haus- bzw. Kinderarzt, Humangenetiker, Endokrinologe und Chirurg – ein Höchstmaß an Sensibilität und Verantwortung zu, um Fehlentscheidungen in den betroffenen Familien zu vermeiden.

11.3.4 Operationstechnik, Komplikationen und Heilungsraten

Insbesondere bei Kleinkindern sind – abgesehen von einem bestmöglichen pädiatrisch-anästhesiologisch-chirurgischen Umfeld der Operation – folgende chirurgisch-anatomische Besonderheiten zu berücksichtigen (▶ Abb. 11-5):
- Kindlicher zervikaler Thymus
- Kindliche Nebenschilddrüsen
- Nervi recurrentes
- Laryngotracheale Winkel

11.3 Prophylaktische Thyreoidektomie

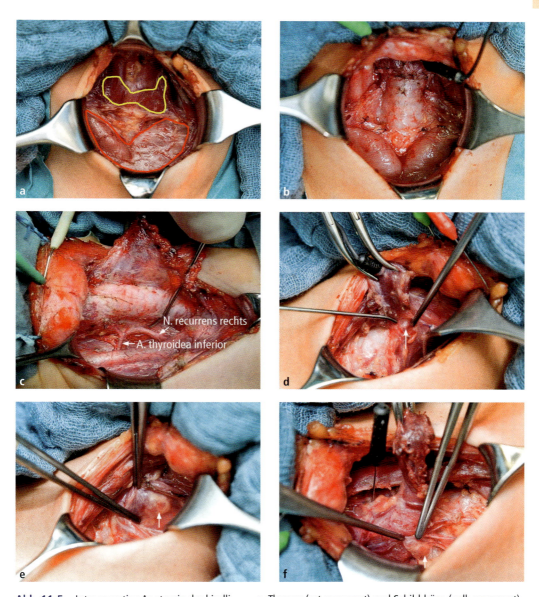

Abb. 11-5 Intraoperative Anatomie der kindlichen Schilddrüse bei prophylaktischer Thyreoidektomie: 4-jähriges Mädchen mit Mutation im Codon 634 (a u. b, d–f), 19 Monate alter Junge mit MEN-2B-Syndrom (c)

a Thymus (rot umgrenzt) und Schilddrüse (gelb umgrenzt) vor der Thyreoidektomie
b Thymus nach Thyreoidektomie
c N. recurrens rechts
d N. recurrens links bei MEN 2A
e Nebenschilddrüse links oben (Pfeil)
f Nebenschilddrüse rechts unten (Pfeil)

Der **zervikale Thymus** kann im frühen Kleinkindalter die Größe der Schilddrüse erreichen, er ist jedoch durch seine mehr weißliche Farbe meist gut in seinen anatomischen Grenzen von der Schilddrüse (rosafarben) zu trennen. Er sollte bei präoperativ normalem Kalzitonin wegen der möglicherweise darin eingebetteten Nebenschilddrüsen unbedingt erhalten bleiben.

Die **kindlichen Nebenschilddrüsen** unterscheiden sich von den Nebenschilddrüsen Erwachsener in Farbe, Lage und ggf. Anzahl. Im Gegensatz zu Nebenschilddrüsen von Erwachsenen (gelblich) sind kindliche Nebenschilddrüsen meist rötlich. Insbesondere im sehr frühen Kleinkindalter sind sie häufiger entlang des embryonalen Deszensus lokalisiert und nicht selten auch mehrzähliger als im Erwachsenenalter. Die Vermeidung einer zentralen Lymphknotendissektion mit dem Risiko einer unabsichtlichen Nebenschilddrüsenentfernung ist daher ein wichtiges Ziel der Planung und Durchführung der prophylaktischen Thyreoidektomie. Voraussetzung für die Nichtdurchführung einer zentralen Lymphknotendissektion ist der Nachweis eines im Normbereich befindlichen basalen Kalzitonins.

Soweit möglich, sollten prophylaktische Nebenschilddrüsen-Autotransplantationen vermieden werden (Decker et al. 1996), um das Risiko passagerer oder permanenter Hypokalzämien nicht zu erhöhen. Bei den oberen Nebenschilddrüsen ist dies in aller Regel möglich, bei den unteren möglicherweise schwierig, insbesondere bei ventraler Lage am unteren Schilddrüsenpol oder bei Notwendigkeit einer zentralen Lymphknotendissektion bei intrathymischer Position. Der Darstellung und dem gut durchbluteten In-situ-Erhalt insbesondere der oberen Nebenschilddrüsen kommt daher bei der Vermeidung eines postoperativen Hypoparathyreoidismus eine wesentliche Bedeutung zu.

Die **Nervi recurrentes** sind beim MEN-2B-Syndrom typischerweise deutlich verdickt (▶ Abb. 11-5), während sie beim FMTC bzw. MEN-2A-Syndrom eine altersentsprechende Stärke wie bei nicht syndromalen Schilddrüsen- bzw. Nebenschilddrüsenpatienten aufweisen.

Der **laryngotracheale Winkel** ist ein besonders kritischer operationstechnischer Bereich. Zum einen zieht hier der N. recurrens in den Kehlkopf, zum anderen tauchen hier nicht selten kleine zapfenförmige Parenchymprotrusionen zwischen der Mündung des N. recurrens und der Trachea ein. Diese Ausläufer können aufgrund der Rekurrensnähe außerordentlich schwer ohne Kompromittierung des Nervs vollständig entfernt werden. Da im dorsokranialen Schilddrüsenabschnitt die C-Zell-Dichte jedoch besonders hoch ist, kommt der sicheren und vollständigen Entfernung dieser Parenchymausläufer große Bedeutung für die Rezidivvermeidung zu.

Die in der Literatur von überwiegend spezialisierten Zentren berichteten Komplikationsraten zeigen, dass die zentrale Lymphknotendissektion (LKD) die Rekurrenspareserate gegenüber der alleinigen Thyreoidektomie kaum erhöht, jedoch ein erhebliches Risiko für den Erhalt der Nebenschilddrüsenfunktion darstellt (▶ Tab. 11-4). Bezogen auf das hieraus resultierende Morbiditätsrisiko der zentralen LKD erfährt daher die kalzitoninbasierte Definition des optimalen Zeitpunkts der prophylaktischen Thyreoidektomie mit der Festlegung auf den Zeitraum eines normwertigen basalen Kalzitonins ihre zweifache Rechtfertigung: Bei normwertigem basalen Kalzitonin ist nicht nur das onkologische Risiko am geringsten, sondern auch die Komplikationsrate am niedrigsten, da die Notwendigkeit einer zentralen LKD entfällt. Mit der Optimierung des Operationszeitpunkts ist davon auszugehen, dass auch die nicht in allen Studien optimalen Heilungs-

Tab. 11-4 Komplikations- und Heilungsraten der prophylaktischen Thyreoidektomie beim hereditären medullären Schilddrüsenkarzinom nach Einführung der genetischen Mutationsanalyse

Autoren, Fallzahl, Alter	Rekurrensparesen		Hypoparathyreoidismus		LKD	Biochemische Heilung
	Transient	Permanent	Transient	Permanent		
Dralle et al. 1998 n = 75; 3–20 Jahre	4	1	20	5	57	72 (96 %)
Ukkat et al. 2001 n = 36; 3–20 Jahre	0	0	9	0	36	35 (97 %)
Gimm et al. 2002 n = 27; 5–57 Jahre	n.a.	0	n.a.	0	18	25 (93 %)
Kahraman et al. 2003 n = 13; 4–14 Jahre	0	0	n.a.	1	10	13 (100 %)
Skinner et al. 2005 n = 50; 3–19 Jahre	n.a.	n.a.	n.a.	3	45	44 (88 %)
Piolat et al. 2006 n = 5; 2–5 Jahre	1	0	3	0	5	13 (100 %)
Frank-Raue et al. 2006 n = 46; 4–21 Jahre	n.a.	0	n.i.	1	34	41 (89 %)
Punales et al. 2008 n = 41; 5–25 Jahre	n.a.	n.a.	n.a.	6	39	31 (76 %)
Schellhaas et al. 2009 n = 17; 4–36 Jahre	1	0	5	1	17	15 (88 %)
Zenaty et al. 2009 n = 6; 3–12 Monate	0	0	n.a.	1	5	6 (100 %)
Gesamt		1/225 (0,4 %)		18/316 (5,7 %)	266/316 (84,2 %)	295/316 (93,4 %)

LKD = Lymphknotendissektion; n.a. = nicht angegeben

raten (76–100 %) verbessert werden können (Machens et al. 2009b).

Die prophylaktische Thyreoidektomie bei Kindern erfordert spezielle Operationserfahrung, um zu vermeiden, dass residuelles Schilddrüsengewebe im laryngotrachealen Winkel verbleibt oder lebenslange Komplikationen auftreten. Insbesondere sollte durch Wahl des günstigsten Operationszeitpunkts eine Lymphadenektomie vermieden werden, weil diese mit einem erhöhten Hypoparathyreoidismusrisiko verbunden ist.

11.3.5 Nachsorge

Auch wenn das Risiko von Rezidiven nach primär postoperativ biochemischer Heilung mit nur ca. 3 % angegeben wird (Franc et al. 2001), sollte eine lebenslange Kontrolle (Kalzitonin, CEA, bei Erhöhung bzw. Anstieg und Werteverdoppelung Bildgebung) nicht nur bei postoperativer Hyperkalzitoninämie, sondern auch bei zunächst biochemischer Heilung durchgeführt werden. Der mit weniger als 20 Jahren noch nicht sehr lange Erfahrungshorizont mit der mutationsbasierten prophylaktischen Thyreoidektomie hat ihre

Effektivität und Überlegenheit gegenüber der ausschließlich biochemisch basierten vorgenetischen Ära zwar eindeutig erwiesen, systematische Untersuchungen zu den Rezidivraten nach primär postoperativ biochemischer Heilung fehlen jedoch bislang.

Da beim MTC anders als beim differenzierten Karzinom nicht die Möglichkeit der Radiojodtherapie besteht, ist nicht auszuschließen, dass im Langzeitverlauf nach prophylaktischer Thyreoidektomie in situ verbliebene C-Zellen insbesondere im laryngotrachealen rekurrensnahen Winkel Ausgangspunkt weiterer C-Zell-Neoplasien werden können. Die rechtzeitige Erkennung derartiger Rezidive setzt eine lebenslange Nachsorge voraus.

Wie sorgfältige Nachsorgestudien darüber hinaus gezeigt haben, kann auch die individuelle, der Altersentwicklung angepasste Thyroxinsubstitution ein Problem darstellen. Obwohl in der Untersuchung von Frank-Raue et al. (2006) bei 46 prophylaktisch thyreoidektomierten Genträgerkindern keine Hypothyreosen oder diesbezügliche Stoffwechselfolgen (Müdigkeit, Kälteempfindlichkeit, Obstipation, Retardierung) beobachtet wurden, lag bei 31 % der Kinder nach einem Jahr und bei 26 % 5 Jahre nach der Operation eine erhöhte TSH-Konzentration vor. Die Aufklärung und Information über die Bedeutung einer altersgerechten postoperativen Thyroxinsubstitution sollte daher bereits Teil der präoperativen chirurgischen Beratung sein.

Notwendiger Bestandteil der postoperativen Nachsorge ist des Weiteren der Ausschluss bzw. der Nachweis syndromaler Organmanifestationen (Phäochromozytom, Hyperparathyreoidismus). Beginn und Frequenz diesbezüglicher Untersuchungen sind im Wesentlichen mutationsspezifisch (Brandi et al. 2001; Kloos et al. 2009). Der zeitliche Spielraum ist jedoch wesentlich größer, da Malignome beim MEN-2-assoziierten primären Hyperparathyreoidismus und Phäochromozytom eine Rarität darstellen (Pasini u. Stratakis 2009; Schuffenecker et al. 1998).

In Anbetracht der enormen Fortschritte der genbasierten Diagnostik und Therapie des hereditären MTC und des gegenüber anderen Tumorentitäten mit 25–30 % hohen Anteils familiärer Tumoren ist es erstaunlich, zugleich aber auch für die betroffenen Familien bedauerlich, dass bislang nur sehr wenige systematische Untersuchungen zur psychoonkologischen bzw. -sozialen Situation von Betroffenen und ihren Familien durchgeführt wurden (Freyer et al. 1999; Grosfeld et al. 1996). Zahlreiche Probleme, wie z. B. die Planung von Schwangerschaften, familiäre Beziehungen zwischen Eltern (Mutationsvererbenden) und Kindern (Mutationserbenden und Nichterbenden), das Nicht-Wissen-Wollen potenzieller Genträger und das Nicht-Wissen-Sollen von Genträgern gegenüber anderen Familienmitgliedern und Institutionen (Arbeitgeber, Versicherungen), der Einfluss der Genträgerschaft auf die individuelle Lebensplanung etc., kommen zwar in Beratungsgesprächen zur Sprache, wurden aber bislang kaum untersucht, und es fehlt an diesbezüglich profunder und nachhaltiger Betreuung. Den Fortschritten und der zweifellos noch nicht abgeschlossenen Entwicklung der genetisch-somatischen Medizin steht daher heute ein enormer Nachholbedarf auf psychoonkologischem und psychosozialem Gebiet gegenüber, dem sich bislang – von wenigen Ausnahmen abgesehen – vorwiegend die auch in Deutschland eigeninitiativ aktiv tätigen Selbsthilfegruppen annehmen.

> Die Nachsorge nach prophylaktischer Thyreoidektomie dient vordergründig dem Ziel, die alters- und bedarfsentsprechende Thyroxinsub-

stitution zu überwachen, ggf. Komplikationen zu behandeln und weitere syndromale Organmanifestationen rechtzeitig zu entdecken. Von besonderer Bedeutung ist jedoch die individuelle psychoonkologische und psychosoziale Betreuung der durch die genetische Erkrankung stigmatisierten Betroffenen.

11.4 Zusammenfassung

Paradigmatisch für andere hereditäre Tumorerkrankungen hat das familiäre MTC hinsichtlich der Überlebenschancen nach der prophylaktischen Schilddrüsenentfernung von der Erkennung der krankheitsauslösenden Keimbahnmutationen enorm profitiert: Nach systematischer Einführung und Anwendung des genetischen Screenings nahmen die Primärtumorgrößen von durchschnittlich 27 mm in der vorgenetischen Ära auf aktuell durchschnittlich 11 mm signifikant ab (Machens u. Dralle 2010b), mehr als bei allen anderen Primärtumorentitäten des Schilddrüsenkarzinoms. Parallel hierzu konnten die Heilungsraten durch die prophylaktische Thyreoidektomie auf über 90 % gesteigert werden, sodass das Verfahren der präemptiven prophylaktischen Thyreoidektomie weltweite Anerkennung und Akzeptanz erfahren hat.

Im Gegensatz zu vielen anderen familiären Tumorerkrankungen liegt beim hereditären MTC eine Genotyp-Phänotyp-Korrelation vor, die eine Adjustierung des Zeitpunkts der prophylaktischen Thyreoidektomie an den Mutationstyp erlaubt. Es hat sich jedoch gezeigt, dass bei allen Mutationen eine erhebliche Breite des Zeitraums besteht, innerhalb dessen die Transformation von der neoplastischen C-Zell-Hyperplasie zum medullären Mikrokarzinom stattfindet.

Die hierfür auf genetischer Ebene verantwortlichen Modifikatoren sind noch nicht hinreichend bekannt. Da hereditäre MTC mit zunehmendem Primärtumordurchmesser immer seltener biochemisch heilbar sind (Machens u. Dralle 2012c) und sich bildgebende Verfahren wie der hochauflösende Ultraschall für eine Früherkennung nicht eignen, kommt der biochemischen Feinjustierung des optimalen Operationszeitpunkts durch Bestimmung des basalen und ggf. auch des stimulierten Kalzitonins eine zentrale Bedeutung zu, um eine Unter- wie auch Übertherapie zu vermeiden.

Der Nachweis, dass normale basale Kalzitoninspiegel wegen der in diesem Stadium noch fehlenden Lymphknotenmetastasen mit einer in allen Fällen erzielten biochemischen Heilung verbunden waren (Machens et al. 2009b), war daher in mehrfacher Hinsicht ein ganz wesentlicher Fortschritt bei der Planung und Durchführung der prophylaktischen Operation. Mithilfe des integrierten mutationsbasierten biochemischen Konzepts kann heute nicht nur der Zeitpunkt, sondern auch das Ausmaß der prophylaktischen Thyreoidektomie individuell exakt festgelegt und bei normalem basalen Kalzitonin auf die komplikationsträchtige Durchführung einer Lymphknotendissektion verzichtet werden.

Trotz der erheblichen, wenngleich noch nicht abgeschlossenen Fortschritte auf genetischem und operativem Gebiet ist unverkennbar, dass ein anhaltender (Nachhol-)Bedarf bei der psychoonkologischen und psychosozialen Betreuung der Betroffenen und ihrer Familien besteht. Dieser Bedarf dürfte in Zukunft aufgrund der enormen Weiterentwicklung genetischer Diagnostikverfahren (Genchip) und der hiermit verbundenen kaum vermeidbaren Verunsicherung der Bevölkerung, inklusive der Ärzte, eher zunehmen.

Literatur

Alvandi E, Akrami SM, Chiani M, Hedayati M, Nayer BN, Tehrani MR, Nakhjavani M, Pedram M. Molecular analysis of the RET proto-oncogene key exons in patients with medullary thyroid carcinoma: a comprehensive study of the Iranian population. Thyroid 2011; 21: 373–82.

Basuyau JP, Mallet E, Leroy M, Brunelle P. Reference intervals for serum calcitonin in men, women, and children. Clin Chem 2004; 50: 1828–30.

Billroth Th. Chirurgische Erfahrungen. Zürich 1860–1867. Langenbecks Arch Klin Chir 1869; 10: 158–71.

Brandi ML, Gagel RF, Angeli A, Bilezikian JP, Beck-Peccoz P, Bordi C, Conte-Devolx B, Falchetti A, Gheri RG, Libroia A, Lips CJM, Lombardi G, Mannelli M, Pacini F, Ponder BAJ, Raue F, Skogseid B, Tamburrano G, Thakker RV, Thompson NW, Tomassetti P, Tonelli F, Wells SA, Marx SJ. Guidelines for diagnosis and therapy of MEN type 1 and type 2. J Clin Endocrinol Metab 2001; 86: 5658–71.

Brauckhoff M, Machens A, Hess S, Lorenz K, Gimm O, Brauckhoff K, Sekulla C, Dralle H. Premonitory symptoms preceding metastatic medullary thyroid cancer in MEN 2B: An exploratory analysis. Surgery 2008; 144: 1044–51.

Burk W. Über einen Amyloidtumor mit Metastasen. Inaugural-Dissertation, Tübingen 1901.

Copp DH. Evidence for calcitonin: new hormone from parathyroid that lowers blood calcium. Endocrinology 1962; 70: 638–49.

Crockett DK, Piccolo SR, Ridge PG, Margraf RL, Lyon E, Williams MS, Mitchell JA. Predicting phenotypic severity of uncertain gene variants in the RET proto-oncogene. PLoS One 2011; 6:e18380.

Da Silva AM, Maciel RM, Da Silva MR, Toledo SR, De Carvalho MB, Cerutti JM. A novel germline point mutation in RET exon 8 (Gly[533]Cys) in a large kindred with familial medullary thyroid carcinoma. J Clin Endocrinol Metab 2003; 88: 5438–43.

De Lellis RA, Wolfe HJ. The pathobiology of the human calcitonin (C)-cell: a review. Pathol Annu 1981; 16: 25–52.

Decker AR, Geiger JD, Cox CE, Mackovjak M, Sarkar M, Peacock ML. Prophylactic surgery for multiple endocrine neoplasia type IIa after genetic diagnosis: is parathyroid transplantation indicated? World J Surg 1996; 20: 814–21.

Donis-Keller H. Dou S, Chi D, Carlson KM, Toshima K, Lairmore TC, Howe JR, Moley JF, Goodfellow P, Wells SA. Mutations in the RET proto-oncogene are associated with MEN 2A and FMTC. Hum Mol Gen 1993; 7: 851–6.

Doyle P, Düren C, Nerlich K, Verburg FA, Grelle I, Jahn H, Fassnacht M, Mäder U, Reiners C, Luster M. Potency and tolerance of calcitonin stimulation with high-dose calcium versus pentagastrin in normal adults. J Clin Endocrinol Metab 2009; 94: 2970–4.

Dralle H, Gimm O, Simon D, Frank-Raue K, Görtz G, Niederle B, Wahl R A, Koch B, Walgenbach S, Hampel R, Ritter M M, Spelsberg F, Heiss A, Hinze R, Höppner W. Prophylactic thyroidectomy in 75 children and adolescents with hereditary medullary thyroid carcinoma: German and Austrian experience. World J Surg 1998; 22: 744–51.

Dralle H, Höppner W, Raue F. Prophylaktische Thyroidektomie. Dtsch Ärztebl 1996; 93: C642–4.

Dralle H, Machens A, Lorenz K. Hereditäre Schilddrüsenkarzinome. Chirurg 2008; 79: 1017–28.

Eng C, Clayton D, Schuffenecker I, Lenoir G, Cote G, Gagel RF, van Amstel HK, Lips CJ, Nishisho I, Takai SI, Marsh DJ, Robinson BG, Frank-Raue K, Raue F, Xue F, Noll WW, Romei C, Pacini F, Fink M, Niederle B, Zedenius J, Nordenskjöld M, Komminoth P, Hendy GN, Mulligan LM. The relationship between specific RET proto-oncogene mutations and disease phenotype in multiple endocrine neoplasia type 2. J Am Med Assoc 1996; 276: 1575–9.

Foster GV, McIntyre I, Pearse AGE. Thyroid origin of calcitonin. Nature 1964; 202: 1303–5.

Franc S, Niccoli-Sire P, Cohen R, Bardet S, Maes B, Murat A, Krivitzky A, Modigliani E and the French Medullary Study Group (GETC). Complete surgical lymph node resection does not prevent authentic recurrences of medullary thyroid carcinoma. Clin Endocrinol 2001; 55: 403–9.

Frank-Raue K, Buhr H, Dralle H, Klar E, Senninger N, Weber T, Rondot S, Höppner W, Raue F. Long-term outcome in 46 gene carriers of hereditary medullary thyroid carcinoma after prophylactic thyroidectomy: impact of individual RET genotype. Eur J Endocrinol 2006; 155: 229–36.

Freyer G, Dazord A, Schlumberger M, Conte-Devolx B, Ligneau B, Trillet-Lenoir V, Lenoir GM. Psychosocial impact of genetic testing in familial medullarythyroid. carcinoma: A multicentric pilot-evaluation. Ann Oncol 1999; 10: 87–95.

Gagel RF, Tashjian AH Jr, Cummings T, Papathanasopoulos N, Kaplan MM, DeLellis RA, Wolfe HJ, Reichlin S. The clinical outcome of prospective screening for multiple endocrine neoplasia type 2a. An 18-year experience. N Engl J Med 1988; 318: 478–84.

Gimm O, Niederle BE, Weber T Bockhorn M, Ukkat J, Brauckhoff M, Nguyen-Thanh P, Frilling A, Klar E, Niederle B, Dralle H. RET protooncogene mutations affecting codon 790/791: A mild form of multiple endocrine neoplasia type 2A syndrome? Surgery 2002; 132: 952–9.

Graze K, Spiler IJ, Tashjian AH Jr, Melvin KE, Cervi-Skinner S, Gagel RF, Miller HH, Wolfe HJ, DeLellis RA, Leape L, Feldman ZT, Reichlin S. Natural history of familial medullary thyroid carcinoma: effect of a program for early diagnosis. N Engl J Med 1978; 299: 980–5.

Grosfeld FJ, Lips CJ, Ten Kroode HF, Beemer FA, Van Spijker HG, Brouwers-Smalbraak GJ. Psychosocial consequences of DNA analysis for MEN type 2. Oncology 1996; 10: 141–6.

Gurlt E. Bericht über die Leistungen und Fortschritte auf dem Gebiet der Chirurgie im Jahre 1859. Langenbecks Arch Klin Chir 1861; 1: 184–7.

Hazard JB, Hawk WA, Crile G. Medullary (solid) carcinoma of the thyroid, a clinicopathologic entity. J Clin Endocrinol Metab 1959; 19: 152–61.

Horn RC. Carcinoma of the thyroid. Description of a distinctive morphological variant and report of seven cases. Cancer 1951; 4: 697–707.

Iwashita T, Kato M, Murakami H, Asai N, Ishiguro Y, Ito S, Iwata Y, Kawai K, Asai M, Kurokawa K, Kajita H, Takahashi M. Biological and biochemical properties of Ret with kinase domain mutations identified in multiple neoplasia type 2B and familial medullary thyroid carcinoma. Oncogene 1999; 18: 3918–22.

Jaquet J. Ein Fall von metastasierenden Amyloidtumoren (Lymphosarkom). Virchows Arch 1906; 185: 251–68.

Jindrichová S, Vcelák J, Vlcek P, Neradilová, Nemec J, Bendlová. Screening of six risk exons of the RET proto-oncogene in families with medullary thyroid carcinoma in the Czech Republic. J Endocrinol 2004; 183: 257–65.

Kahraman T, de Groot JWB, Rouwe C Hofstra RM, Links TP, Sijmons RH, Plukker JT. Acceptable age for prophylactic surgery in children with multiple endocrine neoplasia type 2a. Eur J Surg Oncol 2003; 29: 331–5.

Kloos RT, Eng C, Evans DB, Francis GL, Gagel RF, Gharib H, Moley JF, Pacini F, Ringel MD, Schlumberger M, Wells SA Jr. Medullary thyroid cancer: management guidelines of the American Thyroid Association. Thyroid 2009; 19: 565–612.

Lips C, Landsvater RM, Hoppener J, Geerding RA, Blijham G, Jansen-Schillhorn van Veen JM, van Gils A, de Wit MJ, Zewald RA, Berends M, Beemer FA, Srouwers-Smalbraak J, Jansen R, Ploos van Amstel HK, van Vroonhoven T, Vroom TM. Clinical screening as compared with DNA analysis in families with multiple endocrine neoplasia type 2A. N Engl J Med 1994; 331: 828–35.

Machens A, Dralle H. Familial prevalence and age of RET germline mutations: implications for screening. Clin Endocrinol 2008; 69: 81–7.

Machens A, Dralle H. Prophylactic thyroidectomy in RET carriers at risk for hereditary medullary thyroid cancer. Thyroid 2009; 19: 551–4.

Machens A, Dralle H. Biomarker-based risk stratification for previously untreated medullary thyroid cancer. J Clin Endocrinol Metab 2010a; 95: 2655–63.

Machens A, Dralle H. Decreasing tumor size of thyroid cancer in Germany: institutional experience 1995–2009. Eur J Endocrinol 2010b; 163: 111–9.

Machens A, Dralle H. Multiple endocrine neoplasia type 2: achievements and current challenges. Clinics 2012a; 67 (S2): 1–6.

Machens A, Dralle H. Single nucleotide polymorphisms and development of hereditary medullary thyroid cancer in V804M RET families: disease modification or linkage disequilibrium? Surgery 2012b; 151: 490.

Machens A, Dralle H. Biological relevance of medullary thyroid microcarcinoma. J Clin Endocrinol Metab 2012c; 97: 1547–53.

Machens A, Gimm O, Ukkat J, Hinze R, Schneyer U, Dralle H. Improved prediction of calcitonin normalization in medullary thyroid carcinoma patients by quantitative lymph node analysis. Cancer 2000a; 88: 1909–15.

Machens A, Haedecke J, Holzhausen HJ, Thomusch O, Schneyer U, Dralle H. Differential diagnosis of calcitonin-secreting neuroendocrine carcinoma of the foregut by pentagastrin stimulation. Langenbecks Arch Surg 2000b; 385: 398–401.

Machens A, Hauptmann S, Dralle H. Medullary thyroid cancer responsiveness to pentagastrin stimulation: an early surrogate parameter of tumor dissemination? J Clin Endocrinol Metab 2008; 93: 2234–8.

Machens A, Lorenz K, Dralle H. Constitutive RET tyrosine kinase activation in hereditary medullary thyroid cancer: clinical opportunities. J Intern Med 2009a; 266: 114–25.

Machens A, Lorenz K, Dralle H. Individualization of lymph node dissection in RET (rearranged during transfection) carriers at risk for medullary thyroid cancer: value of pretherapeutic calcitonin levels. Ann Surg 2009b; 250: 305–10.

Machens A, Niccoli-Sire P, Hoegel J, Frank-Raue K, van Vroonhoven TJ, Roeher HD, Wahl RA, Lamesch P, Raue F, Conte-Devolx, B, Dralle H. Early malignant progression of hereditary medullary thyroid cancer. N Engl J Med 2003; 349: 1517–25.

Machens A, Spitschak A, Lorenz K, Pützer BM, Dralle H. Germline RET sequence variation I852M and occult medullary thyroid cancer: harmless polymorphism or causative mutation? Clin Endocrinol 2011; 75: 801–5.

Machens A, Frank-Raue K, Lorenz K, Rondot S, Raue F, Dralle H. Clinical relevance of RET variants G691S, L769L, S836S, and S904S to sporadic medullary thyroid cancer. Clin Endocrinol 2012; 76: 691–7.

Manning PC, Molnar GD, Black BM, Priestley JT, Woolner LB. Phaeochromocytoma, hyperparathyroidism and thyroid carconima occurring coincidentally. N Engl J Med 1963; 268: 68–72.

Margraf RL, Crockett DK, Krautscheid PM, Seamons R, Calderon FR, Wittwer CT, Mao R. Multiple endocrine neoplasia type 2 RET protooncogene database: repository of MEN2-associated RET sequence variation and reference for genotype/phenotype correlations. Hum Mutat 2009; 30: 548–56.

Matias-Guiu X. De Lellis R, Moley JF, Gagel RF, Albores-Saavedra J, Bussolati G, Kaserer K, Williams ED, Baloch Z. Medullary thyroid carcinoma. In: De Lellis RA, Lloyd RV, Heitz PU, Eng C (eds). World Health Organization Classification of tumours. Pathology and Genetics of Tumours of Endocrine Organs. IARC Press: Lyon 2004, 86–91.

McDermott MB, Swanson PE, Wick MR. Immunostains for collagen type IV discriminate between C-cell hyperplasia and microscopic medullary carcinoma in multiple endocrine neoplasia, type 2a. Hum Pathol 1995; 26: 1308–12.

Mulligan LM, Kwok JBJ, Healey CS, Elsdon MJ, Eng C, Gardner E, Love DR, Mole SE, Moore JK, Papl L, Ponder MA, Telenlus H, Tunnacliffe A, Ponder BAJ. Germ-line mutations of the RET proto-oncogene in multiple endocrine neoplasia type 2A. Nature 1993; 363: 458–60.

Muzza M, Cordella D, Bombled J, Bressac-de Paillerets B, Guizzardi F, Francis Z, Beck-Peccoz P, Schlumberger M, Persani L, Fugazzola L. Four novel RET germline variants in exons 8 and 11 display an oncogenic potential in vitro. Eur J Endocrinol 2010; 162: 771–7.

Neumann HPH, Vortmeyer A, Schmidt D, Werner M, Erlic Z, Cascon A, Bauscher B, Januszewicz, Eng C. Evidence of MEN-2 in the original description of classic pheochromocytoma. N Engl J Med 2007; 357: 1311–5.

Nguyen L, Niccoli-Sire P, Caron P, Bastie D, Maes B, Chabrier G, Chabre O, Rohmer V, Lecomte P, Henry JF, Conte-Devolx B; French Calcitonin Tumors Study Group. Pheochromocytoma in multiple endocrine neoplasia type 2: a prospective study. Eur J Endocrinol 2001; 144: 37–44.

Niccoli-Sire P, Murat A, Rohmer V, Franc S, Chabrier G, Baldet L, Maes B, Savagner F, Giraud S, Bezieau S, Kottler ML, Morange S, Conte-Devolx B; French Calcitonin Tumors Group (GETC). Familial medullary thyroid carcinoma with noncysteine RET mutations: phenotype-genotype relationship on a large series of patients. J Clin Endocrinol Metab 2001; 86: 3746–53.

Pasini B, Stratakis CA. SDH mutations in tumorigenesis and inherited endocrine tumours: lesson from the pheochromocytoma – paraganglioma syndromes. J Intern Med 2009; 266: 19–42.

Paszko Z, Sromek M, Czetwertynska M, Skasko E, Czapczak D, Wisniewska A, Prokurat A, Chrupek M, Jagielska A, Kozlowicz-Gudzinska I. The occurrence and the type of germline mutations in the RET gene in patients with medullary thyroid carcinoma and their unaffected kindred's from Central Poland. Cancer Invest 2007; 25: 742–9.

Pearse AGE, Polak JM. Cytochemical evidence for the neural crest origin of mammalian ultimobranchial C-cells. Histochemistry 1971; 27: 96–102.

Peppa M, Boutati E, Kamakari S, Pikounis V, Peros G, Panayiotides IG, Economopoulos T, Raptis SA, Hadjidakis D. Multiple endocrine neoplasia type 2A in two families with the familial medullary thyroid carcinoma associated G533C mutation of the RET proto-oncogene. Eur J Endocrinol 2008; 159: 767–71.

Piolat C, Dyon JF, Sturm N, Pinson S, Bost M, Jouk PS, Plantaz D, Chabre O. Very early prophylactic thyroid surgery for infants with a mutation of the RET proto-oncogene at codon 634: evaluation of the implementation of international guidelines for MEN type 2 in a single centre. Clin Endocrinol 2006; 65: 118–24.

Ponder BAJ, Coffey R, Gagel RF, Semple P, Ponder MA, Pembrey ME, Telenius-Berg M, Easton DF. Risk estimation and screening in families of patients with medullary thyroid carcinoma. Lancet 1988; 1: 397–401.

Punales MKC, Possatti da Rocha A, Meotti C, Gross JL, Maia AL. Clinical and oncological features of children and young adults with multiple endocrine neoplasia type 2A. Thyroid 2008; 18: 1261–8.

Rohmer V, Vidal-Trecan G, Bourdelot A, Niccoli P, Murat A, Wemeau JL, JL, Borson-Chazot F, Schvartz C, Tabarin A, Chabre O, Chabrier G, Caron P, Rodien P, Schlumberger M, Baudin E; Groupe Français des Tumeurs Endocrines. Prognostic factors of disease-free survival after thyroidectomy in 170 young patients with a RET germline mutation: a multicenter study of the Groupe Francais d›Etude des Tumeurs Endocrines. J Clin Endocrinol Metab 2011; 96: E509–18.

Romei C, Mariotti S, Fugazzola L, Taccaliti A, Pacini F, Opocher G, Mian C, Castellano M, degli Uberti E, Ceccherini I, Cremonini N, Seregni E, Orlandi F, Ferolla P, Puxeddu E, Giorgino F, Colao A, Loli P, Bondi F, Cosci B, Bottici V, Cappai A, Pinna G, Persani L, Verga U, Boscaro M, Castagna MG, Cappelli C, Zatelli MC, Faggiano A, Francia G, Brandi ML, Falchetti A, Pinchera A, Elisei R; ItaMEN network. Multiple endocrine neoplasia type 2 syndromes (MEN 2): results from the ItaMEN network analysis on the prevalence of different genotypes and phenotypes. Eur J Endocrinol 2010; 163: 301–8.

Schellhaas E, König C, Frank-Raue K, Buhr HJ, Hotz HG. Long-term outcome of „prophylactic therapy" for familial medullary thyroid cancer. Surgery 2009; 146: 906–12.

Schuffenecker I, Virally-Monod M, Brohet R, Goldgar D, Conte-Devolx B, Leclerc L, Chabre O, Boneu A, Caron J, Houdent C, Modigliani E, Rohmer V, Schlumberger M, Eng C, Guillausseau PJ, Lenoir GM. Risk and penetrance of primary hyperparathyroidism in multiple endocrine neoplasia type 2A families with mutations at codon 634 of the RET proto-oncogene. J Clin Endocrinol Metab 1998; 83; 487–91.

Schulte KM, Machens A, Fugazzola L, McGregor A, Diaz-Cano S, Izatt L, Diaz-Cano S, Izatt L, Aylwin S, Talat N, Beck-Peccoz P, Dralle H. The clinical spectrum of multiple endocrine neoplasia type 2a caused by the rare intracellular RET mutation S891A. J Clin Endocrinol Metab 2010; 95: E92–7.

Scollo C, Baudin E, Travagli JP, Caillou B, Bellon N, Leboulleux S, Schlumberger M. Rationale for central and bilateral lymph node dissection in sporadic and hereditary medullary thyroid cancer. J Clin Endocrinol Metab 2003; 88: 2070–5.

Shuman AG, Shaha AR, Tuttle M, Fins JJ, Morris LGT. Medullary thyroid carcinoma: ethical issue for the surgeon. Ann Surg Oncol 2012; 19: 2102–7.

Sipple JH. The association of pheochromocytoma with carcinoma of the thyroid gland. Am J Med 1961; 31: 163–6.

Skinner MA, Moley JA, Dilley WG, Owzar K, DeBenedetti MK, Wells SA Jr. Prophylactic thyroidectomy in multiple endocrine neoplasia type 2A. N Engl J Med 2005; 353: 1105–13.

Stoffel E. Lokales Amyloid der Schilddrüse. Virchows Arch 1910; 201: 245–52.

Tashjian AH Jr, Howland BG, Melvin KEW, Hill CS Jr. Immunoassay of human calcitonin: clinical measurement, relation to serum calcium and studies in patients with medullary thyroid carcinoma. N Eng J Med 1970; 283: 890–5.

Tashjian AH Jr, Melvin EW. Medullary carcinoma of the thyroid gland. Studies of thyrocalcitonin in plasma and tumor extracts. N Engl J Med 1968; 279: 279–83.

Ukkat J, Lorenz K, Hinze R, Thomusch O, Dralle H. Importance of early screening and prophylactic thyroidectomy in asymptomatic nonindex RET germline carriers. World J Surg 2001; 25: 713–7.

Verga U, Morpurgo PS, Vaghi I, Radetti G, Beck-Peccoz P. Normal range of calcitonin in children measured by a chemiluminescent two-site immunometric assay. Horm Res 2006; 66: 17–20.

Weber F, Eng C. Editorial: Germline variants within RET: clinical utility or scientific playtoy? J Clin Endocrinol Metab 2005; 90: 6334–6.

Wells SA, Baylin SB, Leight GS, Dale JK, Dilley WG, Farndon JR. The importance of early diagnosis in patients with hereditary medullary thyroid carcinoma. Ann Surg 1982; 195: 595–9.

Wells SA, Chi DD, Toshima K, Dehner LP, Coffin CM, Dowton B, Ivanovich JL, DeBenedetti MK, Dilley WG, Moley JF, Norton JA, Donis-Keller H. Predictive DNA testing and prophylactic thyroidectomy in patients at risk for multiple endocrine neoplasia type 2A. Ann Surg 1994; 200: 237–50.

Williams ED. A review of 17 cases of carcinoma of the thyroid and phaeochromocytoma. J Clin Path 1965; 18: 288–292.

Wölfer A. Über die Entwicklung und den Bau des Kropfes. Arch Klin Chir 1883; 29: 1–97 und 754–866.

Yip DT, Hassan M, Pazaitou-Panayiotou K, Ruan DT, Gawande AA, Gaz RD, Moore FD, Hodin RA, Stephen AE, Sadow PM, Daniels GH, Randolph GW, Parangi S, Lubitz CC. Preoperative basal calcitonin and tumor stage correlate with postoperative calcitonin normalization in patients undergoing initial surgical management of medullary thyroid carcinoma. Surgery 2011; 150: 1168–77.

Zenaty D, Aigrain Y, Peuchmaur M, Philippe-Chomette P, Baumann C, Cornelis F, Hugot JP, Chevenne D, Barbu V, Guillausseau PJ, Schlumberger M, Carel JC, Travagli JP, Léger J. Medullary thyroid carcinoma identified within the first year of life in children with hereditary multiple endocrine neoplasia type 2A (codon 634) and 2B. Eur J Endocrinol 2009; 160: 807–13.

Zhou Y, Zhao Y, Cui B, Gu L, Zhu S, Li J, Liu J, Yin M, Zhao T, Yin Z, Yu C, Chen C, Wang L, Xiao B, Hong J, Zhang Y, Tang Z, Wang S, Li X, Ning G. RET proto-oncogene mutations are restricted to codons 634 and 918 in mainland Chinese families with MEN2A and MEN2B. Clin Endocrinol 2007; 67: 570–6.

12 Chirurgische Therapie des organüberschreitenden Schilddrüsenkarzinoms

Rudolf Roka

12.1 Einleitung

Organüberschreitende Tumoren der Schilddrüse sind mit einer speziellen Problematik verbunden. Einerseits befindet sich in ihrer unmittelbaren Nähe das hochsensible pharyngolaryngeale System, dessen Funktion gelegentlich schwer zu erhalten und noch schwerer zu rekonstruieren ist. Anderseits muss den onkologischen Bedürfnissen Rechnung getragen werden. Die Gratwanderung zwischen beiden Zielen, nämlich Funktionserhalt und Radikalität, resultiert in unterschiedlichen Auffassungen und Empfehlungen in der Literatur mit relativ geringer Evidenz. Nichtsdestoweniger finden sich jedoch wesentliche richtungsweisende Erkenntnisse wiederholt im Schrifttum wieder.

Die chirurgischen Eingriffe sind technisch anspruchsvoll und erfordern Erfahrung, breite Ausbildung in der Thorax-, Gefäß-, Abdominal- und natürlich endokrinen Chirurgie und den interdisziplinären Kontakt zu anderen Fächern, insbesondere der Otolaryngologie, Nuklearmedizin und Strahlentherapie.

Voroperationen, stattgehabte Bestrahlung und präexistente Morbidität mit Nervenläsionen und Hypoparathyreoidismus, hohes Patientenalter und Morbidität sind zusätzliche komplizierende Faktoren und müssen in die therapeutischen Überlegungen mit einbezogen werden.

> Die besondere Problematik des organüberschreitenden Schilddrüsenkarzinoms liegt im Anwenden des adäquaten Radikalitätsausmaßes. Sowohl Resektion und Funktionserhalt sind technisch schwierig. Insgesamt sind die therapeutischen Bemühungen ein Paradebeispiel eines interdisziplinären onkologischen Zugangs.

12.2 Pathologie und Prognose

Organüberschreitendes, infiltrierendes Wachstum ist der prognostisch stärkste negative Faktor. Geht man von den exzellenten 10-Jahres-Überlebensraten des papillären und follikulären Schilddrüsenkarzinoms aus (lokal begrenzt 100% bzw. 98%, regional begrenzt 97% bzw. 87%; Dietlein et al. 2010), so sind diese Ergebnisse bei Organüberschreitung nicht annähernd erreichbar. Neben dem höheren Durchschnittsalter finden sich in diesen Kollektiven auch ungünstige histologische Varianten (*tall cell, columnarlined*, insulär), schlecht oder undifferenzierte Tumoren und mittelgradig aggressive Formen wie das C-Zell-Karzinom oder der seltene Castle-Tumor.

Bei letalem Ausgang besteht die Ursache bei der Hälfte der Fälle im lokoregionalen Tumorrezidiv (Kobayashi et al. 1996). Von vorrangiger Bedeutung ist der Befall des laryngotrachealen Systems, dessen Häufigkeit mit 3,6–22,9% und nach Analyse von 10.251 Fällen mit durchschnittlich 5,8% angegeben ist (Honings et al. 2010).

Wenn auch der komplette transmurale Durchbruch ins Lumen selten ist, ist das onkologische Risiko doch gut belegt, vor allem in Zusammenhang mit fortgeschrittener lymphogener Metastasierung (T4a N1b) (Wada et al. 2008).

Rezidive zeigen in bis zu einem Drittel der Fälle Dedifferenzierung – ein Fingerzeig, eben diese durch den adäquaten Primäreingriff zu verhindern (Goretzki et al. 1994).

> Die eklatant schlechtere Prognose gegenüber dem auf das Organ beschränkten Fällen hat ihre Ursachen im höheren Prozentsatz aggressiver histologischer Formen, den technischen Beschränkungen in der Radikalität und dem mangelhaften oder fehlenden Response auf nicht operative Maßnahmen.

12.3 Lokalisation

Die von einer Infiltration betroffenen Strukturen und deren Häufigkeit bei unserem Patientenkollektiv zeigt ▶Tabelle 12-1. Die Prädilektionsstellen am laryngopharyngotrachealen System sind die Nähe der Nervus-laryngeus-recurrens-Insertion, der Sinus piriformis und die zervikale Trachea (McCaffrey et al. 1990). Die Ausdehnung in das Mediastinum und die Infiltration von großen Gefäßen, vorrangig den großen Venen, Pleura und Sternum werden zumeist bei fortgeschrittener Lymphknotenmetastasierung oder einem Rezidiv beobachtet.

12.4 Symptome

Abgesehen von einer sichtbaren oder tastbaren derben Raumforderung entstehen die Symptome vorrangig durch Nervenläsionen und endoluminales Vordringen des Tumors. Neu aufgetretene Heiserkeit ist ein sehr spezifisches Symptom und ein Hinweis auf Infiltration und Parese des N. laryngeus recurrens, kann aber auch gelegentlich nur durch Druck verursacht werden (McCaffrey et al. 1990).

Schmerzen, zunehmende Atemnot, Dysphagie, Einflussstauung, Horner-Trias und Hämoptysen sind Hinweise auf ein fortgeschrittenes Stadium. Hautveränderungen infolge einer Lymphangiose findet man gelegentlich bei anaplastischen Tumoren (▶Abb. 12-1). Eine Verwechslung mit einer akuten Thyreoiditis ist möglich. In vielen Fällen wird die Organinvasion jedoch erst intraoperativ festgestellt.

12.5 Diagnose

Bei Verdacht auf Organinvasion gibt es – abgesehen von den üblichen schilddrüsenspezifischen Befunden einschließlich Tumormarkern – spezielle Untersuchungen, die eine Information über das Ausmaß der Organüberschreitung und das mutmaßliche Tumorstadium geben können. In besonders routinierten Händen kann bereits der Ultra-

Tab. 12-1 Infiltrierte Regionen bei 117 Patienten

Infiltrierte Region	n
Trachea	45
Larynx	39
Muskel	34
Ösophagus	27
V. subclavia, V. anonyma	7
A. carotis, A. subclavia	4
Sternum	4
Pleura, Perikard	4
Hypopharynx	2
Haut	2
Plexus brachialis	2
Gesamt	**170**

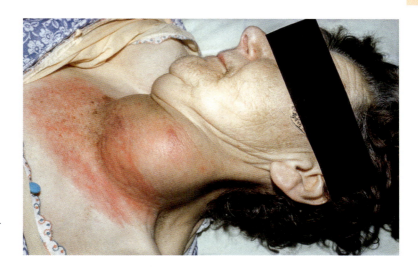

Abb. 12-1 Hautveränderung beim anaplastischen Schilddrüsenkarzinom

schall in bis zu 85 % der Fälle eine korrekte Aussage über eine Trachealinfiltration liefern (Tomoda et al. 2005).

Die Computertomographie ist sicher das beste bildgebende Verfahren, aufgrund der Jodbelastung jedoch nicht immer indiziert und ohne Kontrastmittel nur bedingt aussagekräftig. Eine taugliche Alternative bietet die Magnetresonanztomographie, sowohl zur Beurteilung der viszeralen als auch der Gefäßbeteiligung. Die Laryngoskopie ist in jedem Fall obligat, Tracheoskopie oder Ösophagoskopie nur bei konkreten klinischen Zeichen wie beispielsweise Hämoptysen.

Für die Rezidivdiagnose bei Thyreoglobulin-positiven aber Jod-131-negativen Patienten eignet sich die 18F-FDG PET/CT (Shammas et al. 2007). Vor Rezidivoperationen ist das Einholen aller bisherigen Befunde obligat, insbesondere bezüglich Resektionsausmaß, Histologie und postoperativem Dekurses sowie eventueller Komplikationen. Auch der präoperative Kalzium- und Parathormonwert ist einerseits zur Einschätzung des postoperativen Verlaufs, andererseits für die besonders sorgfältige Präparation von Nebenschilddrüsen wichtig. Zusammen mit dem zu erwartenden Operationsausmaß stellen Diagnose und Befunderhebung die Grundlage für ein ausführliches Aufklärungsgespräch mit dem Patienten dar.

> Bei klinischem Verdacht auf Organüberschreitung sollten MRT oder CT zur Anwendung kommen. Bei Letzterem ist die Jodbelastung zu bedenken.

12.6 Grundsätzliche Überlegungen zum chirurgischen Vorgehen

Das Ziel des chirurgischen Eingriffs ist die möglichst vollständige Eliminierung des Tumors. Dies gilt generell für alle histologischen Formen des Schilddrüsenkarzinoms, spezielle Faktoren müssen aber berücksichtigt werden:
- Das hohe **Patientenalter** alleine hat in der modernen onkologischen Chirurgie nur noch untergeordnete Bedeutung. Es kann jedoch von Bedeutung sein, wenn aufgrund der Histologie auch bei nicht

vollständiger Radikalität mit einem langen rezidivfreien Intervall gerechnet werden darf und dementsprechend ein Eingriff mit geringerer Morbidität und geringerem Risiko gewählt wird.
- Hämatogene **Metastasen** limitieren in aller Regel die Forderung nach lokaler Tumorfreiheit. Dies gilt für alle mutilierenden und risikoreichen Eingriffe beim differenzierten und C-Zell-Karzinom mit Ausnahme eines langfristigen stationären Befunds. Beim metastasierenden anaplastischen Karzinom bleiben Resektionen auf Notsituationen wie Dyspnoe und Blutungen bei exulzerierten Tumoren beschränkt.
- Die **Infiltration** der prävertebralen Faszie oder der supraaortalen Arterien gilt, von Ausnahmefällen abgesehen, als Inoperabilitätskriterium.
- Besonders **aggressive Histologie** sollte keinesfalls Anlass zu limitierter Radikalität geben, sondern bei Aussicht auf Vollständigkeit im Gegenteil als Chance gesehen werden, die Möglichkeiten der Chirurgie als die einzige gesicherte Option wahrzunehmen.

12.7 Indikation und operative Technik

12.7.1 Infiltration der Muskulatur

Die Infiltration der kurzen geraden Halsmuskeln ist ein relativ häufiges Ereignis. Die Resektion kranial und kaudal des Tumors ist funktionell unerheblich. Beim differenzierten Karzinom besitzt dieser Umstand zumindest keine prognostische Bedeutung (McCaffey et al. 1990). Eine Penetration in den M. sternocleidomastoideus steht vorrangig mit Rezidiven und Lymphknotenmetastasen in Zusammenhang. Die Funktion dieses Muskels ist wichtig, zumeist sind partielle Resektionen möglich.

12.7.2 Infiltration des Nervus laryngeus recurrens

Die Infiltration des Nervs durch gelegentlich auch sehr kleine papilläre Karzinome knapp unter oder an seiner Einmündungsstelle in die Larynxmuskulatur ist ein typischer Befund (▶Abb. 12-2). Obwohl Paresen auch durch Druck allein möglich sind (Falk et al. 1995), deutet eine präoperative Parese des Nervs zumeist auf einen tumorösen Befall hin. Bestätigt sich dies intraoperativ, wird er en bloc mit dem Tumor reseziert, da mit einer Erholung nicht zu rechnen ist. Idealerweise sollte vor allem bei älteren aspirationsgefährdeten Patienten eine gleichzeitige Medialisierung des

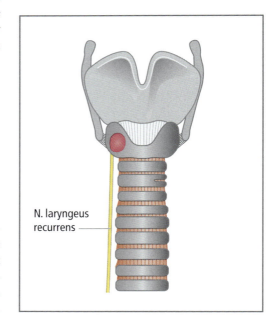

Abb. 12-2 Tumorlokalisation an oder nahe der Einmündung des N. laryngeus recurrens

Stimmbands vorgenommen werden. Bei intakter Funktion des Nervs ist ein Ablösen des Tumors unter Zurücklassung minimaler Residuen bei differenzierten Karzinomen erlaubt und unter Einbindung der postoperativen Radiojodtherapie auch nicht mit prognostischen Nachteilen verbunden (Falk et al. 1995; Kebebew 2003; Nishida et al. 1997).

Ist die Resektion eines Nervs mit intakter Funktion aufgrund des Invasionsausmaßes dennoch nötig, sollte die Unversehrtheit an der kontralateralen Seite operativ geprüft werden. Gegebenenfalls ist die Komplettierung in einem zweiten Schritt zu erwägen.

12.7.3 Laryngotracheale Invasion

Zu diesem in der Literatur häufig bearbeiteten Thema gibt es im Wesentlichen 3 Meinungen:
- Zurückhaltung bei viszeralen Resektionen mit Tolerieren zurückgelassenen Tumors unter Einbeziehung der postoperativen Radiojodtherapie (Gillenwater et al. 1999; Segal et al. 2006).
- Im Gegensatz dazu die obligate Forderung nach R0-Resektion auch bei minimaler Invasion unter Anwendung ausschließlich klassischer Resektionsverfahren (Gaissert et al. 2007; Honings et al. 2010; Ishihara et al. 1991).
- Die meisten Autoren empfehlen ein differenziertes Vorgehen unter Einbeziehung von weniger invasiven Maßnahmen wie dem Shaving bei nur oberflächlicher Berührung oder Adhärenz des Tumors, lokalen Exzisionen bei intra- und transmuralen Läsionen und ausgedehnten (klassischen) Resektionen, wenn nötig (An u. Kim 2010; Ballantyne 1994; Brauckhoff u. Dralle 2009; Ito et al. 2009; Kebebew et al. 2003; McCaffrey et al. 1990; Musholt et al. 1999; Nishida et al. 1997; Price et al. 2008; Tanaka et al. 1999; Wada et al. 2006, 2008).

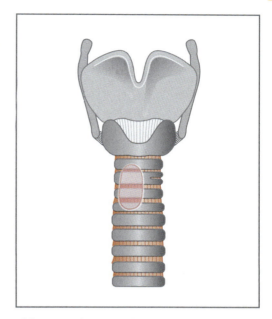

Abb. 12-3 Shaving an der Trachealwand

Die Schwierigkeit beim **Shaving an der Trachea** ist ohne Zweifel die Beurteilung der Eindringtiefe (▶ Abb. 12-3). Shin et al. (1993) gaben eine Stadieneinteilung an: Im Stadium I kommt es lediglich zur Berührung mit dem die Schilddrüsenkapsel durchdringenden Tumor, im Stadium II zur Invasion des Perichondriums oder zur Knorpeldestruktion, im Stadium III ist die Lamina popria der Mukosa durchbrochen und im Stadium IV ist das Lumen erreicht. Die tatsächliche Invasionstiefe in den Knorpel ist allerdings auch unter Einbeziehung des Schnellschnitts unsicher. Außerdem belegten pathologische Studien (Ozaki et al. 1994), dass es frühzeitig zu einer intramuralen zirkulären Ausbreitung kommt, deren Ausmaß von extraluminal her unterschätzt wird – ein Umstand der auch nicht durch ein tiefergreifendes lamellierendes Vorgehen (Ito et al. 2009) gelöst werden kann.

Tab. 12-2 Verlauf nach Shaving

Histologie	n	Durchschnittliche Nachbeobachtungszeit [Monate]	Lokalrezidiv	Am Tumor gestorben	Todesursache unbekannt, keine Information
Papillär	21	64	1		1
Follikulär	8	29	2	3	
Gesamt	29	60 (3–195)	3	3	1

Folglich ist ein Shaving lediglich im Stadium I zu empfehlen. Eine weitere Differenzierung dieses Vorgehens entsprechend der besseren Prognose von Patienten unter 45 Jahren (Tanaka et al. 1999) oder bei Tumoren mit geringem Aggressionspotenzial (Price et al. 2008) ist nicht gerechtfertigt. Gegenüber dem additiven Effekt der Radiojodtherapie als Radikalitätsersatz bestehen Vorbehalte und Unsicherheiten (Brauckhoff et al. 2006; Kebebew et al. 2003; Price et al. 2008).

In unserem Patientenkollektiv konnte mit dieser Methode bei selektiver Anwendung (= makroskopische Tumorfreiheit bei Shaving oder sparsames Lamellieren) vor allem bei den papillären Karzinomen ein gutes Ergebnis erreicht werden (1 Rezidiv bei 24 Patienten und einer durchschnittlichen Nachbeobachtungszeit von 64 Monaten, ▶ Tab. 12-2).

Lokale Vollwandexzisionen aus der Trachea (Fensterung) sind bei kleinen Läsionen möglich (▶ Abb. 12-4a). Das Resektionsaus-

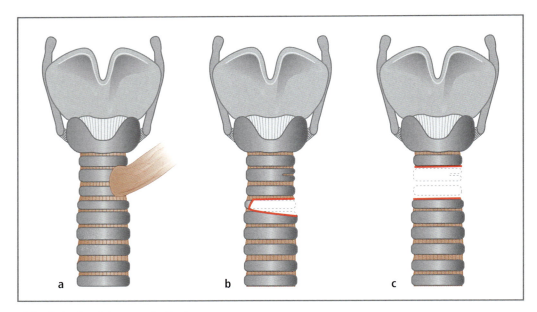

Abb. 12-4 Resektionen an der Trachea.
a Fensterung mit Muskellappendeckung
b Keilresektion
c Tracheaquerresektion

maß soll allerdings ein Viertel der Zirkumferenz nicht überschreiten (McCaffrey et al. 1990), da ansonsten eine Instabilität der Wand zu befürchten ist (Machens et al. 2001). Der Defektverschluss gelingt einfach durch einen gut durchbluteten Muskellappen. Die Fensterung wird allerdings der beschriebenen intramuralen Ausbreitung nicht gerecht (Honings et al. 2010; Ozaki et al. 1994). Eine **keilförmige Resektion** kommt den zirkulären Radikalitätsbedürfnissen näher. Sie ist ohne Mobilisierung der Trachealränder möglich, sollte jedoch an der Tumorstelle das Ausmaß von zwei Trachealringen nicht überschreiten (▶ Abb. 12-4b).

Die Vorteile der **Tracheaquerresektion** (▶ Abb. 12-4c) als klare radikale Lösung sind unbestritten (Gaissert et al. 2007; Honing et al. 2010; Ishihara et al. 1991; Melliere et al. 1993; Ozaki et al. 1994; Tsai et al. 2005). In der Studie von Tsai et al. (2005) ist die bedeutend niedrigere Rate an Lokalrezidiven gegenüber dem Shaving besonders deutlich belegt (2 von 18 nach kompletter Resektion, 8 von 16 nach Shaving), wenn auch ohne statistische Auswirkung auf das Gesamtüberleben.

Demgegenüber konnten Gaissert et al. (2007) zeigen, dass Rezidive nach Shaving auch nur oberflächlich infiltrierender Tumoren bei späterer Resektion Überlebensnachteile gegenüber der primären Querresektion aufweisen. Auch äußert er Zweifel an der Effektivität einer ergänzenden Radiojodtherapie und externen Strahlentherapie. Unter optimalen Bedingungen beträgt die Letalität bei Resektion 1,2 %. Ein erhöhtes Risiko für Komplikationen, vor allem Anastomoseninsuffizienz, besteht nach hochdosierter externer Strahlentherapie, fortgeschrittener metastasierter Erkrankung und Multimorbidität. In allen anderen Fällen kann die Querresektion, abgesehen vom Stadium I nach Shin, als *state of the art* gelten.

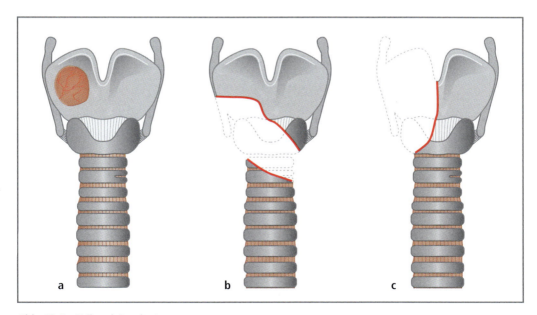

Abb. 12-5 Teilresektion des Larynx.
a Larynxknorpelresektion ohne Durchtrennung der Schleimhaut
b krikotracheale Sleeve-Resektion
c Hemilaryngektomie

Die Technik der zumeist nur kurzen Resektion über 2–3 Trachealringe ist einfach und erfordert keine zusätzlichen Maßnahmen zum Längengewinn wie die Durchtrennung der suprahyoidalen Aufhängung (Montgomery 1974) oder der hilären Mobilisierung. Zur Erhaltung der lateral einstrahlenden Gefäße muss die paratracheale Dissektion im Bereich der verbleibenden Luftröhre vermieden werden. Die Anastomose erfolgt mit Einzelknopfnähten mit 4-0 PDS und außenliegenden Knoten.

Die **Lamina cricoidea** kann in kleineren anterolateralen Bereichen reseziert werden, ohne ihre Stabilität zu verlieren. In diesen Fällen erfolgt der Verschluss durch einen Muskellappen, ähnlich wie nach Trachealfensterung. Ausgedehntere Läsionen erfordern eine krikotracheale Step- oder Sleeve-Resektion (▶Abb. 12-5b). Beide Maßnahmen sind aufwendig. Besonderes Augenmerk ist dem Erhalt des kontralateralen N. recurrens zu widmen.

Die isolierte Infiltration des Larynx ist relativ selten. Die **Teilresektion des Schildknorpels** ist von der Stabilität her unproblematisch. Wenn der Erhalt der Schleimhaut durch vorsichtige Ablösung ohne Verletzung gelingt (▶Abb. 12-5a, ▶Abb. 12-6) ist eine weitere Maßnahme nicht erforderlich. Allen-

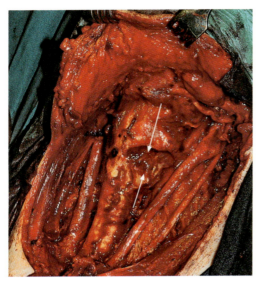

Abb. 12-6 Resektion des Schildknorpels (Pfeil)

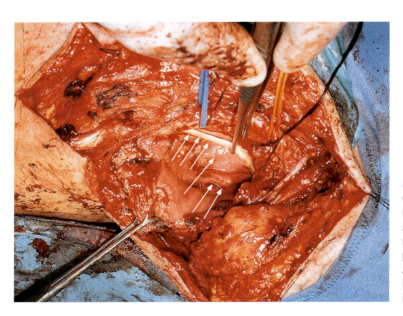

Abb. 12-7 Ausgedehnte Resektion des rechten Larynxskeletts mit Anteilen des Hypopharynx. Blick auf den Sinus piriformis (↑) und den Aryhöcker (↑ ↑), die Ernährungssonde (↑ ↑ ↑) ist eingelegt.

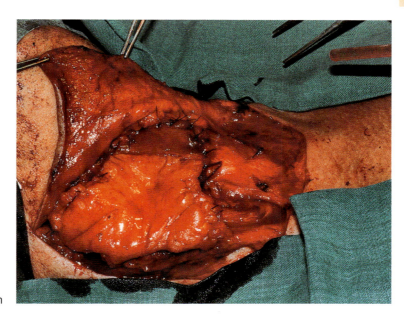

Abb. 12-8 Verschluss des in ►Abb. 12-7 beschriebenen Defektes durch einen frei transplantierten Jejunum-Patch

falls gibt die Überdeckung mit einem Muskellappen zusätzliche Sicherheit. Ausgedehntere Läsionen erfordern die Hemilaryngektomie (►Abb. 12-5c) oder die partielle Pharyngolaryngektomie (►Abb. 12-7). Für den Verschluss ist die freie Dünndarmtransplantation anderen Methoden vorzuziehen (►Abb. 12-8 u. ►Abb. 12-9).

Die **totale Laryngektomie** ist eine Ultima-ratio-Lösung und kommt bei hochgradiger einseitiger oder beidseitiger Infiltration, der Notwendigkeit eines Tracheostomas, kontinuierlicher Aspiration oder Blutung infrage. In Fällen mit zusätzlichem ösophagopharyngealen Defekt ist auch hier der spannungslose Verschluss mit frei transplantiertem Dünndarm die Methode der Wahl (Roka et al. 1990). Sollte eine Stimmrehabilitation mit dem normalen Luftstrom erwünscht sein, so sei auf eine Methode verwiesen, die von uns für Patienten nach Entfernung eines Larynxkarzinoms entwickelt (Ehrenberger et al. 1986) und später im Schrifttum aufgegriffen wurde (Ziesmann et al. 1989).

Es handelt sich dabei um die Interposition einer Dünndarmschlinge zwischen verbliebenem Trachealschornstein und Pharynx, die als eine Art Windkessel wirkt und das kontinuierliche Sprechen kurzer Sätze bei digitaler Okklusion des Tracheostomas zulässt (►Abb. 12-10).

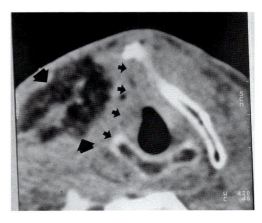

Abb. 12-9 Computertomogramm 3 Monate postoperativ. Die breiten Pfeile markieren das Dünndarmmesenterium.

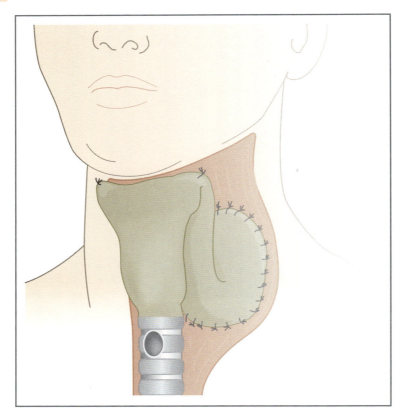

Abb. 12-10 Patch mit Sprechsiphon – „Tracheopharyngealer Shunt". Das proximale Dünndarmende wird knapp oberhalb des Tracheostomas mit dem „Trachealschornstein" anastomosiert, der Dünndarm weiter schlingenartig nach oben gelegt und schließlich als Patch in die Defekträder eingenäht.

12.7.4 Infiltration von Ösophagus und Pharynx

Die isolierte Infiltration in diesem Bereich ist selten. In den meisten Fällen ist die Schleimhaut nicht betroffen. Nach Resektion kann der Muskelmantel in der Regel übernäht werden. Kleine Vollwanddefekte können durch direkte Naht verschlossen werden, bei größeren Wanddefekten leistet ein Jejunumtransplantat gute Dienste (▶Abb. 12-11). Die Prognose eines kombinierten Befalls Ösophagus mit Trachea oder Larynx ist allerdings schlecht.

12.7.5 Zervikomediastinale Ausbreitung

Während bei gutartigen mediastinalen Strumen eine Erweiterung des Zugangs in das Mediastinum nur selten nötig ist, ist dies bei bösartigen Tumoren obligat. Gründe sind vorrangig die verlässliche Kontrolle im Gefäßbereich und das gelegentlich schwierige Auffinden der richtigen Präparationsebenen. Kontinuierliches Vorwachsen des Primärtumors ist seltener als mit der Umgebung fest verbundene Lymphknotenrezidive. Bei Lokalisation zentral im vorderen Mediastinum bietet eine partielle oder totale Sternotomie (▶Abb. 12-12) einen guten Überblick, sie ist aber bei den häufig seitlich gelegenen Läsionen entlang der großen Gefäße wenig hilfreich.

12.7 Indikation und operative Technik

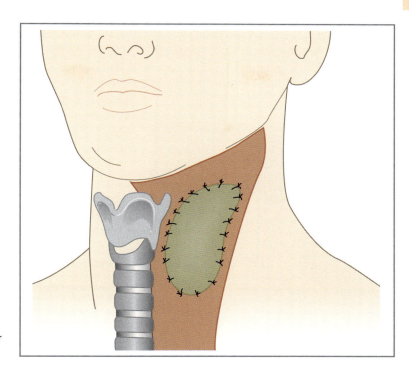

Abb. 12-11 Jejunumtransplantat bei Infiltration des Ösophagus oder des Pharynx

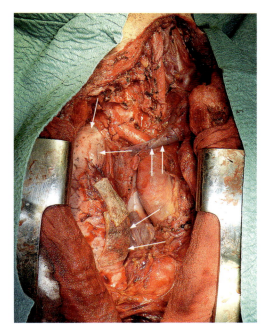

Abb. 12-12 Totale mediane Sternotomie bei zervikomediastinaler Tumorektomie mit Resektion der Pleura (↑) und Teilresektion der V. anonyma (↑↑)

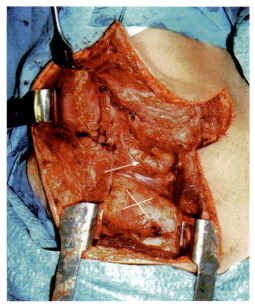

Abb. 12-13 Partielle Sternotomie mit Verlängerung in den dritten Interkostalraum rechts. Ausgezeichnete Sicht zu den großen Arterien (↑) und zum rechten Lungenoberlappen (×)

In solchen Fällen bietet die partielle Sternotomie (▶Abb. 12-13) mit Verlängerung in den dritten oder vierten Interkostalraum oder der Zugang nach Kilian (▶Abb. 12-14) den besten Überblick. Beim Zugang nach Kilian wird ein sternoklavikulokostales Segment exzidiert und bleibt am M. sternocleidomastoideus hängen. Es kann später repositioniert werden. Eine Durchblutung ist allerdings nicht immer gesichert. Bei Knochennekrose gibt es in der Regel keine wesentlichen funktionellen Defizite.

Bei großen medianen Tumoren ist die Destruktion der inneren Knochenschichten des Sternums oder des Sternoklavikulargelenks eine Seltenheit. Bei einer derartigen Knochenresektion hat es sich bei uns bewährt, nach Unterfahren der knöchernen Strukturen die Durchtrennung mit der Gigli-Säge vorzunehmen.

Bei starker Einflussstauung sind die zervikalen Tumorvenen maximal dilatiert (▶Abb. 12-15). In diesem Fall ist es empfehlenswert, mit dem mediastinalen Akt zu beginnen, da durch die Dekompression die Blutungsgefahr schlagartig und eklatant vermindert wird.

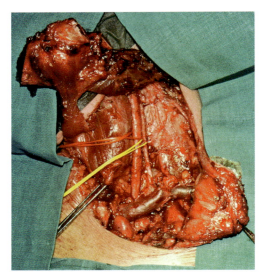

Abb. 12-14 Zugang nach Kilian. Guter Überblick auf den Zusammenfluss der großen Venen links. N. vagus und A. carotis communis sind angeschlungen.

12.7.6 Gefäßinfiltration

Der Befall großer Arterien gilt für die meisten Autoren als Inoperabilitätskriterium, eine Operation ist demnach nur selten indiziert. Gleichwohl existieren kasuistische Berichte über erfolgreiche komplexe Eingriffe (Lee et al. 2010). In Einzelfällen ist die Resektion mit Gefäßersatz einer schwierigen Ablösung des Tumors mit möglichen Wanddefekten und der Gefahr einer Arrosionsblutung vorzuziehen.

Die Indikation zur tangentialen oder kompletten Resektion großer Venen ist wesentlich häufiger. Die einseitige Resektion der V. jugularis communis ist ohne Folgen möglich, ebenso die Resektion einer vom Tumor umscheideten V. anonyma, da die Kollateralisation bereits früher stattgefunden hat. Eine spezielle Form der Invasion des Gefäßsystems ist das intravasale Vorwachsen follikulärer

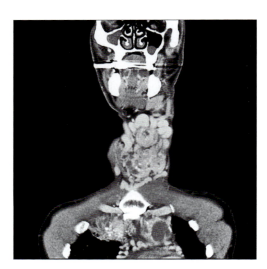

Abb. 12-15 Massiv gestaute Halsvenen bei zervikomediastinaler Tumorausbreitung, zervikale Schnittebene

Tab. 12-3 Komplikationen nach zervikoviszeralen Resektionen

Resektion	n	Komplikationen
Ösophagus, Hypopharynx	10	Rekurrensparese: 1 Pulmonalembolie: 1[a]
Tracheateilresektion (in Kombination mit Ösophaguswandresektion: 5)	9	Rekurrensparese: 1
Tracheaquerresektion	1	
Larynxteilresektion (in Kombination mit Hypopharynxresektion: 1)	3	Speichelfistel: 1
Hemilaryngektomie	3	Pneumonie: 1 Aspiration: 1
Laryngektomie (in Kombination mit Resektion der A. carotis communis)	1	
Gesamt	27	6 (37 %)

[a] an Komplikation verstorben

Tab. 12-4 Verlauf nach zervikoviszeralen Resektionen

Histologie	n	Durchschnittliche Nachbeobachtung [Monate]		Lokalrezidiv	Am Tumor verstorben	Andere Todesursachen	Keine Information
Papillär	4	43	(19–161)	1 (entdifferenziert)			1
Follikulär	11	65	(19–161)	3	5	1	
Anaplastisch	8	14	(7–53)		7	1	

Tumorzellverbände mit der Ausbildung frei flottierender Tumorzapfen bis in den rechten Vorhof (Niederle et al. 1990).

Die ▶Tabelle 12-3 und 12-4 zeigen die Resultate zervikoviszeraler Resektionen im eigenen Patientenkollektiv. Patienten mit follikulärem Karzinom sterben in einem hohen Prozentsatz an hämatogenen Metastasen.

Die Meinungen zur Chirurgie und zum Radikalitätsausmaß sind uneinheitlich. Weitestgehende Einigkeit herrscht jedoch darin, dass das Zurücklassen von makroskopisch sichtbaren Tumorresten bei Resektabilität nicht statthaft ist. Demnach ist die Methode des Shavings zurückhaltend anzuwenden. An der Trachea ist infolge des Ausbreitungsmusters die klassische Querresektion anderen lokalen Maßnahmen vorzuziehen. Zum Verschluss größerer Defekte im pharyngolaryngealen Bereich eignet sich vorrangig die Dünndarmtransplantation. Die Resektion großer Arterien kann im Einzelfall sinnvoll sein. Bei mediastinaler Ausbreitung ist ein adäquater Zugang eine wesentliche Voraussetzung. Die Entscheidung zur Laryngektomie ist nur bei beidseitiger Invasion und/oder weitestgehendem Funktionsverlust gerechtfertigt.

12.8 Komplikationsmanagement

Mit der Komplexität der Eingriffe steigt auch die Wahrscheinlichkeit postoperativer Probleme (Brauckhoff et al. 2006). In der **frühpostoperativen Phase** ist die Dehiszenz der Trachealanastomose bei Beachtung der

Durchblutungsverhältnisse und den üblicherweise relativ kurzen Segmenten selten. Risikofaktoren sind Voroperationen, die schwierige laryngotracheale Resektion (Wright et al. 2004) und Vorbestrahlung (Muehrcke et al. 1995). Kleine Leckagen heilen in der Regel spontan oder nach vorübergehendem Einlegen eines T-Tubes. Nahtdehiszenzen an Pharynx oder Ösophagus sind bei frühem Auftreten ernste Situationen und schwierig zu versorgen. Ob eine Übernähung sinnvoll ist, muss im Einzelfall von den Gewebe- oder Durchblutungsverhältnissen abhängig gemacht werden. Häufig gelingt es lediglich, Sekrete, vor allem den Speichel, medikamentös zu reduzieren oder abzuleiten und die Infektion lokal unter Kontrolle zu halten. Arrosionsblutungen sind in dieser Phase jederzeit möglich.

Die möglichen **Langzeitproblemen** sind vielfältig und entstehen infolge von Narbenbildung, Nervenläsionen, Stenosen und Fistelbildungen. Die Größe der Wundfläche und die daraus resultierenden Adhäsionen beispielsweise fördern eine Aspirationsneigung. Bei gleichzeitig bestehender einseitiger Rekurrensparese kann die Situation durch Medialisierung des Stimmbands positiv beeinflusst werden.

Dysphagie in Kombination mit chronischer Aspiration sind typische Probleme vor allem komplexer pharyngolaryngealer Resektionen. Schlucken kann jedoch in den Folgemonaten „erlernt" werden, dies setzt allerdings eine entsprechende Compliance voraus. Ein Tracheostoma zur besseren Langzeitpflege und eine PEG-Sonde können nur eine vorübergehende Lösung sein. Tritt keine Besserung ein, wird man sich zur Laryngektomie entschließen müssen.

Der permanente Hypoparathyreoidismus ist vor allem nach Rezidiveingriffen eine häufige Komplikation, jedoch von seltenen Ausnahmen abgesehen gut beherrschbar. Bei sehr niedrigen PTH-Werten sollte frühzeitig mit einer Vitamin-D-Gabe begonnen werden.

> Das Komplikationsmanagement ist vor allem bei Nahtbrüchen schwierig. Sekretkontrolle, Kompartimentierung der Infektion und Verhinderung von Arrosionsblutungen sind die vorrangigen Ziele.

12.9 Palliative Maßnahmen

Debulking-Resektionen sind onkologisch ineffektiv und sollten, wenn möglich, vermieden werden. Ausnahmen sind das Freilegen der Trachea zur Anlage eines Stomas, die Entlastung bei schwerwiegenden und bedrohlichen zervikalen und mediastinalen Kompressionserscheinungen und die drohende Blutung bei exulzerierten oder exulzerationsgefährdeten Tumoren (▶ Abb. 12-16).

Maligne Trachealstenosen können mit Ultraflex-Stents (Tsutsui et al. 2008) erfolgreich beseitigt werden. Ösophageale Stents werden

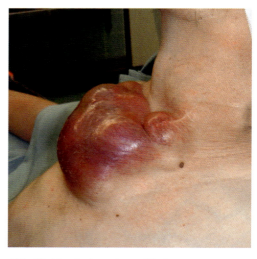

Abb. 12-16 Exulzerationsgefährdeter Tumor

aufgrund der Höhe mit permanentem Fremdkörperreiz und Würgreflexen sehr schlecht toleriert.

> Palliative Resektionen haben keinen onkologischen Effekt. Palliative Maßnahmen dienen der Sicherung der Atemwege, der Ernährung und der bestmöglichen Reduzierung der Beschwerden bei meist nur kurzer Lebenserwartung.

12.10 Nachbehandlung

Die TSH-Suppression ist obligat. Die Radiojodtherapie bei differenzierten Tumoren gilt als Standard zur Verbesserung der lokalen Kontrolle (Mazzaferri 1997). Ihre Effektivität konnte in einer Kasuistik im neoadjuvanten Setting mit *downsizing* bei einem Patienten mit zuvor inoperablem papillärem Schilddrüsenkarzinom gezeigt werden (Shingu et al. 1998). Als Ersatz für Radikalität wird sie jedoch von der Gruppe jener, die eine vollständige Resektion fordern, nicht akzeptiert. Bei mangelnder Jodspeicherung wird die externe Strahlentherapie empfohlen (Farahati et al. 1996). Im MSDS-Trial erwiesen sich die Vorteile für eine routinemäßige Anwendung beim lokal invasiven differenzierten Schilddrüsenkarzinom jedoch als zu gering (Biermann et al. 2009).

Im multimodalen Setting sowohl nach kurativen Eingriffen als auch bei fortgeschrittener irresektabler Erkrankung kommt die zytotoxische Chemotherapie, zumeist Doxorubicin, platinhaltige Substanzen oder Taxane, zur Anwendung, vielfach jedoch mit enttäuschenden Ergebnissen. Unter den neuen Substanzen sind derzeit Angiogenesehemmer, insbesondere VEGF-Rezeptor-Inhibitoren (VEGF = *vascular endothelial growth factor*; Sherman et al. 2008), bei differenzierten und medullären Karzinomen in Erprobung. Da eine Monotherapie keinen durchschlagenden Erfolg lieferte, liegt die Hoffnung auf einer verbesserten Wirkung durch Synergie mit anderen Substanzen.

12.11 Zusammenfassung

Die besondere Problematik des organüberschreitenden Schilddrüsenkarzinoms liegt im Anwenden des adäquaten Radikalitätsausmaßes. Sowohl die Resektion als auch die Bemühungen um Funktionserhalt sind technisch schwierig. Insgesamt sind die therapeutischen Bemühungen ein Paradebeispiel eines interdisziplinären onkologischen Zuganges.

Literatur

An HY. Kim KH. Surgical management of locally advanced thyroid cancer. Curr Opin Otolaryngol Head Neck Surg 2010; 18: 119–23.

Ballantyne AJ. Resections of the upper Aerodigestive tract for locally invasive thyroid cancer. Am J Surg 1994; 168: 636–9.

Biermann M, Pixberg M, Riemann B, Schuck A, Heinecke A, Schmid KW, Willich N, Dralle H, Schober O. MSDS study group: Clinical outcomes of external-beam radiotherapy for differentiated thyroid cancer – results after 874 patients – years of follow-up in the MSDS-trial. Nuklearmedizin 2009; 48: 89–98.

Brauckhoff M, Dralle H. Zervikoviszerale Resektionen beim organüberschreitenden Schilddrüsenkarzinom. Der Chirurg 2009; 80: 88–98.

Brauckhoff M, Meinicke Anja, Bilkenroth U, Lorenz Kerstin, Brauckhoff Katrin, Gimm O, Thanh PN, Dralle H. Long-term results and functional outcome after cervical evisceration in patients with thyroid cancer. Surgery 2006; 140: 953–9.

Dietlein M, Luster N, Reiners C. Differenziertes Schilddrüsenkarzinom: risikoadaptierte Behandlung und Nachsorge. Thieme Refresher-Onkologie 2010; 3: R1-R24.

Ehrenberger K, Grasl M, Piza H, Roka R, Swoboda H, Wicke W. Die Wertigkeit des freien, mikrovasculär anastomosierten Dünndarminterponates in der Wiederherstellungschirurgie nach Resektion von T4-Tumoren des oberen aerodigestiven Traktes. Laryngol Rhinol Otol 1986; 65: 643–5.

Falk SA, McCaffrey TV. Management of the recurrent laryngeal nerve in suspected and proven thyroid cancer. Otolaryngol Head Neck Surg 1995; 113: 42–48.

Farahati J, Reiners C, Stuschke M. Differentiated thyroid cancer: impact of adjuvant external radiotherapy in patients with perthyroidal tumor infiltration (stage pT4). Cancer 1996; 77: 172–180.

Gaissert HA, Honings J, Grillo HC, Donahue DM, Wain JC, Wright CD. Segmental aryngotracheal and tracheal resection for invasive thyroid carcinoma. Ann Thorac Surg 2007; 83: 1952–59.

Goretzki PE, Simon D, Frilling A, Witte J, Reiners C, Grussendorf M, Horster FA, Röher HD. Surgical reintervention for differentiated thyroid carcinoma: Brit J Surg 1994; 90: 1009–17.

Grillenwater AM, Goepfert H. Surgical management of laryngotracheal and esophageal involvement by locally advanced thyroid cancer. Seminars in Surgical Oncology 1999; 16:19–29.

Honings J, Stephan AE, Marres HA, Gaissert HA. The management of thyroid carcinoma invading the larynx or trachea. Laryngoscope 2010; 120: 682–89.

Ishihara I, Kobayaski K, Kikuchi K. Surgical treatment of advanced thyroid carcinoma invading the trachea. J Thorac Cardiovasc Surg 1991; 102: 717–20.

Ito Y, Fukushima M, Yabuta T, Tomoda C, Inoue H, Kihara M, Higashiyama T, Uruno T, Takamura Y, Miya A, Kobayashi K, Matsuzuka F, Miyauchi A. Local prognosis of patients with papillary thyroid carcinoma who were intraoperatively diagnosed as having minimal invasion of the trachea: a 17-year experience in a single institute. Asian J Surg 2009; 32: 102–8.

Kebebew E, Clark OH. Locally advanced differentiated thyroid cancer. Surg Oncology 2003; 12: 91–9.

Kobayashi T, Asakawa H, Tamaki Y. Fatal differentiated thyroid cancer. J Surg Oncol 1996; 62: 123–27.

Lee YS, Chung WY, Chang HS, Park CS. Treatment of locally advanced thyroid cancer invading the great vessels using a Y-shaped graft bypass. Interact Cardiovasc Thorac Surg 2010; 10: 1039–41.

Machens A, Hinze R, Dralle H. Surgery on the cervicovisceral axis for invasive thyroid cancer. Langenbecks Arch Surg 2001; 386: 318–23.

Mazzaferri EL. Thyroid remnant 131 J ablation for papillary and follicular thyroid carcinoma. Thyroid 1997; 7: 265–71.

McCaffrey Th, Lipton RJ. Thyroid carcinoma invading the upper aerodigestive system. Laryngoscope 1990; 100: 824–30.

Melliere DJ, Yahia NE, Becquemin JP, Lange F, Boulahdour H. Thyroid carcinoma with tracheal or esophageal involvement: Limited or maximal surgery? Surgery 1993; 113: 166–72.

Montgomery WW. Suprahyoid release for tracheal anastomosis. Arch Otolaryngol 1974; 99: 255–60.

Muehrcke DD, Grillo HC, Mathisen DJ. Reconstructive airway operation after irradiation. Ann Thorac Surg 1995; 59: 14–8.

Musholt ThJ, Musholt Petra B, Behrend M, Raab R, Scheumann GFW. Klempnauer J. Invasive differentiated thyroid carcinoma: Tracheal resection and reconstruction procedures in the hands of the endocrine surgeon. Surgery 1999; 126: 1078–88.

Niederle B, Hausmaninger Claudia, Kretschmer G, Polterauer P, Neuhold N, Mirza DF, Roka R. Intraatrial extension of thyroid cancer: Technique and results of a radical surgical approach. Surgery 1990; 108: 952–57.

Nishida T, Nakao K, Hamaji M. Differentiated thyroid carcinoma with airway invasion: indication for tracheal resection based on the extent of cancer invasion. J Thorac Cardiovasc Surg 1997; 114: 84–92.

Ozaki O, Sugino K, Mimura T, Ito K. Surgery for patients with thyroid carcinoma invading the trachea: Circumferential sleeve resection followed by end-to-end anastomosis. Surgery 1994; 117: 268–71.

Price DL, Wong RJ, Randolph GW. Invasive thyroid cancer: management of the trachea and esophagus. Otolaryngol Clin North Am 2008; 41: 1155–64.

Roka R, Piza-Katzer Hildegunde, Niederle B, Hausmaninger C, Grasl MC. Rekonstruktion von Defekten des Pharynx und des zervikalen Ösophagus. Aktuelle Therapie des Ösophaguskarzinoms. Heidelberg: Springer 1990: 241–51.

Segal K, Shpitzer Th. Hazan A. Bachar G, Marshak G, Popovtzer A. Invasive well-differentiated thyroid carcinoma: Effect of treatment modalities on outcome. Otolaryngology-Head and Neck Surgery 2006; 134: 819–22.

Shammas A, Degirmenci B, Mountz JM, Mc Cook BM, Branstetter B, Bencherif BB, Joyce JM, Carty SE, Kuffner HA, Avril N. 18F-FDG PET/CT in Patient with suspected recurrent or metastatic well-differentiated thyroid cancer. J Nuclear Med 2007; 48: 221–26.

Sherman SI. Early Clinical Studies of Novel Therapies for Thyroid Cancers. Endocrinol Metab Clin N Am 2008; 37: 511–24.

Shin DH, Mark EJ, Suen HC. Pathologic staging of papillary carcioma of the thyroid with airway invasion based on the anatomic manner of extension to the trachea: a clinicopathologic study based on 22 patients who underwent thyroidectomy and airway resection. Hum Pathol 1993; 24: 866–70.

Shingu K, Kobayashi S, Yokoyama S, Shimizu T, KasugaY, Fujimori M, Ito KI, Hama Y, Amano J. Effectiveness of preoperative radioactive Iodine (^{131}I) therapy for locally advanced papillary thyroid cancer: a case report. Thyroid 1998; 8: 113–16.

Tanaka K, Sonoo H, Yamamoto Y, Udagawa K, Arime I, Kunisue H, Yamamoto S, Kurebayashi J, Shimozuma K. Analyses of the outcome of locally invasive papillary thyroid carcinomas. Thyroid 1999; 9: 1017–22.

Tomoda C, Uruno T, Takamura Y. Ultasonography as a method of screening for tracheal invasion by papillary thyroid cancer. Surg Today 2005; 35: 819–22.

Tsai YF, Tseng YL, Wu MH, Hung CJ, Lai WW, Lin MY. Aggressive resection of the airway invaded by thyroid carcinoma. Brit J Surg 2005; 92: 1382–87.

Tsutsui H, Kubota M, Yamada M, Suzuki A, Usuda J, Shibuya H, Miyajima K, Sugino K, Ito K, Furukawa K, Kato H. Airway stenting for the treatment of laryngotracheal stenosis secondary to thyroid cancer. Respirology 2008; 13: 632–8.

Wada N, Masudo K, Nakayama H, Suganuma N, Matsuzu K, Hirakawa S, Rino Y, Masuda M, Imada T. Recommendation for subclass evaluation of TNM stage IV A papillary thyroid carcinomas: T4a N1b patients are at risk for recurrence and survival. Ann Surg Oncol 2008; 15: 1511–17.

Wada N, Nakayama H, Masudo Y, Suganuma N, Rino Y. Clinical outcome of different modes of resection in papillary thyroid carcinomas with laryngotracheal invasion. Langenbecks Arch Surg 2006; 391: 545–9.

Wright CD, Grillo HC, Wain JC, Wong DR, Donahue DM, Gaissert HA, Mathisen DJ. Anastomotic complications after tracheal resection. prognostic factors and management. J Thorac Cardiovasc Surg 2004; 128: 731–9.

Ziesmann M, Boyd B. Manktelow RT. Rosen IB. Speaking jejunum after laryngopharyngectomy with neoglottic and neopharyngeal reconstruction. Am J Surg 1989; 158: 321–24.

II Chirurgie der Nebenschilddrüsen

13 Präoperative Sonographie beim primären Hyperparathyreoidismus 227
Christian Vorländer und Robert H. Lienenlüke

14 Parathyreoidektomie mittels virtueller Halsexploration 240
Rupert Prommegger

15 Chirurgische Therapie des renalen Hyperparathyreoidismus 249
Cornelia Dotzenrath

Einleitung

Henning Dralle

Nach Einführung der laparoskopischen Nebennierenchirurgie war die von Paolo Miccoli (Pisa) 1997 inaugurierte minimal-invasive videoassistierte Parathyreoidektomie (MIVAP) der erste Schritt zur minimal-invasiven endokrinen Halschirurgie (vgl. Kap. 8). Heute werden routinemäßig minimal-invasive Parathyreoidektomien videoassistiert oder über einen kleinen offenen Zugang „fokussiert" durchgeführt. Schon in den 1980er-Jahren hatte Sten Tibblin (Lund) mit seinem Konzept der unilateralen Halsexploration beim Nebenschilddrüsenadenom international eine kontroverse Diskussion über die Frage der bilateralen Halsexploration *en principe* ausgelöst. Nach Einführung der fokussierten und minimal-invasiven Parathyreoidektomie musste diese Diskussion nun zwangsläufig erneut aufbrechen.

Minimal-invasive Parathyreoidektomie impliziert nicht grundsätzlich den Verzicht auf eine bilaterale Exploration zur Darstellung aller 4 Nebenschilddrüsen und zum Ausschluss einer Mehrdrüsenerkrankung – vorausgesetzt, dass es sich um einen suprajugulären, nicht jedoch lateralen Zugang handelt, der eine bilaterale Exploration von vornherein ausschließt. Die meisten Chirurgen bevorzugen allerdings bei prä- oder intraoperativem Verdacht auf das Vorliegen einer Mehrdrüsenerkrankung wegen der besseren Übersicht einen konventionell-offenen Zugang.

Entscheidend für die primäre Zugangswahl – minimal-invasiv oder konventionell-offen – ist der bestmögliche präoperativ bildgebende oder intraoperativ laborchemische (PTH-Schnellbestimmung) Nachweis einer Eindrüsenerkrankung (Adenom) bzw. Ausschluss einer Mehrdrüsenerkrankung. Dieser Frage widmen sich 2 der folgenden Kapitel mit unterschiedlichem Fokus bezüglich der präoperativen Bildgebung. Anhand des Zusammenspiels von präoperativer Bildgebung und intraoperativer Erfolgskontrolle („biochemischer Schnellschnitt") wird ein Algorithmus auf der Grundlage der Literaturdaten und der Erfahrungen der Autoren entwickelt, der mit großer Sicherheit Mehrdrüsenerkrankungen erkennt und gleichzeitig die Sicherheit des weniger belastenden minimal-invasiven Vorgehens erhöht.

Dort, wo die Grenzen der Sonographie beginnen, das heißt bei der nicht seltenen ektopen Lage von Nebenschilddrüsen im extrazervikalen Bereich, können mehrere Verfahren der visuellen Halsexploration zum Einsatz kommen, die jedoch ein entsprechendes apparatives Equipment voraussetzen (CT-MIBI-SPECT-Bildfusion). Die Möglichkeiten dieses 3D-Verfahrens sind faszinierend, vor allem weil der Chirurg dadurch eine klare Zuordnung der georteten Läsion zum vorderen oder hinteren Hals- oder Mediastinalbereich erhält. Die Zugangswahl verbunden mit der präziseren Beurteilung des Komplikationsrisikos verbessern die Operationsplanung und Patienteninformation beträchtlich.

Die Chirurgie des renalen Hyperparathyreoidismus war wegen der komplexen Stoffwechselalterationen schon immer nicht ganz einfach. Sie erforderte bereits in der Vergangenheit stets eine sehr enge Kooperation mit den Nephrologen. Heute ist sie noch schwieriger, um nicht zu sagen kontroverser, geworden, nachdem Kalzimimetika (z. B. Cinacalcet) in die Behandlung des renalen Hyperparathyreoidismus eingeführt wurden. Cinacalcet aktiviert den *calcium-sensing re-*

ceptor an den Nebenschilddrüsen und führt konsekutiv zur Erniedrigung der Parathormon-, Kalzium- und Phosphatspiegel. Ist die chirurgische Parathyreoidektomie daher beim renalen Hyperparathyreoidismus überflüssig geworden oder nur noch in ausgewählten Fällen erforderlich? Das hiermit befasste Kapitel gibt auf diese Fragen eine sehr differenzierte Antwort und zeigt vor allem auf, welches das zu bevorzugende operative Verfahren bezüglich der zugrunde liegenden Nebenschilddrüsenerkrankung ist.

Die prospektiv-randomisierte EVOLVE-Studie aus dem Jahr 2012 zeigte, dass Cinacalcet nicht in der Lage ist, das Mortalitätsrisiko infolge kardiovaskulärer Todesfälle zu reduzieren. Parathyreoidektomien beim renalen Hyperparathyreoidismus bleiben daher auch heute Bestandteil des Repertoires endokriner Viszeralchirurgen.

13 Präoperative Sonographie beim primären Hyperparathyreoidismus

Christian Vorländer und Robert H. Lienenlüke

13.1 Historische Entwicklung der Sonographie

Die Nutzung von Schallwellen zur Darstellung von Strukturen geht in ihrem Ursprung auf die militärische Anwendung zurück. Paul Langevin (1872–1946), ein französischer Physiker, der 1910 durch seine Affäre mit Marie Curie Berühmtheit erlangte, entwickelte, obwohl selbst Pazifist, 1916 für das französische Militär das erste Sonar. Er nutzte Quarzkristalle zur Erzeugung von Ultraschallwellen, die er ins Wasser übertrug und somit Unterseeboote orten konnte (Ehrenburg 1962).

Die erste Anwendung in der medizinischen Diagnostik gelang dem österreichischen Psychiater und Neurologen Karl Theo Dussik (1908–1968) zusammen mit seinem Bruder, dem Physiker Friedrich Dussik, im Jahre 1938 (Eckel 1992). Mittels durch ein Wasserbad gesandter Ultraschallwellen konnten sie erstmals die Hirnventrikel darstellen.

In den 50er-Jahren des vergangenen Jahrhunderts wurde die Sonographie in verschiedenen medizinischen Fachgebieten weiterentwickelt. Während Wolf-Dieter Keidel, Mediziner und Physiologe, 1950 mittels A-Mode-Methode die erste Echokardiographie gelang, führte Carl Helmut Hertz, Doktorand der Abteilung für Kernphysik der Universität Lund in Schweden, zusammen mit dem dort tätigen Kardiologen Inge Edler die ersten M-Mode-Messungen durch. Sie nutzten hierfür ein Gerät der Firma Siemens, das ursprünglich zum Nachweis von Lufteinschlüssen in Schweißnähten entwickelt worden war, zunächst ebenfalls für Untersuchungen am Herzen.

Zur selben Zeit erstellten in den USA der Engländer John Julian Wild und die US-Amerikaner Douglas D. Howry und Joseph H. Holmes mittels B-Mode-Methode erste Schnittbilder. Hierzu musste der Proband in einer mit Wasser gefüllten Tonne sitzen, in die dann Ultraschallwellen geleitet wurden.

1959 erfolgte dann die erste Anwendung des Dopplerprinzips im Ultraschall. Es dauerte über 20 Jahre, bis 1980 schließlich die farbkodierte Dopplerdarstellung Einzug in die Diagnostik fand (Zöllner 2012). Die Realtime-Elastographie ist das jüngste Verfahren zur Ergänzung und Erweiterung der Ultraschalluntersuchung. Entsprechende Geräte sind erst seit dem Jahre 2004 verfügbar.

> Die Ultraschalluntersuchung zählt zu den jüngsten bildgebenden Verfahren.

13.2 Technische Grundlagen

13.2.1 B-Mode-Sonographie

Die hochauflösende B-Mode-Sonographie der Halsregion ist aktuell die verlässlichste Methode zum Nachweis von Schilddrüsenpathologien und zur Evaluation der Nebenschilddrüsenregion und Halsweichteile (Hegedus 2001). Die Methode ist hochgradig sensitiv. Allerdings ist mit der konventionellen Ultraschalluntersuchung nach wie vor keine befriedigende Spezifität der Läsionen – im Falle der Schilddrüsenknoten auch eine Differenzierung benigner und maligner Knoten – erreichbar (Cappelli et al. 2007).

> Die Ultraschalluntersuchung ist in ihrer Aussagekraft abhängig von der Erfahrung des Untersuchers.

Auch eine Unterscheidung von perithyreoidalen Lymphknoten und Nebenschilddrüsen ist in der Regel nicht möglich. Nebenschilddrüsen (meist gelingt nur der Nachweis von Adenomen) stellen sich in der B-Mode-Sonographie als homogene, echoarme Raumforderungen dar. Sie sind in der Regel ovalär geformt und liegen extrathyreoidal.

13.2.2 Power-Doppler- und Kontrastmittelsonographie

Neben der konventionellen B-Mode-Sonographie stellt die farbkodierte Dopplersonographie bzw. Power-Dopplersonographie eine wichtige ergänzende Untersuchung zur Evaluation der Befunde und ihres Perfusionsmusters dar. Durch zusätzliche Anwendung dieser Methoden kann die Sensitivität und Spezifität der Sonographie in der Darstellung von Nebenschilddrüsen verbessert werden, mitunter ist die Abgrenzung zu Lymphknoten möglich. Nebenschilddrüsen sind durch das typische dopplersonographische Kriterium der intranodalen Vaskularisation charakterisiert. Oft lässt sich der Gefäßstiel exakt darstellen (▶Abb. 13-1).

> Nebenschilddrüsen sind durch ihre echoarme Struktur und häufig durch eine vermehrte Durchblutung gekennzeichnet. Die Kontrastmittelsonographie macht sich diese Tatsache zur Darstellung der Nebenschilddrüsen zunutze.

Im Rahmen der Kontrastmittelsonographie (CEUS, *contrast enhanced ultrasonography*) kann das unterschiedliche Perfusionsmuster von Nebenschilddrüsen und Schilddrüsen-

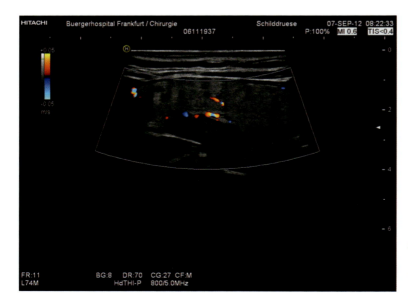

Abb. 13-1 Farbdopplersonographisches Bild einer kranial gelegenen Nebenschilddrüse

13.2 Technische Grundlagen 229

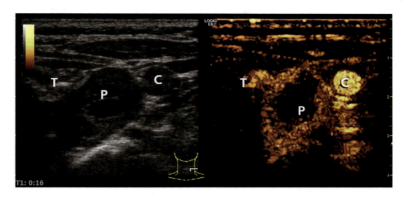

Abb. 13-2 67-jähriger Patient mit einem 18 mm großen Nebenschilddrüsenadenom.
a B-Mode Sonographie (links), Kontrastmittelsonographie (rechts): Zunächst zeigt sich eine zentripetale Kontrastmittelanreicherung
b gleicher Patient mit voller Kontrastierung der Nebenschilddrüse.
C = A. carotis;
P = Nebenschilddrüse;
T = Schilddrüse

gewebe genutzt werden. Es gelingt, ein typisches Anflutungsbild und die Kontrastierung von Nebenschilddrüsen (NSD) darzustellen (▶ Abb. 13-2). Die Untersuchung ist technisch relativ aufwendig und verlangt viel Erfahrung. Aus diesem Grund wird der Stellenwert der CEUS kontrovers gesehen. Bislang hat sie sich nicht in der Routinediagnostik durchgesetzt (Agha et al. 2012; Karakas et al. 2012).

13.2.3 Realtime-Elastographie

Als neues, nicht invasives Verfahren steht die Ultraschallelastographie (Realtime-Elastographie) zur Verfügung. Hier wird mithilfe einer Ultraschallsonde die Gewebeelastizität gemessen. Das Prinzip beruht auf der Tatsache, dass sich weiche Gewebestrukturen stärker komprimieren lassen als härtere. Bei der Elastographie wird die Elastizität auf einer Farbskala von rot (weich) über gelb und grün (mittlere Elastizität) bis hin zu blau (hart) direkt dem B-Bild überlagert dargestellt (▶ Abb. 13-3).

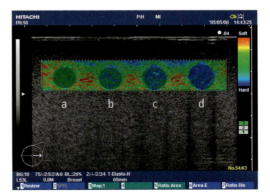

Abb. 13-3 Elastizitätsmodell in einem Silikonblock mit 4 unterschiedlichen Elastizitätsregionen.
a = weich bis d = hart

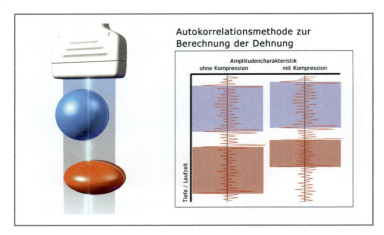

Abb. 13-4 Darstellung der unterschiedlichen Kompressionsfähigkeit zweier schematischer Kugeln als Erklärung des Prinzips der Elastographie.
blau = fehlende Kompressionsfähigkeit (hart),
rot = gute Kompressionsfähigkeit (weich) (mit freundlicher Genehmigung der Firma Hitachi Medical)

Die Gewebeelastizität lässt sich aus den Dehnungs- und Belastungswerten der untersuchten Gewebestrukturen mithilfe eines Elastizitätsmoduls ableiten. Neue Verfahren ermitteln die Elastizitätswerte der untersuchten Gewebestruktur über eine sogenannte erweiterte kombinierte Autokorrelationsmethode in Verbindung mit einer 3D-Finite-Elemente-Berechnung (▶Abb. 13-4; Frey 2003). Die Gewebeelastizität kann auch als relativer Wert (sog. *strain value* (SV) angegeben werden).

> Die Elastographie zeigt Nebenschilddrüsen als elastische (weiche) Läsionen. Die *strain value* ist höher als die von Schilddrüsengewebe und -knoten.

Dies ermöglicht eine genaue Abschätzung der Belastungswerte, und der Einfluss der seitlichen Verschiebung kann zufriedenstellend kompensiert werden. Die Untersuchung ist einfach mit Standardschallsonden ohne zusätzliche Apparaturen (Systeme zur Messung der eingeleiteten Drucke, Vibrationsquellen etc.) durchzuführen, ähnlich einer Farbdoppleruntersuchung. Die Berechnung der Elastizitätswerte erfolgt in Echtzeit, die Ergebnisse werden dem konventionellen B-Bild farbkodiert überlagert.

Bislang wurden einige Studien zur Elastographie im Rahmen der Diagnostik von Schilddrüsenknoten veröffentlicht, hier konnte eine zusätzliche Information zur Unterscheidung von gutartigen, verdächtigen und suspekten Schilddrüsenknoten mit einem direkten Einfluss auf die Operationsstrategie gewonnen werden (Asteria et al. 2008; Vorländer et al. 2010). Durch die oftmals sehr weiche Struktur der Nebenschilddrüsen kann man über die Realtime-Elastographie auch in der Diagnostik beim Hyperparathyreoidismus zusätzliche Informationen erwarten (▶Abb. 13-5).

Ein Nebenschilddrüsenadenom stellt sich bei dieser Untersuchungsmethode als gelblich/rötliche Raumforderung dar, wohingegen die Schilddrüse meist ein grünlich/gelbliches bis blaues Elastizitätsmuster zeigt. Bei Messung der Elastizitätswerte (*strain value*) findet man Messwerte über 0,40 %. Die Sonderform der intrathyreoidalen Nebenschilddrüse (▶Abb. 13-9) kann so identifiziert werden.

In der Literatur gibt es bislang kaum Berichte zur Anwendung dieses Verfahrens bei der Diagnostik des primären Hyperparathyreoidismus (pHPT). Entgegen den eigenen Erfahrungen und den einstimmigen intraoperativen Berichten über die Zartheit von

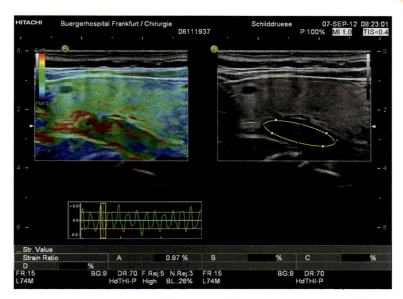

Abb. 13-5 Darstellung der Elastizität einer oberen Nebenschilddrüse in der Realtime-Elastographie. Der Befund stellt sich als sehr weiche Läsion (rot/gelb) dar. Die ventral gelegene Schilddrüse ist konsistenter (grün/gelb), die dorsal gelegenen Knochenstrukturen sind hart (blau).

Nebenschilddrüsen fand eine internistisch/endokrinologische Arbeitsgruppe (Ünlütürk et al. 2012) bei der Untersuchung von 72 Patienten heraus, dass sich Nebenschilddrüsenadenome in der Elastographie überwiegend als wenig elastische Läsionen darstellten.

13.3 Identifikation und Lokalisationen von Nebenschilddrüsen

Als technische Lokalisationsverfahren von Nebenschilddrüsen stehen neben der Ultraschalluntersuchung mit ihren Zusatzmodulen zum einen die Nebenschilddrüsenszintigraphie (Methoxy-isobutyl-isonitril-Szintigraphie [MIBI-Szintigraphie]) und Schnittbildverfahren (MRT und CT) – zur Verfügung. Das CT hat das Problem, dass ein jodhaltiges Kontrastmittel gegeben werden muss, was bei gleichzeitiger Schilddrüsenpathologie kontraindiziert ist (▶Tab. 13-1).

Die MIBI-Szintigraphie kann hyperaktives Nebenschilddrüsengewebe identifizieren und lokalisieren. Meist gelingt jedoch nur die genaue Seitenzuordnung (Lateralisation). Die Unterscheidung zwischen anatomisch oberen und unteren Nebenschilddrüsen ist erschwert, sie gelingt bei SPECT-Auflösung besser (*single photon emission computed tomography*; Rekonstruktionsverfahren in mehreren Ebenen). Die „negative" MIBI-Szintigraphie ist zumindest dergestalt zu interpretieren, dass kein extraanatomisches Nebenschilddrüsenadenom (z. B. retrosternal) vorliegt. Dies ist eine wichtige Information für die Operationsplanung.

Zur genauen Identifikation von Nebenschilddrüsen ist es erforderlich, sowohl die anatomische Lokalisation unter physiologischen Bedingungen zu kennen als auch die Möglichkeiten der Dislokation vergrößerter Nebenschilddrüsen. Der Chirurg definiert die Lokalisation der Nebenschilddrüsen in Bezug auf den N. recurrens. Untere Nebenschilddrüsen liegen ventral des Nervs, eine obere Nebenschilddrüse dorsal des N. recurrens (▶Abb. 13-6).

Tab. 13-1 Lokalisationsverfahren

	Vorteil	Nachteil	Kosten
Sonographie	• Hohe Sensitivität • Schilddrüsenpathologie simultan erfassbar • Ubiquitär verfügbar • Durch Elastographie Verbesserung der Spezifität	• Mäßige Spezifität • Untersucherabhängigkeit	Günstig
MIBI-Szintigraphie	• Hohe Sensitivität • Abklärung des Mediastinums möglich • Bei SPECT-Analyse bessere Ortsauflösung	• Geringere Sensitivität • Nicht ubiquitär verfügbar • Überschneidung mit Schilddrüsenpathologie möglich • Geringere Ortsauflösung als bei Sonographie	Hoch
CT	• Breitere Verfügbarkeit	• Strahlenbelastung • KM erforderlich (Cave bei Schilddrüsenpathologie) • Geringere Ortsauflösung als bei Sonographie	Mittel
MRT	• Keine Strahlenbelastung • Abklärung des Mediastinums möglich	• Geringe Verfügbarkeit • Kontraindikation bei Schrittmacher und Klaustrophobie • Geringere Ortsauflösung als die Sonographie	Hoch

CT = Computertomographie; KM = Kontrastmittel (jodhaltig); MIBI-Szintigraphie = Methoxy-isobutyl-isonitril-Szintigraphie; MRT = Magnetresonanztomographie; SPECT = *single photon emission computed tomography*

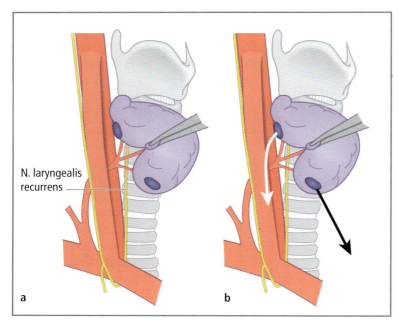

Abb. 13-6 Lokalisation der Nebenschilddrüsen
a physiologische Position der Nebenschilddrüsen. Die obere Nebenschilddrüse liegt kranial und dorsal des Stimmbandnervs, die untere kaudal und ventral
b Dislokationswege der unteren (schwarzer Pfeil) und der oberen Nebenschilddrüse (weißer Pfeil)

Internisten und Radiologen sehen hier in der Angabe einer kranialen gegenüber einer kaudalen Nebenschilddrüse die Lokalisation in Bezug zum oberen oder unteren Pol der Schilddrüse. Für die Operationsplanung und den Operationsverlauf ist dies zu beachten.

Die Operation einer oberen Nebenschilddrüse (v. a. bei fokussierten Operationsverfahren) kann nur unter konsequenter Darstellung des N. recurrens und unter Verwendung des Neuromonitorings durchgeführt werden. Die Nervendarstellung muss hier vor Manipulation an der vermuteten Nebenschilddrüse erfolgen. Bei Operation einer unteren Nebenschilddrüse darf diese ventral des Nervs angenommen werden, was aber in der Regel dennoch die Notwendigkeit der Rekurrensdarstellung erfordert.

Wenn nun eine nach kaudal dislozierte obere Nebenschilddrüse in Folge einer planar durchgeführten MIBI-Szintigraphie als sogenannte „kaudale" Nebenschilddrüse diagnostiziert wird und der Chirurg aufgrund der Annahme, dass diese ventral des N. recurrens liegt, auf die Nervendarstellung verzichtet, so kann dies zu einer nicht unerheblichen Morbidität im Sinne der Rekurrensparese führen.

Mithilfe der modernen Ultraschalluntersuchung kann man Nebenschilddrüsenadenome im Rahmen der präoperativen Diagnostik als echoarme, vermehrt durchblutete und elastographisch weiche Raumforderungen identifizieren. Zur Operationsplanung ist diese Untersuchung bevorzugt durch den Chirurgen selbst durchzuführen.

Tab. 13-2 Fallbeispiele

Patient	Klinik	Labor[a]	Sonographie	MIBI	Befund intraoperativ	PTH-Assay[b] [pg/ml]	Kalzium[c] [mmol/l]
Weiblich, 47 J. ▶Abb. 13-7	Knochenschmerzen, Gastritis, Pankreatitis	Ca: 2,84 mmol/l iPTH: 92 pg/ml	Rechts kranial-dorsal des SD-Lappens NSDA 10×9×7 mm	Positiv rechts	Singuläres Adenom dorsal des rechten Lappens, 22 × 10 × 9 mm, 1.500 mg	200→20,8	2,43
Weiblich, 54 J. ▶Abb. 13-8	Knochenschmerzen	Ca: 2,83 mmol/l iPTH: 153 pg/ml	Normal große SD, rechts kaudal NSDA 13 × 7 × 6 mm	Positiv rechts	Singuläres Adenom kaudal des rechten Lappens, 16 × 10 × 8 mm, 900 mg	164→13	2,38
Weiblich, 57 J. ▶Abb. 13-9	Knochenschmerzen, Osteopenie	Ca: 3,24 mmol/l iPTH: 185 pg/ml	Auswärts: kein NSDA, in domo intrathyreoidales NSDA, elastographisch weich	Positiv in Projektion auf den rechten SD-Lappen	Intrathyreoidales NSDA, 22 × 12 × 6 mm	177→31	2,27

[a] Die Laborangaben entsprechen den präoperativen Werten (Zuweiserlabor)
[b] Intraoperativer PTH-Assay als Baseline bei Narkoseeinleitung vor Hautschnitt und 10 min nach Exzision des vermuteten NSD-Adenoms (Riss et al. 2007)
[c] Serumkalziumwert 48 h postoperativ
iPTH = intaktes Parathormon; NSDA = Nebenschilddrüsenadenom; SD = Schilddrüse

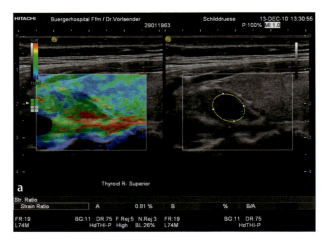 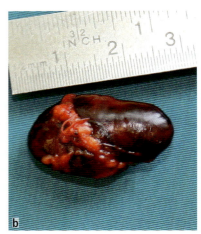

Abb. 13-7 Sonoelastographie der oberen Nebenschilddrüse (weiche Struktur; a) und Operationspräparat (b)

> Die genaue anatomische Kenntnis der Lokalisation von Nebenschilddrüsen und die Möglichkeiten der Dislokation, insbesondere der Dislokationsrichtung, sind für den Chirurgen wichtig. Sie bilden die Grundlage der richtigen diagnostischen Einschätzung.

▶Tabelle 13-2 und die ▶Abbildungen 13-7 bis 13-9 zeigen einige typische Fallbeispiele.

13.4 Operationsverfahren und präoperativer Ultraschall durch den Chirurgen

Bei der aktuellen chirurgischen Therapie des pHPT unterscheidet man die klassische Vierdrüsenexploration von verschiedenen fokussierten Verfahren. Hier ist das unilaterale Vorgehen (*unilateral approach*) oder das gezielte Aufsuchen einer Nebenschilddrüse zu nennen. Diese beiden Verfahren werden heutzutage in aller Regel minimal-invasiv mit oder ohne Videoassistenz durchgeführt, zum Beispiel als minimal-invasiv videoassistierte Parathyreoidektomie (MIVA-P) oder offen minimal-invasive Parathyreoidektomie (OMIP).

Voraussetzung für diese limitierten Explorationen ist nach der Diagnosesicherung des pHPT die Lokalisationsdiagnostik. Hier kommt nach eigener Erfahrung und bei Sichtung der Literatur der Ultraschalluntersuchung eine zentrale Rolle zu. Eine exakte eigene Bildgebung vor der Operation ist sehr hilfreich.

In der Literatur fallen wiederholt 2 Begrifflichkeiten im Zusammenhang mit der Operationsplanung beim pHPT auf. Zunächst liefert hier der Ultraschall durch den Chirurgen (*surgeon based ultrasound*, SUS) sehr gute Ergebnisse und wird von vielen Autoren gefordert. Es zeigt sich zusätzlich, dass bei Kosten-Nutzen-Analysen die Ultraschalluntersuchung deutlich besser abschneidet als andere radiologische Verfahren (Szintigraphie, CT, MRT; Deutmeyer et al. 2011; Wang et al. 2011)

Der Stellenwert der Ultraschalluntersuchung durch den Operateur selbst wird in der jüngeren Literatur zunehmend erkannt. Er ist externen oder auch nicht chirurgischen

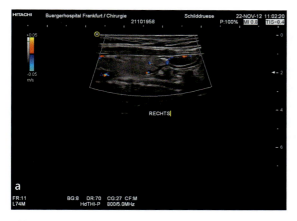
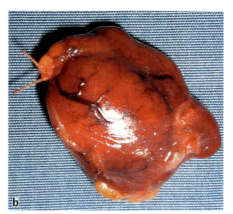

Abb. 13-8 Farbdopplersonographie der unteren Nebenschilddrüse (mit Gefäßstiel; a) und Operationspräparat (b)

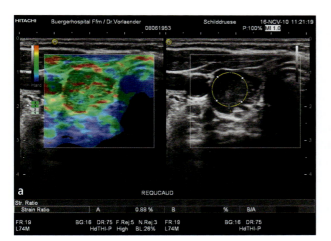
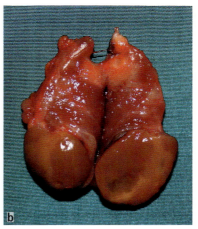

Abb. 13-9 Sonoelastographie der intrathyreoidal gelegenen Nebenschilddrüse (weiche Struktur in der Schilddrüse; a) und Operationspräparat (b)

Untersuchungen überlegen (Adler et al. 2011; Aspinall et al. 2012). Diese Ergebnisse verwundern nicht, da der Operateur derjenige im Behandlungsablauf des primären Hyperparathyreoidismus ist, der die Bildgebung und die tatsächliche Anatomie am besten in Einklang bringen kann. Bei einer Untersuchungsmethode wie dem Ultraschall, die eine hohe Untersucherabhängigkeit aufweist, ist die anatomische Erfahrung des täglichen operativen Situs der beste Garant für die Übereinstimmung von Bildgebung und tatsächlichem Befund (van Ginhofen et al. 2011).

Des Weiteren findet sich in der Literatur der Begriff der dislozierten oberen Nebenschilddrüse (*posteriorly located upper gland adenomas* [PLUG]; Harari et al. 2011).

In diesem Fall ist ein anspruchsvoller Operationsverlauf und ggf. auch die Notwendigkeit des intraoperativen Parathormonassays anzunehmen (Bergenfelz et al. 2011). Eine PLUG liegt meist bei negativer

Lokalisation in der Sonographie, aber positivem Nachweis in der MIBI-Szintigraphie vor (▶ Abb. 13-6b).

Die Ultraschalluntersuchung vor der Operation und durch den Chirurgen ermöglicht es, den den Verlauf des Eingriffs und die notwendige technische Ausstattung (Neuromonitoring, iPTH-Quick-Assay) besser planen zu können.

> Die durch den Operateur durchgeführte Ultraschalluntersuchung der Halsregion ist in ihrer Aussagekraft den Untersuchungen rein diagnostisch tätiger Ärzte überlegen.

Eine eigene Untersuchung an 774 Patienten mit pHPT bezüglich der korrekten Prädiktion der NSD-Lokalisation bei minimal-invasiven Operationen zeigte, dass die radiologische bzw. nuklearmedizinische präoperative Untersuchung in 72 % der Fälle eine untere Nebenschilddrüse vorhersagte. Dies bestätigte sich bei über einem Fünftel der Fälle intraoperativ nicht. Wurde präoperativ eine obere Nebenschilddrüse vermutet, so war dies in 96,1 % der Fälle richtig.

In der intraoperativen Aufarbeitung verteilten sich dann die Nebenschilddrüsenadenome nahezu gleichmäßig auf die 4 Quadranten. Die meisten Fälle einer falsch-positiv als kaudal eingestuften Nebenschilddrüse waren dislozierte obere Nebenschilddrüsen (PLUG). Gerade diese erfordern die sorgfältige Darstellung des N. recurrens. Die Lupenbrille und das Neuromonitoring sind hier obligat, um einer Parese vorzubeugen.

Im Rahmen der eigenen Analyse gelang insgesamt zwar in der überwiegenden Anzahl der Fälle die richtige Seitenzuordnung (Lateralisation) mittels MIBI-Szintigraphie und Sonographie (94,1 %), die korrekte Angabe auf Vorliegen einer oberen oder unteren NSD war jedoch nur unzureichend.

13.5 Operationstaktik

Der eigene Algorithmus (▶ Abb. 13-10) sieht bei übereinstimmender Lokalisation in MIBI-Szintigraphie und auswärtiger Sonographie (Radiologe/Internist) die fokussierte Operation (in MIVA-P- oder MIOP-Technik) mit gezieltem Aufsuchen der beschriebenen Lokalisation vor. Hierbei wird die vermutete Nebenschilddrüse unter Darstellung des N. recurrens aufgesucht und entfernt. Die Darstellung ipsilateraler normaler Nebenschilddrüsen und die kontralaterale Exploration unterbleiben. Bei Abfall des basalen – vor Hautschnitt bestimmten – Parathormonwerts 10 min nach Exzision des vermuteten Nebenschilddrüsenadenoms um mehr als 50 % *und* in den assayspezifischen Normalbereich gilt die Operation als biochemisch erfolgreich und wird beendet (analog Riss et al. 2007).

Bei negativem MIBI-Szintigramm und fehlendem sonographischen Befund erfolgt die klassische Vierdrüsenexploration. Der Parathormonassay ist hier (außer in der Rezidivsituation) nicht erforderlich.

Als Sondersituation gilt in jüngster Zeit die positive seitens des Operateurs durchgeführte Sonographie. Hier erfolgt die minimal-invasive Operation im Sinne des unilateralen Vorgehens. Die suspekte Nebenschilddrüse wird aufgesucht. Ipsilateral erfolgt zusätzlich die Darstellung der zweiten, unauffälligen Nebenschilddrüse zum Nachweis einer supprimierten Nebenschilddrüse. Flankiert wird das Vorgehen durch den iPTH-Assay. Auch hier ist der adäquate Abfall des Messwerts zur Vermeidung der Konversion zur Vierdrüsenexploration erforderlich. Durch dieses Vorgehen profitieren mehr Patienten von der Möglichkeit einer minimal-invasiven Operation als bei der klassischen Indikationsstellung.

Auch in der Literatur wird vergleichbar vorgegangen. So führt eine amerikanische Arbeitsgruppe (Untch et al. 2011) eine MIBI-

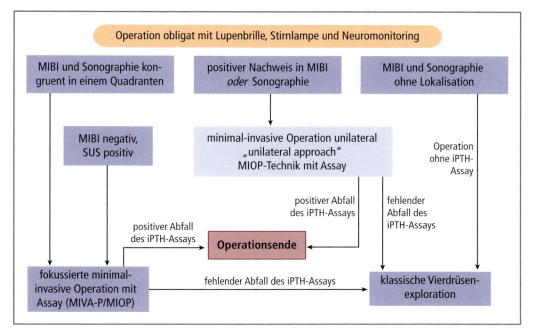

Abb. 13-10 Operationsalgorithmus bei primärem Hyperparathyreoidismus.
Fokussierte Operation = gezieltes, minimal-invasives Aufsuchen einer lokalisierten Nebenschilddrüse; iPTH = intaktes Parathormon; MIBI = Methoxy-isobu‐ tyl-isonitril-Szintigraphie; MIOP = minimal-invasive offene Parathyreoidektomie; MIVA-P = minimal-invasiv-videoassistierte Parathyreoidektomie; SUS = Ultraschall durch den Chirurgen (Operateur)

Szintigraphie nur bei unklarem oder negativem Ultraschall durch den Chirurgen durch. Eine andere Arbeitsgruppe (Adler et al. 2011) forderte bei negativem MIBI-Szintigramm die Ultraschalluntersuchung durch den Chirurgen, hierdurch konnte die präoperative Lokalisation von Nebenschilddrüsenadenomen um 15 % gesteigert werden.

Die konsequente präoperative Sonographie (SUS) durch den Operateur selbst ist somit anhand der Literatur und der eigenen Erfahrung für eine erfolgreiche und komplikationsarme Operation unerlässlich.

13.6 Zusammenfassung

Die Sonographie der Halsregion hat im Rahmen der Diagnostik des primären Hyperparathyreoidismus mit den heute zur Verfügung stehenden Ergänzungen der Farbdoppleruntersuchung und der Echtzeitelastographie eine sehr gute Aussagekraft. Sie ist als alleinige Untersuchung von hohem Stellenwert. Der durch den Chirurgen durchgeführte präoperative Ultraschall (SUS) ist auch im Rahmen der Ausbildung zu fordern. Nur so können intraoperativ anatomische Kenntnisse des Operateurs mit der präoperativen Bildgebung in Einklang gebracht werden.

Literatur

Adler JT, Chen H, Schaefer S, Sippel RS. What is the added benefit of cervical ultrasound to ^{99m}Tc-sestamibi scanning in primary hyperparathyroidism? Ann Surg Oncol 2011; 18: 2907–11.

Agha A, Hornung M, Rennert J, Uller W, Lighvani H, Schlitt HJ, Jung EM. Contrast-enhanced ultrasonography for localization of pathologic glands in patients with primary hyperparathyroidism. Surgery 2012; 151: 580–6.

Arciero CA, Shiue ZS, Gates JD, Peoples GE, Dackiw AP, Tufano RP, Libutti SK, Zeiger MA, Stojadinovic A. Preoperative thyroid ultrasound is indicated in patients undergoing parathyroidectomy for primary hyperparathyroidism. J Cancer 2012; 3:1–6.

Aspinall SR, Nicholson S, Bliss RD, Lennard TW. The impact of surgeon-based ultrasonography for parathyroid disease on a British endocrine surgical practice. Ann R Coll Surg Engl 2012; 94: 17–22.

Asteria C, Giovanardi A, Pizzocaro A, Cozzaglio L, Morabito A, Somalvico F, Zoppo A. US-elastography in the differential diagnosis of benign and malignant thyroid nodules. Thyroid 2008; 18: 523–531.

Bergenfelz AO, Wallin G, Jansson S, Eriksson H, Mårtensson H, Christiansen P, Reihnér E. Results of surgery for sporadic primary hyperparathyroidism in patients with preoperatively negative sestamibi scintigraphy and ultrasound. Langenbecks Arch Surg 2011; 396: 83–90.

Boi F, Lombardo C, Cocco MC, Piga M, Serra A, Lai ML, Calò PG, Nicolosi A, Mariotti S. Thyroid diseases cause mismatch between MIBI scan and neck ultrasound in the diagnosis of hyperfunctioning parathyroids: usefulness of FNA-PTH assay. Eur J Endocrinol 2012 10; 168: 49–58.

Cappelli C, Castellano M, Pirola I, Cumetti D, Agosti B, Gandossi E, Agabiti RE. The predictive value of ultrasound findings in the management of thyroid nodules. QJM 2007; 100: 29–35.

Deutmeyer C, Weingarten M, Doyle M, Carneiro-Pla D. Case series of targeted parathyroidectomy with surgeon-performed ultrasonography as the only preoperative imaging study. Surgery 2011; 150: 1153–60.

Eckel K. Die Entdeckung des ersten bildgebenden Verfahrens der Ultraschalldiagnostik durch K.-Th. Dussik vor 50 Jahren. Ein historischer Rückblick 1942–1992. Ultraschall in Klinik und Praxis 1992; 7: 299–305.

Edis AJ, Grant CS, Egdahl RH. Manual of Endocrine Surgery. Heidelberg: Springer 1987

Ehrenburg I. Menschen – Jahre – Leben (Memoiren), Band II. München: Volk und Welt 1965, Seite 328.

Frey H: Realtime elastography. A new ultrasound procedure for the reconstruction of tissue elasticity. Radiologe 2003, 43: 850–855.

Harari A, Mitmaker E, Grogan RH, Lee J, Shen W, Gosnell J, Clark O, Duh QY. Primary hyperparathyroidism patients with positive preoperative sestamibi scan and negative ultrasound are more likely to have posteriorly located upper gland adenomas (PLUGs). Ann Surg Oncol 2011; 18: 1717–22.

Hegedus L. Thyroid ultrasound. Endocrinol Metab Clin North Am 2001; 30: 339–60.

Karakas E, Kann S, Höffken H, Bartsch DK, Celik I, Görg C, Pfestroff A. Does contrastenhanced cervical ultrasonography improve preoperative localization results in patients with sporadic primary hyperparathyroidism? J Clin Imaging Sci 2012; 2: 64.

Leupe PK, Delaere PR, Vander Poorten VL, Debruyne F. Pre-operative imaging in primary hyperparathyroidism with ultrasonography and sestamibi scintigraphy. B-ENT 2011; 7: 173–80.

Levy JM, Kandil E, Yau LC, Cuda JD, Sheth SN, Tufano RP. Can ultrasound be used as the primary screening modality for the localization of parathyroid disease prior to surgery for primary hyperparathyroidism? A review of 440 cases. ORL J Otorhinolaryngol Relat Spec 2011; 73: 116–20.

Mohammadi A, Moloudi F, Ghasemi-Rad M. Preoperative localization of parathyroid lesion: diagnostic usefulness of color doppler ultrasonography. Int J Clin Exp Med 2012; 5: 80–6.

Riss P, Kaczirek K, Heinz G, Bieglmayer C, Niederle B. A „defined baseline" in PTH monitoring increases surgical success in patients with multiple gland disease. Surgery 2007; 142: 398–404.

Sadik KW, Kell M, Gorey T. Minimally invasive parathyroidectomy using surgical sonography. Int J Med Sci 2011; 15: 283–6.

Untch BR, Adam MA, Scheri RP, Bennett KM, Dixit D, Webb C, Leight GS Jr, Olson JA Jr. Surgeon-performed ultrasound is superior to 99Tc-sestamibi scanning to localize parathyroid adenomas in patients with primary hyperparathyroidism: results in 516 patients over 10 years. J Am Coll Surg 2011; 212: 522–9.

Ünlütürk U, Erdoğan MF, Demir O, Culha C, Güllü S, Başkal N. The role of ultrasoundelastography in preoperative localization of parathyroid lesions: a new assisting method to preoperative parathyroid ultrasonography. Clin Endocrinol (Oxf) 2012; 76: 492–8.

van Ginhoven TM, Morks AN, Schepers T, de Graaf PW, Smit PC. Surgeon-performed ultrasound as preoperative localization study in patients with primary hyperparathyroidism. Eur Surg Res 2011; 47: 70–4.

Vorländer C, Wolff J, Saalabian S, Lienenlüke RH, Wahl RA. Real-time ultrasound elastography – a non-invasive diagnostic procedure for evaluating dominant thyroid nodules, Langenbecks Arch Surg 2010; 395: 865–871.

Wang TS, Cheung K, Farrokhyar F, Roman SA, Sosa JA. Would scan, but which scan? A cost-utility analysis to optimize preoperative imaging for primary hyperparathyroidism. Surgery 2011; 150: 1286–94.

Zöllner F. Physikalische Grundlagen der Röntgentechnik und Sonographie 2012. www.umm.uni-heidelberg.de/inst/cbtm/ckm/lehre/physikalischegrundlagenderroentgen/physkl_grundl_roentgen_9.pdf

14 Parathyreoidektomie mittels virtueller Halsexploration

Rupert Prommegger

14.1 Historische Entwicklung

Bis Mitte der 1990er-Jahre war die bilaterale Halsexploration der Goldstandard in der Chirurgie des Hyperparathyreoidismus (Duh 1997). Die Operation bestand im Aufsuchen und Freipräparieren aller 4 Nebenschilddrüsen. Der Chirurg beurteilte dann die gefundenen Nebenschilddrüsen nach rein morphologischen Kriterien. Eine Goldregel war, keine Drüse zu entfernen, bevor nicht alle 4 Drüsen gefunden und morphologisch beurteilt wurden. (*Do not remove anything before seeing everything.*)

Nach rein morphologischen Gesichtspunkten musste der Chirurg entscheiden, ob nur eine oder mehrere Nebenschilddrüsen vergrößert waren. War nur eine Nebenschilddrüse vergrößert bzw. vermutete der Chirurg eine Eindrüsenerkrankung, wurde nur diese Drüse entfernt. Im Fall einer Mehrdrüsenerkrankung wurde entweder eine subtotale Parathyreoidektomie (3½-Resektion) mit Belassen von ca. 75 µg Restgewebe oder eine totale Parathyreoidektomie mit Autotransplantation in den M. brachioradialis des nicht dominanten Unterarms durchgeführt.

Diese Operationsstrategie hatte eine Erfolgsrate (Heilungsrate) von 95–98 % und war somit sehr erfolgreich (Duh 1997). Die Rate an Mehrdrüsenerkrankungen beim primären Hyperparathyreoidismus wurde in dieser Ära mit ca. 20 % beziffert.

Beim sekundären Hyperparathyreoidismus wurden 2 Operationsstrategien angewendet: einerseits eine subtotale Parathyreoidektomie mit Belassen eines Rests einer am wenigsten pathologisch veränderten Nebenschilddrüse, andererseits die Entfernung aller Nebenschilddrüsen am Hals inklusive des Thymus und des Lymphfettgewebes im zentralen Kompartiment mit anschließender Autotransplantation von Nebenschilddrüsengewebe in den M. brachioradialis des nicht dominanten Unterarms. Die bilaterale Halsexploration ist bei den sekundären Formen des Hyperparathyreoidismus nach wie vor der Goldstandard (Madorin et al. 2012).

> Bis zur Einführung der minimal-invasiven Operationsmethoden war die bilaterale Halsexploration der Goldstandard.

14.2 Operationsstrategie

Dem primären Hyperparathyreoidismus liegt nach neueren Erkenntnissen in 93–95 % der Fälle eine Eindrüsenerkrankung zugrunde. Die Mehrdrüsenerkrankung wird seltener diagnostiziert, was vermutlich auf der Anwendung der intraoperativen Parathormonbestimmung beruht. Diagnostizierte man früher die Mehrdrüsenerkrankung nach rein morphologischen Kriterien, wird sie nun funktionell identifiziert, indem es bei Vorliegen einer Eindrüsenerkrankung zu einem adäquaten Abfall von Parathormon im intraoperativ durchgeführten Parathormonassay kommt (Neves et al. 2012).

Diese fokussierte Operation, das minimalinvasive Vorgehen durch eine laterale Miniinzision oder auch endoskopische Parathyreoidektomien haben zum Ziel, nur die eine betroffene Drüse zu entfernen. Es sind dazu 2 Voraussetzungen notwendig:
- Die abnorme Drüse muss durch ein bildgebendes Verfahren (Lokalisationsdiagnostik) dargestellt sein.
- Mittels intraoperativer Parathormonbestimmung muss das Vorliegen einer Mehrdrüsenerkrankung ausgeschlossen werden.

Da die Halbwertszeit des Parathormons nur 4–5 min beträgt, kann intraoperativ nach Exstirpation der abnormen Drüse ein Abfall von Parathormon dedektiert werden. Beträgt der Abfall des Parathormonspiegels 10 min nach Entfernung der abnormen Drüse 50 % im Vergleich zum Ausgangswert bei Narkoseeinleitung, ist die Spezifität 99 %, dass eine Eindrüsenerkrankung vorliegt. Mit dieser Methodik können nun theoretisch ca. 93–95 % der Patienten fokussiert bzw. minimal-invasiv operiert werden.

In den Zeiten, als die bilaterale Halsexploration Standard war, wurde beim Primäreingriff meistens auf eine Lokalisationsdiagnostik verzichtet, da der Chirurg immer versuchte, alle Drüsen freizulegen, und nur die pathologisch veränderte(n) Drüse(n) entfernte. Die Erfahrung des Chirurgen war ein relevanter Faktor bezüglich der Rate an Heilungen des Hyperparathyreoidismus. Dies ist sehr gut ausgedrückt im Zitat des bekannten Nuklearmediziners John Doppman: „The only localizing study indicated in a patient with untreated hyperparathyroidism is to localize an experienced parathyroid surgeon." (Doppman 1968). Dieses Argument hielt sich bis zur Einführung der minimal-invasiven Operationsmethoden.

Als Lokalisationsmethoden eignen sich:
- CT-MIBI-SPECT-Bildfusion (virtuelle Halsexploration)
- CT
- MIBI-Scan/SPECT
- Sonographie
- MRT
- Venensampling

14.3 Technik der virtuellen Halsexploration

An der Universitätsklinik in Innsbruck wurde eine Lokalisationsmethode zum Nachweis von abnormen Nebenschilddrüsen entwickelt, die aus 2 Komponenten besteht. Die eine Komponente ist ein nach speziellem Protokoll geführtes CT, die andere ein MIBI SPECT (kombinierte Methoxy-isobutyl-isonitril-Szintigraphie und *single photon emission computed tomography*). Beide Untersuchungen werden am in einer Vakuummatratze (Bluebag, Medical Intelligence, Schwabmünchen) fixierten Patienten durchgeführt (▶Abb. 14-1), sodass beide bildgebenden Untersuchungen mit exakt korrespondierenden anatomischen Positionen überlagert werden können. Radionuklidmarker werden an der Haut des Patienten und an der Vakuummatratze angebracht. Mit einer speziellen Software werden die Bildsätze fusioniert und können an einer Workstation betrachtet werden (▶Abb. 14-2).

14.3.1 Computertomographie

Nach einer Pilotstudie wurde ein spezielles Protokoll für die CT-Aufnahmen an einem 16-Zeilen-CT (Light Speed QX/I, General Electric, Milwaukee) entwickelt. Mit einem Power-Injector wird 4 ml Kontrastmittel pro

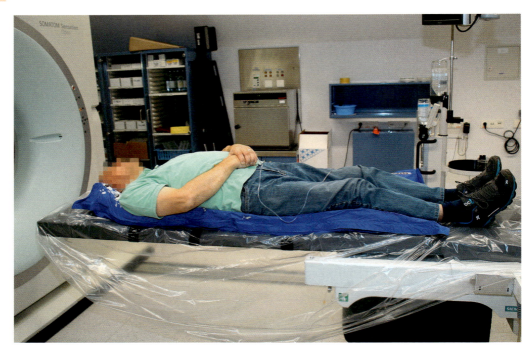

Abb. 14-1 Patient auf einer Bluebag/Vakuummatratze

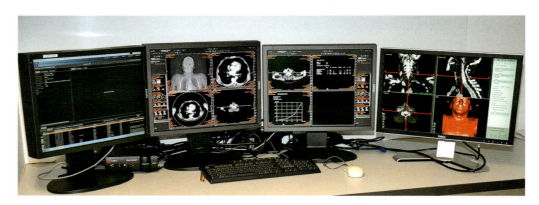

Abb. 14-2 Workstation für die virtuelle Halsexploration

Minute intravenös injiziert. Wenn in der früharteriellen Phase eine suspekte Läsion sichtbar ist, wird eine abnorme Nebenschilddrüse vermutet. Im extrapolierten Verlauf des N. laryngeus recurrens wird eine virtuelle Ebene gelegt. Findet sich die Läsion dorsal diese Ebene, wird die abnorme Nebenschilddrüse der oberen Position zugeordnet. Ist die Läsion ventral dieser gedachten Ebene, wird die Position einer unteren Nebenschilddrüse zugeordnet. Auch die A. thyroidea inferior ist in dieser Hinsicht hilfreich, da sie meistens im CT dargestellt ist. Es werden 5 Positionen definiert: rechts oben, rechts unten, links oben, links unten, ektop.

14.3.2 MIBI SPECT

Nach intravenöser Verabreichung von 370 MBq 99mTC-Sestamibi (Cardiolite, Du Pont Pharma, Bad Homburg) werden 10 min und 2 h später ein MIBI SPECT durchgeführt. Wenn beide Bildmodalitäten vorliegen, werden die Datensätze des CT und der MIBI-SPECT-Spätbilder mit einer speziellen Software fusioniert (Paired Point-Matching Algorithm, Framelink, Medtronic Inc., Louisville). Die Bilder werden dann gemeinsam in der Besprechung mit dem Radiologen, Nuklearmediziner und endokrinen Chirurgen an der Workstation betrachtet.

Die Bilder an der Workstation sind in allen 3 Ebenen (sagittal, axial, koronar) gleichzeitig abgebildet. Ein roter Punkt zeigt in jeder Ebene die gleiche anatomische Position. Seitlich am Display kann man den MIBI SPECT einblenden, wobei dieser mit dem CT anatomisch exakt korrespondiert. Mit dem Cursor kann man alle Positionen des Halses und des Mediastinums erreichen. Man kann nun beispielsweise beginnen, nur den MIBI SPECT zu explorieren. Findet man eine *hot spot lesion* im MIBI SPECT, wird diese fixiert. Dann blendet man die CT-Bilder ein. Zeigt sich exakt über der *hot spot lesion* im MIBI SPECT eine hyperdense adenomtypische Läsion, wird die Lokalisation genau dieser Position zugeordnet.

Bei zunehmender Anwendung dieser Methode wurde evident, dass sich Läsionen im MIBI SPECT gelegentlich wenig und schwach zur Umgebung demarkiert präsentieren können. Zudem ist für den Chirurgen eine genauere anatomische Zuordnung aufgrund der MIBI-SPECT-Bilder alleine in den meisten Fällen schwer möglich.

Man kann diese „virtuelle Exploration" beliebig ausdehnen oder wiederhohlen. Die relevanten Fusionsbilder kann man anschließend in das PACS-System (*picture archiving and communication system*) einspielen. Der Chirurg kann am Vorabend der Operation oder auch noch unmittelbar im Operationssaal die relevanten Bilder erneut betrachten und die Läsion in Beziehung zu anatomischen Landmarken setzen. Dies erleichtert in jeden Fall die zumeist minimal-invasive Operation durch eine laterale Miniinzision.

14.4 Ergebnisse

14.4.1 Eindrüsenerkrankung

In einer Studie wurden 116 Patienten mit Eindrüsenerkrankung evaluiert (Prommegger et al. 2009). Von diesen 116 Patienten mit Eindrüsenerkrankung wurde bei 102 Patienten (88 %) die abnorme Nebenschilddrüse in der *exakten Position* mittels CT-MIBI-SPECT korrekt vorhergesagt. Die virtuelle Halsexploration wurde mit dem CT alleine und dem MIBI SPECT alleine verglichen. Bei einem Patienten (1 %) fand sich ein falsch-positiver Befund, bei 13 Patienten (11 %) ein falsch-negativer Befund. Die CT-MIBI-SPECT-Bildfusion oder virtuelle Halsexploration war somit in jedem Aspekt dem CT alleine und dem MIBI SPECT alleine überlegen (▶Tab. 14-1 u. ▶Tab. 14-2).

Tab. 14-1 Vergleich der virtuellen Halsexploration (CT-MIBI-SPECT) mit CT und MIBI-SPECT alleine in der korrekten Vorhersage der genauen Position (rechts oben, rechts unten, links oben, links unten, ektop) der veränderten Nebenschilddrüse (n=116)

	CT-MIBI	CT	MIBI
Sensitivität [%]	88	70	59
Spezifität [%]	99	94	95
Positiver Vorhersagewert [%]	94	74	73
Negativer Vorhersagewert [%]	97	93	90
Gesamtgenauigkeit [%]	97	89	87

Tab. 14-2 Vorhersagewert der genauen Position (rechts oben, rechts unten, links oben, links unten, ektop) der pathologischen Nebenschilddrüse (n = 116)

	CT-MIBI	CT	MIBI
Richtig-positiv	102 (88%)	75 (65%)	64 (55%)
Falsch-positiv	1 (1%)	7 (6%)	5 (4%)
Falsch-negativ	13 (11%)	34 (29%)	47 (41%)

14.4.2 Mehrdrüsenerkrankung

Bei 5 von 6 Patienten mit primärem Hyperparathyreoidismus verursacht durch eine Mehrdrüsenerkrankung konnten mindestens 2 vergrößerte Nebenschilddrüsen nachgewiesen werden (Wimmer et al. 2010). Werden demnach präoperativ in der virtuellen Halsexploration 2 oder mehr vergrößerte Nebenschilddrüsen nachgewiesenen, liegt mit hoher Wahrscheinlichkeit eine Mehrdrüsenerkrankung vor mit der Konsequenz einer eventuellen Erweiterung der Diagnostik in Hinblick auf eine genetische Erkrankung (MEN 1, MEN 2, HPT-Jaw-Tumor-Syndrom).

14.4.3 Virtuelle Halsexploration bei Patienten mit zervikalen Voroperationen

Bei 24 von 28 Patienten (86%) mit zervikaler Voroperation (Rezidivstruma [n=21] oder rezidivierender oder persistierender Hyperparathyreoidismus [n=7]) konnte die pathologische Drüse in korrekter Position dargestellt werden (Wimmer et al. 2008). Alle 3 Adenome in ektoper Lokalisation wurden ebenfalls in ihrer exakten Position richtig erkannt. Auch in dieser Studie war die virtuelle Halsexploration dem MIBI SPECT überlegen (p < 0,004).

Fallbeispiel
Eine 75-jährige Patientin wurde auswärts bei negativer Lokalisationsdiagnostik (kein Adenom im MIBI-Scan und im Ultraschall nachweisbar) bilateral exploriert, ohne dass ein Adenom gefunden werden konnte. Die Operation wurde beendet, wobei der Hyperparathyreoidismus persistierte. Im zuweisenden Krankenhaus wurde zur Lokalisation noch eine Computertomographie durchgeführt, aber auch in dieser Untersuchung konnte kein Adenom dargestellt werden. Die Patientin wurde uns daraufhin zur virtuellen Halsexploration zugewiesen.
Bereits im MIBI SPECT zeigte sich bei voller Intensität eine *hot spot lesion* im Mediastinum (►Abb. 14-3). Im CT konnte korrespondierend eine adenomverdächtige Läsion genau über dieser *hot spot lesion* dargestellt werden (►Abb. 14-4 u. 14-5). Das Adenom wurde erfolgreich mittels Thorakoskopie von rechtsthorakal entfernt.

14.5 Zusammenfassung

Die virtuelle Halsexploration CT-MIBI-SPECT-Bildfusion stellt eine neue Technik zur Lokalisation von Nebenschilddrüsen dar. Sie vereint die funktionelle Darstellung autonomen Nebenschilddrüsengewebes mit der für den Chirurgen sehr hilfreichen anatomischen Information durch die CT-Komponente. Ziel war es, eine Methode zu entwickeln, die im Vergleich zum Ultraschall nicht untersucherabhängig ist und beliebig wiederholt betrachtet werden kann. Hilfreich ist auch die Möglichkeit, von einer Komponente auf die andere zu wechseln. Es besteht sogar die Möglichkeit, die Intensität des MIBI SPECT zu variieren.

Mit zunehmender Anwendung der virtuellen Halsexploration ist evident geworden, wie schwach gelegentlich die Intensität des

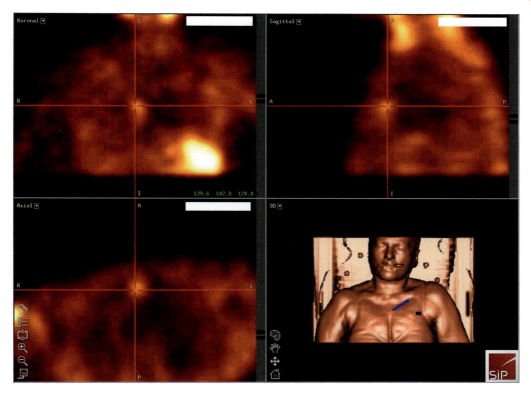

Abb. 14-3   *Hot spot lesion* im MIBI SPECT in allen 3 Ebenen

MIBI SPECT ausgeprägt ist. Ein großer Vorteil im Vergleich zu den bereits fix kombinierten Geräten ist die Möglichkeit, stets die beste Technik der Geräte zu kombinieren. In einer Pilotstudie wurde sogar die Sonographie in dieses System erfolgreich inkludiert.

Die CT-MIBI-SPECT-Bildfusion (virtuelle Halsexploration) ist in allen unseren Untersuchungen dem CT alleine und dem MIBI SPECT alleine überlegen. Das CT alleine kann allerdings auch funktionelle Information liefern, indem durch eine früh-arterielle Phase überaktives Nebenschilddrüsengewebe dargestellt wird (4-dimensionales CT, Rodgers et al. 2006)

In 13 von 116 Fällen war die Bildfusion nicht konklusiv. In diesen Fällen wurde aufgrund der CT-Befunde ein Algorithmus erstellt mit Festlegung der wahrscheinlichsten und dann der weniger wahrscheinlichen Position der pathologischen Nebenschilddrüse. Die Informationen durch die virtuelle Halsexploration erleichterte in jedem Fall die Operation. Es konnte bei allen 116 Patienten mit einem Eingriff eine Remission des Hyperparathyreoidismus erreicht werden.

Ein wesentlicher Faktor in der Durchführung der virtuellen Halsexploration ist die reproduzierbare Fixation des Patienten. Initial wurde neben der Vakuummatratze der Kopf mit einer Zahnschiene fixiert, später wurde zur Kopffixation ein Nasenstück verwendet. In der Folge stellte sich jedoch heraus, dass die Vakuummatratze alleine ausreichend ist.

Die Evaluierungsphase der virtuellen Halsexploration ist nun abgeschlossen. Wir

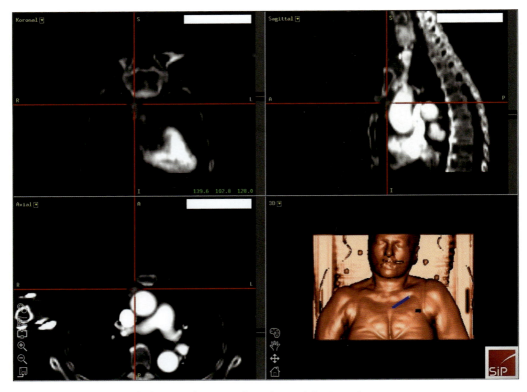

Abb. 14-4 Im CT zeigt sich die Läsion korrespondierend ventral des Aortenbogens.

verwenden diese Lokalisationsmethode nun bei Patienten, bei denen mittels Ultraschall und MIBI SPECT kein konklusives Lokalisationsergebnis erzielt werden konnte. Die Hardware mit dem Immobilisationssystem kostet bei Anschaffung 16.000 Euro. Sie kann allerdings für unterschiedlichste Navigationsverfahren, wie zum Beispiel Radiofrequenzablation von Lebermetastasen, angewendet werden. Eine Computertomographie wird mit 60 Euro berechnet, der MIBI SPECT mit 150 Euro. Ein Nachteil der Methode ist die Strahlenbelastung und eventuelle Jodbelastung bei latenter oder manifester Hyperthyreose.

Schlussfolgernd ist die CT-MIBI-SPECT-Bildfusion eine Lokalisationsmethode, die eine virtuelle Exploration des Halses und des Mediastinums zur exakten Lokalisierung von pathologischen Nebenschilddrüsen erlaubt und den Einzelkomponenten alleine wie CT und MIBI SPECT überlegen ist.

Literatur

Bartsch DK, Rothmund M. Reoperative surgery for primary hyperparathyroidism. Br J Surg 2009; 96: 699–70.

Bodner J, Profanter C, Prommegger R, Greiner A, Margreiter R, Schmid T. Mediastinal parathyroidectomy with the da Vinci robot: presentation of a new technique. J Thorac Cardiovasc Surg 2004; 127: 1831–2.

Doppman JL. Reoperative parathyroid surgery: localization procedures, parathyroid surgery. Prog Surg 1968; 18: 1171.

Duh QY. Surgical approach to primary hyperparathyroidism: bilateral approach. In: Clark O,

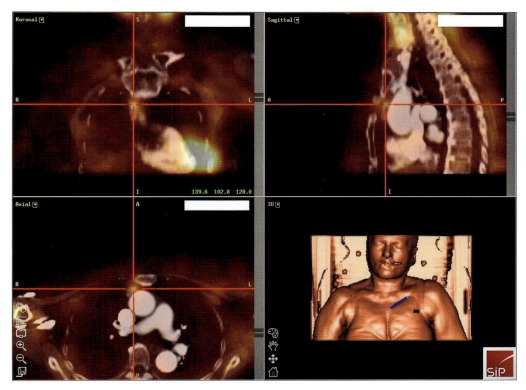

Abb. 14-5 Die Bildfusion (CT/MIBI SPECT) zeigt konklusiv den Befund eines Nebenschilddrüsenadenoms ventral der Aorta.

Duh QY (eds.) Textbook of Endocrine Surgery. Philadelphia: Saunders 1997; p. 357–363.

Gagner M. Endoscopic Parathyroidectomy. Br J Surg 1996; 83: 875.

Harari A, Zarnegar R, Lee J, Kazam E, Inabnet WB, Fahay TJ. Computed tomography can guide focussed exploration in select patients with primary hyperparathyroidism and negative sestamibi scanning. Surgery 2008; 144: 970–77.

Henry JF, Sebag F, Tamagnini P, Forman C, Silaghi H. Endoscopic parathyroid Surgery: results of 365 consecutive procedures. World J Surg 2004; 28: 1219–23.

Kunstman JW, Kirsch JD, Mahajan A, Udelsman R. Clinical review: Parathyroid localization and implications for clinical managment. J Clin Endocrinol Metab 2013; 98: 902–12.

Lorberboym M, Ezri T, Schachter PP. Preoperative technetium Tc 99 m sestamibi SPECT imaging in the management of primary hyperparathyroidism in patients with concomitant multinodular goiter. Arch Surg 2005; 140: 656–60.

Madorin C, Owen RP, Fraser WD, Pellitteri PK, Radbill B, Rinaldo A, Seethala RR, Shaha A, Silver CE, Suh MY, Weinstein B, Ferlito A. The surgical management of renal hyperparathyroidism. Eur Arch Otolaryngol 2012; 269: 1565–76.

Neves MC, Ohe MN, Rosano M, Abrahao M, Cervantes O, Lazaretti-Castro M, Vieira JG, Kunii IS, Santos RO. A 10-year experience in intraoperative parathyroid hormone measurements for primary hyperparathyroidism: a prospective study of 91 previous unexplored patients. J Osteoporos 2012; 9114214.

Prommegger R, Wimmer G, Profanter Ch, Sauper T, Sieb M, Kovacs P, Bale R, Putzer D, Gabriel M, Margreiter R. Virtual neck exploration: A new method for localizing abnormal parathyroid glands. Ann Surg 2009; 250: 761–65.

Rasmussen K, Larsen LP, Arveschoug A, Nielsen J, Vestergaard P, Ronning H, Mosekilde L, Christiansen P. Predictive value of parathyroid scintigraphy in the preoperative evaluation of patients with primary hyperparathyroidism. Scand Surg 2006; 95: 199–2004.

Rodgers SE, Hunter GJ, Hamberg LM, Schellingerhout D, Doherty DB, Ayers GD, Shapiro SE, Edelken BS, Truong MT, Evans DB, Lee JE, Perrier ND. Improved preoperative planning for directed parathyroidectomy with 4-dimensional computed tomography. Surgery 2006; 140: 932–40.

Tibblin S, Bergenfelz AO. Surgical approach to primary hyperparathyroidism (unilateral approach). In Clark O, Duh QY (eds.) Textbook of Endocrine Surgery. Philadelphia: Saunders 1997; p. 365–371.

Wimmer G, Bale R, Kovacs P, Gabriel M, Putzer D, Sauper T, Sieb M, Profanter C, Margreiter R, Prommegger R. Virtual neck exploration in patients with hyperparathyroidism and former cervical operation. Langenbecks Arch Surg 2008; 393: 687–92.

Wimmer G, Profanter C, Kovacs P, Sieb M, Gabriel M, Putzer D, Bale R, Margreiter R, Prommegger R. CT-MIBI-SPECT image fusion predicts multiglandular disease in hyperparathyroidism. Langenbecks Arch Surg 2010; 395: 73–80.

15 Chirurgische Therapie des renalen Hyperparathyreoidismus

Cornelia Dotzenrath

15.1 Einleitung

Die chirurgische Therapie des renalen Hyperparathyreoidismus (rHPT) setzt ein hohes Maß an Erfahrung mit diesem Krankheitsbild voraus: Operative Indikationsstellung, Auswahl des chirurgischen Verfahrens, Operationsstrategie und technische Durchführung beruhen im Wesentlichen auf Individualentscheidungen und nicht auf wissenschaftlicher Evidenz, die auf prospektiven oder retrospektiven Vergleichsstudien basiert.

15.2 Medikamentöse Therapie

Die medikamentöse Therapie der terminalen Niereninsuffizienz umfasst unter anderem die Behandlung mit Phosphatbindern (kalziumhaltige wie Kalziumkarbonat und Kalziumacetat, aluminiumhaltige wie Aluminiumhydroxid und Ionenaustauscher wie Sevelamer-HCL und Lanthanumkarbonat), Kalzimimetika (Cinacalcet) und aktiven Vitamin-D_3-Analoga (Calcitriol, Alfacalcidol, Paricalcitol).

Cinacalcet, ein Kalzimimetikum, das die Sensitivität des Kalzium-Sensing-Rezeptors für Kalzium erhöht, ist seit 2004 für die Therapie von Patienten mit terminaler Niereninsuffizienz unter Dialysetherapie zugelassen. In den darauf folgenden Jahren führte es in Deutschland zu einem passageren Rückgang der Parathyreoidektomien. In 7 kontrollierten Studien bewirkte die Therapie mit Cinacalcet bei 40 % der Patienten einen Abfall des Parathormons um 30 %, beim Absetzen der Medikation kam es jedoch regelhaft wieder zum Anstieg des Parathormons (NICE 2007). Patienten unter Cinacalcet-Therapie zeigten in diesen Studien signifikant weniger Frakturen und weniger Krankenhausaufenthalte wegen kardiovaskulärer Erkrankungen.

In einer aktuellen Intention-to treat-Analyse mit 3.883 Dialysepatienten führte die Therapie mit Cinacalcet im Vergleich zu Placebo allerdings weder zu einer signifikant geringeren Rate an kardiovaskulären Ereignissen noch zu einer geringeren Mortalitätsrate (EVOLVE Trials Investigators 2012).

Problematisch ist die hohe Rate an gastrointestinalen Nebenwirkungen, insbesondere Übelkeit, die bei 30 % der Patienten registriert werden und häufig zum Absetzen der Medikation führen. In den letzten Jahren ist die Zahl der Parathyreoidektomien im eigenen Patientengut wieder deutlich angestiegen: Neben dem Nicht-Ansprechen auf die medikamentöse Therapie sind die Nebenwirkungen von Cinacalcet, die Listung für eine Nierentransplantation und ökonomische Aspekte die häufigsten Gründe für die Entscheidung zur Operation.

> Die medikamentöse Therapie der terminalen Niereninsuffizienz umfasst unter anderem die Behandlung mit Phosphatbindern, Kalzimimetika (Cinacalcet) und aktiven Vitamin-D_3-Analoga.

15.3 Indikation zur operativen Therapie

Nach Einführung der Therapie mit Vitamin-D_3-Analoga wandelte sich die klinische Symptomatik der Patienten mit terminaler Niereninsuffizienz deutlich: Während in den 1980er- und 1990er-Jahren die Operationsindikation häufig aufgrund von ausgeprägten Knochenschmerzen, muskulärer Schwäche und therapieresistentem Pruritus gestellt wurde, haben die Patienten trotz hoher Kalzium-, Phosphat- und Parathormonwerte (PTH-Werte) heute deutlich weniger klassische Symptome (Tominaga et al. 2009). Patienten mit erhöhten Kalzium-, Phospat- und PTH-Werten haben eine signifikant erhöhte Mortalitätsrate aufgrund von kardiovaskulären Erkrankungen (Block et al. 1998, 2004).

In Ermangelung prospektiver oder retrospektiver Vergleichsstudien gibt es keine allgemein verbindliche Empfehlung zur Indikationsstellung. Die KDIGO-Leitlinie (Kidney Disease Improving Global Outcomes) von 2009 zu Störungen des Mineral- und Knochenhaushalts bei chronischer Nierenerkrankung (*chronic kidney diasease – mineral and bone disorder*) indiziert eine Parathyreoidektomie bei Patienten mit Niereninsuffizienz im Stadium 3–5D mit schwerem HPT, die nicht auf eine pharmakologische Therapie ansprechen.

Dem steht die Leitlinie der National Kidney Foundation (2007) gegenüber, die die Operationsindikation zusätzlich von einem Parathormonwert > 800 pg/ml abhängig macht. Beiden Leitlinien ist gemeinsam, dass Symptome der Patienten oder krankheitsspezifische Komplikationen mit Ausnahme der Kalziphylaxie im Gegensatz zu der Leitlinie der Deutschen Gesellschaft für Chirurgie (CAEK) aus dem Jahr 1999 nicht berücksichtigt werden.

Grundsätzlich bedarf die Indikationsstellung bei jedem einzelnen Patienten eines Konsenses zwischen Nephrologen und Chirurgen. Neben den im Folgenden beschriebenen Hauptindikationen ist es wichtig, unter Berücksichtigung von Alter, Begleiterkrankungen und Operationsrisiko das individuelle Risikoprofil zu erstellen. Außerdem ist die Frage zu beantworten, ob der Patient asymptomatisch ist oder eine Operation zu einer Verbesserung der Lebensqualität führen kann. Möglicherweise führt die Parathyreoidektomie auch zu einem längeren Überleben, wie es Kestenbaum et al. (2004) in einer Case-control-Analyse mit 4.558 Patienten (konservativ vs. Parathyreoidektomie) zeigten, allerdings auf Kosten einer erhöhten Mortalität in der peri- und postoperativen Phase. In ▶Tabelle 15-1 sind die Operationsindikationen zusammengestellt.

Tab. 15-1 Operationsindikationen beim renalen HPT

Hyperkalzämie:
• Spontan
• Medikamentös induziert
• Nach Nierentransplantation (Zeitpunkt abhängig von der Höhe des Kalziumwerts)
Schwere renale Osteopathie (radiologisch oder histologisch gesichert)
Gefäß- oder Weichteilverkalkungen[a]
Kalziphylaxie
Schwere Hyperphosphatämie[a]
Therapieresistenter Pruritus[a]

[a] Voraussetzung: PTH > 800 pg/ml (> 88 pmol/l) und erfolglose medikamentöse Therapie, bei PTH < 800 pg/ml und > 100 pg/ml Ausschluss einer adynamen Knochenerkrankung, Kontraindikation: PTH < 100 pg/ml: adyname Knochenerkrankung

Bei Versagen der medikamentösen Therapie sollte die Operationsindikation nach interdisziplinärer individueller Einzelfallentscheidung getroffen werden, in Abhängigkeit von der klinischen Symptomatik (Knochenschmerzen, Muskelschwäche, Pruritus, Gefäß- und Weichteilverkalkungen, Kalzipylaxie,) der Laborchemie (Hyperkalzämie, Hyperphosphatämie) und des Risikoprofils des Patienten.

Hyperkalzämie Sie stellt eine Operationsindikation dar. Eine nicht medikamentös induzierte Hyperkalzämie findet man heutzutage fast nur noch nach Nierentransplantation. Sie entsteht durch Resorption von Kalzium- und Phosphatablagerungen, gesteigerte Calcitriolproduktion und Anstieg des Albumins. Bei medikamentös induzierter Hyperkalzämie sollte versuchsweise 1,25-(OH)$_2$-Vitamin-D$_3$ reduziert und kalziumhaltige Phosphatbinder durch kalziumfreie Phosphatbinder ersetzt werden (National Kidney Foundation 2003).

Renale Osteopathie Bei mehr als 40 % der niereninsuffizienten Patienten findet sich heutzutage eine adyname Knochenerkrankung, entsprechend einer Low-turnover-Osteodystrophie (National Kidney Foundation 2003). Als Ursache gilt die medikamentöse Übersuppression von PTH und eine Zunahme der diabetischen Nephropathie (Moe et al. 2006). Diese Diagnose ist eine Kontraindikation für die Parathyreoidektomie. Die adyname Knochenerkrankung gilt als gesichert, wenn der PTH-Wert < 100 pg/ml ist und/oder eine entsprechende Histologie vorliegt. Jedoch kann auch bei erhöhten PTH-Werten eine Low-turnover-Osteodystrophie entstehen (Barreto et al 2008). Ferreira et al. (2008) fanden bei fast der Hälfte der Patienten mit knochenbioptisch nachgewiesener adynamer Knochenerkrankung PTW-Werte > 150 pg/ml und bei fast 15 % Werte > 300 pg/ml.

Die früher zahlenmäßig dominante **Osteitis fibrosa cystica** mit gesteigertem Knochenstoffwechsel (Typ III nach Delling) findet sich heute nur noch bei 40 % der niereninsuffizienten Patienten (Moe et al. 2006). Diese Patienten bieten die klassische Indikation für eine Parathyreoidektomie. Bei 10–20 % der Patienten findet sich eine Mischform, die **gemischt urämische Dystrophie** (Moe et al. 2006).

Gefäß- und Weichteilverkalkungen 40–55 % der niereninsuffizienten Patienten versterben an kardiovaskulären Erkrankungen. Das Mortalitätsrisiko ist damit 10- bis 30-fach höher als in der Normalbevölkerung (Frei et al. 2008). Es besteht ein inverser Zusammenhang zwischen Gefäßverkalkung und Abbau der Knochendichte. Die Koronarverkalkung korreliert mit der eingenommenen Menge an Phosphatbindern, mit der Dialysedauer, dem fortgeschrittenen Alter, Fettstoffwechselstörungen, Diabetes mellitus und hohen Entzündungsmarkern (Block et al. 2007; Longenecker et al. 2002). Die Parathyreoidektomie hat einen positiven Einfluss auf vaskuläre Verkalkungen, die Auswirkung auf Weichteilverkalkungen wird unterschiedlich beurteilt (Costa-Hong et al. 2007; Gasparri et al. 2001).

Kalziphylaxie Sie ist ein lebensbedrohliches Syndrom, das überwiegend bei niereninsuffizienten Patienten in Verbindung mit einem Hyperparathyreoidismus auftritt. Sie ist charakterisiert durch nekrotische Ulzerationen der Haut, die durch Verkalkungen kutaner Arteriolen verursacht werden (Ketteler et al. 2007). Die gegenwärtige Datenlage zur Inzidenz, Pathophysiologie, Diagnostik und Therapie ist unzureichend. Als Risikofaktoren galten neben dem renalen HPT die Hyperphosphatämie, das erhöhte Kalziumphosphatprodukt, weibliches Geschlecht, Diabetes mellitus, Adipositas und Hypalbuminämie (Ketteler et al. 2007). Eine aktuelle Studie aus Japan, für die Daten von 249 Patienten aus 151 Dialysezentren analysiert wurden, zeigte als signifikante Risikofaktoren lediglich die Hypalbuminämie und die Therapie mit Vitamin-K-Antagonisten (Hayashi et al.

2012). Die Empfehlung einer frühzeitigen Parathyreoidektomie basiert auf retrospektiven Untersuchungen kleiner Fallgruppen (Duffy et al. 2006).

Hyperphosphatämie Die therapieresistente Hyperphosphatämie beruht auf dem Verlust der exkretorischen Nierenfunktion und nicht selten auf fehlender Compliance hinsichtlich Diät und Einnahme der Phosphatbinder bei gleichzeitig bestehendem fortgeschrittenem renalem HPT. Die Hyperphosphatämie ist ein unabhängiger Risikofaktor für das Überleben von Dialysepatienten (Block et al. 1998). Die Parathyreoidektomie ist in dieser Konstellation eine empfohlene Therapieoption.

Therapieresistenter Pruritus 42 % der Dialysepatienten leiden unter Pruritus (Pisoni et al. 2006). Der Operationserfolg wird hinsichtlich des Pruritus unterschiedlich beurteilt, kleinere Untersuchungsreihen zeigen durchaus positive Ergebnisse nach Parathyreoidektomie (Gasparri et al. 2001; Rothmund et al. 1991).

15.4 Therapieverfahren

Die Operation erfolgt als bilaterale Exploration. Eine präoperative Lokalisationsdiagnostik ist somit verzichtbar.

> Drei Operationsverfahren haben breite Anwendung gefunden: die subtotale Parathyreoidektomie, die totale Parathyreoidektomie mit Autotransplantation und seit Ende der 1990er-Jahre die totale Parathyreoidektomie ohne Autotransplantation. Bei diesen 3 Verfahren ist die transzervikale Thymektomie obligat.

Die Bedeutung der totalen Parathyreoidektomie ohne Autotransplantation als eigene Entität muss vor dem Hintergrund der häufig nachweisbaren Residualproduktion von Parathormon allerdings infrage gestellt werden (▶Tab. 15-2). Ein wichtiger Faktor bei der Wahl des Verfahrens ist die Erkrankung des Patienten: Nierentransplantierte Patienten oder Patienten auf der Warteliste für eine Nierentransplantation werden in der Regel weniger radikal operiert als Patienten, die dauerhaft dialysepflichtig bleiben.

Die Verfahren, bei denen ein Nebenschilddrüsenrest verbleibt oder Gewebe transplantiert wird, tragen ein hohes Rezidivrisiko (bis zu 26 %), abhängig von der Menge des Gewebes, der Proliferationsrate des Gewebes und dem Verlauf der Erkrankung. Die Quantifizierung des Gewebes ist schwierig. Wie viel Gewebe sind 20 Stücke à 1 mm^3 oder eine halbe Nebenschilddrüse? Welche Nebenschilddrüse zeigt die höhere Proliferationsrate: die kleine knotige oder die sehr große, weniger knotige?

Tab. 15-2   Parathormonwerte nach totaler Parathyreoidektomie ohne Autotransplantation

Autor	n	PTH postoperativ			
		Nicht nachweisbar	Erniedrigt	Normal	Erhöht
Stracke 1999	20		6 (30 %)	7 (35 %)	7 (35 %)
Lorenz 2006	23	5 (22 %)	13 (56 %)	6 (26 %)	4 (17 %)
Coulston 2010	115	33 (32,7 %)[a]		67 (67,3 %)	
Conzo 2012	20		4 (20 %)	11 (55 %)	5 (25 %)

[a] < 1,5 pmol/l (Normwert 1,5–7,7 pmol/l)

Tominaga et al. (1992) wiesen nach, dass knotig proliferiertes autotransplantiertes Gewebe häufiger rezidiviert als diffus hyperplastisches Gewebe. In Klonalitätsstudien zeigten Nebenschilddrüsen zunächst ein diffuses polyklonales Wachstum, bei Übergang in eine knotige Proliferation dann ein monoklonales Wachstum (Arnold et al. 1995). Morphologische intraoperative Untersuchungen zur Gewebeauswahl zeigten ähnliche Ergebnisse (Niederle et al. 1989; Neyer et al. 2002). Die Empfehlung, Gewebe von der kleinsten und unauffälligsten Nebenschilddrüse zu belassen oder zu transplantieren, mag gelegentlich erfolgreich sein, aber bei vielen Patienten sind alle 4 Nebenschilddrüsen groß und knotig proliferiert.

Sollte man bei diesen Patienten besser total parathyreoidektomieren oder autotransplantieren? Wie hoch soll das postoperative Ziel-Parathormon bei dem jeweiligen Patienten sein? Der von der KDOQI (Kidney Disease Outcomes Quality Initiative) bzw. KDIGO empfohlene Zielwert von 150–300 pg/ml (3- bis 5-fach erhöhter PTH-Wert) impliziert wahrscheinlich eine noch höhere Rezidivrate. In einer retrospektiven Studie mit 235 parathyreoidektomierten Patienten wurde die Mortalitätsrate in Abhängigkeit vom postoperativen Parathormonspiegel untersucht. Die Patienten wurden in 4 Gruppen eingeteilt: PTH < 46 pg/ml, 47–139 pg/ml, 140–420 pg/ml und > 420 pg/ml. Die Mortalitätsrate in der Gruppe mit dem niedrigsten PTH-Wert war signifikant höher als in den 3 anderen Gruppen, wobei Patienten dieser Gruppe auch eine deutlich höhere 1-Alfacalcidol-Dosis erhalten hatten (Fotheringham et al. 2011). Die Ergebnisse dieser Studie sollten unbedingt durch weitere Studien überprüft werden.

Eine aktuelle Umfrage unter 86 Mitgliedern der Internationalen Gesellschaft für Endokrine Chirurgie (IAES) an unterschiedlichen Zentren reflektiert die uneinheitliche operative Strategie (Riss et al. 2013), wobei in zahlreichen Zentren mehrere Verfahren angewendet werden: 42 Zentren bevorzugen die subtotale Parathyreoidektomie, 37 die totale mit Autotransplantation (40,7 % simultan, 11,6 % je nach Ergebnis des intraoperativen PTH-Werts, 9,3 % nur bei Nierentransplantierten und 2,3 % nur bei Dialysepatienten), 6 Zentren führen die totale Parathyreoidektomie ohne Autotransplantation durch.

Bis heute gelten die subtotale und die totale Parathyreoidektomie mit Autotransplantation als gleichwertige Verfahren, deren Anwendung sich im Wesentlichen nach der Präferenz des Operateurs richtet.

15.4.1 Subtotale Parathyreoidektomie

Die subtotale Parathyreoidektomie ist das älteste der 3 Therapieverfahren und findet auch heute noch weite Verbreitung. Es werden zunächst alle 4 Nebenschilddrüsen dargestellt. Gemäß der Vorstellung, dass die „normalste" oder kleinste Nebenschilddrüse diejenige mit der geringsten Proliferationstendenz ist, wird diese verkleinert. Die meist beschriebene „Halbierung" der Nebenschilddrüse – ohne Hinweis auf die Größe – lässt keinerlei objektive Quantifizierung des Gewebes zu und macht den Vergleich der Ergebnisse nach subtotaler Parathyreoidektomie unmöglich. Ein Ausmessen des Rests wird in der Praxis kaum durchgeführt.

> Wir sind im eigenen Patientengut dazu übergegangen, einen Rest zu belassen, der dem Volumen einer normalen Nebenschilddrüse entspricht. Als normale Nebenschilddrüsengröße nehmen wir die Größe von 4 × 5 × 2 mm und als Normgewicht 20–30 mg an.

Die Entscheidung, welche Nebenschilddrüse verkleinert wird, richtet sich auch nach ihrer anatomischen Lage. Die Nebenschilddrüse sollte bei einem möglichen Rezidiveingriff gut zugänglich sein, das heißt, ektope Lagen, wie zum Beispiel das Thymushorn, sind weniger geeignet. Ist die „normalste" Nebenschilddrüse verkleinert, wird beobachtet, ob ihr Rest gut durchblutet erscheint. Auch das ist nur vorbehaltlich möglich. Objektivierbare visuelle Kriterien einer guten Vaskularisation existieren nicht. Eine bläulich verfärbte Nebenschilddrüse könnte venös gestaut sein, eine helle Nebenschilddrüse gut durchblutet oder auch ischämisch.

Vorausgesetzt, der Nebenschilddrüsenrest erscheint gut durchblutet, werden alle anderen Nebenschilddrüsen sukzessive exstirpiert und vorübergehend in Eiswasser asserviert (▶Abb. 15-1). Anschließend erfolgt die transzervikale Thymektomie, um mögliche überzählige Nebenschilddrüsen, die bei bis zu 26% der Patienten auftreten können, zu entfernen (Dotzenrath et al. 2003; Schneider et al. 2011; Uno et al. 2008; Welch et al. 2012). Die Notwendigkeit der Kryokonservierung von Nebenschilddrüsengewebe nach subtotaler Parathyreoidektomie wird unterschiedlich bewertet (Kap. 15.4.6).

Der Einsatz des intraoperativen Parathormonassays ist beim renalen HPT nur bedingt hilfreich. Die Niereninsuffizienz verzögert den Abbau des Parathormons. Eine sichere Aussage über die biochemische Qualität der Restnebenschilddrüse oder sonstigen Restgewebes ist nach den Kriterien, die beim primären Hyperparathyreoidismus Gültigkeit haben, nicht sicher zu treffen (s. unten).

Möglicherweise ist ein Vorteil der subtotalen Parathyreoidektomie die erhaltene Restfunktion der Nebenschilddrüse und damit die wahrscheinlich schnellere Stabilisie-

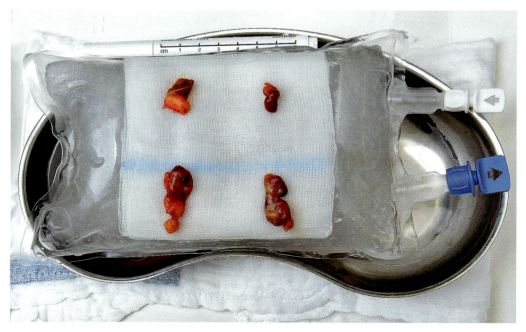

Abb. 15-1 Vier proliferierte Nebenschilddrüsen, während der Operation in Eiswasser asserviert (für das Foto wurden sie vorübergehend auf Eis platziert), die rechte obere Nebenschilddrüse wurde partiell reseziert.

rung des Kalziumhaushalts. Außerdem ist ein Rezidiv immer zervikal/mediastinal und nicht wie nach totaler Parathyreoidektomie und Autotransplantation möglicherweise zervikal/mediastinal und transplantatabhängig. Allerdings impliziert der Rezidivfall immer eine zervikale Reoperation, ein Eingriff, der nach Einführung des Neuromonitorings in der Hand des erfahrenen Chirurgen aber keine wesentlich höhere Rekurrenspareserate aufweist als der Primäreingriff.

Die in manchen Publikationen sehr hoch bezifferten Rezidivraten nach subtotaler Parathyreoidektomie sind möglicherweise durch einen zu großen zervikalen belassenen Rest bedingt (Punch et al. 1995). Bei 19 Rezidiven nach 189 subtotalen Parathyreoidektomien fanden wir im eigenen Patientengut in keinem Fall ein Rezidiv der zervikal belassenen Nebenschilddrüse (Dotzenrath et al. 2003).

15.4.2 Totale Parathyreoidektomie und Autotransplantation

Dieses von Wells 1975 beschriebene Verfahren fand in den 1980er- und 1990er-Jahren zunehmend Verbreitung. In Japan wird dieses Verfahren heutzutage bei 90 % der Patienten angewandt (Tominaga et al. 2009). In einer prospektiv randomisierten Studie von Rothmund et al. aus dem Jahre 1991, die die subtotale mit der totalen Parathyreoidektomie mit Autotransplantation vergleicht, traten in der Autotransplantatgruppe weniger Rezidive auf, allerdings bei einer kleinen Fallzahl von 40 Patienten.

Zu Beginn der Operation werden alle 4 Nebenschilddrüsen dargestellt und die normalste oder kleinste zur Transplantation ausgewählt. Die Menge des zu transplantierenden Materials wird in der Literatur sehr unterschiedlich quantifiziert: zwischen 10 Stücken à 1 mm^3 und 30 Stücken à 2 mm^3 (▶ Tab. 15-3). In der Praxis wird das Gewebe eher selten gewogen. Die kleinen Gewebestückchen werden in eine Muskeltasche des M. brachioradialis des shuntfreien Unterarms autotransplantiert. Dieser Muskel wird gewählt, um bei einem möglichen Rezidiv des HPT sicher zwischen einem zervikalen und einem transplantatabhängigen Rezidiv zu unterscheiden.

Laut einer aktuellen Untersuchung von Riss et al. (2013) transplantieren 16,4 % der 86 Zentren in den M. sternocleidomastoideus. Dies ist nach unserer persönlichen Erfahrung nicht zu empfehlen. Unsere Erfahrung mit 4 Nachoperationen auswärts voroperierter Rezidive in dieser Lokalisation zeigte als Nachteil sowohl die Notwendigkeit einer Vollnarko-

Tab. 15-3 Quantifizierung von Nebenschilddrüsenresten und Autotransplantaten

Autor	Operations-verfahren	Größe des Nebenschilddrüsenrests	Transplantatgröße
Wells 1975	TPTX + AT		20 Stücke, 60–80 mg
Rothmund 1991	SPTX/TPTX + AT	Gewebe der kleinsten NSD entsprechend 2 normalen NSD	20 Stücke à 1–2 mm^3, 60–80 mg
Chou 1998	TPTX + AT		15 Stücke à 1 mm^3, 60 mg
Dotzenrath 2003	SPTX/TPTX + AT	Kleiner Rest der kleinsten NSD	15 Stücke à 1 mm^3
Tominaga 2010	TPTX + AT		30 Stücke à 1 × 1 × 3 mm
Santos 2012	TPTX + AT		30 Stücke à 2 mm^3
Woo 2012	SPTX/TPTX+ AT	50 % der kleinsten NSD	10–15 Stücke à 1 mm^3

AT = Autotransplantation; NSD = Nebenschilddrüse; SPTX = subtotale Parathyreoidektomie; TPTX = totale Parathyreoidektomie

se – im Gegensatz zur Rezidivoperation des Arms – als auch die notwendige Resektion eines großen Teils des M. sternocleidomastoideus. Außerdem kann präoperativ nicht ausgeschlossen werden, ob nicht zusätzlich ein Rezidiv in der Schilddrüsenloge vorliegt. Dies kann auch durch die intraoperative Parathormonbestimmung nicht sicher ausgeschlossen werden.

Transplantationen in die prästernale Muskulatur, das infraklavikuläre Fettgewebe und das Unterarmfettgewebe werden ebenfalls beschrieben (Chou et al. 1998; Riss et al 2013; Santos et al. 2012). Vorteil der Transplantation in den M. brachioradialis ist im Rezidivfall die Möglichkeit einer Reoperation in Plexusanästhesie. Jedoch gelingt die Transplantatentfernung aufgrund einer beim Rezidiv häufig ausgeprägten Parathyreomatose trotz einer En-bloc-Entfernung eines größeren Muskelsegments oft nicht (Melck et al. 2010). Außerdem findet sich häufig (12,9 %) gleichzeitig ein transplantabhängiges und ein zervikales Rezidiv (Tominaga et al. 2010). Diese Nachteile haben dazu geführt, dass wir im eigenen Patientengut die totale Parathyreoidektomie mit Autotransplantation nur noch in Ausnahmefällen durchführen und als Therapiekonzept nicht empfehlen.

> Vorteil der totalen Parathyreoidektomie mit Autotransplantation in den M. brachioradialis ist die Möglichkeit einer Reoperation in Plexusanästhesie im Fall eines Rezidivs.

15.4.3 Totale Parathyreoidektomie ohne Autotransplantation

Dieses Operationsverfahren bedarf einer besonders kritischen Indikationsstellung. Sowohl die KDOQI-Leitlinie von 2003 als auch die Leitlinie der Japanischen Gesellschaft für Dialysetherapie (JSDT) von 2008 kontraindizieren dieses Verfahren bei nierentransplantierten Patienten und bei Kandidaten für eine Nierentransplantation.

> Lediglich Patienten, die dauerhaft dialysepflichtig bleiben, sollten für eine totale Parathyreoidektomie ohne Autotransplantation in Erwägung gezogen werden.

Prinzip des Verfahrens ist die vollständige Entfernung des gesamten Nebenschilddrüsengewebes ohne Autotransplantation mit transzervikaler Thymektomie und damit die sichere Beseitigung des HPT. Allerdings zeigten zahlreiche Untersuchungen, dass trotz Entfernung von 4 oder mehr Nebenschilddrüsen bei einem nicht unerheblichen Prozentsatz der Patienten weiterhin Parathormon nachgewiesen werden kann (▶ Tab. 15-2). So fanden Lorenz et al. (2006) nach 23 totalen Parathyreoidektomien oder Rezidiv-Parathyreoidektomien nur bei 11 Patienten (48 %) Parathormonwerte unterhalb des Normalbereichs, 7 dieser Patienten zeigten ein PTH < 6 pg/ml und wurden als aparathyreot definiert.

Eigene nicht veröffentlichte Daten aus den Jahren 1986 bis 2000 von 110 Patienten, die in diesem Zeitraum entweder subtotal parathyreoidektomiert oder total parathyreoidektomiert und autotransplantiert wurden, zeigen ähnliche Parathormonwerte, wie die in ▶ Tabelle 15-2 beschriebenen: 40 % zeigten ein erniedrigtes PTH, 44 % ein normales und 15,5 % ein erhöhtes. Ursachen hierfür sind vermutlich sehr kleine Nebenschilddrüsenreste oder ein geringes Transplantatvolumen.

Als Theorie für die residuale Parathormonproduktion nach totaler Parathyreoidektomie werden atypisch gelegene Zellnester von Nebenschilddrüsen angenommen (Lorenz et al. 2011; Stracke et al. 1999). Die Gefahr einer adynamen Knochenerkrankung nach totaler Parathyreoidektomie scheint bei adäquater Kalzium- und Vitamin-D-Therapie gering zu sein (Hampl et al. 1999).

15.4.4 Bedeutung der transzervikalen Thymektomie

Die transzervikale Thymektomie ist Bestandteil aller 3 Therapieverfahren. Laut einer aktuellen Studie von Riss et al. (2013) wird die Thymektomie in 74,4 % der Zentren durchgeführt.

Die Häufigkeit überzähliger Nebenschilddrüsen im Thymus bei Patienten mit renalem Hyperparathyreoidismus wird in der Literatur allerdings sehr unterschiedlich beziffert (Welch et al. 2012: 26 %, Uno et al. 2008: 15,5 %, Schneider et al. 2011: 7,4 %, Dotzenrath et al. 2003: 3 %). Dabei wird zwischen „verstreuten Nebenschilddrüsennestern" entsprechend dem „Parathyreomatosetyp" und proliferierten Drüsen unterschieden. Uno et al. (2008) fanden bei 45,3 % der 902 untersuchten Patienten intrathymisch gelegene Nebenschilddrüsen; es handelte sich bei 140 Nebenschilddrüsen (15,6 %) um überzählige, bei 269 (29,7 %) um eine der unteren Nebenschilddrüsen. Von den 140 überzähligen Nebenschilddrüsen wurden 92,1 % erst bei der histologischen Aufarbeitung gefunden, die Hälfte dieser Nebenschilddrüsen wurde dem „Parathyreomatosetyp" zugeordnet.

> Das routinemäßige Belassen des Thymus nach Entfernen von 4 Nebenschilddrüsen trägt ein hohes Risiko eines persistierenden HPT.

Langzeitergebnisse der TOPAR-Studie, die die totale Parathyreoidektomie ohne Autotransplantation und ohne Thymektomie mit der totalen Parathyreoidektomie mit Autotransplantation und mit Thymektomie vergleicht, stehen noch aus (Schlosser et al. 2007b).

15.4.5 Bedeutung der intraoperativen Parathormonbestimmung beim renalen HPT

Die beim primären HPT häufig favorisierten Miami-Kriterien (Abfall des Parathormons um mehr als 50 % vom Basiswert) sind beim renalen HPT aufgrund des verzögerten Parathormonabbaus nicht anwendbar. Nachdem die Wertigkeit der intraoperativen Parathormonbestimmung beim sekundären HPT lange Zeit bezweifelt wurde (Kaczirek et al. 2005), werden nun zunehmend Kriterien speziell für diese Erkrankung etabliert: Seehofer et al. (2005) definierten einen Abfall des Parathormons um 30 % oder auf einen Wert < 150 pg/ml als Zielkriterium für eine erfolgreiche Parathyreoidektomie. Matsuoka et al. (2007) definierten einem Cut-off-Level von 10,8 % vom Ausgangswert nach 10 min und erzielten eine Sensitivität von 100 % und eine Spezifität von 90 %. In einer aktuellen koreanischen Untersuchung mit 102 Patienten etablierten Woo et al. (2012) ein neues Kriterium für den renalen HPT: ein Abfall von > 85 % gegenüber dem Basiswert 40 min nach Entfernung der letzten Nebenschilddrüse. Dieses Kriterium zeigte eine Sensitivität von 86 % und eine Spezifität von 60 %. Ob es breite Verwendung finden wird, ist fraglich.

15.4.6 Bedeutung der Kryokonservierung

Die Bedeutung der Kryokonservierung ist umstritten und wird nach der aktuellen Umfrage von Riss et al. (2013) nur noch in 27,4 % von 86 befragten Zentren routinemäßig durchgeführt, in weiteren 13,1 % erfolgt die Kryokonservierung nur in ausgewählten Fällen. In einer französischen Multicenterstudie wurden von 1.376 Kryopräparaten lediglich 22 (1,6 %) metachron autotransplantiert, 80 % dieser Autotransplantate waren nicht funktionell, 10 % nur partiell funktionstüchtig (Borot et al. 2010). Nach einer Kältekonservierung über mehr als ein Jahr war kein Autotransplantat funktionstüchtig.

Demgegenüber stehen die hervorragenden Ergebnisse von Schneider et al. (2012b), die ebenfalls nur in 1,7 % (15 von 883) metachrone Autotransplantationen durchführten, die Nekroserate des kryokonservierten Gewebes war jedoch sehr gering. In dieser Untersuchung wurden die Kosten einer externen Kryokonservierung pro Patient im ersten Jahr mit 892 Euro angegeben, im zweiten Jahr und den darauffolgenden Jahren mit 249,90 Euro. In vielen Zentren wurde die Kryokonservierung aus ökonomischen Gründen verlassen, zumal die Notwendigkeit einer metachronen Transplantation sehr selten gegeben und die Erfolgsrate gering war. Da ein postoperativer Aparathyreoidismus nach Primäroperation nie ausgeschlossen werden kann, führen wir weiterhin bei jedem Patienten routinemäßige die Kryokonservierung von Nebenschilddrüsengewebe durch.

> Allgemein gilt die Empfehlung, zumindest nach Parathyreoidektomie ohne Autotransplantation eine Kryokonservierung durchzuführen.

15.4.7 Therapie des renalen HPT nach Nierentransplantation

Alle Kandidaten für eine Nierentransplantation bedürfen einer kritischen Überprüfung der Operationsindikation für eine Parathyreoidektomie. Tritt eine schwere symptomatische Hyperkalzämie in der frühen Posttransplantationsphase auf mit Werten > 3,0 mmol/l, bedeutet dies eine akute Gefahr für das Transplantat. Eine Parathyreoidektomie in der frühen Posttransplantationsphase ist dann meist unumgänglich (▶Abb. 15-2).

Eine Verschlechterung der Transplantatfunktion ist häufig die Folge (Evenepoel et al. 2007; Hsieh et al. 2012; Park et al. 2011; Schlosser et al. 2007a). Bei niedrigeren Kalziumwerten (< 3,0 mmol/l) kann die spontane Entwicklung des HPT im Verlauf eines Jahres abgewartet werden (Dotzenrath et al. 1993). Bei Normalisierung der Kalziumwerte ist keine Operation indiziert, bei persistierend hohen Werten oder steigenden Werten sollte frühzeitig eine Parathyreoidektomie angestrebt werden. Obwohl die Funktion des Nierentransplantats häufig eingeschränkt und auch die Lebenserwartung des Transplantats begrenzt ist, sollte keine radikale Operation durchgeführt werden (Hsieh et al. 2012; Schlosser et al. 2007a). Hinsichtlich der Gewebemenge gelten dieselben Empfehlungen wie beim Dialysepatienten.

> Bei schwerer symptomatischer Hyperkalzämie in der frühen Posttransplantationsphase mit Werten > 3,0 mmol/l ist das Transplantat akut gefährdet. Eine frühzeitige Parathyreoidektomie ist dann meist unumgänglich.

15.4.8 Persistenz und Rezidiv des renalen HPT

Tominaga et al. (2010) berichteten mit 2.660 Patienten über die größte Anzahl von dialysepflichtigen autotransplantierten Patienten an einem einzelnen Zentrum. Die Autoren bezifferten die Rezidivrate mit 9,3 % (n=248), die kumulative Rate nach 10 Jahren sogar mit 17,4 % (▶Tab. 15-4).

In einer Metaanalyse von 53 Publikationen zum Thema „Reoperationen bei sekundärem HPT" wiesen Richards et al. (2006) nach, dass eine inadäquate Primäroperation und der natürliche Verlauf der Erkrankung die Hauptursachen für einen persistierenden oder rezidi-

Abb. 15-2 Patientin mit hypertrophiertem Nebenschilddrüsenrest 15 Jahre nach subtotaler Parathyreoidektomie: akute Hyperkalzämie (Ca: 3,4 mmol/l) 5 Wochen nach Nierentransplantation.
a Ultraschallbefund
b MIBI-SPECT-CT
(mit freundlicher Genehmigung von Dr. Marco Tosch, Klinik für Nuklearmedizin, Helios Klinikum Wuppertal)

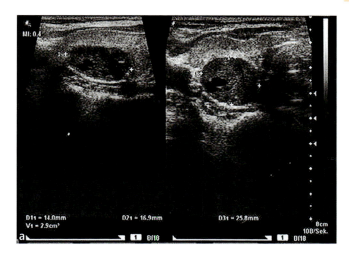
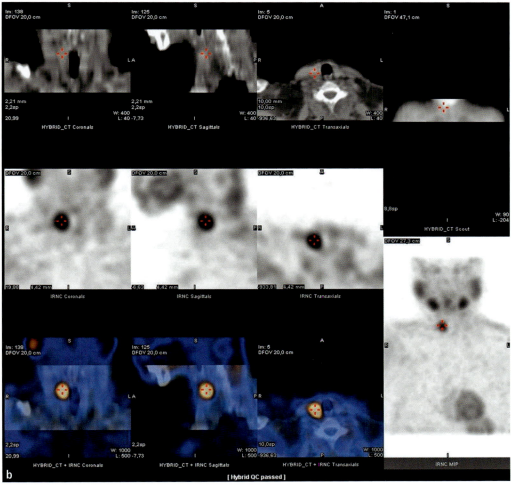

Tab. 15-4 Rezidiv- und Persistenzrate nach subtotaler Parathyreoidektomie und totaler Parathyreoidektomie und Autotransplantation

Autor	Verlauf [Monate]	SPTX		PTX + AT	
		n	Rezidivrate [%]	n	Rezidivrate [%]
Saxe 1984		92	12	265	6,4
Henry 1990		79	2,5	152	10,5
Dotzenrath 2003	51,4	190	3,7	99	6
Richards 2006[a]				364	6
Tominaga 2010				2.660	9,3
	60[b]				7,5
	120[b]				17,4
Schneider 2012a	57,6	21	0	504	5,3

[a] Metaanalyse, [b] kumulativ
At = Autotransplantation; SPTX = subtotale Parathyreoidektomie; PTX = totale Parathyreoidektomie

vierenden sekundären HPT waren. Bei 42,5 % der subtotal parathyreoidektomierten und bei 34 % der total parathyreoidektomierten Patienten war die Ursache eine inadäquate zervikale Operation. Bei 20 % der Patienten war eine überzählige Nebenschilddrüse für das Rezidiv oder die Persistenz verantwortlich.

> Ursache für einen persistierenden oder rezidivierenden HPT ist abgesehen vom natürlichen Verlauf der Erkrankung meistens eine inadäquate Primäroperation (weniger als 3,5 Nebenschilddrüsen wurden entfernt), gefolgt von überzähligen Nebenschilddrüsen (bis zu 30 %), hypertrophierten Autotransplantaten, hypertrophierten Nebenschilddrüsenresten und einer Parathyreomatose (*neoblastic seeding*).

Nach subtotaler Parathyreoidektomie kann das Rezidiv bzw. die Persistenz zervikal oder mediastinal gelegen sein. Die Kenntnis des Operationsberichts und der Histologie der Voroperation ist wichtig. Eine Lokalisationsdiagnostik ist obligat: Bei Lokalisationsnachweis durch Ultraschall und MIBI-Szintigraphie ist die Reoperation indiziert, und die intraoperative Parathormonbestimmung ist zu empfehlen. Bei negativem Befund erfolgt eine weiterführende Diagnostik: MRT, eventuell CT, bilaterale Parathormonbestimmung aus der V. jugularis und bei weiterhin negativem Befund ein selektiver Parathormonetagenkatheter.

Nach totaler Parathyreoidektomie mit Autotransplantation kann das Rezidiv außerdem transplantatabhängig sein. MIBI-Szintigraphie und seitengetrennte Blutabnahmen aus beiden Armen sind gute Verfahren zur Lokalisation des Rezidivs, die exakte Lokalisation der Parathormonquelle ist nur mit dem Casanova-Test möglich. In der Untersuchung von Tominaga et al. (2010) lag bei 12,9 % der Rezidive neben dem transplantatabhängigen Rezidiv gleichzeitig ein zervikales oder mediastinales Rezidiv vor.

Bei der Reoperation sollte die Möglichkeit der intraoperativen Parathormonbestimmung gegeben sein. Ziel ist meistens die komplette Entfernung des Rezidivs, was häufig insbesondere beim Autotransplantat nicht gelingt. Tominaga et al. (2010) führten bei 19,9 % der Patienten 2 oder mehrere Nachoperationen durch.

15.5 Zusammenfassung

Die medikamentöse Therapie der terminalen Niereninsuffizienz umfasst unter anderem die Behandlung mit Phosphatbindern (kalziumhaltige wie Kalziumkarbonat und Kalziumacetat, aluminiumhaltige wie Aluminiumhydroxid und Ionenaustauscher, z. B. Sevelamer-HCL und Lanthanumkarbonat), Kalzimimetika (Cinacalcet) und aktiven Vitamin-D_3-Analoga (Calcitriol, Alfacalcidol, Paricalcitol). Bei Nichtansprechen auf die medikamentöse Therapie sollte unter Berücksichtigung des individuellen Risikoprofils eine interdisziplinäre Entscheidung über die Operationsindikation getroffen werden. Die klassischen Operationsindikationen sind in ▶ Tabelle 15-1 zusammengefasst.

Subtotale Parathyreoidektomie und totale Parathyreoidektomie mit Autotransplantation sind etablierte gleichwertige Operationsverfahren, die als bilaterale Exploration durchgeführt werden und deshalb eine präoperative Lokalisationsdiagnostik verzichtbar machen. Es gibt keinen Konsens über die Größe des Nebenschilddrüsenrests und die Größe des Autotransplantats, der Ziel-PTH-Wert spielt hier eine entscheidende Rolle.

Die totale Parathyreoidektomie ohne Autotransplantation bedarf einer besonderen Indikation und ist bei nierentransplantierten Patienten nicht indiziert. Bei diesem Verfahren wird eine Kryokonservierung von Nebenschilddrüsengewebe gefordert. Trotz radikaler Operation findet man häufig eine residuale Parathormonproduktion, für die man atypisch gelegene Zellnester von Nebenschilddrüsen verantwortlich macht. Bei allen Verfahren erfolgt obligatorisch eine transzervikale Thymektomie.

Kriterien für eine intraoperative Parathormonbestimmung werden etabliert. Uneinigkeit herrscht über den anzustrebenden PTH-Zielwert. Der von der KDOQI bzw. KDIGO empfohlene Zielwert von 150–300 pg/ml (3- bis 5-fach erhöhter PTH-Wert) impliziert wahrscheinlich eine hohe Rezidivrate. Andererseits führen postoperativ erniedrigte Parathormonwerten möglicherweise zu einer signifikant erhöhten Mortalitätsrate. Weitere Studien sind hier notwendig.

Die Persistenz- und Rezidivraten sind hoch. Neben dem natürlichen Verlauf der Erkrankung ist die Ursache meistens eine inadäquate Primäroperation (weniger als 3,5 Nebenschilddrüsen wurden entfernt), gefolgt von überzähligen Nebenschilddrüsen (bis zu 30%), hypertrophierten Autotransplantaten, hypertrophierten Nebenschilddrüsenresten und Parathyreomatose (*neoblastic seeding*). Die Reoperation erfordert eine präoperative Lokalisation des Restgewebes, z. B. durch MIBI-Szintigraphie, seitengetrennte PTH-Bestimmung, Casanova-Test, gelegentlich auch durch MRT oder CT oder einen selektiven Parathormonetagenkatheter. Bei der Rezidivoperation sollte die Möglichkeit einer intraoperativen Parathormonbestimmung gegeben sein. Ziel ist die komplette Entfernung des Rezidivs.

Die chirurgische Therapie des renalen Hyperparathyreoidismus beruht im Wesentlichen auf Erfahrungswerten und nicht auf wissenschaftlicher Evidenz basierend auf prospektiven oder retrospektiven Vergleichsstudien. In Ermangelung prospektiver Studien bedarf es bei jedem Patienten einer interdisziplinären Entscheidung hinsichtlich Operationsindikation, Ziel-Parathormonwert und Resektionsausmaß.

Literatur

Arnold-A, Brown-MF, Urena-P, Gaz-RD, Sarfati-E, Drueke-TB. Monoclonality of parathyroid tumors in chronic renal failure and in primary parathyroid hyperplasia. J Clin Invest 1995; 95: 2047–2053.

Barczyński M, Cichoń S, Konturek A, Cichoń W. Applicability of intraoperative parathyroid hormone assay during total thyroidectomy as a guide for the surgeon to selective parathyroid tissue autotransplantation. World J Surg 2008; 32: 822–8.

Barreto FC, Barreto DV, Moysés RM, Neves KR, Canziani ME, Draibe SA, Jorgetti V, Carvalho AB. K/DOQI-recommended PTH-levels do not prevent low-turn-over bone disease in hemodialysis patients. Kidney Int 2008; 73: 771–777.

Block GA, Hulbert-Shearon, TE, Levin NW, Port FK. Association of serum phosphorus and calcium x phosphate product with mortality risk in chronic haemodialysis patients: a national study. Am J Kidney Dis 1998; 31: 607–617.

Block GA, Klassen PS, Lazarus JM, Ofsthun N, Lowrie EG, Chertow GM. Mineral metabolism, mortality, and morbidity in maintenance hemodialysis. J Am Soc Nephrol 2004; 15: 2208–2218.

Block GA, Raggi P, Bellasi A, Kooinga L, Spiegel DM. Mortality effect of coronary artery calcification and phosphate binder choice in incident hemodialysis patients. Kidney Int 2007; 71: 438–441.

Borot S, Lapierre V, Carneille B. Results of cryopreserved parathyroid autografts : a retrospective multicenter study. Surgery 2010; 147: 529–535.

Chirurgische Arbeitsgemeinschaft Endokrinologie. Therapie des Hyperparathyreoidismus: Grundlagen der Chirurgie G 86. Mitteilungen der Deutschen Gesellschaft für Chirurgie 1999, 28 (4) Supp.

Chou FF, Chan HM, Huang TJ, Lee CH, Hsu KT. Autotransplantation of parathyroid glands into subcutaneous forearm tissue for renal hyperparathyroidism. Surgery 1998; 124: 1–5.

Costa-Hong V, Jorgetti V, Gowdak LHW, Moyses RMA, Krieger EM, de Lima JJ. Parathyroidectomy reduces cardiovascular events and mortality in renal hyperparathyroidism. Surgery 2007; 142: 699–703.

Conzo G, Perna AF, Sinisi AA, Palazzo A, Stanzione F, Della Pietra C, Livrea A. Total parathyroidektomy without autotransplantation in the surgical treatment of secondary hyperparathyroidism of chronic kidney disease. J Endocrinol Invest 2012; 35:8–13.

Coulston JE, Egan R, Willis E, Morgan JD. Total parathyroidectomy without autotransplantation for renal hyperparathyroidism. Br J Surg 2010; 97:1674–1679.

Dotzenrath C. Indikation zur operativen Therapie des renalen Hyperparathyreoidismus. Chirurg 2010; 81: 902–908.

Dotzenrath C, Cupisti K, Goretzki PE, Mondry A, Vossough A, Grabensee B, Röher HD. Operative treatment of renal autonous hyperparathyroidism: cause of persistent or recurrent disease in 304 patients. Langenbecks Arch Surg 2003; 387: 348–354.

Dotzenrath C, Goretzki PE, Röher HD. Operative Therapie des sekundären Hyperparathyreoidismus nach Nierentransplantation. Langenbecks Arch Chir 1993; 378: 121–124.

Duffy A, Schurr M, Warner T, Chen H. Longterm outcomes in patients with calciphylaxis from hyperparathyroidism. Ann Surg Oncol 2006; 13: 96–102.

Evenepoel P, Claes K, Kuypers D, Debruyne F, Vanrenterghem Y. Parathyroidectomy after successful kidney transplantation: a single centre study. Nephrol Dial Transplant 2007; 22: 1730–1737.

EVOLVE Trials Investigators, Chertow GM, Block GA, Correa-Rotter R, Drüeke TB, Floege J, Goodman WG, Herzog CA, Kubo Y, London GM, Mahaffay KW, Mix TC, Moe SM, Trotman ML, Wheeler DC, Parfrey PS. Effect of Cinacalcet on cardiovascular disease in patients undergoing dialysis. N Engl Med 2012; 367: 2482–2494.

Ferreira A, Frazao JM, Monier-Faugere MC, Gil C, Galvao J, Oliveira C, Baldaia J, Rodrigues I, Santos C, Ribeiro S, Hoenger RM, Duggal A, Malluche HH, Sevelamer Study group. Effects of Sevelamer hydrochloride and Calcium carbonate on renal osteodystrophy in hemodialysis patients. J Am Soc Nephrol 2008; 19: 405–412.

Frei U, Schober-Halstenberg HJ. Nierenersatztherapie in Deutschland, Bericht über Dialysebehandlung und Nierentransplantation in

Deutschland 2005/2006. Berlin: QuaSi-Niere 2008.

Fotheringham J, Balasubramanian SP, Harrison B, Wilkie M. Post-parathyroidectomy parathyroid hormone levels: the impact on patient survival – a single-centre study in a stage 5 chronic kidney disease population. Nephron Clin Pract 2011; 119: c113–120.

Gasparri G, Camandona M, Abbona GC, Papotti M. Secondary and tertiary hyperparathyroidism: Causes of recurrent disease after 446 parathyroidectomies. Ann Surg 2001; 233: 65–69.

Guideline working group, JSDT. Clinical practice guidelines for management of secondary hyperparathyroidism in chronic dialysis patients. Ther Apher Dial 2008; 12: 1242–1248.

Hampl H, Steinmüller T, Fröhling P, Naoum C, Leder K, Stabell U, Schnoy N, Jehle PM. Long-term results of total parathyroidectomy without autotransplantation in patients with and without renal failure. Miner Electrolyte Metab 1999; 25: 161–170.

Hayashi M, Takamatsu I, Kanno Y, Yoshida T, Abe T, Sato Y, Japanese calciphylaxis study group. A case-control study of calciphylaxis in Japanese end stage renal disease patients. Nephrol dial Transplant 2012; 27: 1580–1584.

Henry JF, Denizot A, Audiffret J, France G. Results of reoperations for persistent or recurrent secondary hyperparathyroidism in hemodialysis patients. World J Surg 1990: 14: 303–307.

Hsieh TM, Sun CK, Chen YT, Chou FF. Total parathyroidectomy versus subtotal parathyroidectomy in the treatment of tertiary hyperparathyroidism. Am Surg 2012; 78: 600–6.

Kaczirek K, Riss P, Wunderer G, Prager G, Asari R, Scheuba C, Bieglmayer C, Niederle B. Quick PTH assay cannot predict incomplete parathyroidectomy in patients with renal hyperparathyroidism. Surgery 2005; 137: 431–435.

Kestenbaum B, Andress DL, Schwartz SM, Gillen DL, Seliger SL, Jadav PR, Sherrad DJ, Stehman-Breen C. Survival following parathyroidectomy among United States dialysis patients. Kidney Int 2004; 66: 2010–6.

Ketteler M, Biggar P, Brandenburg VM, Schlieper G, Westenfeld R, Floege J. Epidemiologie, Pathophysiologie und Therapie der Calciphylaxie. Dtsch Ärztebl 2007; 104: A3481–3485.

KDIGO (Kidney Disease: Improving Global Outcomes) CKD-MBD Work Group. KDIGO clinical practice guideline for the diagnosis, evaluation, prevention, and treatment of Chronic Kidney Disease-Mineral and Bone Disorder (CKD-MBD). Kidney Int Suppl 2009; 113: S1–130.

Longenecker JC, Coresh J, Powe NR, Levey AS, Fink NE, Martin A, Klag MJ. Traditional cardiovascular disease risk factors in dialysis patients compared with the general population. The CHOICE Study. J Am Soc Nephrol 2002; 13: 1918–1927.

Lorenz K, Sekulla C, Dralle H. Chirurgische Management des renalen Hyperparathyreoidismus. Zentralbl Chir 2011. DOI: 10.1055/s-0030-1262542

Lorenz K, Ukkat J, Sekulla C, Gimm O, Brauckhoff M, Dralle H. Total parathyroidectomy without autotransplantation for renal hyperparathyroidism: Experience with a qPTH-controlled Protocol. World J Surg 2006; 30: 743–751.

Matsuoka S, Tominaga Y, Sato T, Uno N, Goto n, Katayama A, Uchida K, Takami H. Quick-intraoperative bio-intact PTH Assay at parathyroidectomy for secondary hyperparathyroidism. World J Surg 2007; 31: 824–831.

Melck AL, Carty SE, Seethala RR, Armstrong MJ, Stang MT, Ogilvie JB, Yip L. Recurrent HPT and forearm parathyromatosis after total parathyroidectomy. Surgery 2010; 148: 867–873.

Moe S, Drueke T, Cunningham J, Goodman W, Martin K, Olgaard K, Ott S, Sprague S, Lameire N, Eknoyan G. Definition, evaluation and classification of renal osteodystrophy: A position statement from Kidney Disease: Improving global outcomes (KDIGO). Kidney Int 2006; 69: 1945–1953.

National Institute of Health and Clinical Excellence (NICE). Cinacalcet for the treatment of secondary hyperparathyroidism in patients with end stage renal disease on maintenance dialysis therapy. www.nice.org.uk 2007.

National Kidney Foundation. K/DOQI Clinical practice guidelines for Bone Metabolism and

Disease in Chronic Kidney Disease. Am J Kidney Dis 2003; 42: S1–S201.

Neyer U, Hoerandner H, Haid A, Zimmermann G, Niederle B. Total Parathyroidectomy with autotransplantation in renal hyperparathyroidectomy: low recurrence after intraoperative tissue selection. Nephrol Dial Transplant 2002; 17: 625–629.

Niederle B, Hörandner H, Roka R, Woluszek W. Parathyreoidectomie und Autotransplantation beim renalen Hyperparathyreoidismus. I Morphologische und funktionelle Untersuchungen beim transplantatabhängigen Rezidiv. Chirurg 1989; 60: 671–677.

Park JH, Kang SW, Jeong JJ, Nam KH, Chang HS, Chung WY, Park CS. Surgical treatment of tertiary hyperparathyroidism after renal transplantation: a 31-year experience in a single institution. Endocr J 2011; 58: 827–33.

Pisoni RL, Wikström B, Elder SJ, Akizawa T, Asano Y, Keen ML, Saran R, Mendelssohn DC, Young EW, Port FK. Pruritus in hemodialysis patients: International results from the Dialysis Outcomes and Practice Patterns Study (DOPPS). Nephrol Dial Transplant 2006; 21: 3495–505.

Punch JD, Thompson NW, Merion RM. Subtotal parathyroidectomy in dialysis-dependent and post-renal transplant patients. A 25-year single-centre experience. Arch Surg 1995; 130: 538–42.

Rayes N, Seehofer D, Schindler R, Reinke P, Kahl A, Ulrich F, Neuhaus P, Nüssler NC. Long-term results of subtotal versus total parathyroidectomy without autotransplantation in kidney transplant recipients. Arch Surg 2008; 143: 756–61.

Richards ML, Wormuth J, Bingener J, Sirinek K. Parathyroidectomy in secondary hyperparathyroidism. Surgery 2006; 139: 174–180.

Riss P, Asari R, Scheuba C, Niederle B. Current trends in surgery for renal hyperparathyroidism (RHPT) – an international survey. Langenbecks Arch Surg 2013; 11: 398: 121–130.

Rothmund M; Wagner PK; Schark C. Subtotal parathyroidectomy versus total parathyroidectomy and autotransplantation in secondary hyperparathyroidism: a randomized trial. World J Surg 1991; 15: 745–750.

Santos RO, Ohe MN, CarvalhoAB, Neves MC, Kunij L, Lazaretti-Castro M, Abraho M, Cervantes Ovieira JGH. Total parathyroidectomy with presternal intramuscular autotransplantation in renal patients. A prospective study of 66 patients. J Osteoporos 2012: 631243.

Saxe A. Parathyroid transplantation: a review. Surgery 1984; 95: 507–526.

Schlosser K, Endres N, Celik I, Fendrich V, Rothmund, M Fernandez ED. Surgical treatment of tertiary hyperparathyroidism: the choice of procedure matters! World J Surg 2007a; 31: 1947–1953.

Schlosser K, Veit JA, Witte S, Fernandez ED, Victor N, Knaebel HP, Seiler CM, Rothmund M. Comparison of total parathyroidectomy without autotransplantation and without thymectomy versus total parathyroidectomy with autotransplantation and with thymectomy for secondary hyperparathyroidism: TOPAR PILOT-Trial. Trials 2007b; 8: 22–39.

Schneider R, Ramaswamy A, Slater EP, Bartsch DK, Schlosser K. Cryopreservation of parathyroid tissue after parathyroid surgery for renal hyperparathyroidism. Does it really make sense? World J Surg 2012b; 36: 2598–2604.

Schneider R, Slater EP, Karakas E, Bartsch D, Schlosser K. Initial parathyroid surgery in 606 patients with renal hyperparathyroidism. World J Surg 2012a; 36: 318–326.

Schneider R, Waldmann J, Ramaswamy A, Fernandez ED, Bartsch D, Schlosser K. Frequency of ectopic and supernumerary intrathymic parathyroid glands in patients with renal hyperparathyroidism; analysis of 461 patients undergoing initial parathyroidectomy with bilateral cervical thymectomy. World J Surg 2011; 35: 1260–1265.

Seehofer D, Rayes N, Klupp J, Steinmüller T, Ulrich F, Müller C, Schindler R, Frei U, Neuhaus P. Predictive value of iPTH measurement during surgery for renal hyperparathyroidism. Langenbecks Arch Surg 2005; 390: 222–229.

Stracke S, Jehle PM, Sturm D, Schoenberg MH, Widmaier U, Beger HG, Keller F. Clinical course after total parathyroidectomy without autotransplantation in patients with end-stage renal failure. Am J Kidney Disease 1999; 33: 304–311.

Tominaga Y, Matsuoka S, Uno N. Surgical and Medical treatment od secondary hyperparathyroidism in patients on continous dialysis. World J Surg 2009; 33: 2335–2342.

Tominaga Y, Matsuoka S, Uno N, Tsuzuki T, Hiramitsu T, Goto N, Nagasaka T, Watarai Y, Uchida K. Removal of autografted parathyroid tissue for recurrent renal hyperparathyroidism in hemodialysis patients. World J Surg 2010; 34: 1312–1317.

Tominaga Y, Tanaka Y, Sato K Numano M, Uchida K, Falkmer U, Grimelius L, Johansson H, Takagi H. Recurrent renal hyperparathyroidsm and DNA analysis of autografted parathyroid tissue. World J Surg 1992; 16: 595–602.

Tominaga Y, Uchida K, Haba T Katayama A, Sato T, Hibi Y, Numano M, Tanaka Y, Inagaki H, Watanabe I, Hachisuka T, Takagi H. More than 1000 cases of total parathyroidectomy with forearm autograft for renal hyperparathyroidism. Am J Kidney Dis 2001; 38: 168–171.

Uno N, Tominaga Y, Matsuoka S, Tsuzuki T, Shimbabukuro S, Sato T, Goto N, Nagasaka T, Katayama A, Uchida K. Incidence of parathyroid glands located in thymus in patients with renal hyperparathyroidism. World J Surg 2008; 2516–2519.

Welch K, Christopher R, McHenry MD. The role of transcervical thymectomy in patients with hyperparathyroidism. Am J Surg 2012; 203: 292–296.

Wells SA, Gunnels JC, Shelbourne JD. Transplantation of parathyroid glands in men: clinical indications and results. Surgery 1975; 78: 34–44.

Woo Young Kim, Jae Bok Lee, Hon. Yuba Kim. Efficacy of intraoperative parathyroid hormone monitoring to predict success of parathyroidectomy for secondary hyperparathyroidism. J Korean Surg Soc 2012; 83: 1–6.

III Chirurgie der Nebennieren

**16 Laparoskopische Adrenalektomie:
Tipps und Tricks** 271
Ayman Agha, Matthias Hornung und Hans Jürgen Schlitt

**17 Posteriore retroperitoneoskopische
Adrenalektomie** 286
Martin K. Walz

**18 Primärer Hyperaldosteronismus
(Conn-Syndrom)** 299
Christoph Nies

Einleitung

Henning Dralle

Die zu Beginn der 1990er-Jahre schrittweise Einführung der minimal-invasiven endoskopischen Adrenalektomie hat die endokrine Chirurgie der Nebennieren in vergleichbarer Weise revolutioniert, ähnlich wie die laparoskopische Cholezystektomie die Gallenblasenchirurgie. Die Bezeichnung „revolutioniert" ist durchaus angebracht, weil sich eigentlich alles gegenüber dem früher konventionell-offenen Vorgehen geändert hat: das Instrumentarium, die eingriffsbezogene Ausbildung und das Training der Chirurgen, die Operationskosten, die Verweildauer und vor allem die Belastung des Patienten durch den operativen Eingriff, der sogenannte „Komfort".

Aufgrund der offensichtlichen Dysproportionalität zwischen Zugang und Zielorgan war daher sehr bald nach Einführung der Cholezystektomie, aber auch der Adrenalektomie deutlich, dass diese Eingriffe eine optimale Indikation für das minimal-invasive endoskopische Vorgehen darstellen. Anders als bei der laparoskopischen Cholezystektomie, bei der es initial vor allem um das Komplikationsrisiko biliärer und vaskulärer Verletzungen im Bereich der Leberpforte ging, wurden und werden bei der endoskopischen Adrenalektomie aufgrund der anatomischen Lage der Nebennieren und des Größenspektrums der Nebennierentumoren vor allem 2 Fragen diskutiert, die in den beiden folgenden Kapiteln (Kap. 16 u. 17) eingehend diskutiert werden: Wann, das heißt bis zu welcher Tumorgröße, und mit welchen chirurgischen Techniken empfiehlt sich das laparoskopische Vorgehen? Welche Vorteile sprechen für das retroperitoneoskopische Verfahren?

Hinsichtlich der insgesamt 4 möglichen endoskopischen Operationsverfahren (laparoskopisch oder retroperitoneoskopisch jeweils in Seitenlage bzw. Rücken- oder Bauchlage) gibt es bislang keine alle diese Verfahren vergleichenden und mit ausreichender *power* ausgestattete Studien – zweifelsohne, weil jedes chirurgische Team in der Regel eines der Verfahren präferiert und nur bei bestimmten Indikationen davon abweicht. Hier überwiegt ganz eindeutig die Bedeutung der Erfahrung diejenige der Evidenz. Vorteile des retroperitonealen Zugangs sind die fehlende intraabdominelle Präparation einschließlich der damit potenziell verbundenen Komplikationen und der geringe Einfluss auf die Hämodynamik. Vorteil der laparoskopischen Adrenalektomie ist die Präparation und Bergung auch größerer Tumoren (6–8 cm), wenn bei diesen Größenordnungen und bei gegebenem Malignitätsverdacht nicht ohnehin ein konventionell-offenes Vorgehen gewählt wird.

Praktische Konsequenz der vorliegenden Evidenz ist, dass entsprechend der Operationserfahrung beide Zugangswege bei Nebennierentumoren bis zu ca. 6 cm Größe den *standard of care* gegenüber dem konventionell-offenen Vorgehen erlangt haben, bei malignen und malignitätsverdächtigen großen Tumoren jedoch erhebliche Zurückhaltung zum endoskopischen Vorgehen erforderlich ist. Die geringe Fallzahl bei gleichzeitig beträchtlichem Risiko intraoperativer Blutungen und postoperativer Karzinosen sollte derartige Tumoren von einem Versuch der endoskopischen Operation ausschließen.

Das Kapitel über die Chirurgie des primären Hyperaldosteronismus (CONN-Syndrom, Kap. 18) wurde bewusst ausgewählt, weil hieran 2 chirurgisch bedeutsame Aspekte exemplarisch für andere Nebennierentumoren dargestellt werden: Da ist die zunehmende Zahl von „Borderline-Läsionen", das heißt Patienten mit endokrinologisch definiertem Hypersekretionssyndrom, die der früheren Diagnostik entgangen sind, aber dennoch von einer operativen Entfernung profitieren können. Dafür sind das adrenale Borderline-Cushing-Syndrom und das hier vorgestellte, wesentlich häufigere CONN-Syndrom gute Beispiele.

Hinsichtlich des primären Hyperaldosteronismus wird heute davon ausgegangen, dass nicht wie früher gesehen bei nur ca. 1 %, sondern bei bis zu 10 % der Hypertonuspatienten eine Aldosteronhypersekretion vorliegt und damit eine potenzielle Operationsindikation besteht. Die Frage der sicheren Erkrankungsdiagnose und, falls eine Operationsindikation in Betracht kommt, der Lokalisationsdiagnostik (einseitig oder beidseitig) ist daher von ausschlaggebender Bedeutung für das operative Konzept.

Am Beitrag über das CONN-Syndrom wird zudem sehr deutlich, dass den unterschiedlichen Störungen der adrenalen Steroidbiosynthese somatische, aber auch Keimbahnmutationen zugrunde liegen können, die zum Teil bereits heute verschiedenen klinischen Formen des Hypersekretionssyndroms zuzuordnen sind. Die schon bislang bekannten beiden Hauptformen des primären Hyperaldosteronismus, die meist bilaterale Hyperplasie und das typischerweise meist unilaterale Adenom, sind damit nur das morphologische Korrelat unterschiedlicher Pathogenesen.

Es ist davon auszugehen, dass sich wie auch bei anderen genetisch bedingten Tumorerkrankungen (vgl. Kap. 11) in Zukunft die Frage des operativen oder medikamentösen Vorgehens beim CONN-Syndrom nicht nur nach der Lokalisation (einseitig vs. beidseitig), sondern auch nach der zugrunde liegenden genetischen Störung richten wird. Die Kenntnis der verschiedenen Manifestationsformen der gestörten Steroidsynthese ist daher aus chirurgischer Sicht zunehmend wichtig. Solange hierfür keine evidenzbasierten Konzepte vorliegen, entscheidet im Wesentlichen die Bildgebung und vor allem der cavoadrenale Stufenkatheter über die Operationsindikation und das operative Vorgehen.

16 Laparoskopische Adrenalektomie: Tipps und Tricks

Ayman Agha, Matthias Hornung und Hans Jürgen Schlitt

16.1 Indikationsstellung

Bei hormonaktiven Tumoren der Nebenniere ist die Indikation zum operativen Vorgehen beim Fehlen allgemeiner Kontraindikationen immer gegeben, während bei Nebennierenzysten und Myelolipomen lediglich bei lokaler Schmerzsymptomatik eine Operationsindikation besteht. Bei asymptomatischen und meistens zufällig entdeckten Tumoren (Inzidentalome) wird die Behandlungsstrategie kontrovers diskutiert (Agha et al. 2010). Inzidentalome mit einer Größe über 5 cm stellen prinzipiell eine Operationsindikation dar, da die Malignitätsrate mit zunehmender Größe deutlich ansteigt. Das Malignitätsrisiko wird für Tumoren unter 4 cm auf ca. 2 % geschätzt, bei einer Tumorgröße über 6 cm beträgt es dagegen etwa 25 % (Nawar u. Aron, 2005). Im Allgemeinen wird in der Literatur die Malignitätsrate bei Inzidentalomen mit 14 % angegeben (Kebebew et al. 2006).

Asymptomatische Nebennierentumoren mit einer Größe unter 3 cm stellen keine Operationsindikation dar. Tumoren zwischen 3 und 5 cm sollten in der Bildgebung im Verlauf kontrolliert und bei Progression hinsichtlich einer Operationsindikation geprüft werden. Hier sind halbjährliche Kontrollen zu empfehlen, wobei die Indikation bei Patienten im jüngeren Alter großzügiger gestellt werden sollte. In diesem Zusammenhang sollten der Wunsch des Patienten sowie die Wachstumstendenz und das Wachstumsmuster des Tumors berücksichtigt werden (Staren u. Prinz, 1995). Bei Zunahme der Tumorgröße von mehr als 1 cm ist eine chirurgische Therapie des Nebennierentumors angezeigt (Fassnacht et al. 2004), wobei generell die Häufigkeit des Tumorwachstums bei Inzidentalomen in einem Zeitraum von 24 Monaten bei etwa 12 % liegt (Gockel et al. 2008; Tsvetov et al. 2007; Walz 2008; Zhang et al. 2007).

> Inzidentalome mit einer Größe über 5 cm stellen prinzipiell eine Operationsindikation dar, da die Malignitätsrate mit zunehmender Größe deutlich ansteigt. Bei kleineren Nebennierentumoren ist eine Operation angezeigt, wenn die Größe um mehr als 1 cm zugenommen hat.

16.2 Minimal-invasive Verfahren

Dokumentierte Vorteile der laparoskopischen gegenüber der offenen Adrenalektomie (Evidenzklasse 2) sind neben dem geringeren Blutverlust und weniger Schmerzen sicherlich die niedrigere Komplikationsrate sowie die schnellere Rekonvaleszenz, einhergehend mit einem guten kosmetischen Ergebnis. In der Ära der minimal-invasiven Chirurgie eignen sich die Nebennieren hervorragend für die laparoskopische Vorgehensweise. Dieses Verfahren gilt heutzutage als Goldstandard für benigne Nebennierentumoren. Ein wesentlicher Grund hierfür liegt unter anderem darin, dass es sich bei den meistens benignen Tumoren um ein ablatives Verfahren ohne Rekonstruktionsmaßnahmen handelt. Darüber hinaus wäre aus heutiger Sicht der konventionelle Zugang im Vergleich zum kleinen Zielorgan unverhältnismäßig groß. Ferner bieten die technischen Entwicklungen mit dem Vergrößerungseffekt durch die Optik enorme Verbesserung bezüglich der exakten Präparationstechnik in einer anatomisch häufig schwer zu exponierenden Region (Trupka et al. 2001).

Die relativ niedrige Inzidenz von Nebennierenerkrankungen bedingt eine lange Lernkurve und führt konsekutiv zu der Notwendigkeit, diese laparoskopischen Techniken in erfahrenen Zentren mit einer endokrinologischen Ausstattung und mit Expertise in der Nebennierenchirurgie durchzuführen. Selbst für Zentren mit einer Frequenz unter 10 Adrenalektomien pro Jahr empfiehlt sich die Beherrschung eines laparoskopischen Zugangswegs. Der Einsatz mehrerer laparoskopischer Operationstechniken in der Nebennierenchirurgie ist für Zentren mit einer großen Zahl an Adrenalektomien von mehr als 20 pro Jahr anzustreben.

Prinzipiell stehen für die chirurgische Therapie der Nebennierentumoren 4 laparoskopische Verfahren zur Verfügung, die abhängig von den Tumorcharakteristika und der chirurgischen Erfahrung durchaus nicht miteinander konkurrieren und alle ihre Bedeutung haben. Die derzeit am häufigsten verwendeten minimal-invasiven Operationstechniken zur Therapie von Nebennierentumoren sind der transperitoneale laterale Zugang und der retroperitoneoskopische dorsale Zugang. Prinzipiell werden die Nebennierentumoren in laparoskopischer Technik entweder von ventral oder in Seitenlage operiert. Zusätzlich bestehen 2 retroperitoneoskopische Zugangsmöglichkeiten in Mason-Lagerung oder in Seitenlage. Die extraperitoneale Vorgehensweise wird in Kapitel 17 näher beschrieben.

Die Indikationsstellung für den jeweiligen Zugang orientiert sich an folgenden 4 Faktoren (Agha et al. 2008, 2010):
- Tumorgröße
- Body-Mass-Index
- Große abdominelle Voroperationen
- Jährliche Operationsfrequenz

Insgesamt weist die aktuelle Datenlage keinen qualitativen Vorteil der transperitonealen oder der retroperitoneoskopischen Operationstechnik auf (Liao et al. 2001; Takeda 2000; Walz 2008, 2012; Zacharias et al. 2006).

> Der transperitoneale laterale Zugang und der retroperitoneoskopische dorsale Zugang sind die am häufigsten verwendeten minimal-invasiven Operationstechniken zur Therapie von Nebennierentumoren.

16.2.1 Laparoskopische transperitoneale Zugänge

Große Vergleichsstudien zwischen den 2 laparoskopischen transperitonealen Zugängen (anterior und lateral) lassen hinsichtlich Blutverlust, Konversionsrate und Komplikationen keine signifikanten Unterschiede erkennen (▶ Tab. 16-1, Papalia et al. 2008).

Die Vorteile der **transperitonealen anterioren Adrenalektomie** liegen in der für einen laparoskopisch trainierten Chirurgen vertrauten Anatomie und der Möglichkeit von simultanen intraabdominellen Operationen. Ausgedehnte abdominelle Voroperationen können zwar den Eingriff deutlich erschweren (Duh et al. 1996; Fernandez-Cruz et al. 1999), einige Autoren sehen dies jedoch nicht als eine prinzipielle Kontraindikation für die transperitoneale laparoskopische Adrenalektomie (Pohl et al. 2008).

Tab. 16-1 Vergleichende Studien zur laparoskopischen transperitonealen Zugangswege in Rücken- und Seitenlage (modifiziert n. Walz et al. 2012)

Autor/Jahr	Studienperiode	Anzahl AD	Zugangsweg	Operationsdauer [min]	Blutverlust [ml]	Konversionsrate [%]	Komplikationen [%]
Terachi 2000	1992–1996	311	Transperitoneal, anterior	k.A.	k.A.	10	k.A.
Gockel 2005	1994–2004	135	Transperitoneal, Seitenlage	85	25	2	k.A.
Lezoche 2008	1994–2005	204	Transperitoneal, anterior	80 rechts, 109 links	k.A.	2,9	2,9
Zhang 2009	2003–2008	371	Transperitoneal, anterior	70 (40–240)	80 (20–1000)	1,4	1
Ramacciato 2011	1995–2009	127	Transperitoneal, Seitenlage	111	183	1	15,8
Greco 2011	2003–2009 (multizentrisch)	281	Transperitoneal, anterior	127	142	3,9	5
Kulis 2012	1997–2010	306	Transperitoneal, Seitenlage	95	60	0,6	1
Asari 2012	1997–2009	289	transperitoneal Seitenlage	167,2	k.A.	3,8	2,8

AD = Adrenalektomie; k.A. = keine Angabe

Auch die Technik der **transperitonealen lateralen Adrenalektomie** bietet die oben genannten Vorteile eines laparoskopischen Verfahrens. Die Abpräparation und das Weghalten der Milz und des Pankreasschwanzes auf der linken und der Leber auf der rechten Seite können bei diesem Zugangsweg mithilfe der Schwerkraft deutlich erleichtert werden (Prinzip des „offenen Buches"). Allerdings müsste der Patient im Falle einer bilateralen Adrenalektomie umgelagert werden.

Für den lateralen Zugang werden die Patienten in 45–60° Rechts- oder Linksseitenlage gebracht. Bei der linksseitigen Adrenalektomie sind 3 Trokare ausreichend, während bei der rechtsseitigen in den meisten Fällen ein vierter Trokar zum Halten der Leber notwendig ist. Ein Insufflationsdruck von 12 mmHg wird angestrebt. Die Operationsschritte sind sowohl für den lateralen als auch für den anterioren Zugang identisch.

16.2.2 Laparoskopische transperitoneale Adrenalektomie links

Die Operation wird mit dem Auslösen der linken Kolonflexur entlang der Gerota-Faszie begonnen. Dabei wird die avaskuläre Schicht zwischen Pankreasschwanz und der Niere gesucht. Die Milz wird mit dem Pankreasschwanz von lateral bis hin zum linken Zwerchfellschenkel ausgelöst, sodass hier das Bild eines „offenen Buches" entsteht.

Für die linksseitige Adrenalektomie ist eine ausreichende Mobilisation der linken Kolonflexur sowie der Milz mit dem Pankreasschwanz bis zum Erreichen der Magenhinterwand notwendig.

Als nächster Schritt wird die Nebennierenvene identifiziert. Die linke Nebennierenvene verläuft meistens schräg im Dreieck zwischen

16 Laparoskopische Adrenalektomie: Tipps und Tricks

> **Laparoskopische transperitoneale laterale Adrenalektomie links**
>
> 1. Mobilisation der linken Kolonflexur
> 2. Auslösen des Pankreasschwanzes mit der Milz (Bild des offenen Buches)
> 3. Identifikation, Clipapplikation und Durchtrennung der Nebennierenvene
> 4. Mobilisation des prärenalen Fettgewebes am Nierenoberpol (Zugang *lateral to medial*)
> 5. Auslösen des Tumors von dorsal, dann lateral beidseits und schließlich von kranial
> 6. Minilaparotomie in Verlängerung zur Trokareinstichstelle linksseitig und Bergen des Präparats im Bergebeutel
> 7. Replatzierung der Milz

dem mobilisierten und nach medial geklappten Pankreasschwanz und der Nierenvene (▶ Abb. 16-1c). Sie wird nach sicherer Identifikation unterfahren, mit Clips verschlossen und durchtrennt. Linksseitig trifft man häufig auf eine gemeinsame Mündung einer Zwerchfellvene mit der Nebennierenvene vor der Einmündung in die Nierenvene.

Gelingt dies nicht frühzeitig, so wird als Orientierungshilfe die Nierenkapsel am Oberpol freipräpariert und der „Lateral-to-medial-Zugang" gewählt. Hierzu wird nach Darstellung der Nierenkapsel am Oberpol das Fettgewebe angehoben und vorsichtig von lateral nach medial zum Nierenhilus präpariert. Hier ist besonders auf die Nierenarterie und mögliche Oberpolarterien zu achten.

Bei großen Tumoren, die den Nierengefäßen anliegen, empfiehlt es sich, primär die Nierenvene als Landmarke darzustellen und von dort die V. suprarenalis zu suchen. Es ist nicht notwendig, die Nebennierenvene als ersten Schritt zu durchtrennen.

Um Manipulationen am Nebennierentumor, insbesondere beim Phäochromozytom, zu vermeiden, wird das unmittelbar anliegende Fettgewebe an der Nebenniere und dem Nebennierentumor belassen und das ganze Präparat am Begleitfettgewebe gehalten. Dies dient einerseits der Vermeidung der direkten Manipulation und andererseits der Prävention einer Kapselläsion mit einer konsekutiven Blutung.

> Es empfiehlt sich, bei der Präparation des Tumors das prärenale Fettgewebe am Tumor zu belassen, um die Nebenniere selbst sowie die Tumorkapsel zu schonen.

Die Mobilisation des Tumors erfolgt zuerst von dorsal und dann von lateral. Es ist sehr empfehlenswert, den Tumor mit der Nebenniere zunächst am kranialen Anteil hängen zu lassen, um den Tumor während der Operation nicht halten zu müssen. Der Tumor wird schließlich mit der Nebenniere und dem umliegenden Fettgewebe en bloc in einem Bergebeutel entfernt. Für die Einlage einer Drainage gibt es keine grundsätzliche Empfehlung. Dies wird individuell abhängig von der intraopera-

Abb. 16-1 Operative Schritte der laparoskopischen transperitonealen lateralen Adrenalektomie links. Die Reihenfolge der Schritte 3 und 4 ist individuell zu entscheiden.
a Lagerung auf der rechten Seite und Trokarplatzierung für die linksseitige Adrenalektomie
b Schritt 1: Mobilisation des Colon descendens und der linken Kolonflexur, dies ist insbesondere bei großen Tumoren notwendig, um einen direkten Zugang zur Nieren- und Nebennierenvene zu erreichen
c Schritt 2: Komplette Mobilisation der Milz mit dem Pankreasschwanz („Bild des offenen Buches")
d Schritt 3: Identifikation und Durchtrennung der Nebennierenvene
e Schritt 4: Präparation entlang der Nierenkapsel als Landmarke von lateral nach medial
f Schritt 5: Exstirpation des Tumors mit der Nebenniere en bloc, Bergung im Bergebeutel und Replatzierung der Milz

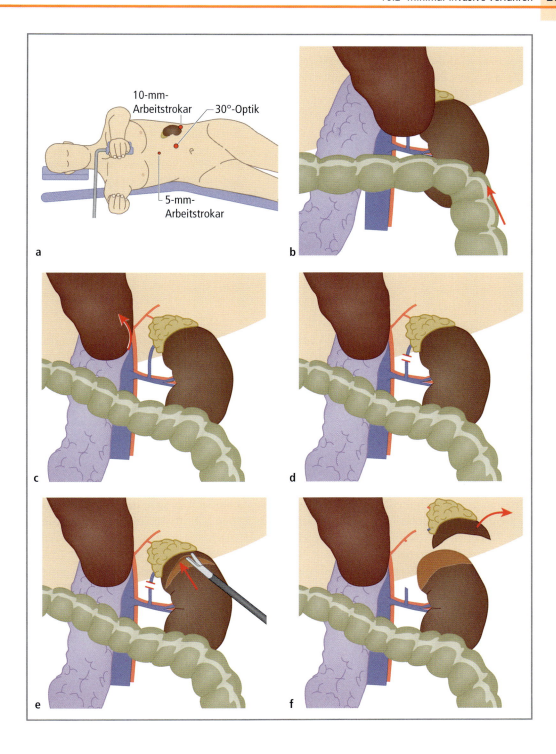

tiven Blutungssituation entschieden. Als letzter Schritt wird die nach rechts umgeklappte Milz mit dem Pankreasschwanz replatziert (▶Abb. 16-1f).

16.2.3 Laparoskopische transperitoneale Adrenalektomie rechts

Die Operation wird analog zur linken Seite in 45–60° Linksseitenlage durchgeführt. Nach Trokarplatzierung wird die Operation mit der Durchtrennung des Lig. triangulare begonnen (▶Abb. 16-2b). Anschließend wird der rechte Leberlappen entlang der V. cava mobilisiert. Über dem Trokar am Xiphoid wird der Leberhaken platziert und damit der rechte Leberlappen während der Operation nach links gehalten, sodass hier ebenfalls das Bild eines offenen Buches entsteht. Als nächster Schritt wird die Nebenniere mit dem umliegenden Fettgewebe rechtsseitig der V. cava mobilisiert und die Identifikation der Nebennierenvene angestrebt.

Sollte es nicht gelingen, die Nebennierenvene primär darzustellen, so ist alternativ der Tumor von lateral entlang der Nierenkapsel als Landmarke zu mobilisieren. Hier wird von lateral nach medial mobilisiert und in Richtung Nierenhilus nach medial präpariert. Dabei ist auf mögliche Oberpolarterien bzw. auf die Nierengefäße zu achten. Bei Tumoren, die den Nierengefäßen anliegen, kann sich dieser Schritt schwierig gestalten.

> **Laparoskopische transperitoneale laterale Adrenalektomie rechts**
>
> 1. Durchtrennung des Lig. triangulare
> 2. Mobilisation des rechten Leberlappens entlang der V. cava
> 3. Identifikation der Nebennierenvene, Clipapplikation und Durchtrennung der Vene
> 4. Auslösen des präreanalen Fettgewebes entlang der Nierenkapsel am Oberpol
> 5. Mobilisation des Tumors mit der Nebenniere und dem umliegenden Fettgewebe von dorsal und lateral
> 6. Durchtrennung der kranialen Fettanteile entlang des Zwerchfells
> 7. Minilaparotomie und Bergung des Präparats im Bergebeutel

Hier empfiehlt es sich, die Präparation direkt oberhalb der Nierengefäße von kaudal nach kranial fortzusetzen. Die kurze Nebennierenvene wird vor ihrer Einmündung in die V. cava identifiziert, unterfahren, mit Clips versorgt und durchtrennt (▶Abb. 16-2d). Dabei ist auf eine Doppelvenenversorgung zu achten, die in etwa 10 % der Fälle vorkommt.

Anschließend wird der Tumor von dorsal und lateral ausgelöst. Analog zur linken Seite empfiehlt es sich, den kranialen Anteil als letzten Schritt vorzunehmen. Der Tumor wird anschließend nach Durchführen einer Minilaparotomie in Verlängerung zur Trokareinstichstelle im rechten Mittelbauch entfernt und der rechte Leberlappen replatziert.

Abb. 16-2 Operative Schritte der laparoskopischen transperitonealen lateralen Adrenalektomie rechts. Die Reihenfolge der Schritte 3 und 4 ist individuell zu entscheiden.
a Lagerung auf der linken Seite und Trokarplatzierung für die rechtsseitige Adrenalektomie
b Schritt 1: Durchtrennung des Lig. triangulare
c Schritt 2: Mobilisation des rechten Leberlappens entlang der V. cava
d Schritt 3: Identifikation und Durchtrennung der Nebennierenvene
e Schritt 4: Präparation des präreanalen Fettgewebes am Oberpol entlang der Nierenkapsel
f Schritt 5: Exstirpation des Tumors mit der Nebenniere en bloc und Bergung im Bergebeutel

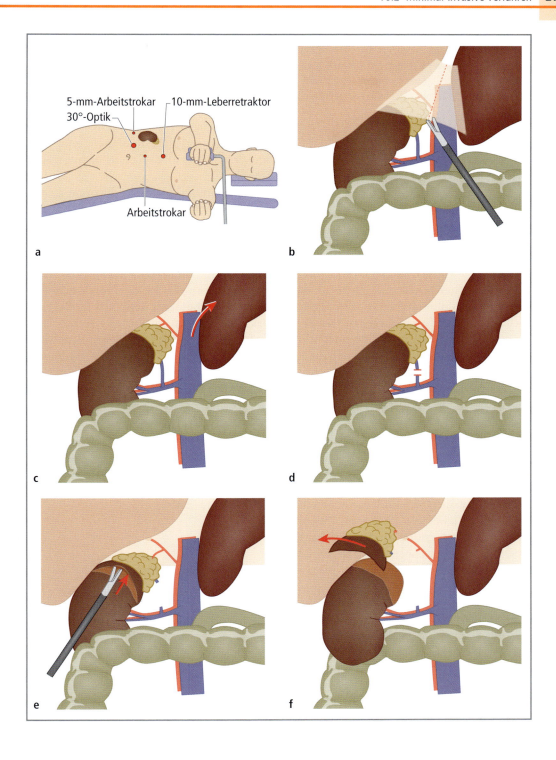

> Bei Benutzung von Titanclips zur Versorgung der Nebennierenvene sollten nach zentral mindestens 2 Clips eingesetzt werden, um im Falle eines Abrutschens mehr Sicherheit zu erreichen.

16.3 Laparoskopische Adrenalektomie für Tumoren größer als 6 cm

16.3.1 Indikationsstellung

Die laparoskopische Exstirpation von großen Nebennierentumoren setzt wegen der oft sehr schwierigen Mobilisation des Tumors von wichtigen benachbarten Organen wie Milz, Niere, Leber und V. cava mit der möglichen Kapselruptur eine große laparoskopische Erfahrung voraus. Die technischen Fortschritte und die zunehmende Erfahrung in der laparoskopischen Chirurgie für große gastrointestinale Tumoren stellen eine gute Voraussetzung für die laparoskopische Vorgehensweise von großen Nebennierentumoren dar (Dimas et al. 2007; Zografos et al. 2010). Das obere Limit für das laparoskopische Vorgehen ist unklar und variiert je nach laparoskopischer Expertise des jeweiligen Chirurgen. Die laparoskopische Exstirpation von Nebennierentumoren über 6 cm ist daher derzeit Gegenstand kontroverser Diskussion.

> Das obere Größenlimit für die laparoskopische Adrenalektomie hängt von der chirurgischen Expertise ab. Die Operationstechnik bei großen Nebennierentumoren unterliegt der strengen Einhaltung der onkologischen Kriterien.

Einer der entscheidenden Faktoren bei der Auswahl des jeweiligen Zugangswegs stellt die präoperative Beurteilung von klinischen und radiologischen Malignitätskriterien dar. Werden diese berücksichtigt, so können auch große Tumoren in minimal-invasiver Technik operiert werden (Boylu et al. 2009; Brix et al. 2010; Perry et al. 2010; Wang et al. 2011; Zografos et al. 2010). Eine präoperative Beurteilung von Malignitätskriterien ist jedoch nicht immer möglich, sie können somit nicht immer zur Operationsplanung herangezogen werden.

Die minimal-invasive Chirurgie großer Nebennierentumoren ist lediglich unter Beachtung des potenziell malignen Risikos und der onkologischen Prinzipien mit der Vermeidung von inadäquaten Resektionen, Kapselruptur, Tumorzelldissemination sowie Metastasen an der Trokareinstichstelle einsetzbar, welche einen negativen Einfluss auf das klinische Outcome haben (Deckers et al. 1999; Foxius et al. 1999). Neben dem Malignitätsrisiko sind große Nebennierentumoren wegen der Komplexität des Eingriffs mit der Gefahr der Blutung nach Kapselruptur und weiterer intraoperativer Komplikationen sehr anspruchsvoll (Henry et al. 2002).

> Bei Nebennierentumoren größer als 6 cm sollte sich die Indikation nach der definierbaren Tumorkapsel, der Hormonaktivität und der lokalen Abgrenzung richten.

16.3.2 Intraoperative Komplikationen

Die laparoskopische Präparation großer Nebennierentumoren birgt die Gefahr der intraoperativen Blutung bei Verletzung der Kapsel sowie der tumorversorgenden oder benachbarten Gefäße. Im eigenen Kollektiv von 52 Patienten mit Tumoren über 6 cm verglichen mit 227 Patienten mit Tumoren unter 6 cm fanden wir einen signifikant höheren Blutverlust bei den größeren Tumoren, jedoch wurde bei keinem der 52 Patienten eine Kapselverletzung dokumentiert. Diese Ergebnisse nach laparoskopischer Adrenalektomie bei großen Nebennierentumoren wurden von weiteren Autoren bestätigt (Castillo et al. 2008; Wilhelm et al. 2006; Zografos et al. 2010). Asari et al. (2012) verglichen die Daten nach laparoskopischer Adrenalektomie bei 37 Patienten mit Tumoren über 6 cm mit 252 Patienten mit Tumoren unter 6 cm und konnten kein erhöhtes Risiko für eine Kapselverletzung feststellen.

Es empfiehlt sich, bei der Tumorpräparation von der Nierenkapsel das prärenale Fettgewebe am Tumor zu belassen, um die Unversehrtheit der Tumorkapsel zu sichern und damit eine Kapselblutung zu vermeiden. Zudem hat sich diese Vorgehensweise insbesondere bei fehlender primärer Durchtrennung der Nebennierenvene zur Vermeidung der Manipulation am Tumor bewährt, beispielsweise beim Phäochromozytom.

> Eine Tumorkapselverletzung sollte durch scharfe Präparation an der Nierenkapsel unter Mitnahme des prärenalen Fettgewebes vermieden werden.

Die Versorgung der V. suprarenalis erfolgt regelmäßig durch Applikation von Clips; bei Anwendung von Titanclips sollte die Vene nach zentral mit mindestens 2 Clips verschlossen werden, um ein Abrutschen zu vermeiden. Hier ist die Beachtung der möglichen anatomischen Varianten mit Doppelvenen von großer Bedeutung. Insbesondere bei großen Nebennierentumoren ist eine Doppelvenenversorgung nicht selten.

16.3.3 Persönliche Erfahrung und eigenes Vorgehen bei großen Nebennierentumoren

Bei der Indikationsstellung zum jeweiligen Zugang spielen neben der Tumorgröße folgende Kriterien eine entscheidende Rolle:
- **Morphologie in der Bildgebung:** Abgekapselte Tumoren ohne Zeichen einer Umgebungsinfiltration werden unabhängig von der Tumorgröße laparoskopisch operiert (▶ Abbb. 16-3d).
- **Seitenlokalisation:** Große linksseitig liegende Nebennierentumoren lassen sich leichter in minimal-invasiver Technik operieren als rechtsseitige, insbesondere wenn diese Tumoren hinter der V. cava wachsen, was die Präparation meistens erschwert (▶ Abb. 16-3a)
- **Hormonaktivität:** Da gerade bei großen Tumoren die frühzeitige Identifikation und Durchtrennung der V. suprarenalis nicht immer primär gelingt, bieten große hormonaktive Tumoren (v. a. große Phäochromozytome) wegen der möglichen intraoperativen Manipulation weitere präparationstechnische Schwierigkeiten.

> Bei großen rechtsseitigen Nebennierentumoren ist die genaue und differenzierte präoperative morphologische Beurteilung dieser Tumoren und ihre Beziehung zur V. cava unerlässlich.

16.3.4 Operationszeit und Konversion bei großen Nebennierentumoren

Große Studien belegen die technische Machbarkeit der laparoskopischen Adrenalektomie bei großen Nebennierentumoren, allerdings einhergehend mit einer signifikant längeren Operationszeit und höherem Blutverlust

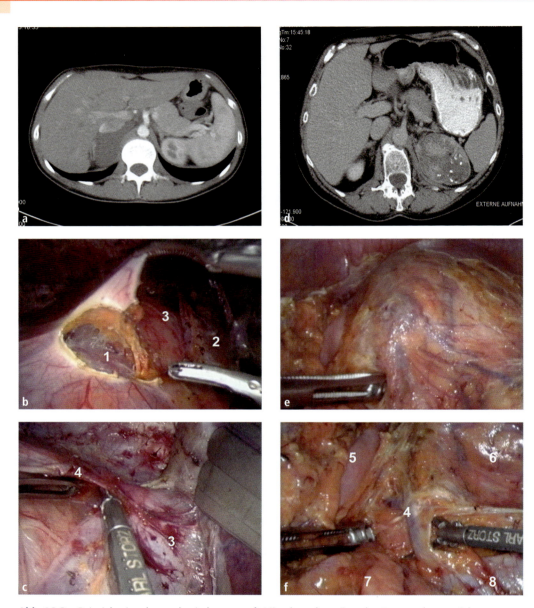

Abb. 16-3 Beispiele einer laparoskopischen Adrenalektomie für große Nebennierentumoren.
a–c 7 cm großes Ganglioneurom rechts;
d–f 10 cm großes Inzidentalom links.
1 = Nierenkapsel rechts; 2 = Ganglioneurom rechts; 3 = V. cava; 4 = V. suprarenalis; 5 = Magenhinterwand; 6 = Nebennierentumor links; 7 = Pankreasschwanz; 8 = Nierenvene
a 7 cm messendes rechtsseitiges retrocaval wachsendes Ganglioneurom
b Mitnahme des prärenalen Fettgewebes zur Schonung der Tumorkapsel
c Unterfahren der Nebennierenvene vor der Einmündung in die V. cava
d 10 cm großes abgekapseltes Inzidentalom der linken Nebenniere
e Intraoperatives Bild mit dem großen Nebennierentumor links nach Mobilisation der Milz mit dem Pankreasschwanz
f Unterfahren der linken Nebennierenvene vor der Einmündung in die Nierenvene

(MacGillivray et al. 2002; Naya et al. 2005; Tsuru et al. 2005; Walz et al. 2005). Naya et al. (2005) wiesen in ihrer Studie zwar eine verlängerte Operationszeit (210 min vs. 175 min) und einen größeren Blutverlust (ca. 200 ml vs. 30 ml) bei Tumoren über 6 cm gegenüber Tumoren unter 6 cm Größe nach. Die Autoren kamen jedoch zu dem Schluss, dass die laparoskopische Adrenalektomie auch bei großen Tumoren sicher minimal-invasiv möglich ist.

Tsuru et al. (2005) fanden in einer retrospektiven Analyse von 178 laparoskopischen Adrenalektomien keinen Unterschied bezüglich Operationszeit, Blutverlust und Komplikationsrate bei Tumorgröße von 5–11 cm (n=23) im Gegensatz zu Tumoren unter 5 cm. Die Autoren betonten dabei, dass das Vorliegen eines invasiven Wachstums und nicht die Tumorgröße das entscheidende Kriterium für die Wahl des Operationsverfahrens sein sollte. Eine weitere Arbeitsgruppe fand allerdings keine nennenswerte Unterschiede zwischen großen und kleinen Tumoren hinsichtlich Operationszeit, Konversionsrate und postoperativen Komplikationen (Asari et al. 2012). Andere Autoren berichteten über die Durchführung der laparoskopischen Adrenalektomie für Tumoren bis 15 cm ohne Beeinträchtigung der Morbidität (Boylu et al. 2009; Telem et al. 2009; Tsuru et al. 2005; Zografos et al. 2007).

> Die intraoperative Morbidität der laparoskopischen Adrenalektomie bei großen Tumoren weist in der Literatur eine große Spannbreite auf.

Ein wesentliches Qualitätskriterium in der laparoskopischen Chirurgie stellt die Konversionsrate dar. Sie stellt für den Chirurgen oft einen Ausdruck der Lernkurve dar und ist für den Patienten (wegen erhöhter Morbidität) von großer Bedeutung. Insbesondere bei großen Tumoren ist eine pragmatische Vorgehensweise unter Beachtung aller onkologischen Prinzipien unerlässlich. Bei Nichteinhaltung dieser Kriterien sollte allerdings die Konversion zum offenen Vorgehen frühzeitig erfolgen. In Übereinstimmung mit unseren Daten wird in der Literatur eine hohe Konversionsrate bei Tumoren über 6 cm angegeben, je nach laparoskopischer Expertise zwischen 2–7 % (Asari et al. 2012; Dimas et al. 2007; Hemal et al. 2008).

Shen et al. (2007) zeigten für ihr Kollektiv von 456 Patienten, dass die Tumorgröße eine der wichtigsten Ursachen für die Konversionsrate darstellt. Weitere wichtige Faktoren sind fehlende Erfahrung und kleine Fallzahlen an Adrenalektomien (Bergamini et al. 2011; Shen et al. 2004).

16.4 Vorgehen bei postoperativem Nachweis von malignen Nebennierentumoren

Aufgrund der niedrigen Inzidenz der Nebennierenkarzinome beruhen die Empfehlungen zur operativen Therapie solcher Tumoren auf lediglich retrospektiv erhobenen Daten. Die Ergebnisse aus dem Deutschen Nebennierenrindenkarzinom-Register zeigten bei 117 offen operierten Patienten gegenüber 35 laparoskopisch adrenalektomierten Patienten vergleichbare Ergebnisse bezüglich der Tumorkapselverletzung. Die Empfehlung hierbei war, dass Tumoren bis zu einer Größe von 10 cm von erfahrenen Chirurgen laparoskopisch operiert werden können, ohne negativen Einfluss auf das onkologische Ergebnis (Brix et al. 2010).

Allerdings zeigen die aktuell publizierten Daten aus demselben Register einen deutlichen Benefit für die Lymphadenektomie beim adrenokortikalen Karzinom (Reibetanz et al. 2012a). Hier wurden die Daten von 236 Patienten ohne lokale Lymphadenektomie weiteren 47 Patienten mit Adrenalektomie und Lymphadenektomie gegenübergestellt. Bezüglich der Risikominimierung für ein Lokalrezidiv und der krankheitsspezifischen Letalität fand sich ein klarer signifikanter Unterschied zugunsten der lymphadenektomierten Gruppe. Es wurde ein klares Statement für die lokoregionäre Lymphadenektomie beim adrenokortikalen Karzinom ausgesprochen, um eine bessere Erfassung des Tumorstagings zu erreichen und vor allem um die Prognose dieser Patienten zu verbessern.

Anlehnend an dieser Datenlage und aufgrund der persönlichen Erfahrung erscheint uns folgende Vorgehensweise sehr sinnvoll:
- Bei sicherem Nachweis eines adrenokortikalen Karzinoms sollte aufgrund der hohen Aggressivität dieser Tumoren die offene Adrenalektomie mit einer lokoregionären Lymphadenektomie weiterhin die Standardoperation darstellen.
- Bei laparoskopisch begonnenen Operationen, bei denen intraoperativ der dringende Verdacht auf ein Nebennierenrindenkarzinom besteht, beispielsweise aufgrund des lokalen Wachstums und der Infiltration von Nachbarorganen, sollte die Konversion zum offenen Vorgehen die Therapie der ersten Wahl sein.
- Bei unklarer Dignität des Tumors können laparoskopische Verfahren auch bei großen Nebennierentumoren unter strengen Selektionskriterien und Beachtung der in Kapitel 16.3.3 erwähnten präoperativen Orientierungskriterien erwogen werden.
- Bei laparoskopisch beendeten Adrenalektomien und postoperativem Nachweis eines malignen Nebennierenprozesses sollte aufgrund der inzwischen vorliegenden Daten eine Komplettierungsoperation im Sinne einer lokoregionären Lymphadenektomie unabhängig vom individuellen Risiko (Tumorgröße, Resektionsstaus, Proliferationsindex) zur Verbesserung der Prognose erfolgen (Reibetanz et al. 2012b).

16.5 Zusammenfassung

Die von den meisten Chirurgen am häufigsten angewandten laparoskopischen Zugangswege zur Nebenniere sind der transperitoneale Zugang in Seitenlage und der extraperitoneale Zugang in Mason-Lagerung. Diese 2 Verfahren sind derzeit für benigne Nebennierentumoren bis 6 cm hinsichtlich perioperativer Morbidität, Operationszeit und Blutverlust nach entsprechender Lernkurve mit jeweils geringen Vor- oder Nachteilen als gleichwertig zu sehen. Die Wahl zur operativen Vorgehensweise unterliegt tumor- und chirurgenspezifischen Faktoren. Der transperitoneale Zugang wird wegen der vertrauten Anatomie von vielen Chirurgen bevorzugt. Aufgrund der geringen Inzidenz von Nebennierentumoren sollte der Chirurg den Zugangsweg wählen, der ihm am meisten vertraut ist. Jeder Operateur muss auch die konventionellen Operationstechniken beherrschen.

Die minimal-invasive Adrenalektomie für große Nebennierentumoren stellt eine anspruchsvolle Operation dar, die eine ausreichende Expertise in der laparoskopischen und onkologischen Chirurgie erfordert. Hier ist die Vermeidung der Tumorkapselverletzung essenziell. Die Datenlage zeigt zwar die technische Machbarkeit derartiger Eingriffe ohne Beeinträchtigung der onkologischen Ergebnisse, dies kann aber nicht flächendeckend empfohlen werden und sollte endokrinen Chirurgen in High-volume-Zentren mit hoher laparoskopischer Erfahrung vorbehalten bleiben. Der postoperative Nachweis eines adrenokortikalen Karzinoms nach laparoskopischer Entfernung erfordert die Komplettierungsoperation im Sinne einer sekundären lokoregionären Lymphadenektomie.

Literatur

Agha A, Iesalnieks I, Glockzin G, Schlitt HJ. Surgical therapy for adrenal tumours. Zentralbl Chir 2010; 135: 233–239.

Agha A, von Breitenbuch P, Gahli N, Piso P, Schlitt HJ. Retroperitoneoscopic adrenalectomy: lateral versus dorsal approach. J Surg Oncol 2008; 97: 90–93.

Asari R, Koperek O, Niederle B. Endoscopic adrenalectomy in large adrenal tumors. Surgery 2012; 152: 41–49.

Bergamini C, Martellucci J, Tozzi F, Valeri A. Complications in laparoscopic adrenalectomy: the value of experience. Surg Endosc 2011; 25: 3845–3851.

Boylu U, Oommen M, Lee BR, Thomas R. Laparoscopic adrenalectomy for large adrenal masses: pushing the envelope. J Endourol 2009; 23: 971–975.

Brix D, Allolio B, Fenske W, Agha A, Dralle H, Jurowich C, Langer P, Mussack T, Nies C, Riedmiller H, Spahn M, Weismann D, Hahner S, Fassnacht M. Laparoscopic versus open adrenalectomy for adrenocortical carcinoma: surgical and oncologic outcome in 152 patients. Eur Urol 2010; 58: 609–615.

Castillo OA, Vitagliano G, Secin FP, Kerkebe M, Arellano L. Laparoscopic adrenalectomy for adrenal masses: does size matter? Urology 2008; 71: 1138–1141.

Deckers S, Derdelinckx L, Col V, Hamels J, Maiter D. Peritoneal carcinomatosis following laparoscopic resection of an adrenocortical tumor causing primary hyperaldosternism. Horm Res 1999; 52: 97–100.

Dimas S, Roukounakis N, Kafetzis I, Bethanis S, Anthi S, Michas S, Kyriakou V, Kostas H. Feasibility of laparoscopic adrenalectomy for large pheochromocytomas. JSLS 2007; 11: 30–33.

Duh QY, Siperstein AE, Clark OH, Schecter WP, Horn JK, Harrison MR, Hunt TK, Way LW. Laparoscopic adrenalectomy. Comparison of the lateral and posterior approaches. Arch Surg 1996; 131: 870–875.

Fassnacht M, Kenn W, Allolio B. Adrenal tumors: how to establish malignancy? J Endocrinol Invest 2004; 27: 387–399.

Fernandez-Cruz L, Saenz A, Taura P, Benarroch G, Astudillo E, Sabater L. Retroperitoneal approach in laparoscopic adrenalectomy: is it advantageous? Surg Endosc 1999; 13: 86–90.

Foxius A, Ramboux A, Lefebvre Y, Broze B, Hamels J, Squifflet J Hazards of laparoscopic adrenalectomy for Conn's adenoma. When enthusiasm turns to tragedy. Surg Endosc 1999; 13: 715–717.

Gockel I, Heintz A, Domeyer M, Trinh TT, Dunschede F, Junginger T. Indications for conventional adrenalectomy. Zentralbl Chir 2008; 133: 255–259.

Gockel I, Kneist W, Heintz A, Beyer J, Junginger T. Endoscopic adrenalectomy: an analysis of the transperitoneal and retroperitoneal approaches and results of a prospective follow-up study. Surg Endosc 2005; 19: 569–573.

Greco F, Hoda MR, Rassweiler J, Fahlenkamp D, Neisius DA, Kutta A, Thuroff JW, Krause A, Strohmaier WL, Bachmann A, Hertle L, Popken G, Deger S, Doehn C, Jocham D, Loch T, Lahme S, Janitzky V, Gilfrich CP, Klotz T, Kopper B, Rebmann U, Kalbe T, Wetterauer U, Leitenberger A, Rassler J, Kawan F, Inferrera A, Wagner S, Fornara P. Laparoscopic adrenalectomy in urological centres – the experience of the German Laparoscopic Working Group. BJU Int 2011; 108: 1646–1651.

Hemal AK, Singh A, Gupta NP. Whether adrenal mass more than 5 cm can pose problem in laparoscopic adrenalectomy? An evaluation of 22 patients. World J Urol 2008; 26: 505–508.

Henry JF, Sebag F, Iacobone M, Mirallie E. Results of laparoscopic adrenalectomy for large and potentially malignant tumors. World J Surg 2002; 26: 1043–1047.

Kebebew E, Reiff E, Duh QY, Clark OH, McMillan A. Extent of disease at presentation and outcome for adrenocortical carcinoma: have we made progress? World J Surg 2006; 30: 872–878.

Kulis T, Knezevic N, Pekez M, Kastelan D, Grkovic M, Kastelan Z. Laparoscopic adrenalectomy: lessons learned from 306 cases. J Laparoendosc Adv Surg Tech A 2012; 22: 22–26.

Lezoche E, Guerrieri M, Crosta F, Paganini A, D'Ambrosio G, Lezoche G, Campagnacci R. Perioperative results of 214 laparoscopic adrenalectomies by anterior transperitoneal approach. Surg Endosc 2008; 22: 522–526.

Liao CH, Chen J, Chueh SC, Tu YP, Chen SC, Yuan RH. Effectiveness of transperitoneal and transretroperitoneal laparoscopic adrenalectomy versus open adrenalectomy. J Formos Med Assoc 2001; 100: 186–191.

MacGillivray DC, Whalen GF, Malchoff CD, Oppenheim DS, Shichman SJ. Laparoscopic resection of large adrenal tumors. Ann Surg Oncol 2002; 9: 480–485.

Nawar R, Aron D. Adrenal incidentalomas – a continuing management dilemma: Endocr Relat Cancer 2005; 12: 585–598.

Naya Y, Suzuki H, Komiya A, Nagata M, Tobe T, Ueda T, Ichikawa T, Igarashi T, Yamaguchi K, Ito H. Laparoscopic adrenalectomy in patients with large adrenal tumors. Int J Urol 2005; 12: 134–139.

Papalia R, Simone G, Leonardo C, Loreto A, Coppola R, Guaglianone S, Sacco R, Gallucci M. Laparoscopic transperitoneal right adrenalectomy for ,large' tumors. Urol Int 2008; 81: 437–440.

Perry KA, El Youssef R, Pham TH, Sheppard BC. Laparoscopic adrenalectomy for large unilateral pheochromocytoma: experience in a large academic medical center. Surg Endosc 2010; 24: 1462–1467.

Pohl PP, Meyer A, Lammers BJ, Goretzki PE. Abdominal preoperation. No contraindication for laparoscopic transabdominal adrenalectomy. Chirurg 2008; 79: 571–575.

Ramacciato G, Nigri GR, Petrucciani N, Di S, Piccoli VM, Buniva P, Valabrega S, D'Angelo F, Aurello P, Mercantini P, Del Gaudio M, Melotti G. Minimally invasive adrenalectomy: a multicenter comparison of transperitoneal and retroperitoneal approaches. Am Surg 2011; 77: 409–416.

Reibetanz J, Jurowich C, Erdogan I, Nies C, Rayes N, Dralle H, Behrend M, Allolio B, Fassnacht M. Impact of lymphadenectomy on the oncologic outcome of patients with adrenocortical carcinoma. Ann Surg 2012a; 255: 363–369.

Reibetanz J, Kroiss M, Deutschbein T, Fenske W, Gasser M, Jurowich C, Germer CT, Allolio B, Fassnacht M. German adrenocortical carcinoma registry. Surgical therapy results and follow-up treatment. Chirurg 2012b; 83: 528–535.

Shen ZJ, Chen SW, Wang S, Jin XD, Chen J, Zhu Y, Zhang RM. Predictive factors for open conversion of laparoscopic adrenalectomy: a 13-year review of 456 cases. J Endourol 2007; 21: 1333–1337.

Shen WT, Kebebew E, Clark OH, Duh QY. Reasons for conversion from laparoscopic to open or hand-assisted adrenalectomy: review of 261 laparoscopic adrenalectomies from 1993 to 2003. World J Surg 2004; 28: 1176–1179.

Staren ED, Prinz RA. Selection of patients with adrenal incidentalomas for operation. Surg Clin North Am 1995; 75: 499–509.

Takeda M. Laparoscopic adrenalectomy: transperitoneal vs retroperitoneal approaches. Biomed Pharmacother 2000; 54 (Suppl 1): 207 s–210 s.

Telem DA, Nguyen SQ, Chin EH, Weber K, Divino CM. Laparoscopic resection of giant adrenal cavernous hemangioma. JSLS 2009; 13: 260–262.

Terachi T, Yoshida O, Matsuda T, Orikasa S, Chiba Y, Takahashi K, Takeda M, Higashihara E, Murai M, Baba S, Fujita K, Suzuki K, Ohshima S, Ono Y, Kumazawa J, Naito S. Complications of laparoscopic and retroperitoneoscopic adrenalectomies in 370 cases in Japan: a multi-institutional study. Biomed Pharmacother 2000; 54 (Suppl 1): 211 s–214 s.

Trupka A, Hallfeldt K, Schmidbauer S. Laparoscopic adrenalectomy with lateral approach – a comparison with the conventional dorsal technique. Chirurg 2001; 72: 1478–1484.

Tsuru N, Suzuki K, Ushiyama T, Ozono S. Laparoscopic adrenalectomy for large adrenal tumors. J Endourol 2005; 19: 537–540.

Tsvetov G, Shimon I, Benbassat C. Adrenal incidentaloma: clinical characteristics and comparison between patients with and without extraadrenal malignancy. J Endocrinol Invest 2007; 30: 647–652.

Walz MK. Adrenal tumors. Chirurg 2008; 79: 1087–1094.

Walz MK. Minimally invasive adrenal gland surgery. Transperitoneal or retroperitoneal approach? Chirurg 2012; 83: 536–545.

Walz MK, Petersenn S, Koch JA, Mann K, Neumann HP, Schmid KW. Endoscopic treatment of large primary adrenal tumours. Br J Surg 2005; 92: 719–723.

Wang B, Ma X, Li H, Shi T, Hu D, Fu B, Lang B, Chen G, Zhang X. Anatomic retroperitoneoscopic adrenalectomy for selected adrenal tumors >5cm: our technique and experience. Urology 2011; 78: 348–352.

Wilhelm SM, Prinz RA, Barbu AM, Onders RP, Solorzano CC. Analysis of large versus small pheochromocytomas: operative approaches and patient outcomes. Surgery 2006; 140: 553–559.

Zacharias M, Haese A, Jurczok A, Stolzenburg JU, Fornara P. Transperitoneal laparoscopic adrenalectomy: outline of the preoperative management, surgical approach, and outcome. Eur Urol 2006; 49: 448–459.

Zhang RM, Pan CW, Shen ZJ, He W, Zhu Y, Sun FK, Wang HF, Rui WB, Zhang CY, Huang X, Zhou WL, Wu YX. Surgical treatment of 486 cases of adrenal gland diseases: a retrospective study. Zhonghua Wai Ke Za Zhi 2007; 45: 1694–1696.

Zhang XP, Wei JX, Zhang WX, Wang ZY, Wu YD, Song DK. Transperitoneal laparoscopic adrenalectomy for adrenal neoplasm: a report of 371 cases. Ai Zheng 2009; 28: 730–733.

Zografos GN, Farfaras A, Vasiliadis G, Pappa T, Aggeli C, Vassilatou E, Kaltsas G, Piaditis G. Laparoscopic resection of large adrenal tumors. JSLS 2010; 14: 364–368.

Zografos GN, Kothonidis K, Ageli C, Kopanakis N, Dimitriou K, Papaliodi E, Kaltsas G, Pagoni M, Papastratis G. Laparoscopic resection of large adrenal ganglioneuroma. JSLS 2007; 11: 487–492.

17 Posteriore retroperitoneoskopische Adrenalektomie

Martin K. Walz

17.1 Einleitung

Die Idee zur posterioren retroperitoneoskopischen Adrenalektomie entstand 1994 am letzten Tag des 111. Deutschen Chirurgenkongresses in München. Beim Rundgang über die Industrieausstellung fielen mir 2 Instrumente in die Hand, die für Eingriffe im Extraperitonealraum hergestellt waren: ein Raumbildungstrokar mit einem etwa 10 cm großen Ballon, in den man hineinendoskopieren konnte, und ein weiterer Trokar mit einem kleinen Ballon an der Spitze, der eine Okklusion größerer Hautinzisionen erlaubte. Beide Instrumente waren ursprünglich für die endoskopische extraperitoneale Hernienoperation entwickelt worden und schienen auch für extraperitoneale Eingriff an den Nebennieren in besonderem Maße geeignet zu sein (▶Abb. 17-1).

Die Motivation zur Entwicklung eines Operationsverfahrens zur extraperitonealen endoskopischen Adrenalektomie ergab sich zum damaligen Zeitpunkt aus 2 Gründen. Einerseits bestanden am Universitätsklinikum Essen mehrjährige Erfahrungen mit dem posterioren offenen Zugang zur Adrenalektomie, der sich zum Standardverfahren entwickelt hatte. Andererseits waren die ersten Ergebnisse der transperitonealen endoskopischen Adrenalektomie wenig überzeugend. In den frühen Publikationen wurde für die laparoskopische Methode über eine Operationsdauer von etwa 4–5 h berichtet (Matsuda et al. 1993; Nies et al. 1993; Suzuki et al. 1993). Im Gegensatz dazu gelang uns der offene retroperitoneale Eingriff regelmäßig in weniger als 60 min, und die Patienten konnten – trotz des großen Zugangs – bei schneller Erholung innerhalb kurzer Zeit die Klinik wieder verlassen.

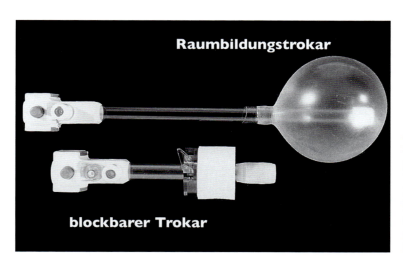

Abb. 17-1 „Schlüssel" zur retroperitoneoskopischen Adrenalektomie 1994 (mod. nach Walz et al. 1996, mit freundlicher Genehmigung von Springer Science+Business Media B.V.)

So war der konsequente Schritt zur Verbesserung der Nebennierenchirurgie die Kombination der endoskopischen Methodik mit dem extraperitonealen Zugang. Da wir beim offenen Verfahren den Patienten in Bauchlage operierten, lag es nahe, dies auch endoskopisch zu tun. Deshalb entschlossen wir uns letztlich zur posterioren und nicht zur lateralen Variante der extraperitonealen Adrenalektomie.

17.2 Entwicklung der Operationstechnik

Die erste retroperitoneale endoskopische Nebennierenoperation führten wir am 26. Juli 1994 durch. Bei der Patientin lag ein Cushing-Syndrom mit einem 2 cm großen Tumor auf der linken Seite vor. Beim ausführlichen Vorgespräch wurde der Patientin erklärt, dass wir – falls sie einverstanden sei – bei ihr erstmals den Nebennereneingriff nach einer neuen Methode durchführen wollten, die zu diesem Zeitpunkt noch nicht bekannt war. Die Patientin willigte ein, wohlwissend, dass bei Problemen auf die übliche offene posteriore Methodik gewechselt werden würde.

Bei diesem ersten Eingriff wurde zunächst ein Zugang zum Retroperitoneum durch eine Inzision kaudal der Spitze der zwölften Rippe gelegt. Nach digitaler Weitung des jenseits der Bauchwand gelegenen Raums wurde der Raumbildungstrokar vorgeschoben und unter endoskopischer Kontrolle allmählich dilatiert. Danach wurde dieser Trokar wieder entfernt und unter Fingerführung lateral ein 5-mm-Trokar und medial ein 10-mm-Trokar eingebracht. Schließlich wurde die initiale Inzision durch den Ballontrokar abgedichtet.

Für den Eingriff stand eine 30°-Optik (10 mm) zur Verfügung. Als CO_2-Gasdruck wurden 12 mmHg gewählt. Nach Insufflation des Retroperitoneums traten Schwierigkeiten bei der Beatmung auf. Ursache war ein Pneumothorax, hervorgerufen durch eine tangentiale Läsion von Zwerchfell und Pleura durch den etwas zu kranial platzierten medialen Trokar. Nach Wechsel auf einen zweiten blockbaren Trokar und intraoperativer temporärer Anlage eines Thoraxdrains konnte der Eingriff fortgeführt werden.

Die Operation dauerte 205 min, dabei gelang die anatomische Darstellung aller relevanter Strukturen (Niere, Nebenniere, Nebennierenvene). Zur Gewebedissektion diente der monopolare Elektrohaken. Die Bergung des Präparats allein erforderte in Ermangelung adäquater Hilfsmittel über 1 h. Der postoperative Verlauf war unauffällig, Schmerzmittel wurden nur innerhalb der ersten 24 h angefordert. Die Patientin verließ nach entsprechender Einstellung der Kortikoidmedikation die Klinik am sechsten postoperativen Tag. Letztlich konnte dieser erste Eingriff alle Beteiligten überzeugen und bestärken, diesen Weg weiter zu verfolgen.

Aus einer fast zufälligen Beobachtung beim siebten retroperitoneoskopischen Nebennereneingriff entwickelte sich die erste Operationsvariante der posterioren retroperitoneoskopischen Adrenalektomie (Walz et al. 1996). Durch den Vergrößerungseffekt des minimal-invasiven Verfahrens konnte bei diesem Patienten mit 1,5 cm großem Conn-Adenom das Tumorgewebe vom normalen Nebennierengewebe klar unterschieden werden. So lag eine retroperitoneoskopische Nebennierenresektion nahe. Zur Durchtrennung des Nebennierenparenchyms wurde wiederum der monopolare Elektrohaken eingesetzt.

In der Folge berichteten wir wiederholt über Indikationen und Ergebnisse der Nebennierenresektion (Walz et al. 1998, 2001), im englischen Sprachgebrauch auch unglücklich als „partielle Adrenalektomie" bezeichnet. Dabei beobachteten wir identische Heilungsraten von Adrenalektomie und Nebennierenresektionen bei Conn-Syndrom, Cushing-Syndrom und Phäochromozytomen, wenn die Tumoren klar erkennbar und abgrenzbar waren (Walz 2004, 2009; Walz et al. 2004). Inzwischen wurde die Methode der minimal-invasiven Nebennierenresektion vielfach kopiert und inhaltlich bestätigt (Diner et al. 2005; He et al. 2012; Kaye et al. 2010; Sasagawa et al. 2003).

Bei Patienten mit bilateralen Phäochromozytomen wird der Erhalt der Nebennierenrindenfunktion schon seit Anfang der 1980er-Jahre verfolgt (Irvin et al. 1983; van Heerden et al. 1985). Nach unserem Wissen führten wir den ersten derartigen Eingriff in minimal-invasiver Technik im Januar 1996 bei einem Patienten mit MEN-2A-Syndrom durch (Walz et al. 1998). Inzwischen konnten wir an der weltweit größten Gruppe von 66 Patienten mit beidseitigen Phäochromozytomen und minimal-invasiver Operationstechnik zeigen, dass bei über 90 % der Patienten die Nebennierenrindenfunktion erhalten werden kann (Alesina et al. 2012).

> Da Tumorrezidive im verbliebenen Nebennierenrest selten und, wenn überhaupt, erst nach Jahren beobachtet werden, gilt heute die funktionserhaltende Methode als das Verfahren der Wahl – besonders bei bilateralen Phäochromozytomen.

Schließlich konnten wir zeigen, dass auch beim Phäochromozytomrezidiv minimal-invasiv vorgegangen werden kann (Walz et al. 2002, 2003).

Nach der 65. posterioren retroperitoneoskopischen Adrenalektomie kam es durch Zufall zu einem weiteren maßgeblichen Entwicklungsschritt der Methode. Bis zu diesem Zeitpunkt gingen wir davon aus, dass zur Raumbildung ein entsprechender Trokar nicht nur hilfreich, sondern auch notwendig ist. Bei einem Eingriff, den ich als Gastoperateur an einer anderen deutschen Universitätsklinik durchführen sollte, war der Raumbildungstrokar nicht verfügbar. Also musste die Operation ohne dieses Hilfsmittel erfolgen. Überraschend gelang die Bildung des retroperitonealen Raums durch einfache endoskopische Präparation unter Gasdruck. Seither haben wir den Spezialtrokar bei der Nebennierenchirurgie nie wieder eingesetzt.

Die schrittweise Steigerung des CO_2-Insufflationsdrucks muss aus heutiger Sicht als wesentliche technische Weiterentwicklung in der retroperitoneoskopischen Nebennierenchirurgie, aber auch für die minimal-invasiven Chirurgie an sich gesehen werden. Für die Laparoskopie waren Werte um 12 bis maximal 15 mmHg bekannt, dementsprechend starteten auch wir mit Gasdruckwerten um 12 mmHg. Schnell zeigte sich jedoch, dass höhere Werte bis 20 mmHg einerseits hilfreich für die Raumbildung waren und andererseits zu keinen nachteiligen Effekten führten (▶ Abb. 17-2). So fehlten bei Patienten in Bauchlage unter höheren Drücken Zeichen einer Kreislaufdepression (Giebler et al. 1996).

Augenscheinlicher Nebeneffekt gesteigerter Insufflationsdrücke ist die Unterdrückung venöser Blutungen. Selbst bei Läsionen an großen venösen Gefäßen, wie zum Beispiel der V. cava oder einer der Nierenvenen, kommt es nicht zum Blutaustritt. Eine in diesen Situationen gelegentlich zu beobachtende leichtgradige Gasembolie bleibt wegen der hohen Löslichkeit des Kohlendioxids folgenlos.

> Inzwischen gilt für die posteriore retroperitoneoskopische Adrenalektomie ein Richtwert von 20 mmHg, wobei der Gasdruck bei adipösen Patienten bis auf 30 mmHg gesteigert

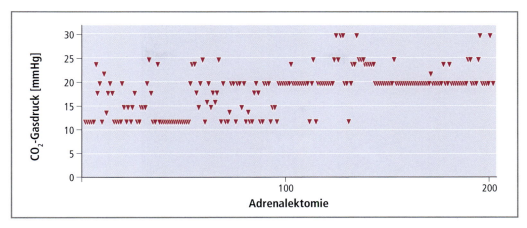

Abb. 17-2 Maximaler intraoperativer Gasdruck (CO_2) während der ersten 200 retroperitoneoskopischen Adrenalektomien (Juli 1994 bis Januar 2001).

wird. Ausnahmen sind Kinder, die je nach Größe und Alter unter einer CO_2-Insufflation von 8–12 mmHg operiert werden.

Mit der Entwicklung der modernen Dissektionsinstrumente veränderte sich auch unsere Operationstechnik. Zunächst kam ab 2004 die Ultraschallschere zum Einsatz. Damit konnten nicht nur alle mobilisierenden Schritte, sondern auch eine Parenchymdissektion bei Nebennierenresektion und die Durchtrennung der Nebennierenvene bluttrocken erfolgen. Nachteil war die systemimmanente Nebelbildung in vergleichsweise kleinem Operationsraum mit der Notwendigkeit, das optische System häufig reinigen zu müssen.

Abhilfe schufen diesbezüglich bipolare Dissektionsgeräte, die wir seit 2006 routinemäßig anwenden. Sowohl die Ultraschallschere als auch die bipolaren Dissektionsinstrumente erlauben eine sichere und clippfreie Durchtrennung sowohl der rechten als auch der linken Nebennierenvene (▶ Abb. 17-3). Ausnahmen sind kaliberstarke Venen bei großen Phäochromozytomen. Hier sollten zusätzlich Clipps appliziert werden. Die modernen Dissektionsgeräte haben wesentlich zur Verkürzung der medianen Operationsdauer auf deutlich unter 1 h beigetragen (Walz et al. 2006).

Auch die Positionierung der Trokare war einer stetigen Entwicklung unterworfen. Von Anfang an verfolgten wir das Prinzip der sicheren Platzierung unter Fingerführung. Als überzeugte Anhänger eines sogenannten offenen Zugangs lag eine „Miniretroperitoneotomie" nahe. Über diese konnten dann weitere Trokare lateral und medial in das Retroperitoneum sicher vorgeschoben werden, ohne Organe zu verletzen oder in die Bauchhöhle zu gelangen. Da die initiale Inzision immer weiter als 10–11 mm ist, bot sich zur Abdichtung der bereits erwähnte Trokar mit kleinem Ballon an der Spitze an. Tatsächlich benutzen wir dieses Hilfsmittel seit der ersten Operation bis heute unverändert. Bezüglich seiner Platzierung und damit auch dem Ort der initialen Hautinzision hat sich die Spitze oder die Unterkante der zwölften Rippe als ideal erwiesen. Dadurch verhakt sich der Ballon des Trokars an der Rippe, was einer Dislokation vorbeugt.

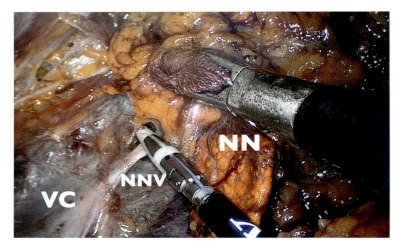

Abb. 17-3 Rechtseitige posteriore retroperitoneoskopische Adrenalektomie. Durchtrennung der Nebennierenvene mit bipolarem Dissektionsgerät.
NN = Nebenniere;
NNV = Nebennierenvene;
VC = V. cava

Der lateral der initialen Inzision eingebrachte zweite Trokar hat üblicherweise einen Durchmesser von 5 mm. Er soll möglichst weit (6–8 cm) von der ersten Inzision, meist in der Nähe der Spitze der elften Rippe, eingesetzt werden, damit ein günstiger Arbeitswinkel entsteht. Die Dimension des dritten Trokars medial wird von der Größe der Optik bestimmt. Hier können 5-mm- oder 10-mm-Optiken benutzt werden. Diesen dritten Trokar setzen wir heute erst nach retroperitonealer Raumbildung ein, um eine Fehlplatzierung in den Thoraxraum zu vermeiden. Der Abstand zwischen dem ersten und dem dritten Trokar sollte etwa 4 cm betragen und ist damit deutlich kürzer als zwischen dem ersten und dem zweiten Trokar (▶ Abb. 17-4).

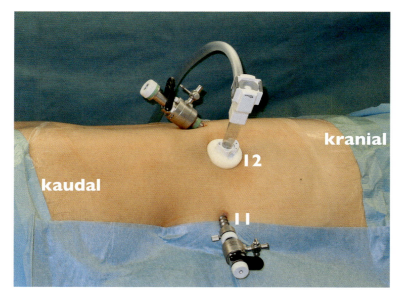

Abb. 17-4 Trokarpositionen bei rechtseitiger posteriorer retroperitoneoskopischer Adrenalektomie.
11 = Spitze der elften Rippe; 12 = Spitze der zwölften Rippe

Unter dem Einfluss der NOTES-Philosophie (NOTES = *Natural Orifice Transluminal Endoscopic Surgery*) mit dem Hauptziel einer Minimierung des sogenannten Zugangstraumas waren Überlegungen zur Reduktion der Zahl der Trokare und der Hautinzisionen unvermeidlich. Dies führte letztlich zu der ersten posterioren retroperitoneoskopischen Adrenalektomie über eine einzige Hautinzision, die wir am 22. Juli 2008 durchführten (Walz u. Alesina 2009). Die Idee dieses „SARA" (*single access retroperitoneoscopic adrenalectomy*) genannten Operationsverfahrens basiert auf einer 2 cm langen Inzision – wiederum an der Spitze der zwölften Rippe – über die zwei 5-mm-Trokare parallel in das Retroperitoneum eingebracht werden (▶ Abb. 17-5).

Die Machbarkeit dieser Methode überraschte und erfreute uns in gleichem Maße. Die Raumbildung erfolgt – wie bei uns seit über 10 Jahren in der extraperitonealen Hernienchirurgie üblich – mit der Optik. Zur Dissektion und Retraktion wird ein bipolares Dissektionsgerät benutzt. Als besonders geeignet haben sich schlanke Patienten mit vergleichsweise kleinen Nebennierentumoren erwiesen. Dieser Gruppe ist in unserem Krankengut etwa jeder dritte Patient zuzuordnen. Inzwischen konnten wir in Fallkontrollstudie zeigen, dass SARA – bei um etwa 15 min verlängerter Operationszeit – zu signifikant weniger postoperativen Schmerzen führt (Walz et al. 2010). Es sollte nicht unerwähnt bleiben, dass wir die posteriore retroperitoneoskopische Adrenalektomie auch roboterassistiert durchgeführt haben (Lee et al. 2012; Park et al. 2011). Zwar konnte die Machbarkeit gezeigt werden, allerdings haben uns die erhebliche Verlängerung der Operationsdauer und die massiven Kosten inzwischen davon abgehalten, diese Methode weiter zu verfolgen.

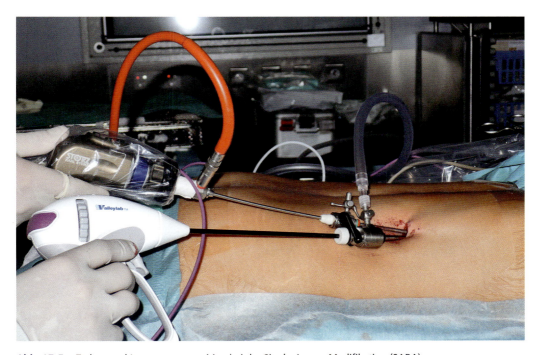

Abb. 17-5 Trokar- und Instrumentenposition bei der Single-Access-Modifikation (SARA)

Schließlich haben sich auch die Indikationen zur retroperitoneoskopischen Adrenalektomie stetig weiterentwickelt. Ganz zu Anfang bestanden erhebliche Bedenken, Phäochromozytome mit dieser Methode zu operieren (Walz et al. 1995). Damals war die Wirkung des Gasdrucks über mehrere Stunden kombiniert mit den unvermeidbaren Manipulationen am Tumor durch das endoskopische Instrumentarium auf den Kreislauf nicht abschätzbar. Nachdem aber im Dezember 1994 unter einer Hochdosis-α-Blockade (Phenoxybenzamin 4 mg/kg KG) die erste Operation eines 4 cm großen linksseitigen Phäochromozytoms ohne wesentliche Blutdruckschwankungen gelang, waren die Sorgen verflogen. Bei diesem Patienten kam trotz Anstieg der Plasmakatecholamine auf das 25-fache des Ausgangswerts zu keinem nennenswerten Blutdruckanstieg (▶Abb. 17-6).

Damit schien das endoskopische Vorgehen sogar potenziell schonender als herkömmliche Verfahren. Tatsächlich operierten wir nach diesem ersten Eingriff alle Phäochromozytome minimal-invasiv. Bezüglich der Größe von Nebennierentumoren gaben wir unsere anfängliche Begrenzung auf einen maximalen Durchmesser von 5 cm auf, nachdem gezeigt werden konnte, dass größere Tumoren minimal-invasiv sicher entfernt werden können (Henry et al. 2002; Walz et al. 2005).

> Retroperitoneoskopisch sehen wir die Machbarkeit heute bei Tumoren bis zu einem Durchmesser von etwa 8 cm als gegeben, wobei wir in Einzelfällen auch bis zu 10 cm große Neoplasien angegangen haben. Nicht infrage kommen aus unserer Sicht nach wie vor klare Malignome, hier wählen wir die Laparotomie.

In diesem Zusammenhang ist bemerkenswert, dass bei inzidentell endoskopisch entfernten primären malignen Nebennierentumoren die Prognose nicht ungünstiger als bei offen Operierten sein soll (Porpiglia et al. 2010). Die Zurückhaltung bei der endoskopischen Entfernung von Nebennierenmetastasen haben wir inzwischen relativiert. Hier ist eine

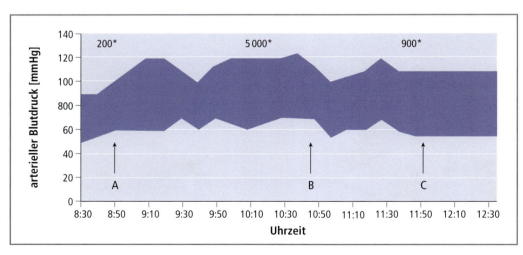

Abb. 17-6 Blutdruckverhalten (systolisch-diastolisch) und Adrenalinserumspiegel bei der ersten retroperitoneoskopischen Adrenalektomie bei einem 44-jährigen Patient mit linksseitigem Phäochromozytom im Dezember 1994. Vorbehandlung mit 240 mg Phenoxybenzamin pro Tag.
*Adrenalinserumspiegel (gerundet) in pg/ml; A = Hautschnitt; B = Hauptvene geclippt; C = Hautnaht

präzise Selektion erforderlich, da nur Metastasen retroperitoneoskopisch angegangen werden sollten, die allseits von retroperitonealem Fettgewebe umgeben sind und damit eine En-bloc-Resektion erlauben. Dies bedeutet im Umkehrschluss, dass diese Metastasen einen maximalen Durchmesser von etwa 5 cm haben dürfen. Wir sehen heute eine Operationsindikation bei Nebennierenmetastasen auch in palliativer Situation. Dadurch können die Folgen eines Größenprogresses mit lokaler Infiltration und die damit verbundenen Beschwerden vermieden werden.

17.3 Aktuelle Operationsmethode

Nach über 1.500 retroperitoneoskopischen Adrenalektomien stellt sich die aktuelle Operationsmethode wie folgt dar: Zur Operationsvorbereitung werden periphere Venenzugänge gelegt. Bei Phäochromozytomen kommen auch zentrale venöse und arterielle Katheter zum Einsatz. Auf Harnblasenkatheter wird grundsätzlich verzichtet. Eine Antibiotikaprophylaxe ist obligat.

Maßgeblich ist die optimale Position des Patienten. In Bauchlage sollte die Wirbelsäule horizontal gelagert und dabei die Lordose aufgehoben sein (▶ Abb. 17-7). Dadurch wird der Abstand zwischen der zwölften Rippe und dem Beckenkamm geweitet, was für die optimale Platzierung der Ports notwendig ist. Zudem sollte der Patient an jene Kante des Operationstisches gelagert werden, von der aus der Eingriff erfolgen soll. Das begünstigt die Arbeitswinkel der Instrumente.

Als nützliche Lagerungshilfe hat sich ein sogenanntes Wirbelsäulenkissen erwiesen, dass Brustkorb, Schultern und Becken von der Fläche des Operationstisches abhebt. Steht ein solches Kissen nicht zur Verfügung, so können auch 2 feste Rollen unter den Brustkorb bzw. das Becken gelegt werden. Wichtig sind Hüft- und Kniebeugungen mit Winkeln um 100–110°, wozu entsprechende Stützen angebracht werden sollten. Falls keine geeignete Ablage für die Unterschenkel verfügbar ist, helfen Stühle mit gepolsterter Sitzfläche.

Die erste, etwa 1,5 cm lange quere Hautinzision erfolgt über der Spitze der zwölf-

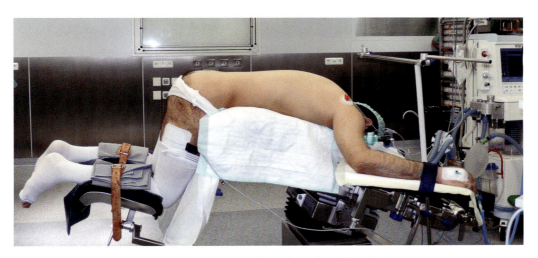

Abb. 17-7 Lagerung zur posterioren retroperitoneoskopischen Adrenalektomie

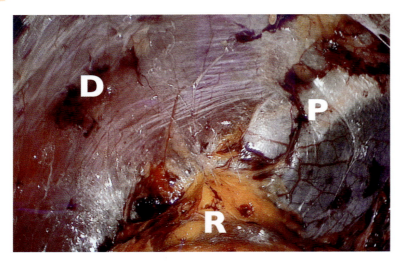

Abb. 17-8 Initialphase nach Raumbildung bei rechtsseitiger posteriorer retroperitoneoskopischer Adrenalektomie.
D = Diaphragma;
P = Peritoneum (hinter dem rechten Leberlappen);
R = retroperitoneales Gewebe mit Niere und Nebenniere (unsichtbar), in Fettgewebe eingebettet

ten Rippe. Von dort aus gelangt man nach Spreizen der Muskelfaszien durch überwiegend stumpfe Präparation in das Retroperitoneum. Dieses ist meistens nur 2–3 cm von der Hautoberfläche entfernt. Der Zeigefinger der nicht dominanten Hand wird eingeführt, um lateral die Spitze der elften Rippe von innen zu ertasten. Hier erfolgt die zweite quere Hautinzision möglichst weit lateral der ersten im Abstand von 6–8 cm. Ein 5-mm-Trokar wird unter Kontrolle durch den innen tastenden Finger eingebracht. Damit sind Finger und Trokarspitze in derselben Ebene.

Nachdem in die initiale Inzision der blockbare Trokar eingebracht ist, wird ein Gasdruck von 20 mmHg angelegt. Die Optik (5 mm/30° oder 10 mm/30°) wird nun in den blockbaren Trokar vorgeschoben, wobei der Blick zunächst nach oben gerichtet wird. In aller Regel erkennt man sofort die Gerota-Faszie als eine feine fibröse Schicht. Da diese das retroperitoneale Fettgewebe umhüllt, muss sie mit einem von lateral eingebrachten Instrument breit eröffnet werden. Dadurch wird das homogene retroperitoneale Fettgewebe von dorsal sichtbar, wobei als Präparationsrichtung „medial-kranial" zu wählen ist. So wird eine Läsion des Peritoneums vermieden, das lateral aufgespannt ist.

Perforiert man das Peritoneum so verkleinert sich der endoskopierbare Raum, und die Präparation wird erschwert und unübersichtlich. Dies sollte vermieden werden.

Nachdem das retroperitoneale Fettgewebe von der hinteren Bauchwand nach ventral verlagert ist (▶ Abb. 17-8), wird unter endoskopischer Sicht der dritte Trokar eingebracht. Dessen Dimension richtet sich nach der Größe der benutzten Optik (5 mm oder 10 mm). Die quere Hautinzision wird medial des ersten Zugangs in gleicher Ebene am Rand der geraden Rückenmuskulatur gesetzt. Der Trokar wird in stark gekipptem Winkel (30–45°) exakt parallel zur Wirbelsäule unter die Unterkante der zwölften Rippe vorgeschoben, bis die Spitze im Retroperitoneum sichtbar wird. Dann wird die Optik auf den dritten Port umgesetzt, wobei der Blick nach unten gerichtet wird.

Die eigentliche Präparation zur retroperitoneoskopischen Adrenalektomie beginnt am oberen Nierenpol. Dieser wird freigelegt und nach kaudal-dorsal gekippt. Dadurch wird der Blick frei auf die Region des unteren Nebennierenpols. Das Ausmaß der Mobilisation des oberen Nierenpols der rechten und linken Seite unterscheidet sich, weil die Nebenniere rechts überwiegend kranial, links auch zu großen Teilen ventral der Niere liegt. Dementsprechend muss die linke Niere am oberen Pol ausgiebiger mobilisiert werden.

Im zweiten Schritt wird der untere Nebennierenpol identifiziert. Dieser liegt rechts neben dem lateralen Rand der V. cava, links lateral der Nebennierenvene. Es empfiehlt sich in dieser Phase, das Fettgewebe zwischen Niere und Nebenniere komplett zu durchtrennen und dabei ventral auf der Gerota-Faszie zu präparieren. Im Weiteren unterscheiden sich die Dissektionsschritte der rechten und linken Adrenalektomie.

Rechtsseitig sollte im nächsten Schritt die V. cava von posterior dargestellt werden. Dazu werden zahlreiche über der V. cava kreuzende Arterien durchtrennt (▶Abb. 17 9). Typischerweise finden sich posterior keine Seitenäste der V. cava. Die Ausnahme bildet die typische Nebennierenvene, die in ihrem Verlauf grundsätzlich von lateral einmündet. Bei etwa jeder zehnten Nebennierenvene findet sich eine Variante, am häufigsten eine gemeinsame Mündung mit einer posterioren Lebervene (Walz et al. 2001). Dementsprechend muss vor der Dissektion der Nebennierenvene die anatomische Lage klar sein.

Die rechte Nebennierenvene erreicht man nach Darstellung der V. cava und Anheben der Nebenniere von der Gerota-Faszie. Die Vene sollte einmal umfahren und anschließend durchtrennt werden (▶Abb. 17-3). Danach sind noch die lateralen und kranialen Adhäsionen zu durchtrennen, um eine En-bloc-Adrenalektomie zu vollenden. Alle Landmarken sind nun gleichzeitig sichtbar: medial die Wirbelsäule, kaudal die Niere, ventral die V. cava und die Faszie, lateral und kranial der rechte Leberlappen, bedeckt durch das Peritoneum.

Linksseitig sollten zunächst medial die kleinen Arterien zur Nebennierenregion durchtrennt werden. Diese verlaufen quer oder schräg als Seitenäste der Aorta und der Nierenarterie, die aber beide in der Regel nicht dargestellt werden brauchen. Danach trifft man auf die konstant vorhandene und

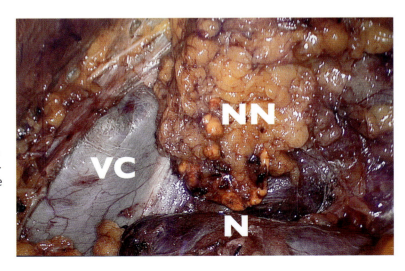

Abb. 17-9 Rechtseitige posteriore retroperitoneoskopische Adrenalektomie nach Darstellung der V. cava von posterior.
N = oberer Nierenpol;
NN = Nebenniere;
VC = V. cava

recht lange Nebennierenvene, die schräg nach lateral-kranial verläuft und kaudal in die Nierenvene mündet. Als Seitenast der Nebennierenvene findet sich regelmäßig eine Zwerchfellvene, die von kranial einmündet. Diese Vene kann erhalten werden, indem die Nebennierenvene exakt lateral der Einmündung durchtrennt wird.

Danach kann die mediale Dissektion entlang dieser Zwerchfellvene bis zum oberen Nebennierenpol erfolgen. Nach stumpfer Anhebung der Nebenniere von den ventralen Verklebungen und lateraler Präparation von der Faszienebene ist wiederum die En-bloc-Adrenalektomie komplett. Linksseitig finden sich die folgenden Landmarken: medial die Wirbelsäule, kaudal die Niere, ventral und lateral die Faszie, welche die Pankreasrückfläche, Milz und Magenhinterwand verdeckt.

Nach Einbringen des Gewebes in einen Bergebeutel wird dieser durch die initiale Inzision herausgezogen, das Präparat wird ggf. im Beutel vorher morzelliert. Dadurch wird – ohne wesentliche Einschränkung der histomorphologischen Befunde – eine Erweiterung des Zugangs und damit Läsionen, zum Beispiel der subkostalen Nerven, vermieden. Nach Bergung des Präparats wird die retroperitoneale Wundhöhle noch einmal endoskopiert. Eventuelle venöse Blutungen können so entdeckt werden, nachdem in der Bergephase der Gasdruck fehlte. Obligat ist auch eine Spülung des Wundbereichs mit klarer Kochsalzlösung. Wir halten an diesem Ritual fest, da bisher nie ein postoperativer retroperitonealer Wundinfekt beobachtet wurde. Nach Rückzug aller Trokare werden die Inzisionen verschlossen, wobei an der initialen Inzision auch die Faszie genäht wird.

Zur **postoperativen Behandlung** gehören eine komplette Mobilisation und die freie Nahrungsaufnahme ab dem Operationstag. Eine intensivmedizinische Überwachung ist nur ausnahmsweise bei schwergradigen Begleiterkrankungen indiziert. Unserer Erfahrung nach sind hiervon weniger als 5 % der Patienten betroffen. Falls eine postoperative Kortikoidsubstitution notwendig ist (bilaterale Adrenalektomie, Morbus Cushing, Cushing-Syndrom), wird sie am Nachmittag des Operationstags durch eine erste orale Gabe eingeleitet und entsprechend weitergeführt. Auf eine intraoperative oder intravenöse Kortikoidmedikation verzichten wir seit Jahren (Alesina et al. 2010).

17.4 Zusammenfassung

Nach nun mehr bald 2 Jahrzehnten seit ihrer Einführung erlangte die retroperitoneoskopische Operationsmethode zur Adrenalektomie weltweite Beachtung und Anerkennung. Sie wird von vielen spezialisierten Chirurgen rund um den Globus routinemäßig angewandt. Wenngleich das Verfahren wegen des ungewohnten Situs für viele eine Herausforderung darstellt, so setzten doch über 90 % unserer Hospitanten nach ihrem Besuch eines „Adrenal Day" in Essen (mit Teilnehmern aus Australien, Belgien, Bulgarien, Deutschland, Frankreich, Griechenland, Großbritannien, Indien, Irland, Italien, Kanada, Korea, Malaysia, Mexico, Neuseeland, Österreich, Polen, Portugal, Rumänien, Russland, Saudi-Arabien, Schweden, Schweiz, Serbien, Singapur, Spanien, USA) die Methode an ihren Patienten direkt um und publizierten zum Teil auch ihre Daten (Barczynski et al. 2007; Kiriakopoulos et al. 2011; Perrier et al. 2008).

Nach wie vor fehlen adäquate Studien, die die Retroperitoneoskopie mit der Laparoskopie prospektiv vergleichen. Dabei bleibt die Frage offen, ob solche Untersuchungen jemals valide durchgeführt werden können, ohne von vorneherein das Ergebnis zu beeinflussen. Allein schon wegen der sehr viel größeren Erfahrung und Übung mit „unserer" Technik liefen wir Gefahr, keine wahren Befunde zu erheben. Deshalb haben wir eine solche Studie nie durchgeführt. Nichtsdestotrotz belegt der tägliche klinische Eindruck mit minimaler postoperativer Morbidität und Schmerzbelastung unserer Patienten, dass das extraperitoneale Operationsverfahren die überlegene Methode ist. Die extrem schnelle Erholung führen wir auf die fehlende Läsion des Peritoneums zurück. Dadurch werden sowohl Schmerzen als auch Störungen des Intestinaltrakts vermieden, weshalb wiederum Mobilisierung und Nahrungsaufnahme bereits wenige Stunden nach Operationsende gelingen. Damit eröffnet die retroperitoneoskopische Adrenalektomie – zumindest bei ausgesuchten Patienten – zukünftig auch die Möglichkeit einer ambulanten Behandlung.

Literatur

Alesina PF, Hinrichs J, Meier B, Schmid KW, Neumann HP, Walz MK. Minimally invasive cortical-sparing surgery for bilateral pheochromocytomas. Langenbeck's Arch Surg 2012; 397: 233–238.

Alesina PF, Hommeltenberg S, Meier B, Petersenn S, Lahner H, Schmid KW, Mann K, Walz MK. Posterior retroperitoneoscopic adrenalectomy for clinical and subclinical cushing's syndrome. World J Surg 2010; 34: 1391–1397.

Barczynski M, Konturek A, Golkowski F, Cichon S, Huszno B, Peitgen K, Walz MK. Posterior retroperitoneoscopic adrenalectomy: A comparison between the initial experience in the invention phase and introductory phase of the new surgical technique. World J Surg 2007; 31: 65–71.

Diner EK, Franks ME, Behari A, Linehan WM, Walther MM. Partial adrenalectomy: The national cancer institute experience. Urology 2005; 66: 19–23.

Giebler RM, Walz MK, Peitgen K, Scherer RU. Hemodynamic changes after retroperitoneal co2 insufflation for posterior retroperitoneoscopic adrenalectomy. Anesth Analg 1996; 82: 827–831.

He HC, Dai J, Shen ZJ, Zhu Y, Sun FK, Shao Y, Zhang RM, Wang HF, Rui WB, Zhong S. Retroperitoneal adrenal-sparing surgery for the treatment of cushing's syndrome caused by adrenocortical adenoma: 8-year experience with 87 patients. World J Surg 2012; 36: 1182–1188.

Henry JF, Sebag F, Iacobone M, Mirallie E. Results of laparoscopic adrenalectomy for large and potentially malignant tumors. World J Surg 2002; 26: 1043–1047.

Irvin GL 3rd, Fishman LM, Sher JA. Familial pheochromocytoma. Surgery 1983; 94: 938–940.

Kaye DR, Storey BB, Pacak K, Pinto PA, Linehan WM, Bratslavsky G. Partial adrenalectomy: Underused first line therapy for small adrenal tumors. J Urol 2010; 184: 18–25.

Kiriakopoulos A, Economopoulos KP, Poulios E, Linos D. Impact of posterior retroperitoneoscopic adrenalectomy in a tertiary care center: A paradigm shift. Surg Endosc 2011; 25: 3584–3589.

Lee CR, Walz MK, Park S, Park JH, Jeong JS, Lee SH, Kang SW, Jeong JJ, Nam KH, Chung WY, Park CS. A comparative study of the transperitoneal and posterior retroperitoneal approaches for laparoscopic adrenalectomy for adrenal tumors. Ann Surg Oncol 2012; 19: 2629–2634.

Matsuda T, Terachi T, Yoshida O. Laparoscopic adrenalectomy: The surgical technique and the initial results of 13 cases. Min Invas Ther 1993; 2: 123–127.

Nies C, Bartsch D, Schäfer U, Rothmund M. Laparoskopische Adrenalektomie. Dtsch Med Wochenschr 1993; 118: 1831–1836.

Park JH, Walz MK, Kang SW, Jeong JJ, Nam KH, Chang HS, Chung WY, Park CS. Robot-assisted posterior retroperitoneoscopic adrenalectomy: Single port access. J Korean Surg Soc 2011; 81 Suppl 1: S21–24.

Perrier ND, Kennamer DL, Bao R, Jimenez C, Grubbs EG, Lee JE, Evans DB. Posterior retroperitoneoscopic adrenalectomy: Preferred technique for removal of benign tumors and isolated metastases. Ann Surg 2008; 248: 666–674.

Porpiglia F, Fiori C, Daffara F, Zaggia B, Bollito E, Volante M, Berruti A, Terzolo M. Retrospective evaluation of the outcome of open versus laparoscopic adrenalectomy for stage I and II adrenocortical cancer. Eur Urol 2010; 57: 873–878.

Sasagawa I, Suzuki Y, Itoh K, Izumi T, Miura M, Suzuki H, Tomita Y. Posterior retroperitoneoscopic partial adrenalectomy: Clinical experience in 47 procedures. Eur Urol 2003; 43: 381–385.

Suzuki K, Kageyama S, Ueda D, Ushiyama T, Kawabe K, Tajima A, Aso Y. Laparoscopic adrenalectomy: Clinical experience with 12 cases. J Urol 1993; 150: 1099–1102.

van Heerden JA, Sizemore GW, Carney JA, Brennan MD, Sheps SG. Bilateral subtotal adrenal resection for bilateral pheochromocytomas in multiple endocrine neoplasia, type IIa: A case report. Surgery 1985; 98: 363–366.

Walz MK. Extent of adrenalectomy for adrenal neoplasm: Cortical sparing (subtotal) versus total adrenalectomy. Surg Clin North Am 2004; 84: 743–753.

Walz MK. Nebennierenresektion zum Erhalt der adrenokortikalen Funktion. Indikationen und ergebnisse. Chirurg 2009; 80: 99–104.

Walz MK, Alesina PF. Single access retroperitoneoscopic adrenalectomy (SARA) – one step beyond in endocrine surgery. Langenbeck's Arch Surg 2009; 394: 447–450.

Walz MK, Alesina PF, Wenger FA, Deligiannis A, Szuczik E, Petersenn S, Ommer A, Groeben H, Peitgen K, Janssen OE, Philipp T, Neumann HP, Schmid KW, Mann K. Posterior retroperitoneoscopic adrenalectomy – results of 560 procedures in 520 patients. Surgery 2006; 140: 943–948; discussion 948–950.

Walz MK, Groeben H, Alesina PF. Single-access retroperitoneoscopic adrenalectomy (SARA) versus conventional retroperitoneoscopic adrenalectomy (CORA): A case-control study. World J Surg 2010; 34: 1386–1390.

Walz MK, Neumann HPH, Peitgen K, Petersenn S, Janssen OE, Mann K. Endoscopic treatment of recurrent and extraadrenal pheochromocytomas. Eur Surg 2003; 35: 93–96.

Walz MK, Peitgen K, Diesing D, Petersenn S, Janssen OE, Philipp T, Metz KA, Mann K, Schmid KW, Neumann HP. Partial versus total adrenalectomy by the posterior retroperitoneoscopic approach: Early and long-term results of 325 consecutive procedures in primary adrenal neoplasias. World J Surg 2004; 28: 1323–1329.

Walz MK, Peitgen K, Hoermann R, Giebler RM, Mann K, Eigler FW. Posterior retroperitoneoscopy as a new minimally invasive approach for adrenalectomy: Results of 30 adrenalectomies in 27 patients. World J Surg 1996; 20: 769–774.

Walz MK, Peitgen K, Krause U, Eigler F-W. Die dorsale retroperitoneoskopische Adrenalektomie – eine neue operative Methode. Zentralbl Chir 1995; 120: 53–58.

Walz MK, Peitgen K, Neumann HP, Janssen OE, Philipp T, Mann K. Endoscopic treatment of solitary, bilateral, multiple, and recurrent pheochromocytomas and paragangliomas. World J Surg 2002; 26: 1005–1012.

Walz MK, Peitgen K, Saller B, Giebler RM, Lederbogen S, Nimtz K, Mann K, Eigler FW. Subtotal adrenalectomy by the posterior retroperitoneoscopic approach. World J Surg 1998; 22: 621–626; discussion 626–627.

Walz MK, Peitgen K, Walz MV, Hoermann R, Saller B, Giebler RM, Jockenhövel F, Philipp T, Broelsch CE, Eigler FW, Mann K. Posterior retroperitoneoscopic adrenalectomy: Lessons learned within five years. World J Surg 2001; 25: 728–734.

Walz MK, Petersenn S, Koch JA, Mann K, Neumann HP, Schmid KW. Endoscopic treatment of large primary adrenal tumours. Br J Surg 2005; 92: 719–723.

18 Primärer Hyperaldosteronismus (Conn-Syndrom)

Christoph Nies

18.1 Historische Entwicklung

Jerome W. Conn war Professor für Innere Medizin an der University of Michigan. Er hatte ein besonderes Interesse für Endokrinologie und beschäftigte sich wissenschaftlich zunächst mit Diabetes Typ 2. Seine Forschung lieferte wesentliche Beiträge zum Verständnis dieses Krankheitsbildes.

Während des zweiten Weltkriegs widmete er sich wissenschaftlichen Fragestellungen von militärischer Relevanz. Der Einsatz von Soldaten im Südpazifik war durch die ungewohnte Hitze erschwert. Conn untersuchte das Phänomen der Akklimatisation und stellte fest, dass es bei längeren Perioden einer Hitzeexposition zu einem Rückgang der Natriumausscheidung in Schweiß, Speichel und Urin kommt. Er postulierte, dass diese Veränderungen durch die Sekretion eines speziellen Kortikoids hervorgerufen werden. Dies war der Anstoß für seine weiteren Forschungen auf dem Gebiet der *salt-active corticosteroids*. Zu diesem Zeitpunkt waren die Existenz von Renin und seine blutdrucksteigernde Wirkung seit vielen Jahren bekannt (▶Tab. 18-1).

1953 isolierten Simpson et al. erstmals Aldosteron. 1954 wurde Conn von einer 34-jährigen Frau konsultiert. Sie litt seit Jahren unter Episoden von Muskelschwäche, die sich zeitweise bis zu einer vollständigen Lähmung der unteren Extremitäten steigerte. Ferner hatte die Patientin Muskelspasmen an den Händen. Bei den Laboruntersuchungen fielen eine schwere Hypokaliämie und eine Alkalose auf. Die Messung des Natriumgehalts im Schweiß ergab ähnlich niedrige Konzentrationen, wie sie Conn von hitzeadaptierten Soldaten bekannt waren. Ferner fiel auf, dass die Patientin trotz des sehr niedrigen Kaliumspiegels eine negative Kaliumbilanz hatte. Schließlich wurde in einem Bioassay an adrenalektomierten

Tab. 18-1 Conn-Syndrom: historische Entwicklung

Jahr	Entwicklungen
1898	Nachweis einer blutdrucksteigernden Substanz in der Niere (Renin) (Tigerstedt u. Bergmann 1898)
1940	Erkenntnis, dass Renin als Enzym die Bildung eines blutdrucksteigernden Hormons durch Spaltung eines Vorläuferenzyms katalysiert (Braun-Menendez et al. 1940; Page u. Helmer 1940)
1953	Isolierung von Aldosteron (Simpson et al. 1953)
1955	Erste chirurgische Entfernung eines Aldosteron produzierenden Nebennierenrindenadenoms
1958	Erkennung des Zusammenhanges zwischen Aldosteronsekretion und dem Renin-Angiotensin-System (Groß 1958)
1992	Erste laparoskopische Adrenalektomie wegen eines Conn-Adenoms (Higashihara et al. 1992)
2011	Identifikation von krankheitsauslösenden Mutationen in KCNJ-5-Gen (Choi et al. 2011)

Ratten nachgewiesen, dass der Urin der Patientin eine hohe mineralokortikoide Aktivität aufwies.

Conn kam zu dem Schluss, dass seine Patientin unter einem **Mineralokortikoide produzierenden Nebennierenrindentumor** litt, und veranlasste eine operative Exploration der Nebennieren. Es kam so zu der ersten Resektion eines Aldosteron produzierenden Nebennierenrindenadenoms – zu einer Zeit, als es keine Schnittbilddiagnostik gab, sodass die Existenz des von Conn diagnostizierten Tumors präoperativ nicht bewiesen werden konnte.

1958 erkannte Gross, dass die Aldosteronsekretion durch das **Renin-Angiotensin-System** reguliert wird. Über die erste minimal-invasive Adrenalektomie wegen eines Aldosteron produzierenden Nebennierenrindenadenoms berichteten Higashihara et al. (1992). Sehr rasch wurden die laparoskopische bzw. die retroperitoneoskopische Adrenalektomie zu Standardoperationen bei der Therapie des Conn-Syndroms aufgrund einer unilateralen Nebennierenerkrankung.

Einen wesentlichen Beitrag zur Aufklärung der Pathogenese des primären Hyperaldosteronismus (PHA) lieferten Choi et al. (2011). Sie wiesen Mutationen sowohl bei Patienten mit sporadischem als auch bei Patienten mit familiärem PHA in einem Kaliumkanalgen nach, die eine Erklärung für die vermehrte Aldosteronproduktion bieten.

lich ist (Conn et al. 1965). Man geht heute davon aus, dass 8–13 % aller Hypertoniepatienten ursächlich unter einem PHA leiden (Funder 2012). Angesichts der hohen Prävalenz der arteriellen Hypertonie von ca. 20 % müssten demnach ca. 2 % der Menschen an einem primären Hyperaldosteronismus leiden. Die Ergebnisse einer Metaanalyse legen nahe, dass die Prävalenz möglicherweise noch höher ist (Hannemann u. Wallaschofski 2012). Nur bei einem kleineren Teil dieser Patienten findet man eine Hypokaliämie.

Die Identifikation dieser großen Zahl von Patienten mit PHA hat die Relation der zugrunde liegenden pathoanatomischen Veränderungen in der Nebennierenrinde verschoben. Während früher das klassische Conn-Adenom als die häufigste Ursache des PHA angesehen wurde, gilt heute die **bilaterale Nebennierenrindenhyperplasie** mit ca. 60 % als die häufigste Ursache. Das **Aldosteron produzierende Adenom** ist nur für ca. 35 % der Fälle verantwortlich (Monticone et al. 2012). Die verschiedenen Formen des familiären Hyperaldosteronismus und das adrenokortikale Karzinom sind sehr viel seltener.

Es ist von großer Bedeutung, Patienten mit PHA zu identifizieren und entsprechend zu behandeln, da sie im Vergleich zu nach Alter, Geschlecht und Blutdruck vergleichbaren Patienten mit essenzieller Hypertonie eine erheblich höhere Morbidität aufweisen (Born-Frontsberg et al. 2009; Catena et al. 2008; Milliez et al. 2005).

18.2 Epidemiologie

Lange Zeit galt der PHA als sehr seltene Ursache einer Hypertonie. Conn selbst vermutete dagegen bereits in den 1960er-Jahren, dass die vermehrte Produktion von Aldosteron für den Bluthochdruck bei vielen Patienten mit scheinbar essenzieller Hypertonie verantwort-

> Der primäre Hyperaldosteronismus ist sehr häufig. Bei 8–13 % der Hypertoniker lässt sich die Erkrankung nachweisen. Ein Großteil dieser Patienten entwickelt dabei keine Hypokaliämie. Die häufigste Ursache ist die bilaterale Nebennierenrindenhyperplasie, gefolgt vom Aldosteron produzierenden Adenom.

18.3 Pathogenese

Beim PHA muss zwischen hereditären und sporadischen Erkrankungen unterschieden werden. Die sporadischen Erkrankungen können in Form einer Nebennierenhyperplasie und als Nebennierenadenome auftreten. Hereditäre Formen dieses Krankheitsbilds manifestieren sich zumeist als bilaterale Hyperplasien.

18.3.1 Sporadische Formen

Aldosteron produzierendes Nebennierenrindenadenom Bezüglich der Pathogenese von Aldosteron produzierenden Nebennierenrindenadenomen publizierten Choi et al. (2011) eine bahnbrechende Arbeit. Sie fanden bei 8 von 22 Patienten mit primärem Hyperaldosteronismus auf dem Boden eines Nebennierenrindenadenoms jeweils eine von zwei verschiedenen somatischen **Mutationen im KCNJ5-Gen**, das für einen Kaliumkanal (Kir 3–4) codiert. Diese Mutationen vermindern die Selektivität des Kanals für K$^+$. Dadurch ist ein vermehrter Na$^+$-Einstrom in die Zellen möglich, der zu einer chronischen Depolarisation der entsprechenden Zellen führt. Die unkontrollierte Zelldepolarisation bewirkt eine vermehrte Aldosteronproduktion und eine Zellproliferation. Die Mutationen wurden deutlich häufiger bei Frauen als bei Männern gefunden. An einem sehr viel größeren Patientengut konnten Boulkroun et al. (2011) diese Daten bestätigen.

> Bei einem wesentlichen Anteil der Patienten sind Mutationen in dem für einen Kaliumkanal kodierenden KCJN-Gen ursächlich für einen primären Hyperparathyreoidismus.

Nebennierenrindenhyperplasie Bezüglich der molekularen Pathogenese des PHA auf dem Boden einer sporadischen bilateralen Nebennierenrindenhyperplasie ist bisher wenig bekannt. Da es sich jedoch um eine Erkrankung handelt, die die gesamte Nebennierenrinde betrifft, liegt der Schluss nahe, dass hier ein kongenitales Problem zugrunde liegt. Interessanterweise kann die Nebennierenhyperplasie in seltenen Fällen auch einseitig auftreten (Iacobone et al. 2012; Sigurjonsdottir et al. 2012) (▶ Abb. 18-1).

18.3.2 Familiäre Formen

Es werden 3 verschiedene Formen des familiären PHA unterschieden, die als FH1, FH2 und FH3 bezeichnet werden.

FH 1 Ursächlich für diese von Sutherland et al. (1966) erstmals beschriebene **durch Glukokortikoide supprimierbare Form** des PHA ist die Fusion der für die 11β-Hydroxylase und die Aldosteronsynthetase codierenden Gene zu einem **chimären Gen** (Lifton et al. 1992). Dadurch steht die Aldosteronsynthetase auch unter der Regulation des Promotors, der die Aktivität der 11β-Hydroxylase steuert. Dieser Promotor wird durch ACTH (adrenokortikotropes Hormon) aktiviert, sodass auch die Aldosteronsynthetase durch ACTH stimuliert wird. Durch die Gabe von Glukokortikoiden werden die ACTH-Ausschüttung und somit auch die Aldosteronsynthese supprimiert.

FH 2 Diese Diagnose wird gestellt, wenn mehrere Mitglieder einer Familie unter einem Aldosteron produzierenden Nebennierenrindenadenom oder einer bilateralen Nebenierenrindenhyperplasie leiden und ein FH1 und ein FH3 ausgeschlossen sind. Auch hier muss eine ursächliche Keimbahnmutation bestehen, die vermutlich auf dem kurzen Arm von Chromosom 7 (7p22) liegt (Lafferty et al. 2000; Carss et al. 2011).

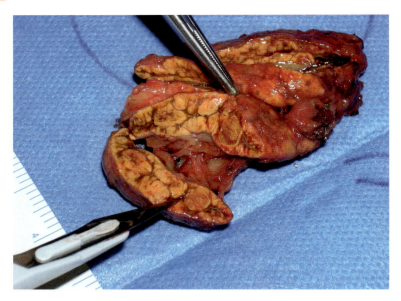

Abb. 18-1 Noduläre Hyperplasie der Nebennierenrinde bei einem Patienten mit einem PHA. Bei der selektiven Venenblutentnahme ließ sich die vermehrte Aldosteronproduktion eindeutig in diese Nebenniere lateralisieren.

FH 3 Dieses Krankheitsbild wurde 2008 erstmals beschrieben (Geller et al. 2008). Es scheint besonders schwere klinische Auswirkungen zu haben (Hypertonie im Kindesalter, **frühzeitige kardiovaskuläre Komplikationen**) und zu einer sehr ausgeprägten Nebennierenhyperplasie zu führen. Choi et al. (2011) fanden auch bei einigen dieser Patienten eine Keimbahnmutation im Kaliumkanalgen KCNJ5, dessen Rolle bei der Pathogenese von sporadischen Aldosteron produzierenden Adenomen die Autoren ebenfalls beschrieben.

> Hereditäre Formen des PHA sind wahrscheinlich, wenn in einer Familie mehrere Personen erkrankt sind. Auch bei Patienten mit schwerer Hypertonie und kardiovaskulären Komplikationen in jungem Alter sollte an einen vererbbaren PHA gedacht werden.

18.4 Regulation der Aldosteronsekretion

Renin-Angiotensin-System Dies ist der wichtigste Regulator der Aldosteronsekretion. Das in den Nieren gebildete Renin wird freigesetzt, wenn der Blutdruck in den Nierenarteriolen abfällt. Dies kann durch einen systemisch niedrigen Blutdruck (z. B. durch eine myokardiale Insuffizienz) ebenso wie durch eine Nierenarterienstenose bedingt sein. Auch die Sequestration von Blut in den unteren Extremitäten, die beim Lagewechsel vom Liegen zum Stehen stattfindet, stimuliert über den damit verbundenen Blutdruckabfall die Reninfreisetzung. Ferner bewirkt ein Natriummangel einen Anstieg der Reninaktivität im Plasma. Renin spaltet Angiotensinogen, sodass Angiotensin I entsteht. Durch Abspaltung von 2 Aminosäuren – katalysiert durch **ACE** (*angiotensin-converting-enzyme*) – entsteht das aktive **Angiotensin II**. Dieses hat eine direkt blutdrucksteigernde Wirkung und stimuliert die Freisetzung von Aldosteron.

Aldosteron seinerseits hemmt die Freisetzung von Renin.

Kalium Die Freisetzung von Aldosteron reagiert ebenfalls sehr empfindlich auf die Kaliumkonzentration im Serum. Ein Anstieg der Kaliumkonzentration stimuliert die Sekretion von Aldosteron. Wird durch die zusätzliche Einnahme von Kalium die Kaliumaufnahme verdoppelt, verdoppelt sich auch der Plasmaaldosteronspiegel, während die Spiegel von Renin und Angiotensin abfallen (Himathongkam et al. 1975).

ACTH Die Glukokortikoidsynthese und -freisetzung werden ganz überwiegend durch das im Hypophysenvorderlappen gebildete ACTH reguliert. Aber auch die Aldosteronsekretion reagiert sehr empfindlich auf eine Stimulation durch ACTH. Der Anstieg des Aldosteronspiegels im Serum nach einer ACTH-Infusion ist erheblich. Die Steigerung der Aldosteronproduktion ist jedoch bei längerfristiger Stimulation durch ACTH nicht nachhaltig. Der initiale Anstieg des Aldosteronspiegels hält für ca. 24 h an, dann fällt er auch bei fortbestehender Stimulation durch ACTH auf Werte ab, die sogar unter dem Ausgangswert liegen können (Whitworth 1992). Anders ist dies bei Patienten, die unter einem durch Glukokortikoide supprimierbaren Hyperaldosteronismus leiden. Bei ihnen persistiert die durch ACTH vermittelte gesteigerte Aldosteronproduktion, da das für die Aldosteronsynthetase codierende Gen aktiviert bleibt.

18.5 Pathophysiologie

Der PHA ist durch eine gesteigerte Aldosteronsekretion charakterisiert, die nicht durch eine physiologische Stimulation vermittelt wird – insbesondere nicht durch das Renin-Angiotensin-System. Die Aldosteronproduktion und -freisetzung erfolgen also autonom. Das bedeutet jedoch nicht, dass die physiologischen Stimuli keinen Einfluss auf die Sekretion von Aldosteron haben. Dabei unterscheiden sich die Reaktionsmuster erheblich, je nachdem, welches pathologisch-anatomische Krankheitsbild vorliegt. Aldosteron produzierende Adenome reagieren besonders sensibel auf eine Stimulation durch ACTH, dagegen weit weniger gut auf Angiotensin II. Im Gegensatz dazu wird die Freisetzung von Aldosteron bei Patienten mit einer idiopathischen bilateralen Nebennierenrindenhypertrophie durch ACTH nur wenig beeinflusst, während der Aldosteronspiegel dieser Patienten beim **Orthostasetest** wegen des besseren Ansprechens auf Angiotensin II ansteigt.

Das vermehrt freigesetzte Aldosteron bewirkt eine Natriumretention. Es wird weniger Na^+ im Urin, im Speichel und im Schweiß ausgeschieden. Mit dem Natrium wird auch vermehrt Wasser retiniert, wodurch sich das Volumen im Gefäßsystem vermehrt. Dies führt zu einer Hypertonie (**Volumenhochdruck**). Gleichzeitig wird K^+ vermehrt in die Nierentubuli abgegeben und mit dem Urin ausgeschieden. Die Kaliumbilanz wird negativ, und es entwickelt sich eine Hypokaliämie, die bedrohliche Ausmaße annehmen kann. Eine ausgeprägte Hypokaliämie kann sich in einer Nierenfunktionsstörung äußern, die dazu führt, dass der Urin nicht mehr ausreichend konzentriert wird. Auch die Ausscheidung von sauren Valenzen ist dann gestört (Nakada et al. 1987). Eine ausgeprägte Hypokaliämie ist auch Ursache für die neurologischen und muskulären Symptome des PHA.

In den letzten Jahren wurde deutlich, dass Aldosteron auch auf Fibroblasten von Herz und Gefäßen (Bernini et al. 2008; Freel et al. 2012; Tsioufis et al. 2008) und den Nieren (Brem et al. 2011; Fourkiotis et al. 2012) wirkt und eine **Fibrose** induziert. Diese ist deutlich ausgeprägter als bei gleichaltrigen Patienten mit essenzieller Hypertonie, die gleiche Blutdruckwerte aufweisen (Bernini et al. 2008). Hier ist sicherlich die Ursache für die hohe Rate an kardiovaskulären Komplikationen bei Patienten mit PHA zu suchen.

> Die vermehrte Aldosteronproduktion führt nicht nur zu einem Bluthochdruck und einer Hypokaliämie, sondern bewirkt auch eine Fibrose von Myokard, Gefäßen und Nieren. Dies erklärt die vermehrten kardiovaskulären Komplikationen bei diesen Patienten.

18.6 Symptomatik

Die Leitsymptome des PHA sind arterielle Hypertonie und Hypokaliämie. Seit erkannt wurde, dass ein PHA bei sehr viel mehr Patienten ursächlich für eine Hypertonie ist, wurde deutlich, dass der überwiegende Teil dieser Patienten einen Kaliumspiegel innerhalb des Normbereichs aufweist (**normokaliämisches Conn-Syndrom**). Man geht bereits seit längerer Zeit davon aus, dass die überwiegende Anzahl der Patienten mit einem PHA normokaliämisch ist (Fogari et al. 2007; Gordon et al. 1993; Hiramatsu et al. 1981).

Die **Hypertonie** ist zumeist sehr ausgeprägt, sodass in der Regel mehrere Antihypertensiva eingesetzt werden müssen, um den Blutdruck zu kontrollieren. Zudem kommt es häufiger zu kardiovaskulären Komplikationen wie Myokardinfarkt, Myokardinsuffizienz, Vorhofflimmern oder Schlaganfall als bei Patienten mit einer essenziellen Hypertonie.

Eine ausgeprägte **Hypokaliämie**, die vor allem bei Patienten mit Aldosteron produzierenden Nebennierenrindenadenomen beobachtet wird, führt zu einer Beeinträchtigung der Nierenfunktion. Aufgrund der mangelnden Fähigkeit der Nieren, den Urin zu konzentrieren, kommt es zu einer Polyurie und konsekutiv zu einer Polydipsie. Die Patienten fühlen sich häufig besonders durch eine Nykturie beeinträchtigt. Je ausgeprägter die Hypokaliämie ist, desto häufiger kommt es zu kardiovaskulären Komplikationen (Born-Frontsberg et al. 2009).

Weitere Folgen einer ausgeprägten Hypokaliämie sind neuromuskuläre Symptome. Durch die Veränderung der intra- und extrazellulären Ionenkonzentrationen kommt es zu einer Veränderung des Membranpotenzials. Dies zeigt sich in einer gestörten Nervenleitung und einer veränderten Muskelerregung. Folgen sind muskuläre Schwäche bis hin zu Lähmungen, Muskelfibrillationen und Krämpfe.

> Eine schwere Hypokaliämie kann zu neuromuskulären Symptomen und zu einer Einschränkung der Nierenfunktion führen.

18.7 Diagnostik

Die Diagnostik beim PHA wird durch eine Vielzahl von Antihypertonika erschwert. Da die Patienten aber typischerweise unter einer schweren Hypertonie leiden, nehmen sie in der Regel mehrere antihypertensiv wirkende Medikamente ein. Besonders **ACE-Hemmer** und **Spironolacton**, aber auch andere Diuretika greifen in den Renin-Angiotensin-Aldosteron-Regelkreis ein und stören die Diagnostik. Sie sollten deshalb mindestens 3 Wochen vor der Diagnostik abgesetzt und gegen andere Medikamente ausgetauscht werden (Gordon 1995; Mulatero et al. 2002) – sicher eine nicht immer zu erfüllende Forderung. Auch β-Blocker können zu falsch-positiven Ergebnissen im Screeningtest (Aldosteron/Renin-Quotient) führen und sollten zunächst ausgeschlichen werden (Gordon 1995). Unproblematisch für die Diagnostik sind α-Rezeptoren-Blocker und Kalziumantagonisten vom Verapamiltyp.

18.7.1 Screening

Es ist zumeist die Kombination von Hypertonie und Hypokaliämie, die zu der Diagnose eines PHA führt. Diese Konstellation wird jedoch erst bei einem fortgeschrittenen Krankheitsbild beobachtet. Zudem entwickeln bei Weitem nicht alle Patienten eine Hypokaliämie. Auch ist zu bedenken, dass die Hypokaliämie durch die zur Behandlung eingesetzten Diuretika (Thiazide, Schleifendiuretika) verursacht sein kann.

Definitionsgemäß liegt beim PHA eine autonome, das heißt reninunabhängige Sekretion von Aldosteron vor. In frühen Krankheitsstadien ist es möglich, dass die Aldosteronproduktion zwar autonom stattfindet, der Aldosteronspiegel im Serum aber noch nicht oder nur sehr gering erhöht ist. Die Reninaktivität im Plasma ist dann aber niedrig, sodass der **Aldosteron/Renin-Quotient** erhöht ist. Dieser Quotient ist daher ein guter Screeningparameter (Hiramatsu et al. 1981), um auch Patienten mit einem milden PHA zu erkennen. Es empfiehlt sich, diesen Quotienten zumindest bei allen Patienten mit einer schwer einstellbaren Hypertonie zu bestimmen. Eine Screeninguntersuchung sollte bei folgenden Patienten erfolgen (Funder et al. 2008; Potthoff et al. 2012):

- Alle Patienten mit schwerer Hypertonie (> 160/100 mmHg)
- Patienten mit medikamentös schwer einstellbarer Hypertonie
- Patienten mit der Kombination von Hypertonie und Hypokaliämie (auch diuretikainduzierte Hypokaliämie)
- Patienten mit Hypertonie und Inzidentalom der Nebenniere
- Hypertensive Patienten mit der Familienanamnese einer in jungem Alter (< 40 Jahre) aufgetretenen Hypertonie und/oder zerebrovaskulären Ereignissen

Die ausschließliche Bestimmung von Aldosteron im Plasma oder die Messung der Ausscheidung von Aldosteron bzw. Tetrahydroaldosteron im Urin ist nicht ausreichend, um einen primären Hyperaldosteronismus zu erfassen. Zum einen kann die Aldosteronproduktion noch im Normbereich liegen, zum anderen kann nicht zwischen primärem und sekundärem Hyperaldosteronismus differenziert werden.

Der Grenzwert des Aldosteron/Renin-Quotienten hängt von den in dem jeweiligen Labor verwendeten Bestimmungsmethoden ab und kann daher nicht als allgemeingültiger Wert angegeben werden.

> Der Aldosteron/Renin-Quotient ist ein sensitiver Parameter zum Screening auf einen PHA. Eine Reihe von Antihypertensiva kann die Diagnostik des PHA stören. Insbesondere Spironolacton und ACE-Hemmer müssen vor Beginn der Untersuchungen pausiert werden.

18.7.2 Bestätigungsdiagnostik

Patienten mit einem auffälligen Aldosteron/Renin-Quotienten sollten einer Bestätigungsdiagnostik unterzogen werden (Funder et al. 2008). Hierzu stehen verschiedene Tests zur Verfügung, von denen sich bisher keiner als den anderen überlegen gezeigt hat. In den internationalen Leitlinien werden der orale und der intravenöse Kochsalzbelastungstest, der Captopril-Test und der Fludrocortison-Suppressionstest genannt (Funder et al. 2008). Insbesondere in Japan wird auch der Lasix-

Orthostasetest häufig angewendet (Namba et al. 2012).

Am häufigsten wird der **intravenöse Kochsalzbelastungstest** durchgeführt. Hierbei wird überprüft, ob es bei einer exogenen Zufuhr von NaCl (und Volumen) zu einem physiologischen Abfall der Aldosteronsekretion kommt. Der Patient sollte vor Beginn der Tests mindestens 30 min gelegen haben. Dann wird eine Blutprobe zur Bestimmung des basalen Plasmaaldosteronwerts abgenommen. Anschließend werden 2 l einer 0,9%igen NaCl-Lösung über 4 h infundiert, bevor erneut die Plasmaaldosteronkonzentration bestimmt wird. Liegt sie jetzt noch über 10 ng/l, gilt ein PHA als gesichert. Ein Wert von < 50 ng/l schließt diese Diagnose aus. Werte zwischen 50 und 100 ng/l markieren einen Graubereich.

In unklaren Fällen ist der relativ aufwendige **Fludrocortison-Suppressionstest** hilfreich. Hierbei erhalten die Patienten über 4 Tage alle 6 h 0,1 mg Fludrocortison oral. Dabei muss der Kaliumspiegel engmaschig kontrolliert und durch orale Gaben eines Kaliumpräparats im Normbereich um 4 mmol/l gehalten werden. Am Morgen des vierten Tages wird der Aldosteronspiegel bestimmt. Ein PHA ist nachgewiesen, wenn der Aldosteronspiegel zu diesem Zeitpunkt über 60 ng/l liegt (Gordon 1995).

18.7.3 Differenzierung zwischen den Formen des PHA

Wenn ein PHA nachgewiesen ist, muss zwischen den verschiedenen Formen der autonomen Aldosteronproduktion unterschieden werden, da diese zum Teil unterschiedlich therapiert werden. Insbesondere muss die Frage geklärt werden, ob nur eine oder beide Nebennieren an der vermehrten Aldosteronproduktion beteiligt sind.

Beim Verdacht auf einen durch Glukokortikoide supprimierbaren PHA (familiärer PHA Typ 1) kann durch wiederholte Gaben von Dexamethason die Aldosteronproduktion nahezu vollständig gehemmt werden. Diese Erkrankung ist sehr wahrscheinlich, wenn über mindestens 4 Tage 6-stündlich 0,5 mg Dexamethason gegeben wird und der Aldosteronspiegel auf Werte an oder unterhalb der Nachweisgrenze abfällt (Gill u. Bartter 1981; Woodland et al. 1985).

> Für die Therapieplanung ist es entscheidend, zwischen einer einseitigen und einer beidseitigen Überproduktion von Aldosteron zu unterscheiden.

Genetische Untersuchungen

An die familiären Formen des PHA muss gedacht werden, wenn es andere Familienmitglieder mit einem Conn-Syndrom gibt, besonders dann, wenn es bei Familienmitgliedern in jungem Alter zu schweren kardiovaskulären Komplikationen (v. a. zerebrovaskuläre Ereignisse) gekommen ist. In solchen Fällen sollten genetische Untersuchungen durchgeführt und nach einer Mutation im Kaliumkanalgen KCNJ5 bzw. nach dem chimären Gen (11β-Hdroxylase und Aldosteronsynthetase) gesucht werden.

Schnittbilduntersuchungen

Nachdem die biochemische Diagnose eines PHA gestellt ist, ist in der Regel eine CT-Untersuchung der nächste Schritt. Dabei wird die Morphologie beider Nebennieren beurteilt und insbesondere nach umschriebenen Tumoren gesucht. Aldosteron produzierende adrenokortikale Karzinome sind ausgesprochen selten. Benigne Aldosteron produzierende Adenome sind zumeist klein, selten größer als 3 cm (▶ Abb. 18-2). Aldosteron

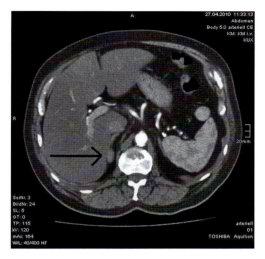

Abb. 18-2 Computertomographie eines Patienten mit einem Aldosteron produzierenden Nebennierenrindenadenom. Der kleine Tumor ist mit einem Pfeil markiert.

produzierende Tumoren, die diese Größe wesentlich überschreiten, sind daher malignomverdächtig.

Für die wichtige Unterscheidung zwischen einem Aldosteron produzierenden Adenom und einer bilateralen Nebennierenrindenhyperplasie liefert die Computertomographie unzuverlässige Daten. Hormoninaktive Knoten in den Nebennieren sind nicht selten. Je älter ein Patient ist, desto häufiger kommen sie vor (Kloos et al. 1995). Liegt ein solcher Knoten neben einem Aldosteron produzierenden Adenom vor, besteht zum einen die Gefahr, dass der hormoninaktive Tumor für den Hyperaldosteronismus verantwortlich gemacht wird. Zum anderen wird häufig bei **beidseitigen knotigen Veränderungen** eine Nebennierenhyperplasie diagnostiziert (Doppman et al. 1992). Zudem werden kleine Nebennierenrindenadenome bei CT-Untersuchungen häufig übersehen.

In verschiedenen Studien wurde mit der Computertomographie nur in etwa der Hälfte der Fälle eine korrekte Diagnose gestellt (Nwariaku et al. 2006; Young et al. 2004). Deshalb wird empfohlen, bei allen Patienten mit nachgewiesenem PHA eine **selektive Venenblutentnahme** aus den Nebennierenvenen durch einen in diesem Verfahren erfahrenen Radiologen durchführen zu lassen, sofern der Patient für eine operative Therapie infrage kommt (Funder et al. 2008).

Mit einer **Endosonographie** der Nebennieren können auch sehr kleine Knoten in der Nebenniere nachgewiesen werden (Kann et al. 2006). In Einzelfällen ist dies bei der Differenzierung zwischen einer bilateralen Nebennierenrindenhyperplasie und einem Aldosteron produzierenden Adenom hilfreich (Roggenland et al. 2006).

> Schnittbilduntersuchungen erlauben keine zuverlässige Aussage darüber, ob nur in einer oder in beiden Nebennieren vermehrt Aldosteron produziert wird. Bei allen Patienten, die für eine operative Therapie infrage kommen, sollte deshalb eine seitengetrennte Blutentnahme aus den Nebennierenvenen erfolgen.

Selektive Venenblutentnahme

Bei dieser Untersuchung wird geprüft, ob die vermehrte Aldosteronproduktion einer Nebenniere zugeordnet werden kann. Kommt man dabei zu einem aussagekräftigen Ergebnis, so kann der Patient der jeweils adäquaten Therapie zugeführt werden.

Nach Punktion einer Leistenvene wird unter Röntgenkontrolle ein Katheter nacheinander in die Nebennierenvenen eingeführt und Blut aus diesen Venen entnommen. Zeitgleich sollte Blut aus einer peripheren Vene gewonnen werden. In diesen Blutproben werden die Kortisol- und die Aldosteronkonzentration bestimmt.

Während die Kanülierung der linken Nebennierenvene, die in die linke Nierenvene einmündet, in der Regel relativ unproblematisch ist, ist die Sondierung der rechten Vene deutlich schwieriger (Betz et al. 2011). Diese mündet direkt in die V. cava inferior. Daher wird der Katheter oft fälschlicherweise in eine Lumbalvene eingeführt. Es ist hilfreich, vor der Untersuchung die CT-Bilder genau zu studieren, um die Nebennierenvene in Beziehung zu den unter Durchleuchtung immer erkennbaren Wirbelkörpern setzen zu können. Seit einigen Jahren gibt es die Möglichkeit einer Kortisolschnellbestimmung. Durch Bestimmung der Kortisolspiegel im vermeintlichen Nebennierenvenenblut und im peripheren Blut kann während der Prozedur geprüft werden, ob die Sondierung der Nebennierenvene erfolgreich war (Betz et al. 2011; Reardon et al. 2011).

Die Kortisolkonzentration in den Blutproben wird aus 2 Gründen bestimmt. Mit ihr kann kontrolliert werden, ob man tatsächlich Blut aus den Nebennierenvenen gewonnen hat. Die Kortisolkonzentration im vermeintlichen Nebennierenvenenblut sollte mindestens 3-mal so hoch wie im peripheren Blut sein (Gordon 1995). Ist sie weniger als doppelt so hoch, muss man davon ausgehen, dass die Nebennierenvene nicht erreicht wurde (▶Abb. 18-3a).

Ferner kann man durch die Bestimmung des Kortisolspiegels den Verdünnungseffekt bei den Blutentnahmen herausrechnen. Selbst bei einer optimalen Kanülierung der Venen gewinnt man kein reines Nebennierenvenenblut; es findet immer eine Durchmischung

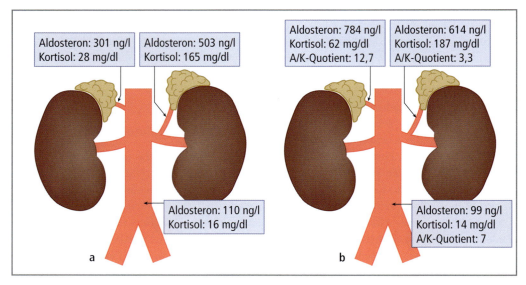

Abb. 18-3 Probenentnahme aus den Nebennierenvenen.
a Selektive Blutentnahme aus den Nebennierenvenen. Die rechte Nebennierenvene wurde nicht kanüliert. Der Kortisolspiegel im vermeintlichen Nebennierenvenenblut ist auf der rechten Seite weniger als doppelt so hoch wie im Blut in der infrarenalen V. cava inferior. Da der Aldosteron/Kortisol-Quotient in der erfolgreich kanülierten linken Nebennierenvene niedriger ist als in der V. cava inferior, liegt die Vermutung nahe, dass der Ort der Aldosteronüberproduktion in der rechten Nebenniere zu suchen ist.
b Nach jetzt erfolgreicher Blutentnahme aus beiden Nebennierenvenen (Kortisolspiegel auf beiden Seiten mehr als 3-mal so hoch wie in der infrarenalen V. cava inferior), können die Aldosteron/Kortisol-Quotienten verglichen werden. Rechts ist der Quotient ca. 4-mal so hoch wie links und deutlich höher als in der V. cava inferior. Es liegt also eine einseitige Aldosteronüberproduktion in der rechten Nebenniere vor.

mit Blut aus der V. cava bzw. der linken Nierenvene statt. Unabhängig vom Ausmaß der Verdünnung bleibt das Verhältnis von Kortisol und Aldosteron in dem entnommenen Blut gleich, da ja beide Hormone gleichermaßen verdünnt werden. Der **Aldosteron/Kortisol-Quotient** in den Proben aus den Nebennierenvenen und aus dem peripheren Blut erlaubt daher eine Antwort auf die Frage, ob die vermehrte Aldosteronproduktion in einer oder in beiden Nebennieren sattfindet. Die Aussagekraft der selektiven Venenblutentnahme kann gesteigert werden, wenn sie nach einer Stimulation mit ACTH durchgeführt wird (Gordon 1995; Mathur et al. 2010).

Für die Interpretation der Ergebnisse einer selektiven Venenblutentnahme werden verschiedene Kriterien abgegeben. Wenn ohne ACTH-Stimulation der Aldosteron/Kortisol-Quotient auf einer Seite mehr als doppelt (Rossi et al. 2001; Salem et al. 2012) bzw. 3-mal (Harvey et al. 2012) so hoch wie auf der Gegenseite ist, so kann dies als **positive Lateralisation** angesehen werden. Dabei sollte der Quotient auf der nicht betroffenen Seite so groß wie oder niedriger als im peripheren Blut sein (▶ Abb. 18-3b).

> Die vermehrte Aldosteronproduktion kann einer Nebenniere zugeordnet werden, wenn der Aldosteron/Kortisol-Quotient im Blut der entsprechenden Nebennierenvene mindestens doppelt so hoch wie auf der Gegenseite ist und der Quotient im Blut von der nicht betroffenen Seite nicht höher als im peripheren Blut ist.

Orthostasetest

Dieser Test basiert auf der Tatsache, dass Aldosteron produzierende Nebennierenadenome zumeist nicht auf Angiotensin II reagieren, die Zellen der Nebennierenrinde beim idiopathischen Hyperaldosteronismus hingegen schon. Nach einer strikten Bettruhe von Mitternacht bis um 8 Uhr morgens wird dem Patienten eine Blutprobe entnommen. Dann wird er aufgefordert, 2 h lang herumzulaufen. Anschließend wird eine weitere Blutprobe gewonnen. Durch die **orthostatische Regulation** wird nach dem „Versacken" von Blut in die Gefäße der unteren Extremitäten vermehrt Angiotensin II gebildet und konsekutiv Aldosteron freigesetzt. Ein Anstieg des Aldosteronspiegels nach Orthostase um mehr als 30 % spricht für eine bilaterale Nebennierenrindenhyperplasie und gegen ein Aldosteron produzierendes Adenom. Durch die inzwischen routinemäßig durchgeführte selektive Venenblutentnahme ist die Bedeutung dieses Tests allerdings in den Hintergrund getreten.

^{11}C-Metomidat-PET-CT

Metomidat ist ein Anästhetikum, das in der Veterinärmedizin eingesetzt wird. Es ist mit dem in der Humanmedizin gebräuchlichen Etomidat eng verwandt. Diese Substanzen sind sehr potente Inhibitoren der Steroidsynthese (Varga et al. 1993) und werden in den Nebennieren angereichert. Dies machte man sich bei der Entwicklung des 11C-Metomidat-PET-CT zunutze. Erste Untersuchungen deuten darauf hin, dass mit diesem Verfahren ähnlich gute Ergebnisse bezüglich der Unterscheidung zwischen einseitiger und beidseitiger Aldosteronproduktion erzielt werden können wie mit der invasiven und aufwendigeren selektiven Venenblutentnahme (Burton et al. 2012). Ob diese PET-Untersuchung die selektive Venenblutentnahme in Zukunft möglicherweise ersetzen kann, muss in weiteren Studien geprüft werden.

> Die ^{11}C-Metomidat-PET-CT kann möglicherweise eine Alternative zur seitengetrennten Venenblutentnahme werden.

18.8 Therapie

Die Differenzierung zwischen den verschiedenen Formen des PHA ist deshalb so wichtig, weil je nach Ursache der vermehrten Aldosteronproduktion ganz unterschiedliche Therapieansätze gewählt werden müssen. Infrage kommen eine medikamentöse Behandlung und eine operative Therapie. Grundsätzlich sollten alle Patienten mit einem PHA eine möglichst kochsalzarme Diät einhalten, um die bei ihnen bestehende Natriumüberladung nicht diätetisch noch zu aggravieren.

18.8.1 Medikamentöse Therapie

Idiopathischer primärer Hyperaldosteronismus

Wenn bei einem nachgewiesenen sporadischen PHA kein Nebennierenadenom nachgewiesen werden kann und vor allem, wenn die vermehrte Aldosteronproduktion durch eine selektive Venenblutentnahme nicht lateralisiert (also einer Nebenniere zugeordnet) werden kann, ist die medikamentöse Behandlung das Vorgehen der Wahl. Auch Patienten mit einseitigen Erkrankungen, die für eine operative Therapie nicht infrage kommen oder eine Operation ablehnen, sollten medikamentös therapiert werden.

Das Standardmedikament zur medikamentösen Behandlung des PHA ist der Mineralokortikoidrezeptor-Antagonist **Spironolacton**, der zumeist neben anderen Antihypertensiva eingesetzt wird. Üblicherweise beginnt man die Therapie mit einer Einzeldosis von 12,5–25 mg pro Tag. Die Dosis kann in Abhängigkeit von der Wirkung auf bis zu 400 mg pro Tag gesteigert werden (Karagiannis 2011). Allerdings sollte die Dosis so klein wie möglich gehalten werden. Der Blutdruck wird zuverlässig gesenkt, und die Zahl der erforderlichen antihypertensiven Medikamente kann reduziert werden (Lim et al. 1999).

Eine sehr unangenehme Nebenwirkung von Spironolacton ist bei Männern die Entwicklung einer Gynäkomastie. Des Weiteren kann es bei Männern zu einer verminderten Libido und zu Impotenz kommen, bei Frauen zu Zyklusstörungen und Mastodynie. Diese Nebenwirkungen erklären sich dadurch, dass Spironolacton auch an den Rezeptoren anderer Steroidhormone (v. a. die der Sexualhormone) kompetitiv wirkt (Gordon 1995).

Vor einigen Jahren kam mit **Eplerenon** ein neuer, selektiverer Mineralokortikoidrezeptor-Antagonist auf den Markt, der deutlich seltener zu einer Gynäkomastie führt. Bezüglich des antihypertensiven Effekts im Vergleich zum Spironolacton sind die Ergebnisse der bisher vorliegenden randomisierten Studien widersprüchlich (Karagiannis et al. 2008; Parthasarathy et al. 2011).

Ein gänzlich neues Konzept der medikamentösen Therapie des primären Hyperaldosteronismus ist die Hemmung der Aldosteronsynthase. Erste erfolgreiche Behandlungen wurden im Rahmen einer Phase-II-Studie mit dem **Aldosteronsynthaseinhibitor** LCI699 durchgeführt (Amar et al. 2010). Ob dieses Medikament in Zukunft eine Rolle bei der Behandlung von Patienten mit einem PHA spielen wird, muss sich zeigen. Es könnte sich als problematisch erweisen, dass auch die Kortisolsynthese beeinträchtigt wird.

> Die Therapie bei einem bilateral verursachten PHA erfolgt in der Regel medikamentös. Dafür stehen heute Mineralokortikoidrezeptor-Antagonisten im Vordergrund. Insbesondere Spironolacton hat jedoch eine Reihe von Nebenwirkungen. Dabei ist bei Männern die Gynäkomastie besonders unangenehm.

Glukokortikoid-supprimierbarer Hyperaldosteronismus

Da bei dieser Form des PHA die Aldosteronproduktion durch ACTH stimuliert wird, kann durch eine Suppression der ACTH-Synthese die Aldosteronproduktion reduziert werden. Die Therapie der ersten Wahl ist in diesen Fällen die Gabe von Dexamathason in der niedrigsten Dosierung, die zu einer Normalisierung des Blutdrucks und des Kaliumspiegels führt (Funder et al. 2008).

Die anderen familiären Formen des PHA werden wie der sporadische PHA therapiert, je nachdem, ob sich die vermehrte Aldosteronproduktion einer Nebenniere zuordnen lässt oder in beiden Nebennieren stattfindet.

18.8.2 Operative Therapie

Alle Patienten mit einem PHA, bei denen eine einseitige Überproduktion von Aldosteron nachgewiesen wurde (einseitiges Aldosteron produzierendes Adenom, einseitig dominante Nebennierenrindenhyperplasie), sollten nach medikamentöser Einstellung des Blutdrucks und Ausgleich des Kaliummangels einer operativen Therapie zugeführt werden. Dabei gilt die minimal-invasive Operationstechnik heute als Standard (vgl. Kap. 16 u. 17). Gerade bei der Adrenalektomie wegen eines Conn-Syndroms ist die Schnittlänge bei der konventionellen Vorgehensweise in Relation zur geringen Größe des Präparats unverhältnismäßig groß (▶ Abb. 18-4). Deshalb ist hier die Adrenalektomie eine ideale Indikation für eine minimal-invasive Vorgehensweise. Die Vorteile gegenüber dem konventionellen Vorgehen sind unbestreitbar und wurden in verschiedenen Publikationen belegt (Funder et al. 2008).

Es wurden sowohl transperitoneale laparoskopische (Kap. 16, Higashihara et al. 1992; Nies et al. 1993, 1997) wie retroperitoneoskopische Verfahren (Kap. 17, Walz et al. 1995, 2009) beschrieben. Es bleibt der Präferenz und der Erfahrung des Operateurs überlassen, welche dieser Techniken er anwendet. In vergleichenden Studien wurden keine relevanten Unterschiede zwischen diesen beiden Vorgehensweisen gefunden (Miccoli et al. 2011; Constantinides et al. 2012).

Einige Autoren berichteten über ihre Erfahrungen mit der **partiellen Nebennieren-**

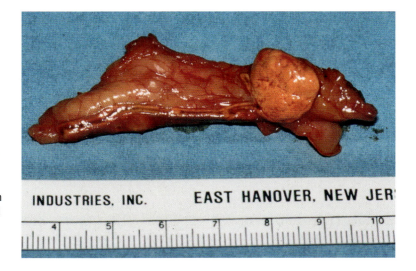

Abb. 18-4 Aldosteron produzierendes Nebennierenrindenadenom in einer sonst unauffälligen Nebenniere. Typisch sind die geringe Größe und die goldgelbe Farbe des Tumors.

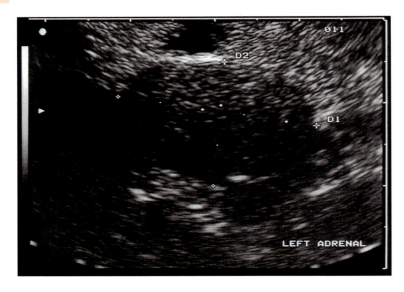

Abb. 18-5 Darstellung eines Aldosteron produzierenden Nebennierenadenoms mittels intraoperativer laparoskopischer Sonographie

resektion bei Patienten mit Aldosteron produzierenden Nebennierenrindenadenomen (Al-Sobhi et al. 2000; Ishidoya et al. 2005; Suzuki et al. 1998; Walz et al. 2004). Technisch ist dies bei randständig gelegenen Läsionen ohne Weiteres möglich. Es wird überwiegend über exzellente Ergebnisse nach subtotalen Nebennierenresektionen wegen Aldosteron produzierenden Adenomen berichtet (Kok et al. 2002; Walz et al. 2004; Fu et al. 2011).

Dennoch ist dieses Verfahren umstritten. In einer Serie von 29 Patienten, die einer partiellen Nebennierenresektion unterzogen wurden, wiesen 2 nach der Operation noch eine Hypertonie mit erhöhten Aldosteronspiegeln im Serum auf (Ishidoya et al. 2005). Zudem wurden in dieser Studie bei 27 % der wegen eines Aldosteron produzierenden Adenoms operierten Patienten multiple Knoten in der Nebenniere gefunden. Wird ein Knoten belassen, besteht die Gefahr, dass der Aldosteron produzierende Tumor nicht entfernt wird und die Erkrankung persistiert (Fendrich et al. 2003). Deshalb sollte der Tumor durch eine **intraoperative laparoskopische Sono**graphie dargestellt und überprüft werden, ob der verbleibende Nebennierenrest knotenfrei ist (▶ Abb. 18-5).

Aldosteron produzierende Adenome sind selten größer als 3 cm. Wird ein PHA durch einen großen Tumor in der Nebenniere (> 4–5 cm) verursacht, muss an ein adrenokortikales Karzinom gedacht werden. In diesen seltenen Fällen sollte einem konventionellen Operationsverfahren der Vorzug gegeben werden.

In sehr seltenen Fällen kann auch bei einer beidseitigen Nebennierenhyperplasie eine operative Therapie diskutiert werden. Bei sehr asymmetrischen Hyperplasien kann gelegentlich zumindest passager das klinische Bild durch Entfernung der dominanten Nebenniere verbessert werden. Bei der sehr seltenen **beidseitigen makronodulären Nebennierenrindenhyperplasie** muss bei sehr schwerem Krankheitsverlauf an die Möglichkeit einer beidseitigen Adrenalektomie gedacht werden. Insbesondere beim familiären Hyperaldosteronismus Typ 3 kann dies eine Option sein.

> Bei einseitigen Ursachen eines PHA ist die minimal-invasive Adrenalektomie die Therapie der Wahl. Die Ergebnisse einer subtotalen Entfernung einer Nebenniere sind bisher vielversprechend. Bei Verdacht auf ein adrenokortikales Karzinom sollte ein konventionelles Operationsverfahren angewendet werden.

18.8.3 Ergebnisse der operativen Therapie

Bei Patienten mit einer unilateralen Überproduktion von Aldosteron bessert sich nach Entfernung der betroffenen Nebenniere die Hypertonie in nahezu allen Fällen (Brunt et al. 2001; Carter et al. 2012; Sechi et al. 2010; van der Linden et al. 2012; Wang et al. 2012). Eine **Normalisierung des Blutdrucks** wird in etwa der Hälfte der Fälle erreicht, in den anderen Fällen ist die Hypertonie einfacher (mit weniger Medikamenten) zu kontrollieren (Meyer et al. 2005; Carter et al. 2012; Wang et al. 2012).

Es wurden verschiedene Faktoren identifiziert, die das Behandlungsergebnis beeinflussen. Je mehr antihypertensive Medikamente präoperativ erforderlich waren, je schwerer und je älter ein Patient ist und je länger die Hypertonie bestand, desto höher ist das Risiko einer persistierenden (wenngleich gebesserten) Hypertonie (Carter et al. 2012; Meyer et al. 2005; Sawka et al. 2001; van der Linden 2012; Wang et al. 2012). Ein hoher präoperativer Aldosteron/Renin-Quotient und ein gutes Ansprechen der Hypertonie auf Spironolacton sind prognostisch günstige Parameter (Meyer et al. 2005; Sawka et al. 2001; Wang et al. 2012).

Neben der Hypertonie wird auch die aldosteronbedingte Fibrose von Herz und Gefäßen durch die Adrenalektomie günstig beeinflusst (Tsuchiya et al. 2005, Strauch et al. 2008, Lin et al. 2012). Interessanterweise waren die positiven Effekte auf das Herz und das Gefäßsystem unter einer konservativen Behandlung mit Spironolacton deutlich geringer (Catena et al. 2008; Strauch et al. 2008; Tsuchiya et al. 2005).

> Durch eine operative Therapie des PHA verbessern sich die Hypertonie, der Kaliummangel und auch die durch Aldosteron induzierte Fibrose am Herz und an den Gefäßen.

18.9 Zusammenfassung

Die Aufklärung der Pathophysiologie eines PHA durch Conn war eine wissenschaftliche Meisterleistung. Während dieses Krankheitsbild früher für selten gehalten wurde, weiß man heute, dass es sehr viel häufiger ist, als lange vermutet wurde. Die meisten Fälle von PHA entstehen auf dem Boden einer idiopathischen beidseitigen Nebennierenrindenhyperplasie. Die Hypokaliämie als richtungsweisender Befund tritt bei diesen Patienten deutlich seltener auf als bei Patienten mit einem Aldosteron produzierenden Adenom.

Ein PHA führt häufiger und früher zu kardiovaskulären Komplikationen, als dies bei Patienten mit gleichen Blutdruckwerten aufgrund einer essenziellen Hypertonie der Fall ist. Hierbei spielt eine durch Aldosteron induzierte Fibrose am Herz und an den Gefäßen eine wichtige Rolle.

Um schwerwiegende Komplikationen zu vermeiden, ist es von großer Bedeutung, die Diagnose früh zu stellen. Screeninguntersuchungen durch Bestimmung des Aldosteron/Renin-Quotienten sollten deshalb großzügig durchgeführt werden. Die Diagnostik eines PHA ist nicht unkompliziert, da viele mögliche Störeinflüsse – insbesondere durch Antihypertensiva – berücksichtigt werden müssen.

Da Knoten in den Nebennieren häufig und Aldosteron produzierende Adenome zumeist klein sind, führt die alleinige Schnittbilddiagnostik in inakzeptabel vielen Fällen zu Fehldiagnosen, die sehr drastische Folgen für den Patienten haben können. Die besondere Bedeutung der seitengetrennten Blutentnahme aus den Nebennierenvenen für die Unterscheidung zwischen ein- und beidseitigen Formen des PHA wurde in den internationalen Leitlinien besonders herausgestellt. Diese Untersuchung ist allerdings technisch schwierig und erfordert viel Erfahrung, da insbesondere die rechte Nebennierenvene schwer zu kanülieren ist. Sie sollte deshalb in spezialisierten Zentren durchgeführt werden.

Die Möglichkeiten des ^{11}C-Metomidat-PET-CT sind zurzeit noch nicht vollständig evaluiert. Es besteht Anlass zur Hoffnung, dass durch dieses Untersuchungsverfahren die invasive und schwierige selektive Blutentnahme aus den Nebennierenvenen entbehrlich wird.

Die Arbeit von Choi et al. (2011) stellt einen wesentlichen Durchbruch zur Aufklärung der Pathogenese des PHA auf molekularer Ebene dar. So interessant und spannend diese Ergebnisse sind, sie werden das Management des PHA vermutlich nicht verändern.

Die Therapie des einseitig bedingten PHA ist seit vielen Jahrzehnten die Adrenalektomie, die heutzutage minimal-invasiv erfolgen sollte. Gegen subtotale Resektionen existieren noch eine Reihe von Bedenken, die bisher publizierten Ergebnisse sind jedoch relativ überzeugend.

Die bilaterale Überproduktion von Aldosteron wird in der Regel medikamentös behandelt. Dabei werden heute überwiegend Mineralokortikoidrezeptor-Antagonisten verwendet. Neben dem Spironolacton steht mit Eplerenon ein selektiverer Antagonist mit geringeren Nebenwirkungen zur Verfügung. Neue Medikamente, die zurzeit in Erprobung sind, lassen weitere Fortschritte erwarten.

Literatur

Al-Sobhi S, Peschel R, Bartsch G, Gasser R, Finkenstedt G, Janetschek G. Partial laparoscopic adrenalectomy for aldosterone-producing adenoma: short and long-term results. J Endourol 2000; 14: 573–576.

Amar L, Azizi M, Menard J, Peyrard S, Watson C, Plouin PF. Aldosterone synthase inhibition with LCI699: a proof-of-concept study in patients with primary aldosteronism. Hypertension 2010; 56: 831–838.

Bernini G, Galetta F, Franzoni F, Bardini M, Taurino C, Bernardini M, Ghiadoni L, Bernini M, Santoro G, Salvetti A. Arterial stiffness, intima-media Thickness and carotid artery fibrosis in patients with primary aldosteronism. J Hypertens 2008; 26: 2399–2405.

Betz MJ, Degenhart C, Fischer E, Pallauf A, Brand V, Linsenmaier U, Beuschlein F, Bidlingmaier M, Reincke M. Adrenal venous sampling using rapid cortisol assays in primary aldosteronism is useful in centers with low success rates. Eur J Endocrinol 2011; 165: 301–306.

Born-Frontsberg E, Reincke M, Rump LC, Hahner S, Diederich S, Lorenz R, Allolio B, Seufert J, Schirpenbach C, Beuschlein F, Bidlingmaier M, Endres S, Quinkler M. Cardio- and cerebrovascular comorbidities of hypo- and normokalemic primary aldosteronism: results of the German Conn's registry. J Clin Endocrinol Metab 2009; 94: 1125–1130.

Boulkroun S, Beuschlein F, Rossi G-P, Golib-Dzib J-F, Fischer E, Amar l, Mulatero P, Samson-Couterie B, Hahner S, Quinkler M, Fallo F, Letizia C, Allolio B, Ceolotto G, Cicala MV, Lang K, Lefebvre H, Lenzini L, Maniero C, Monticone S Perrocheau M, Pilon C, Plouin P-F, Rayes N, Seccia TM, Veglio F, Williams TA, Zinnamosca L, Mantero F, Benecke A, Jeunemaitre X, Reincke M, Zennaro M-C. Prevalence, clinical and molecular correlates of KNCJ5 mutations in primary aldosteronism. Hypertension 2012; 59: 592–598.

Braun-Menendez E, Fasciolo JC, Leloir LF, Munoz JM. The substance causing renal hypertension. J Physiol 1940; 98: 283–298.

Brem AS, Morris DJ, Gong R. Aldosterone-induced fibrosis in the kidney: questions and controversies. Am J Kidney Dis 2011; 58: 471–479.

Brunt LM, Moley JF, Doherty GM, Lairmore TC, DeBenedetti, Quasebarth MA. Outcome analysis in patients undergoing laparoscopic adrenalectomy for hormonally active adrenal tumors. Surgery 2001; 130: 634–635.

Burton TJ, Mackenzie IS, Balan K, Koo B, Bird N, Soloviev DV, Azizan EA, Aigbirhio F, Gurnell M, Brown MJ. Evaluation of the sensitivity and specificity of ^{11}C-Metomidate Positron Emission Tomography (PET)-CT for lateralizing aldosterone secretion by Conn's adenomas. J Clin Endocrinol Metab 2012; 7: 100–109.

Carter Y, Roy M, Sippel RS, Chen H. Persistent hypertension after adrenalectomy for an aldosterone-producing adenoma: weight as a critical prognostic factor for aldosterone's lasting effect on the cardiac and vascular systems. J Surg Res 2012; 177: 241–247.

Carss RJ, Stowasser M, Gordon RD, O'Shaughnessy KM. Further study of chromosome 7p22 to identify the molecular basis of familial hyperaldosteronism type II. J Hum Hypertens 2011; 25: 560–564.

Catena C, Colussi G, Nadalini E, Chiuch A, Baroselli S, Lapenna R, Sechi LA. Cardiovasular outcomes in patients with primary aldosteronism after treatment. Arch Intern Med 2008; 168: 80–85.

Choi M, Scholl UI, Yue P, Bjorklund P, Zhao BX, Nelson-Williams C, Ji WZ, Cho YS, Patel A, Men CJ, Lolis E, Wisgerhof MV, Geller DS, Mane S, Hellman P, Westin G, Akerstrom G, Wang WH, Carling T, Lifton RP. K+ channel mutations in adrenal aldosterone-producing adenomas and hereditary hypertension. Science 2011; 331: 768–772.

Conn JW, Cohen EL, Rovner DR, Nesbit RM. Normokalaemic primary aldosteronism, a detectable cause of curable „essential" hypertension. JAMA 1965, 193: 200–206.

Constantinides VA, Christakis I, Touska P, Palazzo FF. Systematic review and meta-analysis of retroperitoneoscopic versus laparoscopic adrenalectomy. Br J Surg 2012; 99: 1639–1648.

Doppman JL, Gill JR Jr, Miller DL, Chang R, Gupta R, Friedman TC, Choyke PL, Feuerstein IM, Dwyer AJ, Jicha DL. Distinction between hyperaldosteronism due to bilateral hyperplasia and unilateral aldosteronoma: reliability of CT. Radiology 1992; 184: 677–682.

Fendrich V, Ramaswamy A, Nies C. Persistenz eines primären Hyperaldosteronismus nach subtotaler Adrenalektomie. Chirurg 2003; 74: 473–477.

Fogari R, Preti P, Zoppi A, Rinaldi A, Fogari E, Mugellini A. Prevalence of primary aldosteronism among unselected hypertensive patients: a prospective study based on the use of an aldosterone/renin ratio above 25 as a screening test. Hypertens Res 2007; 30: 111–117.

Fourkiotis VG, Hanslik G, Hanusch F, Lepenies J, Quinkler M. Aldosterone and the kidney. Horm Metab Res 2012; 44: 194–201.

Freel EM, Mark PB, Weir RA, McQuarrie EP, Allan K, Dargie HJ, McClure JD, Jardine AG, Davies E, Connell JM. Demonstration of blood pressure-independent noninfarct myocardial fibrosis in primary aldosteronism: a cardiac magnetic resonance imaging study. Circ Cardiovasc Dis 2012; 5: 740–747.

Fu B, Zhang X, Wang GX, Lang B Ma X, Li HZ, Wang BJ, Shi TP, Ai X, Zhou HX, Zheng T. Long-term results of a prospective, randomized trial comparing retroperitoneoscopic partial versus total adrenalectomy for aldosterone producing adenoma. J Urol 2011; 185: 1578–1582.

Funder JW. The genetic basis of primary aldosteronism. Curr Hypertens Rep 2012; 14: 120–124.

Funder JW, Carey RM, Fardella C, Gomez-Sanchez CE, Mantero F, Stowasser M, Young WF Jr, Montori VM: Case detection, diagnosis, and treatment of patients with primary aldosteronism: an endocrine society clinical practice guideline. J Clin Endocrinol Metab 2008; 93: 3266–3281.

Geller DS, Zhang J, Wisgerhof MV, Shackleton C, Kashgarian M, Lifton RP. A novel form of mendelian hypertension featuring nonglucocorticoid-remediable aldosteronism. J Clin Endocrinol Metab 2008; 93: 3117–3123.

Gill JR, Bartter FC. Overproduction of sodium-retaining by the zona glomerulosa is adrenocorticotropin-dependent and mediates hypertension in dexamethasone-suppressible aldosteronism. J Clin Endocrinol Metab 1981; 53: 331–337.

Gordon RD. Primary aldosteronism. J Endocrinol Invest 1995; 18: 495–511.

Gordon RD, Ziesak MD, Tunny TJ, Stowasser M, Klemm SA. Evidence that primary aldosteronism may not be uncommon – twelve percent incidence among antihypertensive drug trial volunteers. Clin Exp Pharmacol Physiol 1993; 20: 296–298.

Gross F. Renin und Hypertensin, physiologische oder pathologische Wirkstoffe? Klin Wschr 1958; 36: 693–706.

Hannemann A, Wallaschofski H. Prevalence of primary aldosteronism in patient's cohorts and in population-based Studies – a review of the current literature. Horm Metab Res 2012; 44: 157–162.

Harvey A, Pasieka JL, Kline G, So B. Modification of the protocol for selective venous sampling results in both a significant increase in the accuracy and necessity of the procedure in the management of patients with primary hyperaldosteronism. Surgery 2012; 152: 649–651.

Higashihara E, Tanaka Y, Horie S, Argura S, Natuhara K, Homma Y, Minowada S, Aso Y. A case report of laparoscopic adrenalectomy. Mihon Hinyokika Gakkai Zasshi 1992; 83: 1130–1133.

Himathongkam T, Dluhy RG, Williams GH. Potassium – aldosterone-renin interrelationships. J Clin Endocrinol Metab 1975; 41: 153–159.

Hiramatsu K, Yamada T, Yukimura Y, Komiya I, Ichikawa K, Ishihara M, Nagata H, Izumiyama T. A screening test to identify aldosterone-producing adenoma by measuring plasma renin activity. Arch Intern Med 1981; 141: 1589–1593.

Iacobone M, Citton M, Viel G, Boetto R, Bonadio I, Tropea S, Mantero F, Rossi GP, Fassina A, Nitti D, Favia G. Unilateral adrenal hyperplasia: a novel cause of surgically correctable primary hyperaldosteronism. Surgery 2012; 152: 1248–1255.

Ishidoya S, Ito A, Sakai K, Satoh M, Chiba Y, Sato F, Arai Y. Laparoscopic partial versus total adrenalectomy for aldosterone producing adenoma. J Urol 2005; 174: 40–43.

Kann PH, Meyer S, Zielke A, Langer P, Ivan D. Die neue Rolle der Endosonographie in der Endokrinologie: Bildgebung der Nebennieren und des endokrinen Pankreas. Dtsch med Wochenschr 2006; 131: 567–572.

Karagiannis A. Treatment of primary aldosteronism: Where are we now? Rev Endocri Metab Disord 2011; 12: 15–20.

Karagiannis A, Tziomalos K, Papageorgiou A, Kakafika AI, Pagourelias ED, Anagnstis P, Athyros VG, Mikhailidis DP. Spironolactone versus eplerenone for the treatment of idiopathic hyperaldosteronism. Expert Opin Pharmacother 2008; 9: 509–515.

Kloos RT, Gross MD, Francis IR, Korobkin M, Shapiro B. Incidentally discovered adrenal masses. Endocr Rev 1995; 16: 460–484.

Kok KY, Yapp SK. Laparoscopic adrenal-sparing surgery for primary hyperaldosteronism due to aldosterone-producing adenoma. Surg Endosc 2002; 16: 108–111.

Lafferty AR, Torpy DJ, Stowasser M, Taymans SE, Lin JP, Huggard P, Gordon RD, Stratakis CA. A novel genetic locus for low rennin hypertension: familial hyperaldosteronism type II maps to chromosome 7 (7p22). J Med Genet 2000; 37: 831–835.

Lifton RP, Dluhy RG, Powers M, Rich GM, Gook S, Ulick S, Lalouel JM. A chimaeric 11β-hydroxylase/aldosterone synthase gene causes glucocorticoid-remediable aldosteronism and human hypertension. Nature 1992; 355: 262–265.

Lim PO, Jung RT, MacDonald TM. Raised aldosterone to renin ration predicts antihypertensive efficacy of spironolactone: a prospective cohort follow-up study. Br J Clin Pharmacol 1999; 48: 756–760.

Lin YH, Wu XM, Lee HH, Lee JK, Liu YC, Chang HW, Lin CY, Wu VC, Chueh SC, Lin LC, Lo MT, Ho YL, Wu KD, TAPAI Study Group. Adrenalectomy reverses myocardial fibrosis in patients with primary aldosteronism. J Hypertens 2012; 30: 1606–1613.

Mathur A, Kemp CD, Dutta U, Baid S, Ayala A, Chang RE, Steinberg SM, Papademetriou V,

Lange E, Libutti SK, Pingpank JF, Alexander HR, Phan GQ, Hughes M, Linehan WM, Pinto PA, Stratakis CA, Kebebew E. Consequences of adrenal venous sampling in hyperaldosteronism and predictors of unilateral adrenal disease. J Am Coll Surg 2010; 211: 384–390.

Meyer A, Brabant G, Behrend M. Long-term follow-up after adrenalectomy for primary aldosteronism. World J Surg 2005; 29: 155–159.

Miccoli P, Materazzi G, Brauckhoff M, Ambrosini CE, Miccoli M, Dralle H. No outcome differences between a laparoscopic and retroperitoneoscopic approach in synchronous bilateral adrenal surgery. World J Surg 2011; 35: 2698–2702.

Milliez P, Girerd X, Plouin PF, Blacher J, Safar ME, Mourad JJ. Evidence for an increased rate of cardiovascular events in patients with primary aldosteronism. J Am Coll Cardiol 2005; 45: 1243–1248.

Monticone S, Viola A, Tizzani D, Crudo V, Burrello J, Galmozzi M, Veglio F, Mulatero P. Primary aldosteronism: who should be screened? Horm Metab Res 2012; 44: 163–169.

Mulatero P, Rabbia F Milan A, Paglieri C, Morello F, Chiandussi L, Veglio F. Drug effects on aldosterone/plasma renin activity ration in primary aldosteronism. Hypertension 2002; 40: 897–902.

Nakada T, Koike H, Katayama T. Evidence for a defect in urinary concentrating ability in primary aldosteronism and is reversal by adrenal surgery. Urol Int 1987; 42: 295–301.

Namba K, Tamanaha T, Nakao K, Kawashima S-T, Usui T, Tagami T, Okuno H, Shimatsu A, Suzuki T, Naruse M. Confirmatory testing in primary aldosteronism. J Clin Endocrinol Metab 2012; 97: 1688–1694.

Nies C, Bartsch D, Schäfer U, Rothmund M. Laparoskopische Adrenalektomie. Dtsch med Wochenschr 1993; 118: 1831–1836.

Nies C, Möbius E, Rothmund M. Laparoskopische Nebennierenchirurgie. Chirurg 1997; 68: 99–106.

Nwariaku FE, Miller BS, Auchus R, Holt S, Watumull L, Dolmatch B, Nesbitt S, Vongpatanasin W, Victor R, Wians F, Livingston E, Snyder WH 3rd. Primary hyperaldosteronism: effect of adrenal venous sampling on surgical outcome. Arch Surg 2006; 141: 497–502.

Page IH, Helmer OM. A crystalline pressor substance (angiotonin) resulting from the reaction between renin and renin-activator. J Exp Med 1940; 71: 29–42.

Pathasarathy HK, Menard J, White WB, Young WF Jr, Williams GH, Williams B, Ruilope LM, McInnes GT, Connell JM, MacDonald TM. A double-blind, randomized study comparing the antihypertensive effect of eplerenone and spironolactone in patients with hypertension and evidence of primary hyperaldosteronism. J Hypertens 2011; 29: 980–990.

Potthoff SA, Beuschlein F, Vonend O. Primärer Hyperaldosteronismus – Diagnose und Therapie. Dtsch Med Wochenschr 2012; 137: 2480–2484.

Reardon MA, Angle JF, Abi-Jaoudeh N, Bruns DE, Haverstick DM, Matsumoto AH, Carey RM. Intraprocedural cortisol levels in the evaluation of proper catheter placement in adrenal venous sampling. J Vasc Interv Radiol 2011; 22: 1575–1580.

Reincke M, Fischer E, Gerum S, Merkle K, Schulz S, Pallauf A, Quinkler M, Hanslik G, Lang K, Hahner S, Allolio B, Meisinger C, Holle R, Beuschlein F, Bidlingmaier M, Endres S; German Conn's Registry-Else Kröner-Fresenius-Hyperaldosteronism Registry. Observational study mortality in treated primary aldosteronism: the German Conn`s registry. Hypertension 2012; 60: 618–624.

Roggenland D, Schneider S, Klein H, Kann PH. Endosonographie – eine zusätzliche diagnostische Möglichkeit bei der Differenzierung der beiden häufigsten Formen des primären Hyperaldosteronismus. Med Klin 2006; 101: 65–68.

Rossi GP, Sacchetto A, Chiesura-Corona M, De Toni R, Gallina M, Feltrin GP, Pessina AC. Identification of the etiology of primary aldosteronism with adrenal vein sampling in patients with equivocal computed tomography and magnetic resonance findings: results in 104 consecutive cases. J Clin Endocrinol Metab 2001; 86: 1083–90.

Salem V, Hopkins TG, El-Gayar H, Zac-Varghese S, Goldstone AP, Todd JF, Dhillo W, Field BC, Hatfield E, Donaldson M, Palazzo F, Meeran K,

Jackson J, Tan T. Adrenal venous sampling as a diagnostic procedure for primary hyperaldosteronism: experience from a tertiary referral centre. Hormones (Athens) 2012; 11: 151–159.

Sawka AM, Young WF, Thompson GB, Grant CS, Farley DR, Leibson C, van Heerden JA. Primary aldosteronism: factors associated with normalization of blood pressure after surgery. Ann Intern Med 2001; 135: 258–261.

Sechi LA, Colussi G, Di Fabio A Catena C. Cardiovascular and renal damage in primary aldosteronism: outcome after treatment. Am J Hypertens 2010; 23: 1253–1260.

Sigurjonsdottir HA, Gronowitz M, Andersson O, Eggertsen R, Herlitz H, Sakinis A, Wangberg B, Johannsson G. Unilateral adrenal hyperplasia is a usual cause of primary hyperaldosteronism. Results from a Swedish screening study. BMC Endocr Disord 2012; 12: 17–25.

Simpson SA, Tait JF, Wettstein A, Neher R, von Euw J, Reichstein T. Isolation from the adrenals of a new crystalline hormone with especially high effectiveness on mineral metabolism. Experimentia 1953; 9: 333–335.

Strauch B, Petrak O Zelinka T, wichterle D, Holaj R, Kasalicky M, Safarik L, Rosa J, Widimsky J Jr. Adrenalectomy improves arterial stiffness in primary aldosteronism. Am J Hypertens 2008; 21: 1086–1092.

Sutherland DJA, Ruse JL, Laidlaw JC. Hypertension, increased aldosterone secretion and low renin activity relieved by dexamethasone. Can Med Assoc J 1966; 95: 1109–1119.

Suzuki K, Sugiyama T, Saisu K, Ushiyama T Fujita K. Retroperitoneoscopic partial adrenalectomy for aldosterone-producing adenoma using an ultrasonically activated scalpel. Br J Urol 1998; 82: 189–139.

Tigerstedt R, Bergmann PG. Niere und Kreislauf. Skand Arch Physiol 1898; 8: 223–271.

Tsioufis C, Tsiachris D, Dimitriadis K, Stougiannos P, Missovoulos P, Kakkavas A, Stefanidis C, Kallikazaros I. Myocardial and aortic stiffening in the early course of primary aldosteronism. Clin Cardiol 2008; 31: 431–436.

Tsuchiya K, Yoshimoto T, Hirata Y. Endothelial dysfunction is related to aldosterone excess and raised blood pressure. Endocr J 2009; 56:553–559.

Van der Linden P, Streichen O, Zinzindohoue F, Plouin PF. Blood pressure and medication changes following adrenalectomy for unilateral primary aldosteronism: a follow-up study. J Hypertens 2012; 30: 761–769.

Varga I, Racz K, Kiss R, Fütö L, Toth M, Sergev O, Glaz E. Direct inhibitory effect of etomidate on corticosteroid secretion in human pathologic adrenocortical cells. Steroids 1993; 58: 64–68.

Walz MK, Alesina PF. Single access retroperitoneoscopic adrenalectomy (SARA) – one step beyond in endocrine surgery. Langenbecks Arch Surg 2009; 394: 447–450.

Walz MK, Peitgen K, Diesing D, Petersenn S, Janssen OE, Philipp T, Metz KA, Mann K, Schmid KW, Neumann HP. Partial versus total adrenalectomy by the posterior retroperitoneoscopic approach: early and long-term results of 325 consecutive procedures in primary adrenal neoplasias. World J Surg 2004; 28: 1323–1329.

Walz MK, Peitgen K, Krause U, Eigler FW. Die dorsale retroperitoneoskopische Adrenalektomie – eine neue operative Technik. Zentralbl Chir 1995; 20: 53–58.

Wang W, Hu W, Zhang X, Wang B, Bin C, Huang H. Predictors of successful outcome after adrenalectomy for primary aldosteronism. Int Surg 2012; 97: 104–11.

Whitworth JA. Adrenocorticotropin and steroid-induced hypertension in humans. Kidney Int 1992; 41(Suppl 37): S34-S37.

Woodland E, Tunny TJ, Hamlet SM, Gordon RD. Hypertension corrected and aldosterone responsiveness to rennin-angiotensin restored by long-term dexanethasone in glucocorticoid-suppressible hyperaldosteronism. Clin Exp Pharmacol Physiol 1985; 12: 245–248.

Young WF, Stanson AW, Thompson GB, Grant CS, Farley DR, van Heerden JA. Role for adrenal venous sampling in primary aldosteronism. Surgery 2004; 136: 1227–1235.

IV Chirurgie des Gastroenteropankreatischen Systems

19 Neuroendokrine Neoplasie des Gastrointestinaltrakts 323
Bruno Niederle und Martin B. Niederle

20 Chirurgie der pankreatisch bedingten Hypoglykämie 351
Peter E. Goretzki, Achim Starke, Aycan Akca, Bernhard J. Lammers und Katharina Schwarz

21 Chirurgische Strategien und Erfolgskontrolle beim Gastrinom 377
Michael Brauckhoff, Dag Hoem und Henning Dralle

22 Operative Therapie duodenopankreatischer neuroendokriner Tumoren bei MEN 1 392
Detlef K. Bartsch

23 Multimodale Therapiekonzepte bei fortgeschrittenen neuroendokrinen Tumoren 411
Andrea Frilling und Panagiotis Drymousis

Einleitung

Henning Dralle

Die neuroendokrinen Neoplasien (NEN) – früher auch als neuroendokrine Tumoren oder Karzinoide bezeichnet – des gastroenteropankreatischen Systems sind nosologisch betrachtet eine Krankheitsentität des disseminierten APUD-Systems (*amine precursor uptake and decarboxylation*). Aus chirurgischer und tumorbiologischer Sicht handelt es sich allerdings um eine histopathologisch, prognostisch und organbezogen sehr heterogene Population von Tumoren, die zwar gemeinsame therapeutisch relevante morphologische Charakteristika aufweisen, jedoch organtopisch, das heißt chirurgisch betrachtet, unterschiedliche operative Ziele und das gesamte operative Spektrum umfassende Resektionstechniken einschließen. Daher wurden in diesem Buch zwei Ziele verfolgt: Einerseits soll ein Überblick über die operativen und medikamentösen Strategien bei den verschiedenen NEN der vertikalen (gastroenterischen) und horizontalen (hepatopankreatischen) Achse des Verdauungssystems gegeben werden. Andererseits werden spezielle Krankheitsentitäten behandelt, die eine anhaltende und durch neue Forschungsergebnisse aktuelle chirurgische Relevanz besitzen, zum Beispiel die pankreatogene Hypoglykämie, das duodenopankreatische Zollinger-Ellison-Syndrom und die MEN1-assoziierten Tumoren.

Die aktuell gültigen Klassifikationen der ENETS (European Neuroendocrine Tumor Society) und der WHO führten weltweit zu einem besseren Verständnis der prognostischen Relevanz der klar voneinander abgegrenzten Tumorstadien. Zudem ermöglichen sie erstmals vergleichende Therapiestudien auf globaler Ebene. Der Ki67-Index ist heute obligater Bestandteil des Grading bei allen NEN. Ob die bisherigen Cut-off-Definitionen dieses Proliferationsmarkers allerdings den Ergebnissen von Therapiestudien standhalten oder modifiziert werden müssen, ist Aufgabe zukünftiger Langzeitstudien, die nun bei einheitlicher Klassifikation möglich sind. Interessant ist, dass sich die publizierte Inzidenz der NEN in den USA und in Europa deutlich voneinander unterscheidet – ein Beispiel dafür, wie wichtig systematische Tumorregister gerade bei seltenen Tumorerkrankungen sind.

Die Kenntnis pankreatogener Hypoglykämie war bislang, soweit es sich auf die seltenen chirurgisch behandlungspflichtigen Krankheitsbilder bezieht, im Wesentlichen auf die Neugeborenennesidioblastose und das Insulinom beschränkt. Neue pathophysiologische und molekulargenetische Untersuchungen zeigten jedoch, dass abgesehen von extrapankreatogenen Ursachen mehrere chirurgisch relevante pankreatogene Hypoglykämieformen existieren. Sie sind jedoch nicht einfach zu diagnostizieren und werden daher in einem eigenen, diesem polyätiologischen Krankheitsbild gewidmeten Kapitel dargestellt. Neu sind nicht nur die erst in den letzten Jahren gewonnenen Befunde über die genetischen Grundlagen der Nesidioblastose im Kindesalter, sondern vor allem die Erkenntnis, dass entgegen früherer Meinung auch im Erwachsenenalter symptomatische Hypoglykämien durch multifokale Neoplasien/Nesidioblastosen (NSIPHS) vorkommen. Werden diese nicht erkannt, kommt es zur Hypoglykämiepersistenz, die ggf. Rezidivoperationen nach sich zieht. Dies ist ein spannendes neues Gebiet, das sich erst mit multidisziplinärer Herangehensweise, ausgefeilten bildgebenden und operativen Verfahren zunehmend erschließt.

Auch das in seiner Häufigkeit dem bereits seltenen hypoglykämischen Hyperinsulinismus (ca. 2–4 pro 1 Million Einwohner) nachgeordnete hypergastrinämische Zollinger-Ellison-Syndrom (ca. 1 pro 1 Million Einwohner) hat in den vergangenen Jahren erhebliche Veränderungen im interdisziplinären, insbesondere aber im chirurgischen Konzept erfahren. Genaue immunhistochemische und klinische Untersuchungen haben gezeigt, dass die meisten Gastrinome, vor allem diejenigen auf dem Boden einer MEN1-Erkrankung, im Duodenum und hier mit absteigender Frequenz in der Entfernung von Bulbus duodeni lokalisiert sind und selbst bei multifokalem Vorkommen chirurgisch erfolgreich behandelt werden können. Dies setzt entsprechende Erfahrung mit der prä- und intraoperativen Lokalisation und der Explorations- und Resektionstechnik voraus.

Bei allen präoperativ nicht lokalisierten Gastrinomen ist im Rahmen der Operation eine Duodenalexploration erforderlich. Die präoperative Lokalisation macht bei negativer Bildgebung durch Schichtbildverfahren in der Regel eine angioradiologische Stimulationsuntersuchung notwendig (SASI-Test, *selective arterial secretin injection*), um sicher zu wissen, ob das Linkspankreas oder der Bereich von Duodenum und Pankreaskopf die Hypergastrinämiequelle ist. Die chirurgischen Heilungsraten konnten damit auf bis zu 80 % gesteigert werden.

Die MEN1-Erkrankung ist auch das Krankheitsbild, das neben den ebenfalls möglichen Hypoglykämie- und Hypergastrinämiesyndromen am häufigsten zu multiplen hormoninaktiven NEN des Pankreas führt. Hormoninaktiv bedeutet in diesem Zusammenhang nicht, dass die klinisch inaktiven neuroendokrinen Neoplasien immunhistochemisch keine hormonellen Marker exprimieren. Die in der Vergangenheit nicht seltene Gleichsetzung von immunhistochemischer Markerexpression mit der klinischen Diagnose eines Insulinoms oder Gastrinoms führte auch dazu, dass ein Teil der Gastrinome vor allem bei der MEN1-Erkrankung im Pankreas lokalisiert wurde und dadurch die heute als unzutreffend erkannte Häufigkeitszuordnung der Gastrinome im Pankreas erklärt. Die chirurgische Behandlung duodenopankreatischer Tumoren im Rahmen der MEN1-Erkrankung erfordert ein hohes Maß an pathophysiologischen und genetischen Kenntnissen und Expertise in den Resektionsverfahren der exokrinen Pankreaschirurgie, um MEN1-Genträgern mit Befall des Pankreas solange als möglich eine diabetische Stoffwechsellage zu ersparen, aber auch den Zeitpunkt der malignen Transformation nicht zu verpassen.

Lebermetastasen sind der wichtigste Prognosefaktor bei metastasierten NEN. Die moderne Bildgebung zeigt, dass unifokale Metastasen die Ausnahme darstellen. Insoweit ist verständlich, dass die meisten Patienten nach Leberresektion intra- oder extrahepatische Rezidivmetastasen entwickeln. Doch auch ohne Vorliegen nicht resektabler extrahepatischer Metastasen und NEN-bedingter Kardiomyopathie kommen leberresezierende Verfahren oder im Ausnahmefall eine Lebertransplantation als lokal kuratives Konzept infrage – vorausgesetzt, dass eine subtile, mit modernen Verfahren (z. B. FDG- oder DOTATOC-PET/CT) durchgeführte Bildgebung keine konkurrierenden Metastasen ergab.

Die klinische Evidenz der meist zentrumsbezogenen Studien ist begrenzt, da die unterschiedliche intra- und extrahepatische Verteilung der Metastasen verschiedene operative und nicht operative regionale und systemische Therapieoptionen zulässt. Lebermetastasen neuroendokriner Tumoren sind daher ein herausragendes Beispiel für die Bedeutung der klinischen Erfahrung des gesamten multidisziplinären Teams im Rahmen einer zielgerichteten individualisierten Medizin.

19 Neuroendokrine Neoplasie des Gastrointestinaltrakts

Bruno Niederle und Martin B. Niederle

19.1 Historische Entwicklung

In einer Publikationsserie beschrieben Scherubl und Mitarbeiter (Scherubl 2009; Scherubl et al. 2010a, 2010b) basierend auf SEER-Daten (Surveillance, Epidemiology and End Results – U.S. National Cancer Institute; Lawrence et al. 2011; Modlin et al. 2008; Yao et al. 2008) ein „starkes Ansteigen" der neuroendokrinen Neoplasie (NEN) auch in Mitteleuropa.

Bei Interpretation der Daten von Modlin et al. (2008) und Yao et al. (2008) nimmt die Häufigkeit dieser Tumoren, unabhängig von ihrer Lokalisation, jedoch relativ und weniger absolut zu. Die besseren Kenntnisse morphologischer und funktioneller Zusammenhänge und des biologischen Verhaltens (Wiedenmann et al. 1998) haben seit 1985 zur Verbesserung der Diagnose dieser Tumorentität geführt und so zu diesem „Eindruck" beigetragen. Langzeitbeobachtungen zeigten, dass NEN einen „biologisch gutartigen" oder einen „bösartigen" Verlauf nehmen können. In früheren SEER-Analysen wurden überwiegend Tumoren mit „bösartigem" Verlauf (nachgewiesene Lymphknoten-/Fernmetastasen) dokumentiert. Auch scheinen NEN nach endoskopischer Biopsie oder endoskopischer Entfernung in älteren SEER-Analysen nicht konsequent erfasst.

Die NEN ist keine neue Tumorentität (▶ Tab. 19-1). Die erste Beschreibung stammt aus dem Jahr 1867 von T. Langhans (Langhans 1867), 1888 berichtete O. Lubarsch „Über den primären Krebs im Ileum" (Lubarsch 1888). S. Oberndorfer prägte 1907 den über 100 Jahre verwendeten Begriff „Karzinoide" (Oberndorfer 1907).

Der österreichische Pathologe F. Feyrter, Begründer der Neuroendokrinologie, einer Wissenschaftsdisziplin, die sich mit der Verknüpfung des Hormonsystems mit dem Nervensystem beschäftigt, fasste die „hellen" (argentaffinen, argyophilen) Zellen als „diffuses endokrines System" zusammen (Feyrter 1938). Die neuroendokrinen Zellen haben Eigenschaften sekretorisch aktiver endokriner Zellen und funktioneller Neurone (Wiedenmann et al. 1998).

Diese pluripotenten Zellen, die sich aus einer endodermalen Stammzelle differenzieren (Andrew et al. 1998), haben teilweise die Fähigkeit, Amine bzw. deren Vorstufen aufzunehmen. Sie können verschiedene Peptide und Monoamine produzieren und sezernieren. Darum wurde für Zellen mit dieser Eigenschaft (*amine precursor uptake and decarboxylation*) von A. Pearse im Jahre 1966 auch der Begriff „APUD-Zellen" geprägt (Pearse 1966, 1979).

Der Grazer Pharmakologe F. Lembeck wies 1953 erstmals Serotonin (5-Hydroxitryptamin) in einem „Karzinoid" nach und vermutete einen Zusammenhang mit dem klinischen Bild des „Karzinoidsyndroms" (Lembeck 1953).

Neuroendokrine Tumoren (NET) wurden früher unter dem heute weitgehend verlassenen Begriffen „Karzinoide" („karzinomähnlicher Tumor"; Kloppel et al. 2007) oder APUDome (Pearse 1979) zusammengefasst. Parallel zur Erforschung der morphologi-

Tab. 19-1 Wichtige Meilensteine der Erforschung von Entstehung, Morphologie und Funktion neuroendokriner Zellen und neuroendokriner Tumoren

Autor/Jahr	Titel/Thema
Langhans 1867	Über einen Drüsenpolypen im Ileum
Heidenhain 1870	Untersuchungen über den Bau der Labdrüsen – chromaffine Zellen in der Magenschleimhaut
Lubarsch 1888	Über den primären Krebs im Ileum nebst Bemerkungen über das gleichzeitige Vorkommen von Krebs und Tuberkulose
Ransom 1890	A case of primary carcinoma of the ileum
Notthafft 1895	Über die Entstehung der Carcinome
Kulchitsky 1897	Zur Frage über den Bau des Darmkanals
Bayliss 1902	The mechanism of pancreatic secretion – der Darm, ein endokrines Organ
Seances 1906	Verwendet erstmals den Begriff „enterochromaffine Zellen (EC)"
Oberndorfer 1907	Karzinoide Tumoren des Dünndarms
Gosset 1914	Siberimprägnationstechnik – argentaffine Färbeeigenschaften der Karzinoide – Neoplasmen entstehen aus EC-Zellen
Scholte 1931	Karzinoidsyndrom
Feyrter 1938	Über diffuse epitheliale Organe – diffuses endokrines Sytem – (argentaffin positive, argyophile) „helle" Zellen
Lembeck 1953	5-Hydroxitryptamin in einem Carcinoid
Wiliams u. Sandler 1963	The classification of carcinoid tumours
Pearse 1966, 1969, 1979	APUD-Zell-Konzept – neuroendokrine Zellen des Gastrointestinaltrakts neuroektodermalen Ursprungs?
Soga u. Yakuwa 1997	Histologische Klassifikation basierend auf morphologischen Kriterien
Andrew et al. 1998	Neuroendokrine Zellen des Gastrointestinaltrakts – Differenzierung aus pluripotenter, endodermaler Stammzelle

schen und pathophysiologischen Grundlagen dieser Tumorentität wurden die Beschreibungen zum klinischen Bild bei Hormonaktivität publiziert (▶ Tab. 19-2). So beschrieben Harris (1924) erstmals klinisch das Insulinom, Scholte (1931) das Karzinoidsyndrom, Becker und Rothmann das Glukagonom (1942), Zollinger und Ellison das Gastrinom (1955), Verner und Morrison das Vipom (1958) und Krejs et al. das Somatostatinom (1979, 1986).

In der Literatur werden zur Beschreibung des NET immer noch Synonyme wie „neuroendokrines Karzinom" oder „Inselzelltumor" verwendet. Seit der Publikation der aktuellen „WHO-Klassifikation 2010" (Rindi et al. 2010) wird als Überbegriff diese Tumorentität als „neuroendokrine Neoplasie" (NEN)

Tab. 19-2 Wichtige Meilensteine der Beschreibung hormonaktiver Pankreastumoren

Autor/Jahr	Beschreibung
Harris 1924	Insulinom
Becker et al. 1942	Glukagonom
Zollinger u. Ellison 1955	Gastrinom
Verner u. Morrison 1958	Vipom
Krejs et al. 1979, 1986	Somatostatinom

im weitesten Sinn bezeichnet. Der „neuroendokrine Tumor" (NET) im engeren Sinn wird für die hochdifferenzierten NEN (G1 und G2) verwendet. Die hochmaligne NEN (G3) wird als neuroendokrines Karzinom (NEC) bezeichnet.

> Neuroendokrine Tumoren sind durch den immunhistochemischen Nachweis von Chromogranin A und/oder Synaptophysin in den Tumorzellen charakterisiert.

> Vor mehr als 100 Jahren wurde der Begriff „Karzinoid" geprägt. Dieser Begriff wurde verlassen und durch „neuroendokrine Neoplasie" ersetzt.

19.2 Charakterisierung der neuroendokrinen Zelle und der neuroendokrinen Neoplasie

Die neuroendokrinen Zellen liegen verstreut in der Mukosa vieler Organe. Sie sind besonders häufig im Magen-Darm-Trakt, im Pankreas, aber auch im Epithel der Atemwege zu finden und können Veränderungen im Sinne einer Hyperplasie, Dysplasie oder Neoplasie zeigen. NEN bilden eine sehr heterogene Tumorgruppe. Der Nachweis neuroendokriner Marker wie Chromogranin A und/oder Synaptophysin charakterisieren die neuroendokrine Zelle und ihren Tumor. Der positive Nachweis dieser „neuroendokrinen" Marker ist deren immunhistochemisches Charakteristikum (Wiedenmann et al. 1998).

Die konsequente immunhistochemische Untersuchung ist somit eine geforderte Maßnahme im Rahmen der pathohistologischen Aufarbeitung eines Tumors mit Verdacht auf NEN. Allgemeine Beschreibungen wie Tumorgröße, Angaben zur Beziehung zu Nachbarorganen, die Untersuchung von Schnitträndern und anhaftenden Lymphknoten sind weitere geforderte Standards, unterscheiden sich aber nicht vom üblichen pathologischen Befund.

19.3 Klassifikation und Inzidenz

19.3.1 Klassifikation

Das „biologische Verhalten" der NEN ist von Tumorgröße, klinischen (Funktion!) und pathomorphologischen Parametern (Invasionstiefe, Gefäßinvasion, Proliferationsrate [MiB1/Ki67]) abhängig. Basierend auf diesen Parametern wurde in Weiterführung der ersten Nomenklatur (Wiliams 1980) für die NEN eine Klassifikation mit Prognoseeinschätzung (gutartiges, unsicheres, bösartiges biologisches Verhalten) in der WHO-Klassifikation 2000 vorgeschlagen (Rindi u. Kloppel 2004; Solcia et al. 2000; ▶ Tab. 19-3). Diese WHO-Klassifikation wird noch immer in vielen Analysen verwendet und ist daher in ▶ Tabelle 19-4 und 19-5 wiedergegeben.

Jede NEN besitzt eine mehr oder weniger ausgeprägte „maligne Potenz" und zeigt eine biologisch unterschiedliche Bereitschaft zur

Tab. 19-3 Klassifikation neuroendokriner Tumoren 1980–2010

Autor/Jahr	Klassifikation
Wiliams 1980	WHO-Nomenklatur
Solcia et al. 2000	WHO-Nomenklatur
Rindi et al. 2006	ENETS TNM-Grading/Staging
Rindi et al. 2007	ENETS TNM-Grading/Staging
Sobin 2009	UICC TNM-Klassifikation
Bosman 2010	WHO-Nomenklatur

Tab. 19-4 Kriterien zur prognostischen Einschätzung von neuroendokrinen Tumoren des Magen-Darm-Trakts (Rindi u. Klöppel 2004; WHO 2000)

Biologisches Verhalten	Metastasen	M.-propria-Infiltration[a]	Histologische Differenzierung	Tumorgröße [cm]	Angioinvasion	Ki-67-Index [%]	Hormonelles Syndrom
Benigne	–	–	Hoch	≤1[a]	–	<2	–[a]
Benigne oder niedrig maligne	–	–	Hoch	≤2	±	<2	–
Niedrig maligne	+	+[b]	Hoch	>2	+	>2	+
Hoch maligne	+	+	Niedrig	Beliebig	+	>30	–

[a] Ausnahme: Maligne duodenale Gastrinome sind meist kleiner als 1 cm und noch auf die Submukosa beschränkt.
[b] Ausnahme: Benigne NET der Appendix infiltrieren meist die Lamina muscularis propria.

Tab. 19-5 WHO-Klassifikation 2000: Kriterien zur prognostischen Einschätzung von neuroendokrinen Tumoren des Pankreas (Rindi u. Klöppel 2004)

Biologisches Verhalten	Metastasen	Infiltration[a]	Histologische Differenzierung	Tumorgröße	Angioinvasion	Ki-67-Index [%]	Hormonelles Syndrom
Benigne	–	–	Hoch	≤1 cm	–	<2	–/+[b]
Benigne oder niedrig maligne	–	–	Hoch	>2 cm	–/+	<2	–/+[c]
Niedrig maligne	+	+	Hoch	>3 cm	+	>2	+[c]
Hoch maligne	+	+	Niedrig	Beliebig	+	>30	–

[a] Infiltration angrenzender Organe (z. B. Duodenum, Magen)
[b] Insulinome
[c] Insulinome und andere funktionell aktive Tumoren (z. B. Glukagonome)

Metastasierung. Die maligne Potenz ist von der histologischen Differenzierung und proliferativen Aktivität (Grading) abhängig, andererseits wird sie von Größe, Invasion (TNM), Zellbiologie und Assoziation mit Syndromen beeinflusst (Klöppel 2011; Klöppel et al. 2009).

Darum schlug in Weiterentwicklung der WHO-Klassifikation aus dem Jahr 2000 die European Neuroendocrine Tumour Society (ENETS) eine ENETS-TNM-Stadium-Klassifikation sowie ein ENETS-Grading (Anzahl von Mitosen pro 10 *high power fields* bzw. dem Ki67-Index; G1 = ≤ 2 % Ki67-Index; G2 = 3–20 %; G3 > 20 %) zur Risikostratifizierung und weiteren Therapieempfehlung vor (Rindi et al. 2006, 2007). Die American Joint Cancer Committee (AJCC) und die Union Internationale Contre le Cancer (UICC) publizierten parallel zur ENETS eine eigene TNM-Stadium-Klassifikation (Sobin et al. 2009) (▶Tab. 19-6).

Die TNM-Klassifikation der AJCC/UICC entspricht weitgehend der ENETS-Klassifikation und der ENETS-Stadieneinteilung. Ausnahmen sind der Tumorsitz in der Bauchspeicheldrüse und in der Appendix (Sobin et al. 2009; ▶Tab. 19-7). Die pathologische Klassifikation der Lymphknoten- (N) und Fernmetastasen (M) entspricht den üblichen Kriterien (▶Tab. 19-8).

Die jüngst erschienene WHO-Klassifikation 2010 basiert in einer Weiterentwick-

Tab. 19-6 T-Klassifikation nach ENETS 2006/2007 (Rindi et al. 2006, 2007) und AJCC/UICC 2009 (Sobin 2009) in Abhängigkeit vom Tumorsitz

pT	Magen	Duodenum, Ampulla, oberes Jejunum	Unteres Jejunum, Ileum	Kolon, Rektum
Tis	In-situ-Tumor/Dysplasie (<0,5 mm)			
T1	<1 cm, beschränkt auf die Mukosa oder Submukosa	<1 cm *und* beschränkt auf Mukosa oder Submukosa	<1 cm *und* beschränkt auf Mukosa und Submukosa	a: <1 cm; beschränkt auf Mukosa und Submukosa b: 1–2 cm; beschränkt auf Mukosa und Submukosa
T2	>1 cm, infiltriert die Muscularis propria oder Subserosa	>1 cm *oder* infiltriert die Muscularis propria	>1 cm *oder* infiltriert die Muscularis propria	>2 cm *oder* infiltriert die Muscularis propria
T3	Infiltriert die Serosa	Infiltriert Pankreas oder Retroperitoneum	Infiltriert die Subserosa	Infiltriert die Subserosa, das perikolische oder perirektale Fettgewebe
T4	Infiltriert angrenzende Strukturen/Organe	Infiltriert das Peritoneum oder andere Organe	Infiltriert das Peritoneum oder andere Organe	Infiltriert das Peritoneum oder benachbarte Strukturen/Organe

Tab. 19-7 T-Klassifikation nach ENETS 2006/2007 und AJCC/UICC 2009 bei Tumorsitz in Pankreas und Appendix (Kloppel et al. 2010)

	ENETS	AJCC/UICC	ENETS	AJCC/UICC
pT	Pankreas		Appendix	
T1	<2 cm, beschränkt auf das Pankreas	<2 cm, beschränkt auf das Pankreas	<1 cm, beschränkt auf Mukosa, Submukosa oder Muscularis propria	T1a ≤1 cm T1b >1–2 cm
T2	2–4 cm, beschränkt auf das Pankreas	>2 cm, beschränkt auf das Pankreas	>2 cm oder Tumor infiltriert minimal die Subserosa oder Mesoappendix (<3 mm)	2–4 cm oder Ausbreitung ins Zökum
T3	>4 cm und beschränkt auf das Pankreas oder Tumor infiltriert das Duodenum oder den Gallengang	Peripankreatische Ausbreitung ohne vaskuläre Invasion	>2 cm, Tumor infiltriert extensiv die Subserosa oder Mesoappendix (>3 mm)	>4 cm oder Invasion ins Ileum
T4	Infiltriert das Peritoneum oder andere Organe	Vaskuläre Invasion (Truncus coeliacus, A. mesenterica superior)	Infiltriert das Peritoneum oder benachbarte Organe	Invasion ins Peritoneum oder in Nachbarorgane

lung der Klassifikation von 2000 auf dem ENETS-Grading (Differenzierung) und der TNM-Klassifikation der AJCC/UICC (Rindi et al. 2010; ▶Tab. 19-9). Hierbei wird auch das Grading zur Risikostratifizierung in den Vordergrund gestellt (Rindi et al. 2010).

Die in der WHO-Klassifikation 2000 klinisch wenig einschätzbare Tumorgruppe mit „unklarem biologischen Verhalten" wird prognostisch klarer definiert. Die immunhistochemische Färbung mit Markern wie Ki67 und/oder MIB1 bestimmt den individuellen Proliferationsindex. Je nach Differenzierung werden NET G1, NET G2 und neuroendokrine Karzinome (NEC) G3 unterschieden (▶Tab. 19-9; Rindi et al. 2010).

Die Ergebnisse (G1, G2, G3) geben Hinweise auf die maligne Potenz des Tumors, erlauben eine Risikostratifizierungen und ermöglichen davon abgeleitet Empfehlungen zum weiteren therapeutischen Vorgehen (Kloppel et al. 2009). Gemäß neu erarbeiteter Richtlinien zur Klassifikation werden das Grading und das TNM-Stadium kombiniert (Rindi et al. 2010).

Tab. 19-8 NM-Klassifikation nach ENETS 2006/2007 und AJCC/UICC 2009 bei Tumorsitz an Pankreas und Appendix (Kloppel et al. 2010)

N	Regionale Lymphknoten
Nx	Lymphknoten nicht beurteilbar
N0	Keine regionalen Lymphknotenmetastasen
N1	Regionale Lymphknotenmetastasen
M	**Fernmetastasen**
M0	Keine Fernmetastasen
M1	Fernmetastasen

Tab. 19-9 Nomenklatur und Klassifikation der neuroendokrinen Neoplasie (NEN) des Verdauungstrakts (Rindi et al. 2010)

WHO 1980	WHO 2000	WHO 2010
I Karzinoid (carcinoid)	1. Hochdifferenzierter endokriner Tumor (well- differentiated endocrine tumour [WDET])	NET G1 (Karzinoid/carcinoid)
	2. Hochdifferenziertes endokrines Karzinom (well- differentiated endocrine carcinoma [WDEC])	NET G2
	3. Schlecht differenziertes endokrines Karzinom (poorly differentiated endocrine carcinoma/small cell carcinoma [PDEC])	NEC G3 (großzellige oder kleinzellige Variante/ large cell or small cell)
II Mukokarzinoid (mucocarcinoid) III Mischform Karzinoid/ Adenokarzinom (mixed forms carcinoid/adenocarcinoma)	4. Gemischt exokrines-endokrines Karzinom (mixed exocrine-endocrine carcinoma [MEEC])	4. Gemischt adenoneuroendokrines Karzinom (mixed adenoneuroendocrine carcinoma [MANEC])
IV Pseudotumor (pseudotumour lesions)	5. Tumorähnliche Läsion (tumour-like lesions [TLL])	5. Hyperplastische und präneoplatische Läsionen (hyperplastic and preneoplastic lesions)

NET = neuroendokriner Tumor; NEC = neuroendokrines Karzinom
G1: < 2 Mitosen pro 10 *high power fields* (HPF) und/oder Ki67-Index ≤ 2 %
G2: 2–20 Mitosen pro 10 HPF und/oder Ki67-Index 3–20 %
G3: > 20 Mitosen pro10 HPF und/oder Ki67-Index > 20 %

Die publizierten Stadieneinteilungen der ENETS und der WHO von 2010 sind in den ▶Tabellen 19-10 und 19-11 zusammengefasst. Inwieweit die praktikabler erscheinende ENETS-Klassifikation die prognostischen Unterschiede der einzelnen TNM-Stadien im Vergleich zur WHO-Stadieneinteilung von 2010 abbildet, ist noch nicht abschätzbar.

Erste vergleichende Analysen sind erschienen (Dolcetta-Capuzzo et al. 2013; Liszka et al. 2011; Rindi et al. 2012; Strosberg et al. 2012).

NEN und NEC können solitär, aber auch multizentrisch oder multifokal auftreten. Tumoren werden als multizentrisch bezeichnet, wenn die Distanz zwischen den einzelnen Läsionen mehr als 5 cm beträgt, und als multi-

Tab. 19-10   ENETS-Stadieneinteilung (Rindi et al. 2006, 2007)

Stadium		N	M	Magen	Duodenum, Ampulle, oberes Jejunum	Unteres Jejunum, Ileum	Pankreas	Appendix	Kolon, Rektum
0		N0	M0	Tis					
I	A	N0	M0	T1	T1	T1	T1	T1	T1a
	B								T1b
II	A	N0	M0	T2	T2	T2	T2	T2	T2
	B	N0	M0	T3	T3	T3	T3	T3	T3
III	A	N0	M0	T4	T4	T4	T4	T4	T4
	B	N1	M0	Jedes T	Jedes T	Jedes T	Jedes T	Jedes T	Jedes T
IV		Jedes N	M1	Jedes T	Jedes T	Jedes N	Jedes T	Jedes T	Jedes T

TX: Primärtumor kann histologisch nicht beurteilt werden
T0: kein histologischer Anhalt für Primärtumor
Tis: Carcinoma in situ/Dysplasie (< 0,5 mm) im Magen
Unabhängig von T: Zusatz (m) für multiple Tumoren
NX: regionäre Lymphknoten können nicht beurteilt werden

N0: histologisch keine Lymphknotenmetastasen
N1: histologisch Lymphknotenmetastasen
MX: Fernmetastasen nicht beurteilbar
M0: keine Fernmetastasen
M1: Fernmetastasen

Tab. 19-11   WHO-Stadieneinteilung 2010 (Bosman et al. 2010)

Stadium		N	M	Magen	Ampulle	Jejunum, Ileum	Pankreas	Appendix	Kolon, Rektum
0		N0	M0	Tis	Tis		Tis		
I	A	N0	M0	T1	T1	T1	T1	T1	T1
	B				T2		T2		
II	A	N0	M0	T2	T3	T2	T3	T2–3	T2
	B	N0	M0	T3		T3			T3
		N1	M0		T1–3		T1–3		
III	A	N0	M0	T4		T4		T4	T4
	B	Jedes N	M0		T4		T4		
		N1	M0	Jedes T		Jedes T		Jedes T	Jedes T
IV		Jedes N	M1	Jedes T	Jedes T	Jedes T	Jedes T	Jedes T	Jedes T

fokal, wenn die Distanz 5 cm oder kleiner ist. Allerdings existiert keine exakte radiologische Definition. Multifokal oder multizentrisch kommen NEN überwiegend im Dünndarm und Pankreas vor. Bei multifokalen oder multizentrischen Tumoren ist bei Auftreten im Pankreas immer eine hereditäre Determination (z. B. MEN 1) auszuschließen (Anlauf et al. 2007).

> Die WHO stellte 1980 die erste Klassifikation zusammen, die 2000 und 2010 modifiziert wurde. Zurzeit werden neuroendokrine Neoplasien nach ihrem Grading in neuroendokrine Tumoren (NET) G1 (KI-67-Proliferationsindex: ≤ 2 %), NET G2 (KI-67-Index: 3–20 %) und das neuroendokrine Karzinom (NEC G3; KI-67-Index: > 20 %) unterteilt. Diese Einteilung dient der Risikostratifizierung. Das TNM-Staging erfolgt nach den ENETS-Kriterien und entspricht mit Ausnahme der Tumoren des Pankreas und der Appendix der jüngst definierten TNM-Klassifikation der AJCC/UICC.

19.3.2 Inzidenz

Trotz scheinbarer Zunahme der (relativen) Häufigkeit gehört die NEN definitionsgemäß nach wie vor zu den seltenen Tumoren (*orphan disease*). Eine aktuelle prospektive Studie zur Inzidenz zeigte, dass jährlich in Mitteleuropa bei 2,39 pro 100.000 Einwohnern eine NEN im gastrointestinal Trakt neu diagnostiziert wird (Männer: 148 [52 %] ≙ 2,51 pro 100.000 Einwohner, Frauen: 137 [48 %] ≙ 2,39 pro 100.000 Einwohner im Studienjahr in Österreich; Niederle et al. 2010).

Die Inzidenz liegt bei Niederle et al. (2010) höher als in vergleichbaren Untersuchungen (Hauso et al. 2008; Hemminki u. Li 2001; Lepage et al. 2004), da die jüngst publizierte Studie auf strengen immunhistochemischen Kriterien basiert. Es wurden nur Chromogranin-A- und/oder Synaptophysin-positive Tumoren, die in einem Jahr an Pathologieinstituten beobachtet wurden, in der Inzidenzstudie berücksichtigt. Um Vergleiche mit der Literatur zu ermöglichen, wurde zur Inzidenzberechnung die „Weltstandardbevölkerung" herangezogen (▶ Tab. 19-12).

Entgegen der auf den aktuellen SEER-Daten aufbauenden angloamerikanischen Literatur zur Epidemiologie der gastrointestinalen NEN (Lawrence et al. 2011), die am häufigsten einen Sitz im Dünndarm und Rektum beschreibt, finden sich in der prospektiven Studie von Niederle et al. (2010) 65 (23 %) der 285 innerhalb des Untersuchungsjahrs diagnostizierten NEN im Magen, 59 (21 %) in der Appendix, 44 (15 %%) im Jejunum oder

Tab. 19-12 Literaturübersicht zur Inzidenz der NEN (nach Hauso et al. 2008; Hemminki u. Li 2001; Levi et al. 2000; Lepage et al. 2004; Niederle et al. 2010)

Autor/Jahr	Studienzeitraum	Land	M[a]	W[a]
Levi et al. 2000[b]	1986–1997	Schweiz (Vaud)	2,05	2,17
Hemminki et al. 2001[b]	1983–1998	Schweden	1,6	1,9
Lepage et al. 2004[b]	1976–1999	Frankreich	0,76	0,5
Niederle et al. 2010[b]	2004/2005	Österreich	2,51	2,36
Hauso et al. 2008[c]	1993–2004	Norwegen	1,99	
Hauso et al. 2008[c]	1993–2004	USA (Late SEER study)	2,30 (weiß), 4,40 (schwarz)	

[a] Altersstandardisierte Inzidenz pro 100.000 Einwohner und Jahr
[b] Auf Grundlage der Weltstandardbevölkerung
[c] US-Standardbevölkerung 2000
M = männlich; W = weiblich

19.3 Klassifikation und Inzidenz

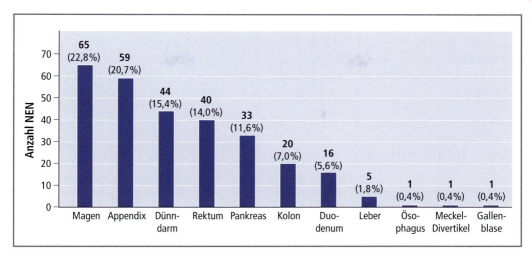

Abb. 19-1 Lokalisation neuroendokriner Neoplasien in einer prospektiven Studie (n=285) (mod. nach Niederle et al. 2010)

Ileum, 40 (15 %) im Rektum, 33 im Pankreas (12 %), 20 (7 %) im Kolon und 16 (6 %) im Duodenum (▶ Abb. 19-1).

> Die neuroendokrine Neoplasie ist eine seltene Erkrankung, 2,39 pro 100.000 Einwohner pro Jahr erkranken an diesem Tumor. Die meisten Läsionen haben ihren Sitz im Magen (23 %), gefolgt von Appendix (21 %), Jejunum oder Ileum (15 %), Rektum (15 %), Pankreas (12 %), Kolon (7 %) oder Duodenum (6 %). Diese Beobachtungen unterscheiden sich deutlich von angloamerikanischen Untersuchungen.

19.3.3 Differenzierung (Grading) – Proliferation und TNM-Stadien nach ENETS

Laut Definition (▶ Tab. 19-9, Fußnote) werden basierend auf ihrem Proliferationsverhalten 59,7 % der NET als G1, 31,2 % als G2 und 9,1 % als G3 klassifiziert. Wie in ▶ Tabelle 19-13 zusammengefasst sind zumindest 34,9 % der NEN zum Zeitpunkt der Erstdiagnose bereits metastasiert. So bestehen laut Niederle et al. (2010) bei 20 der 181 untersuchten Patienten Lymphknotenmetas-

Tab. 19-13 Prospektive Studie zur neuroendokrinen Neoplasie: lokalisierte, regionalisierte oder fernmetastasierte Erkrankung (n=181 Patienten; Niederle et al. 2010)

Stadium		Erkrankung	n	Vorgehen	n
I		Lokalisiert (jedes T N0 M0)	118 (65,2 %)	Eingeschränkt radikal	117 (64,6 %)
II	A				
	B				
III	A			Onkologisch radikal	35 (19,3 %)
	B	Regionalisiert (jedes T N1 M0)	20 (11,1 %)		
IV		Fernmetastasiert (jedes T jedes N M1)	43 (23,8 %)	Eingeschränkt radikal – palliativ	43 (23,8 %)

tasen ohne Fernmetastasen (= regionalisierte Erkrankung; 11,1 %), bei 43 (23,8 %) sind Fernmetastasen mit oder ohne Lymphknotenmetastasen (= fernmetastasierte Erkrankung) vorhanden.

19.4 Tumormarker

Neben den Peptidhormonen und biogenen Aminen sezernieren die sekretorischen Vesikel neuroendokriner und endokriner Zellen Granine (Chromogranine, Sekretogranine). **Chromogranin A (Cg A)** ist ein saures Glykoprotein und ein Präkursor für verschiedene funktionelle Peptide. Cg A gilt als Tumormarker für funktionelle und nicht funktionelle neuroendokrine Tumoren und korreliert mit der Tumormasse (Sensitivität 99 %). Falschpositive Werte finden sich bei Einnahme von Protonenpumpeninhibitoren (PPI) oder H_2-Rezeptor-Antagonisten, bei Helicobacter-pylori-Infektion oder bei Achlorhydrie/atropher chronischer Gastritis (Lawrence et al. 2011; Oberg 2011).

Eine NEN bei Sitz im Dünndarm oder der Appendix kann Serotonin produzieren und sezernieren. Bei Verdacht auf NEN im Dünndarm oder im Rahmen von Verlaufskontrollen wird die **5-Hydroxy-Indol-Essigsäure (5-HIES)** im angesäuerten 24-h-Sammelharn bestimmt. 5-HIES ist das Abbauprodukt von Serotonin und kann bei Vorliegen eines NEN vermehrt mit dem Harn ausgeschieden werden. Manche Nahrungsmittel (Bananen, Tomaten, Hawaii-Ananas, Stachelbeeren, Ringlotten/Mirabellen, Melonen, Avocados, Kiwis, Ribisel/Johannisbeeren, Auberginen/Melanzani, Zwetschgen/Pflaumen, Walnüsse) und Medikamente (paracetamolhaltige wie Mexalen, Dolomo, Thomapyrin, Adolorin, Tylenol, Norgesic usw. oder salicylsäurehaltige wie Aspro, Aspirin, Thrombo ASS usw. oder Guaifenesin [in vielen Hustenmitteln]) können die Bestimmung verfälschen. Es ist streng darauf zu achten, dass 2 Tage vor und während des Harnsammelns diese Nahrungsmittel und Medikamente nicht zugeführt werden (Oberg 2011; Tellez et al. 2013).

> Ein allgemeiner Tumormarker ist das Chromogranin A. Tumoren im Jejunum/Ileum oder der Appendix können Serotoninabbauprodukte (5-HIES) sezernieren. Somit ist nur bei Verdacht auf eine neuroendokrine Neoplasie in diesen Lokalisationen die Bestimmung von 5-HIES sinnvoll. Obwohl in der Mehrzahl hormoninaktiv, können NEN des Pankreas die klassischen Hormone Insulin, Gastrin, Glukagon, VIP (vasoaktives intestinales Peptid) oder Somatostatin produzieren. Dies führt zu den klassischen Krankheitsbildern. Das sezernierte Hormon ist der individuelle Tumormarker.

19.5 Klinik und Diagnostik

Die NEN ist ein „Chamäleon" unter den bösartigen Neubildungen. Nicht selten fehlen Symptome, und die Tumoren sind ein Zufallsbefund. Uncharakteristische Beschwerden prägen den meist nicht immer vorhersehbaren klinischen Verlauf. NEN sind somit eine diagnostische und therapeutische Herausforderung (▶Tab. 19-14). Sie müssen aber frühzeitig in differenzialdiagnostische Überlegungen mit einbezogen werden (Niederle u. Niederle 2011a).

NEN haben per se die Fähigkeit zur multiplen Hormonproduktion. Unabhängig von ihrem klinischen Verhalten werden Tumoren, die ein oder mehrere der bekannten gastrointestinalen Hormone produzieren (immunhistochemisch dokumentierbar), aber nicht in die Blutbahn sezernieren, als hormoninaktive NEN bezeichnet. Tumoren, welche die

Tab. 19-14 „Führendes" klinisches Symptom bei neuroendokriner Neoplasie gemäß einer prospektiven Studie (Angaben von 241 [87,0 %] der 277 erfassten Patienten; bei den übrigen Patienten war NEN ein Zufallsbefund) (Niederle u. Niederle 2011a)

Symptom	Magen	Duodenum, Ampulle	Pankreas	Jejunum, Ileum	Appendix	Kolon	Rektum	∑
Bauchschmerzen	14	5	7	11	27	3	4	71 (29,5 %)
Durchfall	2	2	3	7	5	2		21 (8,7 %)
Gewichtsverlust	6		3	5		3	1	18 (7,5 %)
Meläna	5	2	2	1	1		2	13 (5,4 %)
(Sub-) Ileus				6	1	2		9 (3,7 %)
Flush	1	2	1	3	1	1		9 (3,7 %)
Neurologisch, psychiatrisch			5					5 (2,1 %)

produzierten Hormone auch in die Blutbahn freisetzen und somit die bekannten, klassischen endokrinen Symptome auslösen können, werden als hormonaktive NEN bezeichnet. Hormonaktive NEN sind vorwiegend im Pankreas und im Dünndarm lokalisiert. NEN in anderer Lokalisation sind in der Mehrzahl hormoninaktiv (Ploeckinger et al. 2009).

NEN können allein (sporadisch) oder mit anderen endokrinen Tumoren (synchron, metachron) im Rahmen der (familiären) multiplen endokrinen Neoplasie 1 auftreten (MEN 1 = Wermer-Syndrom: primärer Hyperparathyreoidismus, neuroendokriner Pankreastumor, Hypophysenvorderlappentumor, fallweise vergesellschaftet mit Nebennierentumoren). Erster laborchemischer Hinweis auf eine MEN 1 ist eine Hyperkalzämie (vgl. Kap. 19.6.6, Abschnitt MEN 1; Gibril et al. 2004).

Die Mehrzahl der neuroendokrinen Neoplasien ist hormoninaktiv. Die klinischen Symptome sind untypisch. Dies erklärt die oft verzögerte Diagnose und den nicht seltenen Zufallsbefund.

▶Abbildung 19-2 zeigt einen Diagnosealgorithmus nach histologischer/immunhistochemischer Sicherung der Tumorentität. Das konsequente Einhalten dieses Algorithmus ist Voraussetzung für eine sorgfältige Diagnose. Die konsequente Anwendung der Endosonographie ermöglicht bei Sitz des Tumors im oberen und unteren Gastrointestinaltrakt sowie in der Bauchspeicheldrüse ein aussagekräftiges lokales Staging, die Biopsie ein Grading des Tumors (De Angelis et al. 2011; Larghi et al. 2012; Park et al. 2011). Das Grading entscheidet die Wahl des weiteren funktionellen Bildgebungsverfahrens (Sundin 2012; Virgolini et al. 2010).

Zur Diagnostik von Lymphknoten- und Fernmetastasen (meist in der Leber) kommen bei NET G1/G2 oder NEC G3 bzw. unabhängig von der Differenzierung bei T2- bis T4-Tumoren herkömmliche Schnittbildverfahren (CT, MRT) zur Anwendung. Schnittbildverfahren (CT) werden aber auch je nach Grading des Tumors mit einer funktionellen Untersuchung im Rahmen der PET-CT kombiniert.

Die Kombination zweier unterschiedlicher bildgebender Verfahren ermöglicht auch die Lokalisation selbst von kleinen Tumoren

(≤ 10 mm). Bevorzugt wird bei hochdifferenzierten NET G1 und NET G2 die Somatostatin-Rezeptor-Szintigraphie mit einer PET-CT als Gallium-DOTATOC/DOTANOC-PET-CT angewendet. Bei NEC G3 wird, wie bei anderen malignen Tumoren, die F-18-deoxyglukose-(FDG-)PET-CT angewandt (Oh et al. 2011; Teunissen et al. 2011).

Zur genaueren Beurteilung der Lebermetastasierung dient eine zusätzliche MRT-Untersuchung (Schreiter et al. 2012). Die gemeinsame Interpretation aller Befunde (Biochemie, Endosonographie, Schnittbildverfahren [CT, MRT], Nuklearmedizin) ermöglicht das individuelle Festlegen des weiteren therapeutischen Vorgehens.

Biopsie erste histologische/immunhistochemische Aufarbeitung	
• HE-Färbung • Immunhistochemie (Chromogranin A/Synaptophysin)	
Diagnose **Neuroendokrine Neoplasie**	
nachfordern/bestimmen (falls noch nicht erfolgt)	
Histologie: • Grading	Biochemie/Labor: • Chromogranin A • Gastrin (Magen, Duodenum, Pankreas) • Insulin, VIP etc. (Pankreas je nach Klinik) • 5-HIES im 24-h-Sammelharn (Dünndarm)
Klinisches Staging	
Schritt 1: Endoskopie Tumor (T), regionale Lymphknoten (N)	
Kontrollendoskopie	Endosonographie
Magen, Duodenum, Kolon, Rektum: • genaue Lokalisation • Größe • Zahl	Magen, Duodenum, Kolon, Rektum: • Infiltrationstiefe • Lymphknotenveränderung Pankreas: • genaue Lokalisation • Zahl • Größe
Schritt 2: funktionelle Bildgebung bei Tumor ≥ 10 mm; alle Lokalisationen regionale/entfernte Lymphknoten (N), Fernmetastasen (M)	
bei G1/G2: • Somatostatinrezeptor-PET-CT	bei G3: • FDG-PET-CT

Abb. 19-2 Diagnosealgorithmus

Gemäß einem konsequent angewandten Diagnosealgorithmus folgt nach immunhistochemischer Sicherung der Tumorentität und nach dem Grading zur Risikostratifizierung die laborchemische Abklärung. Endoskopie und Endosonographie ermöglichen ein Staging des Primärtumors (T) und der regionalen Lymphknoten (N). Die funktionelle Bildgebung mit PET-CT bei Tumoren ≥ 10 mm hilft bei der Beurteilung entfernter Lymphknotenstationen (N) bzw. zum Ausschluss oder Nachweis von Fernmetastasen (M).

19.6 Therapie

Mangels prospektiver, randomisierter Therapiestudien – die wegen des seltenen Auftretens dieser Tumoren auch in Zukunft kaum möglich sein werden – gibt es keine einheitlichen Behandlungskonzepte. Alle Therapieempfehlungen haben den Evidenzlevel 4 oder Empfehlungsgrad C und wurden in den Konsensusleitlinien verschiedener interdisziplinärer Arbeitsgruppen und Gesellschaften zusammengefasst. Die Wahl des Therapieverfahrens erfolgt individuell für jede morphologische und klinische Situation (Caplin et al. 2012; Delle Fave et al. 2012; Falconi et al. 2012; Jensen et al. 2012; Kulke et al. 2012; Oberg et al. 2012; Pape et al. 2012; Pavel et al. 2012; Ramage et al. 2012).

19.6.1 Therapieempfehlungen nach Stadium

Das Tumor-Grading erlaubt Hinweise auf die maligne Potenz des Tumors und ermöglicht eine Risikostratifizierung. Davon werden Empfehlungen zum weiteren therapeutischen Vorgehen abgeleitet (Kloppel et al. 2009; ▶Tab. 19-15).

NEC G3 Knapp 10 % der NEN werden definitionsgemäß als NEC (Ki67-Index über 20 %) klassifiziert. Nahezu alle Patienten mit NEC zeigen zum Zeitpunkt der Erstdiagnose bereits eine ausgedehnte Fernmetastasierung

Tab. 19-15 Therapie in Abhängigkeit vom Tumorstadium und -Grading (mod. nach Kloppel et al. 2009)

	Neuroendokriner Tumor (NET)				Neuroendokrines Karzinom (NEC)			
TNM-Stadium	I	II	III	IV	I	II	III	IV
	pT1 N0 M0	pT2/T3 N0 M0	pT4 N0 M0 pT1–3 N1 M0	pT1–4 N0/1 M1	pT1 N0 M0	pT2/T3 N0 M0	pT4 N0 M0 pT1–3 N1 M0	pT1–4 N0/1 M1
G1	Endoskopische Abtragung (Chirurgie)	Mukosektomie (Chirurgie)	Chirurgie	Chirurgie AT				
G2		(Mukosektomie) Submuköse Dissektion Chirurgie	Chirurgie AT	Chirurgie AT				
G3							Chirurgie AT	Chemotherapie

AT = Zusatztherapie inklusive Biotherapie, Peptid-Rezeptor-Radionuklid-Therapie und *targeted therapy*

Tab. 19-16 Eingeschränkt radikale Verfahren mit kurativer (Stadium I und II) und palliativer (Stadium IV) Zielsetzung (= lokal radikale Verfahren ohne Lymphadenektomie)

Vorgehen (endoskopisch/chiurgisch)	NEN-Lokalisation
Polypektomie	Magen (Typ 1, 2)
	Duodenum
	Rektum
Mukosaresektion Submukosadissektion	Magen (Typ 1, 2 [3])
	Duodenum
	Rektum
Appendektomie	Appendix
Enukleation	Pankreasinsulinom

(Niederle et al. 2010). NEC haben eine sehr schlechte Prognose. Die Therapie der Wahl ist die Durchführung einer konventionellen Chemotherapie (platinbasiert). Nur im Einzelfall nach besonders kritischem Abwägen von Überlebensvorteil und Risiko kann sich die Indikation zur chirurgischen Entfernung des Primärtumors ergeben (Sorbye et al. 2013).

> Bei NEC besteht sehr selten die Indikation zur (palliativen) Resektion. Eine umgehende platinbasierte Chemotherapie steht im Vordergrund.

NET G1, NET G2 Wie in ▶Tabelle 19-13 dargestellt zeigt die Verteilung prospektiv diagnostizierter NEN nach deren klinischen Stadien: 118 (65,2 %) der 181 im Detail dokumentierten Tumoren wurden unabhängig von der Lokalisation im Stadium I und II bzw. IIIA (=lokalisierte Erkrankung; pT1–3 N0 M0), 20 (11,1 %) im Stadium IIIB (= regionalisierte Erkrankung; jedes T N1 M0) und 43 (23,8 %) im Stadium IV (pT1–4 N0–1 M1) diagnostiziert (Niederle et al. 2010; Niederle u. Niederle 2011a).

> Sofern mit akzeptabler Morbidität möglich, steht im Vordergrund der Therapie des NET G1 und G2 die vollständige chirurgische Entfernung des Primärtumors mit (diagnostischer und/oder therapeutischer) Lymphadenektomie bzw. der Entfernung von Fernmetastasen.

NET G1/2 – Stadium I und II Obwohl bei jedem NET ein malignes Potenzial gegeben ist, werden unter definierten Gegebenheiten (Stadium I und II) eingeschränkt radikale Verfahren (= lokal radikales Verfahren ohne Lymphadenektomie) akzeptiert (▶Tab. 19-16).

NET G1/G2 – Stadium IIIA Bei NET im Stadium IIIA (pT4 N0) und IIIB (pT1–4 N1 M0) kommen radikale, onkologische (Standard-)Resektionen zur Anwendung (▶Tab. 19-17).

NET G1/G2 – Stadium IV Palliative Resektionen (Tumordebulking) von NET im Stadium IV (pT1–4 N0/1 M1) können bei gastrointestinaler Blutung durch den Tumor, Subileus/Ileus, komplette oder partielle Kompression durch eine ausgeprägte fibroblastische Reaktion durch den Tumor oder Lymphknotenmetastasen bzw. zur besseren Kontrolle einer Hormonüberproduktion bei ausgedehnter

Tab. 19-17 Radikale (onkologische) Standardverfahren mit kurativer Zielsetzung (Stadium III)

Vorgehen mit Lymphknotendissektion (chirurgisch)	NEN-Lokalisation
Resektion	Magen
	Jejunum, Ileum
	Kolon, Rektum
Schwanz-/Linksresektion	Pankreas
Zentrale Resektion	
Kopfresektion	
Totale Entfernung	

Fernmetastasierung indiziert sein (Capurso et al. 2011, 2012; ▶Tab. 19-16).

Capurso et al. (2012) publizierten eine Literaturanalyse zum Wert palliativer Resektionen bei NEN des Pankreas und des Jejunums/Ileums. Dabei zeigte sich bei vorsichtiger Interpretation in den 3 zur Analyse verwendeten Publikation ein möglicher Benefit in Form eines längeren 5-Jahres-Überlebens nach palliativen Pankreasresektionen (*active treatment*) im Vergleich mit Patienten ohne Resektion (*non-active treatment*) ohne signifikant höhere Komplikationsraten (Capurso et al. 2011).

In einer weiteren Analyse wurden 6 Publikationen mit palliativ resezierten und nicht resezierten NEN im Jejunum/Ileum ausgewertet. Patienten mit entferntem Primärtumor zeigten ein deutlich längeres medianes Überleben (75–139 Monate) gegenüber Patienten mit nicht entferntem Primärtumor (50–88 Monate). Die operationsbedingten Komplikationen waren gering (Capurso et al. 2012).

> Die Lokalisation der NEN, die Funktion, vor allem aber Grading (G), Tumorgröße und Invasionstiefe (T) beeinflussen die Wahl des therapeutischen Vorgehens. Tumoren ≤ 10 mm bei Sitz im Magen, Duodenum, Rektum und Kolon sind fast immer NET G1, fast immer beschränkt auf Mukosa und Submukosa und somit einer endoskopischen Resektion zugänglich. Größere Tumoren werden nach klassischen chirurgisch-onkologischen Richtlinien behandelt.

19.6.2 NEN des Magens

Die NEN des Magens ist mit 23 % der häufigste gastrointestinale neuroendokrine Tumor. Sie ist überwiegend funktionell inaktiv (Niederle et al. 2010). Neben Differenzierung (Grading) und dem Lokalbefund (T-Klassifikation) ist der pathophysiologische Hintergrund (Typisierung) prognostisch bedeutsam und beeinflusst zusätzlich das therapeutische Vorgehen. Dabei ist die Unterscheidung der 4 Typen mit unterschiedlichem pathophysiologischen Hintergrund wichtig:

- Typ 1: ECLome (ECL = *enterochromaffin-like cells*) entstehen durch Hypergastrinämie infolge Achlorhydrie bei chronisch atropher Gastritis A (= Autoimmungastritis).
- Typ 2: entsteht durch Hypergastrinämie bei Zollinger-Ellison-Syndrom und MEN 1
- Typ 3: sporadisch auftretender neuroendokriner Magentumor
- Typ 4: endokrin-exokriner Mischtumor

Ein modifizierter Diagnosealgorithmus (siehe im Detail Niederle u. Niederle 2011b) berücksichtigt die Unterscheidung der 3 pathophysiologischen Typen der NEN des Magens.

Bei der Entstehung der Typen 1 und 2 im Magen ist die trophische Wirkung des Gastrins auf die ECL-Zellen mit beteiligt. Sie kann selten über die Sequenz Hyperplasie – Dysplasie – Neoplasie zur malignen Transformation führen. Die Tumoren sind im Fundus und Korpus lokalisiert und entsprechen praktisch immer einem NEN G1.

NEN G1 vom Typ 1/2 mit einem Durchmesser ≤ 1 cm (pT1) bzw. bei alleiniger Infiltration von Lamina propria oder Submukosa können beobachtet oder endoskopisch abgetragen werden, da sie praktisch nie Lymphknoten- oder Fernmetastasen setzen (Niederle u. Niederle 2011b). Bei NEN G1 vom Typ 1/2 größer als 1 cm (pT2) sind bei Fehlen einer Infiltration der Muscularis propria eine endoskopische Mukosaresektion, die submuköse Mukosadissektion bzw. eine Vollwandexzision Therapien der Wahl. Bei Nachweis einer Infiltration tieferer Magenwandschichten (pT3) oder bei positiven Resektionsrändern nach endoskopischer Abtragung wird eine lokale

Exzision bzw. die Resektion empfohlen (Niederle u. Niederle 2011b; Saund et al. 2011).

NEN vom Typ 1/2 können auch multipel auftreten und verlaufen praktisch nie progredient. Eine totale Gastrektomie ist bei diesen Patienten nicht indiziert. Nach Ausschaltung des Gastrinstimulus durch Antrektomie kommt es praktisch immer zum Abheilen der Läsionen (Dakin et al. 2006; Ozao-Choy et al. 2010). NEN vom Typ 3 (Lokalisation meist im Magenantrum) und 4 (keine bevorzugte Lokalisation) sind wie Magenkarzinome zu behandeln.

In einer eigenen Zusammenstellung wurden 16 Typ-1- und 11 Typ-3-Tumoren analysiert. Das nach Kaplan-Meier geschätzte 5-Jahres-Überleben betrug bei Typ-1-Tumoren 100 %, bei Typ-3-Tumoren 54 ± 15 %. In dieser Analyse blieb das Grading unberücksichtigt (Schindl et al. 2001).

19.6.3 NEN des Rektums

Nach bioptischer Sicherung sind für die Wahl der Therapie tumorbiologische Faktoren wie Tumorgröße, lokale Infiltration der Darmwand und pathohistologische Merkmale gemeinsam zu beachten. Kleine, bis 2 cm große NET ohne Infiltration der Muscularis propria (pT1a und b) und hochdifferenzierte Tumoren (G1) zeigen keine Metastasierungsneigung. Sie können endoskopisch (bei Vorliegen als gestielter Polyp) oder durch transanale Exzision (bei breiter Basis zur eindeutigen T-Klassifikation und Reduktion der Gefahr eines Lokalrezidivs) entfernt werden.

Bei kleinen Tumoren mit Fernmetastasen (sehr selten!) wird ein palliatives Vorgehen mit endoskopischer Polypektomie oder transanaler Exzision akzeptiert, da palliative Resektionen keine Prognoseverbesserung bringen. Tumoren größer als 2 cm, solche mit Invasion in die Muscularis propria (pT2) bzw. hochdifferenzierte NET G2 sind bei Fehlen von Fernmetastasen einer (sphinktererhaltenden) Rektumresektion zuzuführen. Dabei wird eine Lymphadenektomie mit Resektion des perirektalen Gewebes wie bei Vorliegen eines Rektumkarzinoms durchgeführt.

Lokal radikale Resektionen bringen bei Vorliegen von Fernmetastasen keine Verbesserung der Prognose. Sie sind unter palliativen Gesichtspunkten im Einzelfall (z. B. bei NEC G3) zur Vermeidung lokaler Komplikationen wie Blutung oder Darmverschluss indiziert (Schindl et al. 1998).

19.6.4 NEN des Kolons

Tumoren unter 1 cm (pT1) bzw. zwischen 1 und 2 cm ohne lokale Invasion (pT2) sind selten. Diese Tumoren können endoskopisch abgetragen werden. Die Mehrheit ist größer als 2 cm, zeigt ein invasives Wachstum (pT3/T4) und zum Zeitpunkt der Erstdiagnose bereits Lymphknoten- (30 %) und/oder Fernmetastasen (40 %). Ein operatives Vorgehen wie beim Adenokarzinom mit adäquater Lymphadenektomie ist die Methode der Wahl. Zur Vermeidung lokaler Komplikationen sind auch palliative chirurgische Maßnahmen indiziert (Al Natour et al. 2012).

19.6.5 NEN des Dünndarms

Klinisch uncharakteristisch verlaufen zumindest 50 % der NET des Dünndarms (Jejunum und Ileum). Bei bis zu 17 % der Patienten führte das klassische Karzinoidsyndrom (Flush, Diarrhö, Asthma) als Ausdruck eines hormonproduzierenden Tumors (Serotonin!) mit ausgedehnten Lymphknoten- und/oder Fernmetastasen zur Diagnose (Niederle u. Niederle 2011a; Schindl et al. 2002).

Zum Zeitpunkt der Erstdiagnose haben 48–69 % multiple Lebermetastasen in beiden Leberlappen (▶ Tab. 19-18). Patienten mit solitärer Lebermetastasierung sind selten (um

Tab. 19-18 NEN in Jejunum/Ileum (Schindl et al. 2002)

Tumor	Patienten	Lymphknotenmetastasen		Fernmetastasen
		N1 (n/n)	Davon M0	M1 (n/n)
≤ 10 mm[a]	10 (20 %)	5/5 (50 %)	2	5/10 (50 %)
11–20 mm	20 (40 %)	15/19 (79 %)	4	13/20 (65 %)
> 20 mm	20 (40 %)	17/18 (94 %)	3	15/20 (75 %)
T1–2[b]	7 (13 %)	3/6 (50 %)	–	4/7 (57 %)
T3–4	47 (87 %)	39/44 (89 %)	7	33/47 (70 %)
N0 M0	8 (15 %)	–		–
N1	42 (79 %)	42/42 (100 %)	9	33/42 (79 %)
M1	40 (69 %)	–		40/40 (100 %)
Jejunum	14 (24 %)	11/14 (79 %)	4	8/14 (57 %)
Ileum	44 (76 %)	32/40 (80 %)	5	32/44 (73 %)
Solitär	42 (72 %)	30/38 (79 %)	7	27/42 (64 %)
Multipel	16 (28 %)	13/16 (81 %)	2	13/16 (81 %)

[a] Bei 8 Patienten wurde der Tumordurchmesser nicht dokumentiert.
[b] Bei 4 Patienten wurde die Tumorinfiltration nicht dokumentiert.

10 %). Patienten mit Lebermetastasen zum Diagnosezeitpunkt haben eine signifikant schlechtere Prognose im Vergleich zu Patienten ohne Fernmetastasen (Niederle u. Niederle 2011a; Schindl et al. 2002).

Bei 16 der 58 Patienten (28 %) fanden sich **multiple neuroendokrine Dünndarmtumoren** (Schindl et al. 2002; ▶ Tab. 19-18). In der Literatur sind bei bis zu 29 % der Patienten multiple Tumoren dokumentiert. Im Gegensatz zur Literatur zeigte sich im eigenen Krankengut kein statistisch belegbarer Zusammenhang zwischen Primärtumorgröße und Fernmetastasierungshäufigkeit, allerdings eine deutliche Beeinflussung der Metastasierungshäufigkeit durch multiple Tumoren (▶ Tab. 19-18).

NEN des Dünndarms entsprechen überwiegend NET G1 (36,4 %) und NET G2 (63,6 %) und sollten einer eingeschränkt radikalen Resektion trotz M1 zugeführt werden. In der prospektiven Untersuchung von Niederle und Niederle (2011a) fand sich kein NEC G3.

Nach sorgfältiger, bidigitaler Palpation des gesamten Dünndarms zum Ausschluss multipler Tumoren, erfolgt immer, unabhängig von der Größe, eine Dünndarmsegmentresektion bei Sitz im Jejunum oder oberen Ileum bzw. eine Ileozökalresektion bei Sitz im terminalen Ileum mit radikaler Lymphadenektomie entlang der V. und A. mesenterica superior bis zum Pankreasunterrand.

Auch bei einem weit fortgeschrittenen Primärtumor (mit/ohne Lymphknotenmetastasen) ist der Versuch einer Radikaloperation sinnvoll, um das Risiko für lokale Komplikationen (Ileus/Angina abdominalis, Darmischämie durch Lymphknotenkompression oder fibroblastische Stromareaktion) zu minimieren. Vor jeder adjuvanten Therapie ist eine möglichst radikale Entfernung des Primärtumors und seiner Lymphknotenmetastasen anzustreben.

Das nach Kaplan-Meier geschätzte kumulative Überleben der eigenen Patienten beträgt unabhängig von T und N nach 10 Jahren 38 ± 9 %, bei Vorliegen von Lebermetastasen zum Diagnosezeitpunkt 22 ± 10 %. Das geschätzte kumulative Überleben nach lokal radikaler Operation bei M1 (36 Patienten) beträgt nach 5 Jahren 69 ± 11 %, nach 10 Jahren 23 ± 11 %. Im Gegensatz dazu beträgt das 5- bzw. 10-Jahres-Überleben nach lokal palliativer Chirurgie bei M1 60 ± 14 % bzw. 0 % (Schindl et al. 2002).

Um eine „Karzinoidkrise" (lebensbedrohliche Hypotonie, Bronchospasmus) zu vermeiden, müssen Patienten mit bekanntem hormonsezernierendem Tumor vor einer Operation oder Embolisierung ausreichend mit Somatostatinanaloga vorbehandelt werden.

Patienten mit metastasierten NEN des Dünndarms und Serotoninproduktion werden routinemäßig mit Somatostatinanaloga zur Besserung der klinischen Symptome (Durchfälle, Flush) behandelt. Somatosatinanaloga begünstigen die Bildung von Gallensteinen. Eine liberale Indikation zur (prophylaktischen) **Cholezystektomie** wird empfohlen (Norlen et al. 2010).

> Lange Zeit war die (Begleit-) Cholezystektomie vor allem beim hormonaktiven Jejunum- oder Ileumtumor Standard. Klare Vorteile haben sich nicht gezeigt.

Bei 12–36 % der Patienten mit gastrointestinaler NEN werden synchron oder metachron **Zweittumoren** (meist Adenokarzinome im Gastrointestinaltrakt) beobachtet (Niederle u. Niederle 2011a).

> Es sollte immer eine sorgfältige Diagnostik bezüglich eines Zweittumors erfolgen. Eine regelmäßige onkologische Nachsorge hinsichtlich anderer Neoplasien ist dringend zu empfehlen.

19.6.6 NEN des Pankreas

Bei Verdacht auf endokrine aktive NEN des Pankreas (pNEN) beweisen spezielle Hormonuntersuchungen und Funktionstests (z. B. Insulinom: Hungerversuch; Gastrinom: Sekretintest) die Hormonüberproduktion. Vipome und Glukagonome zeigen eine charakteristische Klinik mit erhöhter basaler Hormonproduktion des entsprechenden Peptidhormons (▶ Tab. 19-19).

Die Endosonographie hilft bei der **Lokalisation** kleiner Tumoren (z. B. Insulinome < 1 cm), ermöglicht Angaben zur genauen Größe und Infiltration größerer Tumoren und gibt Hinweise auf eine mögliche regionale Lymphknotenmetastasierung. Die transgastrische, ultraschallgezielte Punktion erlaubt ein „Tumorgrading" und ist unentbehrlich für die Risikostratifizierung (Kap. 19.5, ▶ Abb. 19-2).

Die Resektion **hormoninaktiver NEN** erfolgt je nach Lokalisation wie bei malignen, exokrinen Pankreastumoren (Pankreaslinksresektion mit/ohne Splenektomie; partielle Duodenopankreatektomie mit/ohne Pyloruserhalt). Bei NET G2 bzw. Tumoren größer als 2 cm ist immer eine systematische Lymphadenektomie notwendig. Bei radikaler Entfernung ist die Prognose deutlich besser als bei herkömmlichen Pankreaskarzinomen, aber schlechter als bei malignen, endokrin aktiven Läsionen.

Die selektive, chirurgische Entfernung des hormonproduzierenden Tumors mit möglichst geringer Morbidität ist die einzig sinnvolle kurative Therapie **hormonaktiver neuroendokriner Pankreastumoren**. Grundlage für die erfolgreiche Behandlung ist der eindeutige biochemische Beweis der klinisch vermuteten endokrinen Überfunktion.

Das **Insulinom** (organischer Hyperinsulinismus) ist ein in 90 % benigner NET G1. Der überwiegend um 1 cm große solitäre Tumor liegt nahezu immer im Pankreas, kann aber in

Tab. 19-19 Hormonaktive und -inaktive NEN des Pankreas (Halfdanarson et al. 2008)

Tumor	Inzidenz[a]	Anteil an allen pNEN [%]	Alter [Jahre]	Maligne[b] [%]	Lokalisiert im Pankreas [%]	Assoziiert mit MEN 1 [%]
Insulinom	0,7–4,0	30–45	30–60	5–10	>95	4–8
Gastrinom	0,5–4,0	16–30	20–70	40–90	25–70	12–22
Vipom	0,1–0,6	<10	20–80	>50	75–90	6–11
Glukagonom	0.1	<10	40–60	>50	>95	5–13
Somatostatinom	<0.1	<5	30–80	>60	40–70	2–7
Andere Hormone[c]	Selten	<1	–	–	–	Unbekannt
Inaktiv[d] (klinisch stumm)	1	25–100[e]	50–60	>50	100	0–21

[a] Pro 1 Mio. und Jahr
[b] Malignität basiert auf lokaler Invasion und Metastasen
[c] Für weitere Analysen inkomplette Daten
[d] Beinhaltet auch Tumoren mit Produktion von pankreatischem Polypeptid (PP)
[e] Hoher Prozentsatz aufgrund von Autopsiestudien

pNEN = neuroendokrine Neoplasie des Pankreas

allen Pankreasabschnitten vorkommen. Etwa 10 % der Tumoren treten im Rahmen der MEN 1 auf. Die intraoperative Sonographie hilft bei der Festlegung der Operationstaktik.

Das **Gastrinom** (Zollinger-Ellison-Syndrom) tritt in 75 % sporadisch und in 25 % im Rahmen der MEN 1 auf. Eine Familienuntersuchung ist bei allen Patienten mit MEN notwendig. Die Mehrzahl der Gastrinome ist im Pankreaskopf oder Duodenum lokalisiert (*gastrinoma triangle*) und im Allgemeinen zwischen 1 und 3 cm groß. Zum Zeitpunkt der Erstdiagnose zeigen Gastrinome bei Sitz im Pankreas oft bereits Lebermetastasen. Mindestens 40 % sind primär in der Duodenalwand zu finden und meist kleiner als 1 cm. Bei Patienten mit MEN 1 findet man multiple kleine Tumoren. Sie können leicht übersehen werden. Aufgrund ihres malignen Potenzials zeigen sie bereits früh Lymphknotenmetastasen.

Die **Operationstaktik** bei Insulinomen und Gastrinomen umfasst die Pankreasfreilegung, die bidigitale Exploration (bei exakter präoperativer Lokalisation kann darauf verzichtet werden und eine „begrenzte" Freilegung erfolgen) mit Enukleation des NET bzw. eine Pankreasresektion. Bei Gastrinomen ist immer eine offene Duodenalexploration zum Ausschluss duodenaler Gastrinome und eine Lymphadenektomie notwendig. Im Einzelfall ist beim Insulinom eine endoskopische Freilegung mit endoskopischer Pankreasresektion oder Enukleation möglich (Hu et al. 2011; Kaczirek et al. 2005).

Bei malignen Tumoren (z. B. Vipom, Glukagonom, Somatostatinom etc.) erfolgt neben der Entfernung des Tumors durch Pankreasteilresektionen immer die Lymphadenektomie. Vipome, Glukagonome und Somatostatinome sind vorwiegend im Pankreasschwanz lokalisiert.

MEN 1

Bei jungen Patienten muss vor der Operation des neuroendokrinen Pankreastumors eine multiple endokrine Neoplasie ausgeschlossen werden (Kalziumbestimmung!). Bei MEN 1 kommen fast immer multiple neuroendokrine Tumoren vor, die in allen Abschnitten des Pankreas lokalisiert sein können (Kap. 22)

> Beim Insulinom ist fast immer eine (offene oder unter bestimmten Voraussetzungen eine endoskopische) Enukleation bzw. begrenzte Resektion möglich und ausreichend. Hingegen ist beim Gastrinom immer neben der Lymphadenektomie die offene Duodenalexploration zum Ausschluss kleiner intraduodenaler Tumoren notwendig. Vipome, Glukagonome und Somatostatinome verlaufen fast immer maligne. Neben der Tumorresektion ist daher immer eine Lymphadenektomie wie bei der hormoninaktiven pankreatischen neuroendokrinen Neoplasie zu fordern.

19.6.7 Lebermetastasen: NEN in Generalisation

Über 50 % der NET des Dünndarms zeigen zur Zeit der Erstdiagnose hormonaktive Fernmetastasen, lokalisiert zu 80 % in der Leber. Zumindest 10 % der Insulinome, 60 % der Gastrinome, 40 % der Vipome und 70 % der Somatostationome bzw. der Glukagonome zeigen zur Zeit der Diagnose Lymphknoten- oder Lebermetastasen.

Bei etwa 10 % der Patienten ist eine kurative Leberteilresektion möglich (Frilling et al. 2009; Pathak et al. 2013; Rossi et al. 2012). Wegen der relativ guten Prognose trotz des Vorliegens von Lebermetastasen wird die orthotope Lebertransplantation im Rahmen der Behandlung des metastasierten NET nur im Einzelfall bei strenger Indikation durchgeführt (Bonaccorsi-Riani et al. 2010; Chan et al. 2012; vgl. Kap. 23).

Die Therapie **inoperabler Lebermetastasen** besteht in der Kontrolle der hormonellen Symptomatik bei hormonaktiver NEN sowie der Stabilisierung des Wachstums bei hormonaktiven und -inaktiven Tumoren (Khan u. Caplin 2011; Strosberg et al. 2011).

Hepatisch-regionale Verfahren Hierzu gehören die selektive transarterielle Embolisation (TAE) der Aa. hepatica sinistra und dextra sowie die Chemoembolisation (Loewe et al. 2003). Es kann eine zeitlich versetzte, regionale Metastasentherapie (selektive Embolisationen der Aa. hepatica sinistra und dextra) mit und ohne Chemotherapeutika im Intervall (Abstand 4–6 Wochen) der gesamten Leber durchgeführt werden. Die Embolisierung ist technisch einfacher, wenn im Rahmen der Primäroperation eine Cholezystektomie durchgeführt wurde. Wurde die Gallenblase nicht entfernt und wird die A. cystica im Rahmen der Embolisation nicht ausgespart, kann eine ischämische Cholezystitis zur akuten Cholezystektomie zwingen.

Lokal-ablative Verfahren Dazu gehören Radiofrequenztherapie, laserinduzierte interstitielle Thermotherapie, Kryotherapie und im Ausnahmefall, wenn eine der anderen Möglichkeiten kontraindiziert ist, die perkutane Alkoholinstillation. Erste Erfahrungen wurden nach Anwendung der perkutanen transarterielle 90-Yttrium-Brachytherapie (intraarterielle Radioembolisation, selektive interne Radiotherapie [SIRT]) publiziert (Kennedy et al. 2008; Nazario u. Gupta 2010).

Chemotherapie

Trotz Versuch von Mono- und Kombinationstherapien (5-Fluorurazil, Doxorubicin, Dacarbazin, Cyclophosphamid, 5-Fluorurazil plus Streptozotocin) liegt das Therapieansprechen bei unter 30 %. Es ist zu beachten, dass die Indikation zur Chemotherapie sowohl vom Ursprung des Tumors als auch vom Differenzierungsgrad abhängt: während bei disseminierten NEN (G1/G2) des Dünndarms eine Chemotherapie de facto unwirksam ist, ist bei NET des Pankreas (G1/G2) ein objektives Tumoransprechen durchaus realistisch.

Entdifferenzierte neuroendokrine Tumoren (G3) sowohl des Pankreas als auch des

Dünndarms gleichen in ihrer Biologie kleinzelligen Bronchuskarzinomen und werden analog mit einer Kombinationschemotherapie bestehend aus Cisplatin und Etoposid behandelt (▶Abb. 19-3). Spezielle Chemotherapieprotokolle (5-Fluorurazil, Streptozotocin und Doxorubicin) werden alleine oder in Kombination mit Biotherapie (Somatostatinanaloga – Octreotid, Lanreotid – alleine oder in Kombination mit Interferon-α) verabreicht.

Biotherapie

Somatostatinanaloga beheben bei fast allen Patienten mit Karzinoidsyndrom die unangenehmen klinischen Symptome. Bei fast Dreiviertel der Patienten zeigt sich zusätzlich ein antiproliferativer Effekt (Modlin et al. 2010; Rinke et al. 2009; Strosberg u. Kvols 2010).

Besonders die Kombination von **Interferon-α** und Somatostatinanaloga zeigt bei malignen NET des Dünndarms bzw. Pankreas eine günstige Beeinflussung des Tumorwachstums bei 75 % bzw. 43 % (Faiss et al. 2003) Tyrosinkinaseinhibitoren (Sunitinib) oder mTOR-Inhibitoren (Everolimus) zeigten in einer prospektiven, randomisierten Studie vielversprechende erste Ergebnisse (Jensen u. Delle Fave 2011; Raymond et al. 2011; Yao et al. 2010; Yao et al. 2011).

Peptid-Rezeptor-Radionuklid-Therapie

Die Möglichkeit, Somatostatinanaloga wie beispielsweise Octreotid, Lanreotid etc. an einen Gammastrahler (^{111}Indium) zu koppeln, wird in der Somatostatinrezeptorszintigraphie bereits diagnostisch zur Lokalisation und zum Staging genutzt. Für die Peptid-Rezeptor-Radionuklid-Therapie werden ebenfalls Somatostatinanaloga (Peptide) mit radioaktiven Substanzen markiert, in diesem Fall aber

Abb. 19-3 Therapiealgorithmus bei metastasierter NEN. *Die chirurgische Entfernung ist in Ausnahmesituationen indiziert. 5-FU = 5-Fluorurazil; IFN = Interferon; NEC = neuroendokrines Karzinom; NEN = neuroendokrine Neoplasie; NET = neuroendokriner Tumor; pNET = pankreatischer neuroendokriner Tumor; PRRT = Peptid-Rezeptor-Radionuklid-Therapie; SSA = Somatostationanalogon

Metastasierte NEN			
Chirurgie Lokal radikales Debulking (Kryotherapie, Radiofrequenzablation, Embolisation)			
	NET G1	NET G2	NEC (G3)*
Erste Wahl	SSA	Streptozotocin + 5-FU/Doxirubicin	Cisplatin + Etoposid
	IFN-α		
	Everolimus (pNEN)	Everolimus (pNEN)	
	Sunitinib (pNEN)	Sunitinib (pNEN)	Temozolomid + Capecitabin + Bevacizumab
Zweite Wahl	Kombination SSA + Everolimus IFN-α Sunitinib	Temozolomid + Capecitabin	–
Dritte Wahl	PRRT	PRRT	–

mit therapeutisch wirksamen Betastrahlern (z. B. [90]Yttrium) oder kombinierten Beta- und Gammastrahler (z. B. [177]Lutetium). Das Isotop ermöglicht es, zusätzlich zur therapeutischen Wirkung die Anreicherung am Tumor szintigraphisch zu dokumentieren und dosimetrische Berechnungen durchzuführen.

Die Limitation dieser Therapie ist nach wie vor die Nephrotoxizität, die jedoch durch nephroprotektive Begleittherapie mit Aminosäuren sowie ausführlichen dosimetrischen Berechnungen mit besonderem Augenmerk auf die kritischen Organe (Niere, aber auch Knochenmark) beherrscht werden kann.

Die Behandlungsergebnisse dieser Therapie aus verschiedenen europäischen Zentren zeigen Tumoransprechraten bis 30 % im Sinne einer Remission (komplett/partiell) und eine Stabilisierung der Erkrankung (bei prätherapeutisch nachgewiesener Progression) bei deutlich mehr Patienten. Insbesondere aber fällt ein deutlich positiver Effekt auf die klinische Symptomatik (>80 %) auf (Teunissen et al. 2011).

19.7 Postoperativer Verlauf

Die erklärten chirurgischen Ziele sind:
- Tumorlokalisation mit histologischem und immunhistochemischem Tumornachweis
- Beseitigung der Symptome und der klinischen Manifestationen
- Vermeidung hormon- und tumorinduzierter (Spät-) Komplikationen durch (wenn möglich) vollständige Entfernung des hyperaktiven Gewebes bei geringstmöglicher Morbidität

Bei radikal operierter NEN stellt sich kurze Zeit nach der Operation der erwünschte chirurgische Erfolg ein, z. B. eine Normalisierung der präoperativ erhöhten spezifischen Hormone (Tumormarker). Der operative Erfolg muss postoperativ sowohl zum Ausschluss einer Tumorpersistenz als auch eines Rezidivs konsequent je nach Risikoprofil in speziellen Nachsorgeprogrammen (Verlauf mit Chromogranin A, 5-HIES; funktionelle Bildgebung) evaluiert werden.

19.8 Zusammenfassung

Jahrelang unentdeckt, oft fehldiagnostiziert und meist erst im fortgeschrittenen Stadium nachgewiesen: Die Neuroendokrine Neoplasie ist eine Herausforderung für Ärzte aller Fachdisziplinen sowie für die Patienten. Durch überwiegend untypische und nicht selten fehlende Symptome sind sie eine diagnostische und therapeutische Herausforderung. Der Weg bis zur Diagnose kann für Patienten mühsam sein; oft „irren" sie lange durch die Institutionen des Gesundheitssystems, bis die richtige Diagnose feststeht und sie einer individuellen Therapie zugeführt werden können. Im Durchschnitt vergehen bis zur Diagnose 6 Jahre. Eine Früherkennung ist aber entscheidend für den Therapieerfolg.

Definitionsgemäß ist die neuroendokrine Neoplasie ein seltene Tumor. Viele Fachdisziplinen bemühen sich gemeinsam, neue Diagnose- und zielgerichtete Therapiekonzepte zu erarbeiten. Voraussetzung für eine Verbesserung der Diagnostik und des Therapiemanagements sind ein besseres Verständnis der Erkrankung, ihrer Entstehung und Therapie.

> Die Qualität der Diagnose und der chirurgischen Therapie richtet sich nach der Erfahrung des behandelnden Zentrums. Die interdisziplinäre Behandlung dieser seltenen Tumorentität sollte im Sinne des Patienten spezialisierten Zentren vorbehalten bleiben.

Literatur

Al Natour RH, Saund MS, Sanchez VM, Whang EE, Sharma AM, Huang Q, Boosalis VA, Gold JS. Tumor size and depth predict rate of lymph node metastasis in colon carcinoids and can be used to select patients for endoscopic resection. J Gastrointest Surg 2012; 3: 595–602.

Andrew A, Kramer B, Rawdon BB. The origin of gut and pancreatic neuroendocrine (APUD) cells – the last word? J Pathol 1998; 2: 117–8.

Anlauf M, Garbrecht N, Bauersfeld J, Schmitt A, Henopp T, Komminoth P, Heitz PU, Perren A, Kloppel G. Hereditary neuroendocrine tumors of the gastroenteropancreatic system. Virchows Arch 2007: S29–38.

Bayliss W SE. The mechanism of pancreatic secretion. J Physiol 1902: 325–53.

Becker SW, Kahn D, Rothman S. Cuteneous manifestations of internal malignant tumours. Arch Dermatol Syphilol 1942: 1069–80.

Bonaccorsi-Riani E, Apestegui C, Jouret-Mourin A, Sempoux C, Goffette P, Ciccarelli O, Borbath I, Hubert C, Gigot JF, Hassoun Z, Lerut J. Liver transplantation and neuroendocrine tumors: lessons from a single centre experience and from the literature review. Transpl Int 2010; 7: 668–78.

Bosman FT, Carneiro F, Hruban RH, Theise ND (eds.) WHO Classification of Tumours of the Digestive System. Lyon: IARC Press 2010.

Caplin M, Sundin A, Nillson O, Baum RP, Klose KJ, Kelestimur F, Plockinger U, Papotti M, Salazar R, Pascher A. ENETS Consensus Guidelines for the management of patients with digestive neuroendocrine neoplasms: colorectal neuroendocrine neoplasms. Neuroendocrinology 2012; 2: 88–97.

Capurso G, Bettini R, Rinzivillo M, Boninsegna L, Delle Fave G, Falconi M. Role of resection of the primary pancreatic neuroendocrine tumour only in patients with unresectable metastatic liver disease: a systematic review. Neuroendocrinology 2011; 4: 223–9.

Capurso G, Rinzivillo M, Bettini R, Boninsegna L, Delle Fave G, Falconi M. Systematic review of resection of primary midgut carcinoid tumour in patients with unresectable liver metastases. Br J Surg 2012; 11: 1480–6.

Chan G, Kocha W, Reid R, Taqi A, Wall W, Quan D. Liver transplantation for symptomatic liver metastases of neuroendocrine tumours. Curr Oncol 2012; 4: 217–21.

Dakin GF, Warner RR, Pomp A, Salky B, Inabnet WB. Presentation, treatment, and outcome of type 1 gastric carcinoid tumors. J Surg Oncol 2006; 5: 368–72.

De Angelis C, Pellicano R, Rizzetto M, Repici A. Role of endoscopy in the management of gastroenteropancreatic neuroendocrine tumours. Minerva Gastroenterol Dietol 2011; 2: 129–37.

Delle Fave G, Kwekkeboom DJ, Van Cutsem E, Rindi G, Kos-Kudla B, Knigge U, Sasano H, Tomassetti P, Salazar R, Ruszniewski P. ENETS Consensus Guidelines for the management of patients with gastroduodenal neoplasms. Neuroendocrinology 2012; 2: 74–87.

Dolcetta-Capuzzo A, Villa V, Albarello L, Franchi GM, Gemma M, Scavini M, Di Palo S, Orsenigo E, Bosi E, Doglioni C, Manzoni MF. Gastroenteric neuroendocrine neoplasms classification: comparison of prognostic models. Cancer 2013; 1: 36–44.

Faiss S, Pape UF, Bohmig M, Dorffel Y, Mansmann U, Golder W, Riecken EO, Wiedenmann B. Prospective, randomized, multicenter trial on the antiproliferative effect of lanreotide, interferon alfa, and their combination for therapy of metastatic neuroendocrine gastroenteropancreatic tumors – the International Lanreotide and Interferon Alfa Study Group. J Clin Oncol 2003; 14: 2689–96.

Falconi M, Bartsch DK, Eriksson B, Kloppel G, Lopes JM, O'Connor JM, Salazar R, Taal BG, Vullierme MP, O'Toole D. ENETS Consensus Guidelines for the management of patients with digestive neuroendocrine neoplasms of the digestive system: well-differentiated pancreatic non-functioning tumors. Neuroendocrinology 2012; 2: 120–34.

Feyrter F. Ueber diffuse endocrine epitheliale Organe. Barth Leipzig 1938.

Frilling A, Li J, Malamutmann E, Schmid KW, Bockisch A, Broelsch CE. Treatment of liver metastases from neuroendocrine tumours in relation to the extent of hepatic disease. Br J Surg 2009; 2: 175–84.

Gibril F, Schumann M, Pace A, Jensen RT. Multiple endocrine neoplasia type 1 and Zollinger-Ellison syndrome: a prospective study of 107 cases and comparison with 1009 cases from the literature. Medicine (Baltimore) 2004; 1: 43–83.

Gosset A, Masson P. Tumeurs endocrines de l'appendice. Presse Med 1914: 237–40.

Halfdanarson TR, Rubin J, Farnell MB, Grant CS, Petersen GM. Pancreatic endocrine neoplasms: epidemiology and prognosis of pancreatic endocrine tumors. Endocr Relat Cancer 2008; 2: 409–27.

Harris S. Hyperinsulinism and dysinsulinism. JAMA 1924: 72.

Hauso O, Gustafsson BI, Kidd M, Waldum HL, Drozdov I, Chan AK, Modlin IM. Neuroendocrine tumor epidemiology: contrasting Norway and North America. Cancer 2008; 10: 2655–64.

Heidenhain R. Untersuchungen über den Bau der Labdrüsen. Arch f Mikr Anat 1870: 368.

Hemminki K, Li X. Incidence trends and risk factors of carcinoid tumors: a nationwide epidemiologic study from Sweden. Cancer 2001; 8: 2204–10.

Hu M, Zhao G, Luo Y, Liu R. Laparoscopic versus open treatment for benign pancreatic insulinomas: an analysis of 89 cases. Surg Endosc 2011; 12: 3831–7.

Jensen RT, Cadiot G, Brandi ML, de Herder WW, Kaltsas G, Komminoth P, Scoazec JY, Salazar R, Sauvanet A, Kianmanesh R. ENETS Consensus Guidelines for the management of patients with digestive neuroendocrine neoplasms: functional pancreatic endocrine tumor syndromes. Neuroendocrinology 2012; 2: 98–119.

Jensen RT, Delle Fave G. Promising advances in the treatment of malignant pancreatic endocrine tumors. N Engl J Med 2011; 6: 564–5.

Kaczirek K, Asari R, Scheuba C, Niederle B. Organic hyperinsulinism and endoscopic surgery. Wien Klin Wochenschr 2005; 1–2: 19–25.

Kennedy AS, Dezarn WA, McNeillie P, Coldwell D, Nutting C, Carter D, Murthy R, Rose S, Warner RR, Liu D, Palmedo H, Overton C, Jones B, Salem R. Radioembolization for unresectable neuroendocrine hepatic metastases using resin 90Y-microspheres: early results in 148 patients. Am J Clin Oncol 2008; 3: 271–9.

Khan MS, Caplin ME. Therapeutic management of patients with gastroenteropancreatic neuroendocrine tumours. Endocr Relat Cancer 2011: S53–74.

Kloppel G. Classification and pathology of gastroenteropancreatic neuroendocrine neoplasms. Endocr Relat Cancer 2011: S1–16.

Kloppel G, Couvelard A, Perren A, Komminoth P, McNicol AM, Nilsson O, Scarpa A, Scoazec JY, Wiedenmann B, Papotti M, Rindi G, Plockinger U. ENETS Consensus Guidelines for the Standards of Care in Neuroendocrine Tumors: towards a standardized approach to the diagnosis of gastroenteropancreatic neuroendocrine tumors and their prognostic stratification. Neuroendocrinology 2009; 2: 162–6.

Kloppel G, Dege K, Remmele W, Kapran Y, Tuzlali S, Modlin IM. Siegfried Oberndorfer: a tribute to his work and life between Munich, Kiel, Geneva, and Istanbul. Virchows Arch 2007: S3–7.

Kloppel G, Rindi G, Perren A, Komminoth P, Klimstra DS. The ENETS and AJCC/UICC TNM classifications of the neuroendocrine tumors of the gastrointestinal tract and the pancreas: a statement. Virchows Arch 2010; 6: 595–7.

Krejs GJ, Collins SM, McCarthy D, Unger RH, Gardner JD. Follow-up of a patient with somatostatinoma. N Engl J Med 1986; 20: 1295.

Krejs GJ, Orci L, Conlon JM, Ravazzola M, Davis GR, Raskin P, Collins SM, McCarthy DM, Baetens D, Rubenstein A, Aldor TA, Unger RH. Somatostatinoma syndrome. Biochemical, morphologic and clinical features. N Engl J Med 1979; 6: 285–92.

Kulchitsky N. Zur Frage über den Bau des Darmkanals. Arch F Mikroskop Anat 1897: 49.

Kulke MH, Benson AB, 3rd, Bergsland E, Berlin JD, Blaszkowsky LS, Choti MA, Clark OH, Doherty GM, Eason J, Emerson L, Engstrom PF, Goldner WS, Heslin MJ, Kandeel F, Kunz PL, Kuvshinoff BW, 2nd, Moley JF, Pillarisetty VG, Saltz L, Schteingart DE, Shah MH, Shibata S, Strosberg JR, Vauthey JN, White R, Yao JC, Freedman-Cass DA, Dwyer MA. Neuroendocrine tumors. J Natl Compr Canc Netw 2012; 6: 724–64.

Langhans T. Ueber einen Druesenpolyp im Ileum. Virchows Arch Pathol Anat 1867: 550–60.

Larghi A, Capurso G, Carnuccio A, Ricci R, Alfieri S, Galasso D, Lugli F, Bianchi A, Panzuto F, De Marinis L, Falconi M, Delle Fave G, Doglietto GB, Costamagna G, Rindi G. Ki67 grading of nonfunctioning pancreatic neuroendocrine tumors on histologic samples obtained by EUS-guided fine-needle tissue acquisition: a prospective study. Gastrointest Endosc 2012; 3: 570–7.

Lawrence B, Gustafsson BI, Chan A, Svejda B, Kidd M, Modlin IM. The epidemiology of gastroenteropancreatic neuroendocrine tumors. Endocrinol Metab Clin North Am 2011; 1: 1–18, vii.

Lembeck F. 5-hydroxytryptamine in a carcinoid tumour Nature 1953: 910–1.

Lepage C, Bouvier AM, Phelip JM, Hatem C, Vernet C, Faivre J. Incidence and management of malignant digestive endocrine tumours in a well defined French population. Gut 2004; 4: 549–53.

Levi F, Te VC, Randimbison L, Rindi G, La Vecchia C. Epidemiology of carcinoid neoplasms in Vaud, Switzerland, 1974–97. Br J Cancer 2000; 7: 952–5.

Liszka L, Pajak J, Mrowiec S, Zielinska-Pajak E, Golka D, Lampe P. Discrepancies between two alternative staging systems (European Neuroendocrine Tumor Society 2006 and American Joint Committee on Cancer/Union for International Cancer Control 2010) of neuroendocrine neoplasms of the pancreas. A study of 50 cases. Pathol Res Pract 2011; 4: 220–4.

Loewe C, Schindl M, Cejna M, Niederle B, Lammer J, Thurnher S. Permanent transarterial embolization of neuroendocrine metastases of the liver using cyanoacrylate and lipiodol: assessment of mid- and long-term results. AJR Am J Roentgenol 2003; 5: 1379–84.

Lubarsch O. Ueber dem primären Krebs des Ileums nebst Bemerkungen ueber das gleichzeitige Vorkommen von Krebs und Tuberculose. Virchows Arch Pathol Anat 1888: 280–317.

Modlin IM, Oberg K, Chung DC, Jensen RT, de Herder WW, Thakker RV, Caplin M, Delle Fave G, Kaltsas GA, Krenning EP, Moss SF, Nilsson O, Rindi G, Salazar R, Ruszniewski P, Sundin A. Gastroenteropancreatic neuroendocrine tumours. Lancet Oncol 2008; 1: 61–72.

Modlin IM, Pavel M, Kidd M, Gustafsson BI. Review article: somatostatin analogues in the treatment of gastroenteropancreatic neuroendocrine (carcinoid) tumours. Aliment Pharmacol Ther 2010; 2: 169–88.

Nazario J, Gupta S. Transarterial liver-directed therapies of neuroendocrine hepatic metastases. Semin Oncol 2010; 2: 118–26.

Niederle MB, Hackl M, Kaserer K, Niederle B. Gastroenteropancreatic neuroendocrine tumours: the current incidence and staging based on the WHO and European Neuroendocrine Tumour Society classification: an analysis based on prospectively collected parameters. Endocr Relat Cancer 2010; 4: 909–18.

Niederle MB, Niederle B. Diagnosis and treatment of gastroenteropancreatic neuroendocrine tumors: current data on a prospectively collected, retrospectively analyzed clinical multicenter investigation. Oncologist 2011a; 5: 602–13.

Niederle MB, Niederle B. Gastric neuroendocrine tumors. Endoscopic and surgical treatment. Chirurg 2011b; 7: 574–82.

Norlen O, Hessman O, Stalberg P, Akerstrom G, Hellman P. Prophylactic cholecystectomy in midgut carcinoid patients. World J Surg 2010; 6: 1361–7.

Notthafft A. Ueber die Entstehung der Carcinome. Deutsches Arch Klin Med 1895: 555–87.

Oberg K. Circulating biomarkers in gastroenteropancreatic neuroendocrine tumours. Endocr Relat Cancer 2011: S17–25.

Oberg K, Knigge U, Kwekkeboom D, Perren A. Neuroendocrine gastro-entero-pancreatic tumors: ESMO Clinical Practice Guidelines for diagnosis, treatment and follow-up. Ann Oncol 2012: vii124–30.

Oberndorfer S. Karzinoide Tumoren des Duenndarms. Frankf Z Pathol 1907: 426–32.

Oh S, Prasad V, Lee DS, Baum RP. Effect of Peptide Receptor Radionuclide Therapy on Somatostatin Receptor Status and Glucose Metabolism in Neuroendocrine Tumors: Intraindividual Comparison of Ga-68 DOTANOC PET/CT and F-18 FDG PET/CT. Int J Mol Imaging 2011: 524130.

Ozao-Choy J, Buch K, Strauchen JA, Warner RR, Divino CM. Laparoscopic antrectomy for the treatment of type I gastric carcinoid tumors. J Surg Res 2010; 1: 22–5.

Pape UF, Perren A, Niederle B, Gross D, Gress T, Costa F, Arnold R, Denecke T, Plockinger U, Salazar R, Grossman A. ENETS Consensus Guidelines for the management of patients with neuroendocrine neoplasms from the jejuno-ileum and the appendix including goblet cell carcinomas. Neuroendocrinology 2012; 2: 135–56.

Park CH, Cheon JH, Kim JO, Shin JE, Jang BI, Shin SJ, Jeen YT, Lee SH, Ji JS, Han DS, Jung SA, Park DI, Baek IH, Kim SH, Chang DK. Criteria for decision making after endoscopic resection of well-differentiated rectal carcinoids with regard to potential lymphatic spread. Endoscopy 2011; 9: 790–5.

Pathak S, Dash I, Taylor MR, Poston GJ. The surgical management of neuroendocrine tumour hepatic metastases. Eur J Surg Oncol 2013; 3: 224–8.

Pavel M, Baudin E, Couvelard A, Krenning E, Oberg K, Steinmuller T, Anlauf M, Wiedenmann B, Salazar R. ENETS Consensus Guidelines for the management of patients with liver and other distant metastases from neuroendocrine neoplasms of foregut, midgut, hindgut, and unknown primary. Neuroendocrinology 2012; 2: 157–76.

Pearse AG. 5-hydroxytryptophan uptake by dog thyroid ‚C' cells, and its possible significance in polypeptide hormone production. Nature 1966; 5049: 598–600.

Pearse AG. The cytochemistry and ultrastructure of polypeptide, hormone-producing cells of the APUD series and the embryologic, physiologic and pathologic implications of the concept. J Histochem Cytochem 1969: 303–13.

Pearse AG. The diffuse endocrine system and the implications of the APUD concept. Int Surg 1979; 2: 5–7.

Ploeckinger U, Kloeppel G, Wiedenmann B, Lohmann R. The German NET-registry: an audit on the diagnosis and therapy of neuroendocrine tumors. Neuroendocrinology 2009; 4: 349–63.

Ramage JK, Ahmed A, Ardill J, Bax N, Breen DJ, Caplin ME, Corrie P, Davar J, Davies AH, Lewington V, Meyer T, Newell-Price J, Poston G, Reed N, Rockall A, Steward W, Thakker RV, Toubanakis C, Valle J, Verbeke C, Grossman AB. Guidelines for the management of gastroenteropancreatic neuroendocrine (including carcinoid) tumours (NETs). Gut 2012; 1: 6–32.

Ransom WB. A case of primary carcinoma of the ileum. Lancet 1890: 1020–102.

Raymond E, Dahan L, Raoul JL, Bang YJ, Borbath I, Lombard-Bohas C, Valle J, Metrakos P, Smith D, Vinik A, Chen JS, Horsch D, Hammel P, Wiedenmann B, Van Cutsem E, Patyna S, Lu DR, Blanckmeister C, Chao R, Ruszniewski P. Sunitinib malate for the treatment of pancreatic neuroendocrine tumors. N Engl J Med 2011; 6: 501–13.

Rindi G, Kloppel G. Endocrine tumors of the gut and pancreas tumor biology and classification. Neuroendocrinology 2004: 12–5.

Rindi G, Falconi M, Klersy C, Albarello L, Boninsegna L, Buchler MW, Capella C, Caplin M, Couvelard A, Doglioni C, Delle Fave G, Fischer L, Fusai G, de Herder WW, Jann H, Komminoth P, de Krijger RR, La Rosa S, Luong TV, Pape U, Perren A, Ruszniewski P, Scarpa A, Schmitt A, Solcia E, Wiedenmann B. TNM staging of neoplasms of the endocrine pancreas: results from a large international cohort study. J Natl Cancer Inst 2012; 10: 764–77.

Rindi G, Kloppel G, Alhman H, Caplin M, Couvelard A, de Herder WW, Erikssson B, Falchetti A, Falconi M, Komminoth P, Korner M, Lopes JM, McNicol AM, Nilsson O, Perren A, Scarpa A, Scoazec JY, Wiedenmann B. TNM staging of foregut (neuro)endocrine tumors: a consensus proposal including a grading system. Virchows Arch 2006; 4: 395–401.

Rindi G, Kloppel G, Couvelard A, Komminoth P, Korner M, Lopes JM, McNicol AM, Nilsson O, Perren A, Scarpa A, Scoazec JY, Wiedenmann B. TNM staging of midgut and hindgut (neuro) endocrine tumors: a consensus proposal including a grading system. Virchows Arch 2007; 4: 757–62.

Rindi G, Arnold R, Bosman FT, Capella C, Kilmstra DS, Kloppel G, Komminoth P, Solcia E. Nomenclature and classification of neuroendocrine neoplasms of the digestive system. In: Bosman FT, Carneiro F, Hruban RH, Theise ND (eds.) WHO Classification of Tumours of the Digestive System. 4th. IARC Press; Lyon, France: 2010. pp. 13–14

Rinke A, Muller HH, Schade-Brittinger C, Klose KJ, Barth P, Wied M, Mayer C, Aminossadati B, Pape UF, Blaker M, Harder J, Arnold C, Gress T, Arnold R. Placebo-controlled, double-blind, prospective, randomized study on the effect of octreotide LAR in the control of tumor growth in patients with metastatic neuroendocrine midgut tumors: a report from the PROMID Study Group. J Clin Oncol 2009; 28: 4656–63.

Rossi RE, Massironi S, Spampatti MP, Conte D, Ciafardini C, Cavalcoli F, Peracchi M. Treatment of liver metastases in patients with digestive neuroendocrine tumors. J Gastrointest Surg 2012; 10: 1981–92.

Saund MS, Al Natour RH, Sharma AM, Huang Q, Boosalis VA, Gold JS. Tumor size and depth predict rate of lymph node metastasis and utilization of lymph node sampling in surgically managed gastric carcinoids. Ann Surg Oncol 2011; 10: 2826–32.

Scherubl H. Rectal carcinoids are on the rise: early detection by screening endoscopy. Endoscopy 2009; 2: 162–5.

Scherubl H, Cadiot G, Jensen RT, Rosch T, Stolzel U, Kloppel G. Neuroendocrine tumors of the stomach (gastric carcinoids) are on the rise: small tumors, small problems? Endoscopy 2010a; 8: 664–71.

Scherubl H, Jensen RT, Cadiot G, Stolzel U, Kloppel G. Neuroendocrine tumors of the small bowels are on the rise: Early aspects and management. World J Gastrointest Endosc 2010b; 10: 325–34.

Schindl M, Kaczirek K, Passler C, Kaserer K, Prager G, Scheuba C, Raderer M, Niederle B. Treatment of small intestinal neuroendocrine tumors: is an extended multimodal approach justified? World J Surg 2002; 8: 976–84.

Schindl M, Kaserer K, Niederle B. Treatment of gastric neuroendocrine tumors: the necessity of a type-adapted treatment. Arch Surg 2001; 1: 49–54.

Schindl M, Niederle B, Hafner M, Teleky B, Langle F, Kaserer K, Schofl R. Stage-dependent therapy of rectal carcinoid tumors. World J Surg 1998; 6: 628–33; discussion 34.

Scholte AJ. Ein Fall von angioma teleangiectaticum cutis mit chronischer endocartits und malignem Dünndarmcarcinoid. Pathol Anat 1931: 440–3.

Schreiter NF, Nogami M, Steffen I, Pape UF, Hamm B, Brenner W, Rottgen R. Evaluation of the potential of PET-MRI fusion for detection of liver metastases in patients with neuroendocrine tumours. Eur Radiol 2012; 2: 458–67.

Seances CR. Sur une nouvelle espèce cellulaire dans les glandes de Lieberkühn. Soc Biol Fil (Paris) 1906: 76–7.

Sobin L, Gosporadowicz MK, Wittekind C (eds.) UICC: TNM calssification of malignant tumours. Oxford: Wiley Blackwell 2009.

Soga J, Yakuwa Y. Historical research background of gut endocrinomas (carcinoids). Bull Coll Biomed Technol Niigata Univ 1997: 5–29.

Solcia E, Kloppel G, Sobin LH, eds. Histological Typing of Endocrine Tumours, 2nd ed. World Health Organization International Histological Classification of Tumours. Heidelberg: Springer; 2000, 1–156.

Sorbye H, Welin S, Langer SW, Vestermark LW, Holt N, Osterlund P, Dueland S, Hofsli E, Guren MG, Ohrling K, Birkemeyer E, Thiis-Evensen E, Biagini M, Gronbaek H, Soveri LM, Olsen IH, Federspiel B, Assmus J, Janson ET, Knigge U. Predictive and prognostic factors for treatment and survival in 305 patients with advanced gastrointestinal neuroendocrine carcinoma (WHO G3): the NORDIC NEC study. Ann Oncol 2013; 1: 152–60.

Strosberg J, Kvols L. Antiproliferative effect of somatostatin analogs in gastroenteropancreatic neuroendocrine tumors. World J Gastroenterol 2010; 24: 2963–70.

Strosberg JR, Cheema A, Kvols LK. A review of systemic and liver-directed therapies for metastatic neuroendocrine tumors of the gastroenteropancreatic tract. Cancer Control 2011; 2: 127–37.

Strosberg JR, Cheema A, Weber JM, Ghayouri M, Han G, Hodul PJ, Kvols LK. Relapse-free survival in patients with nonmetastatic, surgically resected pancreatic neuroendocrine tumors: an analysis of the AJCC and ENETS staging classifications. Ann Surg 2012; 2: 321–5.

Sundin A. Imaging of neuroendocrine tumors. Expert Opin Med Diagn 2012; 5: 473–83.

Tellez MR, Mamikunian G, O'Dorisio TM, Vinik AI, Woltering EA. A Single Fasting Plasma 5-HIAA Value Correlates With 24-Hour Urinary 5-HIAA Values and Other Biomarkers in Midgut Neuroendocrine Tumors (NETs). Pancreas 2013; 3: 405–10.

Teunissen JJ, Kwekkeboom DJ, Valkema R, Krenning EP. Nuclear medicine techniques for the imaging and treatment of neuroendocrine tumours. Endocr Relat Cancer 2011: S27–51.

Verner JV, Morrison AB. Islet cell tumor and a syndrome of refractory watery diarrhea and hypokalemia. Am J Med 1958; 3: 374–80.

Virgolini I, Ambrosini V, Bomanji JB, Baum RP, Fanti S, Gabriel M, Papathanasiou ND, Pepe G, Oyen W, De Cristoforo C, Chiti A. Procedure guidelines for PET/CT tumour imaging with 68Ga-DOTA-conjugated peptides: 68Ga-DOTA-TOC, 68Ga-DOTA-NOC, 68Ga-DOTA-TATE. Eur J Nucl Med Mol Imaging 2010; 10: 2004–10.

Wiedenmann B, John M, Ahnert-Hilger G, Riecken EO. Molecular and cell biological aspects of neuroendocrine tumors of the gastroenteropancreatic system. J Mol Med (Berl) 1998; 9: 637–47.

Williams ED, Sandler M. The classification of carcinoid tumours. Lancet 1963; 1:238–239.

Williams ED, Siebenmann RE, Sobin LH (eds). Histological Typing of Endocrine Tumours. World Health Organization International Histological: Geneva.

Yao JC, Hassan M, Phan A, Dagohoy C, Leary C, Mares JE, Abdalla EK, Fleming JB, Vauthey JN, Rashid A, Evans DB. One hundred years after „carcinoid": epidemiology of and prognostic factors for neuroendocrine tumors in 35,825 cases in the United States. J Clin Oncol 2008; 18: 3063–72.

Yao JC, Lombard-Bohas C, Baudin E, Kvols LK, Rougier P, Ruszniewski P, Hoosen S, St Peter J, Haas T, Lebwohl D, Van Cutsem E, Kulke MH, Hobday TJ, O'Dorisio TM, Shah MH, Cadiot G, Luppi G, Posey JA, Wiedenmann B. Daily oral everolimus activity in patients with metastatic pancreatic neuroendocrine tumors after failure of cytotoxic chemotherapy: a phase II trial. J Clin Oncol 2010; 1: 69–76.

Yao JC, Shah MH, Ito T, Bohas CL, Wolin EM, Van Cutsem E, Hobday TJ, Okusaka T, Capdevila J, de Vries EG, Tomassetti P, Pavel ME, Hoosen S, Haas T, Lincy J, Lebwohl D, Oberg K. Everolimus for advanced pancreatic neuroendocrine tumors. N Engl J Med 2011; 6: 514–23.

Zollinger RM, Ellison EH. Primary peptic ulcerations of the jejunum associated with islet cell tumors of the pancreas. Ann Surg 1955; 4: 709–23; discussion, 24–8.

20 Chirurgie der pankreatisch bedingten Hypoglykämie

Peter E. Goretzki, Achim Starke, Aycan Akca, Bernhard J. Lammers und Katharina Schwarz

20.1 Historische Entwicklung

Zu den pankreatisch bedingten Hypoglykämien zählen das Insulinom, die Nesidioblastose, das *non single insulinoma pancreatogenic hypoglycemia syndrome* (NSIPHS) sowie multiple Insulinome bei MEN 1 oder bei Insulinomatose. Sie stellen seltene Erkrankungen dar, für die eine evidenzbasierte Medizin nur bedingt Bedeutung erlangt. So gibt es zwar Beobachtungsstudien, retrospektive Datenanalysen und einige akzeptierte pathophysiologische Erkenntnisse (Friesen 1990; Grant 1966; Marks 1998; Wilder 1929), aber auch die Fortschritte der letzten Jahre in der Diagnostik und Therapie pankreatogener Hypoglykämien beruhen weiterhin auf der wissenschaftlichen Aufklärung zugrunde liegender genetischer Veränderungen und pathophysiologischer Mechanismen und weniger auf den Ergebnissen prospektiv randomisierter Studien (▶ Tab. 20-1, Crippa 2012; Goretzki 2010; Hellman 2000; Plackowski 2009; Tucker 2006).

Dies betrifft speziell die biochemische Diagnose pankreatogener Hypoglykämien, die verschiedenen bildgebenden Verfahren zur Darstellung erkrankter Inselkomplexe und von Tumoren mit Insulinproduktion sowie neuere chirurgische und internistische Therapieoptionen bei pankreatogener Hypoglykämie (Kar 2006; Plackowski 2009; Schoenberger et al. 2012; Wiesli 2002). In der nachfolgenden Zusammenstellung wird auf der Basis eigener Daten im Vergleich mit der Literatur besonders auf die Standards und die aktuell diskutierten Variationsmöglichkeiten in der Diagnostik und der Therapie der pankreatisch bedingten Hypoglykämie eingegangen.

Tab. 20-1 Bedeutende Entdeckungen für die pankreatogene Hypoglykämie

Autor/Jahr	Meilenstein
Langerhans 1869	Beschreibung der pankreatischen Inseln
Banting u. Best 1922	Entdeckung des Insulins
Wilder 1927	Erste Operation eines Insulinoms
Whipple u. Franz 1935	Klinik der Insulinome
Laidlaw 1938	Wortschöpfung der Nesidioblastosis
Underdahl 1953	Beschreibung der MEN 1
Yakovac 1971	Histopathologie der Nesidioblastosis von Kindern
Thomas 1996	Mutation des Kir6.2 als Grundlage frühkindlicher Nesidioblastose
Chandrasekharappa 1997	Mutation des Meningens bei MEN 1
Service 2005	Nesidioblastosis (NIPHS) des Erwachsenen nach Adipositaschirurgie
Anlauf 2009	Pathohistologische Definition der Insulinomatosis

20.2 Klinik und Ursachen

Die Whipple-Trias, bestehend aus neuroglykopenen Symptomen, niedrigem Serumglukosespiegel (< 40 mg/dl oder 2,2 mmol/l) und einer Besserung der Symptome unter Glukosegabe, stellt nach wie vor die Basis der klinischen Diagnose jeder pankreatisch bedingten Hypoglykämie dar (Goretzki et al. 2010; Plackowski et al. 2009; Tucker et al. 2006). Da aber die pankreatischen Erkrankungen, die zu einer Hypoglykämie führen, selten sind (etwa 2–4 Fälle auf 1 Million Einwohner), müssen primär immer andere Ursachen spontaner Unterzuckerung differenzialdiagnostisch abgeklärt bzw. ausgeschlossen werden. Im Vergleich zu anderen seltenen endokrinen Tumoren des Gastrointestinaltrakts stellen die **Insulinome**, speziell bei operierten Patienten, eine relativ bedeutende Gruppe dar (▶Tab. 20-2).

Vorübergehende Senkungen des Glukosespiegels im Blut sind ein völlig normales physiologisches Phänomen. Die damit verbundenen Symptome haben allein den Zweck, eine Steigerung der Nahrungsaufnahme (Hungergefühl) und die Nahrungsbeschaffung (Kampfbereitschaft etc.) zu bewirken. Nur wenn die Glukosespiegelsenkungen nicht mehr beherrschbar sind, nehmen sie Krankheitscharakter an.

Die Gegenregulationsmechanismen des zu geringen Glukosespiegels im Serum umfassen neben rein zentralen neurologischen Auswirkungen zum Beispiel die Ausschüttung von Glukagon aus dem Pankreas, die Freisetzung von Katecholaminen aus dem Nebennierenmark und die Freisetzung von Kortison aus der Nebennierenrinde (Plackowski et al. 2009; Wiesli et al. 2002; Wilder et al. 1929). Prinzipiell gehen diese sinnvollen Prozesse klinisch mit neuroglukopenischen Symptomen einher (Erhöhung des Ruhepuls, Schwitzen, Nervosität, Aggressivität etc.), sie können jedoch bei fehlender Energiezufuhr und weiterhin erniedrigtem Serumglukosespiegel für den Betroffenen teilweise unbeherrschbar werden (Marquard et al. 2012; Queoiroz et al. 2012). So kann eine fortwährende Hypoglykämie in Bewusstlosigkeit oder einem zentralen Grandmal-Anfall münden (Fendrich et al. 2004; van der Wal et al. 2000). Im schlimmsten Fall wird sogar über dauerhafte neurologische Schäden bis hin zum Tod des Patienten im „zentralen Schockzustand" berichtet.

Davon sind besonders Patienten mit externer Insulinzufuhr trotz erniedrigten Serumglukosewerten bedroht (Leung et al. 2012). Denn normalerweise haben niedrige Blutzuckerwerte neben allen oben genannten Gegenregulationsmechanismen auch eine direkt

Tab. 20-2 Häufige neuroendokrine und funktionell aktive Tumoren des endokrinen Pankreas[a]

Lokalisation		Funktionell aktiv	Funktionell nicht aktiv	MEN-1-assoziiert	Gesamt
Pankreas	Gesamt	105	20	7	132 (63 %)
	Insulinom	78	0	1	79 (37 %)
	Andere	27	20	6	53
Ileum	Gesamt	31	21	–	52 (27 %)
	CUP	3	4	–	7
	Andere	5	15	–	20
Gesamt		144 (68 %)	60 (29 %)	7 (3 %)	211 (100 %)

[a] Befunde bei operierten Patienten mit neuroendokrinen Tumoren an der Chirurgischen Klinik I der Städtischen Kliniken, Lukaskrankenhaus in Neuss 2001–2011. CUP = *cancer of unknown origin*

hemmende Wirkung auf die Insulinsekretion der β-Zellen des Pankreas zur Folge, um damit einer gesundheitlichen Schädigung vorzubeugen (Kar et al. 2006; Leung et al. 2012; Wiesli et al. 2002). Messbare Insulinserumwerte bei Glukoseserumwerten unter 45 mg/dl werden heute somit als pathologische Werte angesehen und gelten bei fehlender externer Zufuhr von Insulin (niedriges C-Peptid) als Beweis für das Vorliegen einer pankreatogenen Hypoglykämie; die Sicherheit ist umso größer, wenn zusätzlich neuroglukopene Symptome nachweisbar sind (Fendrich et al. 2004; Wiesli et al. 2002). So können bei manchen Menschen auch geringe Glukosewerte „normal" sein; diese Menschen haben dann aber keine Symptome.

> Das Insulinom ist der häufigste funktionell aktive neuroendokrine Tumor des Pankreas.

Besonders fatal und lebensbedrohend stellt sich die externe Insulinzufuhr trotz niedriger Glukosewerte im Serum dann dar, wenn Gegenregulationsmöglichkeiten wie die der Ausschüttung von Glukagon, zum Beispiel nach totaler Pankreatektomie, fehlen.

Als klinisch besonders auffällig für eine pankreatische Ursache von Hypoglykämien können wiederkehrende, oft nächtliche Heißhungerattacken mit sekundärer Gewichtzunahme gelten sowie alle Unterzuckerungen, die nach fehlender Nahrungsaufnahme über einen längeren Zeitraum (z. B. am Wochenende) mit zunehmend unbeherrschbarer Nervosität, Aggressivität etc. einhergehen. Letztere können bis zur Bewusstlosigkeit oder zum Auftreten von zentralen Grande-mal-Anfällen führen (Fendrich et al. 2004; Goretzki et al. 2010; Plackowski et al. 2009). Auch ist die Besserung der Symptome nach Nahrungsaufnahme bzw. Glukosegabe, wie in der Whipple-Trias beschrieben, zu erwarten.

Eine Unterscheidung zwischen Patienten, die eine spontane Unterzuckerung bei Nahrungskarenz erleiden, von denen, die nur in der Folge meist zuckerhaltiger Nahrungsaufnahme im weiteren Verlauf neuroglukopenische Symptome entwickeln, ist zwar wichtig, es kann dabei jedoch nicht zwischen pankreatischer und nicht pankreatischer Ursache der Hypoglykämie getrennt werden (Cupisti et al. 2000; Giudici et al. 2012; Schaaf et al. 2007). So zeigten in der Mayo-Klinik 73 % der Patienten mit sporadischem Insulinom spontane Hypoglykämien und 21 % spontane sowie postprandiale Hypoglykämien. Bei 6 % der Patienten trat die Hypoglykämie ausschließlich postprandial auf (Plackowski et al. 2009).

Nach eigener Erfahrung wird zudem eine ausschließlich postprandiale Hypoglykämie häufiger bei NSIPHS-Patienten (ca. ein Drittel) beobachtet, Patienten die unter einer Insulinomatose des Pankreas (β-Zell-Neoplasie) oder einer Nesidioblastose (β-Zell-Hypertrophie) leiden, als bei Patienten mit einem Insulinom (< 5 %) (Giudici et al. 2012; Goretzki et al. 2010; Schaaf et al. 2007). Die Diagnose Hypoglykämie in Abhängigkeit von der Nahrungsaufnahme kann damit nicht zwischen pankreatisch bedingten Unterzuckerungen und Unterzuckerungen anderer Ursache unterscheiden, hat aber bei pankreatischer Ursache eine gewisse diskriminierende Aussage bezüglich der zugrunde liegenden Pathologie der veränderten β-Zellen bzw. der Insulin produzierenden Inseln (Goretzki et al. 2010; Plackowski et al. 2009; ▶ Tab. 20-3).

> Die pankreatogene Hypoglykämie ist im Vergleich zu anderen Ursachen einer Hypoglykämie selten, jedoch von klinisch so wichtiger Relevanz, dass sie immer ausgeschlossen bzw. bewiesen werden sollte.

Tab. 20-3 Differenzialdiagnose einer Hypoglykämie

Bereich	Ausprägung
Direkte Wirkung von Insulin und Insulinanaloga	• Überdosierung von extern zugeführtem Insulin (z. B. bei Diabetes mellitus) • Antikörper gegen Insulin • Intoxikation mit Sulfonylharnstoffen und Insulinanaloga • Pankreatogene Hypoglykämie (Insulinom, MEN 1, NSIPHS etc.) • Tumorbedingte Produktion von IGF 1 oder IGF 2
Regulationsphänomene und metabolische Störungen	• Spät-Dumping-Syndrom nach Magenresektion • Sport- oder muskelaktivitätsbezogene Hypoglykämie (MC1-Überproduktion) • Fruktoseintoleranz • Morbus Addison • Fehlende Glukagonproduktion
Lebererkrankungen und fehlende diabetogene Stoffwechselsteigerung	• Glykogenspeichererkrankungen • Leberinsuffizienz
Intoxikationen und schwere Allgemeinerkrankungen	• Intoxikation mit Alkohol, Quininen, Haloperidol, Marihuana u. a. Giftstoffen • Schwere Allgemeinerkrankungen und Sepsis

20.2.1 Genetische Ursachen

Hypoglykämie im Kindesalter

Eine besondere Gefährdung für dauerhafte Schäden durch spontane Hypoglykämien zeigen Neugeborene mit angeborenen Regulationsdefiziten der β-Zellen (Marquard 2012; Queoiroz et al. 2012). Hier addieren sich die Auswirkungen der Regulationsdefizite der β-Zellen und die fehlende Möglichkeit, Ketonkörper als Energieersatzstoffe für Nervenzellen zu bilden, die Anfälligkeit der Neurone auf hypoglykäme Zustände und bei fehlender Familienanamnese die oft späte Diagnose des klinischen Bildes als Ausdruck einer schweren Hypoglykämie.

Es gibt prinzipiell 2 unterschiedliche familiär gehäuft auftretende, frühkindliche pankreatogene Hypoglykämien mit Nesidioblastose. Die einen betreffen den Sulfonylharnstoffrezeptor (ABCC8-Gen auf Chromosom 11p15.1) und die anderen den Kaliumkanal Kir6.2 (KCNJ11-Gen, ebenfalls auf Chromosom 11p15.1). Öcal et al. (2011) berichteten über 6 Neugeborene mit Mutationen der ABCC8- und KCNJ11-Gene, von denen 1 vor Diagnose der Erkrankung starb, 3 einer subtotalen Pankreatektomie unterzogen wurden, jedoch mit Persistenz der Erkrankung, und 2 eine Spontanremission ohne Operation aufwiesen (▶ Tab. 20-4).

Zudem wurden 5 weitere Mutationen von Regulationsproteinen oder im Metabolismus des Glukosestoffwechsels bedeutender Proteine/Enzyme beschrieben, die bei Kindern zu einer pankreatisch bedingten Hypoglykämie führen. Insgesamt erklären die bisher bekannten genetischen Defekte etwa 50 % der angeborenen Hypoglykämiesyndrome.

Tab. 20-4 Angeborene pankreatogene Hypoglykämien: genetische Grundlagen und biochemisch veränderte Proteine (nach James et al. 2009)

Gen (-locus)	Protein	Vererbung
ABCC8 (11p15.1)	Sulfonylharstoffrezeptor (SUR1)	AR/AD
KNCJ11 (11p15.1)	Nach innen gerichteter Kaliumkanal (Kir6.2)	AR/AD
GLUD1 (10q23.3)	Glutamatdehydrogenase (GDH)	AD
GCK (7p15–13)	Glukokinase (GCK)	AD
HADH (4q22–26)	3-Hydroxyacyl-CoA-Dehydrogenase	AD
SLC16A1 (1p13.2-p12)	Monocarboxyltransporter 1 (MCT1)	AD
HNF4A (20q12–13.11)	Hepatozyten-Nukleus-Faktor 4α	AD

AD = autosomal dominant; AR = autosomal resessiv

Hypoglykämie im Erwachsenenalter

Bei Erwachsenen ist selbst bei „autonomer Insulinsekretion" gut- oder bösartiger Insulin produzierender Tumoren eine Teilsuppression der Insulinausschüttung bei niedrigen Glukosewerten nachweisbar, die dann vor direkten irreversiblen Schädigungen, besonders zentraler Nervenzellen, schützen kann. Die direkten Gegenregulationsmechanismen gegen eine Hypoglykämie sind mannigfaltig, dazu gehören:
- Unterschiedliche Transkriptionsfaktoren (z. B. *early growth response protein-1*, Egr-1)
- Gegenspieler des pankreatischen und duodenalen Homeobox-1-Faktors (PDX-1)
- Transporter energiereicher Substrate (z. B. Adenosintriphosphat-Bindungstransporter 1 [ABCG1])
- Aktivierte Proteinkinase α2
- pezifische Mikro-RNA-Produkte (z. B. mi-375) (Jacovetti et al. 2012; Walker 2008).

Das Bild ist somit schon heute extrem komplex und verbindet die unterschiedlichen metabolischen Zyklen zellulärer Energiegewinnung und Energieverarbeitung miteinander. Langfristige und wiederkehrende Hypoglykämien führen jedoch auch hier zu neurologischen Auswirkungen und Wesensveränderungen. Der Versuch einer Objektivierung dieser chronischen Störungen ist bisher leider weit weniger erfolgreich vollzogen worden, als die Messung der Akutsymptome, die zur Diagnose der pankreatisch bedingten Hypoglykämie führen.

Die **MEN-1-Erkrankung** ist die häufigste Ursache einer familiär gehäuft auftretenden pankreatogenen Hypoglykämie im Erwachsenenalter. Ihr liegen Mutationen des Meningens zugrunde (Anlauf et al. 2006, 2009; Kaczirek et al. 2003; Sakurai et al. 2012; Simon et al. 1998). Dabei sind bei etwa 50 % der Patienten mit MEN-1-Keimbahnmutationen Tumoren des endokrinen Pankreas nachweisbar, und bei 5–15 % werden klinisch Insulinome diagnostiziert (Cupisti et al. 2000). Diese treten in einem Fünftel der Fälle schon vor dem 20. Lebensjahr auf und damit etwa 10 Jahre früher als alle anderen endokrinen Pankreastumoren bei MEN 1 (Giudici et al. 2012; Schaaf et al. 2007).

Den ursächlichen Zusammenhang zwischen MEN-1-Mutationen und Insulinomen bei MEN 1 zeigt die Transfektion mutierten Menins in endokrin aktiven Pankreaszellen der Maus (Shen et al. 2010). Ein mutiertes Meningen führt zu vermehrter Zellproliferation der Inseln und zu endokrin aktiven Insulinomen. Darüber hinaus weisen Knock-out-

Experimente des Meningens in β-Zellen des Pankreas der Maus, aber auch in α-Zellen des Pankreas, die Bildung von Insulinomen auf, was bei der bisher erwarteten grundlegenden Trennung der Ursprungszellen von Insulinomen, Gastrinomen und Glukagonomen einen überraschend Befund darstellt. Diese herausragende Bedeutung des Meningenausfalls bei angeborenen, MEN-1-assoziierten Tumoren des Pankreas spiegelt sich jedoch nicht in seiner Bedeutung als somatische Grundlage sporadisch auftretender Insulinome wider. Somatische Mutationen des Meningens als mögliche Ursache sporadischer Insulinome waren nur in 0–20 % der untersuchten Tumoren nachweisbar (Cupisti et al. 2000).

Weitere familiär gehäuft auftretende Insulinome im Erwachsenenalter werden bei Keimbahnmutationen des von Hippel-Lindau-Gens und der Gene der tuberösen Sklerose beobachtet, doch stellen diese im Vergleich zu den Insulinomen der MEN1-Erkrankung echte Raritäten dar.

Neben den genannten genetischen Veränderungen kann die Bildung autonom funktionierender β-Zellen des Pankreas mit nachfolgender pankreatisch bedingter Hypoglykämie auch bei Verlust des Imprintings auftreten. Hier führt die fehlende Suppression des männlichen Allels zur Überexpression von insulinartigem Wachstumsfaktor 2 (IGF2) auf Chromosom 11p15.5, das die Bildung von miR-483–3p und miR-483–5p nach sich zieht (Larsson 2013). Beide scheinen zur vermehrten Bildung von Insulinomen zu prädisponieren. All diese Befunde können jedoch nicht darüber hinwegtäuschen, dass bisher eine Erklärung für die Entstehung der Tumoren bei den meisten sporadischen Insulinomen fehlt.

> Die Grundlage einer pankreatogenen Hypoglykämie mag im Erwachsenalter zu 80–90 % ein Insulinom darstellen. Doch besonders im Kindesalter zeigt sich häufig eine vererbte Erkrankung des gesamten oder regional umschriebenen Inselzellapparats des Pankreas.

20.3 Differenzialdiagnostische Abklärung bei spontaner Hypoglykämie

Diabetes mellitus Zu Beginn eines Diabetes mellitus werden neben dem klassischen Symptom der vermehrten Urinproduktion mit peripherer und zentraler Exsikkose oft Symptome berichtet, die der pankreatogenen Hypoglykämie vergleichbare erscheinen, zum Beispiel Heißhungerattacken, Unwohlsein mit Besserung nach Nahrungsaufnahme und Zunahme des Körpergewichts. Auch kann der spontan gemessene Glukosewert im Serum erniedrigt sein, sodass nur der orale Glukosetoleranztest mit nachfolgender Nüchternperiode die klinisch weiterhin bestehenden beiden Differenzialdiagnosen von einander trennt. Bei insulinpflichtigem Diabetes mellitus ist eine Hypoglykämie immer dann zu erwarten, wenn körperliche Tätigkeiten nicht vor der Insulingabe mit eingerechnet wurden, der Brennwert eingenommener Nahrung falsch errechnet wurde oder der Hb-A1c-Wert auf zu geringere Bereiche eingestellt wird.

Morbus Addison Patienten mit multiglandulärer Insuffizienz zeigen neben einem Hypoparathyreoidismus auch oft eine Nebennierenrindeninsuffizienz, die jedoch wie die alleinige Nebenniereninsuffizienz, zum Beispiel nach operativer Entfernung beider Nebennieren, hauptsächlich durch Adynamie und allgemeines Unwohlsein geprägt ist. Der anfallartige Charakter plötzlicher Hypoglykämiesymptome, wie sie für die pankreatogene Hypoglykämie typisch ist, fehlt hier. Meist besteht eine Verbindung zwischen zunehmendem Unwohlsein und Allgemeininfekten oder gastrointestinalen Infekten. Auch ist bei niedrigem Glukosespiegel eines Patienten mit Morbus Addison kein Seruminsulin im messbaren Bereich nachweisbar.

Intoxikationen Marihuanakonsum kann zu hypoglykämen Zuständen führen, die Heißhunger und neuroglukopene Symptome nach sich ziehen, jedoch eindeutig zeitlich dem Konsum der Droge zuzuordnen sind.

Akuterkrankungen Bei allen Erkrankungen, die nicht durch Diabetes mellitus bedingt und nicht einer pankreatogenen Hypoglykämie zuzuordnen sind (z. B. **Leberausfall, Sepsis**), geht die Glukoseerniedrigung im Blut mit der Erniedrigung des Insulin im Blut einher. Spätestens ab Glukosewerten unter 45 mg/dl ist kein Serumwert für Insulin mehr nachweisbar. Besteht weiterhin begründeter Zweifel an der Differenzialdiagnose, kann der orale Glukosebelastungstest mit nachfolgender Nüchternperiode veranlasst werden, der eine eindeutige Diagnose zulässt. Der weiterhin oft propagierte zeitaufwendige 72-Stunden-Fastentest ist nach eigener Erfahrung an über 100 Patienten mit pankreatogener Hypoglykämie heute nicht mehr indiziert.

20.4 Diagnostik

20.4.1 Biochemische Diagnostik

Prinzipiell ist eine einmalige Messung vermehrter endogener Ausschüttung von Insulin bei Serumglukosewerten unter 45 mg/dl für die Diagnose einer pankreatogenen Hypoglykämie beweisend. Es gibt jedoch Möglichkeiten der Fehlregulation und Fehlinterpretation, die eine funktionelle Darstellung der Erkrankung mittels eines Testverfahrens notwendig erscheinen lässt (Wiesli et al. 2002). Als klassisches Verfahren wird in der Literatur weiterhin der 72-Stunden-Fastentest angeführt, der jedoch weder von seiner Ausgangslage gut definiert ist (Primär nüchtern? Wenn ja, wie lange schon?), noch die rein postprandial auftretenden pankreatisch bedingten Hypoglykämien gut darstellt (van der Wal et al. 2000; Schaaf et al. 2007; Starke et al. 2006). Zusätzlich können sich aufgrund der Länge der Untersuchungszeit viele Fehlerquellen (z. B. bei der Blutabnahme, der klinischen Kontrolle der Patienten etc.) ergeben, auch die Kosten-Nutzen-Analyse eines derart langen Tests (bis zu 3 Tage stationäre Diagnostik) ist immer zu hinterfragen.

Im Gegensatz zum 72-Stunden-Fastentest ermöglicht der orale Glukosetoleranztest (OGTT) mit nachfolgender Nüchternperiode eine exaktere Aussagemöglichkeit über das Vorliegen pankreatogener Hypoglykämien. Er kann meist nach weniger als 8 h beendet werden und weist zudem Unterschiede zwischen Patienten mit Insulinomen und Patienten mit NSIPHS auf, die zur Differenzialdiagnose beider Erkrankungen genutzt werden können (Starke et al. 2006).

> Die biochemische Grundlage des Beweises für eine pankreatogene Hypoglykämie stellt für uns der orale Glukosetoleranztest mit anschließendem Fastentest dar. Er ist effektiver als ein reiner Fastentest über bis zu 72 h.

Die klinische Verdachtsdiagnose einer möglichen pankreatogenen Hypoglykämie ist vor einem oralen Glukosetoleranztest notwendig, da der Test aufwendig ist, für einige Patienten eine Belastung darstellt und stationär durchgeführt wird, also kostenintensiv ist. Meist ist die Anamnese wegweisend, und viele Patienten äußern neben den akuten klinischen Symptomen das Gefühl einer psychischen

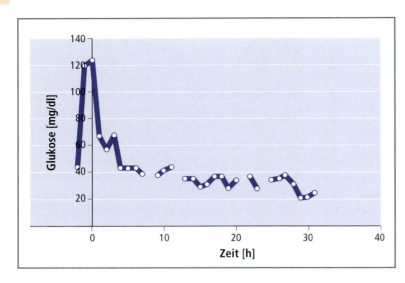

Abb. 20-1 Typischer Verlauf der Serumglukosewerte bei einer Patientin mit kleinem Insulinom unter OGTT (75 g Glukose) mit nachfolgender Nüchternperiode. Die Insulinwerte sind trotz Blutzuckerwerten unter 40 mg/dl (< 2,2 mmol/l) ab Stunde 8 noch messbar.

Veränderung, die nicht als psychosomatische Erkrankung fehlgedeutet werden sollte. Dies trifft auch für das häufig geäußerte Problem einer artifiziell herbeigeführten Hypoglykämie (mittels Sulfonylharnstoffderivaten oder Insulin) zu, die als Ausdruck einer psychischen Störung (Münchhausen-Syndrom) nach unserer Erfahrung extrem selten ist (1 von 168 Patienten mit Verdacht auf pankreatogene Hypoglykämie). Dagegen besteht speziell bei Patienten mit kleinen Insulinomen und solchen mit einem NSIPHS häufig Zweifel an der doch seltenen Differenzialdiagnose, die durch den **OGTT mit anschließender Fastenperiode** substanziiert werden muss (Goretzki u. Starke 2006).

Für diesen Test wird der Patient gebeten, am Morgen der Untersuchung kein Frühstück zu sich zu nehmen. Wir beginnen die Untersuchung mit einer Blutentnahme und dem Legen eines dauerhaften venösen Zugangs (z. B. Braunüle). In der ersten biochemischen Untersuchung wird der Serumgehalt von Glukose, Insulin, Proinsulin und C-Peptid bestimmt, wohingegen sich alle weiteren Untersuchungen auf die Werte für Glukose, Insulin und Proinsulin beschränken können. Letzteres ist unabdingbar, da es rein Proinsulin produzierende Tumoren gibt, die zwar extrem selten sind, aber bei gutartigen Adenomen wie auch bei Karzinomen beschrieben wurden.

Anschließend wird der Patient gebeten, 75 g Glukose (als Trunk) zu sich zu nehmen. Dann werden Blutentnahmen in 15-minütigen Abständen durchgeführt, bei denen der Glukosewert direkt am Patientenbett oder auf der Station bestimmt wird. Mit klinischen Symptomen einer Unterzuckerung und mindestens 2 Blutglukosewerten unter 45 mg/dl kann der Test als beweisend für eine pankreatogene Hypoglykämie abgebrochen werden. Dies ist nach eigener Erfahrung bei etwa Zweidrittel der Patienten nach 6 h der Fall (▶ Abb. 20-1). Damit ist der Test unter diesen festgelegten Bedingungen weitaus kürzer als ein üblicher 72-Stunden-Fastentest. Nach Service et al. (2005) werden bei klassischen Fastentestbedingungen nur 35 % der Patienten mit einem Insulinom innerhalb der ersten 12 h und 75 % innerhalb der ersten 24 h identifiziert (Goretzki et al. 2010).

Nur die Differenzialdiagnose eines Insulinoms gegenüber einer Insulinomatose oder deren funktionellem Korrelat eines NSIPHS verlangt beim OGTT mit nachfolgender Nüchternperiode die weitere Untersuchung der Blutzuckerspiegel und des Insulins unter dann sehr strenger ärztlicher Kontrolle (Goretzki u. Starke 2006; Saddig et al. 2008; Starke et al. 2006; Won et al. 2006). Eine Übertragung der Aufgaben an nicht ärztliche Mitarbeiter ist unserer Auffassung nach kritisch zu betrachten (Gefahr der Bewusstlosigkeit und von Grand-mal-Anfällen etc. unter stationärer klinischer Beobachtung).

Bei fehlenden klinischen Symptomen und erniedrigten Glukosewerten unter 45 mg/dl kann speziell bei Verdacht auf ein NSIPHS die Hungerperiode länger ausgedehnt werden. Dies führt in den meisten Fällen zu einer Erholung der Glukosewerte über 50 mg/dl. Für Patienten mit NSIPHS steht eher die Differenzialdiagnose eines frühen Diabetes mellitus und einer noch physiologischen Insulinantwort im Vordergrund als die eines Insulinoms (Kaczirek et al. 2003; Kaplan u. Lee 1979; Won et al. 2006).

Vergleicht man die Seruminsulinwerte unter OGTT-Fastentest-Bedingungen, lassen sich funktionell unterschiedliche Insulinomtypen darstellen, die von Saddig et al. (2008) als autonome Insulinome, Insulinome mit inadäquater Suppression und als Late-burst-Insulinome definiert wurden. Nur bei letzteren, die unter 20 % der Gesamtgruppe ausmachen, wird die notwendige Nüchternperiode nach dem OGTT möglicherweise mehr als 10 h betragen.

20.4.2 Bildgebende Verfahren

Darstellung des Insulinoms

Nach biochemischer Diagnose der pankreatogenen Hypoglykämie kann aufgrund des Verlaufs des Serumglukosewerts unter OGTT-Nüchtern-Bedingungen schon der Verdacht auf das Vorliegen eines Insulinoms oder eines NSIPHS geäußert werden (Starke et al. 2006). Damit ist auch die Wahrscheinlichkeit einzuschätzen, ob eine isolierter endokriner Pankreastumor zu erwarten ist. Die reine Unterscheidung nach isoliertem Tumor, multiplen Tumoren oder Inselhyperplasie ist bei Insulinomen einfacher als bei anderen endokrinen Tumoren des Pankreas, wie zum Beispiel den Gastrinomen, da Insulinome in fast 100 % der Fälle nur intrapankreatisch zu finden sind. Die Zahl nachgewiesener extrapankreatischer Insulin produzierender Tumoren, die sich also in einem ektopen Pankreasgewebe gebildet haben, wird in der englisch- und deutschsprachigen Literatur mit weniger als 5 Fällen angegeben (Thompson et al. 2000; Vanderveen et al. 2010; Witteles et al. 2001).

Als primäre und sensible Basisuntersuchung zur Darstellung eines Insulinoms hat sich heute die Endosonographie (*endoscopic ultrasound*, EUS) erwiesen (Gouya et al. 2003; Kann et al. 2005). Bei entsprechender Erfahrung sind die Sensitivität und Spezifität dieser Methode mit den gängigen Schnittbildverfahren (CT, MRT) vergleichbar (eigene Erfahrung; Leitlinie der ASGE). Alle bildgebenden Verfahren zeigen eine zunehmende Sicherheit und können Insulinome über 1 cm in bis zu 100 % der Fälle nachweisen (Brown et al. 1997; Doppman et al. 1995). Aufgrund der frühen biochemischen Diagnose von Insulinomen werden heute jedoch Tumoren gesucht, die oft weniger als 1 cm im Durchmesser aufweisen. Das erklärt, warum die eigenen Ergebnisse (▶ Tab. 20-5) und auch zum Beispiel die der Mayo-Klinik trotz besserer Auflösung der Bildgebung bei den immer kleiner werdenden Primärbefunden sich kaum verändert haben (Detektionsraten der Mayo-Klinik: 1987–1992 = 74 %, 1993–1997 = 71 %, 1998–2002 = 77 %, 2003–2007 = 80 %; Plackowski et al. 2009).

Zu 100 % präoperativ nachgewiesene Insulinome sind somit eher dann zu erwarten,

Tab. 20-5 Präoperative Darstellung der Insulinome bei Patienten mit sporadischem Insulinom aus den Jahren 2001–2011 (ohne MEN-1-Syndrom und ohne NSIPHS) (eigene Ergebnisse)

Ergebnis	CT	MRT	Endosonographie
Positiv	45/63	23/32	38/53
Negativ	17	5	11
Falsch-positiv	1	3	4
Anteil korrekter positiver Ergebnisse [%]	71	72	72

wenn die Diagnose relativ spät gestellt wird und die Tumoren generell über 1 cm messen. Dies zeigt nicht unbedingt einen besonders hohen Qualitätsstandard der beteiligten Kliniken auf.

Kleine Insulinome von einigen Millimetern Größe müssen zusätzlich gegenüber „Inzidentalomen" des Pankreas (lokale Pankreatitisherde, intrapankreatische Nebenmilzen, gutartige Tumoren des exokrinen Pankreas etc.) sowie gegenüber peri- und parapankreatischen Lymphknoten abgegrenzt werden (Kann et al. 2005). Bei diesen kleinen Tumoren vertrauen wir deshalb zum Beispiel auf eine Feinnadelbiopsie der Tumoren mit zytologischer Aufarbeitung oder auf die Darstellung durch 2 unterschiedliche bildgebende Verfahren, wie zum Beispiel die Endosonographie und ein Schnittbildverfahren (CT oder MRT).

Invasive Arteriographien zur Erkennung von Insulinomen aufgrund der früharteriellen Anflutung des Kontrastmittels sind nicht mehr notwendig. Das diagnostische Vorgehen bei Verdacht auf eine pankreatogene Hypoglykämie ist in ▶ Tabelle 20-6 dargestellt.

Sollte kein intrapankreatischer Tumor nachzuweisen sein, ist die Differenzialdiagnose einer Insulinomatose oder einer Nesidioblastose zu erwägen. Beide Erkrankungsgruppen sind im Erwachsenenalter zwar selten, zeigen aber einen relativ typischen Insulin-Glukose-Verlauf im OGTT mit anschließender Nüchternperiode und haben teilweise auch relativ spezifische Anamnesen. So kommt es bei beiden Erkrankungen selten zu einer Ohnmacht oder einem Grand-mal-Anfall. Einige der Patienten mit einer Nesidioblastose berichten über frühere Adipositasprobleme, die chirurgisch mittels einer Magenbypassoperation behandelt worden sind. Weiterführende funktionelle Untersuchungen (z. B. Kalziumstimulationstest) mit und ohne PET-verstärkte Bildgebung (^{68}Ga-DOTATOC-PET/CT) sind dann indiziert, um der Diagnose näher zu kommen (Brown et al. 1997; Guettier et al. 2009; Rappeport et al. 2006).

> Die Endosonographie ist heute als bildgebendes Verfahren der ersten Wahl zur Darstellung eines Insulinoms akzeptiert.

Tab. 20-6 Diagnostisches Vorgehen bei Verdacht auf eine pankreatogene Hypoglykämie

Schritt	Befund
Whipple-Trias	Neuroglykopene Symptome, Serumglukose < 2,2 mmol/l, Besserung der Befunde nach Glukosegabe
OGGT (75 g) mit anschließender Nüchternperiode	Bei biochemischem Nachweis präoperative Darstellung und bei negativem Befund ggf. Kalziumstimulationstest
Präoperative Darstellung	EUS, CT oder MRT; bei negativer Darstellung ggf. ^{68}Ga-DOTATOC-PET/CT
Resektion	Bei günstiger Lage des Tumors – endoskopisch; bei fehlendem Tumornachweis, Verdacht auf Malignom und ungünstiger Lage offen

Darstellung pathologischer Inselgruppen oder Mikrotumoren ohne klassisches Insulinom

Die oben genannten Schnittbildverfahren und die Endosonographie können Tumoren des Pankreas unter 5 mm nur unzureichend nachweisen und versagen in der Darstellung einer Insulinomatose oder einer Nesidioblastose, bei denen es sich um makroskopisch meist unauffällige Pankreasbefunde handelt und um Erkrankungen, die nur mikroskopisch definiert werden können (Anlauf et al. 2005; Service et al. 2005; Starke et al. 2006).

Zur Darstellung der pathologischen Inselgruppen und Mikrotumoren wird die veränderte Proteinexpression im Vergleich zu normalen Inseln genutzt. So werden zurzeit bildgebende Verfahren entwickelt, für die insulinomspezifische monoklonale Antikörper, β-Zell-spezifische Kontrastmittel (Mangan-Dipyridoxaldiphosphat [DPDP]) oder rezeptorassoziierte Bindungsmoleküle (^{111}In-OctreoScan-SPECT-MRT) genutzt werden (Brown et al. 1997; Daneshav et al. 2011; Rappeport et al. 2006). All diese Untersuchungen sollen pathologische Inseln mit vermehrter Insulinproduktion darstellen, doch befinden sie sich ausnahmslos noch in vorklinischer, experimenteller Entwicklungsphase. Auch wird es sich erst langfristig zeigen, ob geringe Unterschiede in der Regulation der Zellen (autonome Insulinproduktion) in vivo schon präoperativ bildgebend darzustellen sind.

Klinisch erprobt sind dagegen das ^{11}C-HTP (Hydroxytyptophan) und das ^{18}F-DOPA (Fluoro-3,4-dihydroxy-L-phenylalanin) PET-CT. Hiermit können sowohl singuläre wie auch multiple Insulinome nachgewiesen werden. Auch wurden erste Erfolge in der Darstellung fokaler sowie mehr diffus verteilter β-Zell-Neoplasien publiziert (Kappor et al. 2009; Malaisse u. Maedler 2012).

Regionalisierung pathologischer Inselgruppen mit vermehrter Insulinproduktion

Stellt sich in den präoperativen bildgebenden Untersuchungen kein Tumor des Pankreas dar und ist dennoch von einer pankreatogenen Hypoglykämie auszugehen, kann mithilfe des selektiven (A. gastroduodenalis, A. lienalis, A. pancreaticoduodenalis) arteriellen Kalziumstimulationstests (SACI, *selective arterial calcium injections*) die Region ermittelt werden, aus der die pathologische Insulinproduktion stammt. So zeigen nur pathologische Inseln nach lokaler Kalziumstimulation eine vermehrte Ausschüttung von Insulin, die dann im Pfortaderblut gemessen werden kann. Ein Gradient von 1,5-facher Insulinserumkonzentration im Verhältnis zum Ausgangswert (Insulinserumkonzentration 2, 5 und 7 min nach Stimulation mit 0,05 mmol Kalzium/kg Körpergewicht) wird hier als positiver Nachweis angesehen (Brown et al. 1997; Doppman et al. 1995; Guettier et al. 2009).

Eine Ergänzung und teilweise auch Alternative stellt heute das ^{68}Ga-DOTATOC-PET/CT dar. Bei der Differenzierung der kindlichen Nesidioblastose in eine diffuse und eine fokale Form wird es schon seit Längerem erfolgreich genutzt (James et al. 2009; Kapoor et al. 2009). Daten bezüglich der Sensitivität und Spezifität dieser Methode an größeren Kollektiven erwachsener Patienten fehlen jedoch.

> Nach biochemisch nachgewiesener pankreatogener Hypoglykämie und negativem Befund in der Bildgebung ist der SACI-Test (selektive arterielle Kalziumstimulation mit portalvenöser Blutentnahme) indiziert.

MEN-1-Patienten mit vermehrter Insulinproduktion

Bei Patienten mit vermehrter pankreatischer Insulinproduktion im Rahmen eines MEN-1-Syndroms besteht die Problematik, dass alle nachweisbaren knotigen Veränderungen einem Insulinom entsprechen können und prinzipiell von mehr als einem Insulin produzierenden Tumor ausgegangen werden muss, auch wenn sich aus pathologischen Untersuchungen die meisten Insulin produzierenden Inseln besonders im Pankreasschwanz finden.

Zusätzlich zu den präoperativen Befunden sollte der intraoperative Ultraschall des gesamten, freigelegten Pankreas genutzt werden, um auch kleine Insulinome unter 0,5 cm nachzuweisen (Anlauf et al. 2009; Goretzki et al. 2010; Simon et al. 1998). Auch kann ein präoperativ vorgenommener SACI-Test erwogen werden, um bei angestrebter Teilentfernung des Pankreas die zu belassende Pankreasregion bezüglich einer vielleicht vorhandenen vermehrten Insulinproduktion besser einschätzen zu können.

Die Langzeiterfolge bzw. Rezidivraten nach Operationen von Insulinomen bei MEN-1-Patienten werden jedoch sehr unterschiedlich angegeben und scheinen von mehr als nur der primär vollständigen Entfernung vorhandener Insulin produzierender Tumoren abhängig zu sein, unter anderem von familiären Unterschieden (Anlauf et al. 2009; Malaisse u. Maedler 2012; Simon et al. 1998).

> Das klinische Bild und die zugrunde liegende Ursache einer pankreatogenen Hypoglykämie sind äußerst vielfältig und verlangen sowohl theoretisches Wissen als auch klinische Erfahrungen, bei der Diagnostik und bei der Therapie.

20.5 Verteilung verschiedener Erkrankungen bei pankreatogener Hypoglykämie

Die Verteilung der histologisch unterschiedlichen Formen pankreatogener Hypoglykämien hat sich in den Jahren von 1986 bis heute nach unserer Erfahrung insofern gewandelt, als dass seltenere Formen, wie zum Beispiel familiär bedingte Erkrankungen (MEN-1) und das *non-single insulinoma pancreatogenous hypoglycemia syndrome*, etwas häufiger diagnostiziert und therapiert werden (▶Tab. 20-7). Dennoch verursachen gutartige Einzeltumoren (Adenome) weiterhin etwa Dreiviertel der pankreatogen bedingten Hypoglykämie Symptome.

Auch wenn die Symptome einer pankreatogenen Hypoglykämie in vielen Fällen typisch verlaufen, dauert es doch im Mittel über ein

Tab. 20-7 Zeitliche Änderung der Diagnosenverteilung bei pankreatogener Hypoglykämie bzw. pankreatischem Hyperinsulinismus (1986–2011)[a] HHU-D/LKrhs NE (Neuss)

Zeitraum	Patienten	Adenom	MEN 1	NSIPHS	Karzinom
1986–1993	33	27 (82 %)	3 (9 %)	1 (3 %)	2 (6 %)
1994–2000	56	39 (70 %)	6 (11 %)	3 (5 %)	8 (14 %)
2001–2009	78	58 (74 %)	1 (1 %)	14 (18 %)	5 (6 %)
Gesamt	167	124 (74 %)	10 (6 %)	18 (11 %)	15 (9 %)

[a] Daten der Chirurgischen Klinik A der Heinrich-Heine Universität Düsseldorf (1986–2000) und der Chirurgischen Klinik I der Städtischen Kliniken Neuss, Lukaskrankenhaus (2001–2011)

20.5 Verteilung verschiedener Erkrankungen bei pankreatogener Hypoglykämie

Tab. 20-8 Zeitraum zwischen Symptombeginn und Diagnose des pankreatischen Hyperinsulinismus (Anamnese lag bei 138 der 167 Patienten [83 %] vor)[a]

Diagnose	< 6 Monate	6–12 Monate	> 12 Monate
Adenom	23 (23 %)	30 (29 %)	49 (48 %)
NIPHS/MEN	7 (30 %)	5 (22 %)	11 (48 %)
Karzinom	7 (54 %)	1 (8 %)	5 (38 %)
Gesamt	37 (27 %)	36 (26 %)	65 (47 %)

[a] Daten der Chirurgischen Klinik A der Heinrich-Heine Universität Düsseldorf und der Chirurgischen Klinik I der Städtischen Kliniken Neuss, Lukaskrankenhaus von 1986–2011

halbes Jahr, bevor die biochemische Diagnose gestellt wird. Die darauf folgende bildgebende Darstellung des Tumors und eine anschließende Operationsplanung benötigen ebenfalls weitere Monate, sodass fast die Hälfte der Patienten unserer Erfahrung nach erst später als ein Jahr nach Beginn der Symptome operiert werden konnte (▶ Tab. 20-8).

20.5.1 Insulinome

Sporadisch auftretende, gutartige, singuläre Adenome der β-Zellen des Pankreas stellen bei Erwachsenen weiterhin die häufigste Ursache für eine pankreatogene Hypoglykämie dar. Die Adenome der Inselzellen zeigen eine fast ausschließliche Insulinproduktion und sind etwa gleichhäufig über das gesamte Pankreas verteilt. Die hohe Spezifität hormoneller Sekretion ist dabei typisch und unterschiedlich zu Tumoren bei MEN 1. Die genetische Grundlage sporadischer Insulinome ist aber weiterhin unbekannt, und genetische Defekte, die bei kindlichen Nesiodioblastosen bekannt sind, sowie Mutationen des MEN-1-Gens lassen sich bei der Suche nach somatischen Mutationen in nicht mehr als 5–20 % der Fälle nachweisen (Cupisti et al. 2000).

Ein besonderes Problem stellen Schwangere mit einem Insulinom dar, die am Anfang der **Schwangerschaft** oder nach der Geburt des Kindes klinisch auffällig werden (Akca et al. 2010; Besemer u. Muessig 2010; Queiroz et al. 2012). Diese zeitliche Verteilung in der Schwangerschaft erklärt sich aus der Tatsache, dass in der Spätschwangerschaft die diabetische Stoffwechsellage der Schwangeren zu einer Besserung der klinischen Befunde führt, eher durch die Produktion diabetogener Plazentahormone, als aufgrund einer Insulinresistenz, wie sie für Patienten mit Typ-2-Diabetes typisch ist (Akca et al. 2010; Besemer u. Muessig 2010; ▶ Abb. 20-2).

Dies könnte die Vorstellung einer funktionellen Ursache für das Auftreten von Insulinomen und multiplen Neoplasien der β-Zellen entstehen lassen, wie es für die Autonomie von Schilddrüsenzellen diskutiert wird. Im Gegensatz zu anderen endokrinen Geweben führt die dauerhaft vermehrte Produktion von Insulin (z. B. bei Diabetes mellitus Typ 2) jedoch zu keiner vermehrten Autonomie, zum Beispiel mit Entwicklung von β-Zell-Neoplasien, sondern zeigt eher eine Abnahme der Insulinproduktion. Neue Untersuchungen erklären dies mit einer Dedifferenzierung der überaktiven β-Zellen, widersprechen somit der alten Ansicht einer „Erschöpfung" der Zellen und auch der Meinung, dass der Diabetes mellitus Typ 2 zum Beispiel bei Übergewichtigen mit Insulinresistenz und vermehrter Insulinproduktion allein durch die Entwicklung von Antikörpern gegen Insulin erklärt werden könnte (Dor u. Glaser 2013).

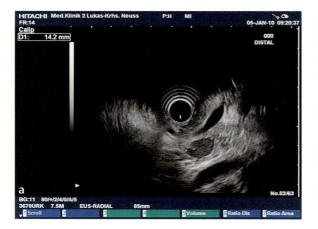
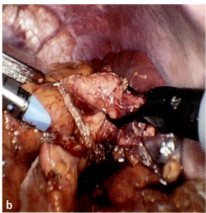
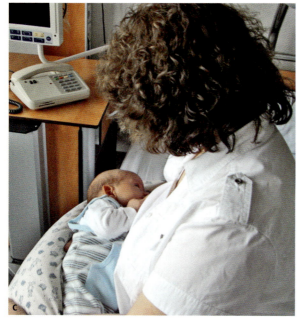

Abb. 20-2 Patientin mit postpartaler Hypoglykämie (einschließlich Bewusstlosigkeit) 3 Wochen nach Entbindung aufgrund eines Insulinoms im Pankreasschwanzbereich.
a Endosonographische Darstellung
b Insulinom, das zu dieser Hypoglykämie geführt hatte
c Die Mutter stillte ab dem zweiten postoperativen Tag wieder.

20.5.2 Maligne Insulinome

Allein das Vorliegen von Metastasen definiert bei Insulinomen deren Malignität. Sie stellen etwa 10 % aller Insulin produzierenden Pankreastumoren und sind im Durchschnitt größer als gutartige Insulinome (▶ Tab. 20-9; deHerder et al. 2006; Rindi et al. 2006, 2012). Typischerweise sind sie größer als 2 cm, auch wenn schon maligne Insulinome unter 1 cm beschrieben wurden, und zeigen eine hohe Insulinsekretion. Doch wurden auch rein „maligne Proinsulinome" beschrieben.

Im Vergleich zu anderen differenzierten neuroendokrinen Neoplasien des Pankreas werden die Patienten mit malignen Insulinomen nicht durch das Tumorwachstum und eine Kachexie gefährdet, sondern durch die

Tab. 20-9 Tumorgröße und histologischer Befund beim Insulinom (eigene Ergebnisse)[a]

Durchmesser [cm]	Anzahl Patienten	Adenom	Karzinom
<1	18	18 (100 %)	0
1–1,9	56	52	2 (4 %)
2–2,9	12	10	2 (17 %)
>3	13	5	8 (62 %)
Gesamt	99 (100 %)	87	12 (12 %)

[a] Daten der Chirurgischen Klinik A der Heinrich-Heine Universität Düsseldorf (1986–2000) und der Chirurgischen Klinik I der Städtischen Kliniken Neuss, Lukaskrankenhaus (2001–2011). Bei 99 von 139 Patienten war die Tumorgröße definiert.

Tab. 20-10 Verteilung der histologischen Untertypen pankreatisch induzierter Hypoglykämie bei 167 operierten Patienten[a]

Typ		Anzahl
Sporadische singuläre Insulinome		124
Insulin produzierende endokrine Pankreaskarzinome		15
NSIPHS	Gesamt	29
	Insulinomatose (Hyperplasie und Microadenome)	15
	Nesidioblastose des Erwachsenen (nur Hypertrophie)	4
	MEN-1-assoziierte singuläre/ multiple Insulinome	9

[a] Daten der Chirurgischen Klinik A der Heinrich-Heine Universität Düsseldorf (1986–2000) und der Chirurgischen Klinik I der Städtischen Kliniken Neuss, Lukaskrankenhaus (2001–2011).

mit vermehrter Insulinsekretion verbundenen, rezidivierenden Hypoglykämien sowie deren Prävention/Behandlung mit glukosehaltigen Infusionen. Nach eigener Erfahrung sind Infektionen, Sepsis und malignes Übergewicht mit sekundärer Herzinsuffizienz die vordringlichen Todesursachen der Patienten (Starke et al. 2005).

20.5.3 Insulinome bei MEN 1 und sporadische Neoplasien/Nesidioblastosen (NSIPHS)

Die „nicht singulären Insulinome" mit pankreatisch bedingter Hypoglykämie (*non-single insulinoma pancreatogenic hypoglycemia syndrome*, NSIPHS) können im Rahmen eines MEN-1-Syndroms infolge einer Magenbypassoperation bei maligner Adipositas oder spontan auftreten. Allen diesen Erkrankungen ist gemein, dass sie nicht erkannt zur Persistenz der Hypoglykämie führen und auch nach effektiver Ersttherapie vermehrt Rezidive zeigen (Goretzki u. Starke 2006; Saddig et al. 2008; Starke et al. 2006).

Pathologisch ist die Trennung von Neoplasien (z. B. Insulinomatose) und Hypertrophien der Inseln (Nesidioblastose bei Patienten nach Magenbypassoperationen wegen maligner Adipositas) zwingend notwendig (▶ Tab. 20-10). Erste Ergebnisse zeigen auch klinische Unterschiede in der Rezidivhäufigkeit beider Erkrankungsgruppen (Starke et al. 2006; Vanderveen et al. 2010). Die genetischen Defekte dieser pathologisch gut definierten Erkrankung (Anlauf et al. 2006, 2009) sind nicht bekannt. So haben bei allen sporadischen Neoplasien und Hypertrophien der Inseln mit ausschließlicher Insulinproduktion und -sekretion die genetischen Untersuchungen des MEN-1-Gens sowie der Gene, die bei kindlichen Nesidioblastosen betroffen sind, nur wenige Fälle mit positivem Nachweis von somatischen Mutationen dieser Gene erbracht (0–20 %).

20.6 Operative Therapie des Insulinoms

20.6.1 Biochemisch und bildgebend nachgewiesenes Insulinom

Mit biochemischem Nachweis und Lokalisation des Insulinoms im Pankreas ist die klare Operationsindikation gegeben, und es besteht nur noch die Frage nach der Art der chirurgischen Vorgehensweise. So hat sich in den letzten 10 Jahren die endoskopische minimal-invasive Operation besonders peripher gelegener Insulinome im Pankreasschwanz als beste Alternative zur klassischen offenen Vorgehensweise (▶Abb. 20-3) erwiesen (Ayav et al. 2005; Dedieu et al. 2010; Fernandez-Cruz et al. 2008; Hu et al. 2011; Karaliotos u. Sgourakis 2010; Langer et al. 2005; Limongelli et al. 2012; Song et al. 2011; Toniato et al. 2006). In Einzelfällen kann jedoch bei günstiger Lage des Tumors und multimorbiden Patienten auch eine lokal ablative Therapie wie die der Alkoholinjektion oder die der Gamma-knife-Resektion nicht ausgeschlossen werden.

Pankreasfisteln nach endoskopischen Resektionen ohne Deckung der Resektionskante und Umgebungspankreatitiden nach Alkoholinjektion stellen einige der möglichen Komplikationen sogenannter „patientenschonender" Therapien dar; die rein retrospektiven Vergleiche mit der offenen Vorgehensweise ergeben hier vergleichbare Inzidenzen von etwa 20–30 % B- und C-Fisteln (Diener et al. 2011; Dumitrascu et al. 2012; Inchauste et al. 2012).

Insgesamt werden aber besonders Patienten mit eindeutiger Diagnose und günstiger Lage der Tumoren primär endoskopisch operiert. Sie weisen eine insgesamt geringere operative Morbidität auf als Patienten nach offener Pankreaschirurgie, jedoch ist dies zumindest teilweise der nicht vergleichbaren Auslese der Patienten anzuschulden (Diener et al. 2011).

Zunehmend werden Patienten mit günstig gelegenen Insulinomen in Kliniken operiert, die nicht unbedingt als NET-Zentren bezeich-

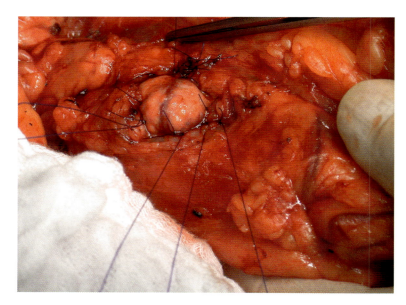

Abb. 20-3 Offene Enukleation eines Insulinoms im Pankreaskopfbereich

Tab. 20-11 Operatives Vorgehen bei pankreatischem Hyperinsulinismus bei 167 Patienten (eigene Ergebnisse)[a]

Diagnose	Anzahl Patienten	Enukleation	Partielle Resektion	PX + subtotal PX	Erweiterte PX (LK, Leber, Lunge etc.)
Adenom	124	76 (61%)	47 (38%)	1 (1%)	0
MEN 1	10	7 (70%)	2 (20%)	0	1 (10%)
NIPHS	18	0	4 (22%)	124 (78%)	0
Karzinom	15	0	2 (13%)	5 (33%)	8 (53%)
Gesamt	167	83 (50%)	55 (33%)	20 (12%)	9 (5%)

[a] Daten der Chirurgischen Klinik A der Heinrich-Heine Universität Düsseldorf (1986–1999) und der Chirurgischen Klinik I der Städtischen Kliniken Neuss, Lukaskrankenhaus (2001–2006).
PX = Pankreatektomie

net werden können, sodass wir bei der Verteilung der Insulinome vermehrt Patienten mit Tumoren tief im Pankreaskopf, im Uncinatus oder Pankreashals sehen. Bei diesen ist jedoch die endoskopische Vorgehensweisen nur bedingt möglich.

So wird bei tief im Pankreaskopf liegenden Insulinomen eine Teilresektion des Kopfes nach Frey mit Deckung des Defekts durch eine Dünndarmschlinge notwendig oder bei papillennaher Lage sogar eine partielle Pankreatoduodenektomie nach Traverso (▶ Tab. 20-11). Für Tumoren im Pankreashals und im Korpusbereich kann die Konsolenresektion sinnvoll sein, da die vordere Hals-Korpus-Region der erweiterten Linksresektion des Pankreas bezüglich einer besser erhaltenen Restfunktion des Pankreas und der Vermeidung eines Diabetes mellitus überlegen ist und keine vermehrte Komplikationsrate zeigt (Dumitrascu et al. 2012; Inchauste et al. 2012; Sudo et al. 2010).

Sollte der Verdacht auf ein malignes Insulinom vorliegen (Durchmesser > 2 cm, polyzyklischer Randsaum, nachgewiesene Fernmetastasen etc.), ist die Resektion der entsprechenden Pankreasregion mit zusätzlicher Lymphadenektomie entlang des Pankreasoberrands, der V. mesenterica superior, des Lig. hepatoduodenale, der A. mesenterica superior und der dorsalen retropankreatischen Faszie zu empfehlen (Dedieu 2010; Karaliotos u. Sgourakis 2009).

> Die Operation der pankreatogenen Hypoglykämie strebt geringe Morbidität bei maximalem Funktionserhalt des Pankreas an. Ein Malignom ist bei Tumoren unter 2 cm sehr selten.

20.6.2 Persistierende oder rezidivierende pankreatogene Hypoglykämie

Persistierende Hypoglykämien sind immer dann zu erwarten, wenn kein eindeutiges Insulinom gefunden und entfernt wurde oder wenn eine Insulinomatosis bzw. eine MEN-1-assoziierte Erkrankung als isoliertes, gutartiges und sporadisch aufgetretenes Insulinom fehleingeschätzt wurde. Außerdem persistiert eine Hypoglykämie oft auch nach ausgedehnten Operationen frühkindlicher Nesidioblastosen sowie nach Operationen metastasierter maligner Insulinome mit multiplen Metastasen in der Leber oder extrahepatisch (▶ Abb. 20-4; ▶ Tab. 20-12).

Bei fehlender Darstellung eines intrapankreatischen Insulinoms (prä- und intraoperativ) hat sich die blinde Pankreasschwanzresektion, die früher teilweise vorgenommen

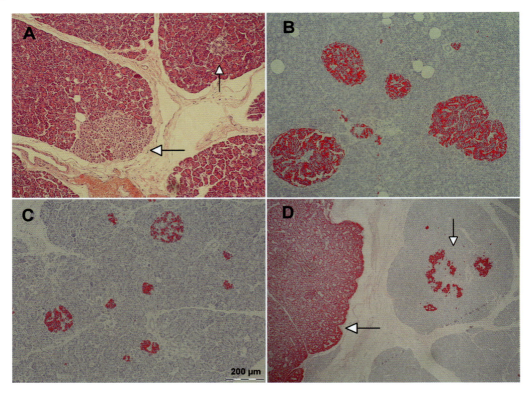

Abb. 20-4 Histologische Bilder einer Insulinomatose vergrößerter Inseln und pathologischer Inseln in der Nähe der pankreatischen Ausführungsgänge
a Budding einer vergrößerten Insel an die Ausführungsgänge des Pankreas
b, c vergrößerte und normal große Inseln des Pankreas mit alleiniger Insulinproduktion
d Rand eines neuroendokrinen Mikroadenoms des Pankreas im Rahmen einer Insulinomatose

Tab. 20-12 Persistenz und Rezidive nach Operation frühkindlicher Nesidioblastosen (nach Barthlen et al. 2010; Zusammenstellung von 11 Studien aus den Jahren 1997–2009)

Art der Nesidioblastose[a]	Langzeitergebnisse der Operation (Anzahl Patienten)			Gesamt
	Erfolgreich, euglykäm	Nicht erfolgreich, Persistenz/Rezidiv, hypoglykäm	Zu geringe Insulinproduktion, Diabetes mellitus, hyperglykäm	
Nicht differenziert	45 (31 %)	41 (29 %)	57 (40 %)	143 (42 %)
Diffus	20 (26 %)	29 (37 %)	29 (37 %)	78 (23 %)
Fokal	108 (92 %)	9 (8 %)	0	117 (35 %)
Gesamt	**173 (51 %)**	**79 (23 %)**	**86 (26 %)**	**338 (100 %)**

[a] Verteilung der pathologischen Inseln

wurde, als nicht sinnvoll erwiesen. Besser erscheint es, noch während der Operation eine selektive Kalziumstimulation der das Pankreas versorgenden Arterien (A. gastroduodenalis, A. lienalis, A. pankreatoduodenalis) vorzunehmen und mit entsprechender Venenblutentnahme im Pfortaderblut zu verbinden. Dadurch kann bei Vorliegen eines NSIPHS oder eines nicht gefundenen Insulinoms zumindest das entsprechende Areal vermehrter Insulinproduktion nach Stimulation mit Kalzium angezeigt werden. Sollte zudem die Möglichkeit einer Insulinschnellbestimmung vorliegen, könnte hier das Ergebnis direkt in die Resektion der Region mit pathologischer Insulinantwort münden (Caneiro et al. 2002; Gimm et al. 2007). Anderenfalls kann dies auch in einer Zweitoperation erfolgen.

Ein solches Vorgehen sollte heute jedoch insgesamt selten notwendig sein. Es ist weiterhin anzustreben, durch geeignete präoperative biochemische und bildgebende Verfahren und ein entsprechendes operatives Vorgehen Heilung durch eine einzeitige Operation vorzunehmen. Nach eigener Erfahrung der letzten 11 Jahre war die zweizeitige Operation nur in 2 der 78 überwiesenen Fälle mit pankreatogener Hypoglykämie aufgrund eines histologisch benignen Befunds notwendig. Sie konnten alle geheilt werden. In einem Fall handelte es sich um einen primär nicht entdeckten Tumor neben der V. mesenterica superior und in einem Fall um eine falsche präoperative Einschätzung der Erkrankung mit einer letztlich bewiesenen Insulinomatose des Pankreasschwanz-Korpus-Bereichs.

Rezidivierende Erkrankungen sind dagegen krankheitsimmanente Probleme aller MEN-1- und NSIPHS-Patienten (Anlauf et al. 2009; Goretzki u. Starke 2006; Simon et al. 1998). Dies trifft gleichermaßen für Patienten mit einer Insulinomatose aufgrund bisher nicht bekannter Ursache wie für Patienten mit einer Nesidioblastose nach Bypassoperation zur Adipositastherapie zu (Goretzki u. Starke 2006; Saddig et al. 2008; Vanderveen et al. 2010). Bei einem Vergleich der Patienten aus der Mayo-Klinik mit Nesidioblastose nach Adipositaschirurgie (Service et al 2005) und unseren Patienten mit Insulinomatose unbekannter Ursache zeigt die chirurgische Therapie von Patienten mit Insulinomatose und 80 % Pankreasresektion im Langzeitverlauf geringere Rezidivraten.

> Persistierende und rezidivierende pankreatogen bedingte Hypoglykämien beruhen meist auf nicht erkannten Systemerkrankungen des Inselzellapparats (MEN 1, Insulinomatose etc.).

20.6.3 Intraoperativer Beweis der Operationseffektivität und postoperative Qualitätskontrolle

Die histologische Schnellschnittuntersuchung kann schon intraoperativ den endokrinen Tumor des Pankreas bestätigen, doch wird die Vollständigkeit der biochemischen Heilung nur am Verhalten des Glukosewerts im Blut, nüchtern und nach Nahrungsaufnahme bewiesen. Um früh-postoperativ eine Aussage über die funktionelle Effektivität der Resektion zu erhalten, werden Patienten mit Insulinom zumindest die letzten 6 h vor Operation keine glukosehaltige Infusion erhalten. Selbst Blutzuckerwerte von unter 30 mg/dl werden intraoperativ akzeptiert.

Normalerweise zeigt sich 15–30 min nach Entfernung des Insulinoms ein eindeutiger Anstieg des Serumglukosewerts, der in den ersten 24 h nach der Operation auch ohne Glukosezufuhr Werte bis über 200 mg/dl erreichen kann. Dauerhaft erhöhte Werte sind primär als Insulinresistenz für 24–48 h zu erwarten, und wir sehen keine Notwendigkeit der Insulingabe bei allen Patienten mit eingeschränkter Pankreasresektion bis zu Glukosewerten über 300 mg/dl. Der Tendenz von Anästhesisten, präoperativ keine Serumglukosewerte unter 50 mg/dl und postoperativ keine über 250 mg/dl ohne direkte Gegenregulation zu akzeptieren, muss von chirurgischer Seite aus regelmäßig begegnet werden, da sonst die Serumglukosewerte als Qualitätskontrollen der Operation unbrauchbar werden. Auch muss bedacht werden, dass Patienten nach einer Operation prinzipiell eher erhöhte Serumwerte für Glukose aufweisen, die sich aus den freigesetzten Stressfaktoren (Katecholamine, Kortison) und einer generell vorhandenen postoperativen Pankreasfunktionsstörung ergeben.

Es wurde versucht, durch intraoperative Insulinmessungen mittels Schnell-Assay die Qualitätskontrollen der Operation ähnlich wie bei Nebenschilddrüsenoperationen zu verbessern, was jedoch nur bedingt gelingt. Letzteres erklärt sich aus der Tatsache, dass bei den primär niedrigen Serumglukosewerten zu Beginn der Operation auch die Insulinwerte teilweise supprimiert sind und Schnell-Assay-Untersuchungen mit geringerer Sensitivität als klassische Untersuchungsverfahren in der Differenzierung niedriger Insulinwerte meist überfordert sind (Caneiro et al. 2002; Gimm et al. 2007). Auch wird bei NSIHS-Patienten mit Teilresektion des Pankreas immer eine vorübergehende Senkung des Serumwerts für Insulin nachweisbar sein, was aber nur wenig über die Langzeitwirkung aussagt. Somit besteht weiterhin die Notwendigkeit, schon präoperativ MEN-1- und NSIPHS-Patienten zu erkennen (Familienanamnese bei MEN 1, Insulin- und Glukoseverhalten bei OGTT sowie fehlender präoperativer Nachweis eines pankreatischen Tumors).

> Im Zweifelsfall zeigt der postoperative Glukoseverlauf schon nach 1–2 h eine fehlende Effektivität der chirurgischen Therapie an, denn in dieser Zeit sollte auch ohne externe Glukosegabe der Serumglukosewert ansteigen. Ist dies nicht der Fall, sollte ein SACI-Test noch intraoperativ durchgeführt werden.

20.7 Nicht operative Therapie der Nesidioblastose und des metastasierten malignen Insulinoms

Die primäre Behandlung von Kindern mit diffuser Nesidioblastose des Pankreas stellt die Gabe von Diazoxid dar, das zusätzlich mit Somatostatinanaloga kombiniert werden kann. Viele Kinder können funktionell mit ihren Blutzuckerwerten relativ sicher eingestellt werden, doch ist eine Heilung bis auf wenige Spontanheilungen oder gar die Entwicklung eines Diabetes mellitus damit nicht gegeben. Somit ist die operative Therapie hier nur bei fokaler Nesidioblastose und Versagen der konservativen Therapie indiziert (Barthlen et al. 2010).

Ganz im Gegensatz ist die chirurgische Therapie des malignen Insulinoms weiterhin als einzige kurative Behandlungsoption akzeptiert und sollte auch bei Lebermetastasierung eingesetzt werden. Sie kann zumindest eine Reduktion der Hypoglykämiesymptome erreichen. Bei multiplen und chirurgisch nicht radikal resezierbaren Metastasen wird heute neben der Chemotherapie mit Streptozotozin, Doxorubicin und anderen klassischen Zytostatika vermehrt auf die Kombination von Temozolomid und Decarbacine gesetzt, ebenso auf die Therapie mit mTor-Inhibitoren und Antagonisten der vaskulären Angiogenese und lokalen Wachstumsfaktoren bzw. ihrer Rezeptoren (Sunitinib, Avastin, Everolimus; deHerder et al. 2011; Naganuma et al. 2012; Strosberg et al. 2011). Neben der reinen Proliferationsinhibition zeigte zum Beispiel Everolimus auch eine funktionelle Hemmung der Insulinsekretion, was allein für sich einen Überlebensvorteil bei Patienten mit malignen Insulinomen verspricht (Kulke et al. 2009). Prospektiv randomisierte Studien für das maligne Insulinom fehlen aufgrund der Seltenheit der Erkrankung jedoch und können auch nicht mit den Ergebnissen anderer funktionell aktiver oder gar funktionell nicht aktiver neuroendokriner Tumoren des Pankreas gleichgesetzt werden.

> Den nicht operativen Behandlungen der pankreatogenen Hypoglykämie fehlt der kurative Ansatz. Zudem werden sie häufig mit der Dauer der Behandlung zunehmend ineffektiv (Tachyphylaxie). Dies trifft auch für die neuen „zielgerichteten Therapien" zu.

20.8 Zusammenfassung

Die letzten 2 Jahrzehnte haben die Diagnose der verschiedenen Formen pankreatisch bedingter Hypoglykämien verbessert, wozu der orale Glukosetoleranztest (OGTT) mit nachfolgender Nüchternperiode maßgeblich beigetragen hat. Neben dem klassischen Adenom der β-Zellen (Insulinome) sind multiple Insulinome bei familiärer multipler endokriner Neoplasie (MEN 1) und die Insulinomatose des Pankreas nun akzeptierte Erkrankungen, die präoperativ diagnostiziert werden sollten und operativ zu behandeln sind. Inwieweit dies auch für die Nesidioblastosis des Erwachsenen nach Adipositaschirurgie zutrifft, ist dagegen weiterhin unklar. Für all diese das *non single insulinoma pancreatogenous hypoglycemia syndrome* (NSIPHS) ausmachende Erkrankungen gilt jedoch, dass Rezidive auftreten können und die Vollständigkeit operativer Resektion nur aufgrund präoperativer Stimulationstests abschätzbar ist.

Das β-Zell-Adenom (Insulinom), immer noch die häufigste Ursache pankreatisch bedingter Hypoglykämien (ca. 70–80 %), wird bei günstiger Lage heute zunehmend endoskopisch operiert; dies stellt bei der guten Qualität vorhandener Lokalisationsverfahren oft nicht mehr die Herausforderung früherer Jahre dar. Der Anspruch auf 100%ige Heilung ohne oder mit nur geringer Komplikationsrate unterstützt jedoch die Empfehlung, diese Operationen weiterhin an Zentren mit entsprechender Erfahrung in der endokrinen Chirurgie und der Pankreaschirurgie ausführen zu lassen.

Für die Therapie maligner Insulinome mit chirurgisch inkurabler Situation haben sich heute neben der Therapie mit Streptozotozin und klassischen Chemotherapeutika die sogenannten „targeted Therapeutika" (mTor-Inhibitoren, Tyrosinkinase-Rezeptor-Antagonisten etc.) als sinnvolle Ergänzung erwiesen, die nicht nur auf die Proliferation der Tumoren, sondern auch auf ihre funktionelle Aktivität hemmend wirken können.

Insgesamt sind damit die Diagnose und Therapie der verschiedenen Formen pankreatisch bedingter Hypoglykämien sicherer geworden, sie verlangen aber gute interdisziplinäre Konzepte und eine entsprechende Erfahrung der Beteiligten.

Literatur

Akca A, Mann K, Starke A, Lammers BJ, Goretzki PE. Postpartales Insulinom. Dtsch Med Wochenschr 2010; 135: 1484–1486.

Anlauf M, Schlenger R, Perren A, Bauersfeld J, Koch CA, Dralle H, Raffel A, Knoeffel WT, Weihe E, Ruszniewski P, Couvelard A, Komminoth P, Heitz PU, Klöppel G. Microadenomatosis of the endocrine pancreas in patients with and without the multiple endocrine neoplasia type 1 syndrome. Am J Surg Pathol 2006; 30: 560–574.

Anlauf M, Bauersfeld J, Raffel A, Koch CA, Henopp T, Alkatout I, Schmitt A, Weber A, Kruse ML, Braunstein S, Kaserer K, Brauckhoff M, Dralle H, Moch H, Heitz PU, Komminoth P, Knoefel WT, Perren A, Klöppel G. Insulinomatosis. Am J Surg Pathol 2009; 33: 339–346.

Anlauf M, Wieben D, Perren A, Sipos B, Komminoth P, Raffel A, Kruse ML, Fottner C, Knoefel WT, Mönig H, Heitz PU, Klöppel Gl. Persistent hyperinsulinemic hypoglycemia in 15 adults with diffuse nesidioblastosis: diagnostic criteria, incidence, and characterization of beta-cell changes. Am J Surg Pathol 2005; 29: 524–33.

Ayav A, Bresler L, Brunaud L, Boissel P. Laparoscopic approach for solitary insulinoma: a multicenter study. Langenbecks Arch Surg 2005; 390: 134–140.

Besemer B, Muessig. Insulinoma in Pregnancy. Exp Clin Endocrinol Diabetes 2010; 118: 9–18.

Barthlen W, Mohnike W, Mohnike K. Techniques in pediatric surgery: congenital hyperinsulinism. Horm Res Paediatr 2010; 74: 438–443.

Brown CK, Bartlett DL, Doppman JL, Gordon P, Libutti SK, Fraker DL, Shawker TH, Skarulis MC, Alexander HR. Intraarterial calcium stimulation and intraoperative ultrasonography in the localization and resection of insulinomas. Surgery 1997; 122: 1189–1193.

Caneiro DM, Levi JU, Irvin GL. Rapid insulin assay for intraoperative confirmation of complete resection of insulinomas. Surgery 2002; 132: 937–942.

Cardenas CM, Dominguez I, Campuzano M et, Bezary P, Iniguez-Rodriguez M, Gamboa-Dominguez A, Uscanga LF. Malignant Insulinoma arising from intrasplenic heterotic pancreas. JOP 2009; 10: 321–323.

Chandrasekharappa SC, Guru SC, Manickam P, Olufemi SE, Collins FS, Emmert-Buck MR et al. Positional cloning of the gene for multiple endocrine neoplasia type-1. Science 1997; 276: 404–407.

Cupisti K, Höppner W, Dotzenrath C, Simon D, Berndt I, Röher HD, Goretzki PE. Lack of MEN 1 gene mutations in 27 sporadic insulinomas. Eur J Clin Invest 2000; 30: 325–329.

Crippa S, Zerbi A, Boninsegma L, Capitanio V, Partelli S, Balzano G, Pederzoli P, Di Carlo V, Falconi M. Surgical management of insulinomas: short- and long-term outcomes after enucleations and pancreatic resections. Arch Surg 2012; 147: 261–266.

Daneshav K, Grenacher L, Mehrabi A, Kauczor HU, Hallscheidt P. Preoperative tumor studies using MRI or CT in patients with clinically suspected insulinoma. Pancreatology 2011; 11: 487–494.

Dedieu A, Rault A, Collet D, Masson B, Sa Cunha A. Laparoscopic nucleation of pancreatic neoplasm. Surg Endosc 2010; 25: 572–6.

deHerder WW, Niederle B, Scoazec JY, Pauwels S, Kloppel G, Falconi M, Kwekkeboom DJ, Oberg K, Eriksson B, Wiedenmann B, Rindi G, O'Toole D, Ferone D. Well-differentiated pancreatic tumor/carcinoma: insulinoma. Neuroendocrinology 2006; 84: 183–188.

deHerder WW, van Schaik E, Kwekkeboom D. New therapeutic options for metastatic malignant insulinomas. Clinical Endocrinology 2011; 75: 277–284.

Diener MK, Seiler CM, Rossion I, Kleeff J, Glanemann M, Butturini G, Tomazic A, Bruns CJ, Busch OR, Farkas S, Belyaev O, Neoptolemos JP, Halloran C, Keck T, Nidergethmann M, Gellert K, Witzigmann H, Kollmar O, Langer P, Steger U, Neudekcer J, Berrevoet F, Ganzera S, Heiss MM, Luntz SP, Bruckner T, Kieser M, Büchler MW. Efficacy of stapler versus hand-sewn closure after distal pancreatectomy (DISPAT): a randomised, controlled multicentric trial. Lancet 2011; 377: 1514–1522.

Doppman JL, Chang R, Fraker DL, Norton JA, Alexander HR, Miller DL, Collier E, Skarulis MC, Gordon P. Localization of insulinomas to regions of the pancreas by intra-arterial stimulation with calcium. Ann Intern Med 1995; 123: 269–273.

Dor Y, Glaser B. Beta-cell dedifferentiation and type 2 diabetes. N Engl J Med 2013; 368: 572–573.

Dumitrascu T, Scarlet A, Ionescu M, Popescu. Central pancreatectomy versus splee preserving distal pancreatectomy: a comparative analysis of early and late postoperative outcomes. Dig Surg 2012; 29: 400–407.

Fendrich V, Bartsch BK, Langer, Zielke A, Rothmund M. Diagnostik und operative Therapie beim Insulinom – Erfahrung bei 40 Patienten. Dtsch Med Wochenschr. 2004; 29: 941–946.

Fernandez-Cruz L, Blanco L, Cosa R, Rendon H. Is laparoscopic resection adequate in patients with neuroendocrine pancreatic tumors? World J Surg 2008; 32: 904–917.

Friesen SR. The endocrine gut and pancreas. In: Welbourn RB (ed), The history of endocrine surgery. New York: Praeger Publishers; 1990, p: 236–267.

Giudici F, Nesi G, Brandi ML, Tonelli F. Surgical management of insulinomas in multiple endocrine neoplasia type 1. Pancreas 2012; 41: 547–553.

Gimm O, König E, Thanh PN, Brauckhoff M, Karges W, Dralle H. Intra-operative quick insulin assay to confirm complete resection of insulinomas guided by selective arterial calcium injections (SACI). Langenbeck's Arch Surg 2007; 392: 679–684.

Gokhale UA, Nanda A, Pillai R, Al-Layla. Heterotopic pancreas in the stomach: a case report and a brief review of the literature. JOP 2010; 11: 255–257.

Goretzki PE, Starke A. Diffuse nesidioblastosis in adults and insulinoma: can they be associated? Am J Surg Pathol 2006; 30: 919–921.

Goretzki PE, Starke A, Lammers BJ, Schwarz K, Röher HD. Pankreatischer Hyperinsulinismus – Wandel des Krankheitsbildes mit spezifischen Unterschieden auch bei sporadischen Erkrankungsformen. Zentralbl Chir 2010; 135: 218.

Gouya H, Vignaux O, Augui J, Dousset B, Palazzo, Louvel A, Chaussade S, Legmann P. CT, endosonography, and acombined protocol for preoperative evaluation of pancreatic insulinomas. Am J Radiology 2003; 181: 987–992.

Grant CS. Gastrointestinal endocrine tumours. Insulinoma. Bailliere's Clinical Gastroenterology 1996; 10: 645–671.

Guettier JM, Karn A, Chang R, Skarulis MC, Cochran C, Alexander HR, Libutti SK, Pingpank JF, Gorden P. Localization of insulinomas to regions of the pancreas by intraarterial calcium stimulation: the NIH experience. J Clin Endocrinol Metab 2009; 94: 1074–1080.

Hellman P, Goretzki PE, Simon D, Dotzenrath C, Roeher HD. Therapeutic experience in 65 cases with organic hyperinsulinism. Langenbeck's Arch Chir 2000; 385: 329–336.

Hu M, Zhao G, Luo Y, Liu R. Laparoscopic versus open treatment of benign pancreatic insulinomas: an analysis of 89 cases. Surg Endosc 2011; 25: 3831–3837.

Inchauste SM, Lanier BJ, Libutti SK, Phan GQ, Nilubol N, Steinberg SM, Kebebew E, Hughes MS. Rate of clinically significant postoperative pancreatic fistula in pancreatic neuroendocrine tumors. World J Surg 2012; 36: 1517–1526.

Jacovetti C, Abderrahmani A, Parnaud G, Jonas J-C, Payot M-L, Cornu M, Laybutt R et al. Micro-RNAs contribute to compensatory β-cell expansion during pregnancy and obesity. J Clin Invest 2012; 122: 3541–3551.

James C, Kapoor RR, Ismail D, hussain K. The genetic basis of congenital hyperinsulinism. J Med Genet 2009; 46: 289–299.

Kaczirek K, Soleiman A, Schindl M, Passler C, Scheuba C, Prager G, Kaserer K, Niederle B. Nesidioblastosis in adults: a challenging cause of organic hyperinsulinism. European Journal of Clinical Investigation 2003; 33: 488–492.

Kann PH, Rothmund M, Zielke A. Endoscopic ultrasound imaging of insulinomas: limitations and clinical relevance. Exp Clin Endocrinol Diabetes 2005; 113: 471–4.

Kaplan EL, Lee CH. Recent advances in the diagnosis and treatment of insulinomas. Surg Clin North Am 1979; 59: 119–129.

Kapoor RR, Flanagan SE, James C, Shiled J, Ellard S, Hussain K. Hyperinsulinaemic hypoglycaemia. Arch Dis Child 2009; 94: 450–457.

Kar P, Price P, Sawers S, Bhattacharya S, Reznek RH, Grossman AB. Insulinomas may present with normoglycemia after prolonged fasting but glucose-stimulated hypoglycaemia. J Clin Endocrinol Metab 2006; 91: 4733–4736.

Karaliotos C, Sgourakis G. Laparoscopic versus open enucleation for solitary insulinoma in the body and tail of the pancreas. J Gastrointest Surg 2009; 13: 1869.

Keller DM, Clark EA, Goodman RH. Regulation of microRNA-375 by cAMP in pancreatic β-cells. Molecular Endocrinology 2012; 26: 989–999.

Kulke MH, Bergsland EK, Yao JC. Glycemic control in patients with insulinoma treated with everolimus. N Engl J Med 2009; 360: 195–197.

Langer P, Bartsch D, Fendrich V, Kann PH, Rothmund M, Zielke A. Minimal-invasive operative treatment of organic hyperinsulinism. Dtsch Med Wochenschr 2005; 130: 514–518.

Larsson C. Epigenetic aspects on therapy development for gastroenteropancreatic neuroendocrine tumors. Neuroendocrinology 2013; 97: 19–25.

Larsson C, Skogseid B, Öberg K, Nakamura Y, Nordenskjold M. Multiple endocrine neoplasia type-1 gene maps chromosome 11 and is lost in insulinoma. Nature 1988; 332: 85–87.

Limongelli B, Belli A, Russo G, Cioffi L, D'Agostino A, Fantini C, Belli G. Laparoscopic and open surgical treatment of left sided pancreatic lesions: clinical outcomes and cost-effectiveness analysis. Surg Endosc 2012; 26: 1830–6.

Malaisse WJ, Maedler K. Imaging of the β-cells of the islets of Langerhans. Diabetes Res Clin Pract 2012; 98: 11–18.

Marks V, Teale JD. Tumours producing hypoglycaemia. Endocrine-Related Cancer 1991; 5: 111–129.

Marquard J, Welters A, Buschmann T, Barthlen W, Vogelgesang S, Klee D, Krausch M, Raffel A, Otter S, Piemonti L, Mayatepek E, Otonkoski T, lammert E, Meissner T. Association of exercise-induced hyperinsulinaemic hypoglynaemia with MCT1-expressing insulinoma. Diabetologia 2012; 56: 31–35.

Müller I, Rössler OG, Wittig C, Menger MD, Thiel G. Critical role of Egr transcription factors in regulating insulin biosynthesis, blood glucose hemeostasis, and islet size. Endocrinology 2012; 153: 3040–3053.

Naganuma A, Mayahara H, Morizane C, Ito Y, Hagihara A, Kondo S, Ueno H, Itami J, Okusaka T. Successful control of intractable hypoglycaemia using radiopharmaceutical therapy with Strontium-89 in a case with malignant insulinoma and bone metastases. Jpn J Oncol 2012; 42: 640–645.

Öcal G, Flanagan SE, Hacihamdioglu B, Berberoglu M, Siklar Z, Ellard S, Savas ES, Okulu E, Akin IM, Atasay B, Arsan S, Yagmurlu A. Clinical characteristics of recessive and dominant congenital hyperinsulinism due to mutations in the ABCC8/KCNJ11 genes encoding the ATP-sensitive potassium channel in the pancreatic beta cell. J Pediatr Endocr Met 2011; 24: 1019–1023.

Plackowski KA, Vella A, Thompson GB, Grant CS, Reading CC, Charboneau JW, Andrews JC, Lloyd RV, Service FJ. Secular trends in the presentation and management of functioning insulinoma at the Mayo Clinic, 1987–2007. J Clin Endocrinol Metab 2009; 94: 1069–1073.

Queoiroz AJ, Nazareno LS, Miranda JE, de Azevedo AE, Teixeira da Cruz CA, Pirani Carneiro F, Florencio da Costa AC, Lofrano-Porto A. Insulinoma diagnosed in the postpartum: clinical and innunohistochemical features. Gynecological Endoscrinology 2012; 28: 633–636.

Rappeport ED, Hansen CP, Kjaer A, Knigge U. Multidetector computed tomography and neuroendocrine pancreaticoduodenal tumors. Acta Radiol 2006; 47: 248–56.

Rindi G, Falconi M, Klersy C, Albarello L, Boninsegna L, Buchler MW, Capella C, Caplin M, Wiedenmann B. TNM staging of neoplasms of the endocrine pancreas: results from a large international cohort study. J Natl Cancer Inst 2012; 104: 764–777.

Rindi G, Klöppel G, Ahlmann H, Caplin M, Couvelard A, de Herder WW, Eriksson B, Falchetti A, Falconi M, Komminoth P, Körner M, Lopes JM, McNicol AM, Nilsson O, Perren A, Scarpa A, Scoazec JY, Wiedenmann B. TNM staging of foregut (neuro)endocrine tumors: a consensus proposal including a grading system. Virchows Arch 2006; 449: 395–401.

Saddig C, Goretzki PE, Starke AAR. Differentiation of insulin secretion pattern in insulinoma. World J Surg 2008; 32: 918–929.

Sakurai A, Yamazaki M, Suzuki S, Fukushima T, Imai T, Kikumori T, Okamoto T, Horiuchi K, Uchino S, Kosugi S, Yamada M, Komoto I, Hanazaki K, Itoh M, Kondo T, Mihara M,

Imammura M. Clinical features of insulinoma in patients with multiple endocrine neoplasia type 1: analysis of the database of the MEN consortium Japan. Endocr J 2012; 59: 859–866.

Schaaf L, Pickel J, Zinner K, Hering U, Höfler M, Goretzki PE, Spelsberg F, Raue F, von zur Mühlen A; Gerl H, Hensen J, Bartsch DK, Rothmund M, Schneyer U, Dralle H, Engelbach M, Karges W, Stallla GK, Höppner W. Developing effective screening strategies in multiple endocrine neoplasia type 1 (MEN 1) on the basis of clinical and sequencing data of German patients with MEN 1. Exp Clin Endocrinol Diabetes 2007; 115: 509–517.

Schoenberger JL, Koh CK, Hor T, Baldwin D, Reddy A, Rondinelli-Hamilton L. Insulin in the medical management of postprandial hypolycemia in a patient with Type 2 diabetes mellitus after gastric bypass surgery. Case Rep Endocrinol 2012; 2012: 427565.

Service GJ, Thompson GB, Service FJ, Andrews JC, Collazo-Clavell ML, Lloyd RV. Hyperinsulinemic hypoglycemia with nesidioblastosis after gastric-bypass surgery. N Engl J Med 2005; 353: 249–254.

Shen HC, Ylaya K, Pechold K, Wilson A, Adem A, Hewitt SM, Libutti SK. Multiple endocrine neoplasia type 1 deletion in pancreatic alpha-cells lead to development of insulinomas in mice. Endocrinology 2010; 151: 4020–4030.

Simon D, Starke A, Goretzki PE, Roeher HD. Reoperation for organic hyperinsulinism: indications and operative strategy. World J Surg 1998; 22: 666–671.

Song KB, Kim SC, Park JB, Kim YH, Jung SY, Kim MH, Lee SK, Seo DW, Lee SS, Park do H, Han DJ. Single-center experience of laparoscopic left pancreatic resesction in 359 consecutive patients: changing the surgical paradigm of left pancreatic resection. Surg Endosc 2011; 25; 3364–3372.

Starke A, Saddig C, Kirch B, Tschahargane C, Gortezki PE. Islet hyperplasia in adults: challenge to preoperatively diagnose non-insulinoma pancreatogenic hypoglycemia syndrome. World J Surg 2006; 30: 670–679.

Starke A, Saddig C, Mansfeld L, Koester R, Tschahargane C, Czygan P, Goretzki PE. Malignant metastatic insulinoma – postoperative treatment and follow-up. World J Surg 2005; 29: 789–93.

Strosberg JR, Fine RL, Choi J, Nasir A, Coppola D, Chen DT, Helm J, Kvols L. First-line chemotherapy with Carpecitabine and Temozolomide in patients with metastatic pancreatic endocrine carcinomas. Cancer 2011; 117: 268–275.

Sudo T, Murakami Y, Uemura K, Hayashidani Y, Hashimoto Y, Ohge H, Sueda T. Middle pancreatectomy with pancreatogastrostomy: a technique, operative outcomes, and long term pancreatic function. J Surg Oncol 2010; 101: 61–65.

Thompson GB, Service FJ, Andrews JC, LLoyd RV, Natt N, van Heerden JA, Grant CS. Noninsulinoma pancreatogenous hypoglycaemia syndrome: an update in 10 surgically treated patients. Surgery 2000; 128: 937–945.

Toniato A, Meduri F, Foletto M, Avogaro A, Pelizzo M. Laparoscopic treatment of benign insulinomas localized in the body and tail of the pancreas: a single center study. World J Surg 2006; 30: 1916–1919.

Tucker ON, Crotty PL, Condon KC. The management of insulinoma. Br J Surg 2006; 93: 264–275.

van der Wal BC, de Krijger RR, de Herder WW, Kwekkeboom DJ, van der Ham F, Bonjier HJ, van Eijck CH. Adult herperinsulinemia not caused by an insulinoma: a report of two ases. Virchows Arch 2000; 436: 481–486.

Vanderveen KA, Grant CS, Thompson GB, Farley DR, Richards ML, Vella A, Vollrath B, Service FJ. Outcomes and quality of life after partial pancreatectomy for noninsulinoma pancreatogenous hypoglycaemia from diffuse islet cell disease. Surgery 2010; 148: 1237–1246.

Walker MD. Role of microRNA in pancreatic β-cells. Diabetes 2008; 57: 2567–2568.

Wiesli P, Brändle M, Schwegler B, Lehmann R, Spinas GA, Schmid C. A plasma glucose concentration below 2.5 mmol/l is not an appropriate criterion to end 72h fast. J Intern Med 2002; 252: 504–509.

Wilder RM, Allan FN, Power MH. Dysinsulinism due to islet cell tumor of the pancreas, with operation and cure. JAMA 1929; 93: 674–79.

Witteles RM, Straus FH, Sugg SL, Koka MR, Costa EA, Kaplan EL. Adult-onset nesidioblasosis causing hypoglycaemia. Arch Surg 2001; 136: 656–663.

Won JGS, Tseng HS, Yang AH, Tang KT, Jap TS, Lee CH, Lin HD, Burcus N, Pittenger G, Vinik A. Clinical features and morphological characterization of 10 patients with noninsulinoma pancreatogenous hypoglycaemia syndrome (NIPHS). Clin Endocrinol 2006; 65: 566–578.

Zhou H, Li C, Li J, Yao H, Su R, Li W, Xu M. Associations of ATP-binding cassette transporter A1 and G1 with insulin secretion in human insulinomas. Pancreas 2012; 41: 934–939.

21 Chirurgische Strategien und Erfolgskontrolle beim Gastrinom

Michael Brauckhoff, Dag Hoem und Henning Dralle

21.1 Einleitung

Gastrinome sind seltene neuroendokrine Neoplasien (Inzidenz ca. 1:1 Million; Ito et al. 2010). Sie gehen von den Gastrin produzierenden neuroendokrinen G-Zellen aus, sind daher überwiegend im proximalen Duodenum lokalisiert und metastasieren relativ frühzeitig in die regionalen Lymphknoten bzw. die Leber. Die Erkrankung wird in der Regel durch die teilweise exzessive Freisetzung von Gastrin (Hypergastrinämie) und dadurch verursachte peptische Duodenal- bzw. Magenulzera und Durchfälle symptomatisch.

In ca. 25 % der Fälle treten Gastrinome im Rahmen des hereditären MEN-1-Syndroms auf und sind dann meist multipel und nahezu ausschließlich im Duodenum lokalisiert. Die etwas häufigeren sporadischen Gastrinome verteilen sich etwa gleich oft auf Pankreas und Duodenum und sind in bis zu 75 % im sogenannten Gastrinomdreieck lokalisiert (Passaro et al. 1998). Die einzige kurative Behandlungsoption ist die vollständige chirurgische Entfernung des Primärtumors und eventueller Metastasen.

Dennoch wurde die Rolle der Chirurgie beim Gastrinom lange (und teilweise noch heute) infrage gestellt, da die Heilungsraten (biochemische Heilung, tumorfreies Überleben) weitgehend von der chirurgischen Expertise und dem gewählten Verfahren abhängig sind (und damit in der Vergangenheit nicht immer überzeugend waren). Zudem wird durch Protonenpumpenhemmer auch bei erheblicher Hypergastrinämie eine sehr gute Symptomkontrolle erreicht, und die Prognose dieser Tumorerkrankung ist mit 10-Jahres-Überlebensraten über 80 % (Norton et al. 1999) relativ gut.

In den letzten Jahren haben sich jedoch sowohl die diagnostischen Möglichkeiten als auch die chirurgischen Ergebnisse erheblich verbessert, sodass heutzutage die meisten Gastrinome präoperativ detektiert werden und sowohl bei sporadischen als auch bei MEN-1-assoziierten Gastrinomen Heilungsraten von bis zu 80 % erreicht werden (Dickson et al. 2011; Imamura et al. 2011; Norton et al. 2012; Thakker et al. 2012). Gastrinome sind nur so lange potenziell heilbar, bis Lebermetastasen auftreten, die dann auch zu einer deutlichen Verschlechterung der Prognose führen. Daher besteht heute weitgehend Einigkeit darüber, dass Patienten mit sporadischen Gastrinomen so zeitig wie möglich operiert werden sollten. Bei der MEN 1 gibt es eine gewisse Kontroverse im Hinblick auf den optimalen Operationszeitpunkt (Goudet et al. 2010; Imamura et al. 2011; Norton et al. 2012; Takker et al. 2012).

> Patienten mit Gastrinom können nur durch frühzeitiges Operieren geheilt werden. Die Operationsindikation sollte daher bei Nachweis einer neoplastischen Hypergastrinämie auch bei negativer Bilddiagnostik gestellt werden. Eine primäre Behandlung mit Protonenpumpenhemmern kann zu einer Verschlechterung der Prognose bzw. der Heilungschancen führen.

21.2 Historischer Überblick

1955 berichteten 2 am Ohio State University College of Medicine in Columbus, Ohio, tätige Chirurgen, Robert Milton Zollinger (1903–1992) und Edwin Homer Ellison (1918–1970), auf dem jährlichen Meeting der American Surgical Association über 2 Patientinnen mit starker Säureproduktion im Magen, peptischen Ulzera im Jejunum und nicht Insulin produzierenden Inselzelltumoren im Pankreas (Yeung u. Pasieka 2009). Als Ursache postulierten sie einen „*ulcerogenic humoral factor of pancreatic islet origin*". Basierend auf dieser Trias schlugen die beiden Chirurgen ein neues klinisches Syndrom vor (Zollinger u. Ellison 1955), das wenig später nach ihnen als **Zollinger-Ellison-Syndrom** (ZES) benannt wurde (Eiseman u. Maynard 1956). Über die Koinzidenz von Pankreas- und anderen endokrinen Tumoren mit peptischen Ulzera war schon wenige Jahre vorher berichtet worden, ohne dass ein kausaler Zusammenhang angenommen wurde (Underdahl et al. 1953; Wermer 1954).

Wenig später, in den 1960er-Jahren wurde in diesen Inselzelltumoren Gastrin isoliert und als Ursache für diese schwer behandelbaren peptischen Ulzera identifiziert. Ende der 1960er-Jahre wurde es auch möglich, Serumgastrin mittels Radioimmunoassay zu bestimmen. Über den Zusammenhang von Tumoren des Duodenums und komplizierten peptischen Ulzera wurde erstmals 1961 berichtet (Oberhelman et al. 1961).

Parallel zu diesen Entwicklungen setzte vor allem Edwin H. Ellison seine klinischen Untersuchungen zum ZES fort und trug innerhalb weniger Jahre eine beachtliche Anzahl von Patienten zusammen (Ellison u. Wilson 1964, 1967).

In den folgenden Jahrzehnten wurde die Basis für die moderne Chirurgie des ZES gelegt: unter anderem die Überlegenheit der chirurgischen Therapie bei der Behandlung von Gastrinomen (Norton et al. 2006), die Duodenotomie bzw. duodenale Exploration als wichtiger Bestandteil der Operation bei duodenalen bzw. präoperativ nicht lokalisierten Tumoren (Thompson et al. 1989b; Norton et al. 2004), die selektive Hormonanalyse aus den großen Gefäßen zur besseren Regionalisierung (Norton et al. 1986; Imamura et al. 1989; Thompson et al. 1989b), die Thompson-Operation bei MEN 1 mit duodenalen Gastrinomen und simultanen endokrinen Pankreastumoren (Thompson et al. 1989a), aber auch der Stellenwert radikaler Resektionsverfahren bzw. der systematischen Lymphadenektomie im „Gastrinomdreieck" (Bartsch et al. 2012; Stabile et al. 1984; Thakker et al. 2012).

21.3 Pathologie und Pathophysiologie

G-Zellen werden physiologisch vor allem im Magenantrum und im Duodenum, jedoch nicht im adulten Pankreas gefunden. Das von diesen Zellen gebildete Gastrin ist ein Peptidhormon, das im Serum in verschiedenen Splicing-Varianten vorkommt und über spezifische Rezeptoren unter anderem zu einer verstärkten Produktion von Salzsäure aus den gastralen Belegzellen führt, aber auch proliferative Effekte hat.

Normalerweise besteht eine negative Rückkopplung zwischen dem pH-Wert im Magen und der Bildung von Gastrin. Steigt der luminale gastrale pH-Wert an, wird dadurch die Gastrinfreisetzung stimuliert. Zustände mit chronisch erhöhtem Magen-pH (chronisch-atrophe Gastritis, Behandlung mit Protonenpumpenblockern) führen daher zu Hypergastrinämie und Hyperplasie verschiedener Zellgruppen (u. a. gastrale G-Zell-

Hyperplasie, aber auch gastrale ECL-Zell-Hyperplasie [ECL: Histamin produzierende *enterochromaffine-like cells*]) (Dockray et al. 2001).

Von der reaktiven gastralen G-Zell-Hyperplasie müssen die primär neoplastischen G-Zell-Veränderungen abgegrenzt werden. Die Existenz einer primär neoplastischen G-Zell-Hyperplasie im Magenantrum wird heute bezweifelt (Anlauf et al. 2005). Im Duodenum jedoch können bei vielen MEN-1-Patienten hyperplastische G-Zellen gefunden werden, und praktisch alle Patienten mit MEN-1-Gastrinomen weisen eine neoplastische duodenale G-Zell-Hyperplasie auf. Demgegenüber haben Patienten mit sporadischen (duodenalen) Gastrinomen nie eine begleitende G-Zell-Hyperplasie (Anlauf et al. 2005).

Duodenale Gastrinome sind in der Regel kleine (< 1 cm Durchmesser) mukosale bzw. submukosale Tumoren mit zum Zeitpunkt der Diagnose hoher Metastasierungsrate (> 70 %) in die regionären Lymphknoten, jedoch selten in die Leber. Diese Lymphknotenmetastasen können den Durchmesser des Primärtumors deutlich übersteigen, was wahrscheinlich der Grund dafür ist, dass in einigen Fällen sogenannte „Lymphknotengastrinome" diagnostiziert werden, wenn nämlich der kleine Primärtumor übersehen wird (Anlauf et al. 2008). Duodenale Gastrinome werden sowohl bei MEN 1 (> 95 % aller MEN-1-Gastrinome sind im Duodenum lokalisiert) als auch bei sporadischer Erkrankung (> 50–60 % der sporadischen Gastrinome sind im Duodenum lokalisiert) gefunden. Während es sich bei sporadischen duodenalen Gastrinomen um solitäre Tumoren handelt, liegen bei der MEN 1 in der Regel multiple Gastrinome (und zusätzlich eine G-Zell-Hyperplasie) vor (Pipeleers-Marichal et al. 1990; Anlauf et al. 2005).

Pankreasgastrinome kommen dagegen praktisch nur bei sporadischer Erkrankung vor. Zum Zeitpunkt ihrer Diagnose sind sie meist größer als die duodenalen Gastrinome (2–4 cm). Sie haben oft auch schon hepatisch metastasiert und weisen eine schlechtere Prognose als die duodenalen Gastrinome auf (▶ Tab. 21-1).

Die wesentlichen Folgen der neoplastisch bedingten (primären) Hypergastrinämie im Magen sind zum einen die gesteigerte Salzsäureproduktion (mit hoher Rate an komplizierten peptischen Ulzera) und zum anderen die gastrale ECL-Zell-Hyperplasie, die jedoch bei sporadischen Gastrinomen in der Regel nicht gefunden wird.

Tab. 21-1 Klinische Präsentation sporadischer und MEN-1-assoziierter Gastrinome

	Sporadisch	MEN 1
Klinische Präsentation	• Solitär • > 50–60 % im Duodenum (meist < 1 cm) • 30–40 % im Pankreas (meist > 2 cm)	• Multipel • Meist < 1 cm • 99 % im Duodenum
Lymphknotenmetastasen	70–80 %	70–80 %
Fernmetastasen	• 10 % bei duodenalen Gastrinomen • > 20 % bei pankreatischen Gastrinomen	10 %
Biochemische Heilungsrate	40–50 %[a]	< 5 %[a]
10-Jahres-Überlebensrate	90 %[a]	80 %[a]

[a] Nach Norton et al. 1999

> Beim MEN-1-ZES liegen in der Regel viele kleine duodenale Gastrinome und fast nie Pankreasgastrinome vor. Sporadische Gastrinome sind meist größer, solitär und können sowohl im Duodenum als auch im Pankreas gefunden werden. Die meisten Gastrinome liegen im Gastrinomdreieck. Bei den sogenannten primären Lymphknotengastrinomen handelt es sich sehr wahrscheinlich um okkulte und nicht diagnostizierte duodenale Gastrinome mit Lymphknotenmetastasen. Extraduodenopankreatische Gastrinome sind eine Rarität.

21.4 Genetik

MEN-1-assoziierte Gastrinome beruhen auf einer Vielzahl unterschiedlicher Mutationen im MEN-1-Gen (> 1.300 Mutation sind bekannt), das auf Chromosom 11 lokalisiert und ein Tumorsuppressorgen ist. Etwa 20 % dieser Mutation sind Nonsense-Mutationen, ca. 40 % Frameshift-Deletionen oder -Insertionen, ca. 5 % In-frame-Deletionen oder -Insertionen, ca. 10 % sogenannte Splice-site-Mutationen und 20 % sind Missense-Mutationen. In 1 % der Fälle liegen komplette oder partielle Gendeletionen vor. Bei mehr als 10 % der MEN-1-Mutationen handelt es sich um De-novo-Mutationen (Thakker 2010; Thakker et al. 2012). Es bestehen keine Genotyp-Phänotyp-Korrelationen, und auch die Wahrscheinlichkeit der Tumorpenetranz bzw. der malignen Transformation kann individuell nicht vorausgesehen werden (Machens et al. 2007; Thakker 2010).

Über die genetischen Ursachen bei sporadischen Gastrinomen ist nur wenig bekannt. Allerdings weisen ca. 37 % der Patienten somatische Mutationen im MEN-1-Gen auf (Kawamura et al. 2005), wobei bezüglich der mutierten Regionen Unterschiede zwischen duodenalen und Pankreasgastrinomen bestehen. Weiterhin wurden in 20–30 % der Fälle chromosomale Deletionen (3p, 18q21) gefunden (Perren et al. 2004).

21.5 Diagnose und Differenzialdiagnose

Die klinische Diagnose basiert auf dem klinischen Erscheinungsbild mit komplizierten und rezidivierenden, Helicobacter-negativen peptischen Ulzera, Refluxkrankheit und Durchfall sowie Nachweis der gastralen Hyperazidität. Sie muss biochemisch bestätigt werden (Hypergastrinämie). Für die Hypergastrinämie gibt es allerdings eine Vielzahl von Differenzialdiagnosen (▶ Tab. 21-2). Auch die Bestimmungsmethode kann für den Nachweis bzw. das Ausmaß der Hypergastrinämie entscheidend sein (Rehfeld et al. 2012).

Die Lokalisationsdiagnostik ist für die Frage der Operationsindikation von untergeordneter Bedeutung, da bei biochemisch nach-

Tab. 21-2 Differenzialdiagnose bei Hypergastrinämie

Hypergastrinämie *mit* erhöhter Magensäureproduktion	• Gastrinom • Primäre G-Zell-Hyperplasie • Antrumrest nach Billroth-2-Operation • Kurzdarmsyndrom • Magenausgangstenose • Chronische Niereninsuffizienz[a]
Hypergastrinämie *ohne* erhöhte bzw. mit erniedrigter Magensäureproduktion	• Chronisch atrophe Gastritis • Nach Vagotomie • Protonenpumpenhemmer • Chronische Niereninsuffizienz[a]

[a] Bei chronischer Niereninsuffizienz kann es sowohl zur Hyper- als auch zur Hypo- bzw. Achlorhydrie kommen.

gewiesenem Gastrinom auch ohne dessen morphologischen Nachweis operiert werden sollte. Dennoch ist die bildmorphologische Untersuchung wichtig, da ein präoperativ lokalisiertes (sporadisches) Gastrinom zum einen die Operationsstrategie entscheidend bestimmt (Kap. 21.6) und zum anderen Metastasen indikations- und prozedurbeeinflussend sein können.

> Bei rezidivierenden, Helicobacter-negativen peptischen Ulzera sollte vor einer langfristigen Behandlung mit Protonenpumpenhemmern eine Hypergastrinämie ausgeschlossen werden.

21.5.1 Bestätigung der Diagnose Gastrinom

Die Gastrinomdiagnose beruht auf dem Nachweis der gleichzeitig erhöhten Gastrin- und Magensäureproduktion. Gastrinwerte über 1.000 pg/ml und ein Magen-pH unter 2,5 sind beweisend für ein Gastrinom. Höhere Magen-pH-Werte schließen ein Gastrinom praktisch aus, und es muss dann nach einer anderen Ursache der Hypergastrinämie gefahndet werden (▶Tab. 21-2). Wichtig ist, dass sowohl Gastrin als auch der Magen-pH in nüchternem Zustand und nach ausreichend langer Pausierung von magensäurehemmenden Medikamenten bestimmt werden. Allerdings kann das Absetzen dieser Medikamente über einen längeren Zeitraum fatale Folgen haben (Poitras et al. 2012).

Bei nur moderat erhöhten Gastrinwerten (unter 500–1000 pg/ml) sollte die neoplastische Gastrinproduktion durch einen Sekretintest bestätigt werden. Nur bei Vorliegen eines Gastrinoms kommt es zu einem deutlichen Anstieg des Gastrinwerts (über das 3-Fache des Ausgangswerts, bei einigen Patienten auch über das 10-Fache). Bei sehr hohen basalen Gastrinwerten kann der Gastrinanstieg auch bei Vorliegen eines Gastrinoms dagegen relativ gering ausfallen (Arnold 2007; Berna et al. 2006). Wenn bezüglich der Gastrinquelle Zweifel bestehen, sollte immer auch eine Biopsie der gastralen Mukosa erfolgen, um eine chronisch atrophe Gastritis bzw. eine ECL-Zell-Hyperplasie auszuschließen bzw. zu bestätigen.

Mindestens einmal sollte nach Ansicht vieler Zentren das Ausmaß der Salzsäureproduktion bestimmt werden (*basic acid output*, BAO), der beim Gastrinom mehr als 15 mmol/h beträgt. Stimulierte Untersuchungen (*maximum* oder *peak acid output*, MAO, PAO) werden nicht generell als obligat angesehen (Arnold 2007).

Bei der MEN 1 kann die Festlegung, ab wann eine pathologische Sekretion vorliegt, gerade im Hinblick auf die Festlegung des Operationszeitpunkts schwierig sein, da alle MEN 1 mit ZES stets auch eine begleitende G-Zell-Hyperplasie aufweisen, die natürlich auch zu einer entsprechenden Hypergastrinämie führt. Untersuchungen zu dieser Fragestellung wurden bislang nicht durchgeführt.

Auch im Hinblick auf das postoperative Follow-up sollte bei allen gastrointestinalen und pankreatischen NET, so auch bei den Gastrinomen, Chromogranin A bestimmt werden.

21.5.2 Lokalisationsdiagnostik

Zu den Standarduntersuchungen gehören heute CT bzw. MRT, Octreotid-Szintigraphie, Endoskopie und endoskopischer Ultraschall (EUS) (▶Abb. 21-1 u. 21-2). In zunehmendem Maße werden auch PET-Untersuchungen durchgeführt. Der EUS hat sich als ein sehr sensitives Verfahren herausgestellt, da auch Biopsien entnommen werden können, um Fehldiagnosen zu vermeiden (▶Abb. 21-3).

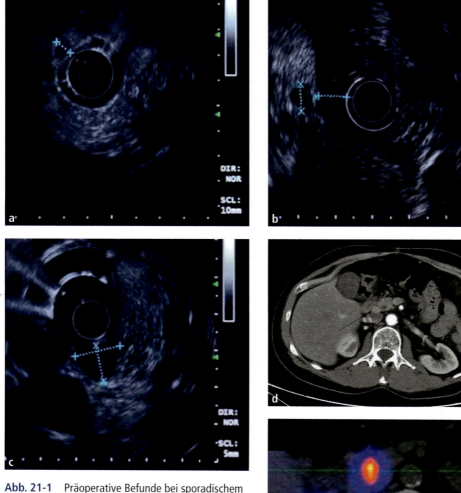

Abb. 21-1 Präoperative Befunde bei sporadischem Duodenalgastrinom bei einem 43-jährigen Mann mit peptisch bedingter langstreckiger Duodenalstenose nach perforiertem Duodenalulkus und Hypergastrinämie. Kein Nachweis einer MEN1-Gen-Mutation. Im SASI-Test zeigt sich ein Peak in der A. gastroduodenalis und der A. mesenterica superior.
a Endoskopischer Ultraschall mit submukösem Tumor (7 mm)
b, c Suspekte Lymphknoten im endoskopischen Ultraschall
d CT mit Nachweis eines hypervaskularisierten Lymphknotens zwischen V. cava, Duodenum und Pankreaskopf (entspricht Läsion c)
e ^{111}In-Octreotid-SPECT-CT mit *up-take* präkaval (entspricht Läsion c)

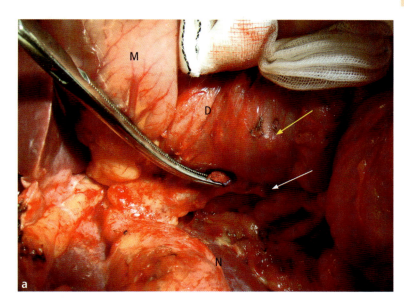
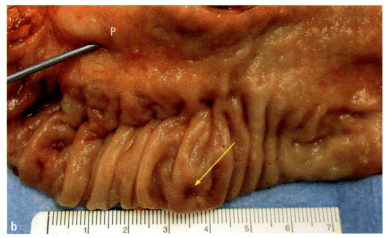

Abb. 21-2 Intraoperativer Befund bei sporadischem Duodenalgastrinom, gleicher Patient wie in ►Abb. 21-1. Extraluminaler (a) und intraluminaler (b) Aspekt des Tumors (gelber Pfeil) bzw. der präkavalen Lymphknotenmetastase (weißer Pfeil) nach Kocher-Manöver bzw. Duodenotomie nach Kausch-Whipple-Operation. Der Primärtumor lag aboral der Papilla vateri (liegende Sonde).
D = Duodenum;
M = Magen;
N = Niere;
P = Papille

Allerdings entziehen sich gerade kleine duodenale Gastrinome auch dem Nachweis durch EUS.

Zur funktionellen Regionalisierung, insbesondere bei MEN 1 bzw. nicht lokalisierbaren Gastrinomen, sollte der SASI-Test (selektive arterielle Sekretininjektion) erfolgen (Imamura et al. 1989, 2011). Im eigenen Vorgehen werden 20 Einheiten Sekretin selektiv intraarteriell injiziert (angiographische Darstellung). Blut wird nach 60 und 120 s aus der rechten Lebervene entnommen. Mithilfe des Basalwerts und des höchsten Stimulationswerts wird der relative Gastrinanstieg berechnet (►Abb. 21-4).

Nach wie vor ist das beste Lokalisationsverfahren die chirurgische Exploration, die nach Mobilisierung des Duodenums von rechts (Kocher-Manöver) und kompletter Freilegung des Pankreas erfolgt. Wesentliche diagnostische Schritte sind dabei der intraoperative Ultraschall des Pankreas, die

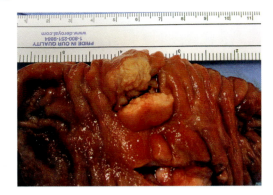

Abb. 21-3 Ektopes Pankreasgewebe in der Duodenalschleimhaut bei einer Patientin mit MEN-1-Zollinger-Ellison-Syndrom (präoperativ als Gastrinom interpretiert).

duodenale Transillumination und die Duodenotomie (▶ Abb. 21-5, s. Kap. 21.6), durch deren routinemäßige Anwendung die chirurgischen Ergebnisse deutlich verbessert werden (Thompson et al. 1989b; Norton et al. 2004).

> Die Operationsindikation beruht auf der biochemischen Diagnose. Die präoperative Lokalisation ist wünschenswert, aber nicht entscheidend. An erfahrenen Zentren sind heutzutage die chirurgischen Ergebnisse auch bei präoperativ nicht lokalisiertem Gastrinom sehr gut (bis zu 80 % Heilungsrate).

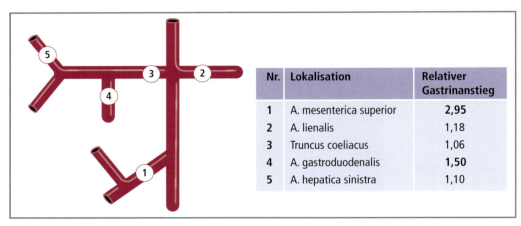

Nr.	Lokalisation	Relativer Gastrinanstieg
1	A. mesenterica superior	**2,95**
2	A. lienalis	1,18
3	Truncus coeliacus	1,06
4	A. gastroduodenalis	**1,50**
5	A. hepatica sinistra	1,10

Abb. 21-4 Ergebnis des SASI-Tests bei einem duodenalen 7 mm großen infrapapillären Gastrinom mit 2 Lymphknotenmetastasen retroduodenal (eine davon präkaval, ca. 2 cm Durchmesser; gleicher Patient wie in ▶ Abb. 21-1 u. 21-2). Der stärkste Anstieg wurde in der A. mesenterica superior am Abgang der A. pancreaticoduodenalis inferior (Versorgungsgebiet unteres Duodenum, unterer Pankreaskopf, Processus uncinatus) gemessen. Dies korrelierte mit dem intraoperativen Befund.

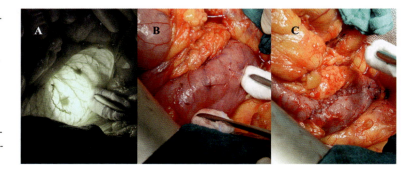

Abb. 21-5 Operationstaktische Schritte beim duodenalen Gastrinom.
a duodenale Transillumination
b extraluminale Markierung der detektieren Läsionen
c Entfernung aller Mikrogastrinome via Duodenotomie

21.6 Operative Therapie

Die operative Strategie wird vorrangig von der Genetik (sporadisch vs. MEN 1) bestimmt. Es ist daher von entscheidender Bedeutung, das Ergebnis der MEN-1-Gen-Analyse und die klinische bzw. familiäre Situation vor der Operation zu kennen.

Unabhängig von der Genetik des Zollinger-Ellison-Syndroms und der dadurch bestimmten Resektionsstrategie ist in jedem Fall eine systematische Lymphadenektomie (Gastrinomdreieck) entscheidend für den Operationserfolg, da >75% der Gastrinome zum Zeitpunkt ihrer Diagnose bereits lymphonodal metastasiert sind (Bartsch et al. 2012; Dickson et al. 2011).

Beim MEN-1-ZES besteht bezüglich der Operationsindikation weiterhin eine gewisse Kontroverse. Aufgrund der guten Prognose und der Tatsache, dass duodenale Gastrinome kleiner als 2 cm nur selten hepatisch metastasieren und bei nur lymphonodaler Metastasierung dennoch oft biochemisch normalisiert werden können, wird nach wie vor von einigen Zentren erst bei nachweisbaren Gastrinomen dieser Größenordnung eine Operationsindikation gesehen; dies insbesondere aufgrund der Tatsache, dass bei Nicht-Entfernung des Duodenums praktisch alle MEN-1-Patienten mit ZES ein Rezidiv bekommen bzw. nicht geheilt sind. Zunehmend, und auch im eigenen Vorgehen, wird jedoch ein möglichst zeitiger Eingriff mit Entfernung des Duodenums (Duodenopankreatektomie oder pankreasschonende Duodenektomie) vorgenommen, da der Zeitpunkt der Metastasierung individuell nicht vorausgesehen werden kann (Thakker et al. 2012).

21.6.1 Sporadische Gastrinome

Durch systematische und umfassende Exploration kann durch den erfahrenen Chirurgen auch bei negativer präoperativer Bildgebung die Erkrankung mit der gleichen Wahrscheinlichkeit geheilt werden wie bei präoperativ nachgewiesener Lokalisation (Norton et al. 2012). Sporadische Gastrinome kommen häufiger im Duodenum (>50–60%), aber auch im Pankreas vor. Sogenannte primäre Lymphknotengastrinome beruhen vermutlich nur auf übersehenen kleinen duodenalen Gastrinomen (Anlauf et al. 2008). Sehr selten werden Gastrinome außerhalb von Duodenum oder Pankreas gefunden.

Bei durch Bildgebung lokalisierten Gastrinomen kann die unmittelbare intraoperative Strategie bereits präoperativ geplant werden. Ist ein Gastrinom biochemisch unzweifelhaft diagnostiziert, jedoch präoperativ nicht lokalisierbar, ist eine umfassende und systematische intraabdominelle Exploration erforderlich. Die Resektionsstrategie wird dann intraoperativ in Abhängigkeit vom Befund festgelegt.

Pankreatische Gastrinome Bei Gastrinomen im Pankreas richtet sich das Resektionsverfahren nach der Lokalisation. Größere Gastrinome in Korpus oder Schwanz werden in der Regel durch eine Pankreaslinksresektion behandelt. Dies kann auch über einen laparoskopischen Zugang gut durchgeführt werden. Gastrinome im Kopf oder im Processus uncinatus erfordern in der Regel eine Kausch-Whipple-Operation. Kleinere Gastrinome können gelegentlich auch mit einer Enukleation ausreichend behandelt werden. Auch bei Vorliegen von Lebermetastasen, insbesondere wenn es sich nur um eine oder wenige Metastasen handelt, sollte eine Resektion erwogen werden.

Duodenale Gastrinome Sie sind meist kleiner als Gastrinome im Pankreas und können gelegentlich präoperativ nicht lokalisiert werden. Die vollständige Exploration des

Duodenums erfordert stets ein umfassendes Kocher-Manöver. Das Duodenum kann dann bimanuell palpiert werden. Mittels intraoperativer endoskopischer Transillumination können auch sehr kleine, unter Umständen nicht palpable Tumoren detektiert werden (▶ Abb. 21-5). Nach Lokalisation des Tumors wird das Duodenum eröffnet, und der Tumor kann enukleiert werden. Bevor der Tumor durch die genannten Methoden nicht lokalisiert ist, sollte keine Duodenotomie erfolgen, da die damit verbundene Ödembildung in der Schleimhaut die Lokalisation eines sehr kleinen Tumors sehr erschweren kann.

> Insbesondere bei präoperativ nicht lokalisierten Gastrinomen ist die duodenale Exploration obligat. Durch die routinemäßige Transillumination bzw. Duodenotomie werden die chirurgischen Ergebnisse deutlich verbessert.

Extraduodenopankreatische Gastrinome In diesen seltenen Fällen hängt die chirurgische Strategie von der Lokalisation (Ovar, Magen, Dünndarm) ab.

21.6.2 MEN-1-Gastrinome

Bei der MEN 1 handelt es sich in der Regel um multiple kleine duodenale Gastrinome und eine G-Zell-Hyperplasie. Im Pankreas lokalisierte Gastrinome, die zum Zollinger-Ellison-Syndrom führen (also hormonell aktiv sind), sind dagegen sehr selten. Gelegentlich im Pankreas nachweisbare neuroendokrine Tumoren (NET) mit Gastrinexpression führen meist nicht zur Hypergastrinämie und werden daher dann als nicht funktionelle Pankreas-NET klassifiziert. Dennoch sollte zum Ausschluss pankreatischer Gastrinome (v. a. im linken Pankreas) präoperativ ein SASI-Test erwogen werden (Imamura et al. 1989, 2011).

Im Hinblick auf die Operationsstrategie ist entscheidend, ob Patienten mit MEN-1-Gastrinomen zusätzlich zu den duodenalen Gastrin produzierenden Tumoren noch andere neuroendokrine Tumoren (NET) im Pankreas (mit/ohne Hormonproduktion) aufweisen (bis zu 90 % der Fälle; Imamura et al. 2001). Sie müssen in der Regel entweder über Enukleationen oder (erweiterte) Pankreaslinksresektionen ebenfalls entfernt werden.

Das klassische Operationsverfahren bei MEN-1-Gastrinomen und simultanen Pankreas-NET ist die Operation nach Norman W. Thompson (Thompson et al. 1989a), bei der alle nachweisbaren duodenalen Gastrinome über eine Duodenotomie entfernt werden und eine erweiterte Pankreaslinksresektion vorgenommen wird. Durch diese Operation kann in vielen Fällen zunächst eine Eugastrinämie erreicht werden. Da jedoch das Duodenum als Zielorgan der MEN-1-Erkrankung erhalten bleibt, haben die so operierten Patienten ein sehr hohes Rezidivrisiko.

Die partielle und die totale Duodenopankreatektomie stellen wesentlich radikalere Eingriffe dar, nach denen die endo- und exokrine Pankreasfunktion dauerhaft gestört wird, insbesondere nach totaler Pankreatektomie. Dennoch wird diesen Verfahren in den letzten Jahren aufgrund der oft anhaltend hohen biochemischen Heilungsraten (bis zu 80 %) zunehmend der Verzug gegeben, vor allem bei älteren Patienten mit höherem Risiko für neuroendokrine Pankreaskarzinome (Tonelli et al. 2006; Thakker et al. 2012). Insbesondere bei Patienten ohne Pankreas-NET können mittels pankreaserhaltender Duodenektomie ähnlich gute Ergebnisse (dauerhafte Heilungsrate ca. 70 %) erreicht werden (Imamura et al. 2011; ▶ Tab. 21-3).

Wenn es nach einer Thompson-Operation zum Erkrankungsrezidiv kommt, kann auch die Duodeno-Restpankreatektomie zu einer Normalisierung der Gastrinwerte führen

Tab. 21-3 Operationsstrategien bei MEN-1-Gastrinom

Klinische Konstellation	Standardresektion[a]	Alternative Verfahren[a]
Simultane NEPT (ca. 90 %)	Mobilisierung und Exploration des Duodenums, Resektion aller Gastrinome und Enukleation der NEPT oder Pankreaslinksresektion (Thompson-Operation)	Pankreasschonende Duodenektomie und Enukleation der NEPT oder Pankreaslinksresektion oder partielle oder totale Duodenopankreatektomie
Keine simultanen NEPT (ca. 10 %)	Mobilisierung und Exploration des Duodenums, Resektion aller Gastrinome	Pankreasschonende Duodenektomie

[a] Lymphadenektomie im Gastrinomdreick ist obligater Bestandteil jeder Operation.
NEPT = neuroendokriner Pankreastumor

(Gauger et al. 2009), sodass möglicherweise auch ein metachrones Vorgehen sinnvoll sein kann. Im eigenen Vorgehen konnten so 2 Patienten mit duodenalen Rezidivgastrinomen und Lymphknotenmetastasen biochemisch geheilt werden.

Bei der MEN 1 besteht weiterhin eine Kontroverse bezüglich Zeitpunkt und Ausmaß der Operation. Da die MEN-1-mutationstragenden G-Zellen diffus in der duodenalen Schleimhaut verteilt sind, kann das MEN-1-ZES nur durch die Entfernung des Duodenums dauerhaft geheilt werden. Die Heilungsraten der (partiellen) Duodenopankreatektomie bzw. der pankreasschonenden Duodenektomie sind daher deutlich höher als bei der klassischen Duodenotomie mit Exzision aller duodenalen Mikrogastrinome. Das Resektionsausmaß wird beim MEN-1-ZES außerdem von weiteren neuroendokrinen Pankreastumoren bestimmt, die in bis zu 90 % der Fälle simultan vorhanden sind.

21.6.3 Palliative Chirurgie

Gastrektomien bei Patienten mit sporadischem ZES sind heute nicht mehr indiziert. Beim MEN-1-ZES kann die Gastrektomie bei multiplen und progredienten ECL-Tumoren erforderlich werden (▶ Abb. 21-6).

Das Vorgehen bei diffuser Lebermetastasierung ist kontrovers. Ausgedehnte Resektionen des Primärtumors werden in dieser Situation nicht empfohlen. Unter Umständen kann jedoch ein umfangreiches Debulking im Hinblick auf die Reduktion der Hypergastrinämie und damit die Verbesserung der Symptomatik sinnvoll sein.

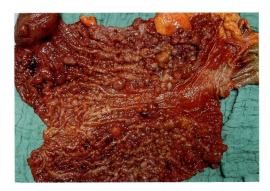

Abb. 21-6 Gastrektomiepräparat bei einer MEN-1-Patientin mit ZES und multiplen Magenkarzinoiden (ECL-Tumoren)

21.7 Intraoperative Erfolgskontrolle und Nachuntersuchung

Gastrin (bzw. seine verschiedenen Fraktionen) hat eine relativ kurze Halbwertszeit (< 30 min; Dockray et al. 2001). Dies ist kurz genug, um bei vollständiger Entfernung des Gastrin produzierenden Tumorgewebes eine entsprechende Reduktion der Serumgastrinwerte nachweisen zu können (Tonelli et al. 2006). Wenn die Serumgastrinspiegel nach 30 min um mehr als 20% abgefallen sind, besteht eine hohe Aussicht auf Heilung (Tonelli et al. 2006). Mithilfe intraoperativer Gastrinbestimmungen zu regelmäßigen Zeitpunkten nach erfolgter Resektion (im eigenen Vorgehen erfolgen sie alle 10 min) kann über die Berechnung der Eliminationskinetik möglicherweise noch besser eine prognostische Aussage getroffen werden (▶Abb. 21-7).

Nach vollständiger Entfernung des Tumorgewebes können säurehemmende Medikamente in der Regel abgesetzt werden, wobei der optimale Zeitpunkt unsicher ist. Manche Patienten wünschen, die Behandlung mit reduzierter Dosis noch einige Wochen fortzusetzen. Konnte das Tumorgewebe nicht komplett entfernt werden, muss die medikamentöse Behandlung in der Regel fortgesetzt werden.

Die **Nachsorge** hängt von mehreren Faktoren ab. Patienten mit sporadischen Gastrinomen können anders kontrolliert werden als Patienten mit MEN-1-Gastrinomen. Im eigenen Vorgehen werden beim sporadischen Gastrinom neben der klinischen Beurteilung nach 2–3 Monaten Serumgastrin und Chromogranin A bestimmt sowie ein Sekretintest durchgeführt. Zusätzlich werden die Patienten endoskopisch untersucht, im Bedarfsfall wird der Magen-pH-Wert bestimmt. Patienten mit unauffälligen Befunden können dann im jährlichen Abstand weiter kontrolliert werden, wozu bei normalen Nüchterngastrinwerten auch immer der Sekretintest gehören sollte. Bei fortbestehender oder wieder auftreten-

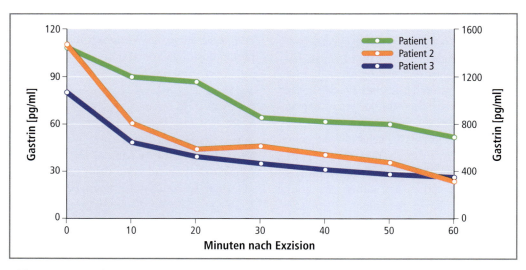

Abb. 21-7 Gastrinkinetik nach Entfernung des Primärtumors und der Lymphknotenmetastasen. Bei allen 3 Patienten (2 Patienten mit MEN-1-ZES, 1 Patient mit sporadischem ZES) wurde eine Duodenopankreatektomie durchgeführt, bei allen Patienten war der postoperative Sekretintest normal.

der Hypergastrinämie ist eine entsprechende Diagnostik einzuleiten.

Patienten mit MEN 1 werden entsprechend der MEN-1-Erkrankung ohnehin regelmäßig kontrolliert. Einmal jährlich sollten dabei unter anderem Gastrin und Chromogranin A bestimmt werden. Darüber hinaus sollte einmal im Jahr eine MRT-Untersuchung des Abdomens erfolgen (Thakker et al. 2012).

21.8 Prognose

Sporadische Gastrinome haben, solange noch keine Lebermetastasierung vorliegt, bei entsprechender Resektion eine biochemische Heilungsrate von bis zu 60%. Pankreatische Gastrinome weisen eine schlechtere Prognose als duodenale Tumoren auf.

Bei MEN-1-ZES ist die biochemische Langzeitheilungsrate sehr niedrig (praktisch null), solange nicht das Duodenum entfernt wird. Dennoch haben diese Patienten eine lange Lebenserwartung. Allerdings ist bei der MEN 1 auch die Tatsache, ob und wann sich neuroendokrine Pankreaskarzinome entwickeln, entscheidend. Bei der Einschätzung der vermeintlich guten Prognose des MEN-1-ZES sollte jedoch auch berücksichtigt werden, dass insbesondere jüngere Patienten eine vermeintlich gute Lebenserwartung von 10–20 Jahren anders einschätzen als die behandelnden Ärzte. Da sich die medizinischen Möglichkeiten bei Verlust von Pankreasgewebe ständig verbessern, sollten insbesondere auch bei älteren Patienten mit multiplen Pankreas-NET radikale Resektionsverfahren erwogen werden. Werden Patienten mit MEN-1-ZES rechtzeitig und radikal operiert, beträgt die biochemische Langzeitheilungsrate über 80%.

> Die Prognose von Patienten mit ZES hängt entscheidend vom gewählten Verfahren und der chirurgischen Expertise ab. Patienten mit Gastrinom sollten daher nur an entsprechend erfahrenen Zentren diagnostiziert, operiert und nachuntersucht werden.

21.9 Zusammenfassung

Gastrinome sind sehr seltene, sporadische oder hereditäre Tumoren des Duodenums (häufiger) und des Pankreas (seltener), deren Behandlung – insbesondere die Indikation zum chirurgischen Vorgehen und das Ausmaß der Chirurgie – auch weiterhin teilweise kontrovers beurteilt wird. Aufgrund der Seltenheit der Erkrankung sind allerdings kaum auf höherer Evidenz beruhende Empfehlungen möglich.

Da die Prognose von Gastrinompatienten vom Tumorstadium (Primärtumorgröße, Metastasenstatus) abhängt und an entsprechend erfahrenen Zentren auch und gerade beim präoperativ nicht lokalisiertem Gastrinom mit Heilungsraten bis zu 80% sehr gute Ergebnisse erzielt werden, sollten Patienten mit Gastrinomen so frühzeitig wie möglich operiert werden.

Dies gilt auch und insbesondere für MEN-1-Gastrinome. In den letzten Jahren werden zunehmend radikalere Operationsverfahren empfohlen, wobei der Umfang der Operation auch von eventuell simultan vorhandenen neuroendokrinen Pankreastumoren abhängt (pankreasschonende Duodenektomie, partielle oder totale Duodenopankreatektomie). Damit setzt die Operationsplanung generell voraus, dass das Ergebnis der genetischen Untersuchung vor der Operation bekannt ist und das Pankreas im Hinblick auf das Vorhandensein sowohl pankreatischer Gastrinome (SASI-Test) als auch anderer neuroendokriner Tumoren entsprechend untersucht wird.

Neben der vollständigen Entfernung der Primärtumoren ist die systematische Lymphadenektomie entscheidend für die biochemische Heilungsrate, da über 70 % der Gastrinome zum Diagnosezeitpunkt bereits metastasiert sind.

Literatur

Anlauf M, Enosawa T, Henopp T, Schmitt A, Gimm O, Brauckhoff M, Dralle H, Musil A, Hauptmann S, Perren A, Klöppel G. Primary lymph node gastrinoma or occult duodenal microgastrinoma with lymph node metastases in a MEN1 patient: the need for a systematic search for the primary tumor. Am J Surg Pathol 2008; 32: 1101–1105.

Anlauf M, Perren A, Meyer CL, Schmid S, Saremaslani P, Kruse ML, Weihe E, Komminoth P, Heitz PU, Klöppel G. Precursor lesions in patients with multiple endocrine neoplasia type 1-associated duodenal gastrinomas. Gastroenterology 2005; 128: 1187–1198.

Arnold R. Diagnosis and differential diagnosis of hypergastrinemia. Wien Klin Wochenschr 2007; 119: 564–569.

Bartsch DK, Waldmann J, Fendrich V, Boninsegna L, Lopez CL, Partelli S, Falconi M. Impact of lymphadenectomy on survival after surgery for sporadic gastrinoma. Br J Surg 2012; 99: 1234–1240.

Berna MJ, Hoffmann KM, Serrano J, Gibril F, Jensen RT. Serum Gastrin in Zollinger-Ellison Syndrome. I. Prospective Study of Fasting Serum Gastrin in 309 Patients From the National Institutes of Health and Comparison With 2229 Cases From the Literature. Medicine 2006; 85: 295–330.

Dickson PV, Rich TA, Xing Y, Cote GJ, Wang H, Perrier ND, Evans DB, Lee JE, Grubbs EG. Achieving eugastrinemia in MEN1 patients: both duodenal inspection and formal lymph node dissection are important. Surgery 2011; 150: 1143–1152.

Dockray GJ, Varro A, Dimaline R, Wang T. The gastrins: their production and biological activities. Annu Rev Physiol 2001; 63: 119–139.

Eiseman B, Maynard RM. A noninsulin producing islet cell adenoma associated with progressive peptic ulceration (the Zollinger-Ellison syndrome). Gastroenterology 1956; 31: 296–304.

Ellison EH, Wilson SD. The Zollinger-Ellison syndrome: Reappraisal and evaluation of 260 registered cases. Ann Surg 1964; 160: 512–530.

Ellison EH, Wilson SD. The Zollinger-Ellison syndrome updated. Surg Clin North Am 1967; 47: 1115–1124.

Gauger PG, Doherty GM, Broome JT, Miller BS, Thompson NW. Completion pancreatectomy and duodenectomy for recurrent MEN-1 pancreaticoduodenal endocrine neoplasms. Surgery 2009; 146: 801–806.

Goudet P, Murat A, Binquet C, Cardot-Bauters C, Costa A, Ruszniewski P, Niccoli P, Menegaux F, Chabrier G, Borson-Chazot F, Tabarin A, Bouchard P, Delemer B, Beckers A, Bonithon-Kopp C. Risk factors and causes of death in MEN 1 disease. A GTE (Groupe d'Etude des tumeurs endocrines) cohort study among 758 patients. World J Surg 2010; 34: 249–255.

Imamura M, Komoto I, Doi R, Onodera H, Kobayashi H, Kawai Y. New pancreas-preserving total duodenectomy technique. World J Surg 2005; 29: 203–207.

Imamura M, Komoto I, Ota S, Hiratsuka T, Kosugi S, Doi R, Awane M, Inoue N. Biochemically curative surgery for gastrinomas in multiple endocrine neoplasia type 1 patients. World J Gastroenterol 2011; 17: 1343–1353.

Imamura M, Takahashi K, Hattori IY, Satomura K, Tobe T. Curative resection of multiple gastrinomas aided by selective arterial secretin injection test and intraoperative secretin test. Ann Surg 1989; 210: 710–718.

Ito T, Sasano H, Tanaka M, Osamura RY, Sasaki I, Kimura W, Takano K, Obara T, Ishibashi M, Nakao K, Doi R, Shimatsu A, Nishida T, Komoto I, Hirata Y, Nakamura K, Igarashi H, Jensen RT, Wiedenmann B, Imamura M. Epidemiological study of gastroenteropancreatic neuroendocrine tumors in Japan. J Gastroenterol 2010; 45: 234–243.

Kawamura J, Shimada Y, Komoto I, Okamoto H, Itami A, Doi R, Fujimoto K, Kosugi S, Imamura M. Multiple endocrine neoplasia type 1 gene mutations in sporadic gastrinomas in Japan. Oncol Rep 2005; 14: 47–52.

Machens A, Schaaf L, Karges W, Frank-Raue K, Bartsch DK, Rothmund M, Schneyer U, Goretzki P, Raue F, Dralle H. Age-related penetrance of endocrine tumours in multiple endocrine neoplasia type 1 (MEN1): a multicentre study of 258 gene carriers. Clin Endocrinol (Oxf) 2007; 67: 613–622.

Norton JA, Alexander HR, Fraker DL, Venzon DJ, Gibril F, Jensen RT. Does the use of routine duodenotomy (DUODX) affect rate of cure, development of liver metastases, or survival in patients with Zollinger-Ellison syndrome? Ann Surg 2004; 239: 617–625.

Norton JA, Doppman JL, Collen MJ, Harmon JW, Maton PN, Gardner JD, Jensen RT. Prospective study of gastrinoma localization and resection in patients with Zollinger-Ellison syndrome. Ann Surg 1986; 204: 468–479.

Norton JA, Fraker DL, Alexander HR, Gibril F, Liewehr DJ, Venzon DJ, Jensen RT. Surgery increases survival in patients with gastrinoma. Ann Surg 2006; 244: 410–409.

Norton JA, Fraker DL, Alexander HR, Jensen RT. Value of surgery in patients with negative imaging and sporadic Zollinger-Ellison syndrome. Ann Surg 2012; 256: 509–517.

Norton JA, Fraker DL, Alexander HR, Venzon DJ, Doppman JL, Serrano J, Goebel SU, Peghini PL, Roy PK, Gibril F, Jensen RT. Surgery to cure the Zollinger-Ellison syndrome. N Engl J Med 1999; 341: 635–644.

Oberhelman HA Jr, Nelsen TS, Johnson AN Jr, Dragstedt LR, II. Ulcerogenic tumors of the duodenum. Ann Surg 1961; 153: 214–227.

Passaro E Jr, Howard TJ, Sawicki MP, Watt PC, Stabile BE. The origin of sporadic gastrinomas within the gastrinoma triangle: a theory. Arch Surg 1998; 133: 13–16.

Perren A, Komminoth P, Heitz PU. Molecular genetics of gastroenteropancreatic endocrine tumors. Ann N Y Acad Sci 2004; 1014: 199–208.

Pipeleers-Marichal M, Somers G, Willems G, Foulis A, Imrie C, Bishop AE, Polak JM, Häcki WH, Stamm B, Heitz PU, Klöppel G. Gastrinomas in the duodenums of patients with multiple endocrine neoplasia type 1 and the Zollinger-Ellison syndrome. N Engl J Med 1990; 322: 723–727.

Poitras P, Gingras MH, Rehfeld JF. The Zollinger-Ellison syndrome: dangers and consequences of interrupting antisecretory treatment. Clin Gastroenterol Hepatol 2012; 10: 199–202.

Rehfeld JF, Bardram L, Hilsted L, Poitras P, Goetze JP. Pitfalls in diagnostic gastrin measurements. Clin Chem 2012; 58: 831–836.

Stabile BE, Morrow DJ, Passaro E Jr. The gastrinoma triangle: operative implications. Am J Surg 1984; 147: 25–31.

Thakker RV. Multiple endocrine neoplasia type 1 (MEN1). Best Pract Res Clin Endocrinol Metab 2010; 24: 355–370.

Thakker RV, Newey PJ, Walls GV, Bilezikian J, Dralle H, Ebeling PR, Melmed S, Sakurai A, Tonelli F, Brandi ML; Endocrine Society. Clinical practice guidelines for multiple endocrine neoplasia type 1 (MEN1). J Clin Endocrinol Metab 2012; 97: 2990–3011.

Thompson NW, Bondeson AG, Bondeson L, Vinik A. The surgical treatment of gastrinoma in MEN I syndrome patients. Surgery 1989a; 106: 1081–1085.

Thompson NW, Vinik AI, Eckhauser FE: Microgastrinomas of the duodenum. A cause of failed operations for the Zollinger-Ellison syndrome. Ann Surg 1989b; 209: 396–404.

Tonelli F, Fratini G, Nesi G, Tommasi MS, Batignani G, Falchetti A, Brandi ML. Pancreatectomy in multiple endocrine neoplasia type 1-related gastrinomas and pancreatic endocrine neoplasias. Ann Surg 2006; 244: 61–70.

Underdahl LO, Woolner LB, Black BM. Multiple endocrine adenomas; report of 8 cases in which the parathyroids, pituitary and pancreatic islets were involved. J Clin Endocrinol Metab 1953; 13: 20–47.

Wermer P. Genetic aspects of adenomatosis of endocrine glands. Am J Med 1954; 16: 363–371.

Yeung MJ, Pasieka JL. Gastrinomas: a historical perspective. J Surg Oncol 2009; 100: 425–433.

Zollinger RM, Ellison EH. Primary peptic ulcerations of the jejunum associated with islet cell tumors of the pancreas. Ann Surg 1955; 142: 709–723.

22 Operative Therapie duodeno-pankreatischer neuroendokriner Tumoren bei MEN 1

Detlef K. Bartsch

22.1 Epidemiologie

Die multiple endokrine Neoplasie Typ 1 (MEN 1) wurde 1954 erstmals von Wermer beschrieben (Wermer 1954). Die MEN 1 ist ein autosomal-dominant vererbtes Tumorsyndrom, das vor allem durch das Auftreten eines primären Hyperparathyreoidismus (pHPT), pankreatikoduodenaler neuroendokriner Neoplasien und neuroendokriner Neoplasien der Adenohypophyse charakterisiert ist (▶ Tab. 22-1). Die klassische Trias wird ergänzt durch Nebennierentumoren, neuroendokrine Tumoren (Karzinoide) der Lunge, des Thymus und des Vorderdarms. Ebenso werden Lipome, Angifibrome im Gesichtsbereich sowie sehr selten Ependymome des Rückenmarks beschrieben (Brandi et al. 2001; Carty et al. 1998; Darling et al. 1997; Thakker et al. 2012).

Tab. 22-1   Neoplasien und klinische Syndrome bei der MEN 1

Betroffenes Organ	Tumor	Häufigkeit [%]	Hormon	Klinisches Syndrom
Nebenschilddrüsen		90	Parathormon	Primärer Hyperparathyreoidismus
Pankreas, Duodenum (meist multiple Tumoren)	Gastrinom	20–30	Gastrin	Zollinger-Ellison-Syndrom
	Insulinom	5–10	Insulin	Hypoglykämiesyndrom
	VIPom	<3	Vasoaktives intestinales Polypeptid	Verner-Morrison-Syndrom
	Glukagonom	<3	Glukagon	Glukagonomsyndrom
	Nicht funktionellen Tumoren	40–80	Pankreatisches Polypeptid, Somatostatin	Funktionell inaktiv
Adenohypophyse	Prolaktinom	20–30	Prolaktin	Galaktorrhö
	Nicht funktionelles Adenom	10–30		Unspezifisch (Kopfschmerz, Sehstörungen u. a.)
Seltenere Tumoren	Nebennierentumoren	9–40	Kortisol?	Meist funktionell inaktiv
	Neuroendokrine Tumoren in Lunge, Thymus, Magen	3–10	Serotonin	Selten Karzinoidsyndrom
	Lipome	5–10		Funktionell inaktiv

Neuen Studien zufolge tritt ein pHPT bei 80–100 % der Fälle, pankreatikoduodenale endokrine Neoplasien (pNEN) bei 40–80 %, Hypophysenvorderlappenadenome bei 30–60 % und adrenale Neoplasien bei bis zu 60 % der MEN-1-Patienten auf (Langer et al. 2001, 2004; Schaaf et al. 2007; Skogseid et al. 1996; Waldmann et al. 2007, 2009). Im eigenen Krankengut wiesen 67 von 74 (90 %) genetisch gesicherten MEN-1-Patienten pNEN auf (Lopez et al. 2011). Autopsiestudien zeigten, dass jeder MEN-1-Patient davon betroffen ist, da sich präneoplastische Läsionen bei allen untersuchten Bauchspeicheldrüsen nachweisen ließen; pNEN stellen somit die zweithäufigste Manifestation des MEN-1-Syndroms dar.

Meist finden sich nebeneinander mehrere Tumoren, die immunhistochemisch häufig unterschiedliche Hormone exprimieren, wobei allerdings ein Hormon dominiert und das klinische Syndrom bestimmt. pNEN, insbesondere Gastrinome, haben eine bedeutende maligne Entartungstendenz und sind bei MEN-1-Patienten heutzutage neben den Thymuskarzinoiden die häufigste Todesursache (Dean et al. 2000; Doherty et al. 1998; Triponez et al. 2006a).

Die Prävalenz der MEN 1 wird mit 0,02–0,2 pro 1.000 Personen angegeben, die Penetranz beträgt bis zum Alter von 50 Jahren über 90 % (Carty et al. 1998; Langer et al. 2001; Machens et al. 2007). Die Diagnose der MEN 1 gilt als wahrscheinlich, wenn in mindestens 2 der möglichen betroffenen Organe charakteristische endokrine Tumoren nachgewiesen werden. Typisch für die MEN 1 sind multilokuläre endokrine Tumoren, die zu komplexen klinischen Manifestationen führen können.

Frauen und Männer sind von der Erkrankung in gleicher Häufigkeit betroffen. Die Manifestationen des Syndroms treten häufig in früherem Lebensalter auf als bei sporadischen endokrinen Tumoren. Charakteristisch für die Erkrankung sind die klinische Heterogenität und das häufig metachrone Auftreten der einzelnen Organmanifestationen. Das klinische Erscheinungsbild wird geprägt durch das betroffene Organsystem. In Früherkennungsprogrammen werden häufig bei Mutationsträgern bereits Organmanifestationen nachgewiesen, die bisher klinisch unauffällig blieben (Newey et al. 2009; Waldmann et al. 2009).

> Der wesentliche Unterschied der MEN-1-pNEN im Vergleich zu den sporadischen Tumoren liegt in ihrem multilokulären Auftreten und ihrer Heterogenität. Der genetisch determinierte Proliferationsreiz bedingt eine hohe Rezidivneigung.

22.2 Genetik und Früherkennung

Im Jahr 1997 wurden Keimbahnmutationen des MEN-1-Gens auf Chromosom 11q13, welches das Protein Menin kodiert, als ursächlicher Gendefekt der MEN 1 aufgedeckt (Chandrasekkharappa et al. 1997). Dies ermöglicht heutzutage eine genetische Sicherung der Erkrankung durch molekulargenetische Analyse der Blut-DNS. Über 1.300 unterschiedliche Mutationen, die über das gesamte Gen verteilt sind, wurden bisher im MEN-1-Gen beschrieben (Machens et al. 2007; Schaaf et al. 2007; Thakker et al. 2012). Die ursächliche Mutation kann bei bis zu 85 % der MEN-1-Patienten nachgewiesen werden, bei wenigen Familien wurden größere Deletionen des Gens identifiziert.

Für die klinische Praxis bedeutet dies, dass das Syndrom bei einem Mutationsnachweis als gesichert gilt, bei fehlendem Nachweis jedoch nicht ausgeschlossen werden kann. Für einen Teil der Familien ohne nachweisbare MEN-1-Mutation wurde kürzlich ein soge-

Tab. 22-2 Untersuchungen im MEN-1-Früherkennungsprogramm am Universitätsklinikum Marburg (Waldmann et al. 2009)

Biochemische Marker (jährlich)	
Nebenschilddrüsen	Ca^{++}, intaktes Parathormon
Endokrines Pankreas/Duodenum	Glukose, Insulin, Proinsulin, Gastrin, vasoaktives intestinales Polypeptid, Chromogranin A, pankreatisches Polypeptid, Serotonin
Hypophyse	Prolaktin, Wachstumshormon, IGF-1, ACTH, Kortisol
Weitere	Serotonin, 24-h-Urin-5-HIES, 24-h-Urin-Katecholamine, 24-h-Urin-Kortisol, Kortisol, Aldosteron, Renin, DHEAS
Funktionstests	
Bei Verdacht auf Insulinom	Fastentest
Bei Verdacht auf Gastrinom	Sekretintest
Wenn pathologisch: Bildgebung (s. u.)	Somatostatinrezeptor-Szintigraphie oder ^{68}Ga-DOTATOC-PET, CT oder MRT Abdomen, Endosonographie, ggf. Imamura-Angiographie
Bildgebende Diagnostik (alle 1–3 Jahre)	Endosonographie, Somatostatinrezeptor-Szintigraphie oder ^{68}Ga-DOTATOC-PET, CT Abdomen und Thorax, MRT Hypophyse, Sonographie Hals

5-HIES = 5-Hydroxiindolessigsäure; DHEAS = Dihydroxiandrostendionsulfat

nanntes MENX-Syndrom postuliert, da in einem kleinen Prozentsatz dieser Familien eine Keimbahnmutation im CDK27-Gen identifiziert wurde (Molatore et al. 2010).

Die prädiktive genetische Testung von Mitgliedern einer MEN-1-Familie erfordert allerdings das Vorgehen nach entsprechenden Richtlinien der Bundesärztekammer (Bundesärztekammer 1998). Diese umfassen im Allgemeinen die Information der Familienmitglieder durch den Indexpatienten/in und setzen eine humangenetische Beratung obligat voraus.

Mutationsträger sollten entsprechend Expertenleitlinien in ein Früherkennungsprogramm aufgenommen werden. Einige Autoren propagieren ein extensives Screening, während andere ein sehr begrenztes Früherkennungsprogramm befürworten. Inzwischen liegen Leitlinien von Konsensuskonferenzen führender Experten vor (Brandi et al. 2001, Thakker et al. 2012). Die Klinik in Marburg hat sich für ein umfassendes Früherkennungsprogramm entschieden (▶ Tab. 22-2; Waldmann et al. 2009), da die Frühdiagnose von asymptomatischen endokrinen Tumoren, vor allem von pNEN, eine deutliche Reduktion der Inzidenz maligner Tumoren zur Folge haben soll. Dieses Früherkennungsprogramm beginnt bei asymptomatischen Mutationsträgern ab dem 16. Lebensjahr und wird jährlich durchgeführt.

Ohne Frage müssen große prospektiv kontrollierte Studien Daten liefern, um klare Empfehlungen für das Screening aussprechen zu können. Unbestritten ist jedoch schon heute, dass die optimale Nutzung der Möglichkeiten eines prädiktiven Gentests, insbesondere die Durchführung eines Früherkennungsprogramms nur interdisziplinär unter Beteiligung der Humangenetik, der Chirurgie, der Endokrinologie, der Pathologie und Psychologie realisiert werden sollte.

Im Gegensatz zum MEN-2-Syndrom konnte bisher keine Genotyp-Phänotyp-Korrelation beim MEN 1 etabliert werden, obwohl kleinere Fallserien eine solche vermuten ließen (Bartsch et al. 2000, Schaaf et al. 2007). Kürzlich wurde postuliert, dass bei MEN-1-Patienten mit der Blutgruppe 0 häufiger maligne NET auftreten als bei Patienten mit anderen Blutgruppen (Weisbrod et al. 2013).

Neben dem prädiktiven Screening von Familienmitgliedern besteht zudem die Möglichkeit, bei vermeintlich sporadischen pNEN das Vorliegen einer Erstmanifestation des MEN-1-Syndroms zu überprüfen. Dies ist vor allem dann von Interesse, wenn MEN-1-assoziierte Tumoren, insbesondere Gastrinome, bei jungen Patienten (< 40 Jahre) auftreten (Langer et al. 2003).

> Bei etwa 85 % der MEN-1-Patienten kann eine Mutation im MEN-1-Gen nachgewiesen werden. Eine prädiktive genetische Testung erfordert eine vorherige genetische Beratung.

22.3 Klinisches Management bei MEN-1-pNEN

Das Management von MEN-1-pNEN bedarf besonderer Beachtung, da sie nicht nur die häufigste syndromassoziierte Todesursache darstellen, sondern durch ihre Häufigkeit, Multilokularität und Rezidivneigung für den Chirurgen eine besondere Herausforderung in Diagnostik und Therapie sind. Im Rahmen der Früherkennungsprogramme werden durch die verbesserten Modalitäten der Bildgebung, insbesondere CT, MRT und EUS, immer häufiger asymptomatische kleine, nicht funktionelle pNEN diagnostiziert. Der häufigste funktionelle Tumor ist das Gastrinom mit 70 %, gefolgt vom Insulinom mit ca. 20 % und seltenen anderen Tumoren wie VIPomen, Glukagonomen und Somatostatinomen mit weniger als 5 % der Fälle. Nicht funktionelle pNEN finden sich im Rahmen von Früherkennungsprogrammen bei mehr als 50 % der MEN-1-Patienten, im eigenen Krankengut bei 53 % (Lopez et al. 2011). Diese Tumoren können bereits im Jugendalter auftreten, über Jahrzehnte asymptomatisch bleiben und erst durch die Folgen der Tumorexpansion auffallen.

Die Operationsindikation und das Ausmaß der operativen Therapie von MEN-1-pNEN werden unter Experten kontrovers diskutiert. Sie hängen im Wesentlichen auch von dem unter Umständen durch die Tumoren ausgelösten hormonellen Syndrom ab. Die frühe Diagnose MEN-1-pNEN basiert auf biochemischen Untersuchungen sowie auf dem radiologischen oder endosonographischen Nachweis. Bei begründetem klinischem Verdacht auf ein MEN-1-Syndrom bieten sich als sensitivste bildgebende Verfahren für die Aufdeckung von pNEN die Endosonographie (EUS), die kontrastmittelverstärkte Spiralcomputertomographie und die Magnetresonanztomographie des Abdomens an. Diese Untersuchungen sollten durch eine Ganzkörper-Somatostatinrezeptor-Szintigraphie (SRS) oder ^{68}Ga-DOTATOC-PET ergänzt werden. Letztere dienen in erster Linie nicht der exakten Lokalisation des Primärtumors, sondern dem Staging, das heißt, um gegebenenfalls Metastasen in der Leber, Lunge oder anderen Körperregionen feststellen zu können.

Insgesamt liegt die Sensitivität zur Aufdeckung kleiner pNEN mit den genannten Verfahren zwischen 60–80 %. Der Autor wie auch andere Arbeitsgruppen konnten kürzlich zeigen, dass die EUS der abdominellen CT überlegen ist und in der Hand des erfahrenen Untersuchers die sensitivste Untersuchung zur Diagnostik MEN-1-assoziierter pNEN darstellt (Gauger et al. 2003; Langer et al. 2004; Waldmann et al. 2009).

22.4 MEN-1-assoziiertes Zollinger-Ellison-Syndrom

Das MEN-1-assoziiertes Zollinger-Ellison-Syndrom (ZES) beruht in 85–90 % der Fälle auf duodenalen Gastrinomen, die fast immer multipel vorliegen, meist nur 1–10 mm groß sind und selten und spät in die Leber metastasieren (▶ Abb. 22-1; Mignon et al. 1993; Pipeleers-Marichal et al. 1990; Thompson et al. 1998). Anlauf et al. (2008) konnten kürzlich nachweisen, dass proliferative Gastrinzellen in der normalen Duodenalmukosa die Vorläuferläsionen des duodenalen MEN-1-Gastrinoms sind. Pankreatische Gastrinome machen nur etwa 10–20 % des MEN-1-ZES aus. Bis zu 80 % der MEN-1-Gastrinome sind maligne (Norton et al. 1999, 2001; Lopez et al. 2013).

Das klinische Erscheinungsbild des MEN-1-ZES ist, wie bei der sporadischen Form, durch eine Hypergastrinämie und das damit verbundene Auftreten von gastroduodenalen Ulzera geprägt. Nicht selten sind bei MEN-1-Mutationsträgern die Gastrinserumspiegel erhöht, ohne dass es bereits zu Krankheitserscheinungen gekommen ist. Bei Feststellung einer Hypergastrinämie und gleichzeitigem Vorliegen eines pHPT sollte immer zuerst der pHPT operativ saniert werden, da mit der Beseitigung der erhöhten Kalziumserumspiegel nicht selten auch die Hypergastrinämie verschwindet (Norton et al. 1999).

Voraussetzung zum Stellen der Diagnose ZES ist das Vorliegen eines pathologischen Nüchtern-Serumgastrinspiegels (> 125 pg/ml) in Anwesenheit von Säure im Magen (pH < 4) sowie ein pathologischer Sekretintest, bei dem die Stimulierbarkeit der Gastrinsekretion überprüft wird. Als pathologisch gilt eine Stimulierbarkeit auf über 200 pg/ml. Mindestens 72 h vor Durchführung des Tests sollten Protonenpumpeninhibitoren abgesetzt werden, ggf. unter Umstellung auf H_2-Blocker, da der Test ansonsten falsch-positiv beeinflusst wird. Beim Nachweis multipler Tumoren in der bildgebenden Diagnostik kann es zur Planung des operativen Vorgehens sinnvoll sein, die Quelle der Gastrinsekretion zu regiona-

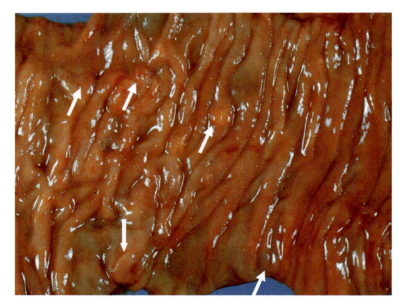

Abb. 22-1 Multiple submuköse Gastrinome (Pfeile) im PPPD-Präparat bei MEN-1-ZES (PPPD = pyloruserhaltende partielle Pankreatikoduodenektomie)

lisieren. Hier kommt die selektive arterielle Sekretin-Injektionsangiographie (sog. SASI oder Imamura-Angiographie, Imamura et al. 1987) zur Anwendung.

Der natürliche Verlauf der MEN-1-Gastrinome ist im Vergleich zur sporadischen Form meist weniger aggressiv, die 15-Jahres-Überlebensraten liegen zwischen 70 und 98 % (Doherty et al. 1998; Metz u. Jensen 2008). Allerdings zeigen etwa 25 % der Patienten mit MEN-1-ZES ein aggressives Tumorwachstum mit frühzeitiger Entwicklung von Lebermetastasen, etwa 50 % dieser Patienten versterben tumorbedingt (Goudet et al. 2010; Weber et al. 1995; Yu et al. 1999).

Gegenwärtig gibt es noch keine zuverlässigen klinischen oder molekularen Parameter, um die Patienten mit einem aggressiven von denen mit einem milden Phänotyp zuverlässig zu unterscheiden. Kürzlich wurde basierend auf einer Analyse von 106 MEN-1-Patienten postuliert, dass MEN-1-Patienten mit der Blutgruppe 0 häufiger und aggressivere pNEN entwickeln als MEN-1-Patienten mit anderen Blutgruppen (Weisbrod et al. 2013). Die Bestätigung dieser Beobachtung bleibt abzuwarten.

Wie beim sporadischen ZES wird auch beim MEN-1-ZES das Überleben durch die Entwicklung von Lebermetastasen bestimmt, wobei das 10-Jahres-Überleben bei 96 % ohne Lebermetastasen und bei 30 % mit Lebermetastasen liegt (Weber et al. 1995). Die Entwicklung der Lebermetastasen ist abhängig von der Tumorgröße, in einer Studie betrug die Prävalenz bei einer Tumorgröße unter 1 cm 4 %, bei einer Tumorgröße von 1–2 cm 28 % und bei einer Tumorgröße von >3 cm 62 % (Weber et al. 1995). Diese Daten konnten durch eine französische Studie bestätigt werden, auch hier wurden bei einer Gastrinomgröße über 3 cm eine signifikant höhere Prävalenz von Lebermetastasen von 40 % gegenüber 4,8 % bei einer Tumorgröße unter 3 cm festgestellt (Cadiot et al. 1998). Zudem wurde berichtet, dass durch eine chirurgische Resektion der Primärtumoren im Vergleich zur konservativen medikamentösen Behandlung die Entwicklung von Lebermetastasen signifikant reduziert werden kann (3 % versus 23 %, p < 0,003), was mit einem tendenziellen Überlebensvorteil assoziiert war (Cadiot et al. 1999). Das 10-Jahres-Überleben bei den operierten Patienten betrug 98 % versus 86 % bei den medikamentös behandelten Patienten (p = 0,085).

Bis zu 80 % der MEN-1-Gastrinome sind maligne, Lebermetastasen sind die entscheidende prognostische Determinante.

22.4.1 Operationsindikation

Trotz dieser Daten gibt es eine Kontroverse bezüglich der Operationsindikation beim MEN-1-ZES. Das Spektrum der Meinungen reicht von der Empfehlung der rein konservativen Therapie mit Protonenpumpeninhibitoren (Mignon et al. 1993; Triponez et al. 2006a) über die Operation von Gastrinomen ab einer Größe von 2–3 cm (Donow et al. 1991; Norton u. Jensen 2004; Weber et al. 1995) bis hin zur Empfehlung der Operation bei biochemisch nachgewiesenem ZES ohne Lokalisationsnachweis durch bildgebende Verfahren (Akerström et al. 2002; Bartsch et al. 2005; Tonelli et al. 2006).

MEN-1-Gastrinome haben eine bedeutende maligne Potenz, und ihre Prognose wird deutlich schlechter, sobald Lebermetastasen entstehen. Daher empfehlen wir und andere Autoren bei nachgewiesenem MEN-1-ZES nach Ausschluss einer diffusen Lebermetastasierung eine abdominelle Exploration mit der Absicht, Primärtumoren und Lymphknotenmetastasen zu entfernen, um eine Lebermetastasierung als entscheidende Determinante des Überlebens zu verhindern. Dies halten wir auch für sinnvoll, wenn kein bildgebendes Verfahren einen Lokalisationsnachweis erbracht hat, da mit hoher Wahrscheinlichkeit kleine Duodenalwandgastrinome und regionäre Lymphknotenmetastasen vorliegen.

> Die Operationsindikation beim MEN-1-ZES wird sehr kontrovers gesehen.

22.4.2 Verfahrenswahl bei Primäroperation

Neben der Indikation zur Operation ist die Verfahrenswahl beim MEN-1-ZES ein weiteres sehr kontrovers diskutiertes Thema (Norton u. Jensen 2004). Bei der Verfahrenswahl einer MEN-1-Pankreasoperation müssen immer die Operationsziele – potenzielle Heilung, Erhalt der exokrinen und endokrinen Pankreasfunktion und niedrige Komplikationsrate – berücksichtigt werden. In den letzten 20 Jahren hat die von Thompson 1989 proklamierte Operation als Standardoperation beim MEN-1-ZES eine weite Verbreitung gefunden (Thompson et al. 1989, ▶Abb. 22-2). Diese beinhaltet eine komplette Pankreasfreilegung mit bidigitaler Palpation und intraoperativem Ultraschall, die subtotale Pankreaslinksresektion unter Erhalt der Milz bis auf Höhe der Pfortader, die Enukleation von neuroendokrinen Tumoren aus dem Pankreaskopf, die Duodenotomie mit Exzision neuroendokriner Tumoren aus der Duodenalwand und eine regionale Lymphadenektomie. Durch diese Operation wird die Entwicklung von Lebermetastasen als die entscheidende Prognosedeterminante bei 80–100 % der Patienten verhindert. Allerdings werden biochemische Heilungsraten, das heißt ein postoperativer negativer Sekretintest, von maximal 33 % im Langzeitverlauf erreicht (Thompson 1998).

Inzwischen halten deshalb einige Autoren eine partielle Pankreatikoduodenektomie (PPD) für die bessere Operation beim MEN-1-ZES. Gründe hierfür sind, dass sich ca. 90 % der Gastrinome beim MEN 1 im Duodenum befinden und dass ZES-Rezidive bei genetischer Prädisposition häufig sind, solange das Erfolgsorgan Duodenum vorhanden ist (Pipe-

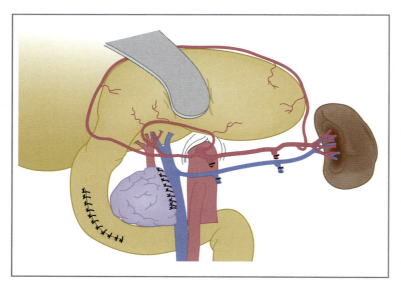

Abb. 22-2 Thompson-Operation beim MEN-1-ZES. Subtotale Pankreaslinksresektion unter Erhalt der Milz mit Enukleation von pNEN aus dem Pankreaskopf und Duodenotomie mit Exzision von pNEN aus der Duodenalwand und Lymphadenektomie

22.4 MEN-1-assoziiertes Zollinger-Ellison-Syndrom

Tab. 22-3 Ergebnisse nach partieller Duodenopankreatektomie beim MEN-1-ZES (Serien mit mindestens 3 Patienten)

Author/Jahr	N	Normaler Sekretintest	Follow-up [Jahre]
Stadil et al. 1995	3	3 (100 %)	0,5–4
Lairmore et al. 2000	5	Keine Daten	Keine Daten
Bartsch et al. 2005	4[a]	4 (100 %)	3–7
Tonelli et al. 2006	13	10 (77 %)	0,5–3
Imamura et al. 2011	3	3 (100 %)	4–10
Lopez et al. 2013	13	12 (92 %)	0,5–11
Gesamt	**41**	**32 (78 %)**	**0,5–11**

[a] Inklusive 2 Patienten mit pyloruserhaltender partieller Pankreatikoduodenektomie als Reoperation

leers-Marichal et al. 1990; Thompson et al. 1998). Eine präoperative Regionalisierung der Gastrinquelle auf den Pankreaskopf bzw. das Duodenum sollte bei Präsenz von pNEN im Pankreaskorpus/-schwanz mittels selektiver arterieller Sekretin-Injektionsangiographie (SASI oder Imamura-Angiographie) erfolgen (Imamura et al. 1987). Die bisher vorliegenden Ergebnisse der PPD bei MEN-1-ZES zeigen vielversprechende Ergebnisse mit biochemischen Heilungsraten von 80–100 % (▶ Tab. 22-3).

Die Marburger Gruppe verglich kürzlich die Langzeitergebnisse der PPD mit der lokalen Exzision von duodenalen Gastrinomen mit oder ohne Pankreasresektion (Non-PPD-Resektion) beim MEN-1-ZES (Lopez et al. 2013). Nach einer medianen Nachbeobachtungszeit von 136 Monaten war die Heilungsrate in der PPD-Gruppe (92 %) signifikant höher als in der Non-PPD-Gruppe (33 %, p = 0,006). Zudem wurden bei 30 % der Patienten der Non-PPD-Gruppe wegen Persistenz/Rezidiv des ZES, bei neu aufgetretenen Tumoren im Restpankreas oder Gastrinommetastasen Reoperationen vorgenommen, welche bei 2 Patienten (22 %) in einer totalen Pankreatektomie resultierten. Im Gegensatz dazu wurde kein Patient der PPD-Gruppe reoperiert (p = 0,054).

Ein Hauptargument gegen eine PPD als Primäroperation für das MEN-1-ZES ist die potenziell höhere Komplikationsrate im Vergleich zu den Non-PPD-Resektionen. Gerade bei den häufig jungen MEN-1-Patienten stellt eine PPD, insbesondere die Pankreas- und Gallengangsanastomose, aufgrund der weichen Pankreastextur, des schmalen Pankreas- und Gallengangs eine schwierige und potenziell komplikationsträchtige Operation dar. Die Marburger Gruppe konnte kürzlich zeigen, dass die Komplikationsraten nach PPD (31 %) und Non-PPD-Resektionen (54 %) gleich waren (p = 0,65). Die Gesamtkomplikationsrate aller Operationen für ein MEN-1-ZES lag bei 41 %, die Mortalität bei 0. Die häufigste Komplikation in beiden Gruppen mit je 23 % war eine postoperative Pankreasfistel. In Bezug auf die Entwicklung eines postoperativen Diabetes mellitus fanden sich ebenfalls keine signifikanten Unterschiede (PPD 27 %, Non-PPD 33 %) nach einer medianen Nachbeobachtung von 136 Monaten (Lopez et al. 2013).

Eine PPD kann sowohl als pyloruserhaltende (PPPD) oder klassische Variante mit Antrektomie durchgeführt werden. Als Hauptargument gegen eine PPPD wird häufig das höhere Risiko einer Persistenz oder eines Rezidivs in den verbleibenden 1–2 cm Duodenalmukosa angeführt. Bisher wurde allerdings bei keinem Patienten mit MEN-1-ZES und PPPD ein Rezidiv oder eine Persistenz wegen eines erneuten Gastrinoms in der verbliebenen Mukosa beschrieben (▶ Tab. 22-3). Dies deckt sich mit der Beobachtung, dass der Großteil der MEN-1-Gastrinome im den Pars II und III des Duodenums entstehen (Pipellers-Marichal et al. 1990). Insgesamt sind die bisher vorliegenden Ergebnisse der PPD bei MEN-1-ZES vielversprechend, aber es bleibt abzuwarten, bis größere Patientenserien mit Langzeitnachbeobachtung vorliegen.

Imamura et al. (2005) beschrieben kürzlich die *pancreas-preserving total duodenectomy* (PPTD) als alternatives Operationsverfahren zur Behandlung des duodenalen MEN-1-ZES. Dabei waren 5 von 7 Patienten 2 Jahre nach dieser Operation geheilt. Die Autoren schlussfolgerten, dass es sich im Vergleich zur PPD um eine wenig invasivere Operation handelt, aber die Lymphadenektomie weniger umfassend ist. Dies führten sie als potenziellen Grund für das ZES-Rezidiv innerhalb von 36 Monaten aufgrund von Lymphknoten- und Lebermetastasen bei 2 ihrer Patienten an (Imamura et al. 2011). Basierend auf diesen Daten kann die Wertigkeit der PPTD für die Behandlung des MEN-1-ZES derzeit nicht abschließend beurteilt werden.

Eine totale Pankreatikoduodenektomie als Primäroperation des MEN-1-ZES ist in den aller meisten Fällen nicht indiziert, da die resultierenden Folgen, insbesondere der Brittle-Diabetes eine signifikante Langzeitmorbidität bei den häufig jungen Patienten verursacht. Dieser Eingriff sollte definitiv nur bei Ausnahmesituationen, wie z. B. ein MEN-1-ZES mit multiplen großen (> 2 cm) pNEN im gesamten Pankreas, zur Anwendung kommen. Dies war im eigenen Krankengut bei keinem von 25 MEN-1-ZES Patienten erforderlich, was den Ergebnissen anderer Arbeitsgruppen entspricht (Gauger et al. 2009; Tonelli et al. 2006).

> Durch eine partielle Duodenopankreatektomie lassen sich beim MEN-1-ZES die höchsten Heilungsraten erzielen.

22.5 MEN-1-Insulinom

Zwischen 10 und 30 % der MEN-1-Patienten entwickeln ein Insulinom (Thakker et al. 2012), im eigenen Krankengut waren dies 8 von 63 (12 %) genetisch gesicherten MEN-1-Patienten (Lopez et al. 2011). Im Gegensatz zum Gastrinom sind nur etwa 5–10 % der MEN-1-assoziierten Insulinome maligne. Eine extrapankreatische Lokalisation ist eine absolute Rarität. Insulinome stellen bei etwa 10 % der MEN-1-Patienten die Erstmanifestation dar, wobei viele von diesen jünger als 20 Jahre sind (Brandi et al. 2001). MEN-1-Insulinome sind meist größer als 5 mm. Sie treten solitär oder in Verbindung mit Mikroadenomen, einer β-Zell-Hyperplasie und/oder multiplen meist nicht funktionellen pNEN auf.

22.5.1 Diagnose und Operationsindikation

Typische klinische Zeichen sind, wie beim sporadischen Insulinom, durch hypoglykämische Episoden verursachte neurologische Symptome wie Verwirrtheit, Konzentrationsschwäche, Sehstörungen und Vigilanzverlust bis hin zur Bewusstlosigkeit. Häufig wird eine deutliche Gewichtszunahme beobachtet, die von den Patienten durch das Konsumieren von Süßigkeiten verursacht wird, um den „Anfällen" vorzubeugen oder sie zu „behandeln". Die Diagnose eines MEN-1-assoziierten Insulinoms wird durch den Nachweis einer Hyperinsulinämie bei Hypoglykämie und gleichzeitig hohem Serum-C-Peptid im Rahmen eines Fastentests gestellt. Zur sicheren Diagnose eines organischen Hyperinsulinismus muss immer auch der Ausschluss einer Factitia durch orale hypoglykämische Agenzien (z. B. Sulfonylharnstoffe) im Plasma und Urin erfolgen.

Nach biochemischem Nachweis bieten sich eine bildgebende Diagnostik mit EUS, CT oder MRT und, wenn verfügbar, ^{18}F-DOPA-PET an. Die sensitivste Methode zur präoperativen Darstellung eines Insulinoms ist nach Ansicht des Verfassers, wie bei den sporadischen Tumoren, die EUS. Eine Somatostatinrezeptor-Szintigraphie oder ein ^{68}Ga-DOTATOC-PET visualisiert das Insulinom häufig nicht, da diese einen relativ niedrigen Somatostatinrezeptor-Typ-2-Besatz haben. Bei Vorliegen multipler Tumoren bzw. negativer Bildgebung kann auch eine selektive arterielle Kalziumstimulation mit hepatischem Venensampling zur Regionalisierung der Insulinquelle hilfreich sein (Giudici et al. 2012).

Im Gegensatz zum MEN-1-ZES gibt es beim Insulinom keine gute medikamentöse Therapieoption. Daher ist die Operationsindikation bei biochemischem Nachweis eines organischen Hyperinsulinismus gegeben, sofern keine diffuse Fernmetastasierung vorliegt (Thakker et al. 2012).

> Die Operationsindikation beim MEN-1-Insulinom ist gegeben, wenn der biochemische Nachweis eindeutig ist und keine diffuse Fernmetastasierung vorliegt.

22.5.2 Operationsverfahren

Die komplette Pankreasfreilegung mit bidigitaler Palpation und Pankreaslinksresektion bis zur V. portae und die Enukleation von Tumoren aus dem Pankreaskopf wird von den meisten Experten bevorzugt (Davi et al. 2011; Demeure et al. 1991; Guidici et al. 2012; Lopez et al. 2011; O'Riordain et al. 1994). Die intraoperative Sonographie ist bei diesen Eingriffen als obligat anzusehen, um die Tumoren zu identifizieren und ihre Größe und Beziehung zum Pankreasgang und den Gefäßen zu definieren. Eine Lymphadenektomie ist nur bei Malignitätsverdacht notwendig.

Viele Autoren halten eine Enukleation einzelner Tumoren aufgrund einer potenziell höheren Persistenz- bzw. Rezidivrate für keine adäquate Therapie (Giudici et al. 2012; Thompson et al. 1989). Diese beruht darauf, dass präoperativ im Fall multipel vorhandener pNEN häufig die Quelle der Insulinüberproduktion nicht verlässlich festgestellt werden kann. Aus Sicht des Autors ist die Enukleation, auch laparoskopisch, durchaus eine Therapieoption, wenn ein solitärer Tumor > 1 cm oder ein eindeutig dominanter pNEN in Anwesenheit von multiplen kleinen Tumoren (< 5 mm) vorliegt. Hierbei ist der große Tumor mit an Sicherheit grenzender Wahrscheinlichkeit das hormonproduzierende Insulinom, und es kann im Hinblick auf weitere im Krankheitsverlauf erforderliche Pankreasoperationen Parenchym gespart werden. Im eigenen Krankengut wurde bei 4 von 8 MEN-1-Patienten mit organischem Hyperinsulinismus eine selektive Enukleation durchgeführt, wobei alle 4 Patienten nach median 108 Monaten vom organischen Hyperinsulinismus geheilt waren (Lopez et al. 2011).

Einige Autoren verwenden auch einen Immunochilumineszenz-Assay zur intraoperativen Insulinbestimmung, der nach Entfernung des Insulinoms innerhalb von 20 min einen Abfall des Insulins in den Normbereich anzeigt (Carneiro et al. 2022; Gimm et al. 2007; Proye et al. 1998). Allerdings sagte dieser Test in einer Studie das korrekte Ergebnis nur bei 5 von 8 MEN-1-Insulinomen voraus (Proye et al. 1998).

Im Gegensatz zum MEN-1-ZES sind die chirurgischen Heilungsraten beim MEN-1-In-

Tab. 22-4 Ergebnisse nach Operation von MEN-1-Insulinomen

Autor/Jahr	N	Multiple Tumoren	Follow-up [Jahre]	Heilung
Demeure 1991	8	6/8	6	7
Grama 1996	6	6/6	7–14	4
O'Riordan 1994	18	16/18	10	17
Thompson 1998	10	8/10	4–18	10
Lopez 2011	8	8/8	2–15	8
Davi 2011	4	4/4	0,5–15	4
Giudici 2012	8	8/8	6	8
Gesamt	62	56/62	0,5–15	58/62

sulinom als gut zu bezeichnen. In den vorliegenden kleinen Serien von 6–18 Patienten betrug die biochemische Heilungsrate zwischen 66 und 100 % bei einer Nachbeobachtungszeit von 1–18 Jahren (▶ Tab. 22-4).

> Der MEN-1-assoziierte organische Hyperinsulinismus kann in den meisten Fällen durch eine adäquate Operation geheilt werden.

22.6 Seltene funktionelle MEN-1-pNEN

Zu den seltenen funktionellen pNEN im Rahmen der MEN 1 zählen die VIPome (VIP = vasointestinales pankreatisches Polypeptid) und Glukagonome, die bei weniger 3 % der MEN-1-Patienten auftreten (Thakker et al. 2012). VIPome verursachen das Verner-Morrison-Syndrom, das durch wässrige Diarrhöen gekennzeichnet ist. Beweisend sind die hohen VIP-Serumspiegel. Glukagonome, auch als Glukagon sezernierende pNEN bezeichnet, fallen typischerweise durch ein nekrolytisches migratorisches Erythem, eine Anämie, Gewichtsverlust und Stomatitis auf.

Sowohl VIPome als auch Glukagonome sind meist im Pankreasschwanz lokalisiert, bei Diagnosestellung aufgrund der entsprechenden Symptomatik meist groß (> 3 cm) und häufig schon metastasiert. Retrospektive Studien mit relativ kleinen Patientenzahlen zeigten, dass ca. 30 % der Tumoren mit einer Größe über 1 cm bereits Lymphknotenmetastasen und bis zu 20 % der pNEN über 2 cm Lebermetastasen verursacht haben. Die chirurgische Therapie der Wahl ist eine onkologische Pankreasresektion, meist eine linksseitige Splenopankreatektomie.

22.7 Nicht funktionelle pNEN bei MEN 1

Nicht funktionelle neuroendokrine Pankreastumoren (NF-pNEN) werden heute bei 50–70 % der Patienten im Rahmen von prospektiven Früherkennungsprogrammen identifiziert (Bartsch et al. 2005; Lopez et al. 2011; Thakker et al. 2012; Thomas-Marquez et al. 2006; Triponez et al. 2006b; Waldmann et al. 2009). Damit sind NF-pNEN die häufigsten pankreatikoduodenalen Tumoren bei der MEN 1. Diese Tumoren werden gelegentlich schon bei Patienten unter 15 Jahren durch EUS festgestellt (Newey et al. 2009).

NF-pNEN sind zwar nicht mit einem klinischen Syndrom assoziiert, können aber dennoch eine leichte Erhöhung von Pankreashormonen (z. B. pankreatisches Polypeptid) im Serum verursachen. Die sensitivste Methode zum Nachweis eines NF-pNEN bei der MEN 1 ist die EUS (Kann et al. 2006). Entsprechend einer retrospektiven französischen Studie an 108 MEN-1-Patienten sind NF-pNEN bei der MEN 1 insgesamt mit einer signifikant schlechteren Prognose assoziiert als Insulinome oder auch Gastrinome (Triponez et al. 2006a). Eine eigene prospektive EUS-Studie über MEN-1-Patienten mit NF-pNEN hat gezeigt, dass die durchschnittliche Zunahme des größten Tumordurchmessers 1,3 % ± 3,2 % pro Monat betrug und sich eine durchschnittliche jährliche Tumorinzidenz von 0,62 neuen Tumoren pro Patientenjahr ergab (Kann et al. 2006).

Allerdings gibt es immer wieder Patienten mit einem rapiden Tumorwachstum und einer frühzeitigen Metastasierung. Das Metastasierungsrisiko ist wie bei sporadischen NF-pNEN abhängig von der Tumorgröße. MEN-1-assoziierte NF-pNEN kleiner als 1 cm haben ein Metastasierungsrisiko von 4 %, Tumoren 1–2 cm von 15 % und größer als 2 cm von 38 % (Triponez et al. 2006b). In einer französischen Multicenterstudie konnte zudem gezeigt werden, dass MEN-1-Patienten mit NF-pNEN kleiner als 2 cm, die nicht operiert wurden, keine Einschränkung der Lebenserwartung gegenüber MEN-1-Patienten ohne pNEN haben und somit nicht von einer Operation profitieren (Triponez et al. 2006b).

> Die meisten nicht funktionellen NF-pNEN bei MEN 1 wachsen langsam und metastasieren spät, allerdings gibt es auch Patienten mit einer aggressiven Verlaufsform.

22.7.1 Operationsindikation und Operationsverfahren

Aufgrund der genannten Fakten wird die Operationsindikation bei MEN-1-NF-pNEN nach wie vor kontrovers diskutiert. Der Verfasser wie auch die kürzlich publizierte Leitlinie einer Expertengruppe (Thakker et al. 2012) empfehlen aufgrund des Metastasierungsrisikos eine Operation ab einer Tumorgröße von 1 cm im Durchmesser (Bartsch et al. 2006; Lopez et al. 2011). Wenn auch selten, gibt es immer wieder Patienten, die bereits bei NF-pNEN zwischen 1–2 cm Lebermetastasen entwickeln (Lopez 2011, eigene nicht publizierte Daten). Es ist hier die große Aufgabe der näheren Zukunft, klinische oder molekulare Marker zu finden, die die Patienten mit einem aggressiven Phänotyp der NF-pNEN identifizieren, um eine Übertherapie zu vermeiden. Andererseits empfiehlt die ENETS-Leitlinie, basierend auf der oben zitierten retrospektiven französischen Studie (Triponez et al. 2006b), eine Operation erst zu indizieren, wenn ein oder mehrere Tumoren die Größe von 2 cm Durchmesser überschritten haben (Falconi et al. 2012).

Die verbreitetste Operation ist die milzerhaltende Pankreaslinksresektion mit Enukleation von NF-pNEN aus dem Pankreaskopf. Im Falle eines solitären Tumors oder eines Tumors über 1–2 cm bei multiplen kleinen Tumoren (< 1 cm) kann auch die selektive Enukleation erwogen werden, um Parenchym zu sparen. Letztendlich entwickeln viele MEN-1-Patienten nach der Primäroperation neue pNEN im Restpankreas. Im eigenen Patientengut waren dies 24 von 38 (63 %) operierten Patienten nach einer medianen Nachbeobachtung von 109 (Spannbreite 1–264) Monaten (Lopez et al. 2011).

> Bei NF-pNEN bei MEN 1 ist das Operationsziel eine maligne Entartung, insbesondere die Entstehung von Lebermetastasen, zu verhindern.

22.8 Laparoskopische Chirurgie bei MEN-1-pNEN

Prinzipiell besteht auch bei der MEN 1 die Möglichkeit, Tumorenukleationen sowie milzerhaltende Pankreaslinksresektionen laparoskopisch oder roboterassistiert durchzuführen (▶ Abb. 22-3). Die laparoskopische endokrine Pankreaschirurgie wurde allerdings bisher in Form von Enukleationen oder Pankreaslinksresektionen fast ausschließlich bei sporadischen Insulinomen oder NF-pNEN angewandt (Fernandez-Cruz et al. 2002; Gagner et al. 1996; Langer et al. 2005). Nach einer Konsensuskonferenz sind am ehesten das MEN-1-Insulinom und die MEN-1-NF-pNEN hierfür geeignet (Siech et al. 2012).

Auch wenn durch den laparoskopischen Ultraschall die Möglichkeit gegeben ist, das Pankreas intraoperativ zu untersuchen, so fehlt doch die Möglichkeit der bidigitalen Palpation. Dies ist insbesondere in Anbetracht der häufig multilokulären pNEN ein deutlicher Nachteil. Zudem sind diese Operationen, insbesondere die milzerhaltende Pankreaslinksresektion, technisch durchaus anspruchsvoll. Nach Meinung des Verfassers werden deshalb die laparoskopischen Verfahren bei MEN-1-pNEN auch in Expertenzentren zunächst die Ausnahme sein.

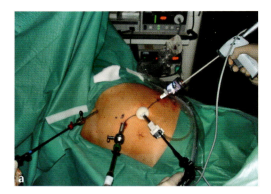
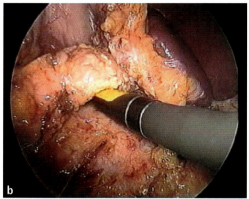
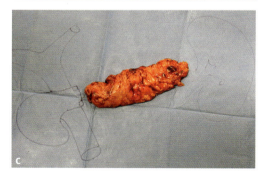

Abb. 22-3 Laparoskopische Pankreaslinksresektion bei nicht funktionellen pNEN bei MEN 1.
a Lagerung und Trokarzugänge
b intraoperativer Ultraschall
c Operationspräparat mit insgesamt 12 histologischen pNEN

22.9 Indikation zur Reoperation beim pNEN-Rezidiv

Grundsätzlich sollten alle MEN-1-Patienten entsprechend den Leitlinien in ein Nachsorgeprogramm eingeschlossen werden, das sich prinzipiell nicht von dem zuvor geschilderten Früherkennungsprogramm unterscheidet (Thakker et al. 2012; Waldmann et al. 2009).

Dieses muss dann auf den Patienten und seine individuelle Vorgeschichte abgestimmt werden. Das heißt zum Beispiel, dass bei Patienten mit vorausgegangener Operation wegen eines MEN-1-ZES in regelmäßigen (z. B. jährlichen) Abständen eine Nüchtern-Gastrinbestimmung und ein Sekretintest im Rahmen der Nachsorge erfolgen sollte.

Rezidive eines MEN-1-ZES sind nach allen Operationen, außer der PPD, häufig und werden durch Bestimmung des Nüchterngastrins und ggf. durch Durchführung eines Sekretintests erkannt. Sind diese Werte pathologisch, sollte eine Therapie mit Protonenpumpeninhibitoren begonnen werden. Die Operationsindikation für ein MEN-1-ZES-Rezidiv ist zum einen abhängig von der Symptomatik und dem Gesamtzustand des Patienten, zum anderen von der Bildgebung und dem Ausmaß eines potenziell resultierenden Rezidiveingriffs. Daher muss diese Entscheidung immer auf den jeweiligen Patienten abgestimmt werden. Gibt es in der Bildgebung einen eindeutig positiven Befund, der mit vertretbarem Risiko komplett resektabel erscheint, ohne dass eine totale Pankreatektomie resultiert, sieht der Verfasser die Operationsindikation.

Rezidive nach Insulinom sind die Ausnahme und durch die entsprechende Symptomatik sowie Nüchternblutzucker- und Insulinbestimmungen im Serum zu erkennen. Hier wird die Operationsindikation immer nach biochemischem Nachweis, ggf. auch bei negativer Bildgebung, gestellt, da der Insulinexzess im Gegensatz zum Gastrinexzess medikamentös nur schwer zu kontrollieren ist.

Die Domäne der Nachsorge der NF-pNET stellt die bildgebende Diagnostik da. Hier kommt dem EUS in der Hand des Erfahrenen immer mehr Bedeutung zu. Nahezu alle MEN-1-Patienten entwickeln nach pNEN-Operationen erneute pNEN im Restpankreas (Bartsch et al. 2005; Lopez et al. 2011). Auch hier ist eine individuelle Therapieentscheidung in Abhängigkeit von Symptomatik, Größe der pNEN und Staging-Ergebnissen erforderlich. In Abwesenheit von Leber- oder Fernmetastasen sieht der Verfasser bei Rezidiven ab einer Größe von 2 cm oder Malignitätsverdacht die Operationsindikation gegeben.

Bei allen Rezidivoperationen sollte man versuchen, den Endzustand einer totalen Pankreatektomie zu vermeiden, wenn dies onkologisch vertretbar ist. In Expertenzentren liegt die Rate total pankreatektomierter MEN-1-Patienten nach 10–15 Jahren bei 8–16 % (Gauger et al. 2009; Lopez et al. 2011; Tonelli et al. 2006).

> Die Indikation zur Reoperation ist immer eine sehr individuelle Entscheidung und hängt von den Voroperationen, dem Allgemeinzustand des Patienten, einem ggf. vorliegenden hormonellen Syndrom, der Bildgebung und dem erforderlichen Resektionsausmaß ab.

22.10 Diffus metastasierte MEN-1-pNEN

Bei Erstdiagnose sind diffus metastasierte pNEN bei der MEN 1 heutzutage im Vergleich zu den sporadischen pNEN aufgrund der Früherkennungsprogramme glücklicherweise relativ selten. Sollte dennoch eine nicht resektable Situation vorliegen, sind die Behandlungsoptionen vielfältig, komplex und individuell auf den Patienten in einem interdisziplinären Tumorboard abzustimmen. Prinzipiell unterscheidet sich die Behandlung nicht von der sporadischer pNEN.

Die Optionen umfassen die Biotherapie mit Somatostatinanaloga, eine Chemotherapie (z. B. mit Streptozotocin, 5-Flurouracil oder Doxorubicin) oder eine zielgerichtete Therapie mit mTOR-Inhibitoren (z. B. Everolimus, v. a. beim metastasierten Insulinom) oder Tyrosinkinaseinhibitoren (z. B. Sunitinib). Bei diffusen Lebermetastasen können zudem lokal-ablative Verfahren wie Embolisation, Chemoembolisation oder Radiofrequenzablation oder eine selektive intravaskuläre Radiotherapie (SIRT) angewendet werden.

Bei Fernmetastasierung mit positivem SSTR-Besatz ist die Peptid-Radiorezeptor-Therapie (PRRT) mit Y90 oder Lu177 eine gute Alternative. Bei hormonell aktiven und symptomatischen pNEN, die medikamentös nicht beherrschbar sind, kann auch eine Debulking-Operation indiziert sein, wenn mindestens 80–90 % der Tumormasse entfernt werden können. Ein Algorithmus zum sequenziellen Einsatz der unterschiedlichen Modalitäten wurde kürzlich in den Leitlinien der ENETS empfohlen (Pavel et al. 2012).

22.11 Zusammenfassung

pNEN bei der treten bei mindestens 80 % der MEN-1-Patienten auf und stellen gemeinsam mit den Thymus-NET die Haupttodesursache dar. Hinsichtlich der Operationsindikation und der Verfahrenswahl bei MEN-1-pNEN gibt es teilweise sehr kontroverse Ansichten, sodass kein allgemeingültiges Indikations- und Therapiekonzept gegeben werden kann. Nach Ansicht des Verfassers ist beim MEN-1-ZES die Indikation zur partiellen Duodenopankreatektomie gegeben, wenn keine diffuse Fernmetastasierung vorliegt. Beim biochemischen Nachweis eines MEN-1-Insulinoms ist die Operationsindikation zu stellen und in Abhängigkeit von der Anzahl und Größe visualisierbarer pNEN eine milzerhaltende Pankreaslinksresektion mit Enukleation von Tumoren aus dem Pankreaskopf oder eine selektive Enukleation indiziert, wenn keine diffuse Lebermetastasierung vorliegt.

Bei NF-pNEN wird derzeit die Operationsindikation gesehen, wenn die Tumorgröße ≥ 1 cm beträgt und keine diffuse Lebermetastasierung vorliegt. Auch hierbei ist die milzerhaltende Pankreaslinksresektion mit Enukleation von Tumoren aus dem Pankreaskopf der zu favorisierende Eingriff (s. Übersicht). Der intraoperative Ultraschall (IOUS) ist bei jedem MEN-1-Pankreaseingriff obligater operativer Standard.

Marburger Strategie bei MEN-1-pNEN

MEN-1-ZES (solange Krankheitsverlauf nicht vorhersagbar):
- Indikation: biochemisch belegtes ZES
- Eventuell präoperative SASI-Angiographie
- Operation der Wahl: pyloruserhaltende partielle Pankreatikoduodenektomie (PPPD)
- Thompson-Prozedur, wenn Gastrinquelle in Korpus oder Schwanz

MEN-1-NF-pNEN/Insulinom:
- Indikation:
  - NF-pNEN: Tumor ≥ 1 cm oder suspekte Bildgebung
  - Insulinom: biochemischer Nachweis
- Operation der Wahl: milzerhaltende Pankreaslinksresektion mit Enukleation von pNEN aus dem Pankreaskopf
- Minimal-invasives Vorgehen bei ausgewählten Patienten
- Enukleation bei ausgewählten Patienten mit solitärem pNEN

Literatur

Akerström G, Hessman O, Skogseid B. Timing and extent of surgery in symptomatic and asymptomatic neuroendocrine tumors of the pancreas in MEN1. Langenbecks Arch Surg 2002; 386: 558–569.

Anlauf M, Henopp T, Schmitt A, Schlenger R, Zalatnai A, Couvelard A, Ruszniewski P, Schaps

KP, Jonkers YM, Speel EJ, Pellegata NS, Heitz PU, Komminoth P, Perren A, Klöppel G. Primary lymph node gastrinoma or occult duodenal microgastrinoma with lymph node metastases in a MEN1 patient: the need for a systematic search for the primary tumor. Am J Surg Pathol 2008; 32: 1101–1105.

Bartsch DK, Langer P, Wild A, Schilling T, Rothmund M, Nies C. Pancreaticoduodenal tumors in MEN1 – surgery or surveillance? Surgery 2000; 128: 958–964.

Bartsch DK, Fendrich V, Langer P, Celik I, Rothmund M. Outcome of duodenopancreatic resections in patients with multiple endocrine neoplasia type 1. Ann Surg 2005; 242: 757–762.

Brandi ML, Gagel RF, Angeli A, Bilezikian JP, Beck-Peccoz P, Bordi C, Conte-Devolx B, Falchetti A, Gheri RG, Libroia A, Lips CJ, Lombardi G, Mannelli M, Pacini F, Ponder BA, Raue F, Skogseid B, Tamburrano G, Thakker RV, Thompson NW, Tomassetti P, Tonelli F, Wells SA Jr, Marx SJ. Guidelines for diagnosis and therapy of MEN type 1 and type 2. J Clin Endocrinol Metab 2001; 86: 5658–5671.

Bundesärztekammer. Richtlinien zur Diagnostik der genetischen Disposition für Krebserkrankungen. Dtsch Ärztebl 1998; 95: B1120–1124.

Cadiot G, Vuagnat A, Doukhan I, Murat A, Bonnaud G, Delemer B, Thiéfin G, Beckers A, Veyrac M, Proye C, Ruszniewski P, Mignon M. Prognostic factors in patients with Zollinger-Ellison Syndrome and multiple endocrine neoplasia type 1. Gastroenterology 1999; 116: 286–294.

Carneiro DM, Levi JU, Irvin GL 3rd. Rapid insulin assay for intraoperative confirmation of complete resection of insulinomas. Surgery 2002; 132: 937–942.

Carty SE, Helm AK, Amico JA, Clarke MR, Foley TP, Watson CG, Mulvihill JJ. The variable penetrance and spectrum of manifestations of multiple endocrine neoplasia type 1. Surgery 1998; 124: 1106–1112.

Chandrasekharappa SC, Guru SC, Manickam P, Olufemi SE, Collins FS, Emmert-Buck MR, Debelenko LV, Zhuang Z, Lubensky IA, Liotta LA, Crabtree JS, Wang Y, Roe BA, Weisemann J, Boguski MS, Agarwal SK, Kester MB, Kim YS, Heppner C, Dong Q, Spiegel AM, Burns AL, Marx SJ. Positional cloning of the gene for multiple endocrine neoplasia type 1. Science 1997; 276: 404–406.

Darling TN, Skarulis MC, Steinberg SM, Marx SJ, Spiegel AM, Turner M. Multiple facial angiofibromas and collagenomas in patients with multiple endocrine neoplasia type 1. Arch Dermatol 1997; 133: 853–857.

Davì MV, Boninsegna L, Dalle Carbonare L, Toaiari M, Capelli P, Scarpa A, Francia G, Falconi M. Presentation and outcome of pancreaticoduodenal endocrine tumors in multiple endocrine neoplasia type 1 syndrome. Neuroendocrinology 2011; 94: 58–65.

Dean PG, van Heerden JA, Farley DR, Thompson GB, Grant CS, Harmsen WS, Ilstrup DM. Are patients with multiple endocrine neoplasia type i prone to premature death? World J Surg 2000; 24: 1437–1441.

Delcore R, Friesen SR. Role of pancreatoduodenectomy in the management of primary duodenal wall gastrinomas in patients with Zollinger-Ellison syndrome. Surgery 1992; 112: 1016–1021.

Demeure MJ, Klonoff CC, Karam JH, Duh QY, Clark O. Insulinomas associated with multiple endocrine neoplasia type I: the need for a different surgical approach. Surgery 1991; 110: 998–1004.

Doherty GM, Olson JA, Frisella MM, Lairmore TC, Wells JA, Norton JA. Lethality of multiple endocrine neoplasia type 1. World J Surg 1998; 22: 581–587.

Donow C, Pipeleers-Marichal M, Schröder S, Stamm B, Heitz PU, Klöppel G. Surgical pathology of gastrinoma. Site, size, multicentricity, association with multiple endocrine neoplasia type 1, and malignancy. Cancer 1991; 68: 1329–1334.

Falconi M, Bartsch DK, Eriksson B, Klöppel G, Lopes JM, O'Connor JM, Salazar R, Taal BG, Vullierme MP, O'Toole D; Barcelona Consensus Conference participants. ENETS Consensus Guidelines for the management of patients with digestive neuroendocrine neoplasms of the digestive system: well-differentiated pancreatic non-functioning tumors. Neuroendocrinology 2012; 95: 120–134.

Fernández-Cruz L, Sáenz A, Astudillo E, Martinez I, Hoyos S, Pantoja JP, Navarro S. Outcome of laparoscopic pancreatic surgery: endocrine and nonendocrine tumors. World J Surg 2002; 26: 1057–1062.

Gagner M, Pomp A, Herrera MF. Experience with laparoscopic resections of islet cell tumors. Surgery 1996; 120: 1051–1056.

Gauger PG, Doherty GM, Broome JT, Miller BS, Thompson NW. Completion pancreatectomy and duodenectomy for recurrent MEN-1 pancreaticoduodenal endocrine neoplasms. Surgery 2009; 146; 801–806.

Gauger PG, Scheiman JM, Wamsteker EJ, Richards ML, Doherty GM, Thompson NW. Role of endoscopic ultrasonography in screening and treatment of pancreatic endocrine tumours in asymptomatic patients with multiple endocrine neoplasia type 1. Br J Surg 2003; 90: 748–753.

Gimm O, König E, Thrangh PN, Brauckhof M, Karges W, Dralle H. Intra-operative quick insulin assay to confirm complete resection of insulinomas guided by selective arterial calcium injection (SACI). Langenbecks Arch Surg 2007; 392: 679–684.

Giudici F, Nesi G, Brandi ML, Tonelli F. Surgical management of insulinomas in multiple endocrine neoplasia type 1. Pancreas 2012; 41: 547–553.

Goudet P, Murat A, Binquet C, Cardot-Bauters C, Costa A, Ruszniewski P, Niccoli P, Ménégaux F, Chabrier G, Borson-Chazot F, Tabarin A, Bouchard P, Delemer B, Beckers A, Bonithon-Kopp C. Risk factors and causes of death in MEN1 disease. A GTE (Groupe d'Etude des Tumeurs Endocrines) cohort study among 758 patients. World J Surg 2010; 34: 249–255.

Grama D, Skogseid B, Wilander E, Eriksson B, Mårtensson H, Cedermark B, Ahrén B, Kristofferson A, Öberg K, Rastand J, Åkerström G. Pancreatic tumors in multiple endocrine neoplasia type 1: clinical presentation and surgical treatment. World J Surg 1992; 16: 611–619.

Imamura M, Komoto I, Doi R, Onodera H, Kobayashi H, Kawai Y. New pancreas-preserving total duodenectomy technique. World J Surg 2005; 29: 203–207.

Imamura M, Komoto I, Ota S, Hiratsuka T, Kosugi S, Doi R, Awane M, Inoue N. Biochemically curative surgery for gastrinoma in multiple endocrine neoplasia type 1 patients. World J Gastroenterol 2011; 17: 1343–1353.

Imamura M, Takahashi K, Adachi H, Minematsu S, Shimada Y, Naito M, Suzuki T, Tobe T, Azuma T. Usefulness of selective arterial secretin injection test for localization of gastrinoma in the Zollinger-Ellison syndrome. Ann Surg 1987; 205: 230–237.

Kann PH, Balakina E, Ivan D, Bartsch DK, Meyer S, Klose KJ, Behr T, Langer P. Natural course of small, asymptomatic neuroendocrine pancreatic tumours in multiple endocrine neoplasia type 1: an endoscopic ultrasound imaging study. Endocr Relat Cancer 2006; 13: 1195–1202.

Kato M, Imamura M, Hosotani R, Shimada Y, Doi R, Itami A, Komoto I, KosakaM TT, Konishi J. Curative resection of microgastrinomas based on the intraoperative secretin test. World J Surg 2000; 24: 1425–1430.

Lairmore TC, Chen VY, DeBenedetti MK, Gillanders WE, Norton JA, Doherty GM. Duodenopancreatic resections in patients with multiple endocrine neoplasia type 1. Ann Surg 2000; 231: 909–916.

Langer P, Bartsch DK, Fendrich V, Kann PH, Rothmund M, Zielke A. Minimal-invasive operative treatment of organic hyperinsulinism – case report and review of the literature. Dtsch Med Wochenschr 2005; 130: 514.

Langer P, Cupisti K, Bartsch DK, Nies C, Goretzki PE, Rothmund M, Röher HD. Adrenal involvement in multiple endocrine neoplasia type 1. World J Surg 2002; 26: 891–896.

Langer P, Kann PH, Fendrich V, Richter G, Diehl S, Rothmund M, Bartsch DK. Prospective evaluation of imaging procedures for the detection of pancreaticoduodenal endocrine tumors in patients with multiple endocrine neoplasia type 1. World J Surg 2004; 28: 1317–1322.

Langer P, Wild A, Hall A, Celik I, Rothmund M, Bartsch DK. Prevalence of multiple endocrine neoplasia type 1 in young patients with apparently sporadic primary hyperparathyroidism or pancreaticoduodenal endocrine tumours. Br J Surg 2003; 90: 1599–1603.

Langer P, Wild A, Nies C, Rothmund M, Bartsch DK. Variable expression of multiple endocrine neoplasia type 1 – implications for screening strategies. Int J Surg Invest 2001; 3: 473–481.

Lopez CL, Falconi M, Waldmann J, Boninsegna L, Fendrich V, Goretzki PK, Langer P, Kann PH, Partelli S, Bartsch DK. Partial pancreaticoduodenectomy can provide cure for duodenal gastrinoma associated with multiple endocrine neoplasia type 1. Ann Surg 2013; 257: 308–14.

Lopez CL, Waldmann J, Fendrich V, Langer P, Kann PH, Bartsch DK. Long-term results of surgery for pancreatic neuroendocrine neoplasms in patients with MEN1. Langenbecks Arch Surg 2011; 396: 1187–1196.

Machens A, Schaaf L, Karges W, Frank-Raue K, Bartsch DK, Rothmund M, Schneyer U, Goretzki P, Raue F, Dralle H. Age-related penetrance of endocrine tumours in multiple endocrine neoplasia type 1 (MEN1): a multicentre study of 258 gene carriers. Clin Endocrinol (Oxf) 2007; 67: 613–622.

Metz DC, Jensen RT. Gastrointestinal neuroendocrine tumors: pancreatic endocrine tumors. Gastroenterology 2008; 135: 1469–92.

Mignon M, Ruszniewski P, Podevin P, Sabbagh L, Cadiot G, Rigaud D, Bonfils S. Current approach to the management of a gastrinoma and insulinoma in adults with multiple endocrine neoplasia I. World J Surg 1993; 17: 489–494.

Molatore S, Pellegata NS. The MENX syndrome and p27: relationships with multiple endocrine neoplasia. Prog Brain Res 2010; 182: 295–320.

Newey PJ, Jeyabalan J, Walls GV, Christie PT, Gleeson FV, Gould S, Johnson PR, Phillips RR, Ryan FJ, Shine B, Bowl MR, Thakker RV. Asymptomatic children with MEN1 mutations may harbor nonfunctioning pancreatic neuroendocrine tumors. J Clin Endocrinol Metab 2009; 94: 3640–3646.

Norton JA, Alexander HR, Fraker DL, Venzon DJ, Gibril F, Jensen RT. Comparison of surgical results in patients with advanced and limited disease with multiple endocrine neoplasia type 1 and Zollinger-Ellison syndrome. Ann Surg 2001; 234: 495–502.

Norton JA, Fraker DL, Alexander HR, Venzon DJ, Doppman JL, Serrano J, Goebel SU, Peghini PL, Roy PK, Gibril F, Jensen RT. Surgery to cure the Zollinger-Ellison syndrome. N Engl J Med 1999; 341: 635–644.

Norton JA, Jensen RT. Resolved and unresolved controversies in the surgical management of patients with Zollinger-Ellison syndrome. Ann Surg 2004; 240: 757–773.

O'Riordain DS, O'Brien T, van Heerden JA, Service FJ, Grant CS. Surgical management of insulinoma associated with multiple endocrine neoplasia type I. World J Surg 1994; 18: 488–496.

Pavel M, Baudin E, Couvelard A, Krenning E, Öberg K, Steinmüller T, Anlauf M, Wiedenmann B, Salazar R; Barcelona Consensus Conference participants. ENETS consensus guidelines for the management of patients with liver and other distant metastases from neuroendocrine neoplasms of foregut, midgut, hindgut, and unknown primary. Neuroendocrinology 2012; 95: 157–176.

Pipeleers-Marichal M, Somers G, Willems G, Foulis A, Imrie C, Bishop AE, Polak JM, Häcki WH, Stamm B, Heitz PU. Gastrinomas in the duodenum of patients with multiple endocrine neoplasia type I and the Zollinger-Ellison syndrome. N Engl J Med 1990; 322: 723–727.

Proye C, Pattou F, Carnaille B, Lefebvre J, Decoulx M, d'Herbomez M. Intraoperative insulin measurement during surgical management of insulinomas. World J Surg 1998; 22: 1218–1224.

Schaaf L, Pickel J, Zinner K, Hering U, Höfler M, Goretzki PE, Spelsberg F, Raue F, von zur Mühlen A, Gerl H, Hensen J, Bartsch DK, Rothmund M, Schneyer U, Dralle H, Engelbach M, Karges W, Stalla GK, Höppner W. Developing effective screening strategies in multiple endocrine neoplasia type 1 (MEN 1) on the basis of clinical and sequencing data of German patients with MEN 1. Exp Clin Endocrinol Diabetes 2007; 115: 509–517.

Schröder W, Hölscher AH, Beckurts T, Richter TH, Höfler H, Siewert JR. Duodenal microgastrinomas associated with Zollinger-Ellison syndrome. Hepatogastroenterology 1996; 43: 1465–1470.

Siech M, Bartsch DK, Beger HG, Benz S, Bergmann U, Busch P, Fernandez-Cruz L, Hopt U, Keck T, Musholt TJ, Roblick UJ, Steinmüller L, Strauss P, Strik M, Werner J, Huschitt S. Indikationen für laparoskopische Pankreasoperation: Ergebnisse einer Konsensuskonferenz und des laparoskopischen Pankreasregisters. Chirurg 2012; 83: 247–53.

Skogseid B, Öberg K, Eriksson B, Juhlin C, Granberg D, Akerström G, Rastad J. Surgery for asymptomatic pancreatic lesion in multiple endocrine neoplasia type I. World J Surg 1996; 20: 872–878.

Stadil F. Treatment of gastrinomas with pancreatoduodenectomy. In: Mignon M, Jensen RT (eds) Endocrine tumors of the pancreas: recent advances in research and management. Frontiers of gastrointestinal research 1995; 23: 333.

Thakker RV, Newey PJ, Walls GV, Bilezikian J, Dralle H, Ebeling PR, Melmed S, Sakurai A, Tonelli F, Brandi ML; Endocrine Society. Clinical practise guidelines for multiple endocrine neoplasia type 1. J Clin Endocrinol Metab 2012; 97: 2990–3011.

Thomas-Marques L, Murat A, Delemer B, Penfornis A, Cardot-Bauters C, Baudin E, Niccoli-Sire P, Levoir D, Choplin Hdu B, Chabre O, Jovenin N, Cadiot G; Groupe des Tumeurs Endocrines (GTE). Prospective endoscopic ultrasonographic evaluation of the frequency of non-functioning pancreaticoduodenal endocrine tumors in patients with multiple endocrine neoplasia type 1. AmJ Gastroenterol 2006; 101: 266–273.

Thompson NW, Bondeson AG, Bondeson L, Vinik A. The surgical treatment of gastrinoma in MEN I syndrome patients. Surgery 1989; 106: 1081–1087.

Thompson NW. Current concepts in the surgical management of multiple endocrine neoplasia type 1 pancreatic-duodenal disease. Results in the treatment of 40 patients with Zollinger-Ellison syndrome, hypoglycaemia or both. J Intern Med 1998; 243: 495–504.

Tonelli F, Fratini G, Nesi G, Tommasi MS, Batignani G, Falchetti A, Brandi ML. Pancreatectomy in multiple endocrine neoplasia type 1-related gastrinomas and pancreatic endocrine neoplasias. Ann Surg 2006; 244: 61–70.

Triponez F, Dosseh D, Goudet P, Cougard P, Bauters C, Murat A, Cadiot G, Niccoli-Sire P, Chayvialle JA, Calender A, Proye CA. Epidemiology data on 108 MEN 1 patients from the GTE with isolated nonfunctioning tumors of the pancreas. Ann Surg 2006a; 243: 265–272.

Triponez F, Goudet P, Dosseh D, Cougard P, Bauters C, Murat A, Cadiot G, Niccoli-Sire P, Calender A, Proye CA; French Endocrine Tumor Study Group. Is surgery beneficial for MEN1 patients with small (< or = 2 cm), nonfunctioning pancreaticoduodenal endocrine tumor? An analysis of 65 patients from the GTE. World J Surg 2006b; 30: 654–662.

Waldmann J, Bartsch DK, Kann PH, Fendrich V, Rothmund M, Langer P. Adrenal Involvement in multiple enocrine neoplasia type 1: results of 7 years prospective screening, Langenbecks Arch Surg 2007; 392: 437–443.

Waldmann J, Fendrich V, Habbe N, Bartsch DK, Slater EP, Kann PH, Rothmund M, Langer P. Screening of patients with endocrine neoplasia type 1 (MEN-1): a critical analysis of its value. World J Surg 2009; 33: 1208–1218.

Weber HC, Weber HC, Venzon DJ, Lin JT, Fishbein VA, Orbuch M, Strader DB, Gibril F, Metz DC, Fraker DL, Norton JA. Determinants of metastatic rate and survival in patients with Zollinger-Ellison-Syndrome: a prospective long-term study. Gastroenterology 1995; 108: 1637–1649.

Weisbrod AB, Nilubol N, Weinstein LS, Simonds WF, Libutti SK, Jensen RT, Marx SJ, Kebebew E. Association of Type-O Blood with Neuroendocrine Tumors in Multiple Endocrine Neoplasia Type 1. J Clin Endocrinol Metab 2013; 98: E109–14

Yu F, Venzon DJ, Serrano J, Goebel SU, Doppman JL, Gibril F, Jensen RT. Prospective study of the clinical course, prognostic factors, causes of death, and survival in patients with longstanding Zollinger-Ellison syndrome. J Clin Oncol 1999; 17: 615–630.

Wermer P. Genetic aspects of adenomatosis of endocrine glands. Am J Surg 1954; 16: 363–371.

23 Multimodale Therapiekonzepte bei fortgeschrittenen neuroendokrinen Tumoren

Andrea Frilling und Panagiotis Drymousis

23.1 Einleitung

Gastroenteropankreatische neuroendokrine Neoplasien (GEP-NEN), auch GEP neuroendokrine Tumoren genannt und historisch als Karzinoide bezeichnet, stellen eine heterogene Gruppe von Neoplasien dar, die mit zunehmender Häufigkeit diagnostiziert werden (Modlin et al. 2008). Basierend auf den Daten des Krebsregisters Surveillance, Epidemiology and End Results (SEER) des National Cancer Institute (USA) ist von einem Inzidenzanstieg von einem Fall pro 100.000 Individuen im Zeitraum 1973–1977 auf 3,65 Fälle pro 100.000 in der Periode von 2003–2007 auszugehen (Lawrence et al. 2011). Die typischen GEP-Primärtumorlokalisationen sind Dünndarm (ca. 30%), Rektum (ca. 25%), Kolon (ca. 12%), Pankreas (ca. 12%), Magen (9%) und Appendix (ca. 6%).

In Abhängigkeit von der Primärtumorlokalisation wird im SEER-Register die Häufigkeit von lokoregionären Lymphknotenmetastasen und/oder Fernmetastasen bei Pankreas-NEN mit 64% und bei Dünn- und Dickdarmtumoren mit 30–44% angegeben (▶ Abb. 23-1; Yao et al. 2008). In Zuweisungszentren liegen diese Zahlen mit 77% für NEN ausgehend vom Pankreas und mit 91% für Dünndarm-NEN deutlich höher (Ahmed et al. 2009; Pape et al. 2008). Deutlich seltener sind Metastasen bei NEN der Appendix (<5%), des Magens (20–30%) und des Rektums (ca. 40%) (La Rosa et al. 2011; Niederle et al. 2010; Pape et al. 2008).

Neben der Primärtumorlokalisation ist eine Vielzahl von weiteren klinischen Parametern wie das Grading (Ki67-Index und Mitosezahl; ▶ Tab. 23-1) und Staging des Tumors prognosebestimmend (Rindi et al. 2007, 2011). Das Vorliegen von Lebermetastasen ist unabhängig von der Primärtumorlokalisation von besonderer prognostischer Bedeutung; während in historischen Kollektiven von Patienten mit nicht behandelten neuroendokrinen Lebermetastasen die 5-Jahres-Überlebensrate bei 13–54% lag, ist heute bei Patienten mit G1- oder G2-NEN ohne Lebermetastasen von einem 5-Jahres-Überleben von 75–99% auszugehen (Balmadrid et al. 2012; McDermott et al. 1994).

Das Behandlungsspektrum von neuroendokrinen Lebermetastasen umfasst eine Vielzahl von Optionen und reicht von der Leberresektion und Lebertransplantation bis zu interventionellen lebergerichteten Verfahren und systemischen Therapien. Während bei

Tab. 23-1 Grading neuroendokriner Tumoren entsprechend der Klassifikation der European Neuroendocrine Tumor Society (ENETS) (modifiziert nach Rindi et al. 2007)

Klassifikation	Grad	Zahl der Mitosen (pro 10 HPF)	Ki67-Index [%]
NET	G1	<2	≤2
NET	G2	2–20	3–20
NEC	G3	>20	>20

NET = neuroendokriner Tumor; NEC = neuroendokrines Karzinom; HPF = high power field

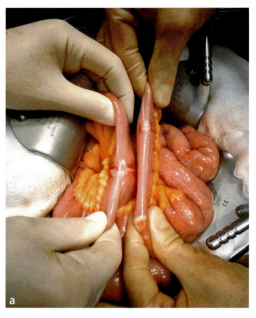 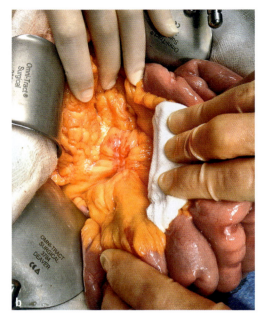

Abb. 23-1 Multizentrischer neuroendokriner Tumor des Ileums.
a Die Diagnose wurde im Rahmen der Abklärung rezidivierender intestinaler Blutungen gestellt.
b Der Tumor ging mit ausgedehnten mesenterialen Lymphknotenmetastasen einher, die einen subtotalen Verschluss der A. und der V. mesenterica superior herbeigeführt haben.

G1- und G2-Tumoren sowohl chirurgische, interventionelle und medikamentöse Therapieansätze zur Anwendung kommen, werden Patienten mit G3-NEN primär chemotherapeutisch behandelt. Da nur wenige evidenzbasierte Daten vorliegen, richtet sich die Therapieentscheidung in der Mehrzahl der Fälle nach den zentrumsspezifischen Erfahrungen und der lokalen Verfügbarkeit von diagnostischen und therapeutischen Technologien.

23.2 Chirurgische Verfahren

23.2.1 Leberresektion

Eine komplette Resektion von Lebermetastasen und des Primärtumors einschließlich lokoregionärer Lymphknotenmetastasen ist die Voraussetzung für ein gutes Langzeitüberleben und zufriedenstellende Lebensqualität von Patienten mit neuroendokrinen Lebermetastasen. Das Gesamtüberleben nach Leberresektion wird mit 46–86 % nach 5 Jahren und mit 35–79 % nach 10 Jahren angegeben (Elias et al. 2003; Glazer et al. 2010; Pavel et al. 2012; Sarmiento et al. 2003; Saxena et al. 2011; Touzios et al. 2005; ▶ Tab. 23-2). Diese großen Unterschiede weisen auf unterschiedliche Selektionskriterien und hohe Heterogenität der Tumorbiologie auf. Obwohl der prognostische Vorteil der Leberresektion gegenüber nicht chirurgischen Verfahren in mehreren nicht randomisierten Studien dokumentiert wurde (5-Jahres-Überleben von 74 % nach Leberresektion verglichen mit 30 % nach intraarteriellen lebergerichteten interventionellen Verfahren; Mayo et al. 2011), zeigten 2 systematische Literaturauswertungen nach

Cochrane-Richtlinien, dass keine Evidenz für die Überlegenheit von Leberresektion gegenüber nicht resezierenden Verfahren vorliegt (Gurusamy et al. 2009a, b).

Tab. 23-2 Auswahl von publizierten Serien zu Leberresektion von neuroendokrinen Metastasen (Frilling et al. 2010a)

Autor/Jahr	Anzahl Patienten		Anzahl Resektionen		Gesamtüberleben nach Resektion			Überleben nach kurativer Resektion
	Gesamt	Reseziert	Kurativ (R0)	Palliativ	3 Jahre [%]	5 Jahre [%]	10 Jahre [%]	5 Jahre [%]
Dousset 1996	36	17	12	5	87 (2 Jahre)	46		N.a.
Chamberlain 2000	85	34	15	19	83	76		85 OS
Grazi 2000	28	19	16	3	N.a.	93 (4 Jahre)	79	N.a.
Pascher 2000	41	26	13	13	85 (2 Jahre)	76		N.a.
Nave 2001	31	31	10	21	N.a.	47		86 OS
Jaeck 2001	13	13	N.a.	N.a.	91	68 (6 Jahre)		N.a.
Yao 2001	36	16	16	0	N.a.	70		70 OS
Elias 2003	112	47	45[a,b]	17		71	35	74 OS 66 DFS
Sarmiento 2003	170	170	75	95	N.a.	61	35	24 DFS
Norton 2003	16	16	16[a]	0	N.a.	82		82 OS
Touzios 2005	60	30	18[a]	12	N.a.	72		N.a.
House 2006	31	26	26[a]	0	84	65		65 OS
Musunuru 2006	48	13	9[a]	4	83	60		N.a.
Mazzaferro 2007	36	36	36	0	N.a.	85	59	85 OS 34 DFS
Gomez 2007	18	18	15	3[a]	94 (2 Jahre)	86		90 DFS
Landry 2008	54	23	7	16[a]	100	75		N.a.
Kianmanesh 2008	23[c]	19	19	0	94 (2 Jahre)	94	79 (8 Jahre)	94 OS 50 DFS
Frilling 2009	119	27	23	4[a]	94	94	85	100 OS 96 DFS

[a] Serien, in denen eine Leberresektion mit palliativen lebergerichteten Verfahren kombiniert wurde
[b] Inklusive Patienten, bei denen eine komplette Resektion von Peritonealkarzinose mit anschließender intraoperativer Chemotherapie durchgeführt wurde
[c] Patienten, bei denen eine zweizeitige Resektion erfolgte
DFS = *disease-free survival* (erkrankungsfreies Überleben); N.a. = nicht angegeben; OS = *overall survival* (Gesamtüberleben)

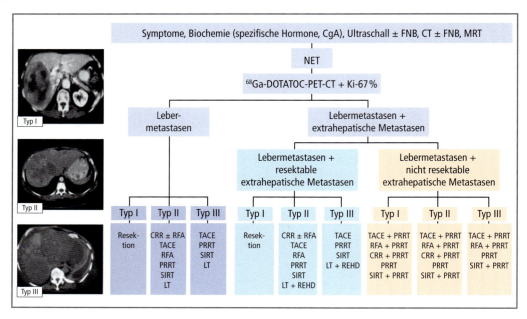

Abb. 23-2 Behandlung neuroendokriner Lebermetastasen in Abhängigkeit vom morphologischen Wachstumtyp (nach Frilling et al. 2009)
CgA = Chromogranin A; CRR = zytoreduktive Resektion (R2); FNB = Feinnadelbiopsie; LT = Lebertransplantation; NET = neuroendokriner Tumor; PET = Positronenemissionstomogramm; PRRT = Peptid-Rezeptor-Radionuklid-Therapie; RFA = Radiofrequenzablation; SIRT = selektive interne Radiotherapie; TACE = transarterielle Chemoembolisation

Neuroendokrine Lebermetastasen zeichnen sich durch 3 morphologisch unterschiedliche **Wachstumstypen** auf (▶ Abb. 23-2; Frilling et al. 2006):
- Typ I: solitäre Metastase (20–25 %, größenunabhängig, unilobär)
- Typ II: Konglomerat von Metastasen in einem Leberlappen, begleitet von multiplen kleineren Metastasen (10–15 %, bilobär)
- Typ III: disseminierte, multiple Metastasen unterschiedlicher Größe (60–70 %, beide Leberlappen)

Kandidaten für eine Leberresektion sind Patienten mit einem G1- oder G2-NEN, ohne nicht resektable extrahepatische Metastasen, Typ-I/II-Lebermetastasen, die einer R0- oder R1-Resektion mit einem verbleibenden Rest von gesundem Leberparenchym von ≥ 30 % zugänglich sind und ohne ausgeprägte Zeichen eines Karzinoidherzens. Diagnostische Verfahren die auf den Nachweis von Somatostatinrezeptoren beruhen (z. B. Octreoscan, ^{68}Ga-DOTATOC-PET/CT), sind bei der Patientenselektion von entscheidender Bedeutung, da sie in bis zu 40 % der Fälle Tumoren nachweisen, die im CT oder MRT nicht erkannt werden (Frilling et al. 2010b; Ruf et al. 2010). Liegt ein G2-Tumor vor, sollte auch ein FDG-PET durchgeführt werden, da diese Tumoren häufig weniger Somatostatinrezeptoren exprimieren und sich dadurch dem Nachweis im Octreoscan oder ^{68}Ga-DOTATOC-PET entziehen.

Nur etwa 20 % der neuroendokrinen Lebermetastasen sind einer primären Resektion zugänglich. Durch zweizeitige Leberresektionsverfahren, wie einer begrenzten Resektion von Metastasen im linken Leberlappen und nachfolgender Rechtshepatektomie nach Pfortaderligatur, können bis zu 20–30 % der primär als nicht resektabel eingestuften Metastasen zweizeitig reseziert werden. Bei der Planung solcher komplexer Eingriffe liefert das 3D-CT wichtige Informationen im Bezug auf die intrahepatische Gefäß- und Gallengangtopographie und Lebervolumetrie (Radtke et al. 2010). Falls die Größe des verbleibenden Leberparenchyms eine bilobäre Resektion nicht zulassen würde, kann im Einzelfall eine Resektion (meistens eine Rechtshepatektomie) mit einer Radiofrequenzablation kombiniert werden (Elias et al. 2009).

Patienten mit G3-NEN eignen sich wegen der typischerweise bilobären und disseminierten Manifestation von Lebermetastasen nicht für eine Resektion und werden primär einer systemischen Behandlung zugeführt. Eine zytoreduktive, palliative Leberresektion im Sinne eines Tumor-Debulkings kann bei symptomatischen Patienten, die auf eine systemische oder lebergerichtete interventioneller Therapie nicht ausreichend ansprechen, im Einzelfall indiziert sein (z. B. junger Patient mit metastasiertem Insulinom). Werden Lebermetastasen in Sinne einer R0-/R1-Resektion reseziert, ist von einem 5-Jahres-Gesamtüberleben von 70–100 % verglichen mit ca. 60 % nach einer R2-Resektion auszugehen (Elias et al. 2003; Frilling et al. 2009; Glazer et al. 2010; Mayo et al. 2010).

Bei bis zu 94 % der leberresezierten Patienten treten innerhalb von 5 Jahren **intrahepatische und/oder extrahepatische Rezidive** auf (Mayo et al. 2010). Diese Erfahrung zeigt, dass einerseits die präoperative Patientenselektion optimiert werden muss und andererseits in vielen Fällen die Ausdehnung von Lebermetastasen durch das präoperative Staging nicht korrekt erfasst wird. Beim Vergleich der Sensitivität verschiedener diagnostischer Verfahren mit den Ergebnissen einer histologischen Untersuchung von Leberresektaten in der Dünnschichttechnik konnte gezeigt werden, dass sich bis zu 50 % der Metastasen aufgrund ihrer geringen Größe dem präoperativen bildgebenden Nachweis entziehen (Elias et al. 2010). Effektive neoadjuvante oder adjuvante Therapiekonzepte liegen bisher nicht vor. Sie müssten in Anbetracht dieser hohen Rezidivraten dringend entwickelt werden (Maire et al. 2009).

Die Indikation zur Resektion eines **asymptomatischen Primärtumors** bei Vorliegen nicht resektabler neuroendokriner Lebermetastasen wird kontrovers diskutiert. Prävention von Komplikationen bedingt durch das lokoregionäre Tumorwachstum, Kontrolle der hormonellen Sekretion und ein potenziell positiver Einfluss der Primärtumorresektion auf die Gesamtprognose werden als Argumente für eine Resektion angeführt. Kontrollierte prospektive Studien liegen nicht vor. In einzelnen retrospektiven Serien wurde bei Patienten mit Dünndarm-NEN und nicht resektablen Lebermetastasen ein signifikant besseres Gesamtüberleben nach Resektion des Primärtumors verglichen mit konservativem Vorgehen festgestellt (Norlen et al. 2012). In einer systematischen Auswertung von Literaturdaten konnte jedoch nur ein Trend zum besseren Gesamtüberleben gezeigt werden (Capurso et al. 2012). Auch für Pankreas-NEN lässt die Datenlage eine klare Empfehlung nicht zu, da in den Publikationen heterogene Kollektive verglichen werden und die Entscheidung zur Resektion durch die Lage des Primärtumors (Pankreaskopf vs. Pankreasschwanz), die Tumorlast und den Gesamtzustand des Patienten beeinflusst wird (Capurso et al. 2011).

> Neuroendokrine Lebermetastasen sind nur in etwa 20 % der Fälle primär resektabel. Auch nach einer kompletten Resektion von Leber-

> metastasen ist von einer hohen Rezidivrate auszugehen. Es besteht ein immanenter Bedarf an neoadjuvanten und adjuvanten Konzepten.

23.2.2 Lebertransplantation

Aufgrund ihres im Vergleich zu Metastasen von Adenokarzinomen weniger aggressiven biologischen Verhaltens stellen neuroendokrine Lebermetastasen eine allgemein akzeptierte Indikation zu Transplantation dar. Seit den ersten Fallberichten, publiziert in den 1980er-Jahren, liegen Erfahrungen mit etwa 200 transplantierten Patienten vor (Bonaccorsi-Riani et al. 2010; Gedaly et al. 2011). In den seit 2000 publizierten unizentrischen Serien wird das 5-Jahres-Gesamtüberleben mit 36–90 % und das tumorfreie Überleben mit 30–77 % angegeben (Bonaccorsi-Riani et al. 2010; Frilling et al. 2006; Florman et al. 2004; Mazzaferro et al. 2007; Olausson et al. 2007; van Vilsteren et al. 2006). Das wesentlich niedrigere 5-Jahres-Gesamtüberleben von etwas weniger als 50 %, dokumentiert in multizentrischen Berichten, deutet auf heterogene Kollektive hin und unterstreicht die besondere Bedeutung einer strikten Patientenselektion (Gedaly et al. 2011; Le Treut et al. 2008).

Als allgemein akzeptierte Ausschlusskriterien für eine Lebertransplantation gelten neuroendokrine G3-Karzinome, Tumoren die keinen venösen Abfluss über das Pfortadersystem haben, extrahepatische Metastasen mit Ausnahme von perihilären Lymphknotenmetastasen, die im Rahmen der Transplantation reseziert werden können und eine schwere Karzinoidherzerkrankung. Andere **Selektionskriterien** werden kontrovers diskutiert; dazu gehören die Primärtumorhistologie und der Sitz des Primärtumors, der funktionelle Status des Tumors, das Alter des Patienten, der Anteil der Metastasen am Gesamtvolumen der Leber, die Erfordernis der Primärtumorresektion vor der Transplantation, die Höhe des Ki67-Index, die Dynamik des Metastasenwachstums und die Länge der Wartezeit vor Transplantation zur Abschätzung der Erkrankungsprogression.

Während einzelne Zentren auch ältere Patienten (≤ 64 Jahre) mit Tumoren mit einem höheren Ki67-Index (≤ 10–15 %) transplantieren und eine Transplantation ggf. im Sinne einer Multiviszeraltransplantation mit einer Primärtumorresektion verbinden (Olausson al. 2007), wählen andere ein eher konservativeres Vorgehen und beschränken ihre Indikation auf jüngere Patienten (< 55 Jahre) mit Tumoren mit einem niedrigen Ki67-Index und Metastasen, die weniger als 50 % des Gesamtlebervolumens einnehmen (Mazzaferro et al. 2007).

Genaue Tumornachsorge unter Einschluss von biochemischen Markern (tumorspezifische Hormone im Serum und deren Abbauprodukte im Urin, Chromogranin A), der morphologischen (CT, MRT) und der funktionellen bildgebenden Diagnostik (^{68}Ga-DOTATOC-PET/CT) vorausgesetzt, wird bei der Mehrzahl der Patienten innerhalb von 2–3 Jahren nach einer Transplantation ein Rezidiv festzustellen sein (Frilling et al. 2006; Rockall et al. 2009; Sondenaa et al. 2004). Durch die neuen palliativen, gezielt wirkenden systemischen Therapieoptionen (z. B. Peptid-Rezeptor-Radionuklid-Therapie) kann auch in metastasierten Stadien über längere Zeit eine gute Lebensqualität von transplantierten Patienten aufrechterhalten werden.

> Die Lebertransplantation ist eine allgemein anerkannte Therapiemaßnahme für hochselektionierte Patienten mit nicht resektablen neuroendokrinen Lebermetastasen. In modernen Serien ist von einem 5-Jahres-Gesamtüberleben von 70–85 % auszugehen. Ein Tumorrezidiv tritt bei der Mehrzahl der Patienten innerhalb der ersten 3 Jahre nach der Transplantation auf.

23.3 Lebergerichtete Verfahren

23.3.1 Lebergerichtete thermale Verfahren

Die **Radiofrequenzablation** (RFA) ist eine weitverbreitete kostengünstige Methode für die Behandlung nicht resektabler Tumoren. Sie kann CT- oder ultraschallgesteuert perkutan, bei offenem Abdomen oder laparoskopisch angewandt werden. Obwohl in einzelnen Zentren bis zu 10 cm große Tumoren und mehr als 10 Tumoren in einer Sitzung behandelt wurden (Elias et al. 2009; Gilliams et al. 2005), ist die Indikation für die RFA eher auf Patienten mit einer limitierten Tumormasse (< 5 Metastasen, Größe der einzelnen Metastase < 5 cm) begrenzt. In der größten RFA-Serie von neuroendokrinen Lebermetastasen wird das 5-Jahres-Gesamtüberleben nach der ersten RFA mit 57 % angegeben (Akyildiz et al. 2010; Mazzaglia et al. 2007). Bei einer mittleren Nachbeobachtungzeit von 3,9 Jahren trat bei 22 % der Patienten ein Rezidiv im Ablationsbereich auf, bei 63 % zeigten sich weitere Lebermetastasen und bei 59 % waren extrahepatische Metastasen nachweisbar. Postinterventionelle Komplikationen traten bei 5 % der Patienten auf, und es war keine 30-Tage-Mortalität zu verzeichnen.

Neben einer RFA kann eine Tumorablation auch mit Mikrowellen, mit einem Laser oder mit einer ultraschallgesteuerten Ethanolinjektion durchgeführt werden. Die Vorteile einer Mikrowellenablation im Vergleich zur RFA sind eine kürzere Ablationszeit und eine höhere intratumorale Temperatur. Die Laserablation erfolgt unter MRT-Kontrolle und kann dadurch während der Behandlung hinsichtlich der Effektivität besser kontrolliert werde. Wegen hoher Komplikationsraten wird die Ethanolinjektion nur noch im Einzelfall bei kleineren Tumoren in direkter Nachbarschaft von Gefäßen oder Gallengängen, die durch Hitze geschädigt werden könnten, angewandt (Vogl et al. 2009).

> Lebergerichtete thermale Verfahren stellen eine effektive palliative Methode für die Behandlung kleinerer Metastasen mit begrenzter intrahepatischer Ausdehnung. Sie haben sowohl eine antisymptomatische als auch eine antiproliferative Wirkung.

23.3.2 Lebergerichtete angiographische Verfahren

Neuroendokrine Lebermetastasen weisen in der Regel eine hohe arterielle Gefäßversorgung auf und eignen sich deshalb gut für angiographische lebergerichtete Therapieverfahren. Als Techniken kommen zur Anwendung:
- Transarterielle Embolisation (TAE)
- Transarterielle Chemoembolisation (TACE)
- Selektive interne Radiotherapie (SIRT)

Bei einer blanden Embolisation werden die Gefäße mit unterschiedlichen Materialien wie Histoacryl, Lipiodol, Gelschaumpartikel, Mikroembosphären oder Polyvinylalkoholpartikel verschlossen. Für eine Chemoembolisation werden vor dem Gefäßverschluss zytotoxische Substanzen wie Doxorubicin, Streptozotocin oder 5-FU (5-Fluorouracil) injiziert (Vogl et al. 2009). Durch diese Techniken können eine Verlangsamung des Tumorwachstums, eine Reduktion der hormonellen Sekretion, eine Verbesserung der Lebensqualität und eine Verlängerung des Gesamtüberlebens erreicht werden. Alle 3 Verfahren eignen sich auch zum *downstaging* der hepatischen Tumormasse vor einer Leberresektion oder -transplantation und sind wiederholt einsetzbar.

Prospektive kontrollierte Studien zum Vergleich der Effektivität von TAE und TACE oder TAE/TACE gegenüber SIRT in definierten homogenen Patientenkollektiven liegen nicht vor. Auch die zeitliche Sequenz der Verfahren während der Erkrankung, früh nach der Diagnosestellung oder im weiteren Verlauf, und die Sequenz der einzelnen Verfahren (systemische Therapie vs. lebergerichtete Therapie) sind nicht durch eine ausreichende Evidenz belegt.

Transarterielle Embolisation und transarterielle Chemoembolisation

Für beide Verfahren wird ein Therapieansprechen bei 33–100 % Patienten beobachtet (Pitt et al. 2008). Bei 73–100 % der Patienten tritt eine Besserung der hormonellbedingten Symptome auf (Dauer 10–55 Monate), bei 57–91 % ist ein Abfall der Tumormarker festzustellen und bei 35–74 % wird eine Verkleinerung der Tumormasse festzustellen sein (Dauer 6–63 Monate). Die 5-Jahres-Gesamtüberlebensraten sind bei einem progressionsfreien Überleben von etwa 18 Monaten vergleichbar; 50–83 % für TACE und 40–67 % für TAE (Memon et al. 2012b; Vogl et al. 2009). In einer der größten unizentrischen Studie mit Einschluss von 113 Patienten wurde gezeigt, dass Patienten mit intestinalen NEN im Vergleich zu Pankreas-NEN nach TAE oder TACE ein besseres Gesamtüberleben (28,6 % vs. 13,7 % nach 5 Jahren), ein besseres radiologisches Ansprechen (66,7 % vs. 35,2 %) und ein längeres medianes progressionsfreies Überleben (22,7 vs. 16,1 Monate) aufweisen (Gupta et al. 2005).

Kontrovers diskutiert werden das maximale Lebervolumen, das in einer Sitzung embolisiert werden soll, die Ausdehnung der Tumormasse (< 50 % vs. > 50 % des Gesamtlebervolumens), die Effektivität unterschiedlicher chemotherapeutischer Kombinationen und die Intervalle zwischen den einzelnen Behandlungen. Die Mortalität und Morbidität werden mit 0–5,6 % und 28–90 % angegeben (Vogl et al. 2009). Typisch ist das einige Tage andauernde Postembolisationssyndrom, das mit Fieber, Leukozytose, abdominalen Schmerzen und passagerem Anstieg von Leberenzymen einhergeht.

Als Kontraindikationen für TAE/TACE gelten eine komplette Pfortaderthrombose und eine Leberinsuffizienz. Patienten nach vorausgegangener Whipple-Operation eignen sich nicht für lebergerichtete angiographische oder thermale Verfahren da sie wegen der Kolonisation des Gallengangsystems zu postinterventionellen Leberabszessen neigen.

Selektive interne Radiotherapie

Radioembolisation mit Yttrium-90-(^{90}Y-) Mikrosphären stellt eine neue Erfolg versprechende Therapieoption für primäre und sekundäre Lebertumoren dar. Die Wirkung basiert auf einer Kombination von interner Radiotherapie mit arterieller Mikroembolisation. Für Lebermetastasen mit einer hohen Somatostatinrezeptorendichte wenden einzelne Gruppen Mikrosphären an, die mit ^{90}Y-DOTATE-Lanreotid beladen sind (McStay et al. 2005).

In einer multizentrischen Studie an 148 Patienten mit nicht resektablen neuroendokrinen Lebermetastasen wurden nach radiologischen Kriterien in 22,7 % der Fälle eine Tumorstabilisierung, bei 60,5 % ein partielles und bei 2,7 % ein komplettes Therapieansprechen erreicht (Kennedy et a. 2008). Bei einem medianen Überleben von 70 Monaten trat ein Erkrankungsprogress innerhalb der Leber bei 4,9 % der Patienten auf. Ersten Langzeiterfahrungen entsprechend wird das Gesamtüberleben ab Therapiebeginn nach 1, 2, und 3 Jahren mit 72,5 %, 62,5 % und 45 % angegeben (Memon et al. 2012a).

Während der Vergleich der Effektivität von SIRT und TACE nach 6 Monaten ähnliche Ergebnisse zeigte, waren die Ansprechraten nach 12 Monaten in der SIRT-Gruppe mit 46 % gegenüber 66 % in der TACE-Gruppe deutlich schlechter (Whitney et al. 2011). Als mögliche Komplikationen werden nach SIRT bei einzelnen Patienten strahleninduzierte Gastritis, Duodenalulzera oder fibrotische Leberparenchymschädigungen beobachtet. Das Verfahren ist relativ kostenintensiv und erfordert eine strenge Patientenselektion unter Einschluss einer Dosimetrie und der Bestimmung der pulmonalen *shunt fraction* (Kalinowski et al. 2009). Neben des tumorgerichteten Effekts kann SIRT eine Hypertrophie des nicht betroffenen Leberparenchyms auslösen. Diese *radiation lobectomy* kann zum *downstaging* bei primär nicht resektablen Tumoren angewandt werden (Gulec et al. 2009).

> Lebergerichtete angiographische Verfahren stellen eine effektive Methode zur palliativen Behandlung neuroendokriner Lebermetastasen dar. Sie eignen sich auch für Patienten mit größeren Metastasen und ausgedehnterer intrahepatischer Ausbreitung. Bei gleichzeitigem Vorliegen von extrahepatischen Metastasen ist die Therapieeffektivität eingeschränkt.

23.4 Systemische Therapien

23.4.1 Peptid-Rezeptor-Radionuklid-Therapie

Eine adäquate Dichte von **Somatostatinrezeptoren**, quantifizierbar mittels Octreoscan oder eines Somatostatinrezeptor-PET, ist die Voraussetzung für eine Peptid-Rezeptor-Radionuklid-Therapie. Sie eignet sich für Patienten mit nicht resektablen hepatisch und extrahepatisch metastasierten NEN. Während in der initialen Phase das ^{111}In-DTPA-D-Phe^{1}-Octreotid als das Radiopharmakon der ersten Wahl galt, werden heute ^{90}Yttrium- oder ^{177}Lutetium-gekoppelte Somatostatinanaloga (^{90}Y- oder ^{177}Lu-DOTATOC oder -DOTANOC) angewandt. Sie sind bei etwa 75 % der Patienten mit metastasierten G1-/G2-NEN im Sinne der Hemmung der Hormonsekretion und des Tumorwachstums effektiv (Horsch et al. 2013; ▶ Abb. 23-3). Unklar ist, ob die Lokalisation der Metastasen auf das Therapieansprechen einen Einfluss hat.

Nebenwirkungen wie Übelkeit, Knochenmarkdepression oder Beeinträchtigung der Nierenfunktion sind selten. Langzeiterfahrungen hinsichtlich einer möglichen Induktion von Zweittumoren fehlen. In einer frühen Studie unterzogen sich 504 Patienten entsprechend dem Standardprotokoll 4 Behandlungszyklen mit ^{177}Lu-DOTATATE in 6- bis 10-wöchigen Intervallen bei einer kumulativen Aktivität von 750–800 mCi (27,8–29,6 GBq); in 46 % der Fälle war ein antiproliferativer Therapieeffekt zu verzeichnen (Kwekkeboom et al. 2008). Im Vergleich zu historischen Kollektiven konnte in dieser Studie ein Überlebensvorteil von 40–72 Monaten, von der ersten Tumordiagnose an gerechnet, erreicht werden.

In einer aktuellen Studie waren ein morphologischer Therapieeffekt in 34,1 %, ein Abfall der Tumormarker in 29,7 % und eine bessere Lebensqualität in 29,7 % der Fälle zu verzeichnen (Imhof et al. 2011). Bei einer medianen Beobachtungszeit von 23 Monaten waren 44,3 % der Patienten verstorben. Während eine hohe Radioaktivitätaufnahme der Tumormasse mit besserem Überleben einherging, waren ausgedehnte Leber- und Knochenmetastasen mit einer schlechteren Prognose assoziiert. Durch eine Kombination von ^{90}Y-und ^{177}Lu-DOTATOC konnte ein Gesamtüberleben von 5,51 Jahren ge-

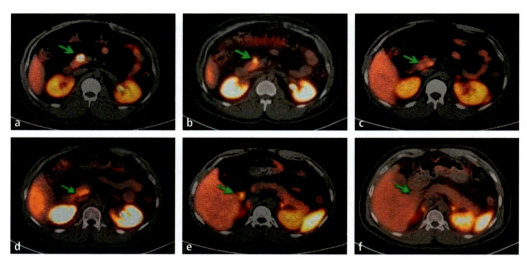

Abb. 23-3 Partielle Remission eines multizentrisch metastasierten neuroendokrinen Tumors. **a–c** vor Therapie, **d–f** nach 4 Zyklen einer Peptid-Rezeptor-Radionuklid-Therapie

genüber 3,96 Jahren bei alleiniger Therapie mit ^{90}Y-DOTATOC erzielt werden (Villard et al. 2012). In einzelnen Fallberichten und kleineren Serien konnte gezeigt werden, dass Peptid-Rezeptor-Radionuklid-Therapie vielversprechend auch im neoadjuvanten Therapiekonzept oder als Downstaging-Maßnahme bei primär nicht resektablen Pankreas-NEN eingesetzt werden kann (Kämmerer et al. 2009; Sowa-Staszcak et al. 2011).

> Durch eine Peptid-Rezeptor-Radionuklid-Therapie kann bei etwa 75 % der Patienten mit metastasierten, nicht resektablen neuroendokrinen Tumoren eine Stabilisierung der Erkrankung erreicht werden.

23.4.2 Medikamentöse Therapie

Antisekretorische Therapie

Hepatisch metastasierte NEN gehen häufig mit klinischen Symptomen bedingt durch hormonelle Hypersekretion (**Karzinoidsyndrom**) einer. Bei 70–90 % der Patienten können diese Symptome sehr effektiv mit Somatostatinanaloga (Octreotid, Lanreotid) behandelt werden. Die Standarddosierung für langwirkende Präparate ist 20–30 mg Octreotid LAR i. m. pro 4 Wochen und 90–120 mg Lanreotid Autogel s. c. pro 4 Wochen. In Fall von Unverträglichkeit kann Interferon-α in einer Dosierung von 3–5 Millionen IE s. c. 3-mal wöchentlich angewandt werden. Pasireotid, ein neues Somatostatinanalogon mit Multiligandeigenschaften und Affinität zu 4 von 5 Somatostatinrezeptorsubtypen, wurde bisher Erfolg versprechend im Rahmen von Studien bei Patienten mit Octreotid- oder Lanreotid-resistenten Tumoren angewandt.

Antiproliferative Therapie

Somatostatinanaloga weisen nicht nur einen antisekretorischen Effekt auf, sondern haben auch eine antiproliferative Wirkung. Ein Tumoransprechen im Sinne einer Stabilisierung der Erkrankung wurde in einzelnen retrospektiven Studien in 8–11 % der Fälle gezeigt.

In einer randomisierten, doppeltblinden, placebokontrollierten, multizentrischen Phase-III-Studie (PROMID) unter Einschluss von Patienten mit metastasierten, nicht operablen und nicht hormonaktiven G1-/G2-NEN ausgehend von Dünndarm oder *of unknown origin* wurde die antiproliferative Wirkung von Somatostatinanaloga erstmalig unter kontrollierten Bedingungen belegt (Rinke et al. 2009). In der Gruppe von Patienten, die mit Octreotid LAR behandelt wurden betrug die mittlere Zeit bis zur Tumorprogression 14,3 Monate verglichen mit 6 Monaten in der Placebogruppe. Eine stabile Erkrankung lag 6 Monate nach Studieneinschluss bei 64 % der Patienten in der Octreotide-LAR-Gruppe und bei 37 % in der Placebogruppe vor. Als Parameter für eine gute Prognose erwiesen sich eine vorausgegangene Primärtumorresektion und ein geringes Volumen von Lebermetastasen (< 10 % des Gesamtlebervolumens).

Die antiproliferative Wirkung von Lanreotid wird zurzeit unter Studienbedingungen geprüft (CLARINET-Studie). Die Mehrzahl der G1-/G2-NEN ausgehend vom Darm sprechen nicht auf eine Chemotherapie an. Bei Pankreas-NEN kann demgegenüber mit einer Streptozotocin-basierten Chemotherapie in Kombination mit 5-FU und/oder Doxorubicin bei ca. 40 % der Patienten eine Tumorremission erzielt werden (Delaunoit et al. 2004; Kouvaraki et al. 2004). In einzelnen Phase-II-Studien erwies sich eine Temozolamid-basierte Chemotherapie mit einer Ansprechrate von bis zu 70 % und einem medianen progressionsfreien Überleben von 18 Monaten als Erfolg versprechend (Kulke et al. 2012).

Für metastasierte G1-/G2-NEN ausgehend vom Pankreas zeigen sich auch der mTOR-Inhibitor Everolimus und der Tyrosinkinaseinhibitor Sunitinib als effektiv. Durch Behandlung mit Everolimus konnte in einer Phase-III-Studie ein mittleres progressionsfreies Überleben von 11,0 Monaten verglichen mit 4,6 Monaten in der Placebogruppe erreicht werden (RADIANAT-4-Studie; Yao et al. 2011). Eine weitere aktuelle Phase-III-Studie zeigte, dass durch Sunitinib sowohl das mittlere progressionsfreie Überleben (11,4 vs. 5,5 Monate) als auch das Gesamtüberleben von Patienten mit fortgeschrittenen Pankreas-NEN, von denen 95 % Lebermetastasen hatten, verlängert werden können (Raymond et al. 2011). Eine Vielzahl weiterer molekularwirkender Substanzen befindet sich gegenwärtig in klinischer Prüfung (▶Tab. 23-3). Für schlecht differenzierte, neuroendokrine G3-Karzinome steht bisher nur eine platinbasierte Chemotherapie zur Verfügung.

> Somatostatinanaloga stellen die symptomatische Therapie der ersten Wahl bei neuroendokrinen Tumoren dar. Sie haben auch eine antiproliferative Wirkung bei Tumoren ausgehend vom Dünndarm oder Pankreas. Während eine Chemotherapie bei Dünndarm-NEN nicht eingesetzt wird, ist sie bei Pankreas-NEN Erfolg versprechend. Neue molekulargerichtete Substanzen haben sich bei Pankreas-NEN als effektiv erwiesen.

23.5 Zusammenfassung

Das aktuelle Behandlungsspektrum bei fortgeschrittenen gastroenteropankreatischen NEN umfasst eine Vielzahl von Optionen, deren Einsatz auf nur wenigen evidenzbasierten Daten beruht. Bei der Therapieentscheidung müssen wichtige Prognoseparameter wie die Lokalisation des Primärtumors, das Grading des Tumors und der morphologische Wachstumstyp der Lebermetastasen berücksichtigt werden.

Für G1-/G2-Tumoren stellt die Chirurgie die einzige Therapiemaßnahme dar, die einen kurativen Ansatz bietet. Nur eine Minderzahl

Tab. 23-3 Molekular-gerichtete medikamentöse Therapie von neuroendokrinen Tumoren; molekulare Ziele und Substanzen (Gupta et al. 2011)

Ziel	Substanzen
Inhibition der Somatostatinrezeptoren	Octreotid
	Lanreotid
	Pasireotid
Inhibition der Angiogenese	Monoklonale Anti-VEGF-Antikörper: • Bevacizumab
	Tyrosinkinaseinhibitoren: • Sunitinib • Sorafenib • Pazopanib • Vatalinib • Imatinib
Andere der Angiogenese entgegenwirkende Substanzen	Thalidomid
Signaltransduktionsinhibitoren	Inhibition von PIK-3/Akt/mTOR: • Everolimus • Temsirolimus
	Inhibition des *insulin-like growth factor receptor* (IGFR): • Cixitumumab • Dalotuzumab
	Inhibition des *epidermal growth factor receptor* (EGFR): • Gefitinib
Immunmodulatoren	Interferon α
Potenzielle zukünftige Therapiewirkstoffe	Inhibition der Histondeacetylase: • Romidepsin • Panobinostat
	RAS/RAF/MEK/ERK
	Inhibition der Glykogensynthasekinase
	Lithium
	Inhibition von Aurorakinase

der Patienten mit neuroendokrinen Lebermetastasen eignet sich für eine Leberresektion. Für hochselektionierte Patienten mit nicht resektablen Lebermetastasen stellt eine Lebertransplantation eine mögliche Option dar. Selektionskriterien für eine Lebertransplantation sind nur unzureichend definiert. Sowohl nach einer Leberresektion als auch nach einer Lebertransplantation ist mit einer hohen Tumorrezidivrate zu rechnen.

Es besteht ein immanenter Bedarf an neoadjuvanten und adjuvanten Therapieansätzen. Zukünftige Forschungsprojekte sollten diesen Themenbereich unbedingt mit einbeziehen. Perkutane lebergerichtete Verfahren wie die Radiofrequenzablation können bei Vorliegen einer begrenztem Anzahl an kleineren Lebermetastasen effektiv, schonend und kostengünstig eingesetzt werden. Angiographische lebergerichtete Verfahren werden vorrangig bei Patienten mit Lebermetastasen ohne extrahepatische Tumorausbreitung eingesetzt. Es ist unklar, ob die Effektivität dieser Verfahren von der Organzugehörigkeit des Primärtumors (Pankreas vs. Darm) abhängig ist.

Die Peptid-Rezeptor-Radionuklid-Therapie ist eine Erfolg versprechende Maßnahme für Patienten mit multilokulär metastasierten NEN und begrenzter Tumormasse in der Leber. Für die symptomatische Therapie von NEN kommen Somatostatinanaloga zum Einsatz. Erstmalig wurde auch eine antiproliferative Wirkung von Somatostatinanaloga in einer prospektiven kontrollierten Studie bei NEN, die nicht vom Pankreas ausgehen, gezeigt. Bei metastasierten Pankreas-NEN stellt eine Streptozotocin-basierte Chemotherapie das Verfahren der ersten Wahl dar. Für G1-/G2-Pankreas-NEN stehen auch neue molekulargerichtete Substanzen wie Everolimus oder Sunitinib zur Verfügung. Die Wirkung einer Vielzahl weiterer molekulargerichteter Substanzen wird in aktuell laufenden Studien geprüft.

Eine effektive Behandlung von Patienten mit NEN erfordert einen individuell ausgerichteten multimodalen Therapieansatz und sollte in spezialisierten Zentren erfolgen. Die Mehrzahl der modernen Therapiemaßnahmen ist mit hohen Kosten verbunden, ihre Effektivität wurde bisher nicht in prospektiven kontrollierten Studien geprüft. Ebenso fehlen Studien zum Vergleich von chirurgischen und nicht chirurgischen Verfahren. Es besteht ein dringender Bedarf an neuen molekularen Tumormarkern, die eine bessere Prognoseabschätzung, eine individuelle, patientenspezifische Therapiewahl und eine effektive Kontrolle des therapeutischen Erfolgs ermöglichen würden (Frilling et al. 2014).

Literatur

Ahmed A, Turner G, King B, Jones L, Culliford D, McCance D, Ardill J, Johnston B.T, Poston G, Rees M, Buxton-Thomas M, Caplin M, Ramage JK. Midgut Neuroendocrine Tumours with Liver Metastases: Results of the Ukinets Study. Endocr Relat Cancer 2009; 16: 885–94.

Akyildiz HY, Mitchell J, Milas M, Siperstein A, Berber E. Laparoscopic Radiofrequency Thermal Ablation of Neuroendocrine Hepatic Metastases: Long-Term Follow-Up. Surgery 2010; 148: 1288–93; discussion 1293.

Balmadrid BL, Thomas CM, Coffman CJ, Liddle RA, Fisher DA. Factors Associated with Survival of Veterans with Gastrointestinal Neuroendocrine Tumors. J Cancer Epidemiol 2012; 2012: 986708.

Bonaccorsi-Riani E, Apestegui C, Jouret-Mourin A, Sempoux C, Goffette P, Ciccarelli O, Borbath I, Hubert C, Gigot JF, Hassoun Z, Lerut J. Liver Transplantation and Neuroendocrine Tumors: Lessons from a Single Centre Experience and from the Literature Review. Transpl Int 2010; 23: 668–78.

Capurso G, Bettini R, Rinzivillo M, Boninsegna L, Delle Fave G, Falconi M. Role of Resection of the Primary Pancreatic Neuroendocrine Tumour Only in Patients with Unresectable Metastatic Liver Disease: A Systematic Review. Neuroendocrinology 2011; 93: 223–9.

Capurso G, Rinzivillo M, Bettini R, Boninsegna L, Delle Fave G, Falconi M. Systematic Review of Resection of Primary Midgut Carcinoid Tumour in Patients with Unresectable Liver Metastases. Br J Surg 2012; 99: 1480–6.

Delaunoit T, Ducreux M, Boige V, Dromain C, Sabourin JC, Duvillard P, Schlumberger M, de Baere T, Rougier P, Ruffie P, Elias D, Lasser P, Baudin E. The Doxorubicin-Streptozotocin Combination for the Treatment of Advanced Well-Differentiated Pancreatic Endocrine Carcinoma; a Judicious Option? Eur J Cancer 2004; 40: 515–20.

Elias D, Goere D, Leroux G, Dromain C, Leboulleux S, de Baere T, Ducreux M, Baudin E. Combined Liver Surgery and Rfa for Patients with Gastroenteropancreatic Endocrine Tumors

Presenting with More Than 15 Metastases to the Liver. Eur J Surg Oncol 2009; 35: 1092–7.

Elias D, Lasser P, Ducreux M, Duvillard P, Ouellet JF, Dromain C, Schlumberger M, Pocard M, Boige V, Miquel C, Baudin E. Liver Resection (and Associated Extrahepatic Resections) for Metastatic Well-Differentiated Endocrine Tumors: A 15-Year Single Center Prospective Study. Surgery 2003; 133: 375–82.

Elias D, Lefevre JH, Duvillard P, Goere D, Dromain C, Dumont F, Baudin E. Hepatic Metastases from Neuroendocrine Tumors with a Thin Slice Pathological Examination: They Are Many More Than You Think. Ann Surg 2010; 251: 307–10.

Florman S, Toure B, Kim L, Gondolesi G, Roayaie S, Krieger N, Fishbein T, Emre S, Miller C, Schwartz M. Liver Transplantation for Neuroendocrine Tumors. J Gastrointest Surg 2004; 8: 208–12.

Frilling A, Li J, Malamutmann E, Schmid KW, Bockisch A, Broelsch CE. Treatment of Liver Metastases from Neuroendocrine Tumours in Relation to the Extent of Hepatic Disease. Br J Surg 2009; 96: 175–84.

Frilling A, Malago M, Weber F, Paul A, Nadalin S, Sotiropoulos GC, Cicinnati V, Beckebaum S, Bockisch A, Mueller-Brand J, Hofmann M, Schmid KW, Gerken G, Broelsch CE. Liver Transplantation for Patients with Metastatic Endocrine Tumors: Single-Center Experience with 15 Patients. Liver Transpl 2006; 12: 1089–96.

Frilling A, Modlin IM, Kidd M et al.; for the Working Group on Neuroendocrine Liver Metastases. Recommendations for management of patients with neuroendocrine liver metastases. Lancet Oncol 2014; 15: 8–21.

Frilling A, Sotiropoulos GC, Li J, Kornasiewicz O, Plöckinger U. Multimodal management of neuroendocrine liver metastases. HPB 2010a; 12: 361–79.

Frilling A, Sotiropoulos GC, Radtke A, Malago M, Bockisch A, Kuehl H, Li J, Broelsch CE. The Impact of 68ga-Dotatoc Positron Emission Tomography/Computed Tomography on the Multimodal Management of Patients with Neuroendocrine Tumors. Ann Surg 2010b; 252: 850–6.

Gedaly R, Daily MF, Davenport D, McHugh PP, Koch A, Angulo P, Hundley JC. Liver Transplantation for the Treatment of Liver Metastases from Neuroendocrine Tumors: An Analysis of the Unos Database. Arch Surg 2011; 146: 953–8.

Gillams A, Cassoni A, Conway G, Lees W. Radiofrequency Ablation of Neuroendocrine Liver Metastases: The Middlesex Experience. Abdom Imaging 2005; 30: 435–41.

Glazer ES, Tseng JF, Al-Refaie W, Solorzano CC, Liu P, Willborn KA, Abdalla EK, Vauthey JN, Curley SA. Long-Term Survival after Surgical Management of Neuroendocrine Hepatic Metastases. HPB (Oxford) 2010; 12: 427–33.

Gulec SA, Pennington K, Hall M, Fong Y. Preoperative Y-90 Microsphere Selective Internal Radiation Treatment for Tumor Downsizing and Future Liver Remnant Recruitment: A Novel Approach to Improving the Safety of Major Hepatic Resections. World J Surg Oncol 2009; 7: 6.

Gupta S, Engstrom PF, Cohen SJ. Emerging Therapies for Advanced Gastroenteropancretic Neuroendocrine Tumors. Clinical Colorectal Cancer 2011; 10: 298–09.

Gurusamy KS, Pamecha V, Sharma D, Davidson BR. Palliative Cytoreductive Surgery Versus Other Palliative Treatments in Patients with Unresectable Liver Metastases from Gastro-Entero-Pancreatic Neuroendocrine Tumours. Cochrane Database Syst Rev 2009a; 1: CD007118.

Gurusamy KS, Ramamoorthy R, Sharma D, Davidson BR. Liver Resection Versus Other Treatments for Neuroendocrine Tumours in Patients with Resectable Liver Metastases. Cochrane Database Syst Rev 2009b; 2: CD007060.

Horsch D, Ezziddin S, Haug A, Gratz KF, Dunkelmann S, Krause BJ, Schumichen C, Bengel FM, Knapp WH, Bartenstein P, Biersack HJ, Plockinger U, Schwartz-Fuchs S, Baum RP. Peptide Receptor Radionuclide Therapy for Neuroendocrine Tumors in Germany: First Results of a Multi-Institutional Cancer Registry. Recent Results Cancer Res 2013; 194:457–65.

Imhof A, Brunner P, Marincek N, Briel M, Schindler C, Rasch H, Mäcke HR, Rochlitz C, Müller-Brand J, Walter MA. Response, survival, and long-term toxicity after therapy with the radiolabeled somatostatin analogue [90Y-DOTA]-TOC in metastasized neuroendocrine cancers. J Clin Oncol 2011; 29: 2416–23.

Kämmerer D, Prasad V, Daffner W, Horsch D, Kloppel G, Hommann M, Baum RP. Neoadjuvant Peptide Receptor Radionuclide Therapy for an Inoperable Neuroendocrine Pancreatic Tumor. World J Gastroenterol 2009; 15: 5867–70.

Kalinowski M, Dressler M, Konig A, El-Sheik M, Rinke A, Hoffken H, Gress TM, Arnold R, Klose KJ, Wagner HJ. Selective Internal Radiotherapy with Yttrium-90 Microspheres for Hepatic Metastatic Neuroendocrine Tumors: A Prospective Single Center Study. Digestion 2009; 79: 137–42.

Kennedy AS, Dezarn WA, McNeillie P, Coldwell D, Nutting C, Carter D, Murthy R, Rose S, Warner RR, Liu D, Palmedo H, Overton C, Jones B, Salem R. Radioembolization for Unresectable Neuroendocrine Hepatic Metastases Using Resin 90y-Microspheres: Early Results in 148 Patients. Am J Clin Oncol 2008; 31: 271–9.

Kouvaraki MA, Ajani JA, Hoff P, Wolff R, Evans DB, Lozano R, Yao JC. Fluorouracil, Doxorubicin, and Streptozocin in the Treatment of Patients with Locally Advanced and Metastatic Pancreatic Endocrine Carcinomas. J Clin Oncol 2004; 22: 4762–71.

Kulke MH, Benson AB 3rd, Bergsland E, Berlin JD, Blaszkowsky LS, Choti MA, Clark OH, Doherty GM, Eason J, Emerson L, Engstrom PF, Goldner WS, Heslin MJ, Kandeel F, Kunz PL, Kuvshinoff BW 2nd, Moley JF, Pillarisetty VG, Saltz L, Schteingart DE, Shah MH, Shibata S, Strosberg JR, Vauthey JN, White R, Yao JC, Freedman-Cass DA, Dwyer MA. Neuroendocrine Tumors. J Natl Compr Canc Netw 2012; 10: 724–64.

Kwekkeboom DJ, de Herder WW, Kam BL, van Eijck CH, van Essen M, Kooij PP, Feelders RA, van Aken MO, Krenning EP. Treatment with the Radiolabeled Somatostatin Analog [177Lu-Dota 0,Tyr3]Octreotate: Toxicity, Efficacy, and Survival. J Clin Oncol 2008; 26: 2124–30.

La Rosa S, Inzani F, Vanoli A, Klersy C, Dainese L, Rindi G, Capella C, Bordi C, Solcia E. Histologic Characterization and Improved Prognostic Evaluation of 209 Gastric Neuroendocrine Neoplasms. Hum Pathol 2011; 42: 1373–84.

Lawrence B, Gustafsson BI, Chan A, Svejda B, Kidd M, Modlin IM. The Epidemiology of Gastroenteropancreatic Neuroendocrine Tumors. Endocrinol Metab Clin North Am 2011; 40: 1–18, vii.

Le Treut YP, Gregoire E, Belghiti J, Boillot O, Soubrane O, Mantion G, Cherqui D, Castaing D, Ruszniewski P, Wolf P, Paye F, Salame E, Muscari F, Pruvot FR, Baulieux J. Predictors of Long-Term Survival after Liver Transplantation for Metastatic Endocrine Tumors: An 85-Case French Multicentric Report. Am J Transplant 2008; 8: 1205–13.

Maire F, Hammel P, Kianmanesh R, Hentic O, Couvelard A, Rebours V, Zappa M, Raymond E, Sauvanet A, Louvet C, Levy P, Belghiti J, Ruszniewski P. Is Adjuvant Therapy with Streptozotocin and 5-Fluorouracil Useful after Resection of Liver Metastases from Digestive Endocrine Tumors? Surgery 2009; 145: 69–75.

Mayo SC, de Jong MC, Bloomston M, Pulitano C, Clary BM, Reddy SK, Clark Gamblin T, Celinski SA, Kooby DA, Staley CA, Stokes JB, Chu CK, Arrese D, Ferrero A, Schulick RD, Choti MA, Geschwind JF, Strub J, Bauer TW, Adams RB, Aldrighetti L, Mentha G, Capussotti L, Pawlik TM. Surgery Versus Intra-Arterial Therapy for Neuroendocrine Liver Metastasis: A Multicenter International Analysis. Ann Surg Oncol 2011; 18: 3657–65.

Mayo SC, de Jong MC, Pulitano C, Clary BM, Reddy SK, Gamblin TC, Celinksi SA, Kooby DA, Staley CA, Stokes JB, Chu CK, Ferrero A, Schulick RD, Choti MA, Mentha G, Strub J, Bauer TW, Adams RB, Aldrighetti L, Capussotti L, Pawlik TM. Surgical Management of Hepatic Neuroendocrine Tumor Metastasis: Results from an International Multi-Institutional Analysis. Ann Surg Oncol 2010; 17: 3129–36.

Mazzaferro V, Pulvirenti A, Coppa J. Neuroendocrine Tumors Metastatic to the Liver: How to Select Patients for Liver Transplantation? J Hepatol 2007; 47: 460–6.

Mazzaglia PJ, Berber E, Milas M, Siperstein AE. Laparoscopic Radiofrequency Ablation of Neuroendocrine Liver Metastases: A 10-Year Experience Evaluating Predictors of Survival. Surgery 2007; 142: 10–9.

McDermott EW, Guduric B, Brennan MF. Prognostic Variables in Patients with Gastrointestinal Carcinoid Tumours. Br J Surg 1994; 81: 1007–9.

McStay MK, Maudgil D, Williams M, Tibballs JM, Watkinson AF, Caplin ME, Buscombe JR. Large-volume liver metastases from neuroendocrine tumors: hepatic intraarterial 90Y-DOTA-lanreotide as effective palliative therapy. Radiology 2005; 237: 718–26.

Memon K, Lewandowski RJ, Mulcahy MF, Riaz A, Ryu RK, Sato KT, Gupta R, Nikolaidis P, Miller FH, Yaghmai V, Gates VL, Atassi B, Newman S, Omary RA, Benson AB 3rd, Salem R. Radioembolization for Neuroendocrine Liver Metastases: Safety, Imaging, and Long-Term Outcomes. Int J Radiat Oncol Biol Phys 2012a; 83: 887–94.

Memon K, Lewandowski RJ, Riaz A, Salem R. Chemoembolization and Radioembolization for Metastatic Disease to the Liver: Available Data and Future Studies. Curr Treat Options Oncol 2012b; 13: 403–15.

Modlin IM, Oberg K, Chung DC, Jensen RT, de Herder WW, Thakker RV, Caplin M, Delle Fave G, Kaltsas GA, Krenning EP, Moss SF, Nilsson O, Rindi G, Salazar R, Ruszniewski P, Sundin A. Gastroenteropancreatic Neuroendocrine Tumours. Lancet Oncol 2008; 9: 61–72.

Niederle MB, Hackl M, Kaserer K, Niederle B. Gastroenteropancreatic Neuroendocrine Tumours: The Current Incidence and Staging Based on the Who and European Neuroendocrine Tumour Society Classification: An Analysis Based on Prospectively Collected Parameters. Endocr Relat Cancer 2010; 17: 909–18.

Norlen O, Stalberg P, Oberg K, Eriksson J, Hedberg J, Hessman O, Janson ET, Hellman P, Akerstrom G. Long-Term Results of Surgery for Small Intestinal Neuroendocrine Tumors at a Tertiary Referral Center. World J Surg 2012; 36: 1419–31.

Olausson M, Friman S, Herlenius G, Cahlin C, Nilsson O, Jansson S, Wangberg B, Ahlman H. Orthotopic Liver or Multivisceral Transplantation as Treatment of Metastatic Neuroendocrine Tumors. Liver Transpl 2007; 13: 327–33.

Pape UF, Berndt U, Muller-Nordhorn J, Bohmig M, Roll S, Koch M, Willich SN, Wiedenmann B. Prognostic Factors of Long-Term Outcome in Gastroenteropancreatic Neuroendocrine Tumours. Endocrine-related Cancer 2008; 15: 1083–97.

Pavel M, Baudin E, Couvelard A, Krenning E, Oberg K, Steinmuller T, Anlauf M, Wiedenmann B, Salazar R. Enets Consensus Guidelines for the Management of Patients with Liver and Other Distant Metastases from Neuroendocrine Neoplasms of Foregut, Midgut, Hindgut, and Unknown Primary. Neuroendocrinology 2012; 95: 157–76.

Pitt SC, Knuth J, Keily JM, McDermott JC, Weber SM, Chen H, Rilling WS, Quebbeman EJ, Agarwal DM, Pitt HA. Hepatic Neuroendocrine Metastases: Chemo- or Bland Embolization? J Gastrointest Surg 2008; 12: 1951–60.

Radtke A, Sotiropoulos GC, Molmenti EP, Schroeder T, Peitgen HO, Frilling A, Broering DC, Broelsch CE, Malago M. Computer-Assisted Surgery Planning for Complex Liver Resections: When Is It Helpful? A Single-Center Experience over an 8-Year Period. Ann Surg 2010; 252: 876–83.

Raymond E, Dahan L, Raoul JL, Bang YJ, Borbath I, Lombard-Bohas C, Valle J, Metrakos P, Smith D, Vinik A, Chen JS, Horsch D, Hammel P, Wiedenmann B, Van Cutsem E, Patyna S, Lu DR, Blanckmeister C, Chao R, Ruszniewski P. Sunitinib Malate for the Treatment of Pancreatic Neuroendocrine Tumors. N Engl J Med 2011; 364: 501–13.

Rindi G, D'Adda T, Froio E, Fellegara G, Bordi C. Prognostic Factors in Gastrointestinal Endocrine Tumors. Endocr Pathol 2007; 18: 145–9.

Rindi G, Falconi M, Klersy C, Albarello L, Boninsegna L, Buchler MW, Capella C, Caplin M, Couvelard A, Doglioni C, Delle Fave G, Fischer L, Fusai G, de Herder WW, Jann H, Komminoth P, de Krijger R R, La Rosa S, Luong TV, Pape U, Perren A, Ruszniewski P,

Scarpa A, Schmitt A, Solcia E, Wiedenmann B. Tnm Staging of Neoplasms of the Endocrine Pancreas: Results from a Large International Cohort Study. J Natl Cancer Inst 2012; 104: 764–77.

Rinke A, Muller HH, Schade-Brittinger C, Klose KJ, Barth P, Wied M, Mayer C, Aminossadati B, Pape UF, Blaker M, Harder J, Arnold C, Gress T, Arnold R. Placebo-Controlled, Double-Blind, Prospective, Randomized Study on the Effect of Octreotide Lar in the Control of Tumor Growth in Patients with Metastatic Neuroendocrine Midgut Tumors: A Report from the Promid Study Group. J Clin Oncol 2009; 27: 4656–63.

Rockall AG, Planche K, Power N, Nowosinska E, Monson JP, Grossman AB, Reznek RH. Detection of Neuroendocrine Liver Metastases with Mndpdp-Enhanced Mri. Neuroendocrinology 2009; 89: 288–95.

Ruf J, Heuck F, Schiefer J, Denecke T, Elgeti F, Pascher A, Pavel M, Stelter L, Kropf S, Wiedenmann B, Amthauer H. Impact of Multiphase 68ga-Dotatoc-Pet/Ct on Therapy Management in Patients with Neuroendocrine Tumors. Neuroendocrinology 2010; 91: 101–9.

Sarmiento JM, Heywood G, Rubin J, Ilstrup DM, Nagorney DM, Que FG. Surgical Treatment of Neuroendocrine Metastases to the Liver: A Plea for Resection to Increase Survival. J Am Coll Surg 2003; 197: 29–37.

Saxena A, Chua TC, Sarkar A, Chu F, Liauw W, Zhao J, Morris DL. Progression and Survival Results after Radical Hepatic Metastasectomy of Indolent Advanced Neuroendocrine Neoplasms (Nens) Supports an Aggressive Surgical Approach. Surgery 2011; 149: 209–20.

Sondenaa K, Sen J, Heinle F, Fjetland L, Gudlaugsson E, Syversen U. Chromogranin a, a Marker of the Therapeutic Success of Resection of Neuroendocrine Liver Metastases: Preliminary Report. World J Surg 2004; 28: 890–5.

Sowa-Staszczak A, Pach D, Chrzan R, Trofimiuk M, Stefanska A, Tomaszuk M, Kolodziej M, Mikolajczak R, Pawlak D, Hubalewska-Dydejczyk A. Peptide Receptor Radionuclide Therapy as a Potential Tool for Neoadjuvant Therapy in Patients with Inoperable Neuroendocrine Tumours (Nets). Eur J Nucl Med Mol Imaging 2011; 38: 1669–74.

Touzios JG, Kiely JM, Pitt SC, Rilling WS, Quebbeman EJ, Wilson SD, Pitt HA. Neuroendocrine Hepatic Metastases: Does Aggressive Management Improve Survival? Annals of Surgery 2005; 241: 776–83; discussion 783–5.

van Vilsteren FG, Baskin-Bey ES, Nagorney DM, Sanderson SO, Kremers WK, Rosen CB, Gores GJ, Hobday TJ. Liver Transplantation for Gastroenteropancreatic Neuroendocrine Cancers: Defining Selection Criteria to Improve Survival. Liver Transp. 2006; 12: 448–56.

Villard L, Romer A, Marincek N, Brunner P, Koller MT, Schindler C, Ng QK, Macke HR, Muller-Brand J, Rochlitz C, Briel M, Walter MA. Cohort Study of Somatostatin-Based Radiopeptide Therapy with [(90)Y-Dota]-Toc versus [(90)Y-Dota]-Toc plus [(177)Lu-Dota]-Toc in Neuroendocrine Cancers. J Clin Oncol 2012; 30: 1100–6.

Vogl TJ, Naguib NN, Zangos S, Eichler K, Hedayati A, Nour-Eldin NE. Liver Metastases of Neuroendocrine Carcinomas: Interventional Treatment Via Transarterial Embolization, Chemoembolization and Thermal Ablation. Eur J Radiol 2009; 72: 517–28.

Whitney R, Valek V, Fages JF, Garcia A, Narayanan G, Tatum C, Hahl M, Martin RC 2nd. Transarterial Chemoembolization and Selective Internal Radiation for the Treatment of Patients with Metastatic Neuroendocrine Tumors: A Comparison of Efficacy and Cost. Oncologist 2011; 16: 594–601.

Yao JC, Hassan M, Phan A, Dagohoy C, Leary C, Mares JE, Abdalla EK, Fleming JB, Vauthey JN, Rashid A, Evans DB. One Hundred Years after Carcinoid: Epidemiology of and Prognostic Factors for Neuroendocrine Tumors in 35,825 Cases in the United States. J Clin Oncol 2008; 26: 3063–72.

Yao JC, Shah MH, Ito T, Bohas CL, Wolin EM, Van Cutsem E, Hobday TJ, Okusaka T, Capdevila J, de Vries EG, Tomassetti P, Pavel ME, Hoosen S, Haas T, Lincy J, Lebwohl D, Oberg K. Everolimus for Advanced Pancreatic Neuroendocrine Tumors. N Engl J Med 2011; 364: 514–23.

Anhang

Sachverzeichnis

A

ABBA-Technik (axillo-bilateral breast approach), Thyreoidektomie 137, 144–145
ABCC8-Gen, Hypoglykämie im Kindesalter 354–355
ACE (angiotensin-converting enzyme), Aldosteronsekretion 302
ACE-Hemmer, Hyperaldosteronismus, primärer 304, 306
ACTH, Aldosteronsekretion 303
Addison-Syndrom, Hypoglykämie 356–357
adenoneuroendokrines Karzinom, gemischtes 328
Adipositas(chirurgie)
– Kalziphylaxie 251
– Nesidioblastose 351, 360, 365, 369, 371
Adrenalektomie
– Hyperaldosteronismus, primärer 314
– laparoskopische 271–285
– – Indikationsstellung für den Zugang 272
– – Morbidität, intraoperative 281
– – Nebennierentumoren 278–281
– – transperitoneale Zugangswege 272–273
– linksseitige 273–276
– minimal-invasive 269, 271–278
– – Zugänge, transperitoneale, laparoskopische 272–273
– offene 271
– rechtsseitige 276–278
– retroperitoneoskopische, posteriore 286–298
– – Adrenalinserumspiegel 292
– – aktuelle Operationsmethode 293–296
– – Blutdruckverhalten 292
– – CO_2-Insufflationsdruck 288
– – Gasdruck, intraoperativer 288–290
– – Indikationen 292
– – Inzision 294
– – Kortikoidsubstitution, postoperative 296
– – Lagerung 293
– – linksseitige 295–296
– – Operationstechnik, Entwicklung 287–293
– – postoperative Behandlung 296
– – Präparation 294–295
– – rechtsseitige 295
– – Schlüssel 286
– – Single-Access-Modifikation (SARA), Trokar- und Instrumentenposition 291
– – Wirbelsäulenkissen 293
– transperitoneale 272–273
– – anteriore 272
– – laterale 273
– – links 273–276
– – rechts 276–278
adrenokortikales Karzinom 282–283, 300, 312–313
– Schnittbilduntersuchungen 306
Äthertropf 51
Akuterkrankungen, Hypoglykämie 357
Aldosteron-induzierte Fibrose, Herz/Gefäße 313
Aldosteron/Kortisol-Quotient, Hyperaldosteronismus, primärer 308–309
Aldosteron-produzierendes Nebennierenrindenadenom 303
– Computertomographie 307
– einseitiges 311
– Hyperparathyreoidismus, primärer 300
– Schnittbilduntersuchungen 306
– Sonographie 312
– sporadische Formen 301–302
Aldosteron-produzierendes Nebennierenrindenkarzinom 306
Aldosteron/Renin-Quotient, Hyperaldosteronismus, primärer 305

Aldosteronsekretion
– ACTH 303
– Bestimmung im Urin 305
– gesteigerte 303, 306
– Hypertonie, essenzielle 300
– Kalium 303
– Kochsalzbelastungstest, intravenöser 306
– Regulation 302–303
– reninunabhängige 305
– Suppression 301, 306, 311
Aldosteronsynthase, Hyperparathyreoidismus, primärer 301, 306
Aldosteronsynthaseinhibitor, Hyperaldosteronismus, primärer, idiopathischer 310
Alfacalcidol, Hyperparathyreoidismus, renaler 249, 253, 261
amiodaroninduzierte Thyreotoxikose (AIT) 80–81
Amyloidnachweis, Schilddrüsenkarzinom, medulläres 183
Anästhesie, Schilddrüsenchirurgie 93
Anästhetika, EMG-Parameter, Einflüsse 93
Angiotensin II, Aldosteronsekretion 302
Anti-VEGF-Antikörper, neuroendokrine Tumoren (NET) 422
Appendixtumoren, neuroendokrine 326
APUDome 323
APUD-System (amine precursor uptake and decarboxylation) 321
APUD-Zellen 323
Association Francophone de Chirurgie Endocrinienne (AFCE) 9–10
Aurorakinase, neuroendokrine Tumoren (NET) 422
Autoimmunthyreoiditis 71
– Ablation, radioaktive 73
– Karzinomhäufigkeit 82
– Operationsindikationen 73–74
– TRAK 72
– vom Typ Basedow 31
autonome Knoten, MIVAT 138
Avastin, Insulinom, malignes/Nesidioblastose 370
axillo-bilateral breast approach s. ABBA

B

BABA-Technik (bilateral axillo-breast approach), Thyreoidektomie 137, 144
Basalganglienverkalkung
– Hypoparathyreoidismus 117
– – postoperativer 124
Basedow-Chirurgie
– Hormontherapie 34
– Hyperthyreoserezidiv/-persistenz 32–33
– Hypoparathyreoidismus, postoperativer, permanenter 33–34
– Hypothyreose 34
– Lebensqualität, postoperative 34–35
– Rekurrensparese, permanente 33–34
– Rezidivhyperthyreoserate 32–33
Basedow-Struma 56, 68
– diffuse, Malignomhäufigkeit 81
Basedow-Syndrom 21, 31–35, 71
– Ablation, radioaktive 73
– Dunhill-Operation 77–78
– Hyperthyreose 57
– Karzinomhäufigkeit 82
– bei Kindern 80
– Near-total-Resektion 31
– Operationsindikationen 73–74
– Resektion, subtotale, bilaterale 77
– Resektionsausmaß 76–80
– Rezidivrate 77
– Sonographie 72
– Thyreoidektomie
– – Hypoparathyreoidismus, postoperativer 123
– – subtotale 31
– – versus Resektion 79
– TRAK 72
– Verfahrenswahl 73–74
Behandlungsrichtlinien, Empfehlungsgrade (grade of recommendation) 5
Berry-Ligament 98, 104
– CIONM 106
– Präparation 76
Bevacizumab, neuroendokrine Tumoren (NET) 342, 422

bilateral axillo-breast approach s. BABA
Blutungsneigung, Hypoparathyreoidismus, postoperativer 125
B-Mode-Sonographie 227–229
Borderline-Cushing-Syndrom, adrenales 270
BRAF 156–157
BRAF-Analyse/-Zytologie 22, 160
– Ergebnisauswertung 160–161
– Feinnadelpunktat 158–166
– Grenzen 160–161
– Karzinomrezidiv 166
– Konsequenzen 163–166
– Literaturübersicht 161–163
BRAF-Mutation 21–22
– Karzinomrezidiv 166
– Nachweismethoden 160–161
– Nävi der Haut 160
– pathologische Expertise 161
– Patientenkollektiv, untersuchtes 161
– präoperative 164
– Schilddrüsenkarzinom, papilläres 158, 164
– Schilddrüsenknoten 165
– Selektionskriterien analysierter Zytologien 161
BRAF-V600E-Mutation 161, 164
– prognostische Bedeutung 166
– Schilddrüsenkarzinom, papilläres 166

C

Calcitriol, Hyperparathyreoidismus, renaler 249
Casanova-Test, Parathormon 260–261
CDK27-Gen, Mutation, MEN1 394
CEUS (contrast enhanced ultrasonography) 228
Chemoembolisation, transarterielle (TACE) 414
– Effektivität 419
– Kontraindikation 418
– neuroendokrine Tumoren (NET), fortgeschrittene 418

Chemotherapie 417
– Streptozotocin-basierte, Pankreas-NEN, metastasierte 422
Chirurgische Arbeitsgemeinschaft Endokrinologie (CAEK) 10
chirurgisches Dokumentationssystem (ChiDos/ChirDoc) 51
Cholezystektomie, neuroendokrine Neoplasie (NEN), metastasierte, Dünndarm 340
Cholinesterasemangel, IONM-Signalverlust 106
Chromogranin A (Cg A)
– Gastrinom 381, 388
– Lebermetastasen, neuroendokrine 414, 416
– MEN-1-Erkrankung 389, 394
– neuroendokrine Neoplasie (NEN) 325, 330, 332, 334, 344
chronic kidney disease – mineral and bone disorder 250
Chvostek-Zeichen, Hypoparathyreoidismus, postoperativer 132
CIONM (kontinuierliches intraoperatives Neuromonitoring) 92–93, 99–102
– Ausgangsamplitude 101
– Berry-Ligament 106
– Bipolarisation 106
– Grundeinstellungen 99
– Komplikationen 111
– Rekurrens, Identifikation 101
– Signalausfall 108
– Signalverlust 101–102, 106
– Stimulationspunkte, strategisch bedeutende 100
– Tubuskorrektur 101–102
– Vagusstimulationssonde 99–100
Cixitumumab, neuroendokrine Tumoren (NET) 422
^{11}C-Metomidat-PET-CT, Hyperaldosteronismus, primärer 309
Cochrane Reviews 7
Conn-Syndrom 299–318
– s.a. Hyperaldosteronismus, primärer

Continuous quality improvement, Strumachirurgie 65–67
C-Peptid, Hypoglykämie, pankreatogene 358
Cushing-Syndrom, Adrenalektomie, partielle 288
C-Zell-Erkrankung, Thyreoidektomie, prophylaktische 191
C-Zell-Karzinom s. Schilddrüsenkarzinom, medulläres

D

Dalotuzumab, neuroendokrine Tumoren (NET) 422
Datenbanken 7
Da-Vinci-Robotersystem 145
DHPLC (denaturing high performance liquid chromatography) 163
Diabetes mellitus, Hypoglykämie 356
^{177}DOTANOC, neuroendokrine Tumoren (NET), fortgeschrittene 419
Doxorubicin, MEN-1-pNEN, diffus metastasierte 405
Dünndarm, neuroendokrine Neoplasie (NEN) 338–340
Dunhill-Operation
– Basedow-Syndrom 77–78
– Hypoparathyreoidismus, postoperativer, permanenter 34
– Rekurrensparese 34
Duodenalgastrinom, sporadisches
– intraoperative Befunde 383
– präoperative Befunde 382
Dysalbuminämie, familiäre, Hyperthyreose 72

E

early growth response protein-1 (Egr-1), Hypoglykämie, pankreatogene 355
ECL (enterochromaffine-like cells), Histamin produzierende 337, 379
ECLome/ECL-Zell-Hyperplasie 337, 379

Empfehlungsgrade (grade of recommendation) 6
– Behandlungsrichtlinien 5
Endnote 12
Endocrine-related Cancer 14
endokrine Chirurgie
– Erfahrung 1–4
– Evidenz 1–6
– Langzeitverlauf (volume outcome) 1
ENETS (European Neuroendocrine Tumor Society) 321
ENETS-Grading-/-Stadieneinteilung
– neuroendokrine Neoplasie (NEN) 326–327, 329
– neuroendokrine Tumoren (NET) 327
epidermal growth factor (EGF), Jodmangel 40
epidermal growth factor receptor, Inhibition, neuroendokrine Tumoren (NET) 422
Epithelkörperchen s. Nebenschilddrüsen
Eplerenon, Hyperaldosteronismus, primärer, idiopathischer 310
Erbrechen, postoperatives, IONM 111
ESES-Literatursammlung 8–15
– Anzahl der Artikel/Publikationen 13
– Beispielseite 11
– DOI-Nummer 10
– Literaturauswahl, Selektivität 15
– Publikationsart (publication type in Pubmed) 13–14
– Pubmed-ID 10
– Schilddrüsenartikel, Verteilung 15
– Titelblatt 10
ETC (follicular thyroid carcinoma) 155
European Society of Endocrine Surgeons s. ESES
Euthyreose, Resektion, subtotale 77
Everolimus
– Insulinom, malignes 370
– Insulinsekretion, Hemmung 371
– MEN-1-pNEN, diffus metastasierte 405
– Nesidioblastose 370
– neuroendokrine Neoplasie (NEN) 343
– neuroendokrine Tumoren (NET) 422

Evidenz, Qualität, wissenschaftliche Publikationen 7–9
evidenzbasierte Medizin 4
Evidenzstufen (levels of evidence) 4–6
EVOLVE-Studie, prospektiv-randomisierte 226

F

Fachzeitschriften 7
– ESES (European Society of Endocrine Surgeons) 8
– Impact Factor 9
– Reviewer Team 9
Fall-Kontroll-Studien 5
Fastentest, Insulinom 394
FDG-PET, neuroendokrine Lebermetastasen 414
^{18}F-DOPA-PET-CT, Hypoglykämie, pankreatogene 361
Feinnadelaspirationsbiopsie (FNAB) 163
– präoperative 154
– sonographisch gesteuerte 159
Feinnadelpunktat/-punktion 154–155
– BRAF-Analyse 158–166
– zytologische Befundung 154
fibroblast growth factor (FGF), Jodmangel 40
Fludrocortison-Suppressionstest, Hyperaldosteronismus, primärer 306
5-Fluorouracil, MEN-1-pNEN, diffus metastasierte 405
Flush, neuroendokrine Neoplasie (NEN) 333, 340

G

^{68}Ga-DOTATOC-PET/CT
– Hypoglykämie, pankreatogene 360
– Inselgruppen, pathologische 361
– Insulinom 361
– MEN-1-Erkrankung 394
– MEN-1-Insulinom 401
– neuroendokrine Lebermetastasen 414
– neuroendokrine Neoplasie (NEN) 334
Gammastrahler (^{111}Indium), neuroendokrine Neoplasie (NEN) 343
Gastrinom 322, 324, 377–392
– basic acid output (BAO) 381
– Diagnose 380–384
– Differenzialdiagnose 380–384
– duodenales 379
– – malignes 326
– – operative Therapie 385–386
– Erfolgskontrolle, intraoperative 388–389
– extraduodenopankreatisches, operative Therapie 386
– Gastrektomie 387
– Gastrinkinetik 388
– Gastrinwerte 381
– hormonaktive und -inaktive NEN 341
– Hyperazidität 380
– Hypergastrinämie 337, 379
– ^{111}In-OctreoScan-SPECT-MRT 382
– Lokalisationsdiagnostik 381–383
– Lymphknotenmetastasen 388
– Magen-pH-Werte 381
– MEN-1-assoziiertes 377, 379–380, 396–400
– – Kalziumserumspiegel 396
– – Nüchtern-Serumgastrinspiegel 396
– – Sekretintest 396
– MRT 381
– Nachuntersuchung 388–389
– Octreotid-Szintigraphie 381
– Operationstaktik 341
– operative Therapie 385–387
– palliative Chirurgie 387
– pankreatisches 396
– – operative Therapie 385
– Pathologie 378–380
– Pathophysiologie 378–380
– Prognose 389
– Salzsäure 381
– SASI-Test (selektive arterielle Sekretinjektion) 383–384
– sporadisches 379
– – operative Therapie 385–386

– Therapie 341
– Ulzera, peptische 378
Gastritis, chronisch-atrophe, Hypergastrinämie 378
gastroenteropankreatische neuroendokrine Neoplasien (GEP-NEN) 411
Gastrointestinaltrakt, neuroendokrine Neoplasie (NEN) 323–350
Gefitinib, neuroendokrine Tumoren (NET) 422
Gerota-Faszie 273, 294–295
Glukagonom 324, 326, 340–341, 356, 392, 402
– Häufigkeit 392, 395, 402
– hormonaktive und -inaktive NEN 341
– Lymphknoten-/Lebermetastasen 342
– malignes 342
– Pankreasschwanz 402
Glukagonomsyndrom 392
Glukokortikoide
– Aldosteronproduktion, Suppression 301, 311, 3093
– Orbitopathie 72, 80
Glukose
– Hypoglykämie, pankreatogene 358
– postoperativer Verlauf, Insulinom 370
Glukosetoleranztest, oraler (OGTT), Hypoglykämie, pankreatogene 357–358
Glykogensynthasekinase, Inhibition, neuroendokrine Tumoren (NET) 422
Goitrogenese 38–49
– historische Entwicklung 38–40
– Konsequenzen der molekularbiologischen Erkenntnisse 42–46
GRADE-System (Grades of Recommendation Assessment, Development and Evaluation) 6
G-Zell-Hyperplasie 378–380

H

Hämatome, postoperative, Nebenschilddrüsenfunktionsstörungen 119
Halsexploration, virtuelle 241–243
– Computertomographie 241–242
– Mehrdrüsenerkrankung 244
– MIBI-SPECT 243
– bei zervikalen Voroperationen 244
Hashimoto-Thyreoiditis
– MIVAT 138
– Thyreoidea-Peroxidase-Antikörper (TPO-AK) 72
Hashitoxikose 72
Hemithyreoidektomie 42–43, 120, 126
– minimal-invasive, videoassistierte (MIVAH) 126
– Rekurrensparese 60
– – permanente 28
– toxisches Adenom 74–75
von Hippel-Lindau-Gen, Insulinom 356
Histondeacetylase, neuroendokrine Tumoren (NET) 422
Homeobox-1-Faktor (PDX-1), Hypoglykämie, pankreatogene 355
Hormontherapie, Basedow-Chirurgie 34
hot spot lesion, MIBI-SPECT 243, 245–246
Hürthle-Zell-Karzinom (HTC) 155
– oxyphiles (onkozytäres) 155
hungry bone syndrome, Hypoparathyreoidismus, postoperativer 123
5-Hydroxy-Indol-Essigsäure (5-HIES)
– neuroendokrine Neoplasie (NEN) 332
– verfälschte Werte, medikamenten-/nahrungsmittelbedingte 332
Hyperaldosteronismus, primärer 270, 299–318
– ACE-Hemmer 304
– Adrenalektomie 288, 314
– Aldosteron/Kortisol-Quotient 309
– Aldosteron/Renin-Quotient 305, 313
– Aldosteronsynthaseinhibitor 310
– Bestätigungsdiagnostik 305–306
– Blutdruck, Normalisierung 313
– chimäres Gen 301
– ^{11}C-Metomidat-PET-CT 309
– Diagnostik 304–309
– Differenzierung 306
– Endosonographie 307

– Epidemiologie 300
– Eplerenon 310
– familiäre Formen 300–302
– Fibrose 304
– Fludrocortison-Suppressionstest 306
– genetische Untersuchungen 306
– Glukokortikoid-supprimierbarer 301, 311
– Hypertonie 304
– Hypokaliämie 304
– idiopathischer 310
– kardiovaskuläre Komplikationen, frühzeitige 302
– knotige Veränderungen, beidseitige 307
– Kochsalzbelastungstest, intravenöser 306
– Kortisolspiegel, Bestimmung 308
– KCNJ5-Gen, Mutationen 301
– Lateralisation, positive 309
– Mineralokortikoidrezeptor-Antagonisten 314
– Nebennierenresektion, partielle 311–312
– Nebennierenrindenhyperplasie 301, 307, 312
– normokaliämischer 304
– operative Therapie 311–313
– Orthostasetest 303, 309
– orthostatische Regulation 309
– Pathogenese 301–302
– Pathophysiologie 303–304
– Schnittbilduntersuchungen 306–307
– Screening 305
– Sonographie, laparoskopische, intraoperative 312
– Spironolacton 304, 310
– sporadische Formen 301
– Symptomatik 304
– Therapie 310–313
– Venenblutentnahme, selektive 307–309
– Volumenhochdruck 303
Hyperazidität, Gastrinom 380
Hypergastrinämie
– Differenzialdiagnose 380
– Gastrinom 337, 379
– Gastritis, chronisch-atrophe 378
– Magen-pH, chronisch-erhöhter 378

– Magensäureproduktion 380
– MEN1 337
Hyperinsulinismus 367
– hypoglykämischer 322
– MEN-1-assoziierter, organischer 402
– MEN-1-Insulinom 401
– pankreatischer, Diagnoseverteilung 362–363
Hyperkalzämie
– Hyperparathyreoidismus, renaler 251
– MEN1 333
Hyperparathyreoidismus
– Operationsalgorithmus 237
– primärer 392
– – Hypokalzämie, postoperative 124
– – MIOP-Technik 237
– – MIVA-P-Technik 237
– – Operationsstrategie 240–241
– – Operationstaktik 236–237
– – Operationsverfahren 234–236
– – präoperativer Ultraschall 234–236
– – Realtime-Elastographie 230
– renaler
– – Chirurgie 225
– – chirurgische Therapie 249–265
– – Gefäß- und Weichteilverkalkungen 251
– – Hyperkalzämie 251
– – Hyperphosphatämie 252
– – Kalziphylaxie 251–252
– – medikamentöse Therapie 249
– – Nebenschilddrüsen, Kryokonservierung 257–258
– – Nebenschilddrüsenrest, hypertrophierter 259
– – Operationsindikationen 250–252
– – Osteopathie, renale 251
– – Parathormonbestimmung, intraoperative 257
– – Parathyreoidektomie
– – – subtotale 253–255
– – – totale mit/ohne Autotransplantation 252, 255–257
– – Pruritus, therapieresistenter 252
– – Rezidiv 258–260

– – Therapie nach Nierentransplantation 258
– – Therapiepersistenz 258–260
– – Therapieverfahren 252–260
– – Thymektomie, transzervikale 257
– – urämische Dystrophie, gemischte 251
– sekundärer 240
Hyperthyreose 71–87
– Adenosinmonophosphat, zyklisches (cAMP) 71
– amiodaroninduzierte 80–81
– Diagnostik 71–73
– Jodszintigraphie 72
– Karzinomhäufigkeit 82
– medikamentös-induzierte/-toxische 71–72
– nicht thyreotoxische 72
– präoperative Vorbereitung 71–73
– primäre 71
– Rezidiv/Persistenz, Basedow-Chirurgie 32
– Rezidivrate 77–78
– Schilddrüsenkarzinom, koinzidentelles 81–82
– Thyreoidektomie 78
– thyreotoxische Krise 71
– toxisches Adenom 74–75
Hypoglykämie
– Addison-Syndrom 356–357
– Akuterkrankungen 357
– Diabetes mellitus 356
– Differenzialdiagnose 354
– im Erwachsenenalter 355–356
– Intoxikationen 357
– im Kindesalter 354
– Leberausfall 357
– multifokale Neoplasie/Nesidioblastose (NSIPHS) 321
– pankreatogene 321, 351–376
– – Adenosintriphosphat-Bindungstransporter 1 (ABCG1) 355
– – angeborene 355
– – bildgebende Verfahren 359–362
– – biochemische Diagnostik 357–359
– – C-Peptid 353, 358

– – Diagnostik 357–362
– – Endosonographie (endoscopic ultrasound, EUS) 359–360
– – Erkrankungen 362–365
– – ^{18}F-DOPA-PET-CT 361
– – frühkindliche, mit Nesidioblastose 354
– – ^{68}Ga-DOTATOC-PET/CT 360
– – Gegenregulationsmechanismen 352
– – genetische Ursachen 354
– – Glukosewerte 353, 358
– – ^{111}In-OctreoScan-SPECT-MRT 361
– – Insulin 358
– – Insulinom 352, 363–365
– – Insulinsekretion 353
– – Klinik 352–356
– – MEN1, Insulinome 365
– – MEN-1-Erkrankung 355–356, 365
– – Neoplasien/Nesidioblastosen (NSIPHS) 365
– – OGTT-Fastentest-Bedingungen 359
– – oraler Glukosetoleranztest (OGTT) 357–358
– – persistierende oder rezidivierende, operative Therapie 367–369
– – Proinsulin 358
– – Ursachen 352–356
– – Whipple-Trias 352–353
– postprandiale, Nesidioblastose/NSIPHS 353
– Sepsis 357
– spontane, differenzialdiagnostische Abklärung 356–357
Hypokalzämie, postoperative 127
– Hyperparathyreoidismus, primärer 29, 124
– Strumachirurgie 64
– Vitamin-D-Mangel, vorbestehender 123
Hypoparathyreoidismus 117
– Basalganglienverkalkung 117
– Kataraktbildung 117
– permanenter 132
– – Schilddrüsenkarzinom, organüberschreitendes 218
– – nach Thyreoidektomie 76

– postoperativer 25
– – Basalganglienverkalkung 124
– – Basedow-Chirurgie 33–34
– – Basedow-Syndrom, Thyreoidektomie 123
– – Blutungsneigung 125
– – Definition 120
– – Diagnostik 120
– – Erfahrung des Operateurs und des Zentrums 123
– – Häufigkeit 121–124
– – Lymphknotendissektion, zentrale 122
– – Muskelkrämpfe 132
– – Nebenschilddrüsengewebe, Autotransplantation 128–131
– – Nebenschilddrüsenprotektion 117–136
– – permanenter 28–30, 33–34, 117
– – prophylaktische Ausräumung 122
– – PTH-Monitoring 130–131
– – PTH-Spiegel, erniedrigter 120
– – Resektionsausmaß 121–122, 127
– – Risikofaktoren 121–124
– – Schilddrüsenchirurgie, minimalinvasive 124, 127
– – Serumkalzium, erniedrigtes 120
– – Serumkalziumspiegel 131
– – Strumachirurgie 63–64
– – Symptomatik 131–133
– – temporäre Form 117
– – Vermeidungsstrategie 124–131
– – Vitamin-D-Mangel 131
– Thyreoidektomie, subtotale/totale 43
Hypoparathyreose, permanente, Inzidenz 45
Hypophysen-Thyreoidea-Achse 71
Hypothyreose
– Basedow-Chirurgie 34
– postoperative, Thyreoidektomie, totale 44
– substitutionsbedürftige, Thyreoidektomie 79

I

ICMA (immunochemiluminiscent assay), Kalzitoninscreening 175

Imatinib, neuroendokrine Tumoren (NET) 422
Impact Factor 9
Informationsquellen 6–9
^{111}In-OctreoScan-SPECT-MRT
– Gastrinom 382
– Hypoglykämie, pankreatogene 361
Inselgruppen, pathologische
– ^{68}Ga-DOTATOC-PET/CT 361
– histologische Bilder 368
– Insulinserumkonzentration 361
– ohne klassisches Insulinom 361
– SACI (selective arterial calcium injections) 361
Inselzelltumor s. Insulinom
Insulin, Hypoglykämie, pankreatogene 358
insulin-like growth factor 1 (IGF-1), Jodmangel 40
insulin-like growth factor 2 (IGF-2), Insulinom 356
insulin-like growth factor receptor, Inhibition, neuroendokrine Tumoren (NET) 422
Insulinom 324, 365, 392
– bildgebende Verfahren 359–362
– biochemisch und bildgebend nachgewiesenes 366–367
– Differenzialdiagnose 358
– Endosonographie (endoscopic ultrasound, EUS) 359–360
– Enukleation 366
– Fastentest 394
– ^{68}Ga-DOTATOC-PET/CT 361
– Glukoseverlauf, postoperativer 370
– von Hippel-Lindau-Gen 356
– histologische Bilder 368
– hormonaktive und -inaktive NEN 341
– Hypoglykämie, pankreatogene 351–352, 363–364
– insulinartiger Wachstumsfaktor 2 (IGF-2) 356
– kleines, Differenzialdiagnose 360
– malignes
– – Diazoxid 370
– – Hypoglykämie, pankreatogene 364–365

– – metastasiertes 370–371
– – Somatostatinanaloga 370
– – Wachstumsfaktoren 370
– Marburger Strategie 406
– MEN1, Hypoglykämie, pankreatogene 365
– MEN-1-assoziiertes 365
– nicht gefundenes, Kalziumstimulation, selektive 369
– Operationseffektivität, intraoperative 369–370
– Operationstaktik 341
– operative Therapie 366–370
– Qualitätskontrolle, postoperative 369–370
– Rezidive 405
– Schwangerschaft 363–364
– Sekretintest 394
– Therapie 340–341
– tuberöse Sklerose 356
Insulinsekretion
– Hemmung, Everolimus 371
– vermehrte, MEN-1-Patienten 362
Insulinserumkonzentration, Inselgruppen, pathologische 361
Interferon-a
– neuroendokrine Neoplasie (NEN) 343
– neuroendokrine Tumoren (NET) 422
Intoxikationen, Hypoglykämie 357
intraoperatives Neuromonitoring s. IONM
Inzidentalome
– Adrenalektomie 280
– Differenzialdiagnose 360
– Operationsindikation 271
– Screening 305
IONM (intraoperatives Neuromonitoring)
– Artefaktsignal 95
– Befund 92, 360
– – falsch-negativer 92, 103, 107
– – falsch-positiver 92, 107
– – richtig-negativer/positiver 92
– elektrophysiologische Weiterleitung 105
– Fehleralgorithmus 96
– Fehlermanagement 105–107
– Fehlerquelle 98

– Fehlersuche 105–107
– intermittierendes 96–99
– Komplikationen 111
– kontinuierliches 99–102
– Laryngoskopie, postoperative 109–110
– N. laryngeus inferior 103–104
– – non-recurrens 104–105
– Nervenschaden, eingetretener, Nachsorge 110–111
– Rekurrensstimulation 94–96
– Relaxometerprüfung 97
– Signalverlust 106, 108
– – Cholinesterasemangel 106
– – intraoperativer 96, 107–108
– – LOS Typ 1 107–108
– – LOS Typ 2 108
– Strategiewechsel 108–109
– train of four 97
– Vagusstimulation 94–96
IONM-Gerät 91–92
– Ableitungselektroden 91–92
– elektronische Speicherfunktion 96
– Stimulationssonden 91–92
IONM-Signal, primär negatives, Tubusposition, inadäquate 97
IRMA (immunoradiometric assay), Kalzitoninscreening 175

J

Jodmangel 39, 41
– freie Radikale 40
– Knotenstruma 39–41
Jodprophylaxe, strukturierte 39
Jodsalzprophylaxe, Strumawachstum 54
Jodszintigraphie, Hyperthyreose 72

K

Kalium, Aldosteronsekretion 303
Kalzimimetika, Hyperparathyreoidismus, renaler 249
Kalziphylaxie, Hyperparathyreoidismus, renaler 251–252

Kalzitonin
- basaler Wert 178
- C-Zell-Hyperplasie 178
- Erhöhung bei anderen Tumorarten 176
- Hypoparathyreoidismus, postoperativer 123
- Pentagastrintest 175
- Schilddrüsenkarzinom, medulläres 178, 183–184, 199
- stimulierter Wert 178
- Thyreoidektomie, prophylaktische 193

Kalzitoninscreening 174–181
- Auswirkungen auf die Prognose 178
- Bestimmungsmethoden 175
- Grenzwerte 176–177
- Historie 174–175
- Kalziumstimulationstest 176
- Operationsplanung 177–178
- Schilddrüsenkarzinom, medulläres 56, 174
- Schilddrüsenknoten 22

Kalziumspiegel nach Strumachirurgie 64
Kalziumstimulationstest, Kalzitoninscreening 176
Kapseldissektionstechnik, Schilddrüsenchirurgie 125–126
Karpalspasmen, Hypoparathyreoidismus, postoperativer 132
karzinoembryonales Antigen, Schilddrüsenkarzinom, medulläres 184
Karzinoid(syndrom) 323–324, 328
- Adenokarzinom, Mischform 328
- Lanreotid 421
- Octreotid 421
- Somatostatinanaloga 340, 343, 421

Kataraktbildung, Hypoparathyreoidismus 117
KCNJ5-Gen, Mutationen 299
- Aldosteron-produzierendes Nebennierenrindenadenom 301–302
- Hyperaldosteronismus, primärer 306

KCNJ11-Gen, Mutationen, Hypoglykämie, pankreatogene 354

Ki67-Index 321, 325, 411, 416
- neuroendokrine Neoplasie (NEN) 326, 328, 330, 335

Kir6.2
- Hypoglykämie im Kindesalter 354–355
- Nesidioblastose 351

Knoten
- Enukleation 43
- Exzision 24
- monoklonale 41
- polyklonale 41
- suspekter, Sonogramm 140

Knotenstruma
- Autonomie, funktionelle 40
- euthyreote 21, 26
- genetische Faktoren 41–42
- Genfusionen 42
- hyperthyreote 21
- Inzidenz, Kochsalzjodierung 41
- Jodmangel 40–41
- Onkogene, Mutationen 42
- Pathogenese 40–42
- Primäroperation 45
- Reoperation 45
- Rezidivrate 42
- Wachstum, klonales 41

Kochsalzbelastungstest, intravenöser, Hyperaldosteronismus, primärer 306
Kochsalzjodierung 39
- Knotenstruma, Inzidenz 41

Kohortenstudie 5
Kolon, neuroendokrine Neoplasie (NEN) 338
Kontrastmittelsonographie 228
Kortikosteroide, Orbitopathie, endokrine, schwere 82–83
Krampfanfälle, Hypoparathyreoidismus, postoperativer 132
Kretinismus 38
Kropf, endemischer 38
Kropfspital in Rudolfsheim 51

L

Lanreotid
- Karzinoidsyndrom 421
- neuroendokrine Neoplasie (NEN) 343
- neuroendokrine Tumoren (NET) 422

laryngeale Kontraktion, positive (laryngeal twitch), N. recurrens, palpatorische Kontrolle 107

Laryngoskopie, postoperative, IONM 109–110

Laryngospasmen, Hypoparathyreoidismus, postoperativer 132

Leberausfall, Hypoglykämie 357

Lebermetastasen
- Chemoembolisation, neuroendokrine Neoplasie (NEN) 342
- MEN-1-Gastrinom 397
- MEN-1-pNEN, diffus metastasierte 406
- neuroendokrine Neoplasie (NEN) 342
- neuroendokrine Tumoren (NET) 322

Leberresektion
- neuroendokrine Metastasen 413
- neuroendokrine Tumoren (NET), fortgeschrittene 412–416

Lebertransplantation, neuroendokrine Tumoren (NET), fortgeschrittene 416

Lipome 392

Literaturzusammenstellungen, fachspezifische, Wertigkeit 16–17

Lithium, neuroendokrine Tumoren (NET) 422

Lobektomie, subtotale, Schilddrüse 23

^{177}Lu-DOTATATE, neuroendokrine Tumoren (NET), fortgeschrittene 419

^{177}Lu-DOTATOC, neuroendokrine Tumoren (NET), fortgeschrittene 419

Lungentumoren, kleinzellige, Kalzitoninscreening 176

Lymphadenektomie
- zentrale 128
- zentrozervikale, ipsilaterale, Schilddrüsenkarzinom 81

Lymphknotendissektion
- prophylaktische 128
- therapeutische 128
- zentrale, Hypoparathyreoidismus, postoperativer 122

M

Magen, neuroendokrine Neoplasie (NEN) 337–338

Magen-pH-Wert, chronisch-erhöhter, Hypergastrinämie 378

MAPK (mitogen activated protein kinase) 156

MASA (mutant allele-specific PCR amplification) 163

Mehrdrüsenerkrankung, Halsexploration, virtuelle 244

MEN-1-Erkrankung 322
- CDK27-Gen, Mutation 394
- Epidemiologie 392–393
- Früherkennung 393–395
- ^{68}Ga-DOTATOC-PET/CT 394
- Genetik 393–395
- Genotyp-Phänotyp-Korrelation 394–395
- Hypergastrinämie 333, 337
- Hypoglykämie, pankreatogene 351, 355–356
- Insulinproduktion, vermehrte 362
- klinische Syndrome 392
- MENX-Syndrom 394
- Neoplasien 392
- neuroendokrine Neoplasie (NEN) 333
- neuroendokrine Tumoren (NET), pankreatische 392–410
- neuroendokriner Pankreastumor 341–342
- Prävalenz 393
- Somatostatinrezeptor-Szintigraphie 394

MEN-1-Gastrinom 377, 396–400
- Diabetes mellitus 399
- Lebermetastasen 397
- maligne Potenz 397–398
- Marburger Strategie 406
- Non-PPD-Resektion 399
- Nüchtern-Gastrinbestimmung 405

– Operationsindikation 397–398
– operative Therapie 386–387
– pancreas-preserving total duodenectomy (PPTD) 400
– Pankreasfistel, postoperative 399
– Pankreatikoduodenektomie
– – partielle 398–399
– – pyloruserhaltende (PPPD) 399
– – totale 400
– Primäroperation, Verfahrenswahl 398–400
– Sekretintest 405
– Thompson-Operation 398–399
– Verlauf 397
MEN-1-Gen(träger) 322, 393
MEN-1-Insulinom 400–402
– Diagnose 400–401
– Enukleation 401
– ^{68}Ga-DOTATOC-PET/CT 401
– Hyperinsulinismus 401
– Hypoglykämie, pankreatogene 365
– Insulinbestimmung, intraoperative 401
– Operationsindikation 400–401
– Operationsverfahren 401–402
– Somatostatin-Rezeptor-Szintigraphie 401
MEN-1-pNEN
– diffus metastasierte 405–406
– Enukleation 404
– Früherkennungsprogramme 402
– funktionelle 402
– klinisches Management 395
– laparoskopische Chirurgie 404
– Lebermetastasen 406
– Marburger Strategie 406
– nicht funktionelle 402–403
– Operationsindikationen 403–404
– Operationsverfahren 403–404
– Pankreaslinksresektion 404
– Peptid-Radiorezeptor-Therapie (PRRT) 406
– Sunitinib 406
MEN-1-ZES s. MEN-1-Gastrinom
MEN-2B-Erkrankung 182–183, 193, 195
– Genotyp-Phänotyp-Korrelation 394–395

– Nervi recurrentes, verdickte 196
– Schilddrüsenkarzinom, medulläres 182
– Weinen ohne Tränen 193
MENX-Syndrom, MEN1 394
Metaanalysen 15
MIBI-SPECT 240
– hot spot lesion 243, 245–246
– neuroendokrine Neoplasie (NEN) 328
MIBI-Szintigraphie 237
– Nebenschilddrüsen 232
Mikro-RNA-Produkte, Hypoglykämie, pankreatogene 355
Mikrotumoren ohne klassisches Insulinom 361
Mineralokortikoide, Nebennierenrindentumor 300
Mineralokortikoidrezeptor-Antagonisten, Hyperaldosteronismus, primärer 314
MINET (minimal-invasive nicht endoskopische Thyreoidektomie) 143
MIT (minimal-invasive offene Thyreoidektomie) 143
MIVAP (videoassistierte minimal-invasive Parathyreoidektomie) 225, 234, 236–237
MIVAT (minimal-invasive videoassistierte Thyreoidektomie) 137, 138–143
– Clipapplikator 139
– Indikation 138–139
– Kocher-Kragenschnitt 139
– Kontraindikationen 139
– Konversion 140–142
– Operationsverfahren 139–141
– unilaterale, Operationsdauer 143
– versus konventionelle Operation 142, 148–149
– Vor-/Nachteile 142–143, 148–149
mixed adenoneuroendocrine carcinoma (MANEC) 328
Morbus s. unter den Eigennamen bzw. Eponymen
motorisch evozierte Potenziale (MEP) 93
MRT, Gastrinom 381
MTC (medullary thyroid carcinoma) 155
mTOR-Inhibitoren

– MEN-1-pNEN, diffus metastasierte 405
– neuroendokrine Neoplasie (NEN) 343
– neuroendokrine Tumoren (NET) 422
Mukokarzinoid 328
Muskelkrämpfe, Hypoparathyreoidismus, postoperativer 132

N

Nachblutungen, Strumachirurgie 64–65
Nävi der Haut, BRAF-Mutation 160
Near-total-Resektion
– Basedow-Syndrom 31
– Hyperthyreoserezidiv/-persistenz 33
– Hypoparathyreoidismus, postoperativer, permanenter 34
– Rekurrensparese 34
Nebennierenchirurgie/-resektion
– laparoskopische 225
– partielle, Hyperaldosteronismus, primärer 311–312
Nebennierenrest, verbliebener, Tumorrezidive 288
Nebennierenrindenadenom, Aldosteron produzierendes s. Aldosteron-produzierendes Nebennierenrindenadenom
Nebennierenrindenhyperplasie
– bilaterale 300, 312
– Hyperaldosteronismus, primärer 301, 312
Nebennierenrindentumoren, Mineralokortikoide 300
Nebennierentumoren 392
– asymptomatische, Operationsindikation 271
– große
– – Adrenalektomie, laparoskopische 278–281
– – intraoperative Komplikationen 278–279
– – Konversion 279–281
– – Operationszeit 279–281
– – Vorgehen, persönliche Erfahrung 279
– maligne, postoperativer Nachweis, Vorgehen 281–282
Nebennierenvenen, Probenentnahme 308

Nebenschilddrüsen 24
– anatomische Grundlagen 118–120
– arterielle Versorgung 119
– at risk 122–123
– Autotransplantation
– – Hypoparathyreoidismus, postoperativer 128–130
– – prophylaktische 196
– – PTH-gesteuerte 130
– – routinemäßige 129
– – selektive 129
– – simultane 127–130
– CT/MRT 232
– Dislokationswege 232
– Farbdopplersonographie 228, 235
– Identifikation 231–234
– Identifizierung, intraoperative 122–123
– intraoperative Darstellung 126
– intrathyreoidale, Realtime-Elastographie 230
– kindliche, Thyreoidektomie, prophylaktische 196
– Kryokonservierung 254
– – Hyperparathyreoidismus, renaler 257–258
– Lagevariabilität 118
– Lokalisation 231–234
– MIBI-Szintigraphie 232
– normal große 119
– obere 118
– posteriorly located upper gland adenomas (PLUG) 235
– Protektion, chirurgische Technik 124–126
– Sonoelastographie 235
– Sonographie 232
– SPECT (single photon emission computed tomography) 231
– untere 118
Nebenschilddrüsenadenom
– präoperative Diagnostik 233
– Realtime-Elastographie 230
Nebenschilddrüsenchirurgie, Lupenbrille 124

Nebenschilddrüsenfunktion, Monitoring, perioperatives 118
Nebenschilddrüsenfunktionsstörungen
– Hämatome, postoperative 119
– Ödeme, postoperative 119
– postoperative 119
Nebenschilddrüsenprotektion, Hypoparathyreoidismus, postoperativer 117–136
Nebenschilddrüsenrest, hypertrophierter, Hyperparathyreoidismus, renaler 259
NEC G3, Therapie 335–336
nerve growth factor (NGF) 157
Nervenschaden, eingetretener, Nachsorge, IONM 110–111
Nerven(stimulations)signal, IONM 95
Nervus
– laryngeus, Stimulation 96
– laryngeus inferior 96, 98
– – IONM 103–104
– – non-recurrens 104–105
– laryngeus recurrens 24–25, 27
– laryngeus superior non-recurrens, IONM 105
– MEN-2B-Syndrom 196
Nesidioblastose 365
– Adipositas 360
– Chemotherapie 370
– Diazoxid 370
– frühkindliche 367–368
– Hypoglykämie
– – pankreatogene 351
– – postprandiale 353
– nichtoperative Therapie 370–371
– Somatostatinanaloga 370
– Wachstumsfaktoren 370
neuroendokrine Dünndarmtumoren, multiple 339
neuroendokrine Lebermetastasen 414
– FDG-PET 414
– ^{68}Ga-DOTATOC-PET/CT 414
– Leberresektion 413
– Octreoscan 414
– Primärtumor, asymptomatischer, Resektion 415–416

– Wachstumstypen 414
neuroendokrine Marker 325
neuroendokrine Neoplasie (NEN) 321
– AJCC/UICC-Klassifikation 326–327
– Appendektomie 336
– Bauchschmerzen 333
– Betastrahler 344
– Biotherapie 343
– Charakterisierung 325
– Chemotherapie 342–343
– Chromogranin A (Cg A) 332
– Diagnosealgorithmus 334
– Diagnostik 332–335
– Differenzierung/Grading 331–332
– Dünndarm 338–340
– Durchfall 333
– eingeschränkt radikale Verfahren 336
– Endosonographie 333
– ENETS-Grading 326–327, 329
– Enukleation 336
– Everolimus 343
– Fernmetastasen 331–333
– Flush 333
– Gallium-DOTATOC/DOTANOC-PET-CT 334
– Gammastrahler (^{111}Indium) 343
– Gastrointestinaltrakt 323–350
– Generalisation 342
– Gewichtsverlust 333
– hormonaktive 333
– 5-Hydroxy-Indol-Essigsäure (5-HIES) 332
– Interferon-a 343
– Inzidenz 330–331
– Jejunum/Ileum 339
– Ki67-Index 326, 328, 330
– Klassifikation 325–330
– Klinik 332–335
– Kolon 338
– Lanreotid 343
– Lebermetastasen 342
– lokalisierte 331
– Lymphknotenmetastasen 332–333
– Magen 337–338
– Meläna 333

– MEN1 333
– metastasierte
– – Dünndarm, Cholezystektomie 340
– – Flush 340
– – Therapie 343
– MIB1 328
– mTOR-Inhibitoren 343
– Mukosaresektion 336
– NM-Klassifikation 328
– Octreotid 343
– Pankreas 340–342
– Peptid-Rezeptor-Radionuklid-Therapie 343
– PET-CT 334
– Polypektomie 336
– postoperativer Verlauf 344
– Proliferation 331–332
– Publikationen, Historie 323
– regionalisierte 331
– Rektum 338
– SEER-Daten 330
– Somatostatinanaloga 343
– Somatostatin-Rezeptor-Szintigraphie 334
– (Sub-)Ileus 333
– Sunitinib 343
– Therapie 335–344
– – Empfehlungen nach Stadium 335
– TNM-Klassifikation 326–327
– – nach ENETS 326–327, 331–332
– Tumormarker 332
– Tyrosinkinaseinhibitoren 343
– Verdauungstrakt 328
– WHO-Klassifikation 324–326, 328–329
neuroendokrine Pankreastumoren 340–342, 352
– hormonaktive 340
– hormoninaktive 340
– Kalzitoninscreening 176
– Lokalisation 340
– MEN1 341–342
– metastasierte, Chemotherapie, Streptozotocin-basierte 422
– nicht funktionelle, Früherkennungsprogramme 402

neuroendokrine Tumoren (NET) 323, 328
– Appendix 326
– ENETS-Grading 327
– Erforschung von Entstehung, Morphologie und Funktion 324
– Everolimus 422
– fortgeschrittene
– – angiographische Verfahren, lebergerichtete 417–419
– – Chemoembolisation, transarterielle 418
– – Leberresektion 412–416
– – Lebertransplantation 416
– – ^{177}Lu-DOTATATE 419
– – ^{177}Lu-DOTATOC oder -DOTANOC 419
– – multimodale Therapiekonzepte 411–427
– – Peptid-Rezeptor-Radionuklid-Therapie 419–420
– – Radioembolisation 418
– – Radiofrequenzablation (RFA) 417
– – Radiotherapie, selektive interne 418–419
– – Rezidive, intrahepatische und/oder extrahepatische 415
– – Somatostatinrezeptoren 419
– – thermale Verfahren, lebergerichtete 417
– – ^{90}Y-DOTATE-Lanreotid 418
– – ^{90}Y-DOTATOC 419
– G1/GS, Therapie 336–337
– Gastrinome, duodenale, maligne 326
– Grading 411
– hochdifferenzierte/-maligne 325
– hyperplastische und präneoplastische Läsionen 328
– Lanreotid 422
– Lebermetastasen 322
– metastasierte
– – antiproliferative Therapie 420–421
– – antisekretorische Therapie 420
– – Peptid-Rezeptor-Radionuklid-Therapie 420
– – Remission 420
– – ^{90}Y-DOTATOC 420

– mTOR-Inhibitor 422
– Octreotide-LAR-Gruppe 422
– of unknown origin 422
– pankreatische, MEN1 392–410
– Risikostratifizierung 327
– Signaltransduktionsinhibitoren 422
– Somatostatinanaloga 422
– Sunitinib 422
– Therapie, medikamentöse 422
– Tyrosinkinaseinhibitor 422
neuroendokrine Zellen
– Charakterisierung 325
– Erforschung von Entstehung, Morphologie und Funktion 324
neuroendokrines Karzinom (NEC) 324, 328
Neuromonitoring, intraoperatives
– intermittierendes s. IONM
– kontinuierliches s. CIONM
Newcastle-Ottawa-Studien, randomisierte, kontrollierte 9
NF-pNET, Nachsorge 405
NIPHS/MEN 362–363
non-muscle tropomyosin (TRK) 157
non single insulinoma pancreatogenic hypoglycemia syndrome s. NSIPHS
NOTES (natural orifice transluminal endoscopic surgery) 146
NSIPHS (non-single insulinoma pancreatogenic hypoglycemia syndrome) 362–363, 365
– Differenzialdiagnose 358
– Hypoglykämie 321
– – pankreatogene 351, 365
– – postprandiale 353
– Kalziumstimulation, selektive 369
NTRK1 (neurotrophic tyrosine receptor kinase 1) 162
– Schilddrüsenkarzinom, papilläres 156–158

O

Octreoscan, neuroendokrine Lebermetastasen 414

Octreotid
– Karzinoidsyndrom 421
– neuroendokrine Neoplasie (NEN) 343
– neuroendokrine Tumoren (NET) 422
Octreotid-Szintigraphie, Gastrinom 381
Ödeme, postoperative, Nebenschilddrüsenfunktionsstörungen 119
OGTT-Fastentest-Bedingungen, Hypoglykämie, pankreatogene 359
Orbitopathie, endokrine 33, 79
– Glukokortikoide 72
– Hypoparathyreoidismus, postoperativer 123
– Kortikosteroide 82–83
– Radiojodtherapie 82–83
– TRAK 80
orphan disease 330
Orthostasetest, Hyperaldosteronismus, primärer 303, 309
Osteitis fibrosa cystica 251
Osteopathie, renale, Hyperparathyreoidismus, renaler 251

P

pancreas-preserving total duodenectomy (PPTD), MEN-1-ZES 400
Pankreaskarzinom, endokrines, Insulin produzierendes 365
Pankreaslinksresektion, MEN-1-pNEN 404
Pankreastumoren, neuroendokrine s. neuroendokrine Pankreastumoren
Pankreatikoduodenektomie
– partielle, MEN-1-Gastrinom 398–399
– totale, MEN-1-Gastrinom 400
Panobinostat, neuroendokrine Tumoren (NET) 422
Parästhesien, Hypoparathyreoidismus, postoperativer 132
Parathormon-Bestimmung s. PTH-Bestimmung
Parathyreoidektomie
– Eindrüsenerkrankung 243–244
– Ergebnisse 243–244

– Halsexploration, virtuelle 240–248
– historische Entwicklung 240
– minimal-invasive 225
– – offene (MIOP) 234, 236–237
– – videoassistierte (MIVAP) 225, 234, 236–237
– subtotale
– – Hyperparathyreoidismus, renaler 253–255
– – Rezidiv- und Persistenzrate 260
– surgeon based ultrasound (SUS) 234
– totale
– – mit/ohne Autotransplantation 252, 255–257
– – Parathormonwerte 252
– – Rezidiv- und Persistenzrate 260
Paricalcitol, Hyperparathyreoidismus, renaler 249, 261
Pasireotid, neuroendokrine Tumoren (NET) 420, 422
PAX8-PPARg-Fusionsgen, Schilddrüsenkarzinom 42, 163
Pazopanib, neuroendokrine Tumoren (NET) 422
Pedalspasmen, Hypoparathyreoidismus, postoperativer 132
Pentagastrintest
– Ergebnisse, Gruppeneinteilung 176
– Kalzitonin 175
– Lymphknotenmetastasen 177
– Operationsplanung 177
Peptid-Rezeptor-Radionuklid-Therapie (PRRT)
– MEN-1-pNEN, diffus metastasierte 406
– neuroendokrine Neoplasie (NEN) 343
– neuroendokrine Tumoren (NET), fortgeschrittene 419–420
PET-CT, neuroendokrine Neoplasie (NEN) 334
Pfötchenstellung, Hypoparathyreoidismus, postoperativer 132
Phäochromozytom 293
– Adrenalektomie, partielle 288
– Rezidiv 288

Phosphatbinder, Hyperparathyreoidismus, renaler 249
PIK-3/Akt/mTOR, Inhibition, neuroendokrine Tumoren (NET) 422
PLUG (posteriorly located upper gland adenomas) 235
pNEN-Rezidiv, Reoperation, Indikation 404–405
Power-Doppler-Sonographie 228
Primäroperation, Knotenstruma 45
Proinsulin, Hypoglykämie, pankreatogene 358
Proinsulinome, maligne 364
Prolaktinom 392
Proteinkinase a2, aktivierte, Hypoglykämie, pankreatogene 355
Pseudotumor 328
PTC (papillary thyroid carcinoma) 155
PTH-Bestimmung 131
– Casanova-Test 260
– Hyperparathyreoidismus, renaler 257
– Hypoparathyreoidismus, postoperativer 120, 131–132
– Parathyreoidektomie, totale, ohne Autotransplantation 252
– nach Strumachirurgie 64
PTH-gesteuerte Autotransplantation, Nebenschilddrüsen 130
publication types 13–14

Q

Qualität der Darstellung (quality of reporting) 8

R

Radioembolisation, neuroendokrine Tumoren (NET), fortgeschrittene 418
Radiofrequenzablation (RFA), neuroendokrine Tumoren (NET), fortgeschrittene 417
Radiojodtherapie
– Orbitopathie, endokrine, schwere 82–83

– Rezidivstruma 25
– Schilddrüsenkarzinom, medulläres, hereditäres 198
– toxisches Adenom 74–75
Radiotherapie, selektive interne, neuroendokrine Tumoren (NET), fortgeschrittene 418–419
Ramus externus (N. laryngeus superior) 24–25
randomisierte, kontrollierte Studien 5, 15
– Newcastle-Ottawa 9
RAS/FAF/MEK/Erkrankungen, neuroendokrine Tumoren (NET) 422
RAS-Mutationen
– neuroendokrine Tumoren (NET) 422
– Schilddrüsenkarzinom 42
Realtime-Elastographie 229–231
Reference Manager* 12
Rektum, neuroendokrine Neoplasie (NEN) 338
Rekurrensinfiltration, Schilddrüsenkarzinom, organüberschreitendes 208–209
Rekurrensmonitoring 44
– Schilddrüsenchirurgie, historische Entwicklung 89–90
Rekurrensparese
– asymptomatische, Laryngoskopie, postoperative 109
– Hemithyreoidektomie 60
– permanente 61
– – Basedow-Chirurgie 33–34
– – Hemithyreoidektomie 28
– – Inzidenz 45
– – Rezidivstruma 61
– – Schilddrüsenkarzinom 62
– – Thyreoidektomie 27
– – – subtotale 28, 43
– – – totale 43
– postoperative 61
– – Schilddrüsenkarzinom 62
– Resektionsverfahren 62
– Struma, Rezidiveingriffe 88
– Strumachirurgie 60–63
– Thyreoidektomie 27–29, 60, 76

Rekurrensstimulation
– IONM 94–96
– Leitungsblöcke, temporäre, durch Kälte 98
Relaxometerprüfung, IONM 97
Renin-Angiotensin-System 300, 302
RET (rearranged during transfection) 156
RET-Gentest 188
RET-Protoonkogen 22, 157
– geographische Verbreitung 187–189
– Keimbahnmutationen, Schilddrüsenkarzinom, medulläres 184–185
– Punktmutation 184
– Schilddrüsenkarzinom, papilläres 158
– Sequenzvarianten, ARUP-MEN-2-Gendatenbank 190
– Thyreoidektomie, prophylaktische 190–191
– Varianten unklarer Bedeutung 189–190
Rezidivhyperthyreoserate, Basedow-Chirurgie 32–33
Rezidivstruma 21, 25–27
– gutartige, Inzidenz 59–60
– Häufigkeit 26
– Operationssitus 26
– postoperatives 24
– Radiojodtherapie 25
– Rekurrensparese, permanente 61
– Rezidivrate 27
– Risiko, höchstes 61
– TSH (thyroideastimulierendes Hormon) 26
Romidepsin, neuroendokrine Tumoren (NET) 422

S

SACI (selective arterial calcium injection), Inselgruppen, pathologische 361
salt-active corticosteroids 299
SASI-Test (selective arterial secretin injection) 321
– Gastrinom 383–384
Schilddrüsenautonomie 57
Schilddrüsenchirurgie 21–221

- Anästhesie 93
- Eingriffskomplikationen 52
- – operateurbezogene 65–67
- Einteilung, klinisch-pathologische 53
- historische Entwicklung 23–25
- Kapseldissektionstechnik 125–126
- Krankengut aus 33 Jahren 53
- Langzeitfolgen 52
- Laryngoskopie, präoperative 90–91
- Lobektomie, subtotale 23
- minimal-invasive 137–153
- – Definition 137–138
- – extrazervikale Zugänge 150
- – Historie 137–138
- – Hypoparathyreoidismus, postoperativer 124
- – Komplikationen 147–148
- – retroaurikulärer Zugang 146
- – transorale Operationsverfahren 146
- – versus konventionelle 148–150
- Neuromonitoring
- – historische Entwicklung 88–90
- – intraoperatives 88–116
- Operationsstrategie, Paradigmenwechsel 57–60
- operationstypische Komplikationslast 27–30
- partielle 39
- Patientenaufklärung 90
- Polresektion, obere/untere 24
- Qualitätsindikatoren 52–53
- Recurrensmonitoring, historische Entwicklung 88–90
- Resektionsausdehnung, Hypoparathyreoidismus, postoperativer 127
- Rezidiveingriffe, Operationsstrategie 127–128
- roboterassistierte (RATS) 21
- Schilddrüse, kindliche, Anatomie 195
- Tubusgröße/-positionierung 94
- Versiegelungsinstrumente 125

Schilddrüsenkarzinom
- anaplastisches 56, 155
- – Hautveränderungen 207
- BRAF-Mutationsanalyse, präoperative 164
- differenziertes 155
- Epidemiologie 155–156
- follikuläres 56, 155
- – Überlebensraten 205
- fortgeschrittenes 22
- Genotyp-Phänotyp-Korrelation 158
- inzidentelles 31
- koinzidentelles, Hyperthyreose 81–82
- Lymphadenektomie, zentrozervikale, ipsilaterale 81
- medulläres 56, 155, 164
- – Amyloidnachweis 183
- – C-Zell-Neoplasie 186, 198
- – Diagnostik 183–190
- – Early-onset-Mutationen 194
- – Erstmanifestationsalter 186–187
- – Genetik 183–190
- – Genotyp-Phänotyp-Korrelation 185–187, 199
- – Genträger, asymptomatische 183, 198
- – geschlechtsspezifische Häufigkeit 177
- – hereditäres 22, 182–204
- – – Lymphknotenmetastasen 199
- – – Thyreoidektomie, prophylaktische 183, 190–199
- – – Übertherapie 194
- – histopathologische Einordnung 183
- – Historie 182
- – Hyperplasie-Neoplasie-Sequenz 185
- – Kalzitonin 178, 183–184, 199
- – Kalzitoninscreening 174
- – Kalzitoninwert 178
- – karzinoembryonales Antigen 184
- – Late-onset-Mutationen 194
- – Lymphknotenmetastasen 186–187, 199
- – MEN-2-Erkrankungen 193
- – MEN (multiple endokrine Neoplasie) 182
- – Radiojodtherapie 198
- – RET-Protoonkogen 184–185
- organüberschreitendes
- – chirurgische Therapie 205–221
- – Computertomographie 207

– – Diagnose 206–207
– – frühpostoperative Phase 217–218
– – Gefäßinfiltration 216–217
– – Halsvenen, massiv gestaute 216
– – Histologie, aggressive 208
– – Hypoparathyreoidismus, permanenter 218
– – Infiltration 208
– – infiltrierte Regionen 206
– – Jejunumtransplantat 213, 215
– – Jod-131-negative Patienten 207
– – Kilian-Zugang 216
– – Komplikationsmanagement 217–218
– – Lamina cricoidea, Resektion 212
– – Langzeitprobleme 218
– – Laryngektomie, totale 213
– – laryngotracheale Invasion 209–214
– – Larynx, Teilresektion 211
– – Lokalisation 206
– – Metastasen 208
– – MRT 207
– – Muskelinfiltration 208
– – Nachbehandlung 219
– – Ösophagusinfiltration 214
– – Operationsindikation 208–217
– – operative Technik 208–217
– – palliative Maßnahmen 218
– – Pathologie 205–206
– – Patientenalter 207–208
– – Pharynxinfiltration 214
– – Prognose 205–206
– – Rekurrensinfiltration 208–209
– – Resektion, keilförmige 211
– – Rezidivdiagnose 207
– – Schildknorpelresektion 212
– – Shaving an der Trachealwand 210
– – Sternotomie, partielle/totale 215
– – Symptome 206
– – Teilresektion des Schildknorpels 212–213
– – Tracheaquerresektion 211
– – TSH-Suppression 219
– – Tumor, exulzerationsgefährdeter 218
– – VEGF-Rezeptor-Inhibitoren 219

– – Vitamin-D-Gabe, postoperative 218
– – Vollwandexzision der Trachea 210–211
– – zervikomediastinale Ausbreitung 214–216
– – zervikoviszerale Resektion 217
– papilläres 155
– – Anteil am Gesamtkrankengut 55
– – BRAF-Mutation 158, 164
– – BRAF-V600E-Mutation 166
– – Molekulargenetik 156–158
– – NTRK1 158
– – RET-Protonkogen 158
– – Überlebensraten 205
– – Zunahme 55
– PAX8-PPARg-Fusionsgen 42
– poorly differentiated 155
– RAS-Mutationen 42
– Rekurrensparese, permanente/postoperative 62
– Schilddrüsenchirurgie, minimal-invasive 147
– Tumorklassifizierung 155–156
Schilddrüsenknoten
– BRAF-Molekularzytologie 165
– Kalzitoninscreening 22
– suspekte, chirurgisches Vorgehen 154–173
Schilddrüsenresektion s. Thyreoidektomie
Schimmelbusch-Maske 51
Schwangerschaft, Insulinome 363–364
Sekretintest
– Insulinom 394
– MEN-1-Gastrinom 396, 405
Sepsis, Hypoglykämie 357
Serumkalzium(spiegel), Hypoparathyreoidismus, postoperativer 120, 131
Serum-TSH, erniedrigtes 71
Signaltransduktionsinhibitoren, neuroendokrine Tumoren (NET) 422
Single-Access-Modifikation (SARA), Adrenalektomie, retroperitoneoskopische, posteriore, Trokar- und Instrumentenposition 291
somatosensorisch evozierte Potenziale (SSEP) 93

Somatostatinanaloga
– Karzinoidkrise/-syndrom 340, 343, 421
– MEN-1-pNEN, diffus metastasierte 405
– neuroendokrine Neoplasie (NEN) 343
– neuroendokrine Tumoren (NET) 422
Somatostatinom 324
– hormonaktive und -inaktive NEN 341
Somatostatinrezeptoren, neuroendokrine Tumoren (NET), fortgeschrittene 419
Somatostatin-Rezeptor-Szintigraphie
– MEN-1-Erkrankung 394
– MEN-1-Insulinom 401
– neuroendokrine Neoplasie (NEN) 334
Sonographie
– B-Mode 227–228
– historische Entwicklung 227
– technische Grundlagen 227–231
Sorafenib, neuroendokrine Tumoren (NET) 422
SPECT (single photon emission computed tomography), Nebenschilddrüsen 231
Spironolacton, Hyperaldosteronismus, primärer 304–306, 310, 313
SSCP (single-strand conformational polymorphism) 163
Steroidbiosynthese, adrenale 270
Stimmbandlähmung, Thyreoidektomie 27
Stimmlippenfunktionsstörungen, Laryngoskopie, postoperative 109
Stimmlippenstillstand, Laryngoskopie, postoperative 109
Stimulationsartefakt, IONM 95
strain value (SV) 230
Streptozotocin, MEN-1-pNEN, diffus metastasierte 405
Struma
– euthyreote 27
– Jodsalzprophylaxe 54
– multinoduläre, hyperthyreote 41, 75
– – Karzinomhäufigkeit 82
– nodosa, Wachstumspotenzial 45
– Rezidiveingriffe, Rekurrenspareserate 88
Strumachirurgie
– Altersverteilung 54

– Continuous quality improvement 65–67
– Datenanalyse/-dokumentation 51–54
– Diagnosen im chirurgischen Krankengut, Gestaltenwandel 54–57
– Durchschnittsalter der Patienten 54
– eingriffstypische Komplikationen 50–70
– Einteilung, klinisch-pathologische 53
– Ergebnisqualität 51–54
– Geschlechtsverhältnis 54
– historische Entwicklung 50–51
– Hypokalzämie, postoperative 64
– Hypoparathyreoidismus, postoperativer 63–64
– Komplikationsrate 60
– – operateur-bedingte 65–67
– Krankengut aus 33 Jahren 53
– Lebensqualität, postoperative 30–31
– Nachblutungen 64–65
– Operationsstrategie, Paradigmenwechsel 57–60
– Qualitätsindikatoren 52–53
– Rekurrensparese 60–63
– Resektionsausmaß im Zeitverlauf 58–59
– Resektionsverfahren, Radikalität 58
– Rezidivstruma, gutartige, Inzidenz 59
– – gutartiges, Inzidenz 60
– subtotale, mit dorsalem Rest 25
– Verbesserungsmaßnahmen (continuous quality improvement) 51
Sunitinib
– Insulinom, malignes 370
– MEN-1-pNEN, diffus metastasierte 406
– Nesidioblastose 370
– neuroendokrine Neoplasie (NEN) 343
– neuroendokrine Tumoren (NET) 422
systematische Übersichtsartikel (systematic review), Evidenzstufen 5

T

TACE s. Chemoembolisation, transarterielle
TATE (transaxilläre totalendoskopische Operationen) 144

Temsirolimus, neuroendokrine Tumoren (NET) 422
Tetania/Tetanie
– Hypoparathyreoidismus, postoperativer 132
– strumipriva nach Thyreoidektomie 76
Tetrajodthyronin (T_4) 71
Thompson-Operation, MEN-1-ZES 398–399
Thymektomie, transzervikale, Hyperparathyreoidismus, renaler 257
Thymus, zervikaler, Thyreoidektomie, prophylaktische 196
Thymus-NET 406
Thyreoidea-Peroxidase-Antikörper (TPO-AK) 72
Thyreoidektomie
– endoskopische 143–144
– – extrazervikale, transmammilläre 144–145
– Hyperthyreose 78
– Hypothyreose, substitutionsbedürftige 79
– Komplikationsraten 75, 82
– Lebensqualität, postoperative 30–31
– minimal-invasive
– – nicht endoskopische (MINET) 143
– – offene (MIT) 143
– – videoassistierte s. MIVAT
– Operationsschritte 76
– Polresektion, obere/untere 24
– prophylaktische
– – Beratung 193–194
– – C-Zell-Erkrankung 191
– – DNA-basiertes/biochemisches Konzept, integriertes 191–192
– – ergebnisorientierte 190
– – Heilungsraten 194–197
– – Indikation 192
– – Kalzitoninwert 191, 193
– – Komplikationen 194–197
– – krankheitsauslösende Polymorphismen 193
– – krankheitsorientierte 190
– – laryngotrachealer Winkel 196–197

– – Nachsorge 197–199
– – Nebenschilddrüsen, kindliche 196
– – onkologisch optimaler Zeitpunkt 191–192
– – Operationstechnik 194–197
– – Schilddrüsenkarzinom, medulläres, hereditäres 183, 190–199
– – Thymus, zervikaler 196
– – Thyroxinsubstitution, angepasste 198
– – window of opportunity 193
– radikale, Morbidität 43–44
– Rekurrensparese 27–29, 60
– Resektionsausmaß 45–46
– roboterassistierte 145–146
– Stimmbandlähmung 27
– Struma, multinoduläre, hyperthyreote 75
– subtotale 43, 57
– – Basedow-Syndrom 31, 77
– – Hyperthyreoserezidiv/-persistenz 33
– – Hypoparathyreoidismus 43
– – Morbidität 43–44
– – Rekurrensparese, permanente 28, 35, 43
– – Rezidivrate 27
– totale 21, 24, 42–43
– – Hypoparathyreoidismus 43
– – Hypothyreose, postoperative 44
– – Rekurrensparese, permanente 35, 43
– – Schilddrüsenhormonsubstitution 44
– – transorale, videoassistierte (TOVAT) 146
– transaxilläre 144–145
– Verfahren, ausgedehntere 46
– Vernarbung 45
– Zugangswege, extrazervikale 150
Thyreoiditis 71–72
– MIVAT 138
Thyreotoxicosis/Thyreotoxikose 71
– factitia 72
thyreotoxische Krise, Hyperthyreose 71
TOVAT (transorale videoassistierte Thyreoidektomie) 146
toxisches Adenom
– Hemithyreoidektomie 74–75
– Hyperthyreose 74–75

– Karzinomhäufigkeit 82
– Radiojodbehandlung 74–75
train of four, IONM 97
transaxilläre totalendoskopische Operationen (TATE) 144
transforming growth factor (TGF), Jodmangel 40
translated promotor region-gene (TPR) 157
Trijodthyronin (T_3) 71
TRK-fused gene (TFG) 157
Trousseau-Zeichen, Hypoparathyreoidismus, postoperativer 132
TSH (thyreoideastimulierendes Hormon), Rezidivstruma 26
TSH-Rezeptor-Antikörper (TRAK) 71
– Autoimmunthyreoiditis 72
– Basedow-Syndrom 72
– Orbitopathie, endokrine 33, 80
TSH-Sekretion, zirkadiane und pulsatile Rhythmik 30
tuberöse Sklerose, Insulinom 356
Tyrosinkinaseinhibitoren
– neuroendokrine Neoplasie (NEN) 343, 421–422
– neuroendokrine Tumoren (NET) 422

U

ulcerogenic humoral factor of pancreatic islet origin 378
Ultraschallelastographie 229–231
UTC (undifferentiated thyroid carcinoma) 155

V

Vagusstimulationssonde
– CIONM 99–100
– implantierbare 111
Vatalinib, neuroendokrine Tumoren (NET) 422

VEGF-Rezeptor-Inhibitoren, Schilddrüsenkarzinom, organüberschreitendes 219
Verner-Morrison-Syndrom 324, 402
VIPom 324, 392, 402
– hormonaktive und -inaktive NEN 341
Vitamin-D_3-Analoga, Hyperparathyreoidismus, renaler 249
Vitamin-D-Mangel
– Hypoparathyreoidismus, postoperativer 131
– nach Strumachirurgie 64
– vorbestehender, Hypokalzämie, postoperative 123

W

Weichteilverkalkungen, Hyperparathyreoidismus, renaler 251
Weinen ohne Tränen, MEN-2B-Syndrom 193
Wermer-Syndrom 333
Whipple-Trias, Hypoglykämie, pankreatogene 352–353
wissenschaftliche Publikationen, Evidenz, Qualität 7–9
World Journal of Surgery 14

Y

^{90}Y-DOTATE-Lanreotid, neuroendokrine Tumoren (NET), fortgeschrittene 418
^{90}Y-DOTATOC, neuroendokrine Tumoren (NET), fortgeschrittene 419–420

Z

b-Zell-Hypertrophie s. Nesidioblastose
Zollinger-Ellison-Syndrom (ZES) s. Gastrinom
Zuckerkandl-Tuberculum 98, 104

Fachliteratur von Schattauer

Hans Walter Striebel
Die Anästhesie
Band I
Grundlagen – Formen der Allgemeinanästhesie – Lokal- und Regionalanästhesie – Besonderheiten – Narkoseprobleme

Band II
Nebenerkrankungen – Fachspezifische Anästhesie – Aufwachraum – Lebensrettende Sofortmaßnahmen – Anhang

Geballtes klinisches Know-how für eine optimale Patientenversorgung

„Der Striebel" – mittlerweile als Referenzwerk zur Anästhesie etabliert – liefert auch in seiner 3. Auflage das vollständige Rüstzeug von der präoperativen Visite bis zum Aufwachraum. Detailliert, fundiert und in benutzerfreundlicher Gestaltung präsentiert das Buch in zwei Bänden das gesamte Facharztwissen der Anästhesie. Gezielt lässt es optisch abgegrenzt Grundlagen- und Detailwissen einfließen und ermöglicht so das Verstehen auch komplexer Zusammenhänge. Konkrete Empfehlungen, prägnante Darstellungen und nützliche Tipps verleihen dem Werk eine hohe Praxisrelevanz.

3., vollständig überarbeitete und aktualisierte Aufl. 2014. 1887 Seiten, 1023 Abb., 318 Tab., geb.
€ 229,99 (D) /€ 236,50 (A) | ISBN 978-3-7945-2942-1

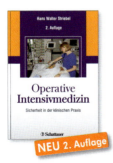

Hans Walter Striebel
Operative Intensivmedizin
Sicherheit in der klinischen Praxis

Das gesamte Facharztwissen der Operativen Intensivmedizin –
fundiert vermittelt durch den renommierten Intensivmediziner und Anästhesisten Hans Walter Striebel

Hervorragender Überblick und einprägsame Didaktik
- Aktuelle Therapieansätze, ausführlich dargestellt und diskutiert
- Klare Sprache, viele detailreiche Farbabbildungen
- Wichtige Arbeitstechniken durch instruktiv bebilderte Schritt-für-Schritt-Anleitungen verständlich erklärt

Für Intensivmediziner, Anästhesisten und Chirurgen, um die Facharztprüfung oder die fakultative Weiterbildung in der Speziellen Anästhesiologischen/Chirurgischen Intensivmedizin erfolgreich zu absolvieren.

2., vollständig überarbeitete und aktualisierte Aufl. 2014
1024 Seiten, 700 Abb., 229 Tab., geb.
€ 229,99 (D) /€ 236,50 (A) | ISBN 978-3-7945-2895-0

Schattauer   www.schattauer.de

Fachliteratur von Schattauer

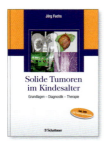

Jörg Fuchs (Hrsg.)
Solide Tumoren im Kindesalter
Grundlagen – Diagnostik – Therapie

Inklusive DVD mit Tumoroperationen

- **Konkurrenzlos:** Umfassende Darstellung solider Tumoren im Kindes- und Jugendalter inklusive Hirntumoren
- **Kompetent:** Namhaftes interdisziplinäres Autorenteam unter Federführung des renommierten Kinderchirurgen Jörg Fuchs
- **Einmalig:** Zusätzliche DVD liefert wertvolle Einblicke in die Arbeit am OP-Tisch

Der neue Standard in der Behandlung von soliden Tumoren im Kindesalter

Dieses Lehrbuch vermittelt übersichtlich und verständlich Grundlagen, Diagnostik und Therapie solider Tumoren im Kindes- und Jugendalter. Ausgewiesene Experten aus Chirurgie, Onkologie, Strahlentherapie und Pathologie erläutern detailliert sämtliche benignen und malignen Tumoren – von der Molekularbiologie über die Diagnostik bis zur Antikörpertherapie, Hyperthermie und chirurgischen Therapie.

Ein Therapieleitfaden und Nachschlagewerk für alle Kinderonkologen, -chirurgen, -urologen, -neurochirurgen und -radiologen!

2012. 406 Seiten, 418 Abb., 72 Tab., geb.
€ 49,99 (D) / € 51,40 (A) | ISBN 978-3-7945-2786-1

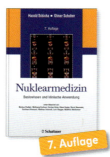

Harald Schicha, Otmar Schober
Nuklearmedizin
Basiswissen und klinische Anwendung

Unter Mitarbeit von Markus Dietlein, Wolfgang Eschner, Carsten Kobe, Klaus Kopka, Bernd Neumaier, Burkhard Riemann, Matthias Schmidt, Lars Stegger, Matthias Weckesser

- **Auf einen Blick:** Alle wichtigen nuklearmedizinischen Methoden
- **Didaktisch optimiert,** übersichtlich gegliedert, anschaulich vermittelt
- **Neu:** u. a. die aktuellen diagnostischen Referenzwerte; farbiges Layout; zahlreiche farbige Abbildungen; Ausführungen zur Qualitätssicherung

Didaktisch optimal aufbereitet und anwendungsorientiert

Ein gelungenes Einstiegswerk in das spannende Gebiet der Nuklearmedizin – für Studierende der Medizin ebenso geeignet wie für MTRAs und Assistenzärzte verschiedener Fachrichtungen.

7., überarb. u. erweiterte Aufl. 2013. 456 Seiten, 265 Abb., 66 Tab. und 55 Kasuistiken, geb.
€ 79,99 (D) / € 82,30 (A) | ISBN 978-3-7945-2889-9